康复医学系列丛书

儿 童 康 复

主　编 李晓捷

副主编 唐久来　马丙祥

编　者（以姓氏笔画为序）

马丙祥 河南中医药大学第一附属医院

王家勤 新乡医学院第三附属医院

王雪峰 辽宁中医药大学附属医院

史　惟 复旦大学附属儿科医院

朱登纳 郑州大学第三附属医院

刘振寰 广州中医药大学附属南海
妇产儿童医院

许洪伟 佳木斯大学康复医学院

杜　青 上海交通大学医学院附属新华医院

李　林 深圳市罗湖区妇幼保健院

李晓捷 佳木斯大学康复医学院

李海峰 浙江大学医学院附属儿童医院

肖　农 重庆医科大学附属儿童医院

吴　德 安徽医科大学第一附属医院

吴卫红 首都医科大学附属博爱医院

吴建贤 安徽医科大学第二附属医院

张惠佳 湖南省儿童医院

陈　翔 温州医科大学附属第二医院

庞　伟 佳木斯大学康复医学院

郑　宏 河南中医药大学第一附属医院

姜志梅 佳木斯大学康复医学院

候　梅 青岛大学附属青岛妇女儿童医院

高　晶 扬州大学医学院附属淮安市
妇幼保健院

唐久来 安徽医科大学第一附属医院

曹建国 深圳市儿童医院

梁　兵 苏州工业园区博爱学校

人民卫生出版社

图书在版编目（CIP）数据

儿童康复 / 李晓捷主编 . —北京：人民卫生出版
社，2020

（康复医学系列丛书）

ISBN 978-7-117-29514-7

I.①儿…　Ⅱ.①李…　Ⅲ.①小儿疾病 – 康复医学

Ⅳ.①R720.9

中国版本图书馆 CIP 数据核字（2020）第 035281 号

| 人卫智网 | www.ipmph.com | 医学教育、学术、考试、健康，购书智慧智能综合服务平台 |
| 人卫官网 | www.pmph.com | 人卫官方资讯发布平台 |

康复医学系列丛书——儿童康复

主　　编：李晓捷

出版发行：人民卫生出版社（中继线 010-59780011）

地　　址：北京市朝阳区潘家园南里 19 号

邮　　编：100021

E - mail：pmph @ pmph.com

购书热线：010-59787592　010-59787584　010-65264830

印　　刷：北京虎彩文化传播有限公司

经　　销：新华书店

开　　本：787 × 1092　1/16　　印张：39

字　　数：973 千字

版　　次：2020 年 9 月第 1 版　2023 年 10 月第 1 版第 2 次印刷

标准书号：ISBN 978-7-117-29514-7

定　　价：238.00 元

打击盗版举报电话：010-59787491　E-mail：WQ @ pmph.com

质量问题联系电话：010-59787234　E-mail：zhiliang @ pmph.com

主编简介

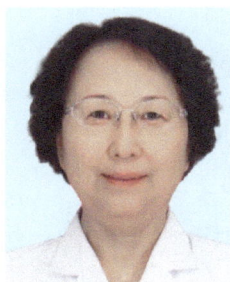

李晓捷　教授、一级主任医师、博士生导师；佳木斯大学康复医学院名誉院长、小儿神经疾病研究所所长；国际物理医学与康复医学学会理事；中国残疾人康复协会副理事长、中国残疾人康复协会小儿脑瘫康复专业委员会主任委员；中国康复医学会常务理事、中国康复医学会儿童康复专业委员会主任委员；黑龙江省康复医学会副会长；享受国务院政府特殊津贴、全国卫生系统先进工作者、全国优秀科技工作者、黑龙江省德艺双馨名医、黑龙江省教学名师、黑龙江省优秀研究生导师；国家自然基金项目通讯评审专家、教育部学位中心通讯评议专家、国家卫生健康委员会专科医师准入试点工作专家组成员、康复治疗专业"十三五"规划教材评审委员会副主任委员；《中华物理医学与康复杂志》《中国康复医学杂志》等5个期刊编委。主要特长为儿童发育及小儿脑损伤防治与康复。

主持编写《中国脑性瘫痪康复指南（2015）》《中国儿童康复系列丛书》《实用儿童康复医学》《实用小儿脑性瘫痪康复治疗技术》等，主持"小儿脑瘫流行特征及规范化防治"研究项目，美国中国伙伴联盟（CPN）合作项目，与国际残疾儿童学术联盟（IAACD）等国际学术团体交流与合作；主持科研课题40项、获科技进步奖30项；主编及参编著作、教材34部；发表学术论文150余篇。

副主编简介

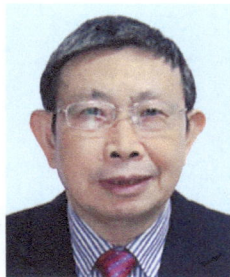

唐久来　二级教授、一级主任医师、博士生导师；享受国务院政府特殊津贴；安徽医科大学儿科学系主任；安徽省首届江淮名医和教学名师；国家科技奖励评审专家、国家自然科学基金评审专家；中国医师协会康复医师分会儿童康复专业委员会主任委员、中国康复医学会儿童康复专业委员会常务副主任委员、中国残疾人康复协会小儿脑瘫康复专业委员会副主任委员；《中华实用儿科临床杂志》和《中国儿童保健杂志》等多个期刊编委。

主持国家自然科学基金 3 项、参与科技部重大科技专项 1 项和国家自然科学基金 2 项；主编著作 3 部，副主编《中国脑性瘫痪康复指南(2015)》和"十三五"本科规划教材《儿童康复学》；发表论文 200 多篇，SCI 论文 18 篇；获省部级科学技术一等奖 1 项、二等奖 3 项、三等奖 4 项。

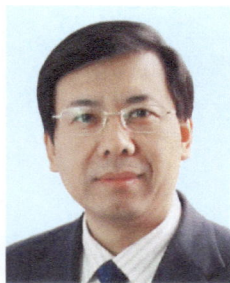

马丙祥　教授、博士生导师；中国康复医学会儿童康复专业委员会副主任委员，中国民族医药学会康复分会副会长，中国残疾人康复协会中医康复专业委员会副主任委员，世界中医药学会联合会小儿脑瘫专业委员会副会长，河南省康复医学会儿童康复分会主任委员，河南省残疾人康复协会中西医结合康复专业委员会主任委员，现任河南中医药大学第一附属医院(河南省中西医结合儿童医院)儿童脑病诊疗康复中心主任。

长期从事儿童神经康复临床、科研、教学工作。作为主编、副主编参与编写专业著作 20 余部(册)。发表学术论文 80 余篇。作为主持人获省部级科技成果奖 5 项、厅级科技成果奖 10 项。荣获 2017 年中国康复医学会"优秀康复医师"称号。

出版说明

2016 年 10 月发布的《"健康中国 2030"规划纲要》将"强化早诊断、早治疗、早康复"作为实现全面健康的路径,提出了加强康复医疗机构建设、健全治疗—康复—长期护理服务链等一系列举措。康复需在全面健康中发挥更加重要的作用,但从整体上来说,康复专业人员少、队伍年轻、缺少经验成为了该领域发展的瓶颈。通过出版的途径,有效发挥现有专家资源的优势,加强经验总结、促进学术推广,无疑是进一步提升从业人员的业务水平、解决当前瓶颈问题的重要举措。

正是瞄准于上述目标,同时也是基于目前国内康复医学领域学术著作积淀少,已有的图书在系统性、权威性、实用性等方面需要进一步加强的现实,人民卫生出版社在充分调研的基础上,策划了本套康复医学系列丛书。该套书由国际物理医学与康复医学学会前任主席、中华医学会物理医学与康复学分会前任主任委员励建安教授担任总主编,由国内相关领域的权威专家担任分册主编。全套书包括 16 个分册,内容涉及颅脑损伤康复、重症康复、糖尿病康复、呼吸康复、心脏康复、脊柱康复、骨与关节康复、脑卒中康复、儿童康复、老年康复、烧伤康复、工伤康复、周围神经疾病康复、脊髓损伤康复、疼痛康复、妇产康复。各分册间注重协调与互补,在科学性、前沿性的前提下,每个分册均突出内容的实用性,在内容的取舍方面强调基础理论的系统与简洁,诊疗实践方面的可操作性。

本套丛书不仅有助于满足康复医师、康复治疗师的需求,对相关专业人员也有重要的指导意义。

康复医学系列丛书编委会

编委会主任委员 （总主编） 励建安

编 委 会 委 员 （以姓氏笔画为序）

王 强	朱 兰	刘宏亮	江钟立
许光旭	孙丽洲	李晓捷	励建安
吴 军	张鸣生	陈 刚	岳寿伟
周谋望	郑洁皎	胡大一	俞卓伟
贾子善	殷国勇	郭铁成	唐 丹
黄国志	黄晓琳	燕铁斌	

编 委 会 秘 书 任晓琳

康复医学系列丛书目录

1	脑卒中康复	主　编	贾子善　燕铁斌
		副主编	宋为群　窦祖林　吴　毅
2	颅脑损伤康复	主　编	黄晓琳
		副主编	张　皓　范建中
3	脊柱康复	主　编	岳寿伟
		副主编	何成奇　张长杰
4	脊髓损伤康复	主　编	许光旭　殷国勇
		副主编	蔡卫华　刘元标
5	呼吸康复	主　编	张鸣生
		副主编	郑则广　郭　琪
6	心脏康复	主　编	胡大一
		副主编	孟晓萍　王乐民　刘遂心
7	糖尿病康复	主　编	江钟立
		副主编	孙子林　陈　伟　贺丹军
8	周围神经疾病康复	主　编	王　强　郭铁成
		副主编	王惠芳　张长杰　杨卫新
9	骨与关节康复	主　编	周谋望　刘宏亮
		副主编	谢　青　牟　翔　张长杰
10	妇产康复	主　编	孙丽洲　朱　兰
		副主编	丁依玲　瞿　琳　陈　娟
11	儿童康复	主　编	李晓捷
		副主编	唐久来　马丙祥
12	老年康复	主　编	郑洁皎　俞卓伟
		副主编	王玉龙　黄　钢
13	重症康复	主　编	刘宏亮　周谋望
		副主编	何成奇　范建中　张长杰
14	疼痛康复	主　编	黄国志
		副主编	曲文春　王家双　刘桂芬　陈文华
15	烧伤康复	主　编	吴　军
		副主编	于家傲　虞乐华　李曾慧平　沈卫民　武晓莉
16	工伤康复	主　编	唐　丹　陈　刚
		副主编	赵玉军　欧阳亚涛　席家宁　刘　骏　刘宏亮

前言

伴随着我国康复医学事业蓬勃发展的大好形势，我国儿童康复医学事业正处于全面快速发展阶段。儿童康复已经从 20 世纪 80 年代初期的星星之火，发展为今天的燎原之势。政府逐年加大对儿童康复的支持力度，各项救助和扶持政策不断出台，更是制定了《中华人民共和国残疾人保障法》等一系列法律法规加强对这一人群的保障。全社会对儿童康复的重视、支持和参与程度日益加强。可以说，当今时代正是包括儿童康复医学在内的我国康复医学事业，全方位、多领域、快速走向成熟发展的历史阶段。目前，儿童康复需求量急剧增高，儿童康复队伍快速壮大，儿童康复机构不断增多，儿童康复临床工作和康复服务形式逐渐展现出多元化、多专业、多领域、多途径、多渠道的特点。广大儿童康复工作者不仅要对以往常见的疾病和功能障碍开展康复，而且要面对少见病、疑难病和复杂功能障碍急剧增多，以及专科化的康复需求。对于广大儿童康复工作者而言，面对新的形势和任务，必将迎来新的机遇和挑战，需要理论基础的夯实、知识的更新、专业技术水平的提升，更迫切需要用于学习和指导临床实践的工具书或参考书。

近年来儿童康复领域的专家学者陆续出版了一些具有较强影响力的著作或科普读物，受到广大读者的欢迎，但这些著作或科普读物，多注重某一领域或某些领域的实践技术，缺少对儿童康复医学相关疾病或障碍的全面、系统、深入的介绍，尚不能满足儿童康复医生和康复工作者解决疑难、复杂及多种疾病与功能障碍的需求。

《康复医学系列丛书——儿童康复》作为由励建安教授总主编的康复医学系列丛书之一，遵循科学性、先进性、创新性、启发性、实用性的原则，由我国一批长期工作在医教研第一线，具有丰富临床经验的儿童康复专家所编著。本书共分为十六章，包括总论、儿童康复治疗技术、高危儿早期干预，以及各种儿童康复疾病及功能障碍。全书各章节基本撰写形式一致，对每一疾病或功能障碍的描述，均包括概述、诊断及评定、康复治疗、预防及预后几部分。由于本书的读者群侧重于从事不同层次临床工作的儿童康复医师，因此与其他相关书籍比较，适当加强了对病因学及发病机制、诊断及鉴别诊断以及国内外研究最新进展的介绍，以便进一步拓展儿童康复临床医生的诊疗水平和思路，以循证医学为依据，以《国际功能、残疾和健康分类》理念为指导，综合实践经验与循证证据，科学有序地开展儿童康复临床工作，切实解决实际问题。

本书内容丰富而新颖，囊括了大部分临床儿童康复疾病及功能障碍的种类，对每一部分的阐述都力求简洁而翔实，由浅入深，易理解，易应用，能够满足不同层次儿童康复工作者的临床康复需求，不失为一本重要的临床康复工作参考书。

由于时间仓促，加之编者水平所限，书中难免出现缺点或瑕疵，敬请读者给予批评指正。本书全体编者愿以此书作为礼物，献给广大工作在儿童康复医教研第一线的儿童康复工作者，共同开创我国儿童康复事业发展的新时代。

李晓捷
2019 年 5 月

目录

第一章　总　　论

第一节　儿童康复概述

一、儿童康复的基本概念及研究内容

(一) 基本概念

1. 儿童康复　《世界残疾报告》中将康复定义为"帮助经历着或可能经历残疾的个体,在与环境的相互作用中取得并维持最佳功能状态的一系列措施"。世界卫生组织(World Health Organization,WHO)对康复的描述是"采取一切有效措施,预防残疾的发生和减轻残疾的影响,以使残疾者重返社会"。康复不仅是指训练残疾者适应周围的环境,而且也指调整残疾者的环境和社会条件以利于他们重返社会。在拟定有关康复服务的计划时,应有残疾者本人、他们的家属以及所在社区的参与。康复应为综合性康复或全面康复,包括采用医学康复、教育康复、职业康复、康复工程、社会康复等方面的措施。

联合国《儿童权利公约》中的儿童指 18 岁以下的任何人。中国有关法律也将满 18 岁作为成年的标志,将 18 岁以下者划分为儿童。儿童康复即是对这一特定人群中"特殊需求儿童"的康复,包括新生儿期、婴幼儿期、学龄前期、学龄期和青春期的"特殊需求儿童"。生长发育是儿童不同于成人的重要特征,要遵循其生理、心理、社会发育的特征与规律开展康复。所有生理、心理及社会功能障碍,参与群体及社会活动受阻的儿童,都需要接受不同种类、方法和途径的康复。儿童康复是运用上述各种措施减轻或消除特殊需求儿童功能障碍,为将来进入社会做好准备。对于特殊需求儿童来说,儿童时期对人生发展具有更为重要的意义。

2. 儿童康复医学　康复医学的概念随着以疾病为中心的线性因果关系的生物医学模式,转变为以人为中心的多因素相互作用的生物 - 心理 - 社会模式而发生着变化。儿童康复医学是通过来源于不同医学专业的人员,以小组工作的方式,采取综合性康复的方法,改善功能障碍,促进积极参与和活动,使其发挥最佳身体、心理、社会和教育等潜力的康复医学亚专科,其服务对象是各种"特殊需求儿童",包括先天性疾病、后天性疾病、急性疾病、慢性疾病、各类损伤以及个人或环境因素导致的功能障碍者。儿童康复医学同样是从功能障碍预防、评定和处理的角度,成为具有基础理论、评定方法和治疗技术的独特医学学科。儿童康复医学的疾病种类、临床特点、康复理论与技术、预后及家长的期待等与成人康复医学有很大差别。

(二) 儿童康复的研究内容

1. 儿童康复需求　我国人口众多,随着社会的发展,儿童康复需求量与日俱增。近年来报道,我国共有 0~14 岁残疾儿童 817 万,其中包括视力残疾 18 万、听力残疾 116 万、肢体残疾 539 万、智力残疾 62 万、精神残疾 1.4 万、多重残疾 80 万,占全国残疾人总数的 15.8%,占全国儿童总数的 2.66%。0~6 岁残疾儿童约 139.5 万,每年新增近 20 万。2013 年对我国

12 个省市 32 万 1~6 岁儿童的脑性瘫痪(简称"脑瘫")流行病学调查结果显示,脑瘫患病率为 2.45‰,每年新增脑瘫儿童不少于 4 万。大多数发育性障碍儿童均为康复需求者,如发育指标(里程碑)延迟、智力发育障碍、孤独症谱系障碍、发育性协调障碍、全面性发育迟缓、多重复杂发育障碍等。此外,儿童特殊疾病的亚专科康复需求也已提到议事日程,如先天性心脏病康复、重症新生儿康复、先天畸形康复、儿童骨科康复、儿童遗传性疾病康复等。2011年对全国 111 个康复机构调查显示,康复机构中收治儿童康复疾病种类主要为脑性瘫痪、孤独症谱系障碍、注意缺陷多动障碍、精神/运动发育迟缓、学习障碍、遗传代谢性疾病、脑外伤、骨折、癫痫等。111 个机构中有 97.30% 开展脑瘫康复;80.18% 开展精神/运动发育迟缓康复;54.05% 开展脑外伤康复。脑瘫、精神/运动发育迟缓及孤独症谱系障碍分别位居各机构康复治疗数量的前三位。近年来,孤独症谱系障碍发病率有显著增高趋势,康复需求量大幅上升。由于我国人口基数大,因此儿童康复需求量巨大。随着社会的快速进步,人们对生命质量要求的不断提高,康复理念的增强以及康复医学技术的进步,儿童康复需求量呈现逐年快速递增之势。

2. 儿童康复途径 我国儿童康复途径主要有医院康复、机构康复及社区康复三种途径。以 2013 年对我国小儿脑瘫流行病学调查结果为例,脑瘫患儿得到及时诊治的场所按比例高低依次为:综合医院(40.05%),妇婴医院/妇幼保健院(26.62%),儿童医院(23.26%),康复医院/中心(6.47%),社区诊所(1.92%),残联系统康复中心(1.44%),民政系统康复中心(0.24%)。脑瘫患儿康复训练的场所中,36.15% 为机构或医院康复,33.33% 为社区或家庭康复,30.52% 为机构或医院及社区康复交替。近些年,我国特殊教育学校不仅开展教育,也在纷纷开展医教结合形式的儿童康复。说明我国儿童康复还是以集中式康复为主,社区康复尚未普及且较为薄弱,难以实现广覆盖,难以满足全面实现人人享有康复服务的要求。

3. 儿童康复特点 儿童康复与成人康复相比,有相似之处,但更多的是不同之处。儿童并不是成人的"缩影",由于其生长发育不同阶段的生理、心理及社会特征以及疾病谱的不同,决定了儿童与成人的康复需求种类及处理策略不同,儿童康复的特殊干预及综合干预、康复护理与管理等,不能套用成人的方法,这是儿童康复工作者面对的重要挑战。

儿童时期的多种致残性障碍,可分为先天性和后天性两种类型。先天性残疾即出生前就已经发病,由基因或某些外在因素所致,多在胎儿期即显现其影响;后天性残疾通常由感染、外伤、中毒或其他因素所致。

发育性障碍是目前发病率较高的一类障碍,对儿童生长发育以及各方面的影响较大,且影响儿童在家庭和社会中的功能,需要更多的康复医疗干预。多重残疾、脑瘫、癫痫、孤独症谱系障碍对儿童及家庭的影响更大。儿童处于生长发育阶段,其生机勃勃的生命力、巨大的好奇心和极强的学习潜力,是其功能与结构可塑性强的基础,容易通过环境的改善而达到最佳康复效果。因此,早期发现异常,早期采取正确的策略进行干预效果最佳。

4. 儿童康复研究范围 儿童早期康复效果最明显,最具有抢救性康复价值。根据生长发育不同阶段的特点及需求,康复治疗策略的选择亦不同。全面了解和掌握儿童生长发育全过程中不同阶段从量变到质变的现象、规律及影响因素,是对儿童康复工作者的基本要求。儿童康复工作者不仅需要掌握和应用各类康复医学相关评定方法与治疗技术,还应熟悉和应用能够反映儿童生长发育状况的评定方法及治疗技术。只有熟练掌握儿童生长发育规律与特征、康复医学的知识与技能,熟悉儿科学及其他相关学科的知识与技能,才能胜任儿童康复医师的职能。儿童康复医学应以 WHO 倡导的《国际功能、残疾和健康分类》

（International Classification of Functioning，Disability and Health，ICF）理念为指导，努力实现集中式康复与社区康复相结合，医疗康复与教育、职业、社会、工程等康复相结合，现代康复与传统康复相结合，内科康复与外科康复相结合，生理 - 心理 - 社会模式康复的全面康复。儿童康复的研究范围广泛，主要包括以下几方面。

（1）功能障碍及致残性疾病：各类发育障碍，如语言发育障碍、智力发育障碍、运动发育障碍、孤独症谱系障碍等；神经系统疾病，如脑瘫、癫痫、脑血管疾病、脑积水、小头畸形、颅脑损伤、脊髓损伤、周围神经损伤；肌肉骨骼系统疾病，如特发性脊柱侧凸、髋关节发育不良、骨关节炎、成骨发育不全等；遗传性疾病，如唐氏综合征、苯丙酮尿症、脊髓性肌萎缩、进行性肌营养不良等；其他疾病，如心血管疾病、呼吸系统疾病、内分泌系统疾病、各类先天畸形等。包括应用于新生儿重症监护病房（neonatel intensive care unit，NICU）及儿科重症监护病房（pediatric intensive care unit，PICU）的康复技术，各类重症、专科康复技术等都有待不断学习和提高。

（2）儿童生长发育的规律与模式：对不同生长发育模式的知识掌握，是积累认识、预测以及管理"特殊需求儿童"经验的关键。包括不同年龄段儿童生长发育的生理功能、心理功能、社会功能特点及规律；各类生长发育障碍及影响因素；生长发育监测及评估方法等。应从适应患儿身心发育及生理需求的角度，重视包括感知、认知、语言、社会交往、情绪、情感、行为等的全面发育，采取丰富多彩的康复手段，以功能为核心，以患儿及家庭成员参与为重点开展康复治疗。同时要避免"过度"康复治疗，在康复项目选择及总量控制上恰到好处，避免儿童接受超负荷的训练。要预防影响儿童生长发育的不良因素。

（3）康复评定与康复技术：儿童康复评定与康复治疗技术往往根据不同年龄和发育状况以及不同障碍和需求而制定。康复评定范围较广，包括发育评定、运动功能评定、社会生活能力评定、语言功能评定、心理功能评定、《国际功能、残疾和健康分类（儿童和青少年版）》以及电生理、影像学等各类其他评定。医师的职责和重点是全面评估 / 综合判断，避免成为仅对某一评定技术擅长的"评定专家"。治疗师的职责和重点与医生有很大差别，要根据其所承担的康复治疗任务，重点进行与本专业相关功能及其他评定。康复治疗技术最基本的内容包括物理治疗、作业疗法、语言治疗、心理治疗、中医康复治疗、辅助器具及矫形器、引导式教育、娱乐治疗、马术治疗、音乐治疗、感觉统合治疗、多感官刺激治疗等康复治疗技术。目前，康复治疗技术在不断创新和发展，高科技现代化辅助技术正在日益普及，同时要研究简易实用技术的应用。

（4）特殊教育及医教结合：据不完全统计，我国有特殊教育学校 2 000 余所，均开展不同程度的儿童康复，如何开展特殊教育，如何将教育康复与医疗康复在特殊学校儿童康复中有机结合和有效实施，将是目前儿童康复研究的重点内容之一。此外，如何将医院或机构的医疗康复与教育康复有机结合，实现医教结合康复，也是当前需要攻克的难点之一。

（5）护理与管理：护理和管理作为康复的一部分，对提高康复效果、实现全面康复具有重要意义。一般性管理策略应包括对不同年龄、不同疾病或功能障碍、并发症和继发损伤以及其他问题的管理；医院、机构（集中式康复）以及家庭、社区、学校的管理；专业性、辅助性以及自我管理等内容。①护理：包括基础护理、康复护理（日常生活活动、辅助治疗、发育指导、家长指导等）、患儿自我活动、护患关系的融洽及沟通、进餐护理、生活护理、心理护理、沟通协调、康复护理记录、康复护理评定、文娱体育及游戏等；②医院管理层次与策略：包括从护理部至护士长直至护士层次的管理，制定护理流程、质量评价标准，质量考核，护理评定和记录,开展家长培训等;③环境管理:包括无障碍设施、病室内外环境、就餐环境、宗教信仰、阳光充足、温度适宜、公用厕所、洗浴及清洁、消毒隔离、工作服装颜色及款式、病区环境平面图及交通示意图、图片及标识、门禁系统、宣传栏、摆放物品及装饰、方便生活用品、公用轮椅等辅助用具以及其他条件;④家庭康复管理与护理:包括家长培训(管理与护理指导),抱姿、睡姿、进食、如厕、穿脱衣、清洁等日常生活活动(activities of daily living,ADL)指导,运动发育指导,言语、心理、教育管理与指导,家庭康复训练指导,安全性指导,辅助用具使用,家庭探视或电话指导,环境改造等。

(6)儿童康复途径:由于我国地域辽阔,自然条件不同,人文特点不同,经济发展水平与速度不同,因此儿童康复服务模式、方法、途径和水平亦存在很大差别,应因地制宜地研究具有中国特色、符合当地发展状况和条件的康复服务,包括综合医院、康复医院/中心、机构、学校、社区康复及上门服务等不同康复途径;普及性或特殊性、广泛性或专科性、高中低端等不同康复模式。此外,康复服务三级网络系统的建设,特殊需求儿童登记监测管理平台建设,儿童康复相关政策法规制定,康复服务与技术的互联网与物联网建设,宣传教育,队伍建设等均为儿童康复的研究范围。

二、儿童康复理念与方法的进展

1. **关于《国际功能、残疾和健康分类(儿童和青少年版)》的应用**　《国际功能、残疾和健康分类(儿童和青少年版)》(International Classification of Functioning,Disability and Health for Children and Youth,ICF-CY)是在 WHO 2001 年颁布的《国际功能、残疾和健康分类》(International Classification of Functioning,Disability and Health,ICF)的基础上制定的一种框架和分类,针对儿童和青少年的发展特点全面评估儿童和青少年的健康和功能。ICF-CY 与 ICF 兼容,并且以更广泛的类目编码描述符合儿童和青少年特点的功能和健康状况。ICF-CY 在儿童的认知、语言、游戏、性格和行为等方面做了相应的扩展,增加了发展性的功能评定指标。有专家组在中国康复研究中心进行了 ICF-CY 临床测试,并通过典型案例分析、行为观察等方法,对儿童功能做了全面分析。测试结果显示,ICF-CY 符合儿童功能分析的需求,可应用于康复临床等相关领域。ICF-CY 国际中文版的出版和发行及在残疾儿童领域广泛地应用,将为残疾和康复领域提供新的理论、方法和工具,提升儿童青少年康复医疗的标准化水平。在 ICF-CY 指导下儿童康复的国际康复理念是以家庭为中心,"去机构化"是未来儿童康复的发展趋势。父母将承担起与专业人员同等分量的康复重任,积极参与并发挥作用;调动环境中的相关人员及各类因素,创造支持性的物理和社会环境,消除环境障碍,是儿童康复效果的关键所在。ICF-CY 对于记录儿童个体的健康和功能状态、制订干预和治疗计划以及跟踪发展情况都十分重要。ICF-CY 理论对于儿童康复工作意义重大,是一种评定健康状态的通用工具,具有相当大的开发前景,应进一步对其进行深入研究,建立规范的儿童康复评价体系,将理论部分与临床实际相结合,真正发挥 ICF-CY 工具的作用。目前 ICF-CY 已经初步研究出以共性为纲的通用组合及部分以病为纲的核心组合,如孤独症谱系障碍、脑性瘫痪等。

2. **登记管理及监测平台的建立**　对特殊需求儿童的登记管理及数据库的建立,已经在澳洲、欧洲及美国较为广泛地开展。登记管理的目的是建立数据库,有利于数据与信息资源共享,研究各类致残性疾病的病因及其他相关因素,评估和制定防治策略,制定完善的社会服务体系和政策。登记管理及监测平台的建立有利于监测患病率和发病率、深入研究病因、评估防治策略、制定完善的社会相关服务政策等。澳大利亚脑瘫登记组织已完善了数据收集、数据库和系统，对数据做了分析和解释；对基因多态性、围生期感染与脑瘫发生的相关性进行了研究，并发表多篇论文；与国际同行共同完成脑瘫登记国际化调查，并在悉尼主办了国际脑瘫登记管理大会，提供最新可用的脑瘫监测数据、共享信息、讨论脑瘫登记及监控等问题。欧洲脑瘫监测组织已有 16 个脑瘫登记管理中心，承担协调欧洲各脑瘫登记管理中心之间的合作工作，发展脑瘫儿童中央数据库，为脑瘫登记管理的合作研究提供框架。目前已经开展研究神经成像记录数据的方法，监测欧洲地区脑瘫儿童卫生保健的变化、鞘内巴氯芬注射的记录和管理等；对早产、分娩方式、多胎、新生儿死亡率、先天性畸形等围生期重要指标进行监测，分析这些指标与脑瘫发生的相关性；关注脑瘫儿童的生活能力，特别是脑瘫儿童的生活质量及生活条件等；引入新的观念；提高公众获取信息的能力，提高脑瘫登记的数据真实性，扩大覆盖范围；统一各地区脑瘫登记标准。国际发展趋势将是全球化数据库平台的建设，以提供能够检索研究所需数据信息的条件，从而消除昂贵的临床后续研究，以及耗资多、难度大的流行病学调查。我国目前已有多个研究或试点项目，也已有小范围或地域性登记管理数据库的建立，但尚无政府主导或民间主导的较大规模的网络化管理和数据库平台建设。因此，我国还有较长的路要走，任重而道远。

3. 全人发展及医教结合康复 《国家中长期教育改革和发展规划纲要(2010—2020 年)》中提出，"特殊教育是促进残疾人全面发展、帮助残疾人更好地融入社会的基本途径"。如何深刻理解"医教结合"，将循证教育观与社会医学观、生物医学观、康复医学观等理论体系和实践相融合，是对当代儿童康复工作者的挑战。儿童处于生长发育时期，他们在不同生长发育阶段存在生理、心理与社会功能发展需求的差异；结构与功能的差异；个人与环境因素以及活动和参与程度等方面的差异。因此，要强调依据儿童生长发育不同阶段的特点和规律，采用既有利于促进心身全面发展，又有利于实施不同康复策略和技术的综合康复方法，突出全人发展的理念，重点突出医教结合康复和融合教育。例如康复治疗中，婴幼儿期以建立各项初级功能为主，学龄前期应主要为入学做准备，学龄期应主要以适应学校生活为主，并为从儿童向成年发展做准备。在上述不同年龄段，虽然儿童康复的策略和重点目标有差异，但就儿童康复总体而言，无论哪一时期，应以 ICF 理念为指导，避免单一医疗康复、单一教育康复、单一集中式康复以及过度康复，开展医教结合康复是儿童康复的特色和重点。将教育的理念、方法、技术融入康复服务的工作模式与服务设计中，以满足特殊需求儿童功能发展的全面康复需求，实现动态、生态和支持需求的康复，平等、参与和共享社会资源的康复环境与条件。因此，以全面发展为主导的医教结合康复，更为强调主动康复、游戏康复、与日常生活活动相结合的国际康复新理念，让儿童在欢乐的环境中接受康复治疗。综合政策导向，培养一专多能的儿童康复专业工作者，是当前高校康复治疗学专业及相关专业培养儿童康复人才的要求，也是从事儿童康复工作专业队伍培养开展继续教育的重点之一。

4. 互联网在儿童康复中的运用 互联网是人际交流的一种全新方法，它是一个能够相互交流沟通、相互参与的互动平台。对于儿童来说，结交朋友对他们的身心发育起到了重要作用。最新的研究显示，通过使用互联网，如搜索资料、上传照片至社交网络平台、使用网络电话与朋友联系、使用微信视频和语音、使用电子邮箱等功能，加强患儿家长与医生和治疗师的沟通，实时指导家庭康复，康复效果得以显著提高，患儿使用互联网的能力得到显著提升，生活满意度也明显升高。调查显示，学习使用互联网的好处不仅包括改善患儿的社交状况,还包括有些患儿对于学习新事物感到新奇和开心。通过互联网,身患残疾的孩子也可以看到这个世界其他角落发生的事情,与各地的其他孩子交朋友,大大拓宽了眼界、丰富了他们的生活,使他们的身心、情绪得到很好的调整。通过互联网的使用,可以进行远程会诊、评定、康复指导,特殊病例的实时集体讨论和研究,宣传教育及培训等。互联网与物联网的共用,有利于节省劳动力,提高康复治疗的工作效率。总之,互联网已经成为当代儿童康复必不可少的重要手段与技术,有待有识之士进一步开发和利用。

三、我国儿童康复事业的发展历程

人们称"残疾儿童"为"特殊需求儿童"或"特殊儿童",他们不再被视为"残疾",而被视为儿童群体中部分存在特殊需求的儿童。他们虽然存在功能受限,但经过早期、及时和正确的康复,都能够得到不同程度的改善,最终实现享受人生价值,贡献社会的"正常人"而"回归社会"。残疾儿童康复不仅需要自身、家庭、康复服务机构及相关人员的努力,更需要包括法律法规及政策体系等保障机制在内的"环境因素"及全社会的共同努力。我国儿童康复事业起步晚于发达国家几十年,至今不到 40 年的历史过程可分为三个发展阶段,即 20 世纪 80 年代的探索开创阶段、20 世纪 90 年代的普及拓展阶段和 21 世纪以来的快速发展阶段。

我国政府自 20 世纪 80 年代开始,将儿童康复纳入中国残疾人事业"八五""九五""十五""十一五""十二五"发展纲要以及"十三五"《残疾预防和残疾人康复条例》。20 世纪 80 年代政府的重点是白内障复明手术、小儿麻痹后遗症矫治及聋儿语训,"八五"期间增加了低视力儿童配用助视器、智力残疾儿童康复训练等内容。"九五"期间残疾儿童康复服务领域拓展,增加了肢体残疾儿童矫治手术、残疾儿童辅助器具装配等。"十五"期间国家进一步推动残疾儿童工作,提出到 2015 年残疾人"人人享有康复服务"的目标,其中包括残疾儿童,并应优先重视和实现这一目标。"十一五"期间,国家加大对贫困残疾儿童康复的救助,提出"优先开展残疾儿童抢救性治疗和康复,对贫困残疾儿童给予补助,研究建立残疾儿童救助制度"。2010 年,在国务院办公厅转发中国残联等部门和单位《关于加快推进残疾人社会保障体系和服务体系建设指导意见的通知》中,要求"支持对 0~6 岁残疾儿童免费实施抢救性康复"。包括贫困聋儿康复、贫困肢体残疾儿童康复、贫困智力残疾儿童康复、贫困孤独症儿童康复、贫困残疾儿童辅助器具配备等实施专项资金补助。"十二五"期间,国家大规模、全方位开展残疾儿童康复工作,更加注重残疾儿童康复制度建设,探索建立残疾儿童早预防、早筛查、早转介、早治疗、早康复的工作机制。我国儿童康复事业在各级政府的重视下,在社会各界的关注与支持下,在康复工作者、残疾儿童及其家庭的共同参与下,展现出蓬勃发展的形势。2017 年我国发布了《残疾预防和残疾人康复条例》(以下简称《条例》),全面阐述了如何保障残疾预防和残疾人康复的有效实施,为发展我国残疾儿童康复事业奠定了基础。

30 多年来,我国残疾儿童康复事业从星星之火到燎原之势,特别是进入 21 世纪以后,发展速度之快令人瞩目。目前,不同层次、不同类型的康复服务机构已覆盖所有省、市、自治区;残疾儿童康复队伍日益壮大,初步形成了综合性团队;康复方法从单一到综合;康复途径从机构康复,到机构与社区康复共同发展;康复内容从单一医学或教育康复,到发展医学、教育、职业、工程以及社会康复的结合与融合;康复模式从生物学模式转向生物-心理-社会学模式;残疾儿童接受教育、学习技能、参与社会的机会和权利,WHO 所倡导的 ICF 理念指导下的医教结合、全人发展观越来越受到重视。

四、我国儿童康复事业面临的挑战及展望

(一) 我国儿童康复事业面临的挑战

虽然残疾儿童康复事业的发展日新月异,但由于我国康复事业起步相对较晚,残疾儿童数量庞大,仍存在诸多挑战和困难。

1. 康复服务体系尚不能满足康复需求 我国儿童康复服务体系尚未健全,儿童康复机构数量及服务质量、社区康复数量及覆盖面、转诊服务及三级服务体系与网络监测管理体系、康复队伍的数量与整体素质等都与康复需求及国际先进水平存在一定差距。还存在卫生系统、教育系统、民政系统等不同系统合作与融合的不足,仍然存在单一医疗康复、单一教育康复、单一社会康复的模式,软硬件资源共享不足的问题。

2. 康复服务水平和能力参差不齐 2011 年调查显示,>10% 儿童康复机构尚未掌握和熟练应用物理治疗(physical therapy,PT)技术,20.41% 尚未掌握和应用作业疗法(occupational therapy,OT)技术,22.41% 尚未掌握和应用言语治疗(speech therapy,ST)技术,59.46% 尚未掌握和应用心理康复技术,>70% 的儿童康复机构尚不能开展手术治疗,70% 的儿童康复机构尚不能制作矫形器及辅助肢具,>50% 的儿童康复机构尚未开展多感官刺激、感觉统合训练、认知及教育等综合康复项目,仅有 4.5% 的机构能够开展马术疗法。康复治疗方法与技术的应用,仍存在一定的盲目性,缺乏循证依据。近年来随着康复需求量的快速递增,康复质量要求的不断提高,康复机构纷纷建立,康复队伍十分年轻,上述状况虽有改善,但总体而言仍不能满足康复需求。我国儿童康复虽经 30 余年发展历程,但由于我国幅员辽阔,自然环境及社会经济发展速度不同,加之单位和系统之间的合作与资源共享不足,现阶段儿童康复服务质量仍存在较明显的地区间、城乡间和系统间的差别,综合康复服务水平,特别是医教结合有待提高。

3. 精准防治与康复水平有待提高 2015 年调查结果显示,我国儿童康复医师以其他相关专业来源为主,康复医学专业来源比例仅占 29.37%,本科及研究生学历约各占一半,结构呈不够合理的分布。治疗师队伍中约 90% 为 1980 年后或 1990 年后出生;初级和中级职称者 >50%,尚有 40% 为相关专业职称系列;将近 70% 为专科以下学历,本科学历不足 30%,研究生学历仅占 1.60%。说明我国儿童康复队伍十分年轻,经验不足,专业基础较为薄弱,与发达国家比较具有较大差距。我国儿童康复实践中仍存在较多热点、难点、争议和亟待解决的问题,尚未实现高水平的质量控制及遵循循证医学的康复医学实践,"指南""临床康复路径"等规范指导尚不完善。尚未全面实现早筛查、早发现及残疾的精准防治与康复。

面对我国儿童康复事业快速发展的现状,诸多挑战和亟待解决的问题势必摆在面前。如前所述,地区间、城乡间、不同系统间康复服务及事业发展的不均衡;各类准入制度、规范化制度、质控标准及切实可行的方案,人才培养及队伍建设,高科技辅助技术的发展和应用与简易实用辅助技术应用的关系问题;医教结合、特殊需求儿童教育问题的解决;康复管理与护理;跨专业、跨系统的合作;重视循证医学依据,科学、合理、有效地开展儿童康复问题;ICF 理念及儿童康复的全人发展观的指导与实践;社区康复的普及,以及康复服务的网络化、有效便利的转诊系统建立等,均是我们面临的挑战和问题。如何真正解决"人人享有康复服务"的同时,享有理想和满意服务质量,仍需要广大儿童康复工作者的不懈努力!

（二）我国儿童康复事业的展望

《条例》为全面应对上述挑战和困难指明了方向，提出了措施。《条例》突出阐述了以下几个方面，为我国儿童康复事业发展指明了方向，也为我国儿童康复事业沿着正确方向稳步、健康、快速发展奠定了政策基础，提供了保障。

1. 残疾预防、筛查及早期干预 如何早期发现异常、早期干预，特别是对高危因素的早期预防，对高危儿的早期监测与干预，将对减少残疾发生，减轻残疾程度做出巨大贡献。《条例》第十四条制定了实施残疾筛查、诊断的信息报告制度及组织开展早期干预的要求，为实现精准预防提供了保障。《条例》第十六条重点指出了家庭成员特别是监护人，对各类残疾的预防、筛查和早期干预应起至关重要的作用，学习残疾预防知识和技能，提高防护意识和能力，是及时阻断残疾的发生、减轻残疾程度的关键。

2. 有效实施康复服务 《条例》第十七条为如何组织整合各方资源，建立和完善康复服务体系，优先开展残疾儿童的康复工作，如何提供综合性的康复服务，实行医教结合康复等提出了具体方案。这为缩小不同机构和系统之间的差距，整合资源，有效开展符合儿童全面发展特征的康复指明了方向。《条例》第二十一条明确指出，在康复服务中应以患者为中心，以评估为依据实施个性化康复并尊重残疾人及其家属的意见。这为在残疾儿童康复服务中，保障实现提供康复服务者和接受康复服务者的平等地位，共同参与康复服务，最大限度满足康复需求，实现最佳康复目标和康复效果提供了条件。

3. 残疾儿童康复服务的保障 《条例》第二十六条指出，国家建立残疾儿童康复救助制度，逐步实现0~6岁视力、听力、言语、肢体、智力残疾儿童和孤独症儿童免费得到手术、辅助器具配置和康复训练等服务。这为所有学龄前残疾儿童逐步实现人人享有免费康复服务的同时，实现科学、便利、经济实惠和满意的康复服务创造了必要条件，也必将使我国残疾儿童康复服务的保障机制走向国际前列。

面对新时期新的挑战，在《条例》指导下，在党和政府的亲切关怀下，在儿童康复工作者和全社会的共同努力下，我国儿童康复事业在"十三五"期间一定能够实现全面、快速发展，走出一条具有中国特色的儿童康复之路。

（李晓捷）

第二节 儿童生长发育

一、发育规律

（一）概述

儿童发育是指儿童的生长发育，包括儿童体格的生长、心理行为的发育和社会能力的养成三个方面。儿童早期发育过程主要经历胚胎、胎儿、新生儿、婴幼儿和儿童几个阶段，目前认为这是一个程序化的过程，同时受到遗传和环境因素的影响。营养为儿童发育提供了生命物质和能量，而基因和环境为发育提供了生命信息，使机体内部形成有机的、互相联系的复杂系统，即使之程序化，从而形成全部的生命功能和表征。这就是Barker著名的"发育编程论"。

根据这一理论，胎儿的组织和器官在子宫内的发育经历着编程（程序化）的过程，这个过程会直接受到宫内环境的影响,包括营养和内分泌激素的影响。胎儿会适应子宫内不利的环境以保证自己生存,然而一旦超过胎儿的适应能力,又会产生不利的后果。出生之后,个体的发育继续经历着编程过程,特别是婴幼儿期,在大脑发育、神经内分泌系统和代谢过程方面表现得尤为明显。

同时,这些编程的过程也继续受到遗传和环境因素的影响,包括生活方式和行为的影响等。这种影响可以一直持续到成年期,从而成为成人疾病在儿童期预防的理论依据。行为科学及儿童心理行为与大脑发育的研究也证明,儿童早期大脑的发育,包括大脑神经细胞发育、细胞间连接的形成和大脑内部信息处理复杂系统的形成和发展,如记忆、思维等,都经历着复杂而持久的编程过程,并受环境和经验的影响。

总之,发育中的"程序化"是一个复杂的自组织、自适应过程。目前这一理论已广泛应用于基因组学、蛋白组学、生化组学、功能组学的研究中,并对儿童康复工作的发展产生深远的影响。儿童康复学各种技术的建立和发展都是以人体结构和功能发育为理论基础的,与人体发育学有密切关系。了解发育学对于加深理解康复治疗技术的内涵和外延,提高和促进康复治疗技术向更高水平的发展具有重要的临床意义。

(二) 儿童早期发育的特点

1. 生长发育的特点 儿童发育的过程是相对独立同时又高度开放的系统,既有早期独立于环境的相对封闭系统(子宫内),同时又与系统外环境存在密切联系,与外界存在物质、能量和信息的交换。其独立性和差异性取决于遗传基因所承载的生命信息谱的系统特征,而环境极大地影响着儿童发育的各个方面,包括个体的成熟度和成熟特征。

生长发育是不断进行的连续过程,但各年龄阶段速度不同。既有连续性,也有阶段性,且相互影响。各个年龄段间顺序衔接,前一阶段的发育为后一阶段奠定必要的基础;任何阶段的发育受到阻碍,都将对后一阶段产生不良影响。

各系统器官发育不平衡,各系统有各自的生长特点,但统一协调。一般来说,神经系统发育较早,生殖系统发育较晚,而淋巴系统在青春期可达成人的 2 倍。各系统的发育并非孤立进行,而是相互影响、相互适应。生长发育速度呈波浪式,身体各部的生长速度亦不均等。从胎儿到成年,全身大多数器官、系统有数次生长突增高峰:胎儿期和青春发育初期。由于身体各部的生长速度不同,其最终的增长幅度也不一样:头颅增长 1 倍,躯干增长 2 倍,上肢增长 3 倍,下肢增长 4 倍(图 1-1)。

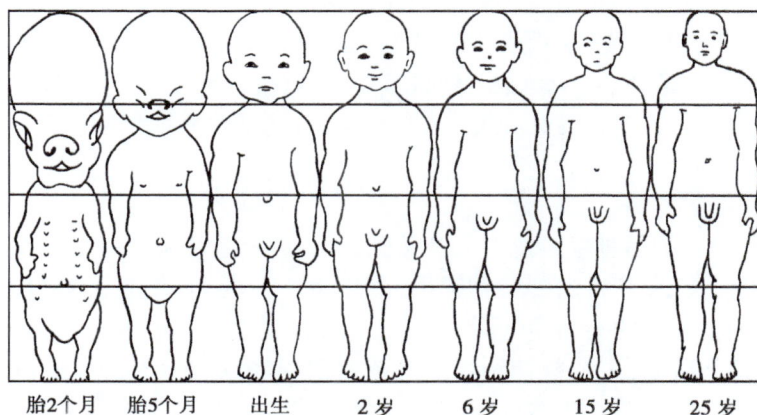

图 1-1 生长发育示意图

胎2个月　胎5个月　出生　2岁　6岁　15岁　25岁

生长发育的一般规律:由上到下、由近到远、由粗到细、由低级到高级、由简单到复杂。生长发育存在个体差异,在一定范围内受遗传、营养、环境的影响。

(1) 由上到下:儿童总的动作发育方向是从头至脚,即顺着抬头—翻身—坐—爬—站—走这一趋势逐渐成熟,最早是头部的动作,先会抬头,再会转头,以后开始翻身,6个月左右会坐,之后是手臂和手的运动,最后才是站立和行走,对腿和脚的控制。

(2) 由近及远:动作发育的先后以躯干为中心,越接近中心部位(身体中轴)的动作发育越早,而离中心较远部位的动作发育相对较晚。以上肢为例,先是肩部和上臂动作的发育,接着是肘、腕部,最后手指动作的控制能力才逐渐成熟完善起来。

(3) 先粗大后精细:粗大动作的发育先于精细动作的发育,如先是抬头、翻身、坐起等躯体大动作,手指的抓、捏等精细动作继后。

(4) 先整体动作,后准确动作:儿童最初的动作是全身性的、泛化的,而后逐渐发育成局部的、准确的动作。如1~2个月的婴儿,若将其脸用手帕盖住,则表现为全身乱动,5个月的时候,可表现为双手向脸部乱抓,但不一定能拉下手帕,而8个月时,即能迅速而准确地拉掉手帕。

(5) 先正面动作,后反面动作:先能俯卧时抬头,而后才能仰卧时屈颈,先学会向前行走,再学会倒着走路,先能抓取物体,以后才是有意识地松手放开物体。

(6) 全面运动的成熟:这时候儿童可以利用跑、跳来运动全身的肌肉了,他可以不用父母的帮忙自发地开始运动,由粗大运动转到精细运动,再由精细运动回归到粗大运动。

2. 生长发育的关键期特点 在外环境无特殊变化的条件下,个体儿童的发育过程比较稳定,呈现一种轨迹现象。该轨迹有动态的、复杂的调控系统,其中遗传基因起关键作用。它尽力使正在生长中的个体在群体范围中保持有限的上下波动幅度。一旦出现疾病、内分泌障碍、营养不良等不利现象,会出现明显的生长发育迟滞;一旦这些阻碍因素被克服,儿童会立即表现出向原有生长轨道靠近和发展的强烈倾向。这种在阻碍生长的因素被克服后表现出的加速生长并恢复到正常轨迹的现象,称"赶上生长"。

许多重要的器官和组织都有"关键生长期"。此时的正常发育若受干扰,常成为永久性的缺陷或功能障碍。换言之,一旦不抓紧时机治疗,这些器官、组织即便出现"赶上生长",也往往是不完全的。例如,从胎儿中后期到出生后6个月,是脑细胞数量大量增加的脑组织生长关键期。此时若发生严重的蛋白质-热量营养不良、缺氧、产伤等现象,细胞的分裂、增殖速度会急剧减慢;即便今后进行各种积极干预,也不能完全实现"赶上生长",脑细胞数量不能恢复到应有水平,患儿智力将受影响。青春早期是长骨组织的关键生长期。各种阻碍生长的因素若作用于该阶段,会使骨细胞数量减少,骨骼生长受阻。若不采取积极治疗措施,则伴随骨的干骺愈合,长骨将丧失继续生长的机会,儿童的体格就无法达到其遗传潜力所赋予的水平。

(三) 神经系统的发育

胚胎第一个形成的是神经系统。从胚胎到成人,神经系统发育是一个交互量变和质变的过程。包含了生长、发育和成熟三个方面。其中生长(growth)属量变,指神经细胞的繁殖、细胞间质的增加,表现为神经系统各个器官、组织的大小、长短和重量的增加。发育(development),属于质变,主要指神经系统各器官组织和细胞功能的演进,表现为运动、智力、情感和神经行为的完善。成熟(maturity)是生长发育达到完备,机体形态、生理和心理达到成人的水平,能够适应成人社会并具备繁殖下一代的能力。

神经系统(脑和脊髓)发育是由外胚层而来,在人胚胎发育2周时形成神经管,4周时神经管两端的前后神经孔关闭,头端发育成脑泡,后端形成脊髓。5周时脑泡形成前、中、后脑,8周时形成大脑皮质,10~18周神经元大量增殖、移行,分布到大脑皮质、基底神经节和小脑,20周时皮层细胞开始分化并逐步形成六层结构。大脑皮质细胞的增生、长大、分化在胎儿末期和新生儿期达到高峰,以后逐渐减慢,皮质细胞的数目不再增加,主要是细胞增大、分化、功能的发育成熟。出生时脑重370~390g,占体重的10%~12%。此时大脑的外观已与成人相似,大脑皮质的神经细胞数目约140亿,已与成人基本相同,但发育不完善,其树突与轴突少而短。大脑皮质较薄,细胞分化较差,而中脑、脑桥、延髓、脊髓发育已较好,可保证生命中枢的功能。6个月时脑重600g,1岁脑重为出生时的2.5倍,约900g,3岁为出生时的3倍。成人脑重1 500g,约占体重的2%。一般男孩比女孩的脑略大。

神经髓鞘形成是神经传导纤维形态学成熟的重要标志,髓鞘形成有先有后,自上而下,先是向心神经后是离心神经。脑神经的髓鞘在出生后3个月即已经形成,周围神经的髓鞘要到4岁才完成。

脊髓在出生时已具备功能,重2~6g,至成人期重量达到出生时的4~5倍。2岁时构造已接近成人,但脊髓与脊柱的发育不平衡,年龄越小,脊髓相对越长,新生儿脊髓下端位于第3~4腰椎水平,到4岁时退到第1~2腰椎水平。脊髓发育与运动功能呈平行进展。

(四)影响神经系统发育的因素

儿童在神经系统生长发育的过程中,影响发育的因素很多。既往曾有认为决定小儿生长发育的是内在及先天生物学因素的天然模式(nature model)学说和认为以外在因素为主的后天教养模式(nurture)学说。如今生物-心理-社会因素模式认为:发育受到生物学因素和非生物学因素的共同影响。其中生物学因素包括出生缺陷、染色体疾病、围生期因素、神经系统疾病、营养、环境毒物等,而非生物学包括社会环境、早期教育剥夺,甚至家庭类型、家庭意外事件,父母分离、离婚和再婚,家庭功能失调,学校环境,电子媒介(过度迷恋手机、游戏等),儿童保健,意外伤害,战争与社会动乱等都与发育有关。

1. 遗传因素 发育与种族、性别、民族、先天畸形、染色体病等密切相关。以智力发育为例,在中枢神经系统发育缺陷引起的自然流产中,染色体异常占40%,双亲均是无临床症状的智力发育障碍者,子代患智力发育障碍的风险为50%,父母任何一方有遗传代谢性疾病,子女脑损害的风险显著升高。某些遗传性疾病可影响小儿神经发育,如呆小病等。

正常人群的智力发育与遗传因素密切相关。国外对双生子的研究表明,同卵双胎一起教养的智力相关系数为0.87,不在一起教养的相关系数为0.75;双卵双胎一起教养的智力相关系数为0.53;无血缘关系在一起教养的智力相关系数0.24。我们通过对双生子智力遗传度的研究发现,儿童智商的遗传度是0.61,环境因素占0.39。环境因素包括生活环境、营养和教育刺激等。虽然遗传度比环境因素高,但遗传度只是智力发育的潜能,只有通过后天开发才能成为真正的智能。我们还通过儿童智商与父母智商的相关性研究发现,儿童智商与其母亲的相关系数是0.58,而与其父亲的相关系数是0.46。证明儿童智力与母亲的相关性最大,可能与母亲对孩子的教养较多有关。此外,儿童智力与父母智力的相关性呈中性回归现象,儿童智力分布呈正态分布。

2. 母体因素 宫内感染、妊娠中毒症、糖尿病、胎盘功能不全等原因都可以影响发育。神经发育还与母孕期的营养、环境污染、噪声、患病(如发热、尿路感染等)、吸毒酗酒等不良生活方式、高龄产妇、双胎或多胎妊娠、情绪紧张、长期压抑、愤怒和悲伤等密切相关。如孕早期缺乏叶酸可导致脑穿通畸形,缺锌可引起无脑儿。妊娠期及新生儿期的营养不良,也是直接和间接导致发育异常的原因。

3. **胎儿因素** 宫内发育畸形、出生时和出生后的各种因素都可以影响儿童发育。

(1)胎盘和脐带因素:包括胎盘早剥、前置胎盘、胎盘坏死或胎盘功能不良,以及脐带脱垂、压迫、打结或绕颈等。

(2)出生时窒息,缺氧缺血性脑病(hypoxic ischemic encephalopathy,HIE)、产钳助产、胎头吸引、第二产程过长和颅内出血等。

(3)出生后感染中毒因素:患各种颅内感染、头颅外伤、核黄疸和各种中毒等。

4. **早期教育和社会文化因素** 小儿出生时神经突触的数量是成人的 1 倍以上,通过不断的感觉刺激,可形成一个神经环路。一个神经环路就是一种功能,也就是一种神经行为:强光→传入神经→大脑→综合分析→光太强→发出指令→传出神经→周围神经→眨眼或闭眼。生后 3 个月不给光线刺激会造成小儿失明或弱视。

整体区域性智力偏低,如边远山区、交通闭塞、贫穷落后可出现社会文化型智力低下,但多为边缘型智力;父母亲及抚养人文化、教育指数、教育方式、教育投入、期望值和对儿童心理学的掌握程度都潜移默化地影响儿童的神经精神发育。此外,个性、气质、情绪、行为和毅力等也与后天环境培养密切相关。

二、发育里程碑

(一)概述

发育里程碑(developmental milestone)指的是发育过程中详细而明确的可以衡量的标志性发育事件,由 Theodor Hellbrügge 教授于 1945 年提出。粗大运动是指涉及大肌肉群发育的大幅度动作,坐直、站立(有支撑)、爬行(用手和膝盖)、行走(有支撑)、站立、行走是六个粗大运动成长里程碑。

(二)发育里程碑

1. **六个粗大运动发育里程碑的时间窗口见表 1-1。**

表 1-1 六个粗大运动发育里程碑的时间窗口

运动发育里程碑	左边界(月)	右边界(月)
坐直(无支撑)	3.8(3.7,3.9)	9.2(8.9,9.4)
站立(有支撑)	4.8(4.7,5.0)	11.4(11.2,11.7)
爬行(用手和膝盖)	5.2(5.0,5.3)	13.5(13.1,13.9)
行走(有支撑)	6.0(5.8,6.1)	13.7(13.4,14.1)
站立	6.9(6.8,7.1)	16.9(16.4,17.4)
行走	8.2(8.0,8.4)	17.6(17.1,18.0)

注:表格中左、右边界代表里程碑的标准时间范围,包含了从第1百分位到第99百分位的范围值。时间值中(3.7,3.9)格式部分是指95% CI 的值

2. **坐直(无支撑)**

(1)评估标准:①儿童的头部是垂直的;②儿童没有使用手或胳膊平衡身体或支撑身体;

③儿童笔直的坐着至少 10s。

(2) 评估方法:始终微笑着面对儿童,将儿童置于坐着的姿势。最好给他/她一个用双手拿着的玩具,以免使用手臂或手支撑或平衡身体。

3. 站立(有支撑) 这是迈向直立行走的第一步,儿童第一次尝试去平衡整个身体的重量,为下一步向前行走作准备。最主要的特征是当儿童的双手把住固定支撑物时,可以真正支撑身体的全部重量,身体没有趴在或靠在固定支撑物上。

(1) 评估标准:①儿童使用双脚站立;②儿童使用双手把住固定支撑物,身体没有趴在上面;③儿童的身体没有接触到固定支撑物;④儿童的双腿支撑的身体的大部分重量;⑤儿童这样扶着支撑物至少 10s。

(2) 评估方法:帮助儿童保持站立的姿势,使儿童的双腿支撑身体的重量。让儿童的双手分开一段距离,把住支撑物,身体不要接触到支撑物。这样,儿童的双脚用来支撑身体的大部分重量。要注意儿童的身体没有摇晃或靠在支撑物上。支撑物的高度建议与儿童的胃的位置持平。

4. 爬行(用手和膝盖) 爬行是一个更加协调的使用手和膝盖的阶段,手腿交替爬行(例如:左手和右腿同时向前或向后移动)。

(1) 评估标准:①手和膝盖交替着向前向后移动;②儿童的肚子没有挨着爬行面;③持续和连贯地向同一个方向至少移动 3 次。

(2) 评估方法:将儿童放在一个支撑面(如地板、地毯)上,保持爬行的姿势。站在儿童前面 120~150cm 的距离,如果儿童没有集中注意力,可以使用一个玩具或其他可以吸引儿童注意力的东西,吸引儿童爬向自己并得到玩具。

5. 行走(有支撑) 有意去让儿童扶着支撑物,迈步并调整身体的位置,向前移动。

(1) 评估标准:①儿童的身体保持直立的姿势;②儿童侧身或向前迈步,用双手或单手扶着支撑物;③一条腿向前迈步时,另一条腿支撑身体的大部分重量;④儿童保持这种方式至少走 5 步。

(2) 评估方法:让儿童保持站立的姿势,使儿童的双腿支撑身体的大部分重量。让儿童双手分开一段距离扶着支撑物。如果儿童没有集中注意力,可以使用一个玩具或其他可以吸引儿童注意力的东西,吸引儿童走向自己并得到玩具。

6. 站立 儿童开始展示使用双脚承担和平衡身体重量的能力。这种姿势下,儿童的双腿没有弯曲,儿童使用双脚站立并且没有倚靠其他支撑物,可以独立保持身体平衡。

(1) 评估标准:①儿童可以使用双脚站立;②儿童的双腿支撑着身体的全部重量;③儿童没有接触支撑物;④保持站立姿势至少 10s。

(2) 评估方法:将儿童放在地板上,保持站立的姿势,松开双手,让儿童单独站立。

7. 行走 儿童开始展示平衡身体和向前行走的能力。最明显的标志是儿童可以直立行走,而不是一步一步挪。孩子独立行走,当发现孩子行走不稳时要及时用手扶住。

(1) 评估标准:①儿童的身体是直立的;②一条腿向前移动时,另一条腿支撑着身体的大部分重量;③没有成人或支撑物的辅助;④儿童至少独立走 5 步。

(2) 评估方法:让儿童保持站立的姿势,不要接触到任何支撑物。站在儿童面前 120~150cm 的位置,让儿童走向自己,有时需要鼓励儿童。

8. 儿童的情绪状态 测试时要注意儿童的情绪状态,因为好的情绪或不好的情绪可能出现两种不同的结果。不要勉强儿童完成测试。

三、运动发育

(一)运动发育与神经调控

在胚胎期,一旦末梢神经与肌肉完全结合,胎儿会出现刺激-应答反应所致的运动形式,即使不受到刺激也能出现运动。这一时期运动发育最重要的是抑制现象。随着胎儿对刺激的应答逐渐减弱乃至消失后,胎儿末期的自发性运动减少。这种抑制现象的持续存在,才能导致出生后原始反射逐渐消失,运动功能开始发育。在胎儿期,原始反射和自发运动是胎儿娩出的重要动力,也是运动发育的最初形式。

随着中枢神经系统的发育成熟,运动系统的发育也由低级到高级得到发展,最终形成一种复杂的、等级性的中枢神经系统控制运动的方式,其中位于塔尖的是新皮层的联合皮层和前脑基底神经节等负责运动的战略,确定运动的目标和达到目标的最佳策略;塔身是以运动皮层和小脑为代表,负责运动的战术,即肌肉收缩的顺序、运动的空间和时间安排以及如何使运动准确地达到预定目标;塔底是以脑干和脊髓为主,负责运动的执行,即激活发起目标定向性运动的运动神经元和中间神经元池,并对姿势进行必要的调整。

运动发育的状况是我国现阶段脑瘫评价的重点,包含动作发育、反射和姿势发育三个方面的内容。

(二)动作发育的顺序

动作发育(motor development)包括粗大动作(gross motor)和精细动作(fine motor)的发育,前者主要是指头、躯干、四肢的运动,如抬头、爬、坐、走和平衡的控制等;后者指手的动作,主要是脑对手指的控制能力。正常动作的发育进程以脑形态和功能的完善、神经纤维髓鞘化的时间和程度为基础,在骨骼和肌肉的功能协调发展下形成,具有一定的发育规律。

1. **粗大动作发育的顺序** 1个月俯卧时试着抬头;3个月俯卧时抬胸;4个月扶两手和髋部能坐;5个月扶两臂可站立;6个月试独坐;8个月会爬;11个月牵一只手会走、会自己站立;1岁左右自己会走;15个月会蹲着玩,可倒走;16个月会爬上小梯子;2岁左右会双足跳或单足立,举手过肩;3岁能自由地两脚交替上下楼梯。

2. **精细动作(手指功能)发育的顺序** 1个月两手握拳,刺激后握得更紧;3~4个月能将双手放到面前观看并玩自己的手,出现企图抓握玩具的动作;5个月能抓近的玩具;6~7个月能在两手间有意识地交换玩具;9~10个月能用拇指与示指取玩具,可敲击玩具;12个月会翻书、握笔乱涂;18个月会叠4块方木;2岁会一页页翻书,可叠放6块积木,会模仿画线条;3岁会叠放8块积木,会临摹画"O"和"+";4岁会自己穿衣,画正方形,甚至绘画人体1~2个部位;5岁能写简单字,模仿画;6岁能画三角形、房屋,能绘人体6个部位。

3. **动作发育的基本规律**

(1)首尾规律:小儿总的动作发育是顺着抬头→翻身→坐→爬→站→走这一趋势逐渐成熟。先是抬头与转头的控制,接着是翻身和坐,再后是手臂和手的运用,最后才是站立、行走以及腿和脚的控制。

(2)由近到远:从臂到手、从腿到脚的活动。

(3)由粗到细:从全掌抓握到手指取物。

(4)由简单到复杂:先画直线,后画圆、图形。

(5)由低级到高级:先会看、听、感觉事物,再发展到有记忆、思维、分析和判断。

(三) 反射发育

反射是最简单也是最基本的神经活动,它是机体对刺激的非自主反应。根据神经系统成熟度,反射可以分为原始反射、各种姿势反射和正常情况下难以诱发的病理反射。反射发育是系统发生的过程,自然界的生物由无足动物进化到四足动物,最后成为人类并形成两足站立,其反射发育也符合这一进化过程。

1. **反射发育的基本规律**

(1) 由简单到复杂:从原始反射到立直反射,反射的形式和内容越来越复杂。

(2) 由低级到高级:从脊髓、脑干下部(延髓)水平的原始反射到皮层水平的平衡反射。同一类型的反射如平衡反射按以下的发育顺序出现:①倾斜反射;②四点爬位平衡反射;③坐位平衡反射;④立位平衡反射。

2. **反射发育的顺序**

(1) 新生儿期:主要是脊髓、脑干下部(延髓)水平的原始反射。2~3 个月脊髓水平的反射逐渐消失。

(2) 2~3 个月:主要是脑桥水平的神经反射,以紧张性颈反射为标志。3~4 个月脑桥水平的反射逐渐消失。

(3) 3~4 个月:出现中脑水平的立直反射,原始反射逐渐消失。

(4) 9~11 个月:出现皮层水平的平衡反射,需要大脑皮质、基底神经节、中脑、脑桥、脊髓和小脑等综合作用完成平衡反射。平衡反射存在是终生的,发育完善的平衡反射标志着小儿反射发育及功能的完善。脑损伤或脑组织发育障碍,可以导致平衡反射延迟出现或缺乏,出现病理反射如巴宾斯基征阳性、踝阵挛等锥体束损害体征。

(四) 姿势发育

随着神经系统的发育,正常随意运动和动作的产生,先后发展一系列的动作姿势,如抬头、仰卧、俯卧、翻身、坐位、爬、立位等。动作姿势发育表现为如下规律:

1. **从头向尾发育** 指小儿姿势的发育先从头部开始,然后是躯干与下肢。例如,先从头竖直开始,再到坐位与立位。

2. **从近端向远端发育** 俯卧位时,先有肩部的支持,再有肘支持到手部的支撑;先有上臂的摆动,接着有肘和腕的屈曲伸展,最后发展到手指的精细运动。

3. **全身运动到分离运动的规律** 由新生儿泛化的全身运动到 3~4 个月后手的独立运动。

4. **由反射向随意运动发育的规律** 由早期不随意的反射性运动(如握持反射)到 4 个月龄后的随意抓握动作。

5. **由粗大运动向精细动作发育的规律** 由 4 个月龄的全手抓握到 7 个月龄后的拇指和示指对指精细动作。

6. **连续不断地发育规律是以前一个姿势发育成熟为基础** 如抬头→仰卧→俯卧→翻身→坐位→爬→立位。

7. **运动姿势的发育水平有个体差异** 小儿运动发育虽然按照一定的规律发展,但在一定范围内受遗传、营养、教养和环境的影响而存在相当大的个体差异,每个人的生长"轨道"不会完全相同。因此,儿童的运动发育有一定的范围,必须考虑影响个体的不同因素,才能作出正确的判断。

(唐久来)

四、视听觉发育

视觉和听觉是大脑最重要的信息传入通道,常共同参与物体和事件的感知。在所有感觉中,由视觉获得的信息约占全部信息的 85%,听觉占 10%,即 95% 以上的外界信息通过视觉和听觉传入大脑。视觉与听觉有交互作用和代偿作用,满足生物体生存和生活的需要。

(一) 视觉发育

1. 视觉(vision)　光作用于视觉器官,使其感受细胞兴奋,信息经视觉神经系统加工后便产生视觉。视觉是个体最重要的感知觉之一,个体对外部环境的大多数感知信息都由视觉提供。

2. 生理基础

(1) 视觉器官:视觉器官的主体部分是眼球,附属结构有眼肌、眼睑、睫毛和泪腺等。婴幼儿视觉功能发育的关键期是生后 6 个月,眼球运动的自由控制能力在出生后 6 个月左右完成。5 岁以前有生理性远视,5 岁左右可成为正视。

(2) 视觉中枢:是大脑皮质中与形成视觉有关的神经细胞群,位于距状裂两侧的枕叶皮质,即上方的楔回和下方的舌回上。该部皮质由于结构特殊,在断面上有白色细纹,故又称纹状区。

3. 视觉发育顺序　新生儿:出生时不仅能察觉亮光,还能区分不同亮度的光。生后 24~96h 的新生儿就能察觉移动的光,出生后 15d 初步具有颜色辨别能力,并出现水平视觉追踪。

1 个月:能看到面前 20cm 左右的物体,双眼能跟随水平方向移动的物体,追视范围可达 45°;视力 0.05~0.1;能辨识红、黄、蓝三原色。

1.5 个月:双眼表现出轻度辐辏。

3 个月:能注视近处的物体,眼球能自由运动。眼球并不能注视,但会被面孔、灯光或运动物体所吸引。中间色也没太大问题,虽然无法认识颜色的名称,但对光线的反应及辨识能力已经相当不错。双眼追视移动物体范围可达 180°。

4 个月:双眼辐辏协调得好,开始会辨别颜色,红色能引起儿童的兴奋。能对双眼的视线进行调整。

5 个月:头眼协调好,能凝视物体。

6 个月:视网膜已发育得很好,看物体时用双眼同时看,已获得正常的"双眼视觉",因此,眼睛和双手可以相互协调做简单动作。对距离及深度的判断已有一定发育。

6~8 个月:从卧位发展到坐位,同时也代表着视力范围从左右发展到了上下,视野完全不同。此阶段眼睛、手脚、身体等协调能力较佳,所以是视觉、听觉和表情反应最佳的统合时期。

8~12 个月:通常喜欢坐着扔物品,然后爬行追物品,或者想要站立拿物品等。原因是宝宝看到物品,以扔物品的方式来测距离,也有了空间感,同时也证明了视觉发展程度。视力为正常人的 2/3。

1~2 岁:随着生长发育以及环境的不断刺激,视力逐渐发展。15 个月时眼睛能注视 3.5m 远处的小玩具,1.5 岁时视力可达 0.4~0.5。1 岁后喜欢看图书,能够看见细小的东西如掉在床上的头发等。

2~3 岁:是双眼视觉发育最为旺盛的阶段,视力大约达到 0.5~0.6,已经接近成人的视力。能区别简单的形状,例如圆形、三角形、方形。2 岁左右能认识一些颜色,3 岁左右开始说出颜色的名称。

3~4 岁:焦距的成熟度提高,基本稳定,在此之前,幼儿的中心视力无法完全协调成一个影像。焦距稳定后,注意力才能比较集中,阅读能力才开始逐渐提高。

4. 视觉发育过程

(1) 视觉信息反馈处理阶段(0~2 个月):新生儿调节晶状体的能力较差,不能准确聚焦,以致视物成像模糊,无论物体距眼 1m 或 10m,看到的图像都是模糊的。只能接受单纯和强烈的光线和颜色,例如黑、白色、大色块或简单的线条及图形。有瞳孔对光反射、眨眼反射。能感觉到眼前摆动的手,不过距离很有限,能看清约 20cm 距离处的物体。眼球只能随头颈转动而转动,头部和上肢活动限制了眼球运动,对于快速运动的物体表现更为明显,追视范围比较小,如果在 20~25cm 处悬挂一个直径 8~10cm 红色圆环,左右摆动,能注视 45° 范围。

能够通过周围视野捕捉运动中的物体,然后再由中心视野矫正并识别捕捉到的物体。对于刺激强烈的目标物体会出现视觉定位和注视。由于眼球控制不充分,可出现眼球向一侧固定、单眼看物体的情况。虽然非对称性紧张性颈反射会妨碍眼球随意运动,但有助于向伸手侧注视。

(2) 物体辨认阶段(3~6 个月):随着头颈部稳定程度提高,眼球控制能力不断增强,出现眼球随意运动,能够辨别不同的面孔。双手向中线合拢时,双眼能够注视物体。

4 个月时,随着头部左右转动动作的出现,追视和视线转移也随之发育。

6 个月时,眼球已能进行快速运动,并能通过正确调整眼球转动来辨认不同焦距的物体。获得双眼同视功能。

眼球运动控制发育规律:首先是水平方向追视功能的发育,其次是垂直方向追视功能的发育,最后是斜向追视功能的发育。

精细辨认物体阶段(7 个月以后):随着追视功能的发育,眼球的精细运动能力提高,开始能够辨别物体。

辐辏运动是双眼朝相反方向运动的形式,比眼球在水平方向的追视运动难度大,空间深度知觉需通过眼球调节辐辏运动来实现。正确辨别空间深度不仅能对运动的物体进行辨别,而且有助于了解到自身运动时与周围物体之间的位置关系,进而能感觉到物体的存在,避免与物体发生碰撞。

一般认为人类视觉成熟的年龄在 7 岁左右。

5. 视觉发育的影响因素

(1) 遗传因素:父母及家族中有视力异常者,子女低视力发病率均明显增高,以有近视家族史者尤为明显。既往国内家系调查发现,视力不良与常染色体隐性遗传有关,也有报道显示出遗传因素对儿童视力的不良影响。

(2) 父母职业:科技人员的子女视力正常达标率高于干部、职员、工人及其他职业父亲的子女,且父亲学历越高其子女视力正常达标率越高。

(3) 产时有无窒息史:有研究显示,产时窒息组的视力低常率高于无窒息组,且窒息时间越长对视力的影响越明显。

(4) 体重:营养在儿童视力发育过程中仍起到重要作用。儿童挑食、偏食可导致微量元素缺乏,影响眼球发育,从而影响儿童视觉发育。

6. 异常发育

（1）屈光不正：指眼在不使用调节时，平行光线通过眼的屈光作用后，不能在视网膜上结成清晰的物像，而在视网膜前或后方成像，包括远视、近视以及散光。

（2）斜视：指双眼不能同时注视目标，属眼外肌疾病。患斜视的多为儿童，如有成年人患斜视，也多为儿童期患病所致。儿童斜视的发病率为 2.7%~7.2%。

（3）弱视：眼球没有器质性病变而戴矫正镜片后视力仍不能达到正常，发病率在 2%~4%。弱视是指最佳矫正视力低于 0.9（0.9 适用于 5 岁和 5 岁以上者，低于 5 岁者应下调：4 岁 0.8，3 岁和 3 岁以下 0.6），可分为有明显器质性病变形成的弱视、无明显器质性病变造成的弱视。

（二）听觉发育

1. 听觉（auditory sense） 声波作用于听觉器官，使其感受细胞兴奋并引起听神经的冲动发放传入信息，经各级听觉中枢分析后引起的感觉。听觉是人类必要的交流渠道，可感知环境并产生安全感和参与感。

2. 生理基础

（1）听觉器官：听觉器官主要包括外耳、中耳和内耳。婴幼儿的外耳道比较狭窄，鼓膜较厚；5 岁时外耳道壁还未完全骨化。儿童的咽鼓管较成人粗短，近水平位。内耳的耳蜗是听觉感受器，出生前已发育成熟。由于耳的大小不同以及儿童内耳基底膜纤维的感受能力较成人强，所以婴儿的听觉较成人敏锐。

（2）听觉中枢：纵跨脑干、中脑、丘脑的大脑皮层，是感觉系统中最长的中枢通路之一。自下向上，主要环节包括：耳蜗核、斜方体、橄榄旁核、上橄榄、外侧丘系、下丘和上丘、丘脑的内侧膝状体、大脑皮层颞叶的听觉皮层。听觉中枢对声音有加工、分析的作用，如感觉声音的音色、音调、音强、判断方位等。传到大脑皮层的听觉信息还与大脑中管理"读""写""说"的语言中枢相联系，有效完成读书、写字、说话等功能。另外，借助于听觉中枢，还能完成各种听觉反射，如镫骨肌反射等。

3. 听觉器官的发育 人耳对语音的各种频率特别敏感，使人有可能在感知言语时区别细微的差异。在个体发育过程中，听觉发育得比较早。妊娠 20 周的胎儿已具备听觉能力；6 个月以上的胎儿对母亲的语言有反应，对不同的乐曲声也有不同的反应。在生后 1~4 个月，婴儿对人类发音器官发出的各种声音就产生了特殊的敏感性，使他易于感受母亲和周围成人嗓音中的细微差别。这种对嗓音的兴趣和敏感性与已经准备好发挥作用的发音器官，为婴儿和成人的"咿呀对话"提供了条件。

4. 听觉发育顺序 胎儿及新生儿已经有了敏锐的声音感受能力，主要表现在对声音的注意和定位以及对语音的辨别上。一般来说，新生儿的听觉能力将随年龄的增长而发生调整，新生儿的听阈个体差异较大。

5~6 个月的胎儿：已经建立了听觉系统，可以听到母亲身体的 1 000Hz 以下的声音。

新生儿：一出生就能通过空气传导方式产生听觉反应，引起的听觉反应包括眨眼、嘴动、睁眼、皱脸、头扭动、有哭相、眼珠转动、哭闹等；生后几小时的新生儿能对声音粗略定位，会朝向发出口哨声、铃声、金属敲击声的方向张望；不仅能听见声音，而且还能区分声音的音高、音响和声音的持续时间。连续不断的声音对婴儿可以起到抚慰或镇静的作用。

出生后 1 个月：已经能够鉴别 200Hz 与 500Hz 纯音之间的差别；能够辨别"ba"和"pa"两种语音，而且对"p""b"两个音有"类别式"的反应。

2个月:能识别元音和辅音;可以辨别不同人的说话声以及同一个人带有不同情感的语调,如同样一段文章由两个人读,婴儿会有不同的反应;而同一个人用生硬的、愤怒的语调,或用愉快的、柔和的语调读,婴儿的反应也会有变化。

4个月:对声音的定位比较准确,能够向发音的方向扭过头去;更喜欢抑扬顿挫的语音。

5~8个月:在1 000~3 000Hz范围内能觉察出声频2%的变化(成人为1%),在4 000~8 000Hz的差别阈值与成人的水平相同。

6个月:已经能够辨别出音乐中的旋律、音色、音高等方面的不同,并初步具备协调听觉与身体运动的能力。

儿童的听觉能力在12、13岁以前一直在增长,成年以后听觉能力逐渐降低,主要是高频部分听力丧失。

5. 听觉发育的影响因素

(1)遗传因素:耳聋相关单基因突变已被公认为是听力缺陷的关键因素之一,单个或多个基因位点的遗传物质改变可以通过不同听觉传导通路引起听觉发育障碍。

(2)神经系统:外周听觉系统可引起传导性听力损失疾病,包括外耳道发育畸形、小耳症、反复发作的中耳炎等。

(3)其他疾病:代谢性疾病、遗传性疾病、围生期窒息缺氧、宫内病原体感染、自身免疫性疾病以及神经退行性疾病等均可导致儿童的听力障碍。

6. 异常发育 又称听觉受损,是指感测或理解声音的能力完全或部分降低。听觉障碍可由各种生物学因素或环境因素造成。深度听觉障碍一般称为聋,可分为传音性听觉障碍、感音性听觉障碍、感觉性听觉障碍、神经性听觉障碍及混合性听觉障碍。

五、语言发育

语言发育也称语言习得,是指个体对母语的语音、词汇、语义、语法等系统要素以及语言运用技能的理解和产生的发育过程。研究表明,5岁左右的儿童,语言系统已基本完善,可在社会环境中进行最基本的语言交流。

(一)概述

1. 概念

(1)语言(language):是以语音或字形为物质外壳,以词汇为基本单位,以语法为构造规则的符号系统。语言具有创造性、结构性、意义性、指代性、社会性等特征,其中创造性和社会性是语言符号系统与其他符号系统的主要区别。

(2)言语(speech):是人们运用语言材料和语言规则所进行交际活动的过程和产物,即人们说出的话和听到的话,又称"话语"。言语交际的具体过程,实际就是言语产生(编码)和言语理解(译码)的过程,是在社会交往中运用语言的过程。

(3)语言与言语的关系:二者互相影响,互相依存。言语活动依靠语言材料和语言规则来进行,语言也离不开言语活动。对儿童来说,只有在具体的语言环境中,通过词和句子的学习,才具备一定的言语能力,学会与人进行交流,逐步掌握语言的普遍规则。

2. 言语活动形式 根据言语的功用和结构,可以把言语分为外部言语和内部言语,外部言语又可分为口头言语、书面言语和体态语言。

3. 生理基础

（1）发音器官：包括呼吸器官、喉、声带、口腔、鼻腔和咽腔。

（2）言语中枢：运动性言语中枢（说话中枢）位于额下回的 Broca 区，书写中枢位于额中回后部，听觉性言语中枢（听话中枢）位于颞上回后部的 Wernicke 区，视觉性言语中枢（阅读中枢）位于顶叶 - 枕叶 - 颞叶交界处的角回。

（3）言语中枢的定位：言语中枢定位的发育缓慢。6 个月的胎儿两侧大脑半球结构不对称；从出生到 2 岁，两侧半球的功能几乎相同。言语中枢单侧化于左半球，通常发生在 2~12 岁，这是语言发育的最佳期。

4. 言语传递的过程——"言语链"

（1）"言语链"（speech chain）：是借用"链"的结构形式，形象地说明说话人的意思到达听话人，从而完成言语交际任务的紧紧相扣的转换过程。包括编码 - 发送 - 传递 - 接收 - 译码 5 个环节，其中每个环节都在信息传递过程中发挥着独特的作用，这 5 个环节又经过语言学平面、生理学平面、物理学（声学）平面 3 个不同平面的转换才能完成交际任务。

（2）儿童言语交际过程的特点：儿童的言语交际过程与成人相同，但是由于儿童处在语言获得过程中，即处在非言语交际向言语交际的过渡中，运用语言的技能还不熟练，因此在言语交际中有自身的特点。

1）儿童在交际中的言语链和非言语交际链相互作用、同等重要，无论是编码还是译码都必须借助大量的非言语信息（包括情景、肢体语言等）。随着语言的发育，非言语交际链的作用逐渐退居次要地位。

2）在与成人交际和与儿童交际时，言语链所发挥的作用并不相同。与成人交际时，成人言语水平远远高于儿童言语水平，成人依靠自己的能力和威望，将儿童的言语水平拉高。儿童之间交际时，非言语交际链的作用则更大些。因为儿童间的交际一般都在游戏活动中进行，气氛轻松自然，心情愉快，在相互模仿中可相互促进，这一作用不是单纯地与成人之间的相互作用所能代替的。

（二）语言发育

1. 前言语阶段　从出生到 1 岁左右的语言学习是儿童言语发生的准备阶段，将前言语阶段即婴儿语音发育分为三个阶段。

（1）简单发音阶段（0~4 个月）：哭是婴儿最初的发音，也是婴儿第一个月的主要发音。此间婴儿学会了调节哭叫的音长、音量和音高，能够用不同的哭声表达需要，吸引成人的注意。本阶段又分为两个时期：①0~2 个月，只能发出单音节的单元音和复合元音；②2~4 个月，语音类型迅速增加，出现辅音加元音，渐渐向单元音、复合元音、双音节音发育。

（2）连续音节阶段（5~10 个月）：约从 5 个月起，婴儿发音出现明显变化，增加了很多重复、连续的音节。婴儿能模仿成人发"ma"音的年龄是 7 个半月。发音中增加了大量双音节和多音节的语音，既有同一音节的重复，也有不同音节的组合。6 个月之后的婴儿能感知三种不同的语调（愉悦、冷淡、恼怒），10 个月开始咿呀学语。出现舌尖和双唇起作用的辅音加元音的音节、唇齿辅音"v、w"、小舌颤音"r"、复合元音以及大量的多音节音。逐渐学会使用不同的语调来表达自己的态度，而这种表达往往伴一定的动作和表情。

（3）学话萌芽阶段（11~13 个月）：从 9 个月开始才真正理解成人的语言，并迅速发展，即进入对语音的辨义阶段。模仿成人的语音能够做到正确无误，而在音色上和声调上的模仿都极为相似，并且能保持较长一段时间，并能被适当迁移和正确运用。大约从 10 个月开始，婴儿会说出第一个有意义的单词,这是婴儿语言发展过程中最为重要的里程碑。

上述三个阶段反映了婴儿发音的发生发展顺序,从最初的哭声,分化出单音节音,然后是连续音节(双音节和多音节)音,最后是有意义的语音(即词语)等。经过语音模仿、咿呀学语、言语发生等发育阶段,不同程度地反映了婴儿语音发展的一些规律性特征。

2. 言语的发生 经过一年多的言语准备阶段,开始进入学习口语的重要时期。1~2岁婴幼儿开始进入正式的学说话阶段,当婴儿讲出第一批有真正意义的、具有概括性的词时,标志着婴儿开始发生言语,又称为言语发生阶段;2~3岁是儿童基本掌握口语阶段,这一阶段将持续到入学前。国内学者把汉语儿童后期语言的发育分为不完整句(单词句、双词句和电报句)、完整句(简单句和复合句)以及特殊句型等阶段,各个阶段都有明显的特点。

(1) 单词句的发育

1) 儿童在1~1.5岁开始说出有意义的单词,这一时期习得的词语具有如下特点:所指的对象或者是儿童生活中接触的重要人物;或者是儿童接触到的生活必需品;或者是儿童视觉、听觉、触觉等可感知的物品;或者是表达儿童某种要求、愿望的动词。这些词语既具有现实的可感性,又接近儿童,因而成为儿童最早习得的词汇。

2) 单词句的特点:①与动作紧密结合,当儿童用单词句表达某个意思时常伴随着动作和表情;②词性不确定,虽然儿童最先学到的是名词和动词,但在使用时并没有明确的词性分别,一个名词可以用来指物,也可用来指动作行为事件等,如既可以作名词称为汽车,又可作动词表示开汽车;③意义不明确,语音不清晰,成人必须根据说话时的情景、语调、态度等线索才能推测出意思。

(2) 双词句的发育

1) 经过单词句阶段的准备,到1.5岁左右开始说出由两三个词组合起来的语句,如"妈妈鞋""宝宝帽帽"等,语言进入了双词句阶段。在此阶段,婴幼儿似乎突然开口,说话的积极性很高,词语大量增加,出现"词语爆炸现象"。能理解的词汇越来越多,每天都在增加新的词汇,对名词和动词的理解出现飞跃;已经可以脱离具体情境,准确地把词与物体或动作联系起来,它的标志就是词语所特有的功能初步形成。

2) 此阶段的后期,婴儿出现不断地向成人提问,总是要求告知他各种事物的有关信息,如名称、构造、用途、特征等,这也是婴儿学习语言的一个有效途径。同时,也发挥了疑问句和否定句的作用。疑问句的作用在提问上,否定句作用则在语言反抗上。例如常把"不"挂在嘴边以表示拒绝,这是婴儿否定句发展的第一个阶段。

(3) 电报句的发育:从2岁或2.5岁开始进入电报句阶段,虽然双词句和多词句较单词句明确,但其形式是断续、简略、结构不完整的,类似于成人的电报文本,称为电报句。如"爸爸的眼镜坏了,镜坏了""妈妈看爸爸的汽车来了,车来了""宝宝犯错误了该打"等。因此对儿童说出句子的确切含义要结合儿童说话的情境才能做出正确判断。儿童说出的双词语包括动词加名词、形容词加名词、名词加名词三种结构,其中最多的是名词加名词的结构。

双词句和电报句是儿童语法发育由不完整句到完整句的过渡阶段,通过这一阶段,儿童开始建立句子的基本模型。

(4) 简单句的发育:经过不完整句阶段的准备和调整,儿童语言逐渐向成人语言靠拢,进入完整句阶段。在完整句阶段,则体现出不同语言之间的差别和特殊性,如形态变化比较丰富的语言。儿童语言发育表现在语法方面出现两种变化:一是句子的长度和结构的完整性与复杂性增加,开始按照一些基本的语义关系将单词组成完整句;另一方面,在单句中开始出现一些词形变化。

简单句分为简单单句和复杂单句两种。句子根据语气可分为陈述句、疑问句、祈使句和感叹句4类,儿童最初产生的大多为陈述句,其他种类句子的比例很小。

1) 简单单句:1.5~2岁,在说出双词句、电报句的同时,开始说出结构完整但无修饰语的简单单句,如"宝宝吃糖糖"。

2~2.5岁,能使用一定数量的简单修饰语,如"爷爷在做操"等。

3岁左右,开始使用较复杂的名词性结构"的"字句和"把"字句,如"这是宝宝玩的玩具";同时,还出现较复杂的时间及地点状语,各种语气词也开始出现,如"这有什么了不起啊"。

3.5岁时,在单句中使用复杂修饰语的句数和修饰语的种类增长速度最快,约为3岁时的两倍,以后直到6岁逐年增长,但不明显。3.5岁是汉族儿童简单单句发育的关键期。

2) 复杂单句:复杂单句的特点是突破了简单单句的"主-谓""主-谓-宾""谓-宾"等无修饰成分或只有简单修饰成分的模式,出现了复杂短语充当谓语或其他句法成分的结构。在2~6岁的儿童语言中出现3类复杂单句:①由几个动词结构连用的连动句,如"小朋友看见了就去告诉老师";②由一个动宾结构和主谓套叠的兼语句,如"老师教我们做游戏";③句子中的主语或宾语中又包含主谓结构,如"我看见他在哭"。

儿童各种单句发育的顺序大致是:不完整句;具有主-谓、谓-宾、主-谓-宾、主-谓-补等结构的无修饰语单句;简单修饰语单句,主-谓-双宾语句,简单连动句;复杂连动句,兼语句;主语或宾语含有主-谓结构的句子。

(5) 复合句的发育

1) 复合句的出现稍迟于简单句:2.5岁儿童的语言中就已有少量出现。出现后与简单句并行发展,5岁时已发育得较为完善。复合句阶段的特点是儿童可以将两个单句根据它们之间的逻辑关系排列成句,但是结构松散,缺少关联词语,一般是无标记的复合句,以联合复合句为主,偏正复合句所占比例较小。

联合复合句中出现最多的并列复合句(把两件并列的事加以陈述),其次是连贯复合句(按事情的经过描述所发生的情况),还有补充复合句(对前面的话题加以补充说明)。偏正复合句中出现较多的是因果复合句,其次是转折复合句和条件复合句。

2) 复合句的组合为意合法和形合法两种方式:儿童复合句发育的初期以意合法为主,通过关联词语将几个分句组合起来的形合法的发育稍晚。

3岁前,使用的关联词语有"还有(还要)、也(也是、也要、也有)、又、就(就是)";3.5岁,增加"只好、非要、偏要";5~6岁,出现"因为、结果、为了、要不然、反正、其实、原来、如果"等说明因果、转折、条件、假设等关系的连接词以及前后呼应的成对使用的关联词语。另外,儿童对关联词语的使用经常有误,有时甚至使用不当。

(三) 语言发育的影响因素

语言发育是多重因素综合作用的结果,制约儿童语言发育的因素可大致分为遗传学因素、语言学因素、生理学因素、心理学因素、社会学因素等。

1. 遗传学因素 有学者通过调查有语言缺陷人的家族史发现,语言缺陷有一定的遗传性。近年来发现的第一个与人类语言能力相关的基因(FOXP2基因),也证明了语言能力与遗传有关。家族因素在某些语言发育迟缓儿童的父亲或母亲或其他人员幼儿期语言发展上存在问题。

2. **语言学因素** 可以分为语言因素和语言运用因素。儿童只有在语言运用中才能获得语言,相对于语言系统的发育,儿童语言运用的发育更为艰巨且需要长期的过程。语言运用会受到语言交际的各种因素的影响,如交际原则、语境因素等。

3. **生理学因素** 指整套的发音系统、各种感觉器官和神经系统是否健全。如中度以上听觉障碍,上下颌咬合不良,儿童神经系统的损伤、疾病,尤其是中枢神经系统的疾病均可能影响儿童的语言发育。

4. **心理学因素** 心理因素中最重要的是认知能力,除此之外,其他心理因素也会影响儿童的语言学习和语言发育,如个性品质、情绪因素等。

5. **社会学因素** 包括社会生活环境的影响、成人语言观念的影响以及对待儿童的态度的影响等。

(四) 异常发育

儿童语言发育的异常表现为语言的习得和发育障碍,主要分语言障碍和言语障碍两大类。

1. **语言障碍** 是指儿童在理解或运用语言符号及规则方面发生的问题,或者儿童语言能力的发育明显落后于同龄伙伴的水平。包括失语症和语言发育迟缓。

语言发育迟缓(delayed language development):是指由各种原因引起的儿童口头表达能力或语言理解能力明显落后于同龄儿童的正常发育水平。主要表现为开始说话的年龄晚,语言发育进程缓慢,语言表达能力明显低于同龄正常儿童。精神发育迟滞、听力障碍、构音器官疾病、中枢神经系统疾病、语言环境不良等因素均是儿童语言发育迟缓的常见原因。因此,若发现儿童有语言发育迟缓现象,应努力查找病因。若儿童无以上明确原因而出现的语言发育明显延迟现象,则称为特发性语言发育障碍或发育性语言迟缓。特发性语言发育障碍,临床上分为表达性语言障碍和感受性语言障碍两种,前者能理解语言但不能表达,后者对语言的理解和表达均受限制。

2. **言语障碍** 是指儿童在口语的产生及运用方面出现的异常,并引起交际对方的注意,感到不适,甚至所说的话完全不为听话人理解。包括构音障碍、嗓音障碍和言语流畅性障碍等。

(1) 构音障碍(dysarthria):是指由于发音器官神经肌肉的病变或构造的异常使发声、发音、共鸣、韵律异常。表现为发声困难,发音不准,咬字不清,声响、音调及速率、节律等异常和鼻音过重等言语听觉特征的改变。构音障碍分为三大类:运动性构音障碍、器质性构音障碍和功能性构音障碍。

(2) 口吃:是一种言语流畅性障碍,口吃者因为不自主的声音重复、延长或中断无法表达清楚自己所想表达的内容。发生率为1%~2%,男童多见。一般随着年龄增长会逐渐改善或消失。

六、情感和交流能力发育

(一) 概述

1. 概念

(1) 情感(emotion):是人受到外界刺激而产生的心理反应,是在社会交往的实践中逐渐形成的,如友谊感、道德感、美感和理智感等,这是人类独有的一种态度。其中情绪是情感的基础,情感离不开情绪,情感是在情绪稳定基础上发展起来的。

(2) 交流(communication):是指信息、思想、感情、需求以及愿望等的相互交换,包括编码、传递以及解码信息等一系列过程,是沟通的主要方式。

情感和交流能力在儿童生活、整个心理发展中占有重要地位,在儿童认知、行为、社会关系、个性的形成与发展中都起着非常重要的作用。

2. 生理基础

(1) 神经系统的发育:大脑额叶及边缘系统支配人类的理性或突发情感,是情感的中枢部分。

(2) 思维的发育:新生儿没有思维,只有一些先天的无条件反射,大约在出生 10~20 天条件反射出现。儿童最初形成的信号性条件反射是思维产生的前提条件。思维从婴儿期开始产生。在出生后第一年,儿童对外部世界的反应还不是概念的和认知的,还没有真正的思维活动。第一年末,儿童处于掌握词和应用语言进行交际的萌芽阶段,1~1.5 岁时,语言的产生使思维成为可能。

(3) 智力的发育:3 岁前儿童主要的智力特点是感觉运动协调性。儿童依靠感知到的信息对外在世界做出反应,在动作中进行思考,协调感知和动作来"解决问题",还不能考虑自己的动作、计划动作、预计动作的结果。1 岁后,儿童就有了初步的概括能力,产生了直觉行动思维。到 2 岁末,儿童开始逐渐摆脱对动作的依赖,出现当时不存在的某些事物的表象。

(二) 情感和交流能力的发育

1. 基本情绪的发育　情感通过情绪表现出来,情绪有多种多样,其中,笑、兴趣是最基本的积极情绪,哭、恐惧是最基本的消极情绪。情绪的发生具有一定时间次序和诱因,既有一般规律,又有个体差异(表 1-2)。

表 1-2　儿童基本情绪发生的时间、诱因及情感表现

情绪类别	最早出现时间	诱因	经常显露时间	诱因
痛苦	出生后	体内生理刺激或痛刺激	出生后	
厌恶	出生后	不良(苦、酸)味刺激	出生后	
微笑	出生后	睡眠中,体内节律反应	出生后	
兴趣	出生后	光、声和运动物体	3 个月	
社会性微笑	3~6 周	高频人语声,人的面孔出现	3 个月	熟人面孔出现,面对面玩
愤怒	2 个月	药物注射痛刺激	7~8 个月	身体活动受限
悲伤	3~4 个月	疼痛刺激	7 个月	与熟人分离
惧怕	7 个月	陌生人出现	9 个月	陌生人或新异性较大的物体出现,如带声音的运动玩具出现
惊奇	1 岁	新异物突然出现	2 岁	陌生人或新异性较大的物体出现,如带声音的运动玩具出现
害羞	1~1.5 岁	熟悉环境中出现陌生人	2 岁	熟悉环境中出现陌生人
轻蔑	1~1.5 岁	欢乐情况下显示自己的成功	3 岁	欢乐情况下显示自己的成功
内疚感	1~1.5 岁	抢夺别人的玩具	3 岁	做错事,如打破杯子

2. 情感引发的社会功能发育

(1) 情感引发儿童依恋:依恋(attachment)是儿童早期生活中最重要的社会关系,是个体社会性发展的开端和组成部分,是儿童情感发育的主要标志。它对于儿童身心发育尤其是社会性发育具有重要的影响。

(2) 情感与儿童自我意识的发展:自我意识是作为主体的自我对自己以及自己与他人关系的一种认识。它在个体社会性发展中处于中心地位,其形成和发展影响着社会性其他方面的形成和发展。自我意识的发展以儿童动作的发展为前提。当婴儿作用于客观事物时,他的不同动作可以产生不同的结果。

1 岁左右,开始把自己的动作和动作的对象区分开来,开始知道自己和客体的关系,把自己和客体区分开来,认识自己的存在和自己的能力,产生自信心。

1.5 岁左右,开始能够把自己作为客体来认知。这种客体感的发展首先表现在对自己的面部特征的认知上。当把鼻子上涂了红点的婴儿放在镜子前面时,会产生明确的指向红点的行为。这表明他会清楚地认识到本不属于自己的面部特征的东西,表现出了自我再认。

自我意识的真正出现和儿童语言的发展相联系。1.5~2 岁的小儿,开始用语言称呼自己身体的各部分,具有用语言标志自我的能力,并且具有用适当的人称代词称呼某个形象的能力。但此时儿童只是把名字理解为自己的信号,遇到别人也叫相同的名字时就会感到困惑。2~3 岁时,掌握代词"我",这是儿童自我意识萌芽的最重要标志,标志着儿童自我意识的萌芽。

(3) 情感与亲子交往的发展:亲子交往在广义上指家庭中父母与自己的孩子之间的交往活动,而狭义上则指以血缘和共同生活为基础,以抚养、教养、赡养为基本内容的物质交往和精神交往的总和。是儿童早期生活中最重要的社会关系,对儿童的心理发展具有重要的影响。新生儿的哭泣、吮吸、探索、抓握等原始反射客观上构成交往信号,抚养者(主要是母亲)则以哺乳、抚摸、拥抱等照看行为对婴儿作出应答。这种相互作用不仅使婴儿的生理需要得到满足,而且母婴身体接触也给予婴儿安全感。随着与母亲交往活动增加,婴儿的注视、微笑和哭泣等情感表现也逐渐获得了发育。

(4) 情感与同伴关系的发展:同伴关系是儿童在早期生活中除亲子关系之外的又一重要的社会关系。随着儿童的发育,与同伴的交往时间和交往数量越来越多,同伴在儿童发育中的作用也越来越大,影响着婴儿个性、社会性的发展。

同伴的交往使儿童在更大范围内体验到一种全新的人际关系,这是他们发展社会能力、提高适应性、形成友爱态度的基础。在实际的交往中,儿童由于还不具有充分的语言表达能力,常常需要向对方表达出相应的情感表情,如微笑、气愤、拒绝、请求等,尝试、练习社会交往的技能和策略,并根据对方的反应做出调整。情感表达可以促进同伴交往,同伴交往也有助于儿童形成积极的情感。良好的同伴交往,使儿童产生安全感和归属感,从而心情愉快。同伴交往是儿童的一种情感依赖,对儿童具有重要的情感支持作用。

3. 交流能力的发育

(1) 语言交流能力的发育

1) 前语言交流时期:主要是通过一些特定的语言、表情和动作进行交流,生后 6 个月,如果抢下他手里的东西就会哭;8 个月,如果有想要的东西,会发出声音要求;1 岁左右有想要的东西或想去某个地方时,会用手指那个方向。包括轮流交流和视觉交流两种。①轮流交流(turn-taking):在儿童开始掌握语言技能之前就已经开始轮流对话的发育。主要分为两部分:手势动作交流(gesture-turn-taking,GT)和语音交流(vocal-turn-taking,VT);②视觉交流(eye-contact):在说话时,儿童目光适时地注视他人或谈话内容涉及的物体。在婴儿 4~6个月时开始发育,表现为儿童会注视正在说话的成人或是将目光转向成人所指的方向。

2) 语言交流时期:包括听觉注意和主动交流:①听觉注意(auditory-awareness):在无视觉交流的情况下,儿童主动去重复成人语言或是做出语言答复即为听觉注意;②主动交流(autonomy):在说话过程中,当儿童否定当前话题或主动引入一个新话题时即为主动交流。

(2) 与母亲之间亲密关系的发展过程:交流能力以与母亲的亲密关系为基础而发育。

1) 交流行为的发育:出生后 1 个月,哭的时候,他人抱起来就不哭;4 个月,可以追视他人,对人的关心增加,房间里没人时会哭起来等;6 个月,能将母亲和他人区分开;7 个月,若强硬地把他从母亲怀中抱走,会有哭闹;9 个月,能区分家人与外人,认生的能力出现;15 个月,以母亲为中心,在母亲视线范围内能安心玩耍;2 岁时,即使母亲不在身边,也能与其他儿童一起游戏。

2) 要求行为的发育:生后 6 个月,如果抢下他手里的东西,就会哭;8 个月,如果有想要的东西,会发出声音要求;1 岁左右,有想要的东西或想去的地方时,会用手指指出;18 个月时,想要什么东西,就会做"给我"的手势,给他拿来时,就把原来手里的东西给对方。

(三) 发育的影响因素

1. 生物学因素 在情感活动中所发生的机体变化和外部表现,与神经系统多种水平的功能相联系。

2. 遗传因素 遗传气质的不同在很大程度上造成了情感行为的不同。气质(temperament)是个体典型、稳定的心理特征,是高级神经心理活动的不同类型在心理过程的动力特点方面,特别是情感动力特点在行为方式上的表现。气质是个性形成的基础。儿童情感障碍与遗传因素有关,研究表明,分离性焦虑与遗传因素有关,"容易焦虑的父母将养育出焦虑的儿童"这一现象确实存在。而儿童孤独症的同胞患病率为 2%~3%,是一般人群的 50~100 倍,单卵双生儿同病率远高于双卵双生儿,支持遗传因素对儿童情感障碍的影响。

3. 环境因素 包括家庭的社会经济状况、父母职业、父母文化素质和身心健康、亲子关系和养育态度、家庭环境因素、社会环境因素等。

儿童在发育过程中对各种有害因素的反应较为敏感,尤其是有遗传易感素质的个体,受到不良环境因素的影响容易诱发疾病。儿童期,关系最密切的环境就是家庭,他们对于家庭环境的依赖性非常强。对家庭的依赖不仅在物质方面,也有心理方面的需要和依赖。

(四) 异常发育

所有儿童在正常成长过程中,都体验过恐惧、恐怖、担忧、焦虑、羞怯等情感变化,但对于不能符合自己的需要而产生的过度的、削弱身体功能的态度体验,则会出现情感和交流的异常发育。

1. 儿童依恋障碍(infant attachment disorder) 儿童依恋障碍包括反应性依恋障碍和童年脱抑制型依恋障碍两种类型,均是由于与抚养者依恋关系的改变所导致。

2. 分离性焦虑障碍(separation anxiety disorder,SAD) 指与父母分离或离开家时出现与年龄不适当的、过度的、损害行为能力的焦虑。

3. 儿童恐怖症(phobia) 指对某些物体或某些特殊环境明知不存在对自身具有真实的危险,却产生异常强烈的恐怖,伴有焦虑情感及自主神经系统功能紊乱症状,并有回避行为以期达到解除恐怖所致的痛苦,持续至少 6 个月。

4. 选择性缄默症(elective mutism) 指起病于童年早期,已获得了语言功能的儿童,由于精神因素的影响而出现的一种在某些特定的社交场合保持沉默不语的现象。实质是一种情感和社交功能障碍,而不是言语障碍。

5. 屏气发作(breath holding spell) 指儿童因发脾气或需求未得到满足而剧烈哭闹时突然出现呼吸暂停的现象。一般多见于 6 个月至 2 岁的儿童。

七、日常生活能力发育

(一)概述

日常生活活动(activities of daily living,ADL)能力反映个体在家庭和社区中的最基本能力,最大限度的日常生活活动自理是康复的一个十分重要的领域。

1. 概念 日常生活活动是指人们为了维持生存及适应生存环境而每天必须反复进行的、最基本的、最具有共性的活动。包括衣、食、住、行、个人卫生等动作和技巧。

2. 内容 包括自理(self-care)、运动、交流及家务活动等。

(1)自理:包括更衣、进食、如厕、洗漱、修饰(梳头、刮脸、化妆)等。

(2)运动:包括床上运动、轮椅上运动和转移、室内或室外行走、公共或私人交通工具的使用。

(3)交流:打电话、阅读、书写、使用电脑、识别环境标志等。

(4)家务活动:购物、备餐、洗衣、使用家具及环境控制器(电源开关、水龙头、钥匙等)。

3. 分类

(1)基本的或躯体的日常生活活动(basic or physical ADL,BADL 或 PADL)能力:是指每天生活中与穿衣、进食、保持个人卫生等自理活动和坐、站、行、走等身体活动相关的基本活动,反映较粗大的运动功能。

(2)工具性日常生活活动(instrumental ADL,IADL)能力:是指人们在社区中独立生活所需的关键性的、较高级的技能,如家务杂事、炊事、采购、骑车或驾车、处理个人事物等,大多需借助或大或小的工具进行,反映较精细的功能。

(二)日常生活活动能力的发育

在成年人看起来很简单的日常生活活动,发育早期的儿童却要付出极大努力、达到一定的发育水平后才能完成,例如,只有当动作协调能力发育到一定水平后,才能使身体的各个部分进入相应的衣服空间中。不同生活自理动作发育对个体能力的要求不尽相同,因此其发育过程与顺序也存在一定的差异。

1. 进食能力发育

(1)摄食行为:是为了摄取食物而进行的口腔器官(如舌、齿、唇)的活动,以及为了将食物运送到口中的上肢活动。摄取食物不只是为了维持生命,而且在个体生长发育过程中提供活动时所必需的营养和热量。

(2)进食的正常发育:进食是儿童最先发育、满足自身需要的能力之一。正常情况下,儿童的进食能力发育非常迅速。儿童的进食技巧并不需要特别训练,随着年龄的增长逐渐在提高。先学会用唇、舌吸吮与吞咽液体,然后,学会撕咬与咀嚼固体食物,用手将食物运送到口中,早期的转头与吸吮反射会随着学会控制进食活动而逐渐消失。摄食行为发育从胎儿期就已经开始。

胎儿期,胎儿 5 周时触碰口唇就有张口反射,10 周时有咽下动作,22 周时有吸吮动作,

27 周产生吸吮与咽下结合动作。

出生时,会本能地张开嘴向外界摄取食物,以满足自身的生理需求,出现吸吮及吞咽等最基本的进食动作反射。

1 个月,空腹被抱起时颜面即转向母亲的乳房方向。

3 个月,吸吮乳汁时可用手触摸母亲的乳房或奶瓶。

随着年龄增长,最基本的反射逐渐减退或消失,小儿开始学会用汤匙喝菜汤、米汤,并能咽下。

7~8 个月,见物可伸手抓,并可送到口中,用双手拿着奶瓶。

9~12 个月,开始用手抓东西吃,并能自己抓住杯子喝水。吃饭时,也愿意抢过匙来自己吃,不过大多数不能吃到嘴里,仍需家长辅助,此时小儿咀嚼食物能从牙床中部移至侧部。

2 岁时,可以正确使用匙子吃饭、不倾斜,知道什么东西可以吃,而什么东西不可以吃,能用水杯饮水,并能用吸管吸水等。

3 岁时,可从水罐中倒水,独立进餐,几乎没有食物外溢。

随着年龄的增长,又逐步学会了较复杂的进食动作。

2. 更衣能力发育　更衣包括穿、脱上衣和裤子的基本动作,也包括穿鞋、袜子,戴帽子、手套及其他装饰品时的动作。更衣的正常发育如下。

15 个月,可以配合穿衣,如屈曲上肢等。

18 个月,可自己脱下有两个手指的手套及袜子,会摘小帽子。

2 岁,会脱下没有鞋带的鞋子,为其穿衣时可以配合,看见袖管可将上肢伸进去。

3 岁,对脱衣服的动作很感兴趣,也有能力脱衣服,脱衬衣和毛衣时需要少许的帮助。可用手将纽扣从扣眼中推出;穿衣服时不明白衣服的前后,容易将衬衣的前后穿反;穿袜子时不能正确地找到袜子的足跟;会穿鞋但不分左右,想系鞋带,但常系错。

4 岁,稍稍帮助即可穿、脱衣服,已经懂得前后,能正确地穿衣服。

5 岁,完全独立地穿、脱衣服。

6 岁,会系鞋带。

3. 如厕能力发育　正常儿童进行如厕能力发育受地区、习惯、穿着衣服类型、家庭帮助程度等因素的影响而各不相同,但一般说来,2~2.5 岁时,多数儿童通过训练能保持衣裤的清洁和干燥,即使不进行训练,到了 4 岁,也能够保持衣裤的清洁和干燥。进行如厕训练必须具备以下条件。

(1) 生理发育:具备膀胱、直肠的控制是保证如厕能力训练取得成功的先决条件。可通过简单的测试确定儿童是否已具备如厕训练的条件:是否每次小便时的尿量很多? 是否能保持衣裤干燥几小时? 是否有迹象表明他知道自己要小便,如面部的特殊表情、双腿夹紧? 如已具备这些条件,说明已具备足够的膀胱控制能力和排尿意识。

(2) 智力发育:可以通过以下测试确定儿童是否已具备足够的理解与合作能力:躺下、坐起,指出身体的部位,将玩具放入盒中,递送物件,模仿鼓掌等。如能够完成则说明已具备如厕训练的智力条件。

(3) 粗大及精细运动功能:儿童能轻易拾起细小物件吗? 能很好地行走或移动吗? 能蹲或坐在凳子上吗? 能否保持身体平衡? 如能完成则说明已具备如厕的运动功能,否则,说明他仍需训练或需要身体上的帮助。

(姜志梅)

第三节　儿童康复评估

一、儿童康复评估的定义与种类

（一）儿童康复评估的定义与特性

儿童康复评估指应用各种手段获取与儿童相关的有效、可靠、有用的信息，对儿童发展水平、功能状况以及与儿童相关的其他问题进行判断和解释的过程，为确定是否需要干预、制订干预目标与计划以及评估干预效果提供依据。

儿童康复评估更为注重发育特性，需要充分考量评估方法和评估工具的年龄特异性，因此观察法是儿童康复评估最基本的方法，儿童康复专项评估工具通常必须标注年龄适用范围，部分评估由于儿童认知和沟通能力的局限，通常由监护者代为接受测评。

（二）儿童康复评估的种类

儿童康复评估的形式和作用多种多样，根据评估目的、性质、方法和内容，儿童康复评估可以分为不同的种类，了解不同评估种类评估工具的特性，可以更有针对性地选择合适的评估工具。

1. 根据评估目的进行分类　按照评估目的儿童康复评估可分为三个步骤或阶段，包括：①筛查；②诊断；③制定干预目标与追踪发展。各个阶段之间相互关联，逐步推进。

（1）筛查性评估：筛查性评估的目的在于判断儿童是否可能存在功能障碍或发育迟缓，从而决定儿童是否需要接受其他更多的评估。主要特点是耗时短、操作简单，一般由于项目较少使测试不够精细、不够全面，测试结果通常只具有提示作用，但是有助于早期干预的尽早开展。

开展筛查性评估应尽量选取操作简单的评估工具，评估工具需要具有较好的敏感性和特异性，筛查结果不能作为诊断依据，对具有发育障碍高危的儿童应该适当增加筛查评估次数，分阶段、多方面开展多项发育筛查，单次筛查结果不能作为判断发育结局的依据。

（2）诊断性评估：主要用于确定儿童是否存在发育障碍或发育迟缓，与筛查性评估相比，测试结果对临床诊断具有更强的依据，也可以用来决定是否需要进行康复干预以及干预的重点。诊断性测试项目全面精细，敏感度较高。通常采用标准化测量工具，由接受过培训的专业人员操作。在对儿童异常情况进行诊断和分类时，基于常模的诊断性评估是最基本也是最重要的评估方法。

常见的判断儿童整体发育水平的诊断性评估工具有贝利婴儿发展量表、格塞尔发育量表（Gesell 发育量表）、0~6 岁儿童神经心理发育量表、麦卡锡幼儿智能量表等；用于认知能力的诊断性评估工具有 Wechsler 智力测验、希 - 内学习能力测验等；运动发育迟缓的诊断性评估工具常用皮博迪运动发育量表（Peabody developmental motor scale，PDMS）、儿童运动协调能力评估量表、Bruininks-Oseretsky 运动熟练度测试等；言语和语言迟缓诊断性评估量表有皮博迪图片词汇测验（Peabody picture vocabulary test，PPVT）、语言发育迟缓检查法（S-S）、蕾妮语言评估量表等；用于儿童社交和行为的诊断性评估工具有心理教育量表（psycho-educational profile，PEP）、孤独症诊断访谈问卷修订版、孤独症诊断观察量表等。

由于诊断性评估工具通常是以普通人群为常模而建立起来的，用于评估残障儿童时适宜性会有不同程度的降低,在解释障碍儿童发育程度尤其是用于疗效评估时需要特别谨慎。比如使用皮博迪运动发育量表(Peabody 运动发育量表)评估脑瘫儿童粗大运动功能干预的疗效时,在各种康复干预和自身发育因素作用下,大部分脑瘫儿童粗大运动功能虽然有提高,但是他们的运动功能发育年龄相较普通儿童仍处于很低的水平,而且他们的运动发育速率通常落后于普通儿童,因此脑瘫儿童的运动发育商往往不会有明显的改善,甚至反而会下降,所以运动发育商并不能敏感地反映脑瘫儿童粗大运动发育的提高状况,显然也不能作为疗效评估标准。

(3) 任务性评估:又称课程性评估、目标性评估、治疗性评估等,采用多种方法对儿童在各种环境中的能力与表现进行观察和测试,确定儿童当前的发展水平和干预目标,并以此为标准评估儿童能力的改变状况,任务性评估大多数为专项评估,通常包括运动功能、认知能力、语言能力、生活自理能力和社会交流能力等方面的评估,是康复评估中最为重要的手段。

评估运动能力的任务性评估,有用于脑瘫的粗大运动功能测试量表(gross motor function measure,GMFM) 和精细运动能力测试量表(fine motor function measure scale,FMFM),用于神经肌肉疾病的北极星移动评估量表(North Star ambulatory assessment,NSAA)和神经肌肉病运动功能评估量表(motor function measure for neuromuscular diseases,MFM);评估日常生活能力的任务型评估工具有能力低下儿童评定量表(pediatric evaluation of disability inventory,PEDI)等。

任务型评估具有以下主要特点:注重观察法与标准化测试相结合,注重评估儿童的个体特性和潜在发展能力,随着康复评估工具的不断研发,任务型评估工具除了专项的特性以外,还具有专病化的趋势。

2. 根据评估性质进行分类 根据评估工具构建的性质可以将儿童康复评估工具分为:①定量与定性的评估工具;②标准化与非标准化的评估工具;③常模对照与标准对照的评估工具;④经典测量理论或项目反应理论构建的评估工具。

(1) 定量评估与定性评估:定量评估是儿童康复评估中主要方法,通过量表、仪器等测量工具评估儿童各项特性,将得到的测量结果进行量化,记录儿童当前的发育水平或功能状态。对评估过程、计分方法、结果解释等进行标准化是定量评估的核心特征,测试获得的结果与常模或标准相比较,在使用标准化的定量评估时要求使用者能够有令人信服的理论基础证明量化分值适用于所评估的人群和评估目的,而且所选择的方法要优于其他评估方法,所以对定量工具进行全面心理测量学检验是标准化定量评估工具制定者和使用者的必要责任。非标准化的定量评估在实际工作中也常常被采用,具有方法灵活、操作便捷、计分简单的优势,尤其适合在基层康复机构中开展。

定性评估是儿童康复评估中至关重要的评估技术,由于儿童尤其是特殊儿童通常不具备良好合作能力,定性评估灵活、多维度、与环境相适应、使家长和儿童充分参与、较少干扰儿童等特性有助于我们全面深入地评估儿童的各项特性。比如使用标准化的定量评估方法可以用来评估儿童的坐位能力,但是采用临床观察法能更加注意观察姿势、对称性以及上肢的使用情况,还可以在各种体位下进行评估,所以能够发现一些轻度的障碍儿童(如痉挛型偏瘫)。但是临床观察法通常不能提供科学研究需要的量化数据,且评估者必须具备良好的儿童发育知识,一般多与定量评估相结合使用。定性评估多为非标准化的评估工具,采用的方法具有多样化的特点,比如观察法、访谈、录音录像、实物分析。当然也有经过严格标准化的定性评估工具,例如全身运动质量评估。在儿童康复中常见的定性评估有临床观察法、原始反射和姿势控制评估、全身运动质量评估、家庭访谈、环境分析等。

（2）标准化评估与非标准化评估：标准化评估是指采用经过标准化程序编制的评估工具按照标准化流程实施评估的过程，包括：明确工具的评估目的、制定预测试的项目池、选定取样对象、进行预测试、对预测试结果开展统计分析、确定符合统计指标的项目并建立常模、在临床开展验证测试、确定最终评估工具的项目，同时还需要标化测试过程和使用手册等内容。通常定量评估工具多采用标准化的评估方式。

建立标准化评估工具时取样人群是否具有代表性是确定常模是否科学合理的主要因素，用于筛选和诊断的评估工具取样人群需要具有人口学特征，诸如年龄、性别、地区、民族、经济状况等，要求上述这些变量在取样人群中分布均匀，例如 Peabody 运动发育量表的取样人群为 2 000 余名具有良好人口学特征的普通人群。PEDI 的常模来自于 412 名非残障儿童。

各项心理测量学指标是检验标准化评估工具的重要指标，其中主要为效度和信度指标。信度用于检验评估工具对误差控制的效果，通常是指同一群受试者采用同一评估工具进行多次评估后得出结果的一致性。包括重测信度、评估者信度、内部信度、分半信度和复本信度，在临床常采用重测信度和评估者信度来分析导致评估误差的各种影响因素，通过规避这些因素来提高评估质量。

效度是评估工具编制者或使用者搜集证据来支持评估结果所做出的各种推论的过程，是量表心理学检验中最重要的考察因素。效度包括内容效度、结构效度和关联效度。内容效度用于分析评估工具内容的适当性和代表性，也就是评估内容能否达到所要评估的目的，常以评估项目分布的合理性来判断，近年来常采用《国际功能、残疾和健康分类（儿童和青少年版）》（ICF-CY）编码进行儿童康复评估工具的内容效度分析。结构效度又称建构效度，通常量表制定者会以某项理论为依据来分析对象的本质特征，结构效度就是反映评估工具所能评估到评估对象本质特征的程度，例如粗大运动功能分级系统（gross motor function classification system，GMFCS）制定者旨在通过评估脑瘫儿童在日常生活中坐和行走的能力来确定不同的级别，通过结构效度分析可以发现 GMFM 中评估坐和行走能力分区的分值对 GMFCS 分级的影响作用最为显著，从而证实了 GMFCS 的结构效度。关联效度又称效标效度，是指某项评估工具在对处于特定情境中个体行为进行评估与预测的有效程度，与效标的关联度越高，其准确性也就越高。如果评估工作与效标测定同时进行，评估结果与效标之间的关系也被称为平行效度或同时效度，如果在评估工作结束一段时间后再开展效标测定，两者之间的关系被称为预测效度，预测效度的重要性远大于平行效度。

敏感性、特异性、阳性预测值和阴性预测值是检验预测效度的主要指标，敏感性：是经效标（相对金标准）确定异常对象中筛查或诊断评估为阳性所占的比例。特异性：是经效标确定正常对象中筛查或诊断评估为阴性所占的比例。阳性预测值：是经筛查或诊断评估确定为阳性对象在效标确定异常对象中所占的比例。阴性预测值：是经筛查或诊断评估确定为阴性对象在效标确定正常对象中所占的比例。具体评估方法见表 1-3。

非标准化评估是运用没有经过标准化编制程序而制定的各类评估工具，常用的方法有观察、检核表、问卷、访谈、简单计数、简易量表等，例如"脑瘫儿童粗大运动功能家庭问卷"。非标准化评估简单易行，可以不必像标准化评估那样受到特定评估情境的限制，与环境更为融合，便于儿童适应，但是评估结果相对可靠性较差。

（3）常模参照与标准参照：标准化的量化评估分为常模参照和标准参照两种方法，常模参照是将儿童的发展水平与其他同龄儿童进行比较，确定受试儿童的分数在来自总体的一

表 1-3　预测效度评估方法(例)

筛查或诊断评估	效标		总对象
	异常对象	正常对象	
异常对象	a	b	a+b
正常对象	c	d	c+d
总对象	a+c	b+d	a+b+c+d

注:具体计算公式如下:敏感性 = a /(a+c)×100%;特异性 = d /(b+d)×100%;阳性预测值 = a /(a+b)×100%;阴性预测值 = d /(c+d)×100%

个样本的分数分布(即常模)中的位置,常模是常模参照评估工具的核心,是进行比较的依据,常模通过统计分析取样人群的测试结果而得出。常模的种类主要有百分等级、发展量表、商值、标准分数等。使用时应注意以下两点:①要仔细分析常模的标准化过程,判断该量表是否适宜于受试人群;②常模中残障儿童的比例往往极少,导致适宜性降低,必要时应该做一定的修正。大多数常模是以普通人群为样本,可以为特殊儿童的鉴别和安置提供良好的依据,但是当需要分析特殊儿童在同类儿童中的程度以及设定干预目标,或评估干预效果时,可能需要制定特定的常模,以便评估者获得更为有效和敏感的信息。常见的常模参照评定包括儿童体格评估、神经心理发育评定、运动发育评定、智力测定、语言发育评定等。

标准参照评估不把受试儿童的结果与其他儿童比较,而与某个标准相比较,判断受试儿童是否通过此标准,而这些标准通常为有关某些技能的掌握程度。标准参照评估更多地关注儿童掌握某项技能与标准之间的差异,是对技能绝对掌握水平的评估,在儿童康复中标准往往与康复目标相关联,因此任务性评估大多为标准参照评估。标准参照评估的核心就是科学合理地设置标准,设置的主要方法包括:①基于整体印象的一致判断;②基于项目内容的判断;③基于受试儿童评估结果的判断。无论采用何种方法设定评判标准,必须考虑到标准的设置对康复干预目标、干预可行性以及疗效评估的影响。在设定标准时需要充分考虑以下几个问题:①应该根据评估内容设置标准,例如在实施偏瘫儿童肌力评估时,可以以儿童自身对侧肌力为标准;②当采用标准对照开展障碍儿童功能评估,并以标准为干预目标时,需要充分考虑儿童发展潜力及其影响因素,不能采用单一的某个数值或某个项目为标准,而应该与儿童"最新发展区"相适应,由多个单一指标组合成标准区间,也可以采用两种或两种以上不同方法来设置标准;③及时总结典型受试对象的分值表现,并以此为标准。标准参照评估可以更为有效地反映儿童技能的改变状况,是儿童康复评估的常用手段。常见的标准参照评定有运动功能评定、步态分析、肌力测定、平衡测定、日常生活活动能力评定、构音障碍评定等。

(4) 经典测量理论与项目反应理论:心理测量学是对儿童康复评估工具进行标准化的理论基础,研究的是心理测量活动中的一般理论、方法和技术问题,并不是针对心理现象的测量问题,心理测量的对象主要是个体所具有的相对稳定的心理特性,如智力、学习能力、感觉运动能力、适应能力等。

近年来以项目反应理论为代表的现代测验理论在儿童康复评估中得到了广泛应用,由于在心理学研究中各种心理现象(包括各种能力水平)所潜在的特征水平与外部行为之间的关系是非线性的,所以基于概率的项目反应数学模型比经典测验理论以线性关系来表达更为契合。与经典测验理论相比,项目反应理论具有以下优势:①被试者的能力参数和项目参数具有不变的特性;②被试者能力参数与项目难度参数具有统一的尺度;③可以针对不同被试者精确估计每个项目和测试的误差。

项目反应理论构建的评估工具通常会提供项目难度顺序,由于儿童能力与项目难度具有统一尺度,因此根据评估结果更容易建立个性化的干预目标。此外,根据项目反应理论建立的评估量表通常被认为具有等距特性,在疗效评估方面更为合理性。而项目反应理论的积分等同特性可以在两个性质相同但项目不同的量表间建立"相等"的积分,从而实现量表转化,可以帮助研究者比较使用不同量表的两组相同特性患儿的功能状态。

儿童康复评估中,目前已有不少评估工具是基于项目反应理论而建立的,例如用于脑瘫儿童粗大运动功能和精细运动功能的 GMFM 和 FMFM,用于残障儿童日常生活能力的 PEDI,以及神经肌肉病运动功能评估量表(motor function measure,MFM)等。

3. 根据评估方法进行分类 开展儿童康复评估的方法是多种多样的,包括现场测试法或问卷访谈法、儿童自评或照顾者代评、个别测试或团体测试等。

现场测试法通常以儿童为测试对象,评估者通过自身感觉或特定的设备对儿童功能表现进行观察和测试,是儿童康复评估中最为常用的方法,优点在于可以在现场直接与儿童接触及沟通,收集到的信息更为直观、真实,同时也可能会发现所要观察功能以外的其他额外表现,有助于分析产生功能障碍的原因。现场测试法局限性在于相对费时,开展评估前评估者通常需要接受培训,此外,年幼儿童以及伴有认知或沟通障碍的儿童,可能由于难以适应现场环境而导致不能如常地表现本身所具有的功能水平。

问卷访谈法是指评估者采用问卷或访谈的方式收集儿童或与儿童相关信息的评估方法,通常通过与家长或与儿童相关人员的交流间接了解儿童的功能水平。问卷可以采用文字、图片等形式,可以请接受评估者直接面对面填写,也可以采用信函或在线填写的方式,问卷法可以大大节省评估时间,操作简便,非常适宜在基层开展,例如根据 GMFM 量表内容设计的"脑瘫儿童粗大运动问卷",由儿童照顾者填写,整个测试时间不足 5 分钟,测试结果与 GMFM 保持很好的一致性。

问卷常常采用统一的格式,相对规范,而访谈法尽管也可以事先设计好访谈表和统一的询问流程与要求,但是在访谈过程中往往会依据现实情况转换话题,虽然会给统计分析带来困难,但利于了解更多额外的相关信息。

现场测试法可以较好地评估儿童的最佳能力,而问卷访谈法更有利于评估儿童的日常典型表现。

问卷访谈法也可以直接以儿童为对象进行评估,但是对接受自评的儿童有一定的要求,通常要求智商大于 70,最好是学龄期以后的儿童和青少年。设计良好的问卷往往家长代评与儿童自评保持较好的一致性,但是有些测试项目中可能存在一定的差异,例如生活质量评估,儿童自评的结果常常好于家长代评的结果。

个别测试是指一对一的测试方式,评估者在测试过程中可以更好地观察儿童的表现,根据测试要求可以给儿童各种指令,同时可以记录儿童的其他行为表现。团体测试一个评估者可以同时评估几个或更多的儿童,可以大大提高效率,问卷、学业能力测定常常可以采用团队测试的方式,但是与个别测试相比团体测试产生测量误差的机会更多。

4. 根据评估内容进行分类 目前大多数儿童康复评估工具按照传统的儿童发展模式进行内容分类,例如包括:体格发育评估、整体发育能力、认知能力、运动知觉能力、交流沟通能力、学习能力、行为情绪控制能力、社会适应能力、日常生活能力等。

近年来随着 ICF-CY 理念在儿童康复领域的逐步推广,在 ICF-CY 框架下构建儿童康复评估系统已成为主流观点,根据 ICF-CY 框架重新对儿童康复评估的内容进行分类已成为共识。

二、ICF-CY 框架下构建特殊儿童评估体系

(一) ICF-CY 概述

WHO 于 2001 年正式发布了 ICF,ICF 的最终目的是要建立一种统一的、标准化的术语系统,提供在个体和人群水平上描述和评估健康的理论性框架结构,ICF 分类系统从身体、个体和社会 3 个层面对健康状态的结果进行分类(图 1-2),是基于生物 - 医学 - 社会医学模式的新的残疾与健康分类体系。

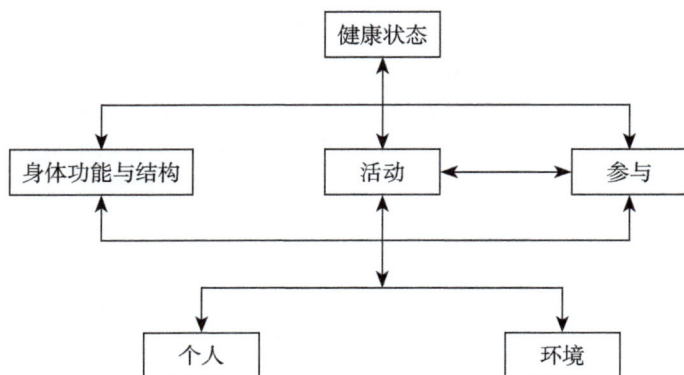

图 1-2　基于 ICF-CY 的儿童康复评估体系

2007 年 WHO 又出版了 ICF-CY,是以 ICF 框架为基础,运用了当代心理学、教育学、残疾研究等的理念与方法,ICF-CY 符合儿童的权益并且以国际性会议和发表文献为证据来源,这些内容包含基于儿童与青少年特点和情景的类目和子类目。

在 ICF 术语系统中功能被定义为对身体功能、身体结构、活动和参与 3 个成分的一个概括性术语。其中身体功能是指身体各系统的生理功能(包括心理功能)。身体结构是指身体的解剖部位,如器官、肢体及其组成成分。活动是指由个体执行一项任务或行动,代表了功能的个体方面。而参与是指投入到一种生活情景中,代表了功能的社会方面。ICF 强调健康状况是疾病与背景性因素(环境和个人因素)相互作用的结果,强调活动和参与的重要性,认为活动受限和参与局限受到了生理和环境等因素的影响,因此评估和干预应该包括 ICF 的各个核心要素。

ICF-CY 运用了一种字母数字编码系统,类目之间相互排斥并按照等级式的结构分为不同的水平,每个类目具有一个简短的定义、包括和不包括。字母 b、s、d 和 e 代表身体功能、身体结构、活动和参与以及环境因素,紧接这些字母的是用章数开头的数字(一位数),后面是第 2 层水平(两位数)以及第 3 层和第 4 层级水平(各为一位数)。ICF-CY 的类目是嵌入式的,可以使意义广泛的类目包含更详细的母类中的子类(如:在活动和参与成分的第 4 章活动中,分别包括了站立、坐下、步行、搬运物体等类目)。ICF-CY 在原来的 ICF1424 个类目

基础上增加了 231 个类目。下面是一个等级式结构的例子：

b2 感觉功能和疼痛	（第 1 层水平类目）
b210 视功能	（第 2 层水平类目）
b2102 视觉质量	（第 3 层水平类目）
b21022 对比感觉	（第 4 层水平类目）

ICF 编码系统的限定值是在编码后面加上小数点再标明一位、两位或多位数字。使用任何编码应该至少加上一位限定值。没有限定值的编码没有意义。限定值数字的通用规则为：0 表示没有问题；1 表示轻度问题；2 表示中度问题；3 表示重度问题；4 表示完全问题；8 表示未特指；9 表示不适用。根据通用规则，在身体功能、结构、活动、参与及环境因素等成分中，各有不同的限制值编码方式，见图 1-3。

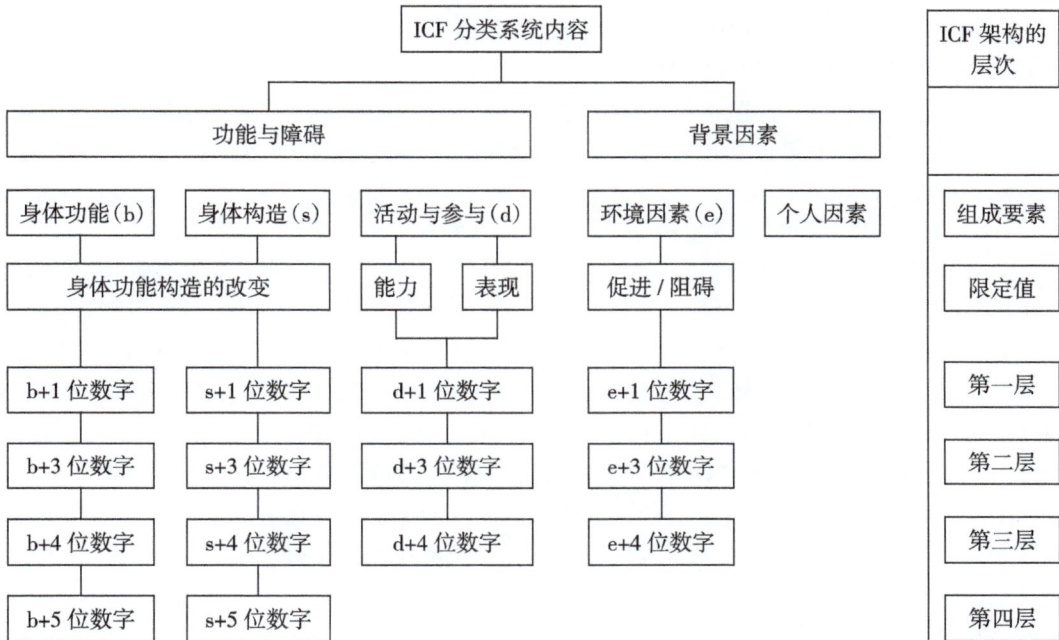

图 1-3　ICF 分类系统

目前在儿童康复中使用的评定工具大多数依据传统康复理论框架而建立，并不完全符合 ICF-CY，可以采用基于 ICF-CY 研发新的评估工具以及基于 ICF-CY 确定原有常规评估工具的内容效度等方法，对儿童康复评估体系进行重新架构。

（二）身体结构和功能评估

1. 影像学检查　身体结构是指身体的解剖部位，如器官、肢体及其组成成分，影像学检查是评估身体结构的主要手段，包括超声、CT 和磁共振成像（MRI）等。

磁共振是指当特定的原子暴露于一个强磁场时被一种频率脉冲所激发的一种现象。发射器探测到的信号由计算机分析并转化为图像，显示的是水分子在脑中的分布情况。MRI 可以很好地显示软组织，且无辐射危害，避免了骨质对于成像的干扰，这使之成为脑组织检查的好选择。与 CT 检查相比，MRI 可以显示髓鞘化进程。各种增强技术的应用使得 MRI 不仅能获取结构上的图像，现在也能获取脑部功能及代谢信息。

磁共振成像在脑发育诊断中起着越来越重要的作用：①了解脑发育的进展；②明确脑发育障碍和损伤的位置与程度；③借助成像生物标志物预测预后；④指导药物和康复干预。

2. 实验室检查　各种实验室检查可以更加细微地评价身体结构和成分的改变，除了常规的各种生物化学检查，基因检测可以提供更为精准的病因学信息。

基因是指带有遗传信息的 DNA 序列，决定生物物种的最基本因子。基因通过指导蛋白质合成来表达遗传信息，从而控制生物个体的表现。人类基因组包含 30 亿个碱基对和 20 000~25 000 个基因，其中约一半发挥作用在中枢神经系统。临床基因检测通过使用基因芯片分析人类基因组，可找出致病的遗传基因，既可以诊断疾病，也可以用于疾病风险的预测，但是临床表现、家族史、体格检查、功能评估依然是儿童遗传性发育障碍诊断和评估的基石。

3. 精神功能（b110~b189）

（1）整体精神功能（b110~b139）

1）意识功能（b110）：昏迷状态评估是意识功能评估的重要内容，昏迷是指儿童处于完全无意识状态，对于疼痛刺激、语言或指令不会睁开眼睛，没有适当的反应。在儿童中常使用儿童昏迷指数（children's coma scale，CCS）和阿德雷德儿童昏迷指数（Adelaide pediatric coma scale，PCS）两个版本。主要根据睁眼、运动与语言反应给分。

2）智力功能（b117）：尽管智力概念依然缺乏共识，但是目前广泛接受智力是各种能力组合的观点，从而采用一系列分测试组合来测量智力水平，在特殊儿童中开展智力测定的主要目的在于明确儿童各种与智力相关能力发展的优势及劣势，以便确定干预的主要目标，此外，对于不同的特殊儿童群体，智力测定方法应该做相应调整。常用的有斯坦福 - 比内量表（Binet-Simon intelligence scale，B-S）、韦氏学龄前儿童智力量表（Wechsler preschool and primary scale of intelligence，WPPSI）、韦氏儿童智力量表（Wechsler intelligence scale for children，WISC）、考夫曼儿童成套评估测验（Kaufman assessment battery for children，K-ABC），以及用于听力障碍儿童的希内学习能力测验（Hiskey-Nebraska test of learning aptitude，H-NTLA）等。

3）整体心理社会功能（b122）：整体心理社会功能评估通常包括内部症状（如焦虑、抑郁），外部症状（如多动），社会能力（即社会技能和社会适应能力），学校自主发展和自我概念、自尊等。特殊儿童常常具有更多的内在和外在障碍，以及较低的自尊性。整体心理社会功能有较多的概念与近年来受到更多关注的生活质量相关，有关生活质量评估详见下文相关内容。

整体心理社会功能常用相关评估工具有适应行为评估量表第二版（adaptive behavior assessment system - second edition，ABAS-Ⅱ）、Achenbach 基于经验的评估系统（Achenbach system of empirically based assessment，ASEBA）、功能性情绪评估量表（functional emotional assessment scale，FEAS）、儿童生存质量测定量表（pediatric quality of life inventory，PedsQL）等。

4）气质和人格功能（b126）：个体以特定方式对情境做出反应的构成性特质的一般精神功能，评估内容包括外向、内向、随和、审慎、精神和情绪稳定以及对经验的开放性、乐观、猎奇、自信、可信赖性等要素。常用工具有：中国儿童气质量表（Chinese child temperament scale，CCTS）、Carey 儿童气质系列评估问卷、艾森克个性问卷（Eysenck personality questionnaire，EPQ）、气质和非典型行为量表（temperament and atypical behavior scale，TABS）等。

5）睡眠功能（b134）：在健康儿童中大约有 1/3 存在睡眠障碍或睡眠不足，在特殊儿童中睡眠问题更为严重，评估睡眠功能常用工具包括各类睡眠功能相关问卷和脑电图监测，常用问卷有适用于 4~12 岁的儿童睡眠习惯问卷（children's sleep habits questionnaire，CSHQ）、12~18 岁的青少年睡眠卫生评估量表（the adolescent sleep hygiene scale，ASHS），以及适合所有年龄的睡眠日志（sleep log）。

（2）特殊精神功能（b140~b189）

1）注意力、记忆力和高水平认知功能（b140、b144、b164）：注意缺陷多动障碍（attention deficit hyperactivity disorder，ADHD）是一种在儿童期很常见的精神失调，注意力功能是一个复杂的关联过程，与保持转移注意力、记忆能力以及组织计划能力相关。注意力障碍不仅存在 ADHD 儿童中，在特殊儿童中也广泛存在，比如精神发育迟滞和脑瘫患儿。相关评估工具有儿童行为量表（child behavior checklist，CBCL）、Conners 教师评定量表（Conners teacher rating scale，CTRS）、儿童日常关注能力测试（test of everyday attention for children，TEA-CH）、Weiss 功能缺陷量表（Weiss functional impairment rating scales，WFIRS）、SNAP-Ⅳ 评定量表等。

2）情感、自身体验、时间体验功能（b152、b180）：情感功能包括产生各类与情景相容的感觉或感情，并且可以控制感情的经历与表现的能力，反映着儿童认知或认知过程对情绪状态及其表达的作用。自身体验和时间体验功能是指在自身所处的现实环境和时间中与认识自身的身份、身体和位置有关的特殊精神功能。以上两项特殊精神功能在伴有认知障碍的特殊儿童中普遍存在不同程度的障碍，但是由于属于主观体验和感受，目前并没有很好的评估措施。相关的工具有：面部运动编码系统（facial action coding system，FACS）、How I Feel（HIF）、幼儿情绪和社会评估（infant toddler social emotional assessment，ITSEA）、Achenbach 基于经验的评估系统、儿童自我意识量表（the Piers-Harris children's self-concept scale，PHCSS）等。

3）知觉功能（b156）：知觉功能是指识别和阐释感官刺激的特殊精神功能。包括听觉、视觉、嗅觉、味觉、触觉、视觉空间知觉的功能。尽管 ICF-CY 严格定义了本类目的包括和不包括，但是现有相关评估工具依然有不少内容与感觉功能章节有着不可分割的关联。常用评估工具有：儿童听觉处理障碍试验（SCAN-3 for children：tests for auditory processing disorders）、视觉运动能力广泛评估（wide range assessment of visual motor abilities，WRAVMA）、视知觉发展测验（development test of visual perception，DTVP）、视知觉测试量表 3（motor-free visual perceptual test-3，MVPT-3）、气味鉴别试验（odor identification test）、整体口感测试（whole mouth taste test）、区域口感测试（regional taste test）、Sniffin 棒嗅觉鉴别试验（Sniffin' sticks identification test）等。

4）语言功能（b167）：语言功能是指识别和使用一种语言中的符号、信号和其他成分的特殊精神功能，包括接受（b1670）、表达（b1671）以及综合性功能（b1672）。无论是先天性疾患还是后天性疾患儿童，语言障碍是广泛存在的功能受损，由此而产生的语言理解和运用障碍会导致儿童沟通能力受限，因此作为特殊精神功能的语言功能与活动和参与部分能力［尤其是学习和应用知识（d1）及交流（d3）章节］是难以分割的。此外，文化背景因素对语言具有巨大的影响，因此国外的众多语言评估工具难以被引进，需要研发更多适合中文的语言评估工具。

语言功能评估工具有：皮博迪图片词汇测验（PPVT）、词汇表达测试（expressive

vocabulary test,EVT)、学前语言量表(preschool language Scale,PLS)、蕾妮语言发展量表(Reynell developmental language scales)、语言发展测验(tests of language development,TOLD)、学前儿童语言障碍量表(台湾地区)、语言障碍儿童诊断测验(台湾地区)、儿童语言发育迟缓检查法(S-S法)等。

4. 感觉功能与疼痛(b210~b289)

(1) 感觉功能(b210~b279):感觉功能包括接受和调节输入信息的能力,区分输入信息的性质以及存储相关经验的能力,是认知和运动活动的基础,主要涉及视觉、听觉、前庭功能、触觉、味觉、嗅觉、本体感觉等功能,与特殊精神功能中知觉功能有着密切联系。通常需要多种工具才能全面评估,听觉评估常常由听力专业实施,包括听觉诱发电位、声场测听、行为观察测听、声导抗测试、耳声发射测试、听觉能力评估等,视觉功能方面包括眨眼反射、视动性眼震、选择性观看、视野测定、注视转换、视觉诱发电位(visual evoked potential,VEP)、视网膜电位图(electroretinogram,ERG)、视觉统合测试等,其他视觉、嗅觉、味觉功能评估参见知觉功能部分,触觉、本体感觉目前已有的工具大多为成人而研制,儿童常常采用家长问卷形式。

在智力发育障碍、孤独症谱系障碍、注意缺陷多动障碍和其他发育性协调障碍儿童中更多地进行感觉统合能力的评估,常用工具有:感觉处理测试(sensory processing measure,SPM)、感觉问卷(sensory profile™ 2)、婴幼儿感觉评估量表(test of sensory functions in infants,TSFI)、感觉统合及运用测验(sensory integration and praxis tests,SIPT)等。

(2) 疼痛(b280~b289):特殊儿童具有更多的疼痛风险,但是由于年龄、沟通和认知障碍等因素,与成人相比儿童疼痛评估更为主观,相关研究也较少。有观点认为疼痛不仅是躯体感受,也包括心理感受,情感痛苦也属于疼痛范畴,因此在儿童中实施情感痛苦评估就显得更为困难。由于慢性疼痛严重影响儿童生活质量,目前大多数生活质量评估都把疼痛评估作为重要的组成部分。常见儿童疼痛评估工具有:交流障碍儿童适用疼痛评估指标(pain indicator for communicatively impaired children,PICIC)、儿童疼痛问卷(pediatric pain profile,PPP)、慢性疼痛问卷(chronic pain questionnaire)、FLACC(face、legs、activity、cry、consolability)量表、新生儿疼痛评估量表(NIPS法)、视觉模拟评分法等。

5. 发声和言语功能(b310~b340)　言语功能与众多ICF-CY类目有着关系,例如s240~s260耳的结构、s3发声和言语的结构、b1560听觉、b167语言精神功能、b230听功能、b440~b445呼吸系统功能、d3交流以及环境因素等。b310~b340的发声和言语功能主要涉及发声、构音、言语的流畅和节奏以及替代性发声功能,所以主要评估对象为构音障碍或口吃的儿童。与语言功能一样,言语功能也与文化背景有着密切的关联,非汉语量表及其他评估工具很难适合国内使用。

国际常用的评估工具有语音一致性听觉感知评估(consensus auditory-perceptual evaluation of voice,CAPE-V)、布恩儿童语音程序(Boone voice program for children)、辅音-语音比例(percentage consonants-phonology)、发音和语音诊断评估(diagnostic evaluation of articulation and phonology,DEAP)、口吃音节比例(percentage of syllables stuttered,PSS)、改良Frenchay构音障碍评定法,还包括最大发音持续时间、基础频率范围、最快重复速度等。

6. 心血管、血液、免疫和呼吸系统功能(b410~b469)　随着有氧训练在儿童康复中越来越被重视,心血管和呼吸系统的功能评估已被广泛采用,如心率、通气功能和呼吸运动学指标等,尤其是运动耐受功能(b455)评估已经成为重要的评估指标,常用的有行走耐力(6

分钟步行距离)、运动耗氧量(oxygen consumption,VO$_2$)、步行能量消耗测定(energy cost of walking)、能量消耗指数(energy expenditure index,EEI)、平板耐力测试(treadmill ergometry test)、脚踏车耐力测试(cycle ergometry test)、上肢耐力测试(arm ergometry test)等。

7. 消化功能(b510~b539) 消化功能评估中,可以进行摄入功能以及体重维持功能评估,摄入功能(b510)评估包括进食能力、流涎状况(程度与频度、流涎影响量表等)、吞咽能力(视频荧光吞钡试验、超声诊断)等评估,在进食能力评估中 SOMA 量表(schedule for oral motor assessment)较为常用,通过录像进行视频观察是摄入功能评估的有效手段。体重指数(body mass index,BMI)是体重维持功能(b530)评估中的常用指标。

8. 神经肌肉骨骼与运动有关的功能(b710~b780) 伴随着体格发育,运动功能是婴幼儿至儿童阶段发展最为迅速、最为被关注的领域。本章主要涉及关节、骨骼、肌肉的功能,以及基本运动功能。

(1)关节和骨骼的功能(b710~b729):关节活动度评估包括主动运动和被动运动范围,考虑到年龄和认知等因素,目前多数采用被动关节运动的评估方法。被动关节活动度评估适用于全身各个关节部位,可以使用量角器通过标准化的测定方法进行测量。上肢评定量表(upper extremity rating scale,UERS)、关节活动范围与脊柱对线测定法(spinal alignment and range of motion measure,SAROMM)可以测定多关节和全身关节活动。

长期关节活动度受限使得肌肉和骨骼的对线处于不良状态,最终导致骨骼畸形,脑瘫患者最容易出现的畸形部位是髋关节和踝关节。股骨头偏移百分比(migration percentage,MP)是评估脑瘫痉挛型髋关节发育不良的主要指标。痉挛型马蹄畸形可分为动态型和固定型,前者以痉挛为主要表现,而后者主要因挛缩所致。足部内、外翻畸形的程度通常用以下方法来区分:①严重内翻:后跟(胫跟角)内翻大于10°;②内翻:后跟内翻角度在5°与10°之间;③自然状态:后跟处于自然状态,或内翻和外翻角度小于5°;④外翻:后跟外翻角度在5°与10°之间;⑤严重外翻:后跟外翻大于10°。对严重的足内、外翻还应进行足底压力测定(dynamic pedobarograph)。

(2)肌肉功能(b730~b749):徒手肌力评定(manual muscle test,MMT)是临床常用的肌力评定方法,手持式肌力测定仪(handheld dynamometry,HHD)依靠电子压力感受器通过等张方法可以定量评估儿童肌力状况,在身高达标的儿童和青少年中还可以采用等速肌力测定。另有用于测定手部肌力的握力器和捏力器。

肌肉功能中张力测定常用徒手方法测定,包括改良 Ashworth 测定法以及相对效度较好的改良 Tardieu 量表,综合痉挛量表(composite spasticity scale,CSS)可以用于评估足踝部的痉挛状况,另有选择性运动控制测试(selective motor control test,SMC)、下肢选择性控制评估(selective control assessment of the lower extremity,SCALE)、高张力评估工具(the hypertonia assessment tool,HAT)等,以上评估工具虽然信度并不十分理想,只是目前尚无其他更理想的方法可以替代。

肌肉耐力是指人体长时间进行持续肌肉工作的能力,即对抗疲劳的能力,与持续运动能力也就是运动耐受功能(b455)有着密切的关系。常用方法有:Wingate 无氧试验(Wingate anaerobic test,WAT)、肌肉力量冲刺试验(muscle power sprint test)等。

(3)运动反射、反应与控制(b750~b765):b750~b765 包括:运动反射功能、不随意运动反应功能、随意运动控制功能、不随意运动功能等。

运动反射(b750)包括:牵张反射、局部自主关节反射、由不良刺激和其他外感受器刺激产生的反射、逃避反射、二头肌反射、桡反射、四头肌反射、膝反射、踝反射的功能,以及早期的原始反射:①拥抱反射;②非对称性紧张性颈反射;③紧张性迷路反射;④侧弯反射;⑤踏步反射;⑥阳性支持反射;⑦握持反射等。

不随意运动反应功能(b755)包括:姿势反应、翻正反应、身体调节反应、平衡反应、支撑反应、防御性反应的功能。常见的翻正反应有:①迷路性翻正反应;②视觉翻正反应;③兰道反应;④作用于颈部的躯干翻正反应;⑤作用于躯干的颈部翻正反应;⑥作用于躯干的躯干翻正反应。平衡反应有:①仰卧位倾斜反应;②俯卧位倾斜反应;③坐位前方平衡反应;④坐位后方平衡反应;⑤坐位侧方平衡反应;⑥四点位倾斜反应;⑦站立位前方平衡反应;⑧站立位后方平衡反应;⑨站立位侧方平衡反应;⑩降落伞反应。

随意运动控制能力(b760)是指随意运动的控制和协调相关的功能。如:简单随意运动和复杂随意运动的控制,随意运动的协调,上下肢的支撑,左右运动协调,眼手协调,眼足协调的功能等,这些功能及活动与参与部分的活动章节有着密切的关联,评估工具可以相互参照使用。全身运动(general movement,GM)是最常出现和最复杂的一种自发性运动模式,最早出现于妊娠9周的胎儿,持续至出生后5~6个月,能够十分有效地评估年幼神经系统的功能·与GM相关类目为b7610全身运动。平衡功能测定可以采用平衡测定仪、儿童平衡量表(pediatric balance scale,PBS)、起立-行走计时测试(time up and go test,TUG)。与随意运动控制能力相关的测试工具还有:功能前伸试验(functional reach test,FRT)、箱子和木块测验(box and block test)、Fugl-Meyer量表(Fugl-Meyer assessment)、九柱孔测试(nine-hole peg test)、普渡钉板测验(Purdue pegboard test)、上肢技能质量评定量表(quality of upper extremity skills test,QUEST)等。

不随意运动功能(b765)是指肌肉或肌肉群无意识、无目的或目的不明确的不随意收缩的功能。Barry-Albright肌张力障碍量表(Barry-Albright dystonia scale,BAD)是临床针对脑瘫和脑外伤导致的继发性肌张力障碍在躯体各部位引发的障碍程度的评估工具。

0~1岁神经运动检查20项(infant neurological motor assessment 20 item,INMA)整合了关节活动以及运动反射、反应与控制等测试项目,在国内高危儿筛查中被普遍采用。

(4)步态功能(b770):步态功能目前主要采用三维步态分析系统,三维步态分析可以敏感和精确地在动态下对各种参数进行适时采集和处理,从而实现对人体运动功能的定量分析。Gillette步态指数(Gillette gait index,GGI)通过将三维步态分析的16个运动学参数以及若干时间参数整合成单个分值,以便于更加简单地表达儿童的步态状况。在临床还采用视觉步态分析的方法对儿童进行步态分析,一般通过摄像记录被评估者的步态,然后在正常或慢速播放状态下进行评估,常用的有爱丁堡步态量表(Edinburgh gait scale,EGS)、改良医师评估量表(physician rating scale,PRS)。

步行能力测试的常用方法有:Gillette功能评估问卷(Gillette function assessment questionnaire,FAQ)、6分钟步行试验(six minute walk test,6MWT)、10m步行测试(10m walk test)、折返跑测试(shuttle run test)等。

(三)活动和参与评估

1. **活动和参与的全面评估** 活动是指由个体执行一项任务或行动的功能,而参与是指个体投入到一种生活情景中的功能,活动和参与之间有着高度的相关性,但是在ICF术语系统中活动和参与均属于d类目编码,活动和参与之间并没有做出清晰的界别,活动和参与被共同表述为以下9个部分:①学习和应用知识;②一般任务和需求;③交流、④移动;⑤自我照顾;⑥家庭生活领域;⑦人际交往;⑧主要生活领域;⑨社区、社会和公民生活。"能力"和"表现"是一对用来限定活动和参与功能的词汇,其中"能力"描述了个体在标准化环境中可以实现的最佳状态,而"表现"描述了个体在其生活环境中实际做了什么。在选择特殊儿童活动和参与评价工具时,除了常见的包括年龄适应性、文化适应性、信效度等标准以外,还需要注意区分评价工具偏向于"能力"还是"表现"。

涉及活动和参与多个方面的全面评价工具有:能力低下儿童评定量表(pediatric evaluation of disability inventory,PEDI)、儿童功能独立性评定量表(Wee functional independent measure for children,WeeFIM)、文兰适应行为量表(VABS)、适应行为评估量表(adaptive behavior assessment system,ABAS)、生活习惯评估(assessment of life habits,LIFE)、儿童活动量表(activities scale for kids,ASK)、婴儿-初中学生社会生活能力量表(normal development of social skills from infant to junior high school children,S-M)、残疾儿童综合功能评定量表等。

2. **学习和应用知识**(d110~d179) 学习是儿童的基本活动,学习困难在各类特殊儿童中广泛存在,针对学习和应用知识能力的评价是教育领域最为常用的评估手段,通过ICF-CY的标准化分类系统可以有助于促进教育与医学间的交流与沟通。学习能力测定是一个复杂的过程,各种因素都会导致学习困难,诸如神经系统受损、听视觉障碍、注意力缺陷、环境因素等,因此必须采用多维度、多视角的方法开展学习能力评估,d110~d179几乎所有类目都与学习困难相关。与智力功能(b117)测试相比,学习能力测定注重评价个体通过系统学习而获得某种专门知识和技能的能力,因此更为专业化,比如写作能力和数学能力等,与教育教学也更为相关。通常包括综合学习能力和专项学习能力评估。

综合学习能力常用评估工具有:布莱肯入学准备测验(Bracken school readiness assessment,BSRA)、考夫曼早期成就和语言技能测验(Kaufman survey of early academic and language skills,K-SEALS)、考夫曼教育成就测试(Kaufman test of educational achievement,K-TEA)、韦氏个人成就测试(Wechsler individual achievement test,WIAT)、斯坦福系列成就测验(Stanford achievement test series)、加利福尼亚成就测验(California achievement tests,CAT)、Woodcock-Johnson成就测验(Woodcock-Johnson test of achievement,WJACH)、课程为本评估(curriculum based measures,CBM)等。

针对阅读、写作能力的专项测试工具有:汉语阅读技能诊断测验(Chinese reading skill diagnostic,CRSDT)、儿童汉语阅读障碍量表(dyslexia checklist for Chinese children,DCCC)、早期识字技能的基本动态指标(dynamic indicators of basic early literacy skills,DIBELS)、中文阅读理解测验、听觉障碍学生语文能力测验、斯坦福诊断性阅读测验(Stanford diagnostic reading test,SDRT)、Woodcock阅读掌握测验(Woodcock reading mastery tests,WRMT)等。

针对数学能力的专项测试工具有:基玛斯诊断性数学测验、斯坦福诊断性数学测验(Stanford diagnostic mathematics test,SDMT)、听障学生数学能力测验、基础数学概念评定量表等。

3. **一般任务和需求**(d210~d250) 为了更加清晰地界定活动和参与,有学者提出采用行动和任务两个概念来描述活动,采用社会参与来更加明确地定义参与。行为是指个体能够独立于背景或目的以无意识方式执行的事情,任务是指个体在日常生活或特定环境中执行有目的的事情,通常也是无意识的,但具有具体的目标。ICF-CY中的一般任务和需求章节(d210~d250)就是描述从行为到任务的过程,主要评价儿童在日常生活中执行一般任务的能力,包括行为控制和压力应对能力,评价过程中需要充分考虑环境因素和个人因素,以及不同年龄组儿童的表现特征。

常用的评估工具包括:技能表现问卷(performance skills questionnaire,PSQ)、作息本位访谈(routines-based interview,RBI)、早期应对调查(early coping inventory,ECI)、儿童自我控制量表(child self-control rating scale,CSCRS)、儿童行为模式问卷(behavioral style questionnaire,BSQ)、压力影响量表(stress impact scale,SIS)等。

4. 交流(d310~369)　本章节包括交流 - 接受(d310~329)、交流 - 生成(d330~d349)、交谈和使用交流设备与技术(d350~d69)三个部分,与语言功能(b167)相比 d3 章节相关内容评估更重视交流和沟通能力在日常生活中的表现,需要充分认识到沟通能力与众多因素相关,比如阅读理解、人际交往、思维计算、生活领域、生活自理能力等。还需要注意从儿童不同交际伙伴的角度开展评估,例如家长、教师、言语治疗师和同学等。

相关的评估工具有:治疗效果测量(therapy outcome measure,TOM)、聚焦 6 岁以下儿童交流能力成果(focus on the outcomes of communication under six,FOCUS)、儿童言语活动与参与测试(speech participation and activity of children,SPPA-C)、脑瘫患者交流功能分级系统(communication function classification system,CFCS)、儿童嗓音障碍指数(pediatric voice handicap index,pVHI)、家长助听器效果评估问卷、学龄期口吃儿童行为评估(behavior assessment battery school-age children who stutter,BAB)、汉语言语流畅度诊断测验、汉语沟通发展量表(Chinese communication development inventory,CCDI)等。

5. 活动(d410~d489)　本章涉及的活动功能包括通过变换身体姿势或位置、或从一处到另一处的转移,通过搬运、移动或操纵物体,通过行走、跑步或攀登以及运用各种交通工具来达到移动。现有不少相关评估工具往往还包括 b7 章(神经肌肉骨骼与运动有关的功能)的内容,可以通过 ICF-CY 类目关联的方法来区分偏重于活动还是偏重于身体功能,同时还需要注意区分评估工具偏向于"能力"还是"表现"。

针对脑瘫儿童常用评估工具有:粗大运动功能分级系统(gross motor function classification system,GMFCS)、手功能分级系统(manual ability classification system,MACS)、粗大运动功能测试(gross motor function measure,GMFM)、精细运动能力测试量表(fine motor function measure,FMFM)、墨尔本单侧上肢功能评估量表(Melbourne assessment of unilateral upper limb function)、Shriner 儿童医院上肢评估(Shriner's hospital for children upper extremity evaluation,SHUEE)、AHA 量表等。

针对运动发育落后或各类损伤导致的运动功能障碍儿童的评估工具有:Peabody 运动发育量表(PDMS)、Alberta 婴儿运动量表(Alberta infant motor scale、AIMS)、粗大运动发育测试(test of gross motor development,TGMD-2)、ABILHAND 儿童问卷、Jebsen-Taylor 手功能测试(Jebsen-Taylor test of hand function,JTT)、Bruininks-Oseretsky 运动熟练度测试(Bruininks-Oseretsky test of motor proficiency,BOTMP)、运动 ABC 量表(movement assessment battery for children,M-ABC)、儿科疗效数据收集方法(pediatric outcomes data collection instrument,PODCI)、学校运动和处理技能评估(school assessment of motor and process skills,School-AMPS)、学校功能评估(school function assessment,SFA)、明尼苏达书写测试(Minnesota handwriting test,MHT)、儿童书写评估工具(evaluation tool of children's handwriting,ETCH)、Berry-Buktenica 视觉运动整合测试(Berry-Buktenica test of visual motor integration,Beery-VMI)等。

针对神经肌肉疾病的评估工具有：神经肌肉疾病运动功能评估量表（motor function measure，MFM）、北极星移动评价量表（North Star ambulatory assessment、NSAA）、Hammersmith 功能运动量表（Hammersmith functional motor scale，HFMS）等。

针对移动功能评估工具有：移动功能量表（functional mobility scale，FMS）、Gillette 功能评价问卷（Gillette function assessment questionnaire，FAQ）等。

6. 自理（d510~d572） 本章包括照顾自己、盥洗和擦干身体、护理身体和身体各部、穿衣、吃饭和喝水以及照顾自己健康，是体现儿童活动受限非常重要的表现因素，属于日常生活活动能力中的躯体生活自理能力。与成人相比，儿童自理能力与照顾者护理程度有着密不可分的关系，在小于 6 岁儿童中自理能力评价往往采用照顾者代评的方式。目前单独评价儿童自理能力的工具并不多，常常与移动、沟通、行为能力评价组成日常生活活动能力或行为适应能力评估，也有专门针对特殊疾患的自理能力评价工具。

常用的评估工具有：能力低下儿童评定量表（PEDI）、儿童功能独立性评定量表（WeeFIM）、残疾儿童综合功能评定量表、文兰适应行为量表（VABS）、独立行为量表（scales of independent behavior，SIB）、生活适应能力检核手册、儿童活动量表（activities scale for kids，ASK）、加拿大作业活动测量表（Canadian occupational performance measure，COPM）、运动和处理技能评估（assessment of motor and process skills，AMPS）、Barthel 指数（Barthel index）、幼年型关节炎功能状态指数（juvenile arthritis functional status index，JASI）、学校功能评估（school function assessment，SFA）等。

7. 家庭生活（d610~d699） 随着对家庭康复的关注，针对特殊儿童在家庭中生活状态的评价也越来越受到重视，本章涉及特殊儿童获得必需品、家庭任务、照顾家庭物品与协助他人等能力，许多项目与工具性日常生活活动能力有关，儿童参与家庭生活是最基本的参与能力，与自理能力相比需要更多的生理、心理和社会能力，受到诸如年龄、性别、出生顺序、城乡差异、家庭成员的就业状态等多种因素的影响，因此开展相关评估时需要充分评价与家庭环境相关的因素。

常用评估工具有儿童帮助：责任，期望和支持量表（children helping out：responsibilities，expectations and supports，CHORES）、生活习惯评估（assessment of life habits for children，LIFE-H）、支持强度量表（supports intensity scale，SIS）、小儿看护与需求评分（pediatric care and needs scale，PCANS）等。

8. 人际交往与人际关系（d710~d799） 本章涉及与社会背景适宜的方式完成与人（陌生人、朋友、亲戚、家庭成员和爱人）基本或复杂的人际交往所需的动作和任务。社交障碍表现为交往技能和质量低下，在特殊儿童中普遍存在，更是孤独症谱系障碍儿童的核心缺陷。另外，亲子关系评估也属于本章所涉及的范畴。

本章涉及的评价工具众多，国内外常用的有：同伴互动的儿童自我效能评价（children's self-efficacy for peer interaction，CSPI）、加利福尼亚州立大学洛杉矶分校孤独量表、友谊质量问卷（friendship quality questionnaire，FQQ）、社交技能评级系统（social skills rating system，SSRS）、子女对父母行为的评价问卷（children's report of parental behaviour inventory，CRPBI）、家长接受拒绝问卷（parental acceptance-rejection questionnaire，PARQ）、父母角色量表（parenting sense of competence scale，PSOC）、家长对儿童疾病反应量表（parent response to child illness scale，PRCI）等。

9. 主要生活领域、游戏和教育（d810~d880） 联合国《儿童权利公约》要求保障残疾儿童社会参与权利,包括参与游戏、家庭生活和教育活动,正是 ICF-CY 本章所涉及的内容,主要评估儿童在上述主要生活领域中的参与能力。游戏是提高儿童参与能力的重要手段,特殊儿童对游戏兴趣相对较弱,尤其需要重视特殊儿童游戏能力评估。环境因素在很大程度上影响着儿童的参与能力,诸如亲子互动、早期家庭护理、儿童保育服务、学前教育等,本章相关内容的评估需要更多地与环境因素相结合,因此越来越多的学者认为对于参与能力评估应该采用生态评估的方式开展,需要认识到随着儿童的发展,主要生活领域也会随之发生明显变迁。

针对儿童游戏能力常用评估工具有:玩兴测试(test of playfulness,ToP)、儿童玩兴量表(children's playfulness scale,CPS)、以游戏为基础的跨学科儿童评价法(transdisciplinary play-based assessment,TPBA)、游戏技能自我报告问卷(the play skills self report questionnaire,PSSRQ)、环境支持测试(test of environmental supportiveness,ToES)、Parten 改编量表(Parten scale adapted)、Smilansky 社会戏剧游戏目录量表、游戏活动问卷(the play activity questionnaire)、Warwick 象征性游戏测试等。

其他相关评估工具还有:学龄前儿童活动调查表(preschool activities inventory,PASI)、儿童兴趣量表(pediatric interest profiles,PIP)、自编青少年学生休闲活动调查问卷(the adolescents' leisure participation questionnaire,ALPQ)、修订版学生主动参与准则(code for active students participation and engagement revised,CASPER)、活动和参与的有效性测试(availability of activities and participation)、课堂评估评分系统(classroom assessment scoring system,CLASS)等。

10. 社区、社会和公民生活(d910~d950) 本章涉及参与家庭以外有组织的社会生活——社区、社会和公民生活所要求的活动和任务。与儿童较为相关的活动和任务主要聚焦于社区生活、休闲娱乐活动、人权等,这些活动和任务的评价大多包含在 ICF-CY 其他章节中,可以沿用前文所推荐的相关评估工具。例如:生活习惯评估(assessment of life habits,LIFE)、加拿大作业活动测量表(Canadian occupational performance measure,COPM)、文兰适应行为量表(VABS)、Achenbach 儿童行为量表(child behavior checklist,CBCL)等。还可以采用儿童参与和乐趣评估(children's assessment of participation and enjoyment,CAPE)、儿童和青少年参与评估(child and adolescent scale of participation,CASP)、小儿活动卡片组(pediatric activity card sort,Pediatric ACS)、学前活动卡片组(preschooler activity card sort,Preschooler ACS)、感知效果和目标设定系统(perceived efficacy and goal setting system,PEGS)、儿童与青少年参与和环境测试(participation and environment measure for child and youth,PEM-CY)等。

(四)儿童整体发育筛查与评估

1. 发育和行为问题筛查 即使在发达国家也只有 30% 的特殊儿童在入学前被筛查出发育或行为障碍,如果使用具有良好心理测量学特性的筛查工具,比率可以上升至 70% 以上,能在早期识别出更多需要接受干预的儿童,通常建议在出生后 9 个月、12 个月、18 个月和 30 个月开展整体发育筛查,18~24 个月间开展孤独症筛查,4~15 岁开展心理和社会适应能力筛查。由于儿童早期发展具有很好的顺应性,容易受到环境因素影响,发育过程不断地被改变,发育障碍也会随之发生变化,因此同一儿童也需要反复开展发育和行为问题的筛查。

基于基层卫生保健系统开展的婴幼儿整体发育迟缓的早期筛查工具有:丹佛发育筛查

测验（DDST）、0~6岁儿童智能发育筛查测验（developmental screening test for child under six, DST）、儿童心理行为发育预警征象（warning sign for children mental and behavioral development, WSCMBD）、发展状态评价家长问卷（parents evaluations of developmental status, PEDS）、发展状态评价筛查版（developmental milestones screen version, PEDS-DM）、年龄与发育进程问卷（ages and stages questionnaire-third edition, ASQ-3）等。

基于专科机构开展的婴幼儿整体发育迟缓的早期筛查工具有：贝利婴儿发展量表（Bayley scale of infant development, BSID）、布瑞根斯筛选测验、发展状态评价评估版（developmental milestones assessment version, PEDS-DM）、巴特尔发展调查表（Battelle developmental inventory screening Test, BDIST）等。

针对较大年龄儿童包括学习技能、心理健康和注意力缺陷等问题的筛查工具有：safety words inventory and literacy screener（SWILS）、儿童症状检测项目（pediatric symptom checklist, PSC）、长处和困难问卷（strengths & difficulties questionnaire, SDQ）、学习障碍儿童筛查量表（the pupil rating scale revised screening for learning disabilities, PRS）等。

针对社交能力和行为问题的筛查工具有：巴特尔发展调查表（Battelle developmental inventory screening test, BDIST）、Eyberg儿童问卷（Eyberg child behavior inventory, ECBI）、家庭社会心理筛查（family psychosocial screening, FPS）、婴幼儿孤独症筛查表（checklist for autismin toddlers, CHAT）、改良版婴幼儿孤独症量表（modified checklist for autism in toddlers, M-CHAT）、孤独症行为量表（autism behavior checklist, ABC）、Achenbach儿童行为量表（CBCL）、Conners父母症状问卷（parent symptom questionnaire, PSQ）、婴儿社交和情绪评估（the brief infant-toddler social and emotional assessment）等。

2. 整体发育评估 目前整体发育评估通常采用标准化的常模参照方法，从粗大运动、精细运动、认知、言语、社交和行为等领域开展评估，接受过严格培训的评估者，对受试儿童进行一组结构化的任务或活动测试，判断儿童在各个发展领域的能力。一般至少在两个以上发展领域明显落后于同龄正常儿童能力水平，才能界定该儿童为整体发育落后。大多数标准化评估工具都是评价儿童的能力（即在标准环境中儿童能做什么），所以还需要结合儿童在实际生活环境中的表现来综合判断。尽管照顾者代评在特殊儿童评估中常常被采用，但是标准化常模对照的整体发育评估一般不容许照顾者代评，要求评估者在现场对儿童的能力进行直接观察。如果针对特殊障碍儿童调整了测试方法，结果就不应该采用标准化分值。对早产儿应该采用纠正月龄至少至2岁。此外，该类评估工具通常没有报道随年龄改变而发生的分值改变状况，在解释分值时需要谨慎。在选择工具时应该充分考虑文化背景、年代等诸多因素的影响。

在特殊儿童中较为常用的整体发育评估工具有：贝利婴儿发展量表（BSID）、格里菲斯智能发展量表（Griffiths mental development scales, GMDS）、中国儿童发育量表（China developmental scale for children, CDSC）、格塞尔发育量表（Gesell developmental schedule, GDS）、麦卡锡儿童能力量表（McCarthy scales of children's abilities, MSCA）、巴特尔发展调查表（Battelle developmental inventory screening test, BDIST）、Merrill-Palmer发展量表（Merrill-Palmer scales of development, MPSD）、学前儿童米勒评估（Miller assessment for preschoolers, MAP）。

(五) 背景性因素评估

1. **个人因素** ICF-CY并没有对个人因素进行明确的分类，建议下列因素可以被纳入个人因素：性别、种族、年龄、其他健康情况、生活方式、习惯、教养、应对方式、社会背景、教育、职业、经历、行为方式、性格类型、个人心理优势和其他特征。但是仔细考量上述因素，可以发现大部分已经被涵盖于身体结构和功能、活动和参与中，其中"其他健康状况"要素更是含糊不清，所以目前有关个人因素的评估要点并没有明确的定论，有不少学者不推荐把个人因素作为 ICF-CY 的单独成分进行评估。

2. 环境因素　环境因素是指人们生活与引导其生活的自然、社会和态度环境。包括：①用品和技术；②自然环境及人为改变的环境；③支持和关系；④态度；⑤服务体系和政策。ICF-CY 是基于生物 - 社会 - 心理医学模式构建起的理论框架，因此尤其重视环境因素对功能的影响，认为残障一定程度上是由于外部环境支持不足而限制了活动和参与能力的发展，针对特殊儿童及家庭开展环境因素评价时需要注意以下几点：①明确评估目的，属于个别化评估，还是干预计划评估，或是基于人群的政策制定评估；②多视角开展评估，包括儿童和青少年、父母和照顾者、相关医疗和其他服务人员、政府工作者等；③针对不同对象开展评估，包括儿童、家庭和其他支持人员；④应该采用多种类型的评估方法，定量与定性相结合，标准化与非标准化相结合。

针对物理、社会和文化环境的常用评估工具有：儿童和青少年环境量表（child and adolescent scale of environment，CASE）、欧洲儿童环境问卷（European child environment questionnaire，ECEQ）、促进与障碍调查（facilitators and barriers survey，FABS）、家庭环境测量观察（home observation for measurement of the environment，HOME）、环境质量测量（measure of the quality of the environment，MQE）、儿童与青少年参与和环境测试（participation and environment measure for child and youth，PEM-CY）、生态文化家庭访谈（eco-culture family interview）、环境支持度测试（test of environmental supportiveness，TOES）。

针对儿童、家庭成员关系和支持环境的评估工具有：家庭亲密度和适应性量表（family adaptability and cohesion evaluation scale，FACES）、家庭生活事件问卷（family inventory of life events，FILE）、家庭危机个人评价量表（family crisis oriented personal evaluation scales，F-COPES）、家庭功能评定量表（family assessment device，FAD）、（impact-on-family scale，IOF）、家庭环境量表（family environment scale，FES）、残障儿童家庭影响量表（family impact of childhood disability scale，FICD）、Beach Crater 家庭生活质量量表（Beach Crater family quality of life scale，FQOL）、家庭支持量表（family support scale，FSS）、儿童社会支持量表（social support scale for children，SSSC）等。

针对康复和儿童保健支持服务环境的评估工具有：服务障碍量表（service obstacles scale，SOS）、持续护理指数（continuity of care index，COC）、家庭需求调查问卷（family needs questionnaire，FNQ）、护理过程测量（measure of processes of care，MPOC）、客户满意调查问卷（client satisfaction questionnaire，CSQ）、儿科治疗师临床行为的多维同伴评价（multidimensional peer rating of the clinical behaviors of pediatric therapists，MPR）、治疗干预方法检查表（therapy intervention methods checklist，TIMC）等。

(六) 健康与生活质量评估

WHO 指出健康是指在身体上、精神上、社会适应上完全处于良好的状态，而不是单纯地指疾病或病弱，生理健康、心理健康、道德健康，三方面构成健康的整体概念。随着 ICF-CY 理论框架的诞生，从身体结构和功能、活动和参与以及背景因素全面评价健康状态，对于儿童和青少年健康状态的测量变得更具可操作性。

WHO 对生活质量（quality of life，QOL）的定义是个人对于多个领域的健康感受，包括身体、社会、情感和精神等，生活质量是个人对于健康的感受，是在健康领域以及健康相关领域中个人体验的满意度。由于生活质量涵盖了健康领域和健康相关领域，其中，健康领域的内容在 ICF-CY 体系中归纳总结为功能和活动与参与，健康相关领域的内容在 ICF-CY 体系中归纳为环境因素。生活质量更为注重自身在社会文化和价值体系中所处位置的感受，因此，社会环境和心理状态成为影响生活质量的重要因素。

无论健康状态还是生活质量评估都需要从生物、心理和社会生活等多维度地展开，健康状态注重评价儿童和青少年的实际功能状态，而生活质量评估主要着重于主观感受。

常用儿童和青少年健康状态评价工具有：儿童健康调查问卷（child health questionnaire，CHQ）、儿童健康评估问卷（child health assessment questionnaire，CHAQ）、功能状态评价修订版（functional status Ⅱ revised，FS-Ⅱ R）、儿童健康疾病概要（child health illness profile，CHIP）、健康实用指数（health-utilities index Ⅲ，HUI-Ⅲ）等。

常用儿童和青少年生活质量评估工具有：KIDSCREEN、少年版生命质量量表（quality of life profile-adolescent version，QOLPAV）、普适儿童生活质量测试（generic children's quality of life measure，GCQ）、儿少主观生活质量问卷（inventory of subjective life quality，ISLQ）、儿童少年生活质量量表（quality of life scale for children and adolescents，QLSCA）、儿童生存质量测定量表（PedsQL）、脑瘫儿童生活质量问卷（cerebral palsy quality of life questionnaire for children，CP-Qol-Child）、癫痫患者健康相关生活问卷（health-related quality of life questionnaire with epilepsy，CHEQOL）、脊柱裂患者健康相关生活问卷（health-related quality of life questionnaire with spina bifida，HROL-SB、）照顾者优先与残疾儿童健康指数（caregiver priorities and child health index of life with disabilities，CP-CHILD）等。

三、常规评估过程

（一）确定评估对象与目的

明确评估对象的基本特征：①年龄范围：属于新生儿、婴幼儿，还是学龄前、学龄期或青春期等；②障碍类别或特征：是否脑瘫（单侧瘫、双侧瘫，GMFCS 级别）、进行性肌营养不良（能步行、不能步行）、是否高危儿、沟通能力、认知能力等；③对象身份：儿童自身，还是家长，或者两者兼而有之；④其他因素：性别、所在地区、身高、体重等。

明确评估目的：①筛查或诊断，制订干预计划或评价干预疗效，个案功能追踪或流行病学调查；②了解部分还是整体功能状况（身体结构、身体功能、活动、参与），或是背景因素等。

（二）建立评估方案

根据评估对象和目的进行综合分析，确定评估内容、评估方法、评估工具等要素，建立相应的评估方案。

在 ICF-CY 框架下结合评估对象特征确定评估内容，例如对学龄期 GMFCS Ⅰ级和Ⅱ级的脑瘫儿童的步行能力进行评估，可以有选择地开展身体功能中的肌肉力量、肌肉耐力、行走耐力和速度、步态功能等项目，以及活动和参与能力中的移动能力、学校功能等项目。

依据评估对象和内容还需要确定评估方法，采用现场测试法或问卷访谈法，采用儿童自评或照顾者代评,采用个别测试或团体测试等,例如采用现场测试法评估肌肉力量和步态功能,采用儿童自评问卷评价移动功能和学校功能,采用团体测试评价行走耐力与速度。

应该尽量选择包括效度和信度在内的心理测量学指标作为评估工具,其中内容效度是首要指标,需要仔细分析所选的评估工具能否达到所要评估的目的,常以评估项目分布的合理性来判断,近年来多采用 ICF-CY 类目与评估项目的关联性开展康复评估工具的内容效度分析。另外,信度也是评价评估工具的主要指标,包括重测信度、评估者间信度和内在信度等,信度值越高说明评估的可靠性就越强,有观点认为当信度值 <0.70 时,该项评估不能用于对个体做出评价与预测,而且也不能做群体间的比较;0.70≤信度值 <0.85 时,可用于群体比较;当信度值≥0.85 时,才能用来鉴别或预测个体差异。除了信度和效度指标以外,反应度、精确度、稳定性、重复测量误差、分离指数等也是评价评估工具的心理测量学指标。

(三) 组织实施评估

通常需要组织一个评估小组来开展评估,评估小组的成员可以由医生、治疗师、教师等组成,评估者应该接受过系统培训,包括所使用的工具理论基础、具体内容、操作方法和结果解释等,可以由专人负责专项评估,如果同一工具由多人开展评估的话,还需要进行评估者间的一致性检验。有些评估还需要评估者获得相应的资质证书才能实施。对于比较复杂的案例往往需要采用集体评估的方式,甚至需要邀请康复团队以外的专业人员参与。

除非有特别指定条件,通常要求评估场地安静、宽敞、温度适宜。应该在事先准备好的记录纸上记录评估结果并计算分值,推荐使用电子化信息管理平台进行无纸化操作和数据管理,有些评估还会需要在线输入数据,由相关机构出具评估结果。

(四) 解释评估结果

在解释评估结果以前,解释者首先需要清晰地说明评估目的,是用于筛查,还是制订干预计划,或是评价干预效果,然后对评估相关分值逐一做出解释。采用现场测试法时,如果评估对象在评估过程中不配合,应该在评估报告中做好记录,或择时重新评估,或更换其他评估工具等。

(五) 指导干预计划

指导干预计划是儿童康复评估的主要目的,筛查性评估可以区分对象是否需要继续随访,或者进一步实施详细评估,诊断性评估可以明确对象是否存在功能障碍,分析功能发展的优势区与劣势区,任务性评估可以确定儿童的最新发展区,建立适应儿童当前能力的干预目标。

制定 ICF-CY 架构关联图表是运用 ICF-CY 理念评估和制订干预计划的重要手段,通过架构图表的方式,从身体功能和结构、活动和参与、环境和个人因素,以及各种因素间的交互作用,对评估案例进行全方位的分析,从而制订个别化干预计划,图 1-4 为在 ICF-CY 功能模式下实施进行性肌营养不良康复评估与干预的架构图。

ICF-CY 功能模式在 DMD 康复中的应用

身体功能和身体结构	
相关内容	b1 精神功能 b4 心血管、血液、免疫和呼吸系统功能 b8 神经、肌肉、骨骼和运动有关的功能 s4 心血管、免疫和呼吸系统的结构 s7 与运动有关的结构
干预策略	肌肉活检 肌力测定、力量训练、按摩 关节活动度测定与训练和手术 心脏超声检查 心肺功能测定与体能训练 体重维持功能测定与营养干预 骨密度测定与干预 认知评估与干预

活动和参与	
相关内容	学习和应用知识 一般任务和要求 活动 自理 家庭生活 人际交往和人际关系 主要生活领域 社区、社会和公民生活
干预策略	粗大运动评估与干预 手功能评估与干预 日常生活能力评估与干预

环境因素	
相关内容	用品和技术 自然环境和对环境人为改变 支持与相互关系 态度 服务、制度和政策
干预策略	辅具、轮椅、呼吸机的配置 无障碍环境 就学、就业支持 社会和家庭对疾病的认知与态度的改变 家庭康复援助 罕见病立法支持

个人因素	
相关内容	兴趣、爱好、性格、气质等
干预策略	个别化康复计划 康复动机的形成 自我康复能力的培养

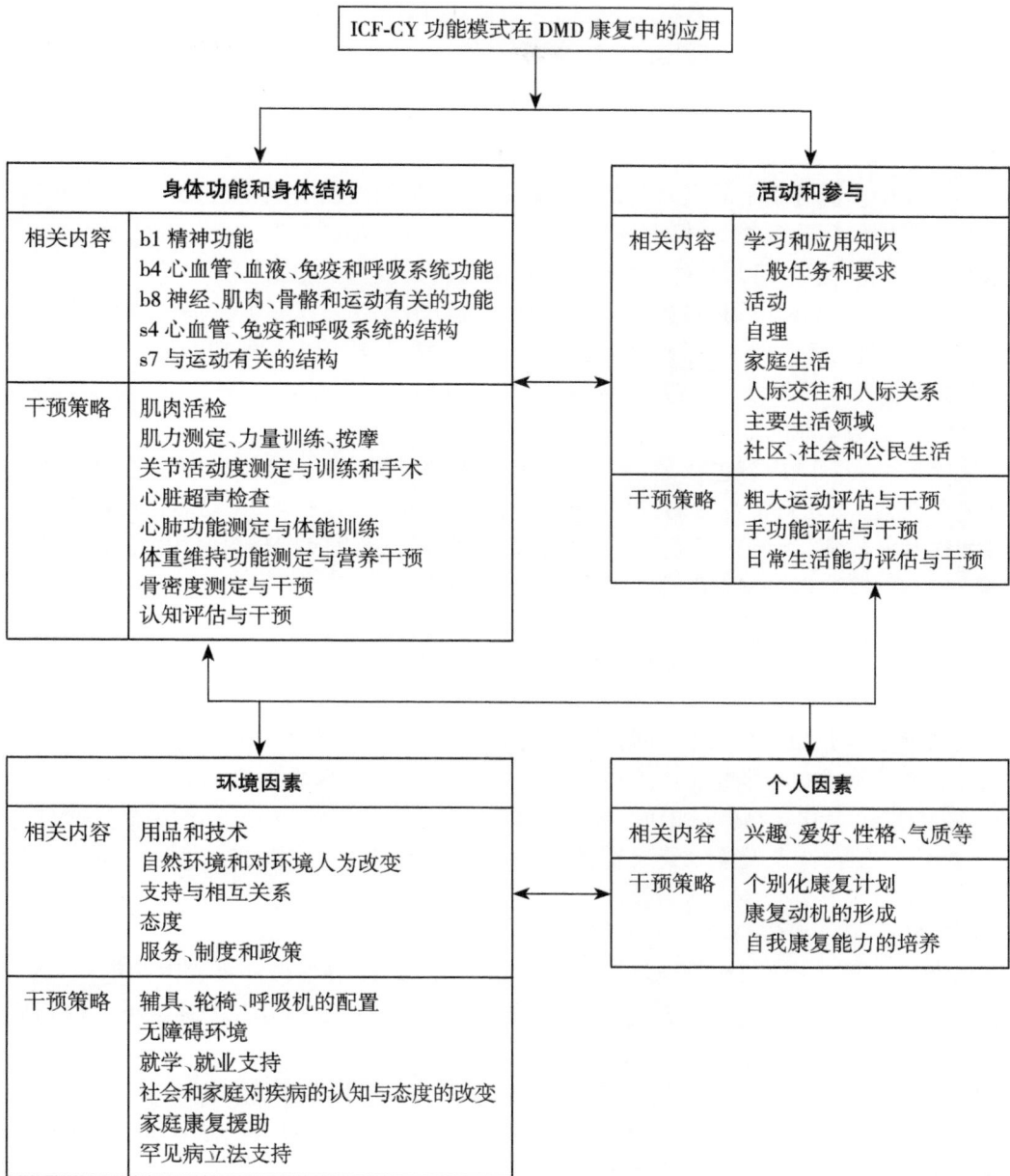

图 1-4 ICF-CY 功能模式在 DMD 康复中的应用

（史 惟 吴 德）

第四节　儿童康复的护理与管理

一、概述

随着围生期保健水平的提高和儿童疾病谱发生的重大变化,新生儿死亡率明显下降,传染病和营养性疾病显著减少,但由各种疾病所引起的功能障碍儿童的数量却仍呈增加趋势。有效介入康复护理与管理,对功能障碍儿童的康复将发挥重要作用。

儿童康复的护理与管理是护理人员在总的康复治疗计划指导下,与其他康复专业人员共同协作,遵循儿童生理、心理及生长发育的特征与规律,改善患儿的功能障碍,发挥最佳的身体、心理、教育、社会、职业等方面潜能,使其提高生活自理能力,心理应变、社会交往及将来从事某一适当职业的能力。

康复护理与管理内容包括,护士要掌握除基础护理外的专门康复护理技术,还需对康复环境进行管理,患儿日常生活的护理与管理,患儿营养需求与管理,预防患儿可能出现的继发性残疾和并发症,参与制订康复评估和康复计划,指导患儿及家长掌握相关的康复训练技术,重视心理护理,提供健康教育与家庭培训指导等相关内容。

二、功能障碍儿童的营养需求与管理

儿童处于生长发育的旺盛时期,需要充足的营养,特别是大脑细胞的发育离不开蛋白质、脂肪、碳水化合物、维生素和矿物质等营养物质的供给,因功能障碍儿童常伴有摄食功能障碍,严重影响营养物质的摄取,导致机体营养缺乏。因而要根据功能障碍儿童的生理特点、消化与吸收特点及需求来补充合理的营养物质,预防营养缺乏性疾病,促进其生长发育。

(一) 功能障碍儿童的消化、吸收特点

1. 伴有咀嚼障碍和吞咽障碍,或因异常姿势、肌紧张、异常运动模式累及摄食器官,致使食物消化与吸收受到严重影响,故只能食入流质、半流质食物,影响一些营养物质的摄入。

2. 伴有口腔协调能力障碍的儿童,常出现流涎,影响食物的消化与吸收。

3. 部分中枢神经系统损伤的儿童,异常的运动模式导致其每天运动量少,胃肠蠕动少,胃液分泌少,常出现便秘,使食物的营养吸收受到影响。

(二) 功能障碍儿童的营养需求

功能障碍儿童往往消耗能量较多,所需热量高,营养素需求多,如脑瘫儿童,尤其是不随意运动型脑瘫儿童更为明显。大多数不随意运动型脑瘫儿童都很消瘦,体重低于正常同龄儿童平均值。有的儿童伴有咀嚼和吞咽障碍,致使喂养困难、体重偏低、生长缓慢、营养不良性佝偻病、智力发育迟缓等。此外,有的儿童因活动少,日光浴时间不足等,易缺乏维生素D、维生素A。由于儿童的免疫力较正常儿童低,如脑瘫、重度智力低下、唐氏综合征等儿童易患呼吸道感染性疾病,因此,功能障碍儿童更需要高热量、高蛋白、高纤维素、多种维生素、多种微量元素的平衡膳食,可根据儿童生长发育需要及儿童疾病的自身特点,合理补充人体所

需的七大营养素，即蛋白质、脂肪、碳水化合物、维生素、矿物质、水和膳食纤维素，以满足其日常营养需求。

（三）功能障碍儿童的膳食管理

由于部分功能障碍儿童伴有咀嚼障碍、吞咽障碍或口腔协调能力障碍等口腔问题，会不同程度地影响其摄食功能，与正常儿童相比，功能障碍儿童在营养供给方面，既要满足其生长发育的需要，也要考虑功能障碍儿童康复训练以及疾病本身所消耗的能量，因此，对于不同生长时期功能障碍儿童的能量消耗与营养需求要更为关注，在膳食安排方面多下功夫，供给适合于儿童生理特点的营养种类和数量，促进其健康成长。

1. 安排合适的进食体位 进食时要注意患儿的进食姿势，遵循抑制异常姿势、身体双侧对称的原则。要安排患儿在稳定的坐位并且头和颈部有良好支持的体位下完成进食。一般取面对面坐位的进食方法，利于父母与患儿间的交流。不宜采用仰卧位，避免引起窒息或误吸进肺部。

2. 提供方便的进食餐具 食物放在患儿前稳定的台面上，必要时提供进食辅助设备，如防滑餐具、防掉垫、有把手的杯子、万能袖套、改良后的刀叉、弯角调羹等，如脑瘫患儿进食用汤匙，最好选用边圆平浅的、匙柄长而粗的，较易抓握。

3. 选择适合患儿的食物种类 为适应患儿口腔功能的发育，选择食物种类应逐步过渡，从流质、半流质、软食（米糊、稀饭、面条等）到固体食物（米饭、馒头、蛋糕）。

4. 有效实施训练可改善患儿咀嚼吞咽障碍 吞咽训练可改善患儿的咀嚼吞咽障碍，加强口面部肌群运动。例如，可帮助患儿做被动开闭颌关节、闭唇、龇牙、噘嘴、鼓腮、咀嚼、空吞咽等动作，协助患儿尽力将舌外伸；咽部冷刺激训练配合吹纸片、微笑、皱眉、鼓腮等运动；加强吸吮训练、喉抬高训练、构音训练等，每周3~5次，每次20~30分钟；发音训练及吹气训练也可改善咀嚼吞咽功能。

三、功能障碍儿童的口腔卫生管理

（一）早期口腔卫生指导

正常婴儿一般在6个月内萌出第一颗牙，应在6~12个月内首次安排婴儿去医院检查牙齿，以便于发现可能不利于婴儿口腔健康的做法，并采取积极的预防措施，如正确的喂养方法与牙菌斑去除。同时要指导监护者，每次喂奶之后，用清洁纱布裹住手指或用乳胶指套牙刷轻柔擦洗口腔组织与牙龈，直至第一颗牙萌出之后，用软毛小牙刷帮助刷牙。积极预防奶瓶龋齿，喂给不含蔗糖的饮料和流食。喂药或喂其他营养品后应用清洁水帮助洁牙，针对某些危险因素保持一定的预防措施。婴儿第一次检查牙齿后应每半年进行一次口腔健康检查。注意观察牙齿的萌出情况、牙列和咬合情况、龋患与软组织状况。

部分功能障碍儿童可同正常儿童一样自行进行口腔清洁。重症不能自理的功能障碍儿童，理解能力和表达能力存在障碍的儿童，如智力发育迟缓、孤独症等儿童，必须借助监护者的帮助，因上述儿童对影响牙齿的某些危险因素不能向他人表达，所以牙齿疾患发现得较晚。因此，监护人要定期带儿童去医院检查牙齿，早期发现相关疾患并进行治疗。为了使功能障碍儿童能较好地维护口腔健康和今后参加社会性活动，早期开始功能训练和教育十分重要。

（二）选择合适的口腔保健用品

功能障碍儿童根据残疾的程度和自身能力,选择清洁口腔的适宜方法,如牙菌斑显示液、牙刷、牙线、牙线夹持器、牙签、开口器等,也可应用电动牙刷和水冲洗装置。

1. 电动牙刷 对于功能障碍儿童,如使用一般牙刷维护口腔卫生有困难时,可推荐使用电动牙刷,以达到清洁口腔和按摩牙龈的作用,减轻儿童因刷牙而带来的疲劳。

2. 水冲装置 是重症功能障碍儿童日常清洁口腔的一种辅助装置,因水流的作用把停滞于口腔内的大块食物碎屑带走,如果加入抗微生物或抗菌斑制剂,可减少或抑制牙菌斑与牙龈炎,但对龈下菌斑的清除和预防没有特殊的效用。

3. 改良牙刷 市售牙刷经过改进后,是利于功能障碍儿童使用的一种特殊形状的牙刷,其刷柄制成球形或安装橡胶把手等,使之容易握持,植毛部应成两排。这种改良牙刷,也适用于普通牙刷刷洗不到的某些牙齿部位,或从幼儿时期就没有形成刷牙习惯,在进入少年期才开始接受刷牙指导和握持牙刷困难者。牙刷的改良要根据功能障碍儿童的自身情况和接受程度来设计。

（三）去除牙菌斑的特殊口腔护理

对于缺乏生活自理能力的功能障碍儿童,应对其进行特殊口腔护理,有效去除牙菌斑。至少应帮助其每天彻底刷牙或用牙线洁牙1次,必要时使用电动牙刷,操作方式简述如下。

1. 儿童坐在椅子上,帮助者站在儿童后面,用手扶持儿童头部使其稳定,也可以让其靠着椅背,可用枕头垫在头后部,使其感觉舒适,刷上牙时可让头稍向后仰起,可以按照正常人的刷牙方法与顺序进行。

2. 帮助者也可以坐在矮椅子上,儿童坐在地板上,让其背部靠着帮助者,用膝盖支持其头与肩部,然后开始操作。

3. 如果儿童坐位不稳定,可用宽带缚住腰部,如果必须控制儿童的手或身体活动,帮助者可用一只手横搂在儿童胸部进行。

4. 也可让儿童头部置于帮助者的肘部,如果无法控制其活动,则需要两个人面对面,儿童在中间,一人抱住儿童,另一人帮助刷牙。

5. 如果需要儿童张开嘴,由于儿童可能有不自主的肌痉挛,可用牙垫或纱布缠住几块压舌板放在上下牙列之间。

（四）氟化物的适当使用

幼儿补氟以氟滴为宜,并在出生后6个月开始补充。可将氟滴滴在儿童口内后,让儿童用舌头在口内搅拌,使氟滴达到各个牙面。随着幼儿逐渐长大,在可能的条件下,最好选用一种全身用氟方法,尤其对于功能障碍儿童,如饮用氟化自来水、氟化食盐、口服氟片或每天喝一定量氟化牛奶,并配合一种局部用氟方法,如每天使用含氟牙膏,或用氟水含漱,或由专业人员使用氟凝胶等,将会有明显的防龋作用。

（五）窝沟封闭

窝沟封闭剂用于处于生长发育的功能障碍儿童,可达到满意的预防龋病效果。应用的原则与正常儿童相同。使用橡皮障隔离唾液特别重要,一旦牙萌出之后应尽快进行封闭。

（六）减少糖与甜食摄取

除每天刷牙去除牙菌斑外,减少每天糖与甜食的摄取频率及摄入量是十分重要的。严格限制摄入糖与甜食,应该只在一日三餐时食用,其他时间内补充的膳食,不应含有糖和精制碳水化合物,以减少酸的形成而导致对牙釉质侵蚀的可能性,达到防龋的效果。对儿童可适当使用甜味剂,如木糖醇、巴拉金糖等。

(七)定期口腔健康检查

功能障碍儿童口腔保健的另一个方面是由口腔专业人员定期为其提供检查、洁治、局部用氟、健康教育与适当治疗等服务。至少每半年到 1 年检查 1 次,发现问题一定要及时处理。

四、日常生活护理与管理

(一)环境指导

1. **居室及地面要求** 功能障碍儿童所在的居室及活动场所应安全、整洁、简单,室内严禁存放危险物品,制止一切影响患儿安全的活动。居室及活动场所不用地毯,地板不涂蜡,地面要注意防滑、洁净、无障碍物,以保证儿童活动安全。

2. **家具摆放** 室内各家具之间应该有足够的活动空间,如床旁、桌前和柜前一侧应该留有 1.6m 的空间,以方便儿童使用 360° 旋转轮椅从而满足各种生活需要。如果床头一侧有柜子,柜子应该与床有 1m 的活动空间,方便轮椅进入。

3. **窗户设计** 为了减轻儿童的心理障碍,居室的窗户设计不能按常规进行,要让儿童能观望到窗外的自然景色,居室窗口应低于一般常规高度。

4. **墙壁要求** 为了方便儿童行走和站立,在楼道、走廊、厕所、洗澡间及居室的每个房间的墙壁上应安装扶手。

5. **房门要求** 为了方便轮椅通过,儿童所住居室的每个房门均要取消门槛,门的有效宽度至少为 85cm;为了方便视力障碍者、偏瘫和截瘫儿童,房门应设计为轨道式推拉门为宜;房门的门把手应低于一般门所安装的高度,门锁最好采用按压式,可减少用力,方便儿童开启。

(二)良肢位摆放

部分功能障碍儿童伴有运动障碍和姿势异常,尤其是脑瘫儿童,不同类型的脑瘫儿童所表现出来的运动障碍和姿势异常的情形各异。纠正异常的运动和姿势模式,学习和建立正常的模式和功能,是促进儿童康复的有效办法。

1. **适宜的卧位** 正确的体位摆放能使儿童保持正确姿势,从而纠正异常姿势、抑制异常运动模式:①侧卧位,保持双上肢前伸,两手靠近,髋膝屈曲向前,以利于前臂及手的控制,促进双手正中指向,抑制异常反射(图 1-5)。侧卧位有利于降低肌张力和促进动作的对称,是痉挛型儿童最佳床上卧位。②俯卧位,可通过颜色、声音以及训练手法刺激促使儿童抬头,有利于训练儿童的头控制能力。也可在其胸前放一低枕头,使其双臂向前伸出,当儿童能向前抬起或能转动时,可以抽去枕头。痉挛型屈曲严重的儿童可采取俯卧位,但有严重紧张性迷路反射(TLR)持续存在时,不宜长时间采取俯卧位(图 1-6)。③仰卧位,将儿童头及肩垫起,屈曲髋关节和膝关节,以防身体挺直。也可将儿童放置在恰当的悬吊床内,悬吊床中间凹陷的特殊形状可以限制头背屈和四肢过度伸展,保持头部在中线位置。为避免儿童的视野狭窄和斜视,可在床上方悬挂一些玩具,吸引儿童的视线,同时,应将儿童双手放在胸前,以利于儿童手部功能的恢复。对于身体和四肢以伸展为主的脑瘫儿童,可采用仰卧位(图 1-7)。

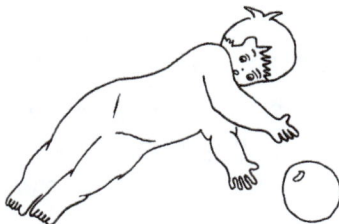

图 1-5　侧卧位

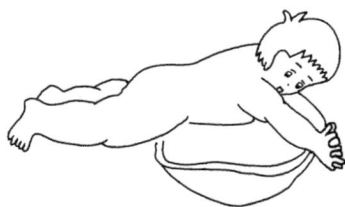

图 1-6 俯卧位

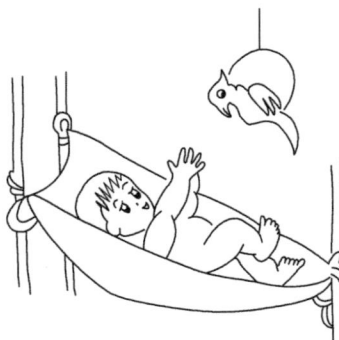

图 1-7 仰卧位

2. 正确的抱姿 通过怀抱儿童可以刺激儿童的头部控制能力、纠正异常姿势:①痉挛型脑瘫儿童抱姿:此型儿童身体长期处于僵直状态,因此抱这类儿童时应先控制儿童于屈曲模式,与儿童对面而立抱起儿童,将儿童双腿先分开、屈曲,双手分开,稍低头,也可让儿童把头枕于抱者肩上(图 1-8);②不随意运动型脑瘫儿童抱姿:此型儿童不自主运动增多,头部控制能力差,因此抱这类儿童时应注意促进头部稳定和正中指向,使儿童的双手合在一起,双腿靠拢、屈曲,抱者站在儿童背面将儿童抱起,尽量贴近抱者胸部(图 1-9);③其他抱姿:共济失调型脑瘫儿童合并有痉挛型或不随意运动型特点,故对这类儿童的抱法与前面基本相同,注意采取相应体位,抑制异常姿势。混合型脑瘫儿童应根据其临床表现以哪一类型为主,采取相应抱姿。

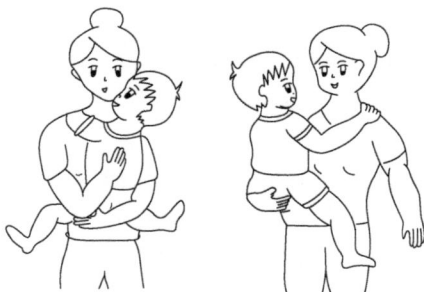

图 1-8 痉挛型脑瘫儿童抱姿

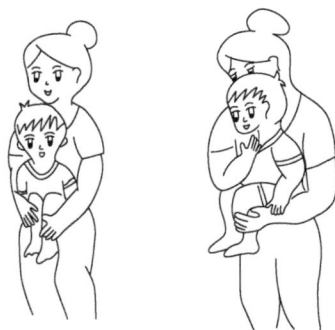

图 1-9 不随意运动型脑瘫儿童抱姿

3. 睡姿调整 脑瘫儿童由于非对称性紧张性颈反射持续存在头偏向一侧,不能保持头的中立位,应时常调整儿童的睡姿,可采用侧卧位,睡眠时将儿童双手合拢放于胸前,使儿童双手趋近身体中心位,缩短两上肢之间的距离,并抑制角弓反张及头部、躯干和四肢的非对称姿势,也可采用悬吊式软床上的仰卧位与侧卧位交替。

4. 坐位体位

(1) 椅或凳上坐位:脑瘫儿童可通过坐椅子或凳子维持正确的坐位姿势,进而使双下肢承重,提高整个身体的协调能力。痉挛型脑瘫儿童可选用不带靠背的凳子或小木箱练习坐姿,保持头颈与脊柱成一直线,同时髋关节屈曲,膝关节屈曲,全足底着地(图 1-10A);不随意运动

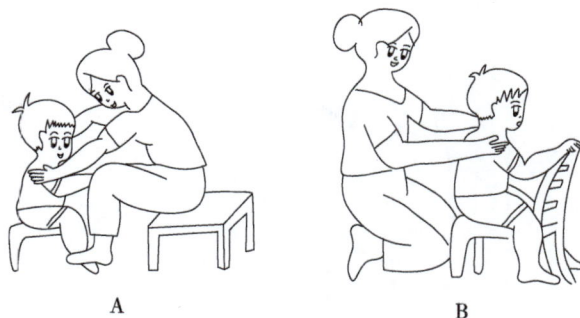

图 1-10 凳上坐位

型脑瘫儿童,可选用高度适合的靠椅,令其髋、膝和踝关节均屈曲成90°,促进髋关节屈曲,也可将其两腿分开,置于靠椅的两侧,令儿童骑跨在有靠背的椅子上,双手抓住靠背(图 1-10B)。

(2) 床上坐位:痉挛型脑瘫儿童,操作者在儿童身后,用双上肢从儿童双腋下伸向大腿,扶住大腿内侧,将儿童拉向自己,使儿童躯干的重量负荷于他自己的坐位支撑面上,并要保持双下肢外展的姿势(图 1-11);不随意运动型的儿童,床上的最佳坐位应该屈曲儿童的双下肢,使儿童形成一种腹部紧贴大腿的坐位,然后握住儿童的双肩,缓慢加压的同时将两肩向前向内推压,使儿童将两手伸出,在前面支持身体或抓玩具。

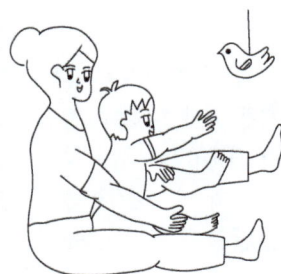

图 1-11 床上坐位

5. 站立体位 站立是行走的基础,正确的静态站立体位是两腿站直脚底踩平,头居中,躯干伸展,双肩与双髋分别处于水平位。动态的站立体位是指站立时头、躯干、四肢各部位可任意进行适当活动而仍能保持平衡。儿童能保持坐位平衡后,可进行站立训练。

学会正确的站立是患儿学会正确行走的基础,正确的站立姿势为:头部保持在正中位,上身挺直,髋、膝伸展,双腿稍分开,脚掌平放在地面上,双足与肩同宽。操作者双手控制儿童肩部和腰部,双足置于其双足外缘并夹紧,将操作者的双足踩在儿童的足面上固定,然后根据情况,操作者的双手从半脱离到全脱离其身体的方法以训练其单独站立能力,根据儿童在脱离帮助的情况下所表现的各种姿势进行调整及诱导,如让儿童的双手做向前伸或向后伸等动作来诱导儿童的保护性反应。同时,操作者应计算儿童站立的时间,用"一、二、三、四、五……"等来激发儿童的积极性,以配合各种训练动作能够完成,采用不固定双足的方法进行训练。

儿童能独站后,可进行立位平衡训练。儿童能保持静态站立平衡后,可进行动态站立平衡训练,例如:让儿童站立时,身体向前、后、左、右倾斜,使身体重心向两侧髋、膝部转移,或让儿童双下肢一前一后,倾斜身体,令其一侧下肢承重的情况下,控制另一侧下肢向前做小幅度的跨步动作,双下肢交替进行。当儿童能够支撑这一动作后,让儿童脱离帮助自己站起并反复诱导,更好地提高儿童的平衡能力及头、躯干、下肢的协调能力(图 1-12)。

(三) 促进日常生活活动能力的护理与管理

1. 穿脱衣物的护理

(1) 衣服的穿脱:穿套头衫或背心时,先穿上患侧或功能较差侧的衣袖,再穿上健侧或功

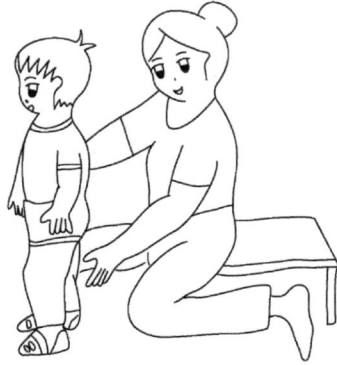

图 1-12 站立体位

能较好侧的衣袖,然后以健手为主将衣服套入头部,拉下衣角;脱衣时,先以健侧或功能较好的手为主拉起衣角,将衣服从头上脱下,然后,健侧或功能较好的一侧先脱下衣袖,患侧或功能较差的一侧后脱。

穿对襟衣服时,可先将其下面的纽扣扣好,根据儿童的情况,留 1~2 个上面的纽扣不扣,然后按照套头衫的穿脱方法进行训练。

(2) 裤子的穿脱:取坐位,先将患侧或功能较差的下肢套入裤筒,再穿另一侧,然后躺下,边蹬健足,边向上提拉裤子到腰部并系好。脱法与穿法相反。

2. 洗漱护理

(1) 洗脸、洗手:对于年龄较小、不能维持坐位、手功能极度低下的儿童,由他人帮助取合理、舒适的体位洗漱;对于能取长腿坐或坐位不稳的儿童洗脸、洗手时,鼓励儿童将双手放在一起,保持正中位(图 1-13A);如果儿童双膝不能伸直可让儿童坐在凳子或矮椅子上洗脸、洗手;对能站立的儿童可让其一手有抓握物体做支撑,另一手洗脸,毛巾可做成手套,洗起来更加方便(图 1-13B)。

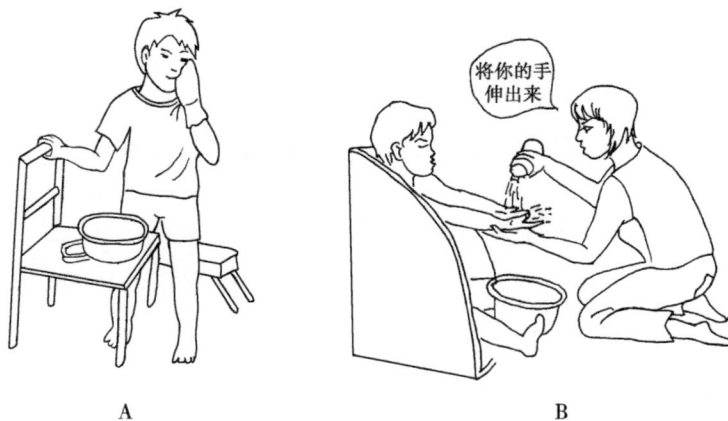

A   B

图 1-13 洗脸、洗手

（2）辅助洗浴：根据患儿功能障碍的不同程度，可采取不同的洗浴方法。对肌张力较高的患儿，在洗澡时应采取俯卧位，这样可抑制伸肌高度紧张，有效抑制异常反射的出现，对于这类患儿最好选择盆浴，水温要适宜，避免淋浴和水温不适给患儿带来的不良刺激。

对于肌张力较低的患儿，可采取半坐位，选择使用"沐浴床"进行训练，这样可给予头部、颈部、躯干足够的支持，有助于沐浴动作的完成。将"沐浴床"安装在配套使用的长圆形浴盆上，让患儿坐在浴盆中，水浸泡到患儿胸部为宜（图 1-14）。

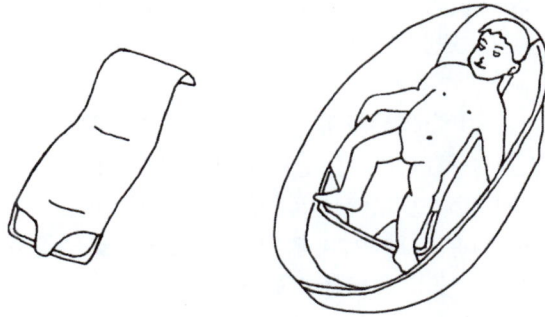

图 1-14　辅助洗浴

（3）独自洗浴训练：对于平衡能力和手功能尚可的儿童，可让他自己练习洗浴，从安全和提供方便的角度考虑，可在浴盆周围安装扶手及特殊装置。

儿童在浴盆中玩耍可以学习许多功能动作，可在水中放一些可飘浮的玩具，也可以让儿童看自己的手、足，从中学习抓握及认识自己身体。同时，脑瘫儿童大多数皮肤感觉缺失，可通过用毛巾摩擦身体、涂抹肥皂等刺激皮肤，增强皮肤的感觉能力。

3. 排泄护理　当儿童 2 岁以上，能自己示意大小便时，才适合排便训练，训练过早常见效甚慢或者失败。家长可以记录下儿童 24 小时内排便的次数和时间，一般选在儿童排便前的半小时进行训练，定时令儿童在坐便器或痰盂上坐 15 分钟，让其养成在坐便器上排便的习惯。

使用痰盂时，应把痰盂放在一个方形或圆形的痰盂盒中，可以增加稳定性，盒子的高度以儿童坐在其上，双脚能踏到地面为宜，这样儿童在解大小便时坐在上面比较有安全感。较小的儿童可以先放在护理者膝上，此姿势可以支持儿童背部并稍向前倾，使其腿部弯曲、两腿分开，之后放坐在椅子便盆上。对稍大的儿童选择和设计合适的便桶很重要，可将便桶置于纸箱中，前面有横杆以利于支持，也可以将便桶放置在倒置的板凳中，四周有横杆提供更好的支持。

（四）心理护理

与正常儿童相比，功能障碍儿童由于运动障碍、社会活动受限以及常伴有智力、语言、视觉、听觉等多种障碍，容易出现心理问题或不适应，如得不到及时矫治，则会加重其功能障碍。因此，做好功能障碍儿童的心理护理是十分必要的。

1. 与儿童建立良好关系　对于功能障碍儿童其运动、语言、智力等方面的障碍应不歧视、不嘲讽，要不厌其烦、态度和蔼、耐心细致地照顾儿童，让其感受到温暖和关爱。经常与儿童交流，包括眼神鼓励、语言沟通和身体爱抚，给儿童讲故事，组织集体游戏，创造良好的成长环境。

2. 努力营造正常的学习生活环境 与儿童接触中,有的放矢地抓住每个机会,通过与儿童一起游戏,如搭积木、玩玩具等,促进与儿童的感情交流。努力创造一个与其他孩子一起生活游戏的正常环境,经常带其外出活动,增加与人群、社会的接触,逐步改变儿童的孤僻性格,提高其社会适应能力。

3. 发挥父母的参与和合作作用 对于儿童家长,要给予充分的理解和支持,了解他们的想法和要求,耐心解答他们提出的问题,减轻家长的焦虑心理,使他们树立信心,并积极配合和参与对儿童的康复训练,如果儿童的问题与父母的养育方式有关,如过分娇宠或过于严厉,要让父母认识到问题所在,取得他们的合作,以改善儿童行为与生活习惯,为儿童的康复治疗创造一个良好的氛围。

4. 定期进行家长培训 功能障碍儿童的康复是一项长期工程,其康复效果直接取决于家长是否有为患儿进行长期康复的决心。定期举办家长培训班,既可让家长、学校正确认识患儿自身疾病,家长之间也可互相交流心得,如注意缺陷多动障碍(attention deficit hyperactivity disorder,ADHD)是一种病,告知家长和老师一味的惩罚教育不但无效,甚至可起反作用。同时通过培训班对家长进行康复知识与技能培训,让家长参与到患儿的康复训练中,对功能障碍儿童的康复家长参与尤为重要,如孤独症患儿,以家庭为中心的早期训练教育应是孤独症患儿训练的首推方案。

(许洪伟)

参 考 文 献

[1] ZADNIKAR M,KASTRIN A. Effects of hippotherapy and therapeutic horseback riding. on postural control or balance in children with cerebral palsy:a meta-analysis [J]. Dev Med Child Neurol,2011,53(8):684-691.

[2] DELUCA S C,CASE-SMITH J,STEVENSON R,et al. Constraint-induced movement therapy(CIMT)for young children with cerebral palsy:Effects of therapeutic dosage [J]. J Pediatr Rehabil Med,2012,5(2):133-142.

[3] CHARLES J,GORDON A M. Development of hand-arm bimanual intensive training(HABIT)for improving bimanual coordination in children with hemiplegic cerebral palsy [J]. Dev Med Child Neurol,2006,48(11):931-936.

[4] BAVERSTOCK A,FINLAY F. Does swimming with dolphins have any health benefits for children with cerebral palsy? [J]. Arch Dis Child,2008,93(11):994-995.

[5] ELIASSON A C,KRUMLINDE-SUNDHOLM L,GORDON A M,et al. Guidelines for future research in constraint-induced movement therapy for children with unilateral cerebral palsy:an expert consensus [J]. Developmental Medicine & Child Neurology,2014,56(2):125-137.

[6] NOVAK I,MCINTYRE S,MORGAN C,et al. A systematic review of interventions for children with cerebral palsy:state of the evidence [J]. Dev Med Child Neurol,2013,55(10):885-910.

[7] KULAK-BEJDA A,KULAK P,BEJDA G,et al. Stem cells therapy in cerebral palsy:A systematic review [J]. Brain Dev,2016,38(8):699-705.

［8］ZIELINSKI I M,GREEN D,RUDISCH J,et al. The relation between mirror movements and non-use of the affected hand in children with unilateral cerebral palsy ［J］. Dev Med Child Neurol,2017,59(2):152-159.

［9］WIART L,ROSYCHUK R J,WRIGHT F V. Evaluation of the effectiveness of robotic gait training and gait-focused physical therapy programs for children and youth with cerebral palsy:a mixed methods RCT ［J］. BMC Neurol,2016,16:86.

［10］MORGAN C,DARRAH J,GORDON A M,et al. Effectiveness of motor interventions in infants with cerebral palsy:a systematic review ［J］. Dev Med Child Neurol,2016,58(9):900-909.

第二章

儿童康复治疗技术

第一节　儿童康复治疗理念和技术进展

一、儿童康复的新理念

(一) 人权康复、平等共处

康复医学经历了慈善康复,即靠一些慈善机构和教会等收容和给予一定的康复训练,发展到不同医疗或康复机构和教育机构等进行的以个体康复为主的医学康复及教育康复。随着社会的发展,康复越来越受到全社会的重视,各类有利于儿童康复的法律法规和政策,残疾人通道、盲道和残疾人汽车等环境改善参与到了康复中来,形成社会康复的局面。目前,康复已进入最高阶段即人权康复,残疾人应该享有在医疗、教育、就业、地位、经济等各方面与健康人同等分享社会成果的权利。残疾儿童是人类进化过程中必然出现的一个弱势群体,他们和他们的家庭要承受常人难以想象的经济上的负担和精神上的痛苦。因此,要为残疾儿童立法,保证他们康复、教育、就业、参与社会及追求理想和希望的权利,提高他们的生活质量和家庭幸福指数,同时要建立平等共处的观念。2016 年在瑞典举办的首届国际残疾儿童学术联盟大会闭幕式上"平等共处"与残疾人交流的氛围极为浓烈。美国一位 18 岁不随意运动型脑瘫儿童的家长艾莉森用孩子的故事告诉我们与脑瘫患儿的正确沟通方式,并提出以不完美为骄傲。尽管孩子有很多不足,但艾莉森根据孩子的兴趣,不断培养他各方面的能力,使他成为一名演员,拥有了很多粉丝和朋友,并在不断宣传如何正确看待脑瘫儿童方面做出卓越贡献。此外,治疗小组的团队要处处体现对残疾儿童的关爱,为患儿树立团结友爱、积极向上的榜样形象。

(二) 早期干预、在游戏中主动训练

人们对神经发育障碍疾病需要早期干预,早期干预可以大大降低脑瘫的发生率的认识已经形成共识。瑞典、挪威、澳大利亚等国家已形成区域性的早期干预指南。强调对高危儿都应该给予睡眠、认知、喂养、感觉刺激等干预,指导家长训练内容以及如何遵循适量原则进行早期干预。

喜欢游戏是儿童的天性,可通过游戏激发患儿积极主动参与训练。主动训练可诱导皮质的功能重组、促进功能代偿、活跃局部新陈代谢、维持肢体的正常解剖结构、促进正常神经环路的形成和组织功能的协调化。要重视正确的主动诱导方法,同时应高度重视不同年龄段儿童的发育特点,根据不同年龄段的不同个体及环境因素,开展有针对性和有特点的康复。

(三) 多学科协作、大康复理念

应建立多学科协作的大团队合作,树立综合康复的大康复理念。如教育和医疗相结合、中西医结合、内外科康复结合等。对脑瘫患儿和肢体畸形儿童应尽早请外科会诊,以决定是否及如何开展手术治疗。注重治疗组小团队合作也十分重要,包括医师和治疗师、引导员和

护士的团结合作。

（四）全面康复、医教结合

医教结合、引导式教育、融合教育是目前证明最有效的儿童康复模式之一，它将医疗、训练、教育和环境等有机结合起来，对运动、认知、语言、交流、行为、道德和心理素质等进行全面康复，可增进体能训练，对智力发育障碍、癫痫、语言障碍、听视觉障碍和行为异常等共患病进行治疗，也有利于认知功能的开发。

（五）建立有效功能、合理使用辅具

应用生物力学原理，与影响运动功能有关的神经支配、肌肉收缩、软组织柔韧性和骨关节活动范围等全面分析，设计建立有效功能。以非固定性支撑或利用辅助支具和矫形器，促进形成良好的运动模式。尽量让孩子在接近生理活动功能下进行训练。对不随意运动型和痉挛型四肢瘫的脑瘫患儿要强调姿势控制，同时要做分离运动以打破异常运动的整体模式（联合反应），帮助其形成良好的姿势控制和运动能力。

（六）集中康复与社区、家庭康复相结合

要根据孩子的特点设计家庭环境、社区环境、小学环境和桌椅的改造等。为孩子制订目标管理训练计划，定期进行训练和评估，在社区和家庭进行康复。美国新泽西特需儿童医院（special children hospital，SCH）开展的是由家庭导师协调在学校、社区和家庭进行康复的模式。孩子在学校进行定期评估和制定目标管理训练计划，然后在社区和家庭进行康复。

治疗方案、目标和实施均强调家长参与的重要性。第五届国际脑瘫康复学术会议对非洲家长进行培训的经验介绍时，让家长参与康复，让医师参与家访，受到高度赞赏。

（七）以循证医学为依据、融入社会为目标

大力推行循证医学依据或专家共识的康复治疗技术，让儿童在不承受痛苦并且在欢乐的情况下完成训练。将训练与日常生活活动相结合，以儿童实际生活最需要的功能优先训练，有目的地组织脑瘫儿童到学校、工厂和农村参加各种联谊活动和文体活动，最终目标是让孩子尽快融入社会。

（八）个体化方案、规范化治疗

在 ICF-CY 框架下对每个个体进行全面功能状况的精准评估，在评估的基础上制定个性化治疗方案。治疗方法不宜太多，以儿童适宜的 4~5 项为宜，尽量避免过度治疗和统一的方法治疗。尤其是对一些特别严重的患儿，经专家小组评估后确实很难实现功能康复者，应以提高生活质量为主，配以适当的康复治疗以防止进一步加重。

（九）目标管理、反复强化

提倡设计具体任务作为训练目标，融入日常活动中进行训练，引导主动尝试和反复练习解决问题的方法，逐步完成目标任务。反复强化的任务导向性训练可促进脑的功能重组及脑组织结构的康复。

（十）通过网络康复平台全面提升儿童康复水平

利用互联网和物联网的云康复平台，进行线上及线下筛查、评估、指导、互动、远程会诊、师资培训等，全面提升儿童康复水平是现在和未来的发展方向。

（十一）发展功能替代

目前已有语言替代系统的仪器设备来帮助语言障碍患儿交流，上下肢康复机器人帮助运动障碍患儿的康复训练已趋成熟。对重症运动障碍儿童，是继续让其接受大量的训练，从而获得一点点直接能力，还是让其接受现代电子技术的帮助，间接获得能力，仍将是一个社

会学的挑战。相信不久的将来,训练和替代功能融为一体的康复机器人的应用将成为现实。

(十二)精准康复

随着基因组测序技术快速进步和生物信息与大数据科学交叉应用的发展,将基因、环境与生活习惯差异考虑在内的个体化医疗为基础的疾病防治新型医学概念与医疗模式已经建立。本质是通过基因组、蛋白质组等组学技术和医学前沿技术,对于大样本人群与特定疾病类型进行生物标记物的分析、鉴定、验证与应用,从而精确寻找到疾病的原因和治疗的靶点。对一种疾病不同状态和过程进行精确分类,最终实现对疾病和特定患者进行个性化精准治疗的目的,提高疾病诊治与预防的效益。

二、儿童康复新技术

儿童康复领域中最常见的疾病主要是脑性瘫痪、智力发育障碍和孤独症谱系障碍三大疾病,后两者主要是以教育训练为主。对儿童康复新技术多集中在脑性瘫痪的运动功能康复方面。对脑性瘫痪有效的传统治疗方法有神经发育学疗法和传统康复疗法(PT、OT、ST等)、肉毒杆菌毒素 A、中医中药、针灸、按摩和熏蒸等。

Iona Novak 纳入研究 166 篇文章,系统评价脑瘫的治疗疗效,结果表明治疗有效 16%、可能有效 78%(58% 可能有效,20% 可能无效)、治疗无效 6%。大部分(70%)干预措施的证据是低级别的,30%~40% 的干预措施缺少临床证据。令人惊讶的是约 20% 的干预措施是无效的、没有必要的,甚至是有害的。因此,要尽量选择有循证医学证据的康复治疗技术,对新的康复治疗技术应慎重选择应用。以下主要针对运动康复的新技术简要介绍。

(一)运动想象疗法

运动想象疗法(motor imagery therapy,MIT)是指为了提高运动功能而进行反复运动想象,没有任何运动输出,根据运动记忆在大脑中激活某一活动的特定区域,从而达到提高运动功能的目的。是基于心理神经肌肉理论(psychoneuromuscular theory,PM),即人脑已储存了进行运动的计划或"流程图",在"运动想象"过程中被强化和完善。想象可改善运动技巧形成过程中的协调模式,通过给予肌肉额外在大脑中技能练习的机会而有助于学会或完成活动。功能性磁共振成像(functional magenetic resonance imaging,fMRI)和脑电图(electroencephalogram,EEG)研究表明:运动想象能更多激活额叶前部及顶叶后部。想象手指运动与实际手指运动都可以激活双侧运动前区及顶叶、基底核和小脑。运动想象训练要与肢体运动训练相结合,才能达到预期效果。

(二)活动观察训练

活动观察训练(action observation traning,AOT)是一种有效降低试验次数和错误且节省时间学习新动作的方法,让患儿主动观察人或物体进行反复主动模仿的训练。对正常孩子、残疾孩子和遗传代谢性疾病患儿均有效。

(三)任务导向性训练

任务导向性训练(task-oriented training,TOT)是根据运动控制理论(systems theory of motor control,STMC)和运动特异性原理,以个体能力和日常生活最大需求,设计功能性任务作为训练目标,引导患儿主动尝试和练习解决问题的方法,逐步完成目标性功能任务。可促进中枢神经系统的适应性和脑功能的重组。针对残损个体化治疗,强调主动参与,通过视觉和触觉的输入不断调整运动模式,反复强化而促进功能重建。

（四）全身振动训练

全身振动训练（whole body vibration training，WBVT）利用机械振动和外在抗阻负荷刺激机体，提高神经肌肉的兴奋性，振动刺激肌肉纺锤体和 α 运动神经元，激活更多的运动单位参与肌肉收缩，提高肌肉温度和皮肤血流，防止骨骼、肌肉僵化，引起肌肉振荡及神经系统的适应性反应而改善肌肉骨骼功能，对肌力、肌张力、平衡功能、姿势控制能力、柔韧性和提高骨密度等具有较好的训练效果。经典的训练包括 9 分钟的振动，频率最高达到 30Hz。在 20Hz 下训练肌肉可达到 10.800 次刺激，相当于走路 3 小时，因此简便易行且节省时间。

（五）强制性运动疗法

根据习得性失用理论，限制未受损的肢体一段时间后，这种失用可以逆转，且能持续较长时间。强制性运动疗法（constraint-induced movement therapy，CIMT）作为一种行为技术，包括：①限制健侧手臂或肢体的活动；②对患肢集中、重复、大量地练习与日常生活相关的活动；③通过逐渐增加难度而达到行为目标。对患儿限制健侧肢体运动（应用夹板、手套等），可使患侧运动增加，促进患侧肢体运动正常。时间一般为 1~3 个月，可反复使用。该疗法的特点是需要的人力少，且能在日常生活环境、游戏中持续使用。由于年龄和发育性的特点，儿童康复应用时应以对儿童友善的方式进行，以保证顺利实施，酌情使用神经发育学疗法、肌张力和肌力训练作为补充。其机制可能为：参与患部运动神经支配的神经元兴奋性增加，或损伤半球可兴奋神经元增加，或局部抑制性神经元活动减少，而原先存在的兴奋性神经元启用，增加了兴奋性突触联系。治疗后仍能保持较长时间，提示皮层兴奋性平衡的恢复，并可能产生新的有效的神经联系与网络。适用于儿童偏瘫、脑卒中慢性期（上肢和下肢）、脑外伤（上肢和下肢）、不完全性脊髓损伤、髋关节骨折、截肢后患肢痛、手指肌张力异常等。禁忌证是有未控制的严重临床疾病、球性失语或认知障碍、精神疾病及癫痫发作等。

（六）双手协调加强疗法

双手协调加强疗法（hand arm bimanual intensive therapy，HABIT）吸收了强制性运动疗法强化训练的优点，同时让健侧的手帮助患侧的手进行各种训练，重点是提高两手的协调性。通过有计划的工作训练完成双手合作的游戏和功能训练。HABIT 是一种新的治疗手段，该方法保留了儿科 CIMT 的 2 个主要元素。即：强化练习和对儿童友善性，可以解决 CIMT 疗法的限制并改善双手协调性。在实施过程中，应有计划地慢慢增加复杂性训练项目，并需设计应用双手的功能训练，注意考虑患儿目前最需要和容易完成的项目，要求家长参与，训练内容包括需用手参与的游戏和工作，如纸牌、电子游戏、绘画以及大运动等。

（七）密集运动训练治疗计划

密集运动训练治疗计划（intensive therapy program，ITP）即强化训练疗法，结合稳定身体的衣服和全方位动态运动单元器材，运用运动操作技巧及生理功能训练的基本原则与概念，结合不同的治疗手法及诱发技巧，针对脑瘫患儿设计治疗计划。通过减低病理运动模式、正常化肌张力、改善姿势，增强肌力、耐力、肌肉控制与协调能力、功能性活动能力，发展平衡反应，达到独立自主完成功能与活动技巧。ITP 中所使用的装具，由帽子、背心、短裤、膝盖垫及膝盖海绵垫，附着鞋上的连接环带、弹性连接带、塑胶 / 金属连接钩及上肢附件（新增设）等配件构成全方位运动器材，内含滑轮系统和悬吊系统，是目前认为安全有效的运动治疗辅助工具。ITP 可减低不正常的病理反射和刻板协同动作形态，恢复正确的姿势与自主的动作模式，提供外在支撑，并给予肌力弱的肌肉适当支持，矫正身体的异常姿势；可改变前庭系统，刺激大脑重新训练中枢神经系统，提供适当的触觉及感觉刺激，提高语言的输出和流畅度,提供身体如重力式的压力负荷和加速新建动作及功能性技巧的发展与学习;可长时间增加孩子的本体感觉,以最佳的手段加强孩子的核心控制,比传统模式更容易引导孩子做运动,解放治疗师的双手,减少人力成本及能让患儿家长更快地看到孩子治疗的效果方面发挥着独特的作用。

(八) 水疗

水疗(hydrotherapy)是利用不同温度、压力和溶质含量的水,以不同方式作用于人体以防病治病的方法。对人体的作用主要有温度刺激、机械刺激和化学刺激。温度可分为高温、中温、平温和冷水浴等。方法有水疗室:通过水的温度、阻力和浮力等,治疗师带患儿一起在水疗室里进行各种训练,效果肯定,成本较高;水疗仪:将泡沫、超音波、负离子、远红外线、水中步行训练等相结合进行水疗。

(九) 骑马疗法

骑马疗法(hippotherapy)是以马作为工具,在物理、作业和言语治疗师指导下,利用马的规律性运动模式及互动活动,针对脑瘫患儿的躯体、心理、认知、社会交流、行为障碍进行康复的一种手段。马的步态可提供精确、平稳、有节奏及重复性的类似于人类步态的节奏运动,可降低脑瘫患儿肌肉紧张度并具有分腿作用。骑马疗法还可增强爱心、勇气、耐心、信心、智慧、情商和喜悦与兴奋。日本骑马疗法还包括上下马、喂马、清理马场和写日记等,是一项主被动结合的运动。有研究其对孤独症谱系障碍和驼背等也有效。

(十) 海豚疗法

海豚疗法(dolphin therapy)由 David E. Nathanson 于 1978 年发明。海豚能发出 2 000Hz~10kHz 的多种波长的高频超声波,当超声波作用于人体后会产生机械温热效应,致局部温度升高,血液循环改善,代谢旺盛,组织软化,化学反应过程加速,酶系统功能有所改变,同时会对患儿的神经系统产生较强烈的冲击,激活患儿处于"休眠"状态的神经细胞,从而起到辅助治疗的作用。另外,海豚的友善和亲切让患儿身心放松,让脑瘫患儿与海豚玩耍,可促进其运动发育。

(十一) 核心肌群训练

核心肌群指脊椎、骨盆和髋关节联合周围的不同肌肉群,负责维持人体重心稳定的脊柱、骨盆和髋关节。核心肌群训练(core muscle training)是指通过特定的训练增强机体整体性稳定肌群(global muscle)和局部性稳定肌群(local muscle)的肌力、耐力和肌肉的发育,稳定脊柱、骨盆和髋关节的位置,提高身体的控制力和平衡力、上下肢动作间的协调工作效率和提高身体的变向和位移速度。通过核心肌群训练,控制在运动中骨盆和躯干部位肌肉的稳定姿态,为上下肢运动创造支点,协调上下肢的发力,使力量的产生、传递和控制最佳化。适用于脑瘫、运动功能障碍、慢性腰背痛和关节病、关节活动障碍等。方法包括:徒手训练、泡沫轴训练、抗力球训练、悬吊系统训练及核心板训练。通过核心肌群训练,可使脑瘫患儿的粗大运动及姿势控制等得到改善,是脑瘫训练中的最重要的部分之一。

(十二) 悬吊运动疗法

悬吊运动疗法(sling exercise therapy,SET)是基于现代康复理论最新成果的训练技术。它最初用于骨科术后和骨骼、肌肉系统慢性疾病的康复。儿童悬吊运动疗法原理是通过主动干预技术早期激发神经网络建立正确控制功能区,恢复平衡功能、协调能力、控制能力、支配能力,来渐进地解决大脑控制失常所产生的不正常用力和异常姿势。该疗法通过逐渐增加开链和闭链运动的负荷来进行肌肉耐力测定。包括肌肉放松、增加关节活动范围、牵引、训练稳定肌肉系统、感觉运动协调训练、开链运动和闭链运动、活动肌动力训练及小组训练。还可与其他方法结合进行训练。对于痉挛型偏瘫儿童通过增加悬吊训练,可以有效提高患儿核心肌群的力量,增强核心稳定性的功能,提高患儿运动的稳定性及协调能力;同时悬吊运动训练还可以纠正传统训练难以纠正的骨盆前倾、骨盆侧倾等问题,从而提高痉挛型偏瘫儿童的康复效果。适用于脑瘫、运动功能障碍、慢性背痛、颈痛、骨盆痛及肩关节病、关节活动障碍、肌力降低、耐力减低、骨骼肌感觉运动控制失调、脑卒中及其他神经系统疾病患者的康复治疗。

(十三) 沙浴疗法

沙浴疗法(sand therapy)通过沙浴热疗、磁疗的双重作用,能够有效促进人体的血液循环、扩张血管、调整全身的生理反应,进而激活与恢复人体的神经功能,改善患病部位的新陈代谢,活跃网状内皮系统功能,调节机体的整体平衡,对脑瘫具有良好的功效。

(十四) 泥疗

将泥加热稀释后入浴或包缠患病部位,利用其温热作用进行的治疗称为泥疗(mud therapy)。中药泥疗具有强柔韧性,可随意贴敷在身体的任何部位,具有活血、抗炎、祛风、除湿的多重功效,能迅速打通人体经络,对脑瘫患儿具有一定的治疗作用。

(十五) 康复机器人

康复机器人(rehabilitation robot)是帮助残疾人解决生活中活动困难的一种工具,使残疾人获得更强的独立生活能力,并提高他们的生活质量。康复机器人将极大地改善康复医学水平,如便携式机器人可以改善上肢残疾,智能机器人能够代替部分残疾功能,是康复医学的发展方向和研究热点。主要包括康复训练机器人、辅助型康复机器人、上肢康复机器人、下肢康复机器人等。目前多以机器人控制的步态训练(robotic gait training)为主,即通过电脑控制的机械臂固定住患者的腿部让其在跑台上训练。该系统包括提供部分体重支持的设备及机械性成分来控制髋关节和膝关节双侧运动。治疗师可控制体重支持的程度、机械臂支持的力度和跑台的速度。减重条件下进行康复训练是当前肢体康复训练的共识,是基于增强脊髓中心神经元可塑性的原则制定的训练任务。有越来越多的证据表明,密集的减重步行训练可通过诱导脑可塑性提高脑瘫患儿步行能力。康复机器人辅助患儿模拟正常步行周期,强化了外周深浅感觉的刺激,使患儿及早感受正常生理下的步态模式,有利于患儿步态训练的发展;患儿通过重复步行周期的一整套动作训练步行,而非通过分别改善肌张力、肌力及平衡能力达到改善步行能力的目的。原理为康复训练过程中,闭链运动不增加关节剪切力,协同多关节运动,刺激关节本体感受器,促进肢体运动和保护性反射活动的产生,可充分训练关节的整体协调性以及促进关节本体感受器功能恢复,从而促进关节稳定和功能康复。开链运动的剪切力大于闭链运动,肢体肌张力过高或肌力过低不应选择开链运动恢复功能,以免加重肢体负担,在康复后期,当关节的功能性和本体感受通过闭链运动得到了一定的加强后,则可采用开链运动,针对关节附近的肌群进行训练。

(十六) 辐射性体外冲击波疗法

辐射性冲击波可渗入皮肤表层下 3.5cm。应用辐射性冲击波可作用于痉挛肌肉,主要包括肱二头肌、小腿三头肌等。可明显降低肌张力,其有效作用可维持 2 个月。辐射性体外冲击波疗法(radial extracorporeal shock wave therapy)副作用小,可用于痉挛性脑瘫的治疗。

(十七) 虚拟现实技术

虚拟现实技术(virtual reality,VR)是一种将仿真技术与计算机图形学、人机接口、多媒体、传感和网络技术结合起来进行实时互动的新技术,包括模拟环境、感知、自然技能和传感设备等方面。模拟环境是由计算机生成的、实时动态的三维立体逼真图像。感知是指理想的 VR 应该具有一切人所具有的感知。除计算机图形技术所生成的视觉感知外,还有听觉、触觉、力觉、运动等感知,甚至还包括嗅觉和味觉等,也称为多感知。自然技能是指人的头部转动,眼睛、手势或其他人体行为动作,由计算机来处理与参与者的动作相适应的数据,并对用户的输入作出实时响应,并分别反馈到用户的五官。传感设备是指三维交互设备。其中输入设备有数据手套、立体鼠标、数据衣等,输出反馈设备有头盔显示器、大屏幕等。通过手的挥动、身体的运动等向计算机送入各种命令,从输出反馈设备中得到视觉、听觉及或触觉等多种感官的反馈,对脑瘫患儿的运动功能正常化具有重要的作用。

(十八)镜像疗法

镜像疗法(mirror therapy)又称镜像视觉反馈疗法,是基于重复想象力和心理训练的一种运动表象训练,镜像疗法在视觉刺激基础上应用躯体感觉输入来辅助运动功能恢复,其方便可行、易于操作。视觉作为知觉的主导,向大脑传输人体感知外界的主要信息来源。利用镜像装置,将健侧肢体活动的画面复制到患侧,患者通过这样视觉反馈,进行运动观察、模仿以及再学习。通过不断的视觉反馈刺激人脑主要运动皮质,影响皮质的电活动及兴奋性,促进脑功能重塑,诱发运动功能恢复。通过操作性训练,增强其感受器,效应器的能力,促进本体感觉的进一步提高。治疗之前治疗师对于患儿的宣教也特别重要,其目的一方面是增加可操作性和治疗有效率,另一方面是给予患儿心理支持、暗示等增加其主动康复的意愿。在镜像治疗中,患儿看到完好侧肢体运动的镜像,就可以激活相应皮层的镜像神经元,脑电图证明,其放电形式与实际执行动作时脑区电活动一致,因此有助于恢复受累侧肢体的运动功能。正是由于视觉反馈可以影响中枢感觉、运动区的皮质电活动,同时中枢又是具有部分可塑性的,因此,通过视觉反馈达到康复治疗的目的也就有了可行性。镜像疗法作为一种新的康复治疗手段,在更多疾病的治疗中得到应用。

(十九)情景治疗

情景治疗(context therapy)是指将患儿、工作及环境三者相结合,以家庭为中心,由家庭和医疗工作者合作确定目标及干预措施。与传统疗法最大的不同重点在于改变工作任务及环境,而不是改变患儿。治疗师改变环境和工作因素来达到父母认可的目标。治疗师并不提供补救措施来改变患儿的能力,而是根据动态系统理论和家庭为中心的原则指导,提供给患儿一个环境使其在限制的环境下进行自我运动。简单的社区和家庭环境改造和配备简单的训练器材,同时强调家长参与的非常重要性,不但要家长参与,而且要教会家长一些简单有效的治疗方法,可大大延长治疗时间和提高疗效,以及使无条件住院的脑瘫患儿能够在社区家庭进行康复。

(二十)药物治疗

减少肌张力障碍:苯海索、丁苯、卡比多巴 - 左旋多巴等,用于调节深颅核神经递质的生物可用性;肌肉松弛剂:巴氯芬,γ- 氨基丁胺(GABA),抑制神经兴奋性递质在脊髓水平的释放。巴氯芬泵给药对严重脑瘫(GMFCS 分级Ⅳ、Ⅴ)效果最好;A 型肉毒毒素对上下肢痉挛和缓解痉挛性疼痛有效。维生素 D、钙补充剂和双膦酸盐等可改善骨密度;左乙拉西坦可缓解不随意运动型脑瘫的症状。

(二十一)神经干细胞移植

神经干细胞移植(neural stem cells transplantation)是将神经干细胞移植到宿主体内,使神经干细胞向神经系统病变部位趋行、聚集,并存活、增殖、分化为神经元和/或胶质细胞,从而促进宿主缺失功能部分恢复的一种技术。近年来,神经干细胞研究成为治疗神经退行性疾病和中枢神经系统损伤的热点。神经干细胞移植在临床应用中有广阔的前景,对它的研究一直是近年来的热点。杜克大学格鲁吉亚医学院等进行了脑瘫患儿早期给予神经干细胞治疗的双盲实验,目前仍无有效的结论报道。诱导体内神经干细胞产生是目前研究的热点。有研究证明神经干细胞移植可以促进神经生长因子的产生。

(二十二)手术治疗(主要针对脑瘫和其他运动障碍)

1. **SPR/SDR手术、局部矫形手术** 被证明有效,但要严格掌握适应证,手术前后均应做有效的康复训练。

2. **周围神经微创手术、神经阻滞技术** 有效性还要进一步研究。

3. **基底神经节立体定位神经核团捣毁术** 对治疗强直、手足徐动、震颤型有一定的效果,但风险较大,价格较贵。

4. **深部脑刺激术**(deep brain stimulation,DBS) DBS是植入一个细长的电极导线,至脑中的丘脑下核或是苍白球内核,此导线经皮下植入与胸前的脉冲产生器相连(此装置类似心律调节器)。不同于手术,DBS不会破坏脑部组织,它是一种可逆式的反应,借产生电流来控制调节脑内不正常的活动讯息,而达到运动障碍症状的控制。干预效果不好应尽早应用DBS,其效果较明显,并发症极少,可减少疼痛,防止关节脱位。可应用于痉挛型脑瘫和不随意运动型脑瘫。也可应用于难治性多发性抽动障碍。

综上所述,儿童康复治疗一定要在精准评估的基础上制定个体化治疗方案,选择有循证医学依据的康复治疗方法,不断更新康复理念,使患儿在愉快的环境中主动接受治疗,提高生活质量,尽快参与和融入社会。

(唐久来 李晓捷)

第二节 物理治疗

应用力、电、光、声、磁和热动力学等物理学因素来治疗儿童的方法称为物理治疗(physiotherapy/physical therapy,PT),又称物理疗法。物理治疗可以分为两大类,一类以功能训练和手法治疗为主要手段,称为运动疗法或运动治疗;另一类以各种物理因子(如电、光、声、磁、冷、热、水等)治疗为主要手段,称为物理因子疗法,传统上称为理疗。

一、运动疗法

运动疗法(physical therapy,PT)是采用主动和被动运动,通过改善、代偿和替代的途径,旨在改善运动组织(肌肉、骨骼、关节、韧带等)的血液循环和代谢,促进神经肌肉功能,提高肌力、耐力、心肺功能和平衡功能,减轻异常压力或施加必要的治疗压力,纠正躯体畸形和功能障碍。随着医学模式的转化和障碍学的发展,运动疗法已经形成了针对某些疾患进行康复治疗的独立体系。

近年来,运动疗法的适应范围逐渐扩大,除原发疾病、障碍的运动疗法外,也增加了适应健康及预防疾病的运动疗法。因此运动疗法也可称为预防运动。

(一) 目的

运动疗法是对运动障碍的直接治疗法。从障碍和运动疗法关系来看,对功能障碍的康复途径应为:针对关节活动度运动、肌力增强运动、伸展运动、神经系统促通等。对能力障碍的康复措施,如改善日常生活活动能力的方法应为:伴有辅助用具的使用,如杖、矫形器、轮椅的运动疗法和对基本动作训练等。对社会参与能力的提高措施应为:在教育的同时促进正常运动发育、预防能力低下和维持肌力等。

运动疗法的主要目的是:①运动时抑制不必要的肌肉收缩,使之充分弛缓;②降低肌张力,扩大关节活动度;③增强肌力和耐力;④保持适当的肢位和体位,改善神经肌肉的功能,进行再教育;⑤保持各肌群相互间的协调性;⑥力求获得基本动作,从卧位、立位到步行的顺序;⑦通过运动刺激改善心脏、肺、肝脏等功能。为完成上述康复目的,在运动疗法实施中要与患儿保持良好的人际关系,建立信赖关系。鼓励患者主动练习,开展评比,树立信心。同时,对儿童来说,父母和家属的参与对完成训练是十分必要的。

(二) 原则

运动疗法的原则强调:①遵循儿童运动发育的规律促进运动发育;②在抑制异常运动模式的同时,进行正常运动模式的诱导;③使患儿获得保持正常姿势的能力;④促进左右对称的姿势和运动;⑤诱发和强化所希望的运动模式,逐渐完成运动的协调性;⑥康复训练前对肌张力的缓解;⑦增强肌力;⑧对于功能障碍的处理;⑨对于肌肉 - 骨骼系统的管理;⑩根据需求采用目前国内外公认的技术。

(三) 适应证

运动疗法的适应证分为:中枢神经系统疾病、整形外科疾病、肌肉疾病、遗传性疾病、运动性外伤障碍等。

1. 中枢性疾病

(1) 头部外伤:根据障碍程度,决定运动疗法的负荷量。在施行运动疗法时导入综合的运动疗法和早期的运动疗法是十分必要的。

(2) 脑性瘫痪:患儿早期进行整体运动疗法是有效的,功能活动的改善,姿势肌张力的正常化,诱导出正常运动模式及获得正常功能是非常重要的。

(3) 重症身心障碍:多由于中枢神经系统严重受损,造成运动障碍和智力障碍。康复医学以日常生活实际为中心,强调姿势的管理,抑制非对称性姿势,促进头部、上肢、下肢的抗重力要素及手眼协调动作。可制定出重症儿的治疗体操处方,指导家长在家中进行操作。

(4) 脑肿瘤:判断生命预后及功能的程度是非常重要的。在判断恢复的程度上进行运动疗法。运动疗法以脑卒中的运动疗法为基准,效果不佳时应配合日常生活活动能力训练。

2. 矫形外科疾病

(1) 骨折:对于关节活动度受限的运动,在肌力低下时进行肌力增强运动,并且以日常生活活动能力训练为主。

(2) 截肢:截肢后的处理,运动疗法可以防止断肢的水肿、关节的挛缩,最终的目标是假肢的穿着及在日常生活中的实用化。

(3) 关节疾病:如膝关节患病时,不仅是股四头肌应该进行肌力增强训练,膝关节周围和髋关节周围肌肉也应该进行肌力增强训练。但是,在急性期的肿胀炎症期,应该只进行关节活动度运动及股四头肌的等长运动训练,待疼痛减轻,再逐渐进行日常生活动作的训练,以完成获得日常生活动作的目标。

(4) 脊髓损伤：根据损伤位置不同，运动疗法应以失用综合征特别是关节挛缩、残存肌肉的肌力低下、压疮等的预防及肌力增强为中心，进行运动疗法。

(5) 末梢神经损伤：以促进知觉功能恢复为主，进行再教育，同时配合物理因子疗法预防肌肉萎缩、变形。

(6) 血友病：疼痛消失后，尽可能早期开始运动疗法，进行辅助疗法的同时应注意肿胀、疼痛。

3. 肌肉疾病 以进行性肌萎缩为例叙述。进行性肌萎缩是进行性疾病，运动疗法的目的是维持关节活动度的训练，防止上肢、下肢、躯干肌群的挛缩、关节变形。应适当进行立位、步行及床上动作的肌力增强训练。此外，采用呼吸系统运动疗法，预防呼吸道感染等疾病也很重要。

4. 遗传性疾病 如唐氏综合征(21三体综合征)、Rett综合征等遗传代谢性疾病，通过早期疗育，治疗合并症和健康管理，配合运动疗法，可提高功能和延长其寿命。

5. 运动性外伤 要考虑在外伤的治疗过程中进行运动疗法，早期以改善关节活动度、预防肌萎缩为目的，是以获得患侧肢体神经肌肉协调性、维持心肺功能等作为目标，恢复运动功能。必要时配合物理因子疗法，采用叩击法和使用辅助用具等效果更好。

(四) 分类

运动疗法的内容丰富，分类方法很多。例如，根据肌肉收缩的形式分为等张运动和等长运动；根据主动用力程度分为主动运动、被动运动、助力运动和抗阻运动；根据能源消耗分为放松性运动、力量性运动、耐力性运动等。

1. 主动运动(active movement) 是指完全由患儿主动用力收缩肌肉来完成的运动。例如，主动活动四肢关节、各种医疗体操、日常生活活动训练等，目的是改善和恢复肌肉、关节和神经系统的功能。

2. 被动运动(passive movement) 是指患儿完全不用力，肢体处于放松状态，动作的整个过程全靠外力来完成的运动。其目的是增强瘫痪肢体的本体感觉，防止关节挛缩和关节损伤后的功能障碍，促进肌力恢复，促发主动运动。被动运动要求动作要慢，患儿在训练时意识要集中于运动。

3. 助力运动(assisted movement) 是指借助于外力的帮助，通过患儿主动收缩肌肉来完成的运动。外力可以来自于健侧肢体或他人的帮助，也可以利用器械(如滑轮、悬吊等)、引力或水的浮力来帮助其完成动作。其目的是为患儿获得肌肉收缩的感觉，促进肌力的恢复，建立起协调的动作模式。助力运动要求患儿以主动用力为主，在能够活动的范围内尽量减少助力，避免以助力代替主动用力。

4. 抗阻运动(resisted movement) 是指运动时必须克服外部阻力才能完成的运动，又称为负重运动。阻力可人为施加，亦可来自于器械。其目的是更有效地增强肌肉的力量和耐力，改善肌肉的功能。抗阻运动要求患儿肌力达4级以上，阻力应加在受累关节的远端，且由小到大。

5. 等长运动(isometric exercise) 是指肌肉收缩时肌肉起止点的距离无变化，关节不产生肉眼可见的运动，但肌肉的张力明显增高，又称为等长收缩或静力性收缩(static contraction)。在日常生活和工作中，等长收缩常用于维持特定的体位和姿势。在运动疗法中，等长运动是增强肌力的有效方法。

6. 等张运动(isotonic exercise) 是指肌肉收缩时肌张力基本保持不变，但肌纤维的长度发生变化,由此导致关节发生肉眼可见的运动,又称为动力性收缩。收缩时肌肉起止点之间的距离缩短,肌纤维的长度变短称为向心性等张运动(concentric isotonic exercise),如屈肘时的肱二头肌收缩,伸膝时的股四头肌收缩。动作进行时,肌肉起止点之间的距离逐渐延长,肌纤维的长度被拉长称为离心性等张运动(eccentric isotonic exercise),如伸肘时的肱二头肌收缩、下蹲时的股四头肌收缩等,其作用主要是使动作的快慢或肢体落下的速度得到控制。

7. 等速运动(isokinetic exercise) 是指利用专门设备,根据运动过程的肌力大小变化,相应调节外加阻力,使整个关节运动依照预先设定的速度运动,运动过程中肌肉用力仅使肌张力增高,力矩输出增加,又称为可调节抗阻运动(accommodating resistance training)。等速运动与等长运动、等张运动相比,其运动速度相对稳定,不会产生加速运动,且在整个运动过程中所产生的阻力与作用的肌力成正比,即肌肉在运动全过程中的任何一点都能产生最大的力量。等速运动能依据肌力强弱、肌肉长度变化、力臂长短、疼痛、疲惫等状况,提供适合肌肉本身的最大阻力,且不会超过负荷的极限,有助于从神经生理学的角度训练肌肉,因此,等速运动具有相当高的效率与安全性。

(五)常用物理治疗技术

随着运动疗法的发展,治疗技术不断创新,关节活动度、肌力、耐力改善的传统训练方法不断完善,训练方法也日趋成熟。主要有如下方法:

1. 生物力学疗法 包括渐增阻力训练法、关节活动度的维持与改善训练法、呼吸系统疾病运动疗法、生态矫正训练法等。

(1)渐增阻力训练(progressive resistance exercise):是一种逐渐增加阻力的训练方法,肌肉的能力增强时负荷量也随之增加。肌力训练是根据超量负荷(over load)的原理,通过肌肉的主动收缩来改善或增强肌肉的力量。渐增阻力技术可被视为软瘫和不随意运动型脑瘫儿童肌力增加的一种手段。

(2)关节活动度的维持和改善训练(joint activities therapy):主要用于改善和维持关节活动范围(range of joint motion,ROM)的康复治疗技术。关节活动度的维持和改善是运动功能恢复的前提及关键,是恢复肌力、耐力、协调性、平衡等运动要素的基础,也是进行日常生活训练、职业训练,使用各种矫形具、假肢和轮椅的必需条件。

(3)关节松动技术(joint mobilization therapy):是指治疗者在关节活动允许范围内完成的一种针对性很强的手法操作技术,运动时常选择关节的生理运动和附属运动作为治疗手段。

(4)软组织牵伸技术(stretching therapy):是针对病理性缩短的软组织延长的治疗方法,其目的是改善或重新获得关节周围软组织的伸展性,降低肌张力,增加或恢复关节的活动范围,防止发生不可逆性的组织挛缩,预防或降低躯体在活动或从事某项运动时出现的肌肉、肌腱损伤。

(5)平衡功能训练(balance exercise):通过激发姿势反射,加强前庭器官的稳定性,从而改善平衡功能。训练内容主要包括静态平衡和动态平衡。

(6)协调性训练(coordination exercise):协调能力是指人们迅速、合理、省力和机敏地完成有控制的运动,特别是复杂而突然的运动能力。协调性训练就是以发展神经肌肉协调能力为目的的练习,常用于神经系统和运动系统疾病的患儿。

(7)减重步态训练(weight loss gait training):又称部分身体支撑(partial bodyweight support,PBWS)步行训练,指通过悬吊装置减少下肢的负重,并结合电动跑台强制带动患者重复产生有节律的步行,患者可以早期进行步行训练。是一种安全有效的治疗功能性步态及耐力的方法。如果配合运动平板(treadmill)进行训练,效果更好。

(8)核心稳定性训练(core stability training):核心稳定性是指在运动中控制骨盆和躯干部位肌肉的稳定姿势,为上下肢运动创造支点,并协调上下肢发力,使力量的产生、传递和控制达到最佳化。核心稳定性训练可以提高人体在非稳定状态下的控制能力,增强平衡能力,更好地训练人体深层的小肌群,协调大小肌群的力量输出,增强运动功能,可以增强深层稳定肌的肌力及本体感受性反射活动。核心稳定性训练目前已逐渐成为运动训练领域的新热点,受到了国内外众多专家、学者的关注。

理论依据为:动态不稳定的支撑环境增加了对中枢神经系统的刺激,进而提高了中枢神经系统动员肌纤维参与收缩的能力(即中枢激活提高)。核心力量训练的关键是借助动态不稳定的支撑面创造一个动态的训练环境。由于身体在不稳定的支撑面上姿势难以保持稳定状态,重心位置难以固定不变,身体必须不断地调整姿势以控制身体重心和姿势的平衡及稳定,此时核心肌群的工作负荷变大,神经-肌肉系统的刺激效果增强。

操作方法:①不借助任何器械的单人练习;②运用单一器械进行的练习;③使用综合器械进行的练习;④各种 Pilates 练习形式(用意念控制动作);⑤振动力量和悬吊训练;⑥平衡板、泡沫桶、气垫、滑板、瑞士球、震动杆,各种垫子上做徒手练习等。

核心稳定性训练的作用:①增强躯干深层稳定肌的肌力;②协调大小肌群的力量输出;③改善运动平衡性、协调性和灵敏度;④增强躯干骨盆周围本体感受器的刺激作用;⑤提高能量的利用效率;⑥减少运动过程造成的损伤。

2. 神经生理学疗法 是根据神经生理与神经发育的规律,即由头到脚、由近端到远端的发育过程,应用易化或抑制方法,使患儿逐步学会如何以正常的运动方式去完成日常生活动作的训练方法。在康复治疗中应用较普遍的有:Bobath 技术、Brunnstrom 技术、PNF、Vojta 技术以及 Rood 技术等。

(1)Bobath 技术:又称神经发育学疗法(neurodevelopment therapy,NDT),是英国学者Karel Bobath 和 Berta Bobath 夫妇在长期治疗小儿脑瘫的基础上结合神经生理学关于姿势控制和小儿发育学的理论基础上共同创造的治疗方法,已经发展成为儿童康复治疗中主要运动疗法之一,并在世界范围内被广泛应用。

1)基本理论:①运动发育的未成熟性:由于小儿在发育过程中脑组织受到损伤,导致运动功能发育迟缓或停止;临床表现出运动发育与正常同龄儿童相比明显落后或停滞。②运动发育的异常性:脑损伤后,由于上位中枢对下位中枢的控制解除,从而释放出各种异常姿势和运动模式。这种病态异常模式,在正常小儿运动发育的任何年龄段都不会出现,所以称为运动发育的异常性。由于正常的神经传导通路受损,患儿感受不到正常运动、姿势、肌张力,而是不断体会和感受异常,结果导致异常姿势和运动模式逐渐明显,症状就逐渐加重,至少要进行到青春期才能停滞。Bobath 技术强调早期治疗,因早期脑组织正在发育阶段,其可塑性强,是学习运动模式潜力的最大时期。虽然有脑损伤,但仍可通过各种方法使患儿学习到正常的运动模式,促进未成熟性向成熟性发展,抑制异常姿势,促进正常姿势,达到治疗和康复的目的。

2)目的:①通过关键点控制,抑制异常姿势运动模式,从而促通正常姿势和控制运动姿势紧张的能力;②通过促通技术与手法(立直反射等)促通体位变化,从而促通正常的体位转换模式及正常姿势运动模式,包括抗重力能力等;③通过局部刺激,调整肌力和肌张力,增强体表及本体感觉的反馈来促进运动功能的发育;④通过游戏和训练方式,改善儿童的日常生活动作能力;⑤预防关节挛缩和变形,从而达到康复的目的。

3) 基本技术与手法:有 3 种,即控制关键点、促通技术、刺激本体感受器和体表感受器。

① 控制关键点:通过控制人体的某些特定部位抑制挛缩和异常姿势反射,促通正常姿势反射。关键点多在近位端,随治疗进展而向周围移行,并随之减少操作点和量。包括:头部、肩胛带及上肢、躯干(脊柱部)、下肢及骨盆带。

② 促通技术:促通是能使患儿获得主动、自动反应和动作技巧的手法,可以防止异常的感觉输入,主要手技是利用矫正反射进行促通。在促通之前或同时,应先用抑制方法减轻痉挛。在治疗过程中,不断地利用抑制 - 促通手法来使患儿有正常的肌张力、动作模式、立直反应及平衡反应。目的是最大限度诱发患儿潜在的能力。包括:颈立直反应的促通、上肢保护伸展反应的促通、平衡反应的促通。

③ 刺激本体感受器和体表感受器:适用于全身低张力或同时收缩障碍,难以控制姿势的不随意运动型和共济失调型患儿,以及整体的肌肉过度紧张已经被控制,但仍有局部肌张力低下的痉挛型患儿。通过这种手技的反复进行,增加患儿感觉 - 运动经验,学习正常的肌肉收缩。刺激的效果可以在时间上、空间上增强,从而促通正常的神经通路。本方法应注意:以刺激局部反应为目的,避免诱发广泛的联合反应;刺激后如果肌张力明显增高,应立即中断此种操作;配合使用反射性抑制手技。

4) 优点:①适用于不同类型、年龄、程度脑瘫患儿,应用广泛;②遵循运动发育规律(反射、神经 - 肌肉控制、运动学习等),促进神经系统的发育以及"学习—整合—运动";③抑制与促通结合,全身与局部结合;④无痛苦,可泛化到游戏和生活中;⑤效果肯定。

5) 缺点:①多以被动动作为主,主动不足;②静态动作较多,动态动作较少;③患者与治疗师为"一对一"模式,占用较多康复资源;④效果的显现较慢,需要时间的积累。

(2) Rood 技术:是由美国学者 Margaret Rood 在 20 世纪 50 年代创立,它强调选用有控制的感觉刺激,按个体的发育顺序通过应用某些动作的作用引出有目的的反应,又称多感觉刺激疗法。Rood 认为,在不同任务中,不同的肌肉有不同的"责任",即使是最简单的活动也需要多组肌肉的参与,它们包括主动肌、拮抗肌、固定肌和协同肌。Rood 还认为,随意性运动是基于固有反射和在此基础上来自高级中枢的调节,因此该方法的治疗是从诱发反射活动入手,结合发育模式来增强运动反应。

理论基础:利用温、痛、触、视、听、嗅等多种感觉刺激,调整感觉通路上的兴奋性,以加强与中枢神经系统的联系,达到神经运动功能的重组。正确的感觉输入是产生正确运动反应的必要条件,感觉性运动控制是建立在发育的基础之上,并逐渐发展起来的。因此,治疗必须依据患儿个体的发育水平,循序渐进地由低级感觉性运动控制向高级感觉性运动控制发展。通过感觉刺激,增加感觉和运动功能。通过各种感觉刺激促进肌肉、关节功能,从而增加运动能力。

基本技术与方法如下:

1) 触觉刺激:可选用软的或根据情况选用不同硬度的毛刷,进行一次刷擦。也可用轻手法触摸手指和脚趾间的背侧皮肤、手掌和足底部,引出受刺激肢体的回缩反应,对这些部位的反复刺激则可引起交叉性反射性伸肌反应。

2) 温度刺激:常用冰袋来刺激,因为冰(温度 -17~-12℃)具有与快速刷擦和触摸相同的作用。具体方法有两个,一次刺激法(用冰一次快速地擦过皮肤)和连续刺激法。

3）轻叩：轻叩手背指间或足背趾间皮肤及轻叩掌心、足底均可引起相应肢体的回缩反应。重复刺激这些部位还可以引起交叉性伸肌反应，轻叩肌腱或肌腹可以产生与快速牵拉相同的效应。

4）牵伸：牵拉内收肌群或屈肌群，可以促进该群肌肉而抑制其拮抗肌群。牵拉手或足的固有肌肉可以引起邻近固有肌的协同收缩，用力握拳或用力使足底收紧可对手和足的小肌群产生牵拉，可使近端肌群易化，若此时这一种动作在负重体位下进行，近端关节肌群成为固有肌，可以促进这些肌群的收缩，从而进一步得到易化。

5）挤压：按压肌腹可引起与牵拉肌梭相同的牵张反应；用力挤压关节可使关节间隙变窄，可刺激高阈值感受器，引起关节周围的肌肉收缩。对骨突处加压具有促进、抑制的双向作用，如在跟骨内侧加压，可促进小腿三头肌收缩，产生足跖屈动作；相反，在跟骨外侧加压，可促进足背屈肌收缩，抑制小腿三头肌收缩，产生足背屈动作。

6）特殊感觉刺激：选用一些特殊的感觉（视、听觉等）刺激来促进或抑制肌肉的活动。视觉和听觉刺激可用来促进或抑制中枢神经系统；光线明亮、色彩鲜艳的环境可以产生促进效应，而光线暗淡、色彩单调的环境则有抑制作用；节奏性强的音乐具有易化作用，轻音乐或催眠曲则有抑制作用；治疗者说话的音调和语气也可影响患者的动作和行为。

（3）本体感神经肌肉促进技术（proprioceptive neuromuscular facilitation，PNF）：是通过各种感觉输入来强化本体感觉性刺激所产生的肌肉反应，促进患儿学习和掌握正确的运动功能。螺旋、对角线型的运动模式是PNF的基本特征。PNF不仅可以提高人体肌肉的力量、耐力及控制能力，而且能够有效地调动人体协调的潜在功能，建立稳定与活动的平衡，进而改善患儿的日常生活能力。可提高肌力、耐力和协调性，扩大主动肌模式的活动范围，对头和颈部肌力不平衡、四肢和躯干肌力弱者及痉挛所致关节活动受限等均有疗效。适用于年长儿痉挛性偏瘫、四肢瘫等。

理论基础：PNF的神经生理学原理包括：①刺激的后期放电，导致持续静态收缩使肌肉力量增加；②时间总和造成的神经肌肉的兴奋性；③空间总和导致神经肌肉的兴奋；④时间和空间的总和引起较强的肌收缩；⑤利用交互神经支配（又称神经交互抑制）的原理，产生主动肌收缩时拮抗肌的自动放松；⑥通过扩散（又称溢生）原理引起较弱运动肌群的收缩；⑦通过连续性诱导导致拮抗肌收缩等。

操作方法：①本体感觉输入的阻力法、扩散与强化、手法接触、体位与身体力学原理、言语刺激（指令）、视觉刺激、牵张、加压法、动作出现的时间顺序等；②运动模式：上肢的屈曲—外展—外旋、伸展—内收—内旋、屈曲—内收—外旋、伸展—外展—内旋；下肢的屈曲—外展—内旋、伸展—内收—外旋、屈曲—内收—外旋、伸展—外展—内旋；③节律性起始、等张组合，拮抗肌反转的动态反转、稳定性反转和节律性稳定；④反复牵张（反复收缩）的起始范围、全范围的反复牵张；⑤收缩-放松；⑥保持-放松；⑦重复等。该技术根据需求，多应用于年长儿。

（4）Brunnstrom技术：在脑损伤后恢复过程中的任何时期，均使用可利用的运动模式来诱发运动反应，以便让患者能观察到瘫痪肢体仍然可以运动，刺激患者康复和主动参与治疗的欲望。强调在整个恢复过程中逐渐向正常、复杂的运动模式发展，从而达到中枢神经系统的重新组合。

理论基础：Brunnstrom技术是利用包括各种原始反射在内的反射和初级运动模式，促进运动控制。这些反射和运动模式主要包括紧张性颈反射、紧张性迷路反射、支持反射、整体运动、联合反应及联合运动等。

操作方法:①在疾病恢复早期,随意运动尚未出现时,充分利用对侧的联合反应与其他反射活动,诱导产生某种动作,当这种动作出现后,给予充分利用并进行有意义的组合,使之达到随意完成这一动作的目的;②一旦某种程度的共同性运动确立后,再通过各种方法去训练完成这一共同动作的分离和独立的动作。

训练包括躯干及上肢的训练、行走与步态训练等。

(5)Vojta 技术:是德国学者 Vojta 博士创建的疗法。此方法是通过对身体一定部位的压迫刺激,诱导产生全身的协调化反射性移动运动,改善患儿的运动功能,因而又称其为诱导疗法。

理论基础:利用诱发带的压迫刺激,诱导产生反射性移动运动。通过这种移动运动反复规律地出现,促进正常的反射通路,抑制异常反射通路,达到治疗目的。

治疗方法:①反射性腹爬(reflex kriechen,R-K):通过出发姿势,刺激诱发带使患儿产生反射性腹爬运动模式。是一个从出发肢位,经过中间肢位到终了肢位的过程。是一种作为反射性移动运动的交替性腹爬运动模式,是一种综合的、协调的复合运动。基本手技包括 R-K1、R-K2 及各种变法(图 2-1)。②反射性翻身(reflex umdrehen,R-U):基本手技包括 R-U1、R-U2、R-U3、R-U4,常用的是前两种(图 2-2)。

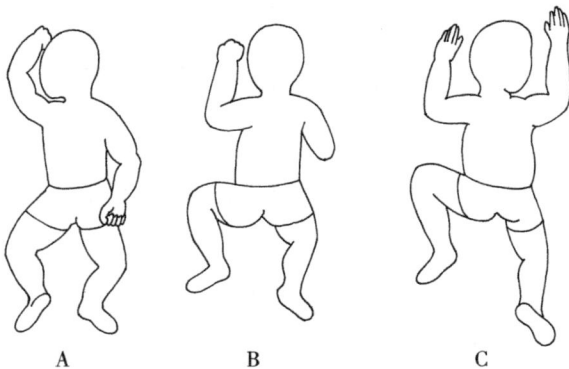

图 2-1　R-K 运动过程
A. 出发姿势;B. 中间姿势;C. 终末姿势

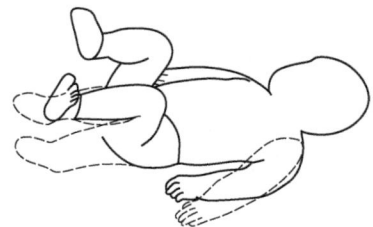

图 2-2　R-U 出发姿势、诱发带、反应

治疗实施原则:①摆好正确的出发姿势;②刺激前要使欲促通的肌肉处于伸展状态;③诱发带以压迫刺激,诱发全身反射性运动;④诱发的反射性运动以抵抗,延长反应时间。

(6)运动再学习(motor relearning program,MRP):根据对正常人习得运动技能过程的充分认识,通过分析与运动功能障碍相关的各种异常表现或缺失成分,针对性地设计并引导患者主动练习运动缺失成分和功能性活动,促进脑功能重建,获得尽可能接近正常的运动技能。

理论基础:以神经生理学、运动学、生物力学、行为科学为理论基础,以中枢神经可塑性和功能重组为理论依据,通过具有针对性的练习活动,实现功能重组,采用多种反馈(视、听、皮肤、体位等)强化训练效果。这些基本理论和治疗原则,已经不同程度地在各种技术中被采用,但不够充分和全面。该方法强调,促进功能重建的因素主要是以下几个方面:①具体的而非抽象的训练项目或目标;②反复强化;③兴趣性;④挑战性;⑤社会交流性;⑥醒觉程度;⑦避免或减少损伤后的适应性改变。

操作方法:在小儿脑瘫康复治疗中强调,①任务导向性训练(task-oriented training)或活动聚焦性治疗(activity-focused therapy);②遵循运动技能学习过程的特点进行训练;③任务或活动导向性训练与残损针对性治疗相结合;④个体化治疗;⑤以难易恰当的主动性运动为主;⑥反复强化训练;⑦注重肌力和体能训练;⑧指导家长参与。

运动学习的理论符合小儿脑瘫康复的特点以及促进儿童发育的需求,我们提倡在综合采用上述各类康复治疗技术时,将运动学习的理念贯穿其中,以全面提高康复治疗的效果。

3. 其他运动疗法

(1) 上田法(相反神经兴奋抑制法):是一套简便而实用的康复理论学说和运动疗法技术,其目的是降低肌张力,缓解肌痉挛,防止肌肉肌腱挛缩,预防关节畸形,抑制异常姿势的发生与发展,促通正常姿势与运动的发育等。

基本原理:Myklebus 相反性神经网络学说理论认为,正常人腱反射活动的完成有赖于正常而完整的相反神经网络基础。当神经兴奋使主动肌收缩的同时,相对的拮抗肌会受到抑制而弛缓。如果脑由于各种原因而损伤,脊髓的这一网络不能正常发挥其生理作用,表现为主动肌收缩的同时,拮抗肌也出现收缩,这是因为 γ 反射环路兴奋性增高,从而引起肌张力增高、肌肉痉挛。上田正根据这一学说,认为脑瘫患儿存在着主动肌与拮抗肌同时收缩的异常相反神经兴奋通路,在临床上采用了一系列抑制这种异常相反性兴奋通路的手技,活化相反性抑制网络通路,达到降低肌张力、缓解肌痉挛的目的。主要应用于痉挛型脑性瘫痪,尤其对肌张力明显增高、有明显肌肉痉挛的重症痉挛型脑瘫疗效更为明显。

治疗手技:基本手技有颈部法,颈、骨盆法,肩、骨盆法,上肢法,下肢法,对角线法,全四肢法。辅助手法有颈部Ⅱ法、骨盆带法、下肢Ⅱ法、肩胛带法。

但是,此方法存在着手法较粗暴、易导致副损伤等缺点,目前此方法是否适用于脑瘫患儿争议较大,需慎重决定是否采用。

(2) Phelps 技术:由美国的骨科医师 Phelps 创立。通过运用被动运动、半组式运动、主动运动、抗阻运动、条件反射运动、松弛运动、平衡运动、交替运动、四肢运动、协调性运动、松弛后活动控制、按摩、日常生活运动、综合性活动和休息 15 种治疗方法,对瘫痪肌群进行重点训练。

(3) 强制性运动疗法(constraint-induced movement therapy, CIMT):又称为强迫使用疗法或强制性治疗,是 20 世纪 80 年代开始兴起的一种新的康复治疗方法。限制健侧的同时强化使用患侧肢体,提高自发使用患侧肢体和阻止发生忽略患侧的意识。近年来用于偏瘫型脑瘫的康复并显示良好疗效。与 NDT 在治疗环境中有良好效果不同,CIMT 强调在生活环境中限制脑损伤患儿使用健侧肢体,强制性使用患侧肢体,可以明显提高脑损伤慢性期患侧肢体完成动作的质量。包括 3 个主要部分:①重复性的任务:导向的患肢训练,每天 6 小时,连续 2~3 周;②应用坚持:增强行为方法将获得的技能转移到现实环境中;③限制健侧,强迫患儿使用患侧。由于年龄和发育性的特点,在脑瘫的治疗中应适当修改,以儿童友善的方式进行,以保证顺利实施,同时酌情使用神经发育学疗法、体感神经肌肉易化法、肌张力和肌力训练作为补充。

1) 理论基础:研究者们普遍认为通过对患肢的训练能增加患者皮质的运动区中相应的支配面积,也能增加其他皮质运动区的募集,促进功能重组。CIMT 干预后可使大脑皮质发生重组已得到磁共振、脑血流灌注断层显像等影像学技术的研究证明。CIMT 已经广泛运用于神经系统疾病的康复治疗中。

2）应用

① 年龄选择：国外报道偏瘫型脑瘫患儿应用 CIMT 年龄最小的为 8 个月，国内报道平均年龄为 7 个月。研究报道，对偏瘫患儿采用强制性运动疗法，经过治疗，患儿达到了实际年龄的运动发育水平，这不仅说明 CIMT 对婴儿有效，而且可能使目前的研究重点转变为探索强制性运动疗法的最合适时间。Andrew 对 4~13 岁偏瘫患儿采用 CIMT 结果显示强制性运动疗法疗效没有年龄依赖性。

② 限制器具的选择：限制性器具的类型很多，包括半长手套、连指手套、石膏悬吊带、休息位夹板等，因研究中其使用的时间很长（6~24 小时不等），所以，限制性器具的类型是研究中要考虑的一个重要因素。要注意安全，对儿童来说，连指手套可能更好一些，使患儿在意外情况下运用健侧手臂进行保护性支撑。

③ 训练方法：CIMT 的训练包括健侧上肢的严格限制和患侧上肢有组织、有计划的活动，后者又包括塑形和重复练习两个方面。CIMT 有组织有计划的训练，且有时间限制，这对于注意力集中时间较短的婴幼儿来说可能不太合适，但是目前也有应用于婴幼儿的报道，该方法更适合于 4 岁及以上的儿童，因为他们已经有较强的注意力，可以保证训练时间。同时要求治疗师与孩子建立一种亲密的工作或合作关系，鼓励家庭成员参与治疗，其效果更佳。

④ 训练强度：目前尚没有统一的训练强度标准。Taub 经过对动物的研究，认为限制性干预如果小于 3 天，只能暂时改变上肢运动功能。因此，普遍认为 7~10 天是比较合适的。近来对训练时间的比较研究表明，每天 6 小时、连续 21 天和每天 6 小时、每周 5 天、连续 3 周训练效果没有差异，所以，人们采用每天 6 小时、连续 21 天的训练强度。

（4）神经肌肉激活技术（neuromuscular activation，Neurac）：源自挪威，是一种悬吊运动疗法的训练技术（悬吊训练治疗 / 神经激活技术设备）。核心是激活"休眠"或失活的肌肉，依靠感觉运动刺激技术，使大脑、脊髓或肌肉感受器发出或接收的信息重新整合，并对运动程序重新编码，重建其正常功能模式及神经控制模式。利用装置的不稳定性，调动身体的整体协同运动实现负重与重心转移，自重牵拉等高强度的肌肉训练，发挥稳定肌群与动力肌群良好的配合。Neurac 技术装置系统在儿童中的应用具有一大特点，即集游戏 - 治疗为一体，充分调动患儿主动参与治疗的积极性和依从性。

悬吊训练治疗（sling exercise therapy，SET）是一种运动感觉综合训练系统，把人体某些部位悬吊起来，使其处于不稳定的状态下进行主动运动，通过主动训练和康复治疗达到恢复感觉和运动的控制能力、肌力、耐力及心血管功能，最终达到提高运动系统整体功能的方法。

基本原理：利用悬吊带将身体部分或全部悬吊起来，通过悬吊带形成的支撑反作用力不断处于动态变化之中，迫使身体不断调整不稳定的身体状态而不断募集不同的运动单位，从而提高神经 - 肌肉本体感受性功能。悬吊运动治疗中对于患儿的核心肌群、感觉、运动协调能力等方面的改善发挥着重大的作用。核心肌群在整个人体运动过程中不仅发挥着稳定姿势的作用，同时也为上下肢运动创造支点，协调四肢发力，对于人体动作完成的质量发挥重要作用。

目的：①减除运动负荷：将肢体悬吊，让患者在水平方向上进行运动可以免除重力的作用，达到减除负荷的目的；②提供助力：利用弹性悬吊绳可以提供外力；③提供不稳定支撑：悬吊带作为支点是不稳定的，利用这种不稳定支撑可以进行相应的运动训练。

操作方法:①通过悬吊运动训练,可以训练平时很少练习到的深层稳定肌群,例如多裂肌、腹横肌等;②悬吊运动训练可以改善肌肉的协调收缩能力。因为悬吊闭链运动训练可以同时激活"主动肌、协同肌和拮抗肌",从而提高身体的运动协调能力;③在不稳定的悬吊绳上或使用气垫进行闭链运动训练,可以刺激感觉运动器官,提高感觉和运动的协调能力;④纠正患儿的骨盆问题和脊柱畸形,例如偏瘫患儿由于患侧侧屈肌张力增高造成的患侧骨盆上提,可通过闭链运动训练躯干痉挛肌对侧的侧屈肌群的肌力,来纠正患侧骨盆上提;⑤可大幅度提高患儿患侧的肌力及运动能力(图2-3)。

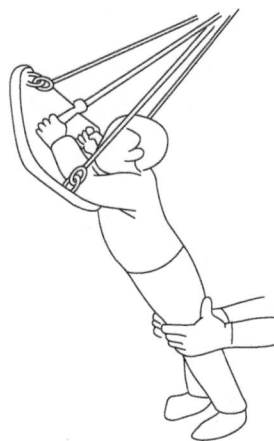

图 2-3 悬吊运动训练

(5)运动控制(motor control):调节或者管理动作所必需机制的能力,研究动作的性质,以及动作是怎样被控制的。动作由个体、任务以及环境因素相互作用而产生。运动控制理论可以量化患儿运动能力,并且使已经存在的功能进一步分化,使之泛化到日常生活活动中;运动控制疗法可以从力量、时间、位置、顺序等方面给患者中枢神经系统输入更多刺激,从而促进脑瘫患儿发育。其中,任务导向性训练是依据运动控制理论产生的最具代表性的临床重新训练治疗方法。

任务导向性训练(task oriented training,TOT)是基于运动控制理论,注重功能性任务的训练及对环境改变的适应,训练获得的功能要能够向现实环境中转化。根据患者个体能力和训练目标设计具体的任务或活动,通过患者主动尝试,引导患者完成这些任务或进行这些活动,达到提高运动技能目的的训练方法。任务导向性训练着重于帮助患者获得解决目标任务的能力,相关理论和方法越来越广泛地被应用到各种运动功能障碍的康复治疗中,尤其是中枢神经系统损伤导致的运动功能障碍。

理论基础:反复的任务导向性训练能影响中枢神经系统的适应性,从而促进脑功能的重组。从功能性磁共振成像研究中得到证实,该训练能使神经功能细胞向病灶部位定向迁移,最终形成新的神经网络。任务导向性训练针对缺失成分和异常表现,如上肢够取物品,这是一项具体的任务,操作时涉及视觉和触觉的输入,大脑对信息的判断和整合,以及神经对运动的有效支配等,再经过失败和成功的反馈,不断调整运动模式,形成优化的神经网络和运动程序,支配相关肌肉的特定顺序、速度和力量等力学特点配合完成这项具体任务,促进发展适应能力、前馈能力和协调能力。

操作方法:①描述正常活动的基本成分,观察、比较和分析脑瘫患儿运动表现,找出缺失成分和异常表现;②针对缺失成分和异常表现,制定功能性目标,依具体的目标设置具体的任务;③任务与实际生活相结合,帮助患者将所学的运动技能运用于正常生活及各种环境;④任务具有趣味性,调动患儿对于活动的参与性和积极性;⑤制订适当的训练强度、训练频率及治疗时间等详细治疗计划。

脑性瘫痪的表现以中枢神经功能、骨关节功能、神经肌肉功能、呼吸循环功能等为主的多种功能障碍症状。所以,治疗时一方面以促通正常发育、抑制异常姿势和动作等为主,另一方面必须力求将视野放在促通小儿身体的、心理的、社会等方面发育,采取综合康复治疗方法。

(6)心肺功能训练:包括呼吸训练、心功能训练、有氧训练。呼吸训练可以增强胸廓的活动,协调各种呼吸肌的功能,还可以增强肺活量和吸氧量,并通过影响神经、循环、消化等系统的功能,改善全身的健康状况。脑瘫儿童的呼吸运动与呼吸功能有别于正常儿,表现为呼吸肌及辅助肌的协调性差,胸廓结构异常,通气及换气功能障碍,总顺应性降低,肌纤维类型的分布改变等。有研究显示对痉挛型脑瘫患儿进行胸廓压迫辅助呼吸训练,对提高患儿胸廓活动度,协调呼吸肌运动,改善通气和换气功能,减少残气量均有帮助,从而提高血氧饱和度。

(7)康复机器人结合虚拟现实训练:随着人们对医疗健康提出更高的需求,医疗康复机器人技术得到了日新月异的发展,近年出现康复机器人、天轨步行系统以及虚拟现实技术等康复治疗手段。天轨步行系统结合虚拟现实康复训练就是在确保患儿身体平衡的情况下,根据软件所提供的各种虚拟场景完成各种康复训练,使枯燥单调的训练过程更轻松、有趣。这些康复科技让患儿如同置身于真实场景,不仅可提高患者的康复信心和主动性,更能有效促进患儿功能的恢复,对于运动功能和平衡步行功能有一定的有效性和优越性。

(六)注意事项

在确保安全的情况下,还应注意:①患者应取舒适体位;②控制不必要的运动;③原则上应在全关节活动范围内进行运动;④运动要反复进行;⑤定期判断治疗效果;⑥治疗前向患者说明运动目的使其理解。

(七)儿童运动疗法的应用

从新生儿开始,生长发育阶段引起的障碍、残疾、残损的疾患都是小儿运动疗法的对象。其中多数是脑原发性疾患、骨关节疾患及神经肌肉疾患以及代谢性疾患等。儿童医院和专科医院的医疗机构已经针对这些疾患开展了包括运动疗法在内的物理治疗。近年来,其他医院及各类康复机构也都开展了这方面的工作。儿童运动疗法主要应用于以下疾病或障碍:脑性瘫痪、运动发育迟缓、脑肿瘤术后、唐氏综合征、精神发育迟缓等中枢神经疾病;骨软骨病、先天性侧凸症、先天性髋关节脱位、青少年类风湿关节炎、脊髓形成不全、脊柱裂、骨形成不全症、分娩麻痹、烧伤、上下肢骨折等骨关节疾病;进行性肌营养不良、脊肌萎缩症、腓骨肌萎缩症、脊髓灰质炎、吉兰-巴雷综合征、重症肌无力等神经肌肉疾病;先天性甲状腺功能减退症、线粒体脑病(或脑肌病)、脂质沉积性肌病、苯丙酮酸尿症等遗传代谢性疾病。

二、物理因子疗法

(一)概述

物理因子疗法(physical factors therapy)是应用电、光、声、磁和热动力学等物理学因素结合现代科学技术治疗儿童的方法。主要包括利用各类物理特性结合现代科技手段而采用的治疗手段,其中有音频、超声、激光、红外线、短波、微波、超短波、固频干扰、电磁、旋磁、电、仿生物电、水等许多种类;另外,还有采用各种冷或热的物理特性进行治疗的方法,如水疗、蜡疗等就是利用了热动力学因素。

根据物理作用性质不同、强弱程度不同、作用深度不同,直接引起局部组织的物理、化学、生理、病理变化,从而产生不同的作用如神经反射作用、经络作用、体液作用和组织适应等,达到治疗的目的。物理因子治疗一般无创伤、无痛苦、无毒副作用,感觉舒适,易为儿童所接受。

(二)作用

1. 消炎作用　皮肤、黏膜、肌肉、关节及内脏器官,由各种病因引起的急慢性炎症,都是理疗适应证,可采用不同的理疗方法进行治疗。临床研究认为,某些物理因子除了具有直接杀灭病原微生物的作用之外(如紫外线),还与改善微循环、加速致炎物质排除和增强免疫机制等因素有关。如对于急性化脓性炎症,表浅者可应用紫外线照射或抗生素离子导入治疗;对于慢性炎症,则可采用温热疗法、磁场疗法,或低、中频电疗法。只要方法得当,均可取得预期疗效。

2. **镇痛作用**　应用物理因子镇痛,首先要弄清病因,有针对性地进行治疗。与因子的选择、采用的方法、剂量、治疗部位等有密切关系,要结合儿童的具体情况认真研究,有的放矢,方能取得理想效果。炎症性疼痛以抗炎性治疗为主;缺血性和痉挛性疼痛宜用温热疗法,改善缺血,消除痉挛;神经痛、神经炎应用直流电导入麻醉类药,以阻断痛觉冲动传入,或应用低、中频电疗法,以关闭疼痛闸门,激发镇痛物质释放。

3. **抗菌作用**　紫外线以杀菌作用著称,主要是引起 DNA 两个胸腺嘧啶单体聚合成胸腺嘧啶二聚体,使细菌失去正常代谢、生长、繁殖能力,乃至死亡。杀菌效力最强的光谱为 254~257nm。

4. **镇静与催眠作用**　通过增强大脑皮质扩散性抑制,解除全身紧张状态,产生明显的镇静和催眠效果。主要方法包括电睡眠疗法、镇静性电离子导入疗法、颈交感神经节超短波疗法、静电疗法、磁场疗法、温水浴、按摩疗法等。

5. **兴奋神经 - 肌肉作用**　作用机制是细胞膜受电刺激后,产生离子通透性和膜电位变化,形成动作电位发生兴奋,引起肌肉收缩反应。主要是应用各种技术参数的低、中频电流,如间动电流、干扰电流、调制中频电流,引起运动神经及肌肉兴奋,用于治疗周围性神经麻痹及肌肉萎缩,或用于增强肌力训练。

6. **缓解痉挛作用**　理疗解痉挛作用机制主要在于热能降低肌梭中传出神经纤维兴奋性,使牵张反射减弱和肌张力下降。具有缓解痉挛作用的理疗方法有作用于深部组织的短波、超短波和微波疗法,也有作用于浅部组织的石蜡疗法、太阳灯和红外疗法,还有作用于全身的热水浴、光浴疗法等。

7. **软化瘢痕、消散粘连作用**　石蜡疗法、超声波疗法、碘离子导入疗法,可以改变结缔组织弹性,增加延展性,常用于治疗术后瘢痕和组织粘连,有明显的软化瘢痕和消散粘连的作用。

8. **加速伤口愈合作用**　应用小剂量紫外线照射,在防止和控制伤口感染的同时,还能刺激肉芽组织生长,加速上皮搭桥和创口愈合过程。

9. **加速骨痂形成作用**　实验证明,弱直流电阴极、经皮神经电刺激疗法(transcutaneous electrical nerve stimulation,TENS)、干扰电疗法和脉冲磁场,均能促进骨质生长,加速骨折愈合。

(三) 常用的物理因子疗法

1. 电疗法

(1) 概述:电疗法(electrotherapy,ET),又称功能性电刺激疗法(functional electric stimulation,FES)是使用高频、低频、中频等瞬间出现的医用电流来刺激失去神经控制的横纹肌或平滑肌,引起肌肉收缩,以获得有益的功能性运动,使肌肉产生被动的、节律性收缩。

(2) 作用机制:研究显示 FES 治疗可以增强脑缺血半影区的微观相关蛋白 -2(MAP-2)表达,从而促进微管的稳定性,促进神经元的发育、分化及树突的重建等。FES 可以通过预先设计好的刺激程序激活瘫痪的肌肉,使其直接完成某些功能性活动,如刺激下肢产生行走动作或刺激上肢产生抓握动作。也可以通过刺激肢体产生反复运动，利用运动再学习(motor relearning)的原理间接产生功能。FES 可以通过对瘫痪肢体感觉输入和运动再学习，利用中枢神经的可塑性，促进大脑功能的重组，从而促进脑瘫患儿的功能改善。

应用 FES 治疗时可以观察到肌肉的收缩活动，使儿童亲身体验治疗效果。功能性电刺激疗法可作为医院治疗方案的一部分，既可以作为一种独立疗法，亦可与其他疗法联用，作为功能矫正器做运动功能的直接替代物。也可用于上运动神经元损伤后的正常肌肉的电刺激治疗。

(3) FES 分类：包括：①离心式功能性电刺激疗法：是利用肌肉的抑制机制，直接控制肌肉收缩，原理是通过电流兴奋运动神经纤维、神经肌肉接头和肌肉从而产生收缩，这称为离心式 FES。②向心式功能性电刺激疗法：刺激向心神经纤维，通过脊髓反射机制间接影响肌肉收缩，则称为向心式 FES。

(4) 常用治疗方法种类：包括以下几个方面：

1) 经皮神经电刺激疗法(TENS)：包括高频模式、低频模式、强刺激模式、断续模式、慢速断续模式及力量 - 时间模式。

高频模式：此法频率高，强度低，应用最为广泛。通常频率为 50~100Hz，脉冲宽度 50~125μs，电流强度以产生较舒适的震颤感且不引起肌肉收缩为最佳。效果明显，但持续时间短。重症肌肉痉挛儿童治疗时间需延长。

低频模式：此法频率低、强度高，较为常用。频率 2~5Hz，脉冲宽度 200~500μs，电流强度以儿童能耐受且引起相应关节的局部肌肉较强的收缩为宜(运动阈上)，为减轻重复收缩造成的潜在肌肉疼痛治疗，应限制在 1 小时。

强刺激模式：此型的频率和强度均高，常选用可使儿童舒适和耐受的频率、脉宽和波幅高值，即频率大于 100Hz，脉冲宽度 150~250μs，电流强度选择儿童耐受的高限。持续时间短，关机后，治疗区域快速恢复原来的感觉，每次治疗时间为 15 分钟。

断续模式(断续输出法)：此型的特点是在较低的频率下，产生一组一组的脉冲。组中的脉冲频率 50~100Hz，脉冲宽度 200~500μs。电流强度以引起儿童相关节段的局部肌肉收缩为宜。此型兼有高频型、低频型的优点，每次治疗后持续时间比较长，刺激一般应限制在 1 小时。

慢速断续模式：产生成组脉冲的低频，频率比断续型低，每 3 秒左右出现一组脉冲，停止间隔时间相对变长，儿童会感觉比断续模式舒服。

力量 - 时间模式：主要特点是首先可在高频率如 100Hz，脉冲宽度 50μs 的条件下调整电流强度至儿童肌肉出现可见的轻微收缩，然后降低电流强度至肌肉恰好出现收缩的水平，记录此时电流强度值，然后将现有的电流强度值降低 1/4 并保存，增加脉宽以达到儿童产生舒服的震颤为止(一般情况增加 1/3)。此型有较好的舒适感，大部分儿童易于接受，作用机制发生较快，在短时间内可快速确定治疗的有效性。

2) 神经肌肉电刺激疗法(neuromuscular electric stimulation，NEMS)：利用低频脉冲电流刺激神经和肌肉两端使其收缩，以恢复运动功能的方法，称为神经肌肉电刺激疗法。

此方法的特点是快速断续输出的波形，频率 10~100Hz，脉冲宽度 200~500μs，电流强度为以引起肌肉的强直收缩为准。激活快肌纤维，促使其向慢肌纤维转变，延迟萎缩发生，增强已萎缩肌肉的肌力，激活失神经支配肌肉的运动单位活性，使其同步化，恢复运动单位的募集顺序，增强和维持关节活动度通过刺激拮抗肌，减轻肌肉痉挛；使肌肉收缩，维持肌肉健康;促进失神经支配肌肉的恢复;使肌力弱和不能主动收缩的肌肉产生收缩,由于"肌肉泵"的作用,能减轻肢体肿胀,克服因疼痛引起的对肌肉的反射性抑制;能增加部分失神经支配肌肉残留的正常运动单位的肌力,从而使整个肌肉的肌力增强。

3)单极运动点刺激法:利用笔型电极进行运动点的刺激和穴位电疗。运动点是在人体表面应用电刺激时,施加最小电流就能引起明显的神经肌肉反应的区域。周围神经可以有多个运动点,都是神经最靠近皮肤之处,而且由于各点的局部结构不一样,每个运动点的刺激阈也不同。

4)仿生物电刺激法:研究表明,小脑电刺激技术作为一种中枢仿生电物理疗法,电刺激小脑或小脑顶核后,通过大脑皮质的纤维联系形成的特殊传导通路,可以增加缺血区局部脑血流,改善脑循环,使脑电图复原,减轻脑损害,直接诱导病灶半影区的脑组织表达生长相关蛋白(神经纤维生长与再生的重要物质),提高神经组织的可塑性,促进神经功能康复效果。Davis报道600例脑瘫儿童中,90%接受了电刺激小脑治疗,其中85%痉挛性脑瘫儿童得到了不同程度的缓解,包括流涎、语言、交流、呼吸、姿势、步态、关节活动度及运动能力等。年龄越小,恢复越好。

(5)适应证:FES适用于上运动神经元性瘫痪,包括偏瘫、下肢轻度瘫痪和脑性瘫痪及某些多发性硬化儿童。应用FES的目的是缓解痉挛、在发病早期帮助重新组织运动、加速随意运动控制的自然恢复、促进脊髓基本运动控制的重建、用电控制替代简单的运动如足背屈等。

FES可作为一种独立疗法,亦可与其他疗法联用,或作为功能矫正器运动功能的直接替代物。

(6)禁忌证:心脏功能不佳,先天性心脏病;开放性骨折;发热、咳喘;可能有眼底出血及视网膜剥离;皮肤溃疡、感染、脓血症;脑外伤出血者;颅内感染;开放性软组织损伤者。

需严格按操作规程操作,认真阅读使用说明书。

2. 超声波疗法 超声波疗法(ultrasound therapy)是利用每秒振动频率在20kHz以上的声波作用于人体,达到治疗疾病、促进康复的物理治疗方法。主要是通过声波的机械作用、热作用和理化作用对机体产生治疗作用。目前用的超声频率有800kHz、1MHz和3.2MHz,近年还应用30kHz、50kHz低频超声。超声波疗法有单纯超声波治疗、超声药物透入治疗、超声雾化治疗以及超声与其他治疗联合的疗法,如超声-间动电疗法、超声-中频电疗法和超声-直流电疗法等。

(1)作用机制:包括以下几个方面。

1)温热作用:超声波通过组织时有热的产生,选择性加温对治疗非常有利。

2)微动按摩:超声波可使组织发生轻微机械性震动,使组织受到微动按摩(micro massage)。引起膜渗透性增加、细胞间按摩、细胞复活、炎症(非细菌性)进展阻断、新陈代谢亢进、胞质的搅拌、水离子移动、pH改变、扩散促进、组织呼吸改变、凝胶相改变等许多现象。

3)对神经系统的作用:通过神经中枢及自主神经系统的间接作用。临床上出现的是镇痛作用和肌肉弛缓作用。

4)对脑损伤的作用:研究证明,超声波可改变脑组织的供血状态,使输送到血的氧分压及营养物质增多,提高组织的新陈代谢,改善脑细胞功能,有利于脑细胞再生。使受损的脑细胞逐渐被新生脑细胞所取代。此外,超声波的机械振动、温热等作用,还有利于侧支循环的形成,从而增加对受损脑组织的血液供给。

脑性瘫痪儿童应用超声波治疗可使神经兴奋性下降,神经传导速度减慢,肌肉的兴奋性降低,可应用上述特点对不同类型脑瘫儿童进行治疗。

(2)仪器的组成:超声波治疗机由主机和声头两部分组成。主机包括电源、高频振荡器、调制器和报时器。声头实际上是换能器,是在压电芯片的两面镀上很薄的金属层,其外面盖有辐射板以传递声波。超声波的输出分为连续辐射和脉冲辐射两种。

(3)超声药物透入的用药选择:由于超声透入无极性之分,也不受电离、电解的影响,故药源广泛。但选择药物时应注意选择对金属无腐蚀性的药,以免损坏声头。常用组胺、烟酸、乙酰胆碱、抗生素类、可的松类和维生素类药物。

(4)操作方法:需严格按操作规程操作,认真阅读使用说明书。

(5)适应证与禁忌证

1)适应证:软组织损伤,关节挛缩,腱鞘炎,瘢痕及粘连,挫伤,脱臼,骨关节病,皮下淤血,注射后硬结,神经炎,神经痛等。

2)禁忌证:感染急性期,儿童骨骺处,高热、菌血症、败血症者。

(6)注意事项

1)声头与治疗部位间必须充分充填接触剂,声头与体表接触后再输出,以免损坏芯片和影响治疗效果。

2)用水下法、水袋法或漏斗法治疗时,必须采用不含气体的水,如蒸馏水或煮沸的水冷却后使用,倾注时要缓慢,避免产生气泡。

3)用移动法治疗时需在声头上稍加压力,用力和移动速度需均匀,不可时重时轻、时快时慢。

4)治疗过程中应经常询问儿童感觉,如治疗部位有灼热或痛感,须立即停止治疗,找出原因加以纠正。

3. 传导热疗法 将加热后的介质作用于人体表面,使热传导到病变部位以治疗疾病,促进康复的方法称为传导热疗法。可用做传导热疗法的介质有水、泥、蜡、砂、盐、酒、中药、化学盐袋等。

(1)石蜡疗法

1)概念:将石蜡加热后施用于患部促进康复的方法称为石蜡疗法(paraffin therapy)。

2)作用机制:石蜡虽可达55~60℃的高温,但并不感到热,而且冷却缓慢。能够耐受石蜡疗法的高温,即溶解的石蜡与皮肤之间迅速产生冷却层,此层起到一种滤热气的作用。使用石蜡疗法后皮肤柔软光润,可作美容之用。石蜡虽然很干、不含水分,但在治疗中石蜡皮膜与皮肤之间有汗潴留,也具有半湿性温热性质。

3)生理学作用:温热作用,充血作用,镇静作用。

4)常用的石蜡疗法

①石蜡浴(paraffin bath):可分为持续浴及间断浴两种(图2-4~图2-6)。间断浴需将治疗部位反复插入石蜡浴槽中,形成石蜡厚

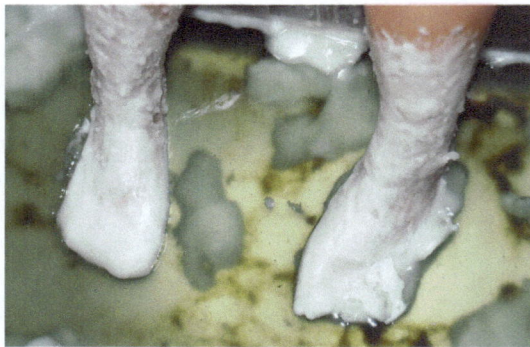

图2-4 间断石蜡浴

插入1~2秒后,离开,反复10次,出现石蜡皮模后,再将手置入石蜡槽,手可保持不动,按上述间断石蜡浴法反复10次后,以油纸、塑料包裹,再以毛巾、毯子包裹等保温

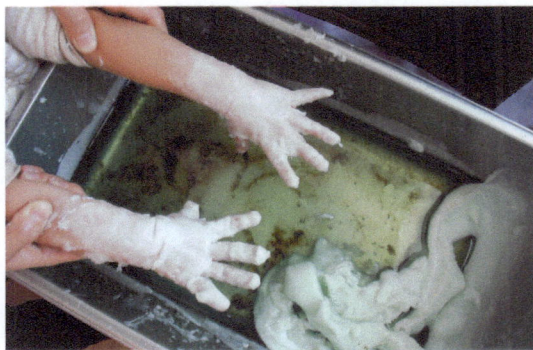

图 2-5　持续石蜡浴
常用于手指、腕关节,也可用于足

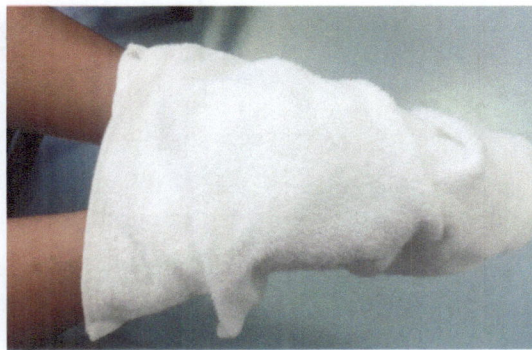

图 2-6　包裹保温

层再继续保温,持续浴则以油纸、塑料包裹石蜡厚层,再以毛巾、毯子等保温。每天一次,20~30 次为一个疗程,疗程可更长。

②石蜡涂抹(paraffin brush-wrap):将石蜡融化,用已加温的刷子迅速多次向患部涂抹石蜡,再覆以塑料、毛毯、浴巾,15~20 分钟后将硬化的石蜡剥掉。

③石蜡融化(paraffin melting):石蜡捣碎加入锅中,搅拌加温。大致在 60℃ 时融化,涂于防水布上,厚度 1~2cm,覆于患部,按压使之与患部形状一致。30 分钟后取下,可反复使用数次。

5)适应证:软组织扭伤、腱鞘炎、术后或外伤后浸润粘连、瘢痕挛缩、关节纤维性强直等。

6)禁忌证:虽已治愈但瘢痕较新,表面尚薄时,最好不用。皮肤有开放性创伤、发炎、脓痂疹,高热、出血倾向等要终止。

7)注意事项:①石蜡浴可反复多次使用,但尘埃、汗、表皮等物容易沉淀于底部,所以每年要更换 2~3 次或将石蜡再生;②石蜡有可燃性,要注意火灾。③注意避免弄脏衣物。

(2)热袋温敷法

1)概念:将加热的特制吸水热袋置于患部以治疗疾病促进康复的方法称为热袋温敷法或热气裹法。

2)装置:由敷于患处的热敷袋和具有恒温装置的加热箱组成。袋的形状,根据患部大小有大、中、小型,也有根据颈、肩等特殊形状而制备的,加热后温度可保持 30~40 分钟。

3)特点:敷袋并不直接接触皮肤,是由吸水性强而特殊加工的硅胶放出的高温蒸汽通过数层毛布而达患部,使之加温,所以也称蒸汽袋。但也有一部分热是由热敷袋通过传导而直达局部的。

4)操作方法:①热袋的加热:将热袋加入装有水的专用电热恒温箱内,保持 76~80℃ 2 小时;②治疗操作:将热袋从加热器内取出,挤出多余的水分,垫多层毛巾后放在病患部位,外包毛巾、棉垫、毛毯保温;③剂量与疗程:每次 20~40 分钟,每天一次,10 次为一个疗程。

5)适应证:四肢关节、腰部、背部、肩部等处的疼痛。术后或外伤浸润粘连、瘢痕挛缩,尤其常用于作为矫正训练的前处置或皮肤性关节挛缩。

6)注意事项:①治疗时热袋要垫足够的毛巾,并固定好,防止热袋滑下造成烫伤;②勿使热袋压在身体下面,以免将热袋内的水分挤出导致烫伤;③治疗开始后要经常巡视、询问儿童的感觉。过热时要及时检查皮肤,调整所垫毛巾和保温用的包裹品。

(3) 温热罨包疗法

1) 概念:温热罨包疗法是利用布袋中的硅胶加热后散发出的热和水蒸气作用于治疗部位治疗的方法,也称热袋法(heat pack)。该治疗方法简便易行,在国外广泛用于临床。

2) 作用原理:其填充物具有吸收水分的特性,会吸收大量的热和水分,并且释放缓慢。其主要治疗作用为温热作用,温热可使局部血管扩张,血流量增加,增强代谢,改善营养;温热可使毛细血管通透性增高,促进渗出液的吸收,消除局部肿胀;温热可降低感觉神经兴奋性,使痛阈升高,缓解疼痛;温热能缓解肌肉组织痉挛。

3) 操作方法:将热袋悬挂在 80℃恒温水箱中加热 20~30 分钟;在治疗部位垫数层干燥毛巾,面积稍大于拟治疗部位;将预热好的热袋擦干,置于患部,其上置干燥大毛巾保温固定,随着热袋温度下降,逐层撤去毛巾;治疗时间 20~40 分钟,每天 1~2 次;热袋在硅胶失效前可反复使用。

4) 适应证:肌肉痉挛。

5) 禁忌证:治疗部位感染、开放性伤口、恶性肿瘤、活动性肺结核、循环严重障碍、治疗部位严重皮肤病等,以及高热、极度衰弱、出血倾向等全身性疾病。局部皮肤感觉障碍者慎用。

6) 注意事项:①保证有足够毛巾包裹热袋,以免热袋从包裹中滑出,烫伤皮肤;②热袋的温度不应太高,使用前要检查加温的恒温装置;③对于存在皮肤感觉问题,如感觉减低、缺损或感觉敏感性增高,尤应特别注意观察;④治疗 5 分钟后,治疗师应挪开热袋,检查皮肤是否有弥漫性红斑,若有,应增加毛巾层数。

(4) Kenny 湿敷温热法(浴巾):本方法由澳大利亚护士 Elizabeth Kenny 最早用于临床,主要用于缓解肌肉痉挛和疼痛。

1) 作用原理:本方法主要治疗作用为温热作用,原理同温热疗法。

2) 操作方法:①将浴巾煮沸 20 分钟,用夹子夹紧拧干两次,至无滴水为止;②展开浴巾在空气中使之稍微冷却,至机体能耐受的温度;③将展开的浴巾包裹肢体,或折叠数层敷于疼痛部位;④浴巾上覆盖塑料布,并覆盖毛毯保温;⑤浴巾变凉时,应立即更换新的热浴巾;⑥对重症儿童最初 1~2 天可每 30 分钟更换一次浴巾,当疼痛减轻后或夜间可除去浴巾。

3) 注意事项:①煮沸后的浴巾必须拧干,勿使其滴水,以免烫伤;②治疗过程中应严密观察患者的全身情况,及时补充水分;③治疗过程中若儿童出现出汗过多、心悸、气促,应暂停治疗。

(5) 蒸汽疗法

1) 概念:蒸汽疗法(steam therapy)是利用蒸汽作用于身体来防治疾病和促进康复的一种物理方法。常用的主要有局部熏蒸法、全身蒸汽浴。

2) 作用:①热传导作用:同温热疗法;②气流颗粒运动的作用:气流中微小的固体颗粒对患处起到按摩、刺激、摩擦等机械治疗作用;可软化、松解挛缩肌腱;可降低末梢神经的兴奋性,降低肌张力,具有解痉、镇痛作用;③独特的药物治疗作用:可根据病情选择不同的药物配方进行治疗,以达到消炎、消肿、镇痛等治疗作用。

3) 操作方法:包括以下两种方法:①局部熏蒸法:利用蒸汽或药物蒸汽做局部熏法,以治疗局部病变。药物蒸汽兼有热和药物两种作用,药物通过温热作用渗入局部,有利于药物的吸收,优于单纯的蒸汽热疗法。②全身蒸汽浴疗法:蒸汽室包括全身熏蒸仪、洗浴室、休息室。将配好的药物放入熏蒸仪的药槽中,加水煮沸 30 分钟后,嘱儿童仅着内衣躺入熏蒸仪内,头部需暴露。蒸汽温度在 40℃左右,一般每次治疗时间为 20~40 分钟,治疗后立即进入洗浴室,用温水淋浴后,入休息室休息 10~20 分钟;每天或隔天治疗一次,10~15 次为一个疗程,休息 2 周后可进行第二疗程。

4)适应证:肌肉痉挛的儿童。

5)禁忌证:严重心血管疾病、恶性贫血、活动性肺结核、高热儿童禁用。急性扭伤有出血倾向时,最好在 24 小时后再做治疗;急性化脓者不宜进行治疗,以免炎症扩散;体弱者慎用。

6)注意事项:①治疗前:仔细阅读熏蒸仪使用说明书,严格按其要求进行操作,调整好蒸汽的温度,以免过热引起烫伤,严格掌握蒸汽治疗适应证,治疗室备有急救药品,以防休克、虚脱等意外;②治疗中:应随时观察询问儿童反应,如有心慌、头晕、恶心等不适者,应立即停止蒸疗,给予静卧等对症处理;③治疗后:洗浴室和休息室温度要适宜,治疗后注意保温,以防感冒。

4. 水疗法

(1)概念及机制:水疗(hydrotherapy)是利用水的物理特性如温度刺激、机械刺激(冲击力量)和化学刺激治疗疾病促进康复的方法。利用水的物理特性以各种方式作用于脑瘫儿童,促进康复。

(2)目的和作用:通过水中的温度刺激、机械刺激和化学刺激来缓解肌痉挛,增强肌肉的力量、体积和柔韧性,保持或增加运动范围,提高、增加体能、耐力、粗大运动能力,改善姿势、平衡、协调、感觉运动反馈,提高知觉和视觉运动技巧,同时促进呼吸控制功能、促进血液循环。可促进核心肌群肌力,促进脊柱对称和支持能力,提高免疫系统功能。

尤其对儿童还可增加训练的兴趣,树立自信心,改善情绪,增强自我意识和自尊。参与娱乐活动,对于智力、语言、个性的发展都有极大的好处。

(3)分类

1)涡流浴:专用涡流浴装置,水温 39℃左右,时间 5~20 分钟,可改善局部血液循环。

2)气泡浴:配有气泡发生装置的浴盆,气泡可对人体产生微小的按摩作用,改善血管的舒缩功能,缓解肌肉痉挛。儿童仰卧在水中,水面不超过剑突部,治疗时间 10~20 分钟为宜,每天或隔天一次。

3)伯特槽浴:是一种特制的"8"字形浴槽,可加入涡流浴、气泡浴、局部喷射浴等治疗方式,时间 10~30 分钟。

4)步行浴:在浴槽内可进行仰卧位训练、坐位训练、站立训练、坐位平衡及步行训练等。

(4)具体训练方法:利用水的浮力,让儿童克服重力在水中运动,在水池中放入一些床、椅、双杠、漂浮物等。可在水中结合训练进行一定的运动,如步行、平衡、协调性训练和 Bad Ragaz 训练(亦称救生圈训练法)等。也可结合文体活动开展一些竞赛、游戏等,以提高儿童的兴趣。

1)设备:水中运动池的大小视治疗儿童的人数而定,以水泥镶嵌瓷砖建成,池边设有扶手和扶梯,池中可设有治疗椅、治疗床、步行训练用双杠及漂浮文体用品等。

2)方法:水温 34~38℃,治疗时间一般为 20~30 分钟,每天一次。儿童先双足下水,然后全身缓慢下水,在工作人员指导下在水中进行平衡训练、步行训练、协调性训练和 Bad Ragaz 训练。水中运动的强度和时间视儿童病情及体质而异。小儿可在治疗师的辅助和保护下,在水中开展各类运动疗法。在水中可以开展一对一的训练,也可开展一些有趣的小组游戏和竞赛活动,诱发及引导出儿童的自主动作。

3)水中常用训练内容和方法:适应性训练;手、肘或肩部运动;水中独立活动;垂直回转活动训练;侧方回旋活动训练;复合回转活动训练;浮力训练;下肢运动训练;平衡-静止训练;水上的滑动训练;水下按摩治疗;游泳训练;步行训练。(图 2-7)。

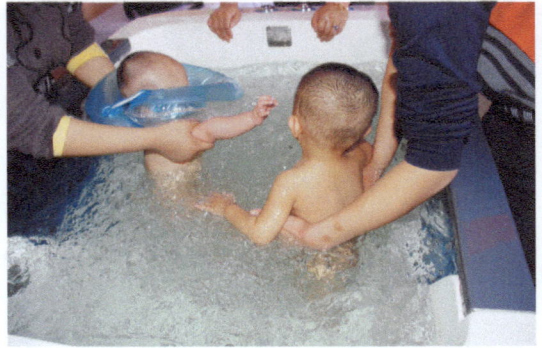

图 2-7　水疗训练

4)水中特殊治疗(water specific therapy,WST):依据 Halliwick 理念,通过游泳等水中活动来减轻患者的功能障碍,以提高其生活质量的水中运动疗法理念。"Halliwick 十点程序"如下:①心理调适(mental adjust-ment,MA);②矢状旋转控制(sagittal rotation control,SRC);③横向旋转控制(transversal rotation control,TRC);④纵向旋转控制(longitudinal rotation control,LRC);⑤联合旋转控制(combined rotation control,CRC);⑥上浮(upthrust,Up);⑦静态平衡(balance in stillness,BS);⑧湍流中滑行(turbulent gliding,TG);⑨简单前进(simple progression,SP);⑩基本 Halliwick 动作(basic Halliwick movement,BHM)。

5)达到的效果:①头部的控制:头必须稳定地控制在中间位。头如果过度前倾和后倾,则不可能在水中横卧和前进,在水中一切运动和姿势变换都是从头部开始,各种回转和应付扰乱运动都是以头部来调整启动。②缓解肌紧张:学习控制全身肌肉和身体的平衡使肌紧张性强的儿童记住松弛的舒畅。随着对水的安全感、信赖感的增强,可看到儿童肌紧张缓解。肌紧张调节效果如何与水温有关,最适合的水温是夏季 36℃,冬季 38℃。③呼吸的控制:力图改善呼吸功能,加强发声、咀嚼、咽下动作。④增强平衡能力。

(5)注意事项:水疗首要是安全问题,儿童自我保护能力差,脑性瘫痪儿童多合并有智力障碍,所以训练时一定要注意保护,并辅以救生圈或其他漂浮物,一对一地进行训练,防止儿童溺水危及生命。有条件者应备好急救箱。

掌握好训练时间和运动量,发现儿童疲劳时,不要勉强教条地遵守时间。水疗最好安排在 PT、OT、ST 训练前进行,既有利于提高 PT、OT 等训练的效果,也可防止儿童过度疲劳,如有感冒、腹泻等情况可暂时停止。

5. 冷疗法

(1)概念:冷疗法(cold therapy)是利用低温治疗疾病促进康复的方法,也称为低温疗法。温度在 0℃ 以上,但低于体温与周围空气温度。

(2)作用机制:①血管收缩,继而扩张;②降低毛细血管通透性(抑制水肿);③新陈代谢降低(抑制炎症);④疼痛加重,继而减轻(寒冷麻醉,疼痛缓解);⑤肌梭活动低下(抑制肌痉挛)。

(3)操作方法:最常用的方式是将溶化的冰块和水混合应用。混合物的温度为 0℃。治疗部位可进入冰水中,也可用冰按摩。通常这种方式的致冷可持续 4~6 小时,其间可以换冰敷布或向水浴中加入冰块。

(4)适应证:①儿童外伤的急性期或后遗症疼痛、抑制出血水肿;②缓解儿童肌肉、骨骼系统的疼痛;③缓和儿童由于痉挛等引起的异常肌紧张,降低肌张力,增加关节活动度;④促通儿童神经肌肉的反应性。

(5)禁忌证:开放性外伤、末梢循环障碍、对寒冷过敏的儿童等。

(6)注意事项:冷疗时要注意防止发生皮肤冻伤,以免出现皮肤红肿、疼痛,甚至水疱、坏死。因此,冷疗时应注意观察儿童的感觉和反应,出现较明显冷痛时应随时中止冷疗。昏迷和皮肤温觉障碍者进行冷疗时尤其应谨慎。要注意保护患部周围的正常皮肤。冷气雾喷射禁用于头面部,以免造成对眼、鼻、口、呼吸道的损伤。少数人对冷过敏,接受冷刺激后皮肤出现潮红、痒、荨麻疹,重者血压下降、虚脱,出现这种情况时,应立即中止冷疗,保温,喝热饮料。

6. 生物反馈疗法

(1)概念及分类:生物反馈疗法(biofeedback therapy,BFT)指应用电子技术和训练使人能对自己体内异常的不随意生理活动进行自我调节控制以治疗疾病的方法。主要有肌电生物反馈疗法、手指皮肤温度生物反馈疗法、皮肤电阻生物反馈疗法、血压生物反馈疗法、心率生物反馈疗法、脑电生物反馈疗法、磁带录像反馈疗法等。

(2)机制:人的生理变化常与各种心理因素如精神紧张、恐惧、焦虑、兴奋、性冲动和精神松弛等密切相关。利用生物反馈仪器,可使受试者通过学习认识到各种心理因素与躯体变化的关系,也能客观地了解心身变化与某些环境因素如紧张、松弛的关系。借助于生物反馈仪器,将各种生理变化放大并显示出来,通过反复实践、强化和定型,并通过不断自我总结,逐渐形成和保持不依赖仪器而进行自我控制的能力。这种能力,一般是利用仪器或运用自己想象中的松弛感、温热感的方法来形成的。通过生物反馈仪显示出来的生理状态信息,在医生指导下反复训练,患者对体内信息的间接感知敏感度会逐渐提高,使间接感知转化为直接感知,并得到强化,最终形成并保持脱离反馈仪而进行自行控制和调节自身某些心理、生理的反应能力。

(3)生物反馈疗法在脑瘫儿童中的作用

1)促进肌肉收缩:肌电生物反馈疗法是借助于肌电接收设备记录儿童瘫痪肢体自主收缩时的电信号,当这种电信号达到或超过仪器所设的动态阈值时,就产生一定强度的电刺激,促进肌肉收缩。

2)促进脑功能重组:脑电生物反馈疗法的循环作用有助于重组或再塑中枢神经功能,通过重建神经网络和神经反馈回路达到修复损伤区脑功能的目的。

3)促进主动运动:肌电生物反馈疗法可最大限度地鼓励儿童对患肢的运动功能进行定向、较为精确细致的诱导和强化,以重新获得肢体功能,这种治疗方法可使患侧上肢产生模式化的、反复的随意运动。

(4)操作方法

1)肌电生物反馈疗法:①设备:采用肌电生物反馈治疗仪。仪器可以描记和显示肌电的数值和曲线,并发出不同颜色的灯光和声音信号。仪器附有3个表面电极,包括2个记录电极、1个地极。②操作步骤:先清洁将要安装电极部位的皮肤,再用75%的酒精脱脂。然后在电极表面涂上导电膏,放皮肤上。记录电极的位置根据病情而定。地极通常放在两电极之间。仪器描记显示肌电电压数值和曲线并发出灯光和声音信号。按照治疗要求,引导儿童学会根据视听信号通过自我调节肌电电压,而使肌肉紧张或放松。每次训练5分钟,再休息5分钟,反复4次,每次总共训练时间为10~15分钟,每天训练1~3次。

2）生物反馈疗法：①设备：采用手指皮肤肌电生物反馈治疗仪，仪器可以描记显示温度读数和曲线，并发出不同颜色的灯光和声音信号。仪器附有一个温度传感器和一副可供儿童使用的耳机。②操作方法：将温度传感器固定于儿童示指或中指末节指腹上。根据描记显示温度读数和曲线，以及发出的不同颜色的灯光和声音信号，让儿童自我控制调节指端的血管紧张度，从而使皮肤温度上升或下降。每次训练15~20分钟，每天1~3次。

3）血压生物反馈疗法、皮肤电阻生物反馈疗法、心率生物反馈疗法、脑电生物反馈疗法：方法与前述生物反馈疗法相似。

（5）适应证：①降低神经肌肉兴奋性的松弛训练，如紧张性头痛、痉挛型儿童等；②提高神经肌肉兴奋性的功能性训练，如肌张力低下型儿童等；③提高认知功能的训练，如精神发育迟滞、智力低下、语言发育迟缓等儿童。

（6）禁忌证：癫痫、心脏病、有出血倾向者、经电刺激治疗后过度紧张的儿童。

（7）注意事项：首次治疗前，应向儿童讲解指定动作及注意事项，并先做示范动作，指导儿童被动屈髋、伸膝、屈踝，同时提示儿童关注电子显示屏上曲线的变化，然后开始治疗，指导儿童最大限度地进行主动运动。

7. 经颅磁刺激

（1）概念：经颅磁刺激（transcranial magnetic stimulation, TMS）是一种利用脉冲磁场作用于中枢神经系统（主要是大脑），改变皮层神经细胞的膜电位，使之产生感应电流，影响脑内代谢和神经电活动，从而引起一系列生理生化反应的磁刺激技术。

（2）治疗机制：①对神经递质和受体的影响：TMS可以引起多种神经递质的释放，如多巴胺（DA）、乙酰胆碱、谷氨酰胺，这些递质是对记忆障碍、运动障碍、情感障碍、帕金森病有效的原因；②在早期即可对基因表达产生影响：TMS引起皮质较广泛的 *c-fos* 基因表达增加，近中线结构（纹状体、丘脑、扣带回、室旁核等）尤为显著，在松果体、视网膜及调节生物节律区，有更敏感的转录因子 cAMP 反应元件结合蛋白（CREB）磷酸化形式表达增加，重复性TMS（rTMS）引起的这种效应更明显；③对脑血流、代谢、内分泌的影响：TMS可以通过不同的参数刺激，改变不同脑区的血流、代谢、兴奋性及内分泌功能从而发挥治疗作用；④兴奋与抑制作用：高频率、高强度 rTMS 可产生兴奋性突触后电位总和，导致刺激区神经异常兴奋。低频刺激则相反，低频可抑制神经兴奋，通过双向调节大脑兴奋与抑制功能之间的平衡来治疗疾病。

（3）分类：根据 TMS 刺激脉冲不同，可将 TMS 分为3种刺激模式：单脉冲 TMS（sTMS）、双脉冲 TMS（pTMS）以及 rTMS。rTMS 通过影响一系列大脑神经电活动和代谢活动增强神经可塑性，改善局部血液循环。TMS 分为高频和低频（≤1Hz）两种，低于0.2Hz为超低频，不同刺激参数（模式、频率、强度、间隔、持续时间、刺激位点、刺激方向等）的 rTMS 产生不同的神经生理效应。

（4）适应证：①发育迟缓、癫痫、精神发育迟滞；②孤独症谱系障碍、注意缺陷多动障碍等；③脑瘫引起的相关症状、流涎、睡眠障碍、呛食、精神发育迟滞、肌张力高引起的运动障碍等。

8. 光疗

（1）概念：应用人工光源或日光辐射治疗疾病的方法称为光疗法（photo therapy）。光波的波长短于无线电波，分为红外线、可见光、紫外线和激光疗法。

（2）作用机制

1）红外线疗法：红外线疗法（infrared therapy）通过辐射作用于人体组织产生温热效应，

故又称辐射热疗法。有改善组织血液循环、促进水肿吸收、炎症消散、镇痛、解痉的作用。

2）可见光疗法：常用的有蓝紫光疗法（blue and violet light therapy）。蓝紫光是可见光中波长最短的部分，照射于人体后皮肤浅层血管扩张，血液中胆红素吸收蓝紫光后，在光和氧的作用下转变为水溶性的、低分子量的、易于排泄的无毒胆绿素，再由尿和粪便排出体外，从而降低血清中胆红素的含量。常用于治疗新生儿高胆红素血症。

3）紫外线疗法：紫外线（ultraviolet therapy）可分为三段：长波紫外线、中波紫外线、短波紫外线。有杀菌、消炎、镇痛、脱敏、促进维生素 D_3 的形成、促进组织再生、调节机体免疫功能、光致敏等作用。

4）激光疗法：激光疗法（laser therapy）对组织产生刺激、激活、光化作用，可改善组织血液循环，加强代谢产物和致痛物质的排出，抑制痛觉，有镇痛效应；提高白细胞吞噬能力，增强免疫功能；增加组织代谢与生物合成，加速组织修复。高强度的激光对组织有高热、高压强、高电磁场作用，可使蛋白质变性凝固，甚至炭化、气化，使组织止血、黏着、焊接或切割、分离。

在儿童治疗中主要应用红外线疗法与可见光中的红光疗法，通过降低骨骼肌肌梭中 γ 传出神经纤维兴奋性，使牵张反射降低，肌张力下降，肌肉松弛，并可改善血液循环和组织营养，从而起到消炎、镇痛、缓解肌痉挛的作用。

（3）操作方法：①儿童取适当体位，裸露照射部位；②检查照射部位温热感是否正常；③将灯移至照射部位的上方或侧方，距离一般如下：功率 500W 以上，灯距应在 50~60cm 以上；功率 250~300W，灯距在 30~40cm；功率 200W 以下，灯距在 20cm 左右；④应用局部或全身光浴时，光浴箱的两端需用布单遮盖。通电后 3~5 分钟，应询问儿童的温热感是否适宜；光浴箱内的温度应保持在 40~50℃；⑤每次照射 15~30 分钟，每天 1~2 次，15~20 次为一个疗程；⑥治疗结束时，将照射部位的汗液擦干，儿童应在室内休息 10~15 分钟后方可外出。

（4）注意事项：①治疗时儿童不得移动体位，以防止烫伤；②照射过程中如有感觉过热、心慌、头晕等反应时，需立即告知医护人员；③照射部位接近眼或光线可射及眼时，应用纱布遮盖双眼；④患部有温热感觉障碍或照射新鲜的瘢痕部位和植皮部位时，应用小剂量，并密切观察局部反应，以免发生灼伤；⑤血液循环障碍部位，较明显的毛细血管或血管扩张部位一般不用红外线照射。

（李晓捷　庞　伟）

第三节　作业疗法

作业疗法（occupational therapy，OT）是通过有目的的、经过选择的作业活动，对身体、精神、发育有功能障碍或残疾以致不同程度丧失生活自理能力和职业劳动能力的患者进行训练，使其生活、学习、劳动能力得以恢复、改善和增强，帮助其重返社会的一种治疗方法。

一、概述

（一）目的

尽可能减轻障碍，提高功能，使障碍儿童获得生活、学习及劳动能力，最终帮助其融入主流社会。日本作业治疗师协会调查结果表明作业治疗师并不只是对障碍儿童某一特定功能进行促进,而是使其心身全面发育,最终能融入主流社会(表2-1)。

表 2-1　个别作业疗法的目的

目的	次数	占比(%)
促进运动功能发育	234	9.6
促进认知功能发育	226	9.2
促进感觉功能发育	215	8.8
提高日常生活活动能力	210	8.6
促进移动能力的改善	201	8.2
感觉 - 运动统合	200	8.2
改善精神心理功能	172	7.0
提高 APDL 能力	150	6.1
促进并改善作业活动能力	143	5.8
帮助其复学、入学	122	5.0
帮助其获得成就感	106	4.3
帮助其获得与人交往的能力	102	4.2
改善体力	102	4.2
其他	243	10.0
情况不明	19	0.8
总计	2 445	

注:APDL:平均每天负荷量

(二)作用

1. 精神方面　①在作业活动中,不只是付出精力和时间,而首先能在心理上增强独立感,对生活建立起信心;②可以克服注意力涣散,集中精神,提高儿童的注意力,增强记忆力;③通过自己的努力制作出一件成品或获得成果,使儿童在心理上感到一种收获后的愉快和满足;④宣泄性作业活动,给儿童提供一种适当而安全的宣泄感情的机会,使儿童在心理上得到某些平衡;⑤文娱性作业活动,可以调节情绪,放松精神,发展儿童的兴趣爱好;⑥通过集体和社会性活动,能培养儿童参与社会和重返社会的意识。

2. 克服功能障碍方面　①能调节儿童的神经系统功能,改善机体代谢,增强体力和耐力;②能增强儿童的肌力和关节活动度,尤其是对手的精细活动功能的恢复,在获得独立生活能力方面具有重要意义;③可以改善儿童运动协调性,增强身体的平衡能力;④可以提高记忆力、注意力和思维能力。

3. 提高生活自理能力方面　通过日常生活活动训练和使用自助具,能提高儿童翻身、起坐、穿衣、进食、洗浴、修饰、行走、如厕等日常生活活动能力。

(三)适应证

1. 中枢神经系统疾病　包括:①脑炎后遗症;②脑积水;③脑肿瘤;④重度身心障碍等。

2. 肌肉、骨骼与关节障碍　包括:①慢性风湿性关节炎;②重症肌无力等。

3. **外伤** 包括：①骨折；②颈椎损伤；③脊髓损伤；④颅脑损伤；⑤手部损伤；⑥骨关节损伤后遗症；⑦截肢后（尤其是上肢截肢后）。

4. **认知、心理障碍** 包括：①痴呆；②认知障碍；③失认症；④失用症等。

5. **发育障碍** 包括：①脑性瘫痪；②学习障碍；③精神发育迟缓；④脊柱裂；⑤孤独症谱系障碍。

6. **精神障碍** 包括：①精神分裂症康复期；②情感障碍；③酒精依赖症；④神经症（焦虑症、抑郁症）；⑤人格障碍。根据日本作业治疗协会的调查，应用作业疗法的发育障碍中，脑瘫占 26.2%，精神发育迟缓占 22.5%，重度身心障碍占 20.9%，学习障碍和孤独症占 11%。

（四）作业疗法处方

1. **治疗目标与项目** 根据儿童年龄、性别、诊断、评定结果、兴趣及生活条件，明确作业疗法目标，选择作业疗法项目和重点，如：改善手的精细运动功能、增强上肢肌力、床与轮椅间转移的训练等。

2. **治疗剂量** 作业的强度，与作业时的体位和姿势、材料与用具、技巧、是否使用辅助器具等多种因素有关，制定处方时必须详细具体地说明，并在治疗过程中根据儿童的适应性与治疗反应予以调整。强度的安排与调整必须遵照循序渐进的原则。

3. **治疗时间和频度** 根据儿童的具体情况和循序渐进的原则进行安排，一般每次30~40 分钟，每日 1 次。出现疲劳等不良反应时应缩短时间，降低频度。

4. **注意事项**

（1）必须根据儿童的体力、病情、兴趣、生活、学习等需要选择作业疗法内容，做到因人而异。

（2）结合医院、社区、家庭环境条件选择作业疗法方式，做到因地制宜。

（3）进行作业疗法时必须有专业治疗人员或家人监护和指导，以保护安全，防止发生意外。

（4）疗程中要定期评定，根据病情的变化及时调整、修订治疗处方。

（5）作业疗法需与物理治疗、心理治疗、言语 - 语言治疗、康复工程、药物治疗、中医治疗等治疗方法密切结合，以提高疗效。

二、常用的儿童作业疗法

（一）姿势控制

良好的姿势保持是从事日常生活活动等所必需的一项基本内容，尤其对于不随意运动型、共济失调型和肌张力低下的患儿，各种体位的姿势保持显得尤为重要。姿势控制障碍是影响脑瘫儿童运动功能的关键问题，所有脑瘫儿童均表现出姿势调控的动作策略障碍。而维持坐位对于脑瘫儿童执行手部前伸动作而言是不可或缺的辅助因素。身体躯干的姿势控制会影响脑瘫患儿手的精细灵巧度。

1. **俯卧位正常姿势的保持** 抬头，双手和双侧肘关节支撑体重，可利用三角垫、治疗师或母亲的身体等（图 2-8）；前臂支撑体重（图 2-9）；双手支撑体重，抬头、抗重力肌伸展（图 2-10）。

2. **仰卧位正常姿势保持** 两侧上肢伸展向上

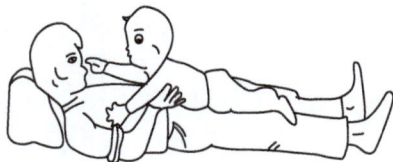

图 2-8 抬头，双手和双侧肘关节支撑体重

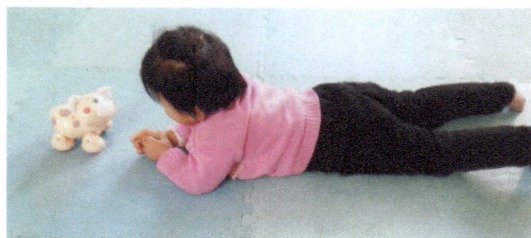

图 2-9　前臂支撑体重

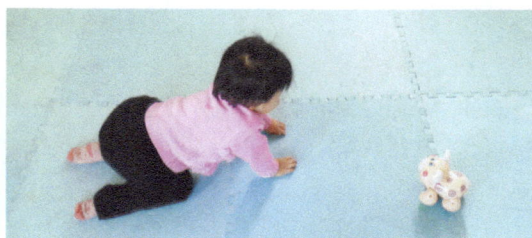

图 2-10　双手支持体重

并固定在中间位,促进正中功能位,双下肢也可上举,促进平衡功能(图 2-11);双手空间抓物作业,固定肩胛带(图 2-12)。

　　3. **坐位正常姿势保持**　促进头部直立调节;促进侧、后方平衡反射的发育。诱导动作,坐位保护性伸展姿势;坐位游戏训练(图 2-13)。

　　4. **立位正常姿势保持**(图 2-14)。

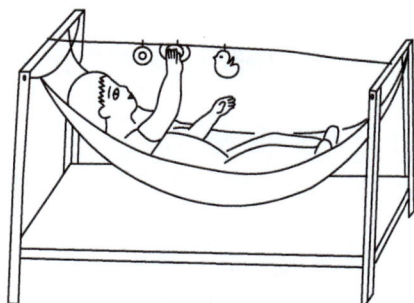

图 2-11　仰卧位正常姿势

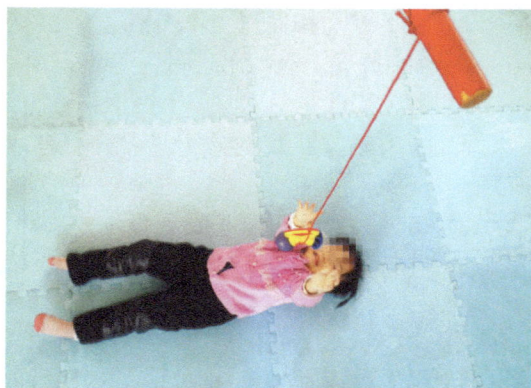

图 2-12　仰卧位伸手抓物,固定肩胛带

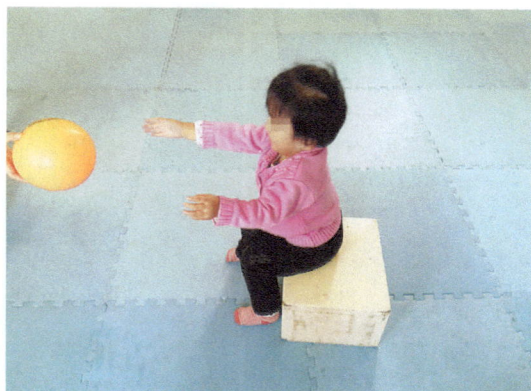

图 2-13　坐位正常姿势

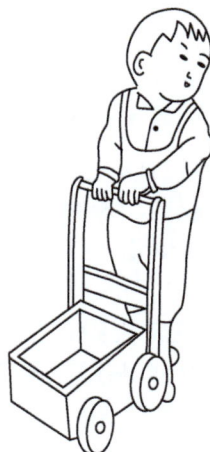

图 2-14　立位正常姿势

(二)上肢功能训练

上肢功能训练对改善脑瘫儿童精细运动功能障碍有明显效果,改善大部分患儿的肌张力,提高抓握、手眼协调能力,改善精细运动功能障碍。A 型肉毒毒素配合康复功能训练对痉挛型脑瘫患儿上肢功能具有良好的作用。应该加强脑瘫患儿手功能障碍训练中的家庭指导。

1. 上肢粗大运动功能训练 主要是:①促进手臂与肩胛带的动作分离:让儿童俯卧于治疗师的膝上,治疗师的手固定住儿童肩胛带,鼓励其做伸手向前的动作;②增加肩胛带的自主控制,提高上肢的稳定性;③诱发肘关节伸直:肩胛带前伸,伸肘够取物,或手握一硬的圆锥状物体去碰前方某一目标;④训练坐位平衡,诱发保护性伸展反应:坐于半圆形晃板上,治疗师位于其身后保护安全,鼓励儿童当身体向左侧晃动时伸手向左够取物,向右晃动时伸手向右够取物;⑤诱发手到口的动作:双手交叉互握,让儿童做双手能摸口部的动作;鼓励儿童手抓食物,或将一些食物涂在手指上,做手到口的动作;⑥诱发双手在中线上的活动:侧卧位,肩前伸、用手玩物(图 2-15)。

2. 手的精细运动功能训练

(1) 手的抓握:拇指内收—尺侧握,手指过度屈曲时。

(2) 使整个上肢有更好控制的感觉性活动:手、膝爬;双手走路;拍手、拍大腿等。

(3) 使手和手指有更好控制的感觉性活动:用油、布、刷子刷手、手指及手臂;双手插入黏土;用手指将黏土撑开;挤压黏土;将黏土捏成锥形;捡豆子;玩沙子;吹风机感受凉、热风;用手指撑开橡皮筋;捏衣夹;热水、冰水杯。

(4) 拿起东西的训练:将其大拇指桡侧外展,其余四指就容易伸展了;用一只手通过儿童掌心握住,然后将腕关节背屈并施加一定压力,保持数秒(图 2-16)。待儿童手伸展后,治疗师可把小玩具放到他手中,并稍用力握儿童的手,这样可促进其拿住玩具。

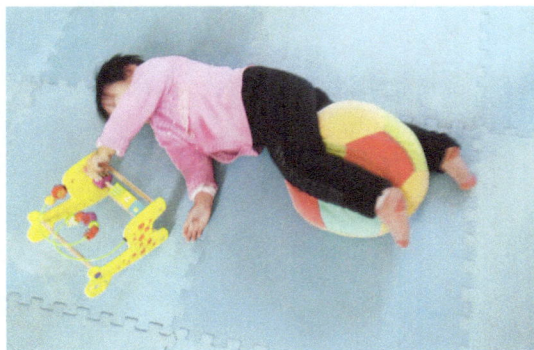

图 2-15 诱发双手在中线上的活动

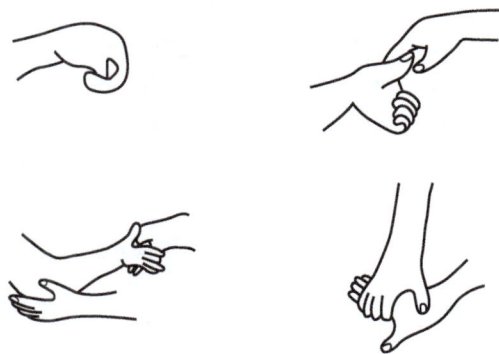

图 2-16 拿起东西的训练

(5) 放下东西的训练:轻轻敲击其手臂指伸肌腱,再由腕部向手指方向轻擦,同时配合"手打开,手打开"的语言提示;将儿童的手抬高至头上,并使肘关节伸展,腕关节掌屈,也可使手伸展;语言提示。

(6) 促进手抓放物体及手眼协调的活动:捏皮球、堆积木、插球、插棍、插方块 / 圆盘、套圈 / 投掷沙包、小布鱼 / 串珠子 / 走迷宫。

（7）用于手指分离性运动控制的活动：捡拾小物件，放入容器内；镊子、小块海绵；手指印；弹弹子；手指上套上指环等；游戏机、计算机；剪纸、橡皮泥；拧螺丝、瓶盖等。

（三）视觉功能及手眼协调能力训练

脑瘫伴视觉功能缺陷儿童早期进行弱视功能训练，可以得到视觉功能等方面的改善与恢复。视觉功能训练是根据患者的视觉功能异常状况，通过一系列方法，从视敏度、调节、集合功能、眼球运动等多方面进行训练，可使视力提高、增进视觉技巧、开发视觉潜能、改进视觉功能，从而矫治相应的视觉功能异常症状和体征。

婴幼儿精细动作是一个缓慢的过程，培养训练脑瘫儿童的手眼协调能力，可有效发展精细运动功能和认知能力。电脑游戏的介入能更大程度地改善患儿的手眼协调能力。

（四）提高日常生活活动能力治疗

日常生活活动（activities of daily living，ADL）能力是指人们为了维持生存及适应生存环境而每天必须反复进行的、最基本的、最具有共性的活动。脑性瘫痪儿童能否走路、说话、上学等固然是最重要的，但是吃饭、排泄、穿脱衣服、移动等更是迫切需要解决的问题。因为他们无法一辈子依赖父母的照顾而生活，所以必须要及早对儿童进行 ADL 训练，使其达到生活自理。ADL 训练能改善脑瘫患儿的日常生活自理能力，提高其生活质量。应根据脑瘫患儿的年龄、病情程度、脑瘫类型、上肢功能、认知功能、学习功能等，由易至难，循序渐进地进行。

1. **进食训练** 进食的必备条件：头、躯干、上肢的协调动作与坐位平衡；手口眼协调；手的伸展、抓握、放开功能；咀嚼、舐、吸吮、咽下时的口唇、舌及下颌的动作。

（1）进食的姿势控制：能充分发挥摄食功能的体位是坐位，但为了保证吞咽正常，良好的竖颈也是非常必要的。

（2）增加口唇的力量（以能控制伸舌为前提）：上下唇处放上甜的食物，伸舌舔食；门牙内侧和腭后部放上黏东西，舔食。

（3）控制伸舌：下颌控制技术有效，但有时还不够；OT 可用一头部浅平、边缘圆钝的勺子对舌施以一定的压力，阻止舌外伸。

（4）纠正流涎：经常性地用手指敲击或轻叩患儿的上唇数次，向左右侧方轻轻牵拉唇部肌，可以诱导患儿的闭嘴活动。

（5）咀嚼训练：可放一小块硬性食物于儿童一侧牙齿之间，借助下颌控制技术帮助口部闭合。

（6）饮水训练：带缺口的杯子，可避免头部后仰所引起的躯干后伸僵硬而产生呛咳（图 2-17）。

（7）进食动作训练：护理者应坐在儿童身后以便于采用自然的进食动作进行训练；易于抓握的食物；选择黏稠度大的食物；借助自助具：D 形环 / 防滑垫 / 盘挡等。进食用的汤匙，最好选用边缘平线、柄长而粗者，为的是较易握拿（图 2-18）。这是一种水平汤匙，无论握拿哪个方向，都可保持水平状态，不会令食物倒翻（图 2-19）。如儿童握持能力不好，可以加一个套子，把汤匙套在手上（图 2-20）。

（8）独立进食训练：独立进食除需要口、唇、舌的控制外，还需要坐位时头部直立，能用餐具舀起或夹起食物，

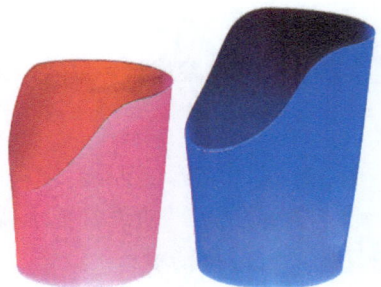

图 2-17 带缺口的杯子

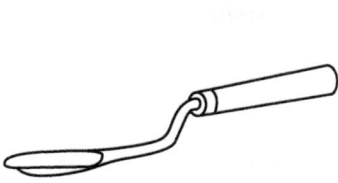

图 2-18　进食用的汤匙　　　　图 2-19　水平汤匙　　　　图 2-20　汤匙套在手上

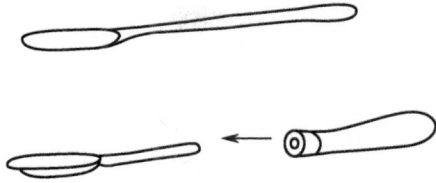

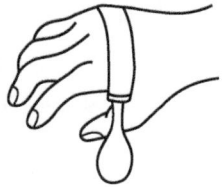

将食物送至口中。因此,在开始独立进食训练之前,应鼓励患儿玩耍时将手和玩具递送至口中,坐位时能使用双手并保持身体平衡。

2. 更衣训练　更衣动作包括穿、脱上衣和裤子的基本动作,也包括穿鞋、袜子,戴帽子、手套及其他装饰品时的动作。

(1) 更衣的姿势控制:坐位穿衣时,应保持坐位平衡,髋关节屈曲,躯干前倾。痉挛型脑瘫儿童开始学习自己穿衣服时,为避免身体出现僵直,通常采取侧卧位,使颈、髋、膝关节保持屈曲状态。将儿童的躯干上部回旋,保持髋关节屈曲,头颈竖直,使儿童伸展上肢支持自己体重的同时,脱下儿童的衣服(图 2-21)。

(2) 穿衣动作训练:重要前提是理解身体的各部位、服装的结构及身体在空间的位置(玩具娃娃);对于穿衣/鞋不分左右的儿童,可在衣服/鞋上做些醒目的标志。具体情况具体对待,偏瘫儿童,先穿患侧;衣服宜宽松、肥大,易于穿脱;松紧带/尼龙扣;从最后一个动作做起,逐渐增加动作。

(3) 更衣训练注意事项:①一般先穿功能障碍重的一侧,先伸直上肢后再进入衣袖内;②穿衣服之前一定要注意儿童左右是否对称,尤其是在仰卧位时,若存在不对称性颈强直反射(asymmetric tonic neck reflex,ATNR)应采取坐位穿衣;③如儿童的肩向后,设法屈曲儿童的髋关节,会使肩与上肢向前变得容易;④若儿童坐位时有前倾倾向,在为其穿衣服之前必须设法阻止头的前屈及上肢伸向下方;⑤在穿鞋与袜时要首先让儿童屈曲膝关节及髋关节。

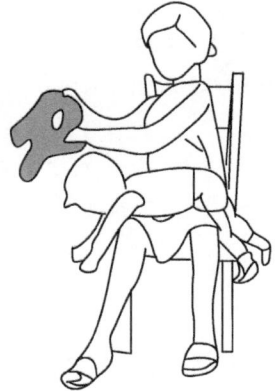

图 2-21　更衣训练

3. 如厕训练　适于 2 岁以上的儿童。年龄、地区、习惯、穿着衣服的类型、家庭帮助程度等因素对儿童的影响各不相同。该训练使儿童知道什么时候需要大小便,并学会控制大小便;在需要大小便时能够及时告诉他人。

(1) 如厕的姿势控制:应保持髋关节屈曲,两下肢分开,肩与上肢尽量向前(图 2-22)。

(2) 如厕准备训练:①膀胱控制:小便时一次尿是不是很多?能否保持衣裤干燥几小时?是否有特殊表情或动作? 如都具备,表明已具备膀胱控制能力和排尿意识。②身体条件:能拾起细小物件吗? 能很好地行走/移动自己吗? 能蹲/坐在凳子上吗? ③合作方面的准备:为了测试是否已具备理解与合作能力,可要求其做简单的几件事:躺下、坐起、指出身体的部位,将玩具放入盒中,递送物件,模仿鼓掌等,如能完成,说明其已具备如厕的智力条件。

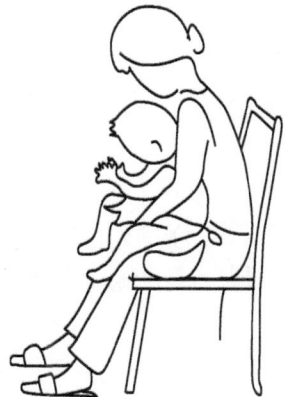

图 2-22　如厕训练

（3）如厕训练方法举例：训练独立排泄时，让儿童用一只手抓握栏杆，另一只手脱下裤子，身体慢慢下移，坐于便盆上，完成排泄动作。站立困难的儿童可以应用膝立位独立完成排便动作（图 2-23、图 2-24）。

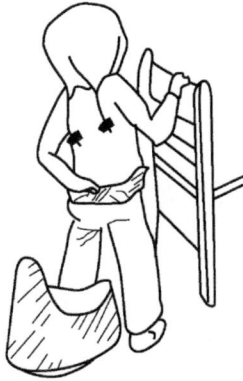

图 2-23　排泄训练（一）　　　　　　图 2-24　排泄训练（二）

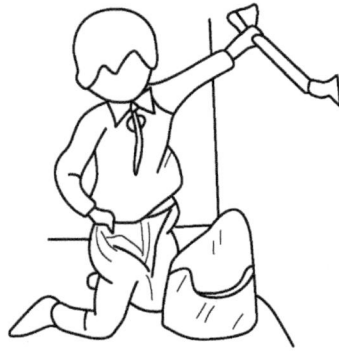

4. 沐浴训练　保持身体坐位平衡及对头和躯干的控制。脑瘫儿童障碍情况不同，洗澡时所采取的体位也不尽相同。必须选择一个舒适、稳定安全的体位，儿童才能顺利完成沐浴动作。

沐浴训练：对于平衡能力和手功能尚可的儿童，可让他自己练习洗浴。从安全和提供方便的角度考虑，可在浴盆周围安装扶手及特殊装置（图 2-25、图 2-26）。

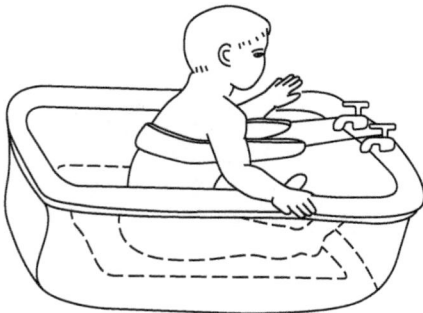

图 2-25　沐浴训练（一）　　　　　　图 2-26　沐浴训练（二）

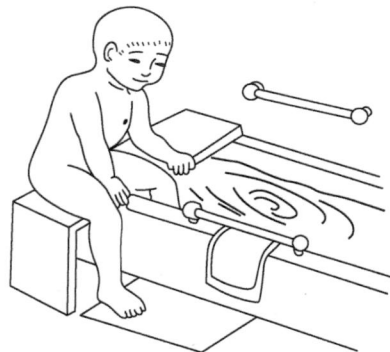

5. 学习与交流　使用交流辅助具（电脑）表达自己的愿望、要求，完成书写作业，与他人进行交流。脑瘫儿童存在运动、交流、学习和情绪等各方面的问题，脑功能的可塑性是儿童学习潜力的基础，为克服患儿的学习困难，需要创造最适宜的学习条件，患儿需要一种转换训练的方法，在一整天时间内把学习从这一情景转换成另一情景。与正常儿童一样，患儿需在智力、情感、社会和运动等方面同时发展。除了基本的、常规性的教育之外，我们还需要从心理引导上入手鼓励患儿与其他同龄人进行交流，针对患者身体功能性的障碍，让患者学习相关的基本知识,从而建立起协调的功能。引导式教育能有效地调动儿童和家长的积极参与,让每个接受治疗的儿童得到比较好的功能康复,而在认知、语言、学习、表达以及参加集体、社会活动等的能力也得到比较全面的康复。

(五) 促进认知功能发育的治疗

促进认知功能发育的作业疗法包括注意力、记忆力、计算能力、综合能力、推理能力、抄写技能、社会技能、交流技巧的作业活动训练。脑瘫患儿通过促进认知功能作业活动可以集中精神,提高患者的注意力,增强记忆。认知训练是影响脑瘫儿童康复的重要因素,对肢体运动康复有促进作用,有利于提高患儿上肢的综合性运动功能,减少并发症的发生。

1. 感觉刺激 ①视觉刺激:可用玩具诱导儿童用双眼注视并跟随。在透明塑料管中装入水及彩球,来回移动,训练儿童用双眼跟踪塑料管中的小球。认颜色:配对、分类、挑选、说出名称、与其他概念配合。②听觉刺激:听各种声响,让儿童寻找发声的方向等。反复更换声音的方向、远近和强度,以不断提高儿童对声响的敏感性以及寻找声源的反应速度。③触觉刺激:可以使儿童身体接触物体、床面。取不同质地的物品,如毛巾或较硬的木块等让儿童触摸,让儿童分辨软硬、轻重、大小、冷热。魔袋游戏:准备几个儿童熟悉的物品装到一只布袋中,让儿童把手伸进布袋抓住一件,然后反复抚摸,通过物品的形状和质地,猜猜抓到的是什么。

2. 认识身体部位训练 ①通过叩击、敲打及触摸、轻按关节等,也可用刷子刷磨患处、玩黏土做泥人、玩布娃娃玩具、画人脸和身体等游戏,改善障碍部位的功能;②通过钢琴、打字机、电子琴、电脑、游戏机来增强浅感觉及深感觉的输入;③可训练使用平衡棒,做体操、做各种移动性训练,或以自己身体和其他物体比大小、高低,可做手工、制作玩具、折纸等进行手功能训练;④促进深感觉输入:做手操、托沙袋、玩哑铃,也可以按压关节和敲打刺激。

3. 注意力训练 可用视跟踪、形状辨别、删除字母、听认字母、重复数字、词辨认、听跟踪等方法进行注意力的训练(图 2-27)。

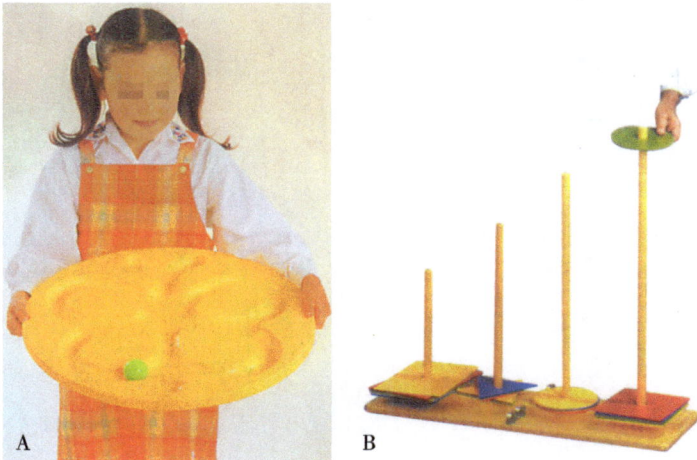

图 2-27 注意力训练

4. 记忆力训练 通过视觉、听觉反复练习,形成暂时联系,从而提高记忆速度。训练短时记忆能力,要求儿童根据训练者的口头指令立即执行;训练长时记忆能力,多采用反复再认和回忆的方式,让儿童牢记;视觉:认物认图、取物品、快速看图说物品名称、识字等;听觉:背儿歌、传话游戏等。

5. 其他提高智力水平的训练 模仿画线、搭积木、拼图、橡皮泥、珠子画、大小识别、形状识别等(图2-28)。

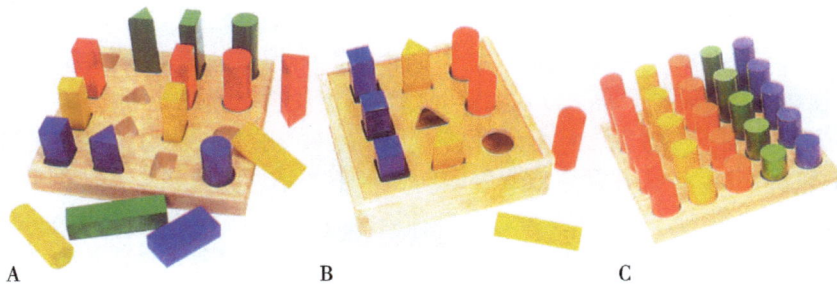

图 2-28 提高智力水平的训练

(六)书写训练

书写是一项重要的基本技能,是脑瘫儿童思维活动和感觉器官的一种锻炼,是眼、脑、手并用形成的一种特殊技巧,可以提高儿童的注意力,巩固识字、辨别字形、了解字义、语言的运用。

1. 提高腕关节的稳定性 很多脑瘫儿童存在上肢屈曲内收,肘关节屈曲,腕关节背伸活动困难障碍,尤其是腕关节掌屈限制了手指灵活性和关节活动度,严重影响脑瘫儿童的书写能力,而其他上肢关节几乎无法代偿腕关节的活动。由此可见腕关节是否稳定尤为重要。

(1)目的:提高腕关节背伸活动能力,增加腕关节的稳定性从而提高书写的稳定性。

(2)方法:治疗师准备擀面杖、橡皮泥或面团、纸、笔。①用擀面杖擀橡皮泥或面团(图2-29);②正确的四肢爬行;③在脑瘫儿童眼平面以上的垂直面进行书写、作画和游戏(图2-30)。

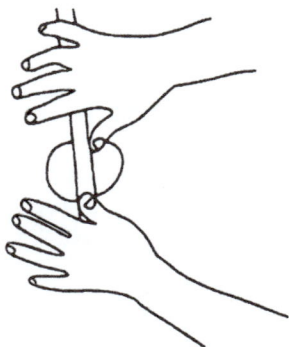

图 2-29 用擀面杖擀橡皮泥

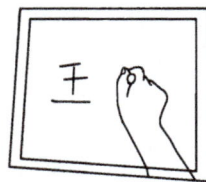

图 2-30 在眼平面以上的垂直面进行书写

2. 压力控制训练 脑瘫儿童常常在书写的时候用力不均匀导致笔尖折断和划破纸或者写出的字特别轻,甚至看不清。

3. 改善手指分离障碍的书写 脑瘫儿童存在垂腕,拇指内收,近远端指间关节屈曲,单个手指或两根手指不出现分离等问题。

4. 改善感觉障碍的书写 脑瘫儿童存在不愿抓笔、字迹过浅、感觉过防御、书写时笔容易掉落等问题。

5. 认知障碍的书写 脑瘫儿童存在视觉障碍、听觉障碍,不理解偏旁部首、字形结构、笔画顺序等问题。

6. 书写准备训练

(1) 目的:控制上肢及手部的书写方向,认识基本的字形结构,为阅读、书写做好准备工作。

(2) 方法:治疗师准备铅笔、彩笔、纸、橡皮。①治疗师教会儿童画横线、竖线、交叉线、大于号、小于号、M 和一些简单图形;②治疗师用彩笔画出两个相距 10cm 的点,儿童连线;③治疗师用圆点标出简单汉字和数字,儿童连起来形成相应汉字和数字;④治疗师给儿童建立空间概念,让其能分辨内外;⑤治疗师教会儿童认识和控制笔杆写基本笔画,横平,竖直,左撇,右捺。

7. 汉字的书写

(1) 目的:学会书写、基本的汉字交流,参加考试。

(2) 方法:治疗师准备写字板,若干 A4 纸、铅笔和马克笔。①治疗师用马克笔在写字板上写出"大小、上下、山水"等笔画少的汉字,让儿童用铅笔在纸上模仿写汉字;②治疗师说出汉字,让孩子在写字板上写相应文字。

8. 书写的辅助器具 脑瘫儿童的书写能力比较差,应用辅助工具会有很大帮助。临床上常用的软笔套、三角笔套、三指捏笔套(图 2-31)以及亮光笔、弹簧笔杆、可擦笔等。

(1) 目的:利用握笔器改善书写异常姿势,提高书写速度。

(2) 方法:治疗师准备软笔套、三角笔套、铅笔,利用握笔器进行正常书写。

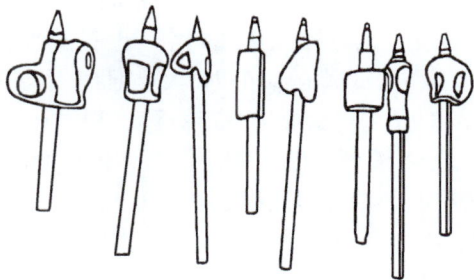

图 2-31　软笔套、三角笔套、三指捏笔套

(七) 感觉统合训练

感觉统合(sensory integration)是指个体能有效接收自己身体和周围环境接触的信息,通过感觉系统如视觉、听觉、触觉、味觉、嗅觉、前庭平衡觉、本体感觉等,输入大脑进行综合分析、处理,继而做出适当并与环境相适应的反应的一连串生理过程。感觉统合训练为脑性瘫痪儿童提供了一种科学与游戏相结合的训练环境。作为一种有效的治疗手段,能用于脑瘫儿童的感觉障碍及神经心理发育的改善。感觉统合训练不仅改善了功能障碍,而且调整矫治了患儿心智成长、心理健康障碍,值得临床推广应用。包括以下几种训练方法:

1. 触觉训练 ①球池训练:球池训练不但可强化触觉功能,对前庭、身体协调、固有前庭平衡能力也有很大帮助(图 2-32);②泥土游戏;③吹风机游戏;④洗澡游戏;⑤小豆子或水放入小池中游戏。

2. 前庭系统训练 有些孤独症儿童前庭方面存在较严重问题。吊缆是处理前庭信息最好的设备。吊缆种类很多,如圆木的骑马游戏、圆筒、游泳圈吊缆及轮胎吊缆(图 2-33)。

3. 触觉与身体协调训练 ①身体跷跷板:训练者与儿童面对面坐下,用双手紧握儿童双手,两人脚掌互相抵住,作为平衡轴,轮流上下左右拉动;②俯卧大笼球:让儿童俯卧于大笼球上,训练者由后方抓住儿童双脚,配合大笼球的转动,前后拉动;③俯卧大笼球抓东西:

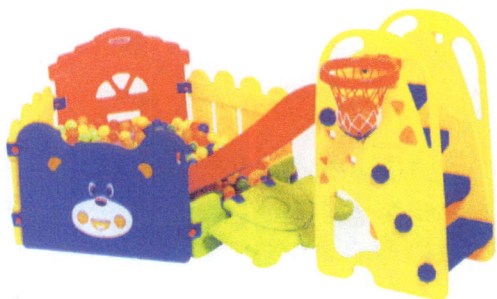

图 2-32 球池

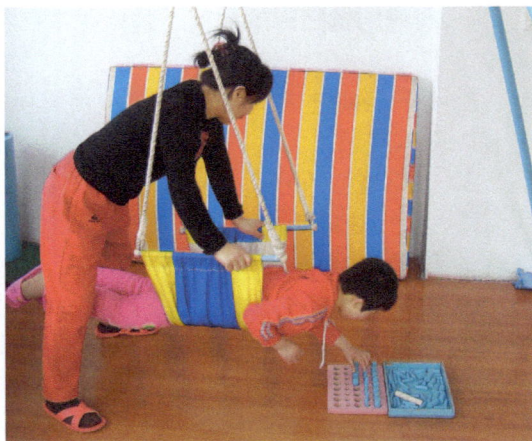

图 2-33 吊缆前庭系统训练

协助儿童俯卧于大笼球上,保持平衡姿势,将玩具置于儿童向前滚动时用手可以拿到的位置;协助儿童前后滚动,协助儿童触摸到玩具。

4. 跳跃平衡训练 ①跳床运动:目的在于强化前庭刺激,矫治重力不安和运动企划能力不足。也可在儿童弹向空中时鼓励他唱歌,或以某种律动音乐配合(图 2-34)。②花式跳床:目的在于改善运动企划、大小肌肉运动、平衡反应、视觉运动协调能力。③跳床 + 手眼协调游戏:强化平衡反应、眼球运动、视觉运动,并可进行一些高难度的运动企划训练。

5. 滑板训练 ①小滑板:让儿童俯卧于滑板上,头颈抬高,挺胸,身体紧贴滑板,以腹部为中心,双手双脚抬高,如飞机起飞状。也可趴在滑板上,双脚如青蛙游泳般屈曲,顶在墙壁上,用力向前蹬(图 2-35)。②大滑板:儿童俯卧于滑板上,由滑行板上自然滑下来,也可用双手抓住大滑行板的两边,借反弹力较用力地滑下来,下滑的角度为 25°~35°。

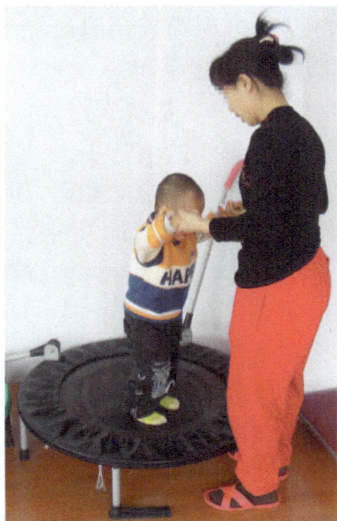

图 2-34 跳跃平衡训练

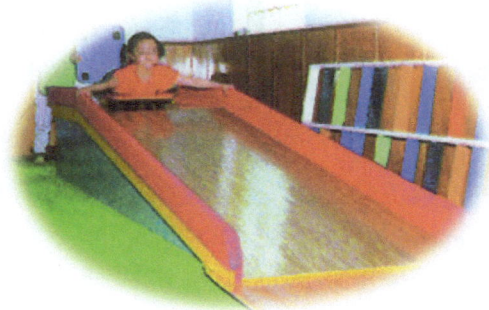

图 2-35 滑板训练

(八) 游戏疗法

游戏(play)是儿童正常成长发育过程中不可缺少的部分,而脑瘫患儿由于其自身运动、感觉等方面功能障碍,不能自如地进行游戏活动,但他们的正常身心发育却是离不开游戏的。游戏具有很大的娱乐性,可激发患儿的积极性,使之主动地参与训练活动;游戏是一种充满乐趣又具有高度可重复性的活动,有利于儿童反复进行训练,使所学到的技能得到强化和巩固;游戏需要患儿调动自己的各种感官来参与,有利于其感觉功能的恢复;游戏介于纯训练与真实生活之间,有利于脑瘫患儿把所学的技能转移到现实生活中;游戏对患儿最大的益处就是能开发患儿的智力,便于患儿尽可能顺利入学,融入社会。

(九) 作业疗法的其他方面

1. 促进情绪的稳定和社会适应性 身体功能障碍越重,行动范围越受限,经验越不足,社会的适应性越差。应从婴幼儿起,调整其社会环境,通过游戏、集体活动来促进脑瘫患儿的社会性和情绪的稳定。

2. 辅助器具、矫形器、移动工具的使用 包括进食用自助具、整容用自助具、更衣用自助具、如厕入浴自助具、家务用自助具、交流用自助具、休闲活动、其他动作、矫形器(上肢)、轮椅等。

3. 环境改造 2001年WHO发布了《国际功能、残疾和健康分类》(ICF),根据ICF的观点,功能障碍者所遇到的活动受限和参与限制是由于功能障碍者的损伤(功能、结构)和环境障碍交互作用的结果。

根据ICF的观点,环境因素对身体功能、身体结构、活动和参与这三方面均有影响,明确环境障碍所在,然后针对环境障碍提出解决方案,再改造或重建无障碍环境来实现功能障碍者的全面康复,这就是环境改造的目的。所以为了从根本上解决功能障碍者的困难,还需要改变环境来适应功能障碍者的损伤,才有助于功能障碍者的活动和参与。

(1) 物质世界的环境改造:主要包括一般社会的环境改造、医院(康复中心)的环境改造、家庭的环境改造、社区的环境改造、学校的环境改造等。见图2-36、图2-37。

(2) 其他方面的环境改造:主要包括社会、态度环境等方面改造。WHO、世界银行、国际劳工组织和联合国教科文组织共同发布《世界残疾报告》和《社区康复指南》,是为了配合联合国《残疾人权利公约》在各国实施。WHO出版ICF、ICF-CY,强调了环境因素对功能障碍者的重要影响。目前鼓励家庭成员积极参与康复,融入以家庭和社区为基础的贯穿24小时

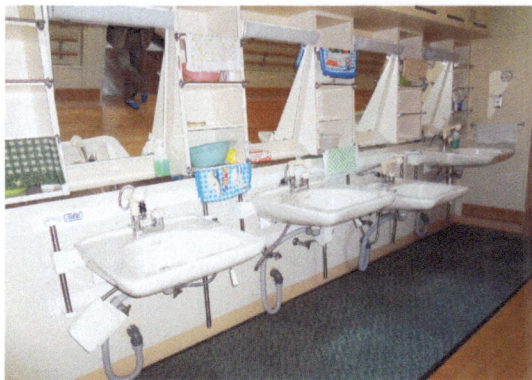

图 2-36 经过改造的盥洗设施

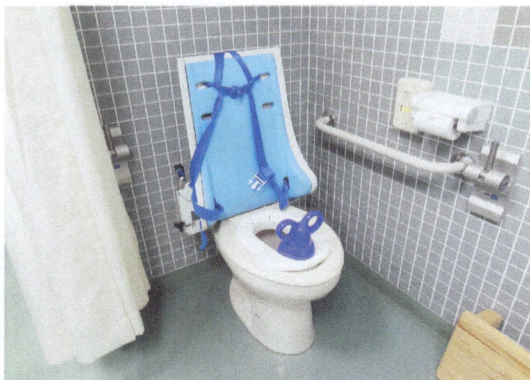

图 2-37 经过改造的如厕设施

生活中的康复理念,以患儿为中心,医患结合、全面康复。

4. 指导家长

(1) 指导家长克服心理障碍,接受和适应客观事实:指导家长及家庭其他成员正视客观现实,克服各种心理障碍,处理好与儿童的关系,每个成员都要尽最大努力帮助儿童,发挥儿童最大的潜力,勇敢地承担家长的责任和义务。

(2) 指导家长采取正确的治疗方式:①争取儿童合作,尽量吸引儿童注意力,避免强迫。②每次训练时间尽可能不要太长,对儿童进行训练的形式要多样。③遵循示范—等待—鼓励—等待—示范的原则,让儿童有足够时间去反应。当儿童完成一件事情,做好一个动作,要立即给予鼓励。④让儿童有成就感,进行作业疗法活动训练时,让儿童自己完成最后的动作,增强儿童的成就感。⑤遇到儿童反抗或消极情绪时,可采用忽视疗法。⑥必须有耐心并保证时间。

(十) 作业疗法新技术

应从更多地注意上肢结构性障碍,转向功能训练;从简单问题的处理,如姿势、关节活动度、肌力和耐力、负荷体重、粗大及精细运动等,转向综合性处理,如感觉输入及反馈、控制和协调、ADL、技能、心理调整、适应状态、交流、认知、手功能等。近年将强制性运动疗法、手-臂双侧强化训练、镜像视觉反馈疗法、运动想象疗法等先进康复技术引入脑瘫儿童的作业疗法中,使康复效果更加显著。

1. 强制性运动疗法 强制性运动疗法(constraint-induced movement therapy,CIMT)用于脑瘫儿童和脑外伤所致的不对称性上肢功能障碍的治疗,取得明显的效果。强制性运动疗法可提高偏瘫型脑瘫患儿上肢作业疗法的康复疗效,提高患儿的日常生活活动能力。

2. 手-臂双侧强化训练 手-臂双侧强化训练(hand-arm bimanual intensive training,HABIT)治疗痉挛型偏瘫儿童上肢功能障碍可有效提高儿童患手-臂的结构与功能、双手协作表现、日常生活活动能力,更加强调上肢功能对环境的适应和参与,显著提高脑瘫患儿的自理能力。

3. 镜像视觉反馈疗法 镜像视觉反馈疗法(mirror visual feedback therapy)能提高患者的上肢运动功能,减少上肢疼痛,提高偏瘫型脑瘫患儿的上肢运动功能,增大其握力、前臂旋后角度及肌肉厚度,但对患儿肢体痉挛程度改善无明显影响。此疗法操作简单、设备简单、费用低廉,值得临床推广应用。

4. 运动想象疗法 运动想象(motor imagery,MI)指为了提高运动功能而反复进行的动作想象,即没有任何运动输出,根据运动记忆在大脑中激活某一活动的特定区域而达到提高运动功能的目的。研究显示运动想象疗法可促进上肢运动功能及认知功能的恢复,具有操作简单、费用低、重复性强等优点,值得临床推广应用。

三、注意事项

1. 安全问题 脑瘫儿童从家庭、医院走进学校,需要培养很强的安全意识,因为脑瘫儿童肢体障碍、认知能力等问题防范意识比较差,需要防止儿童摔倒、受到其他创伤。治疗师与小学老师要有针对性地宣教安全知识。

2. 姿势控制 选择适合脑瘫儿童的桌椅、餐具,保持正常姿势和稳定性、肩关节稳定性、前臂、腕关节及手的体位稳定、上肢分离运动、双侧上下肢整合、视觉运动控制、手内操作、捏力、书写的力度、手眼协调等。

3. **主动参与** 调动脑瘫儿童参与事情的积极性、主动性。

4. **给予表扬** 脑瘫儿童完成学习和参与事情以后要给予肯定和激励。

（庞　伟）

第四节　言语 - 语言治疗

言语 - 语言治疗（speech-language therapy，ST）是由言语治疗专业人员对各类言语障碍者进行评价、诊断、治疗或矫治的一门专业学科。其内容包括对各种言语障碍进行评定、诊断、治疗和研究，对象是存在各类言语障碍的成人和儿童。儿童言语 - 语言障碍多见于各种原因引起的语言发育迟缓、构音障碍及吞咽障碍等，儿童康复治疗主要以这三种障碍为主。

一、概述

（一）适应证

1. **语言发育迟缓** 属于获得性失语症，主要是由于中枢神经系统损伤而造成的对语言的理解与表达方面的障碍。在脑瘫儿童当中，语言发育迟缓的发病率较高，主要表现在语言表达和接受均较实际年龄迟缓。

脑性瘫痪患儿的语言发育迟缓，理解能力和表达能力均低下，无论是听语理解，还是语言表达、构音运动等方面都比正常儿童迟缓一些。大部分脑性瘫痪患儿语言理解比表达好一些，常表现为表达自己的思想和要求时说不清，说话缺乏条理性和连贯性，使他人无法理解其语言的意义。

2. **运动性构音障碍** 脑性瘫痪虽然是非进行性脑损伤所致的综合征，但其运动障碍的程度及姿势异常却随年龄增长而变化。随病程延长，异常姿势固定，长期运动功能障碍，继发性病损愈来愈重，异常的姿势和运动模式会影响到肺活量和发声器官、口、舌及颜面肌力、肌张力及肌肉控制能力异常使咀嚼、言语的清晰度均受影响。主要表现为：

（1）声音异常：包括音质异常、音长异常、音量异常及音调异常。

（2）构音异常：主要包括构音困难、吐字不清、发音短促、说话中途突然中断等。元音和辅音的丢失，辅音的置换和替换。

（3）流畅度异常：主要指言语的节律异常，表现为口吃或言语支吾。

（二）原则

1. **循序渐进原则** 通过言语 - 语言功能评定，了解儿童言语 - 语言障碍的类型和程度，制订相应的训练计划。治疗内容要先易后难，由浅入深，由少到多，逐步增加任务刺激量。

2. **个体化原则** 每个儿童的言语 - 语言障碍类型和程度不同，潜在能力也不同，因此，在确定训练目标和制定康复治疗方案时要强调个体化，不能强求一致。

3. **持续性原则** 坚持每天训练、反复刺激。抓住言语 - 语言功能恢复的最佳时期反复进行刺激，不停强化训练才能达到最佳效果。但也不能操之过急、安排太多的训练内容，使儿童感到过于疲劳。治疗师要对家庭成员进行必要的指导，使儿童在家庭中随时得到正确的训练。

4. 规范化原则　训练儿童时要求儿童发音准确,治疗师必须以身作则,发音清楚、标准,表情夸张、清晰,尽量应用成人语言,以避免儿童学会儿童用语还要再学习成人用语,应尽量一步到位。

5. 实用性原则　由于儿童学习语言所需要的语言刺激主要来源于周围人,因此在训练时,应考虑用儿童听得懂的语言,如地方语。

6. 简捷化原则　在训练儿童发音时,最简捷的方法是示范与模仿,如果示范和模仿不能奏效,可采用矫正口型及发音部位,用压舌板协助发音部位正确接触的方法。要避免单纯使用口头提示,因单纯口头提示往往不能使儿童掌握发音要领和正确发音部位。

7. 多样化原则　训练形式要多样化、趣味化。根据儿童的具体情况有选择地变换治疗方法,避免长期使用一种固定的治疗方法。还可利用多媒体训练,也可采用绕口令、讲故事、接句子等训练形式。此外,还要考虑个人训练与集体训练相结合、医院治疗与家庭训练相配合等。

（三）条件与要求

1. 训练场所布置　应选择较宽敞的房间,因为桌面上难以进行的课题往往要在地板上进行。儿童的特点是注意力极为分散,要尽量避开视觉和听觉上的干扰,室内要简洁、安静、光线充足、井然有序,墙壁上不要贴多彩的图画,最好在有隔音设施的房间内进行。

2. 训练形式　原则上以一对一训练为主,可结合集体训练、自主训练、小组训练、家庭训练,以增强训练效果。

（1）一对一训练:根据儿童的评估结果,制定语言训练的长期目标与短期目标,按照语言发育规律制订个别训练计划及具体语言训练内容,除了语言功能训练还要进行实际语言交流能力的训练。

（2）集体训练:将言语 - 语言障碍儿童按程度分组,以小组的形式进行语言训练。集体训练可以改善儿童的社会适应能力,减少不安,增加兴趣,提高交流欲望。

3. 治疗次数和时间　可以根据治疗师和儿童人数确定,每天训练时间由治疗师及儿童的人数决定,一般为每人每天 30~60 分钟。儿童治疗最好安排在上午,因为儿童上午的精神比较饱满,头脑较为清醒,下午的反应较上午差。

4. 家庭指导　可以进行一对一的个别训练,而且还不受时间与空间的限制。尤其在关键性学前阶段,若能及早给予各种基础训练,可达到事半功倍的效果。

5. 训练工具　针对儿童的训练工具,可根据训练内容设计准备一些玩具(采用象鼻卷、蜡烛或口风琴等进行呼吸训练等),还需准备录音机、录音带或录音笔、节拍器、镜子、秒表、压舌板、喉镜、各种图卡、报刊、书籍、笔、纸、常用生活用品等;有条件可配备电脑语言训练系统。

6. 卫生管理　一定要预防各种传染病,因为训练时经常接触儿童的身体和唾液。训练物品要定期消毒,直接接触儿童口腔或皮肤的评估训练物品,要尽量用一次性用品,手指有伤时应特别注意,训练前后要洗手。

二、常用的言语治疗方法

（一）语言发育迟缓的康复治疗

根据儿童语言发育迟缓检查、评价结果、语言特征来制定康复治疗目标及方法。从检查结果确定儿童处于哪个阶段水平,就把此阶段定为开始训练的出发点,设定训练内容。训练策略如图 2-38 所示。

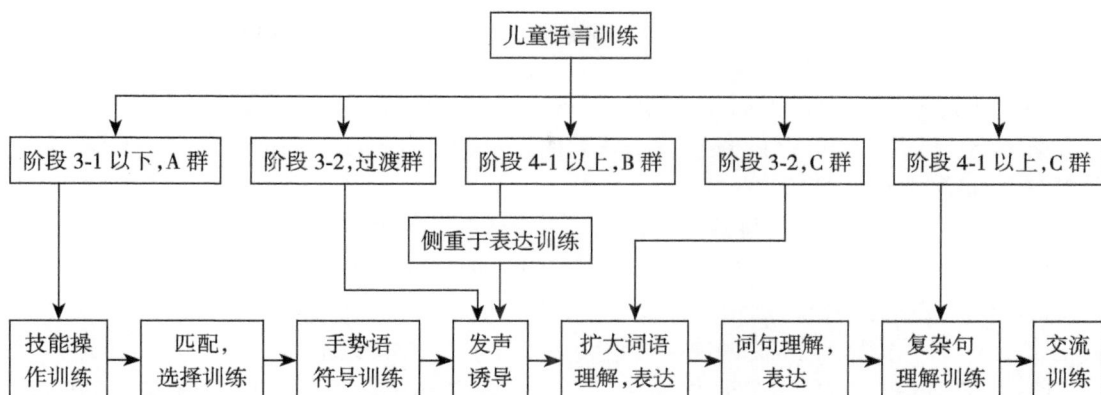

图 2-38 儿童言语康复策略

1. 言语符号尚未掌握阶段（A 群） 包括阶段 1、阶段 2 及阶段 3-1，训练以获得言语符号（理解）与建立初步的交流关系为目标。其方法是先导入手势语、幼儿语等象征性较高的符号。

（1）事物、事态概念未分化阶段训练：此阶段的训练旨在充分调动儿童的听觉、视觉能力，以及皮肤的痛、温、触、压等感觉，帮助儿童充分注意外界的人与事物的存在。包括：注视及追视训练、运动游戏训练、对事物持续记忆训练、事物的动手性操作。

（2）事物功能性操作到匹配、选择训练：目的是不断扩大能进行功能性操作事物的范围，使儿童能做到多数事物的辨别性操作。包括：事物功能性操作的扩大训练，多种事物的辨别训练。

（3）手势符号的训练：手势符号对儿童来说比言语符号更容易理解、掌握和操作，故以此为媒介，逐渐向获得言语符号过渡。包括：场景依存手势符号训练、表示事物的手势符号训练、利用手势符号进行动词及短句训练。

2. 阶段 3-2 过渡群、言语表达困难（B 群，阶段 4-1 以上） 该类型语言发育迟缓儿童侧重于模仿、掌握与理解水平相适应的言语表达行为，并扩大理解与表达的范围。以发声诱导为训练起点，具体训练步骤如下：

（1）发声诱导训练。

（2）从儿童熟悉的事物着手练习语音发音。早期引导的发音词汇包括：①易于构音的词，如 ma、mama、baba；②多音节词，但词头或词尾等词的一部分音能够发出，如西瓜（gua）。

（3）结合儿童的认知水平，由手势符号阶段逐渐过渡到言语符号阶段。

3. 语言发育水平低于实际年龄（C 群） C 群语言发育迟缓儿童主要表现为语言水平落后于实际年龄，其语言理解与表达具备了一定的基础，因此针对这类儿童进行训练时，应考虑扩大词汇量，增加理解与表达的语句长度及复杂度等。

（1）词汇量扩大的训练：词汇的导入可以从最常接触的事物图片开始，进行词汇的理解训练。手势符号→幼儿语（言语符号）→成人语（言语符号）词汇的范围包括名词、动词、形容词、代词、量词、数词、副词、助词、介词、连词和叹词。正常 2 岁儿童词汇中各类词汇都已出现，其中以名词和动词占绝大多数。包括名词、动词、形容词的分类训练。

（2）词句训练：从实物、镶嵌板、图片中选择儿童感兴趣的语言素材，从两词句向三词句进行过渡，逐步进行句法训练。包括名词句（大小 + 事物 / 颜色 + 事物）训练、动词句（主语 +

谓语)训练、三词句(主语 + 谓语 + 宾语)。

(3) 句法训练:包括可逆句训练、被动句训练。治疗师可与儿童做相应的模仿动作或游戏来促进儿童对被动句的理解,反复训练,直至儿童能自己排列、理解、说出被动句。

4. 交流态度不良(Ⅰ群) 根据言语符号的发育阶段进行以上的训练,以改善其交流为目的进行训练。具体步骤如下:

(1) 语言与物体相结合:目的是帮助儿童理解语言,其后才有可能模仿和运用。对于听力、视力有缺陷的儿童还应采用口语与体语并行及口语与触觉相结合的训练方法。

(2) 语言训练与操作训练相结合:现代医学已经证实,手指的精细动作有利于增进智力和语言的发育,其方法是练习扣衣扣、彩色绘画等,应注意循序渐进。

(3) 语言训练与娱乐相结合:如唱、跳、敲打击乐、看卡通故事、玩智力拼图等,将语言和智力培养渗透在娱乐活动中,是一种轻松愉快的学习方式。

(4) 语言训练和运动相结合:设计集体游戏训练,如丢手绢、蒙眼猜对象等。

(5) 语言训练与文字教学相结合:在语言训练的同时,进行简单的文字教学。如写数字、拼音、字母等;还可训练辨认钱币,进步快的儿童还可教阅读短小句子和文章、数学及书写文字。

5. 言语代偿训练 在进行了上述训练之后,许多语迟儿童仍不具备言语的表达能力,但却具有言语的接受能力;还有的语迟儿童言语清晰度极差,不能作为交流的手段,治疗师可以采用增益及替代性语音沟通辅助具、文字阅读书写的方式,建立代偿性非语言交流方式。

(1) 增益及替代性语音沟通辅助具(alternative and augmentative speech communication system,AAC):AAC 包括沟通图卡、沟通簿、沟通板、笔记本电脑、特殊点选设备、电脑辅助科技等。沟通簿、沟通板是将日常生活中的活动通过常用的字、图片或照片表示出来,而通过指出沟通簿或沟通板上的字或图片表明自己的意图。可以包括图画板、字板、词板和句子板等多种形式。沟通簿或沟通板可以根据儿童的躯体功能状况及背景进行设置和制作。随着电子科学技术的高速发展,许多国家已经研制出了多种体积小、便于携带和操作的电子交流装置,具有专门软件系统的计算机也逐步用于言语障碍患者的交流,这些特制的装置还可以合成言语声音。

(2) 文字训练

1) 文字形的辨别训练:为掌握文字符号,必须能够辨别字形。训练程序:几何图形辨别→单字字形辨别→单词水平辨别。

2) 文字符号与意义的结合训练:以文字符号与图片意义相结合为目的。训练程序:字字匹配→字字选择→字图匹配→图图匹配。儿童能辨别 1~2 个音节后可进行此阶段的训练。

3) 文字符号与意义、声音的结合训练:可进行图片与相应的文字单词连接的作业,然后读出文字。

6. 社会环境 家庭和学校环境对儿童语言的发育、发展至关重要。因此,单靠语言训练达不到预期的效果,语言训练的内容必须在家庭环境中得以体现与实践,更离不开养育者的参与。

(1) 改善对儿童的教育方法:家长发现儿童语言有问题时,一定要带小孩到可进行专业语言治疗的机构,进行检查、评估,并制订科学的训练计划,给儿童创造和谐、温暖、健康的家庭生活环境,同时遵循计划进行训练,使家中的养育及训练环境真正做到从儿童的语言发育年龄和特点出发。

(2) 帮助儿童改善交往态度和社会关系:在家庭和学校中,家长和老师都要给这些孩子以更多的注意和关心,帮助他们去改善人际关系和交流态度,也要教育别的小朋友要用自己的爱心去帮助这些孩子,让他们在团结、和谐、友好的氛围里更好地发展语言和其他各方面的能力。

(二) 构音障碍的治疗

不同类型的构音障碍儿童临床表现不同,但大多伴有全身、躯干或肢体运动障碍,这种障碍会影响到发音器官的运动功能。构音障碍主要表现为发声困难、发音不准、咬字不清,声响、声调、速率、节律等异常,以及鼻音过重等。儿童构音障碍治疗主要从三方面入手:直接对障碍的说话功能进行训练;强化和补助残留能力的训练;针对社会不利因素,对儿童家长进行指导及改善周围环境。

儿童构音器官运动受全身状态的影响,只有全身状态趋于正常,下颌、口唇、舌才能正常运动,儿童才能正常发音。构音障碍治疗包括:松弛训练、构音器官的运动训练、构音训练。

1. 松弛训练 儿童对反射抑制姿势适应后,肌张力会渐渐接近正常,因此,首先必须抑制与构音密切相关的异常反射姿势,可先从头、颈、肩等大运动开始训练逐渐向下颌、口唇、舌等精细运动过渡,目的是为了降低言语肌的紧张性。

(1) 姿势控制

1) 让儿童仰卧于床上,言语治疗师协助儿童将髋关节、膝关节、脊柱、肩屈曲,头后仰。

2) 让儿童仰卧于床上,言语治疗师协助儿童将膝关节屈曲下垂于床边,髋关节与脊柱伸展,头向前屈曲,肩放平。

3) 从后面将儿童抱起,令儿童坐在言语治疗师(跪姿)的腿上,然后轻轻地转动儿童的躯干、骨盆,以缓解儿童躯干、骨盆的紧张度,然后将儿童双手放到前面桌面或训练台上,双脚在地面上放平。

4) 对于年龄较小的儿童,让其俯卧于床上,在儿童胸部放一个小枕头,使两上臂支撑,帮助其保持这种姿势,在这种姿势下做头部运动,将头尽量伸直,两眼注视前方,然后头向两侧转动,再向两侧弯。

(2) 姿势矫正椅:在训练时采用姿势矫正椅,能够抑制异常反射姿势,固定儿童。

1) 在椅子上有活动头颈靠背,能根据儿童的需要调整头颈姿势位。

2) 椅子两边设有躯干垫,根据儿童需要可调松紧以固定躯干。

3) 椅面中间有防止下滑的垫子,其作用一方面防止下滑,另一方面将儿童两腿分开,对降低肌张力有一定作用。

4) 脚下设有可升降的踏板,根据儿童需要上下移动,以便于双脚自然平稳地放在踏板上。

5) 在椅子适当高度上设有一活动的桌面板,儿童可将双上肢放到上面,可以在降低肌张力及抑制异常姿势的情况下进行训练、操作、进食等。

2. 构音器官的运动训练

(1) 呼吸控制训练:呼吸气流量和呼吸气流的控制是正确发音的基础,是构音的动力,也是语调、重音、音节、节奏形成的先决条件,必须在声门下形成一定的压力才能产生理想的发声和构音,因此,进行呼吸控制训练是改善发声的基础。

呼吸训练前要先调整坐姿,即踝关节、膝关节及髋关节均保持90°,头保持正中位,躯干笔直,双肩水平,如果儿童独自做不到,应采用坐姿矫正椅等辅助。

1) 深呼吸与吸气的控制训练:①将口鼻同时堵住,屏住呼吸,在一定时间后急速放开,从而促进深呼吸。操作时为提高儿童的兴趣与成功感,治疗师可先让儿童屏住呼吸3秒,然后逐渐延长至5秒、8秒、10秒。②让儿童取仰卧位,膝关节和髋关节同时屈曲,用大腿的前部压迫腹部,然后迅速伸展下肢,使腹部的压迫迅速解除,从而促进深呼吸。③对有一定理解能力、年龄偏大的儿童,可以给予口头指示,模仿治疗师"深吸一口气,然后慢慢地呼出去"。④如果儿童呼气时间短而且弱,可采取辅助呼吸训练方法。治疗师帮助儿童进行双臂外展和扩胸运动的训练,或者将双手放在儿童两侧肋弓稍上方的位置,在呼气终末时给胸部以压力,也可以在呼气末向前下方轻轻按压腹部来延长呼气的时间、增加呼气的力量,这种训练可以结合发声、发音一起训练。为了提起儿童的兴趣,更便于家庭训练,也可以用吹口琴、吹吸管、吹羽毛、吹肥皂泡等方法进行训练。

2) 口、鼻呼吸分离训练:患者取抑制异常姿势体位,闭住嘴巴用鼻吸气,再捏住鼻子用嘴呼气。呼气前要停顿,以免过度换气,逐渐增加呼气的时间,在呼气时尽可能长时间地发"s""f"等摩擦音,但不出声音,经数周训练,呼气时进行同步发音,坚持10秒。还可以采用可视性口、鼻呼吸训练来提高儿童的兴趣,将薄纸撕成条状,放于儿童口鼻前面,让儿童吹或吸,这样可以提高儿童训练的兴趣。对不能听懂指令或不会做的儿童,治疗师可以对捏其嘴唇,迫使其用鼻吸气,然后捏其鼻孔,迫使其用嘴呼气,交替做2~3分钟。

3) 促进发音与发音持续训练:利用"可视语音训练器"对儿童进行训练,一般儿童对"可视语音训练器"里设置的画面和声音有很大的兴趣,治疗师要抓住儿童好奇这一心理特征,从对声音的认识到训练持续发音、跟读训练逐步进行,但治疗师应注意根据儿童的语言发育水平及智力发育水平选择合适的训练内容。

(2) 构音器官训练:参与构音运动的肌群很多,包括面部肌肉、口唇、舌、下颌、软腭、鼻咽等部位,儿童构音障碍的个体差异较大,其构音障碍最大特点是歪曲音较多,且缺乏一贯性。经过构音器官检查发现,几乎所有儿童的构音障碍均有舌唇及下颌运动障碍,如不随意的口唇运动、张口、伸舌、缩舌、下颌上抬运动;不能灵活地进行口唇开合、噘嘴、龇牙、鼓腮等交替运动或运动范围受限;舌的运动功能低下,上、下、左、右、伸、缩活动受限;下颌开合困难以及鼻咽腔闭锁功能不全等。这些障碍导致所发音歪曲、置换或难以理解,唇舌训练是基础性训练。

1) 舌的运动控制训练:舌是最重要、最灵活的构音器官,因此它的精细分化运动是发音训练的重要组成部分,其各部分都有相应的训练方法,要根据儿童的状况灵活选择。训练主要包括伸舌、缩舌、卷舌及舌在口腔内各方向的运动等,可借助压舌板。训练时,治疗师与儿童面对面坐,让儿童保持良好坐姿,注意摆正头的位置:头正中位,不下垂,不转向,不前倾,必要时可使用矫形椅的头托固定儿童的头部,避免身体前倾。让儿童模仿治疗师作舌运动,伸舌时治疗师可用压舌板抵压儿童舌面同时令其用力将压舌板向外推,舌尖上抬时可用压舌板向下压舌尖,同时令其舌尖向上抵抗,以达到上抬的目的,此法称为抵抗运动法,可以促进中枢神经系统的兴奋性和最大限度活化神经肌肉功能,同时还可促进下颌的开合、努嘴等功能。儿童正确掌握舌的运动功能非常困难,有很多儿童完全不可能掌握,但对于构音障碍比较轻的儿童来说,这种促进运动非常必要。

舌的控制可以分为3个阶段进行训练:①舌和下颌的协调,也就是咀嚼运动以及舌和口唇的协调性,可以利用吸管和奶嘴等物品来加以训练;②治疗师让儿童的口稍稍张开,并保持下颌在这一位置，舌尖向前齿方向运动，当出现所希望的动作时，治疗师可以逐渐减少对下颌的支持，向能够自我控制的方向过渡；③将海绵、软木塞等放入儿童口中，让其舌按前后、左右等指定方向移动，为防止误咽，可在后面用线系上；对于年龄较小的儿童，也可以用棉签蘸取少量的蜂蜜、果汁等儿童喜欢的流质食物（注意流质食物的浓度不宜过大），涂于口周，儿童为了吃到食物，就会伸出舌在口周各个方向舔取，从而达到改善舌运动的目的。

重度构音障碍儿童舌的运动严重受限，无法完成前伸、后缩、上举等运动，治疗师可以戴上一次性手套或用压舌板等协助患者的舌作运动，或者以消毒纱布分别裹住拇指和示指，伸入口腔，向上、下、左、右摇动舌体，然后捏住舌前部，向外牵拉，重复数遍。

对伴有不随意运动的儿童，当做嘴唇的随意运动时，会同时出现嘴唇的噘起或嘴角向两侧抽动，这时治疗师可在出现口唇前突时，用手指轻轻接触一下口唇；当有剧烈的口角抽动时，可以用手指轻轻触动儿童的两腮，这样就可以缓解和抑制其不随意运动。当儿童逐渐学会自我控制随意运动时，脱离治疗师的碰触，使其不随意运动的范围缩小。

2）下颌及口唇的控制训练：下颌控制不良，口唇就难以闭合，以致无法构音，也是儿童流涎的原因。具体训练方法：①控制口唇闭合的训练：用冰块或冰棒对口唇及舌进行冷刺激；用刷子快速地（5 次 /s）刺激口周、口唇、下颌内侧；下颌过度张开时，用手轻轻拍打下颌中央部位及颞颌关节部位的皮肤；利用吸管或奶嘴，让儿童作回吸运动；练习用口唇将不同种类的食物摄入口中；练习用口唇吹纸条、吹羽毛、吹泡泡、吹哨子、吹喇叭、吹乒乓球等，遵循由简入难的原则。通过上述方法诱发下颌反射，促进下颌上抬，口唇闭合。如果儿童可一时性地闭合口唇，治疗师要利用镜子及时进行视觉反馈。②下颌抬高训练：尽可能大地张嘴，使下颌下降，然后再闭口，逐渐加快速度，但需要保持上下颌最大的运动范围；下颌前伸，缓慢地由一侧向另一侧移动，重复 5 次。③唇闭合，唇角外展训练：双唇尽量向前噘起（发“u”音位置），然后尽量向后收拢（发“i”音位置），不发出声音，重复数遍。逐渐增加轮替运动的速度，保持最大的运动范围。双唇闭紧夹住压舌板，增加唇闭合力量，治疗师可向外拉压舌板，可采取互动增加训练情趣。练习鼓腮，有助于发爆破音，尽可能长时间让儿童鼓腮，然后突然排气；不能鼓腮的儿童应每天练习，治疗师可用手堵住儿童口鼻屏气，逐渐延长屏气时间，每天练习吹哨子、吹口琴、吹喇叭等。④腭运动训练：练习张口、闭口，用力叹气；反复发短“ɑ”音。

3）腭咽闭合训练：口、鼻呼吸分离训练有助于软腭的升降；把吸管的一端封住，用吸管吸吮，吸吮运动使软腭上抬；将吸管插入玻璃杯中吹气，或吹泡泡、吹纸屑、吹水滴或作鼓腮运动，吹气、鼓腮需要腭提高和腭咽闭合，从而起到训练作用。对不配合或不会做的儿童可用被动训练法，治疗师捏住患者上下嘴唇和鼻孔，令其向外呼气，气体被迫充满口腔帮助其作鼓腮运动。

4）穴位按摩：对口周穴位进行按摩，注意按摩时手法力度要适中。进行口腔按摩，不但可以脱敏，降低构音器官的紧张性，预防口腔肌肉的萎缩，还可以锻炼口腔肌肉的协调性，改善流涎及吞咽功能，促进语言发育及发音。

5）针刺治疗：应用头针法，可反射性地增加皮层相应部位的血流量，利用侧支循环，改善皮层缺血缺氧状态，修复损伤脑细胞，促进言语功能。

取穴：语言Ⅰ区、语言Ⅱ区、语言Ⅲ区、四神聪、本神、神庭等头部穴位。常规消毒所选穴位，以 28 号 1 寸毫针平刺 0.5~0.8 寸，留针 1 小时，每隔 10 分钟行针 1 次，每天 1 次，20 天为 1 个疗程。

3. 构音训练　按照构音检查评价结果对儿童进行正确构音训练。训练应遵循由易到难的原则,即先从元音开始,然后再发辅音,辅音要先从双唇音开始,然后向较难的音(软腭音、齿音、舌齿音等方向)进展。训练按单音节→单词→句子→短文的顺序进行,在发各种音时保持良好姿势非常重要。最好是利用现在所能发出的音进行训练。

(1) 发音训练:根据儿童发音器官运动障碍矫治的程度,选择与其相适应的训练方法。当双唇能闭合时,就应该训练其发双唇音;当上唇能接触下门齿时,练习发[f]音;当双唇能外展时,可训练儿童发[o]、[u]、[ou]、[ao]、[iu]等音素;当舌尖可伸出并上抬时,可训练其发[d]、[t]、[n]、[1]等音素;当舌面上升能抵硬腭时,可训练其发[j]、[q]、[x]、[i]等音素;当舌尖接触下门齿背时,可训练[z]、[c]、[s]等音;当舌尖能抵硬腭前部时,可训练[zh]、[ch]、[sh]等音素;当舌后部能抵软腭或软腭可上升或下降时,可训练其发[g]、[k]、[h]、[ang]、[ong]、[ing]、[eng]等音。

1) 元音[a]、[o]、[u]:儿童采取良好的坐姿,待儿童做唇、舌、下颌动作后,让其尽量长时间地保持这些动作,随后做无声的发音动作,最后轻声引出目的音。在训练儿童发元音时,要让儿童看清治疗师舌的位置和嘴唇的形状(因为区分元音主要是舌的位置和嘴唇的形状),然后让儿童模仿发音。为了做到发音准确,可用压舌板、筷子、勺子等帮助儿童纠正舌位。当儿童能够发出元音后,让儿童持续、大声地发音,并且进行高低、强弱变化的发音练习,使其能把发音固定下来。能发出元音后过渡到辅音训练。

2) 双唇音[p]、[b]、[m]、[w]、[f]:采取仰卧位的反射抑制姿势,治疗师用手指轻轻闭合儿童口唇,鼓励儿童模仿其发音。能发这些音后,将已会的辅音与元音结合,练习发"ba""pa""ma""wa""fa",熟练掌握以后采取元音+辅音+元音的形式,如"ama""aba"等音,再过渡到单个字、两个字、三个字等,逐步增加到单词和句子的训练。

3) 软腭音[k]、[g]、[h]:采取仰卧位,两腿向胸部屈曲,头向后仰或保持坐位,躯干后倾,双手放在躯干的两侧,头向后倾。治疗师用手指轻轻压迫儿童下颌(相当于舌根部),在手指离开的同时发声。治疗时,发目的音让儿童听以增强其听觉刺激。待儿童能发出这些音后,将已会的辅音与元音结合,熟练掌握。

4) 齿音、舌齿音[t]、[d]、[s]、[n]、[z]:采取双腿下垂,两手臂支持躯干,头向前屈的姿势,或采取仰卧位,双腿垂下,治疗师支持儿童的头向前屈的姿势,也可以保持俯卧位,双肘支撑躯干,使头向前屈或保持平直的姿势。在保持以上姿势的同时,使头前屈,被动地使儿童下颌由下向上推压,让儿童模仿治疗师发[t]、[d]的音。如果儿童能够按自己方式发目的音,治疗师可以逐渐减少辅助,促进其自我控制能力。待儿童能发出这些音后,将已会的辅音与元音结合,熟练掌握。

(2) 克服鼻音化的训练:鼻音化构音是由于软腭运动减弱,腭咽部不能适当闭合而将非鼻音发成鼻音,在儿童中较常见。这种情况会明显降低发音的清晰度而使交流困难。

可采用引导气流通过口腔的方法,如吹气泡、吹蜡烛、吹喇叭、吹哨子等运动,用来集中和引导气流。年龄较大的儿童可采用"推撑疗法",具体做法:让儿童把两手放在桌子上向下推或两手掌放在桌面下向上推,在用力的同时发"啊"的音,可以促进腭肌收缩和上抬功能,另外,发舌根音"卡"也可用来加强软腭肌力促进腭咽闭合。

(3) 克服气息音的训练:气息音的产生是由于声门闭合不充分,因此,主要训练方法是在发声时关闭声门,前面提到的"推撑"方法可以促进声门闭合。另一种方法是用一个元音或双元音结合辅音和另一个元音发音,如用"omo"引出"me"等。用这种方法可以诱导产生词、词组和句子。

（4）声调训练：即四声的训练。在四声训练中，应遵循由易到难、由浅入深、循序渐进的原则，先让儿童学习一声、四声，然后练习二声、三声。训练时可根据声调符号的特点，用手势动作变化来表示，以调动儿童情绪，增加训练兴趣。

（5）韵律训练：很多构音障碍儿童的语言表达缺乏抑扬顿挫及重音变化，而表现出音调单一、音量单一以及节律异常。可用电子琴等乐器让儿童随着音乐的变化训练音调和音量，也可以用"可视语音训练器"使儿童在玩的过程中进行韵律的训练，带有音量控制开关的声控玩具也很有效，特别适合年龄较小的儿童。构音障碍儿童可以发很多音，但由于痉挛或运动不协调而使多数音发成歪曲音或节律异常，可以使用节拍器，控制速度和节律，由慢开始逐渐变快，儿童随节奏纠正速度和节律异常，减慢速率使儿童有充分的时间完成每个字发音动作来增加清晰度。如果没有节拍器，也可以由治疗师轻拍桌子，儿童随着节律进行训练。还可以利用生物反馈技术，把声音信号转变成视觉信号，加强患者对自己语言的调节。

（6）反馈、自我认识：儿童可以喃喃说话时，在训练其每个音的同时，提高其自我认识能力非常重要。治疗师或家长引导其注意，提高其自我发音及音声，对其构音发展具有促进作用。在发音训练中可以利用镜子观察自己的口型，利用录音机、录像带等对其进行音声反馈，使其意识到自己的问题，产生自我控制意识，即灵活使用视觉、听觉、触觉等刺激，这对说话清晰度的改善有不可估量的作用。此外，也可以利用生物反馈技术。

（三）吞咽障碍的治疗

伴有构音器官肌肉协调障碍的儿童，会影响咀嚼、吞咽功能及摄食能力，严重的会造成儿童进食困难，影响儿童的营养摄入和体格发育。通过咀嚼、吞咽障碍的治疗可以提高儿童的咀嚼与吞咽功能，改善身体的营养状况，增加进食安全，减少食物误咽、误吸入肺的机会，减少吸入性肺炎等并发症发生的机会。

咀嚼、吞咽运动是一个非常复杂的过程，无论哪个环节发生障碍，均会影响正常进食功能。咀嚼、吞咽运动的启动从食物被认知开始，即认识所摄取食物的硬度、一口量、温度、味道和气味。食物的信息通过视觉、听觉、嗅觉等感觉器官被送往大脑皮质，确认为食物。唾液、胃液等的分泌会变得旺盛，做好进食准备。决定进食的口腔活动包括纳食、加工处理、食块形成、送入咽部等过程。

纳入口腔的食物因形态不同而有不同的加工方式。为了使食物有可能在口腔内进行加工处理，原则上，口腔必须为封闭空间，也就是说，前方入口—口唇关闭，后方通往咽部的出口—舌根与软腭相接，避免食物落入咽部。

咀嚼、吞咽运动过程分为以下三相：

第一相称为口腔相：由下颌的上下运动与口唇的闭锁运动将食物送入口腔内，然后将送入的固体食物弄碎，混以唾液，形成表面润滑、易于吞咽下去的食物块（为了充分弄碎食物，舌可将食物送到左右的臼齿，下颌不仅做上下运动，也向侧方运动而促使食物移动），由口唇、舌、下颌的协调运动将形成的食物块送入咽部的这一阶段称为口腔相。

第二相称为咽腔相：是由食物块的刺激诱发吞咽反射的阶段。产生吞咽反射，舌后部上举与软腭相接，完全封住口腔前部与咽腔，使食物块不能逆行；软腭上举，闭锁住咽腔，咽腔与后鼻腔闭锁，以防止食物进入鼻腔。同时，呼吸暂时停止，喉头向前上方运动与喉会厌相接，闭锁气管（喉头的气管防御作用），食管入口处肌肉松弛而张口。随之咽部肌收缩，咽腔容积变小，由此产生向食管入口处的压力（吞咽压力），食物块由咽腔被送入食管。第二相为复杂的反射运动过程,这个过程所需要时间很短,在 0.5 秒以下。另外,哺乳小儿与成年人不同,喉头位置较高,很难发生乳汁向气管流入现象,可以不闭锁鼻咽腔,一边进行呼吸一边可进行吞咽。

第三相称为食管相:食物块借助食管壁的蠕动运动而送入胃内的过程。

在咀嚼、吞咽运动中第一相可由自己的意志支配,故又称为自主相。吞咽的第二相和第三相不受自己的意志支配,故也称为不自主相。根据以上咀嚼与吞咽运动过程对咀嚼、吞咽障碍的儿童进行治疗。

1. 吞咽器官的运动训练　目的是加强唇、下颌、舌、软腭的运动控制,强化肌群的力量及协调性,从而改善儿童的吞咽功能。儿童吞咽器官的运动训练与构音器官的运动训练方法相同,在此基础上还可进行下述治疗:

(1) 下颌、面部及腮部练习:加强上下颌的运动控制、力量及协调性,从而提高进食及吞咽功能。把口张开至最大,停顿,然后放松;将下颌向左右两边移动,停顿,然后放松;夸张地做咀嚼动作;张开口说"呀",动作要夸张,然后迅速合上;紧闭嘴唇,鼓腮,放松。以上每个动作重复 5~10 次。

对于下颌肌痉挛的小儿可采用如下方法:①牵张法:小心将软硬适中的物体插入儿童切齿间令其咬住,逐渐牵张下颌关节使其张口,持续数分钟;②轻柔按摩咬肌,可降低肌紧张;③训练下颌的运动,开口与闭口时均做最大的阻力运动,如用力咬住臼齿及开口时给以最大阻力。

对于下颌开合异常的儿童,当肌肉高度紧张、咬反射残留时,可对高度紧张的肌肉进行冷刺激按摩和牵伸疗法,使咬肌放松;当咬肌肌张力低下时,可对咬肌进行振动刺激和轻拍。另外,可通过主、被动运动让儿童体会开合下颌的感觉。为强化咬肌肌力可让儿童咬紧臼齿或让其以臼齿咬紧压舌板。

(2) 口周肌肉的运动训练:口腔周围肌肉的运动障碍不仅阻碍咀嚼和吞送,对咽相期吞咽反射的开始也有很大的影响。以下运动有助于增强咀嚼和吞咽运动相关肌肉的肌力,改善口周肌的控制能力。

1) 口唇闭锁运动是提高口轮匝肌随意运动的方法:让儿童面对镜子独立进行紧闭口唇练习。训练时如果出现痉挛一侧被拉至健康侧,儿童可以用自己的手保持正常位置。

对于无法通过主动运动闭锁口唇的儿童,治疗师可帮助进行被动的口唇闭锁运动,待口唇肌肌力逐渐增强后,会逐渐产生主动运动。具体方法:让儿童闭拢口唇,治疗师从外部加以对抗,迫使口唇张开,这样有助于增强肌力。另外,可以让儿童口含压舌板或系线的大扣子,治疗师往外拉,让儿童尽量使之不被拉出,以此来训练口唇闭锁运动。

2) 口唇突出(噘唇)与旁拉(咧唇)也可同样进行主动与被动运动:目的是加强唇的运动控制、力量及协调,从而提高进食吞咽的功能。具体方法:①咬紧牙齿,说"衣"声;拢起嘴唇,说"乌"声;双唇含着压舌板,用力闭紧及拉出压舌板,与嘴唇抗力;压舌板放嘴唇左面,用力闭紧,拉出对抗嘴唇咬合力,然后放右面再做。以上每个动作重复 5~10 次。②吹气练习:吹气、吹风车、吹肥皂泡、吹哨子等。③唇肌张力低下时的训练方法:用手指围绕口唇轻轻叩击;用冰块迅速敲击唇部 3 次;用压舌板刺激上唇中央;令儿童在抗阻力下紧闭口唇。

(3) 舌训练:加强舌的运动控制、力量及协调,从而提高咀嚼、吞咽及进食功能,包括舌肌的侧方运动训练,舌尖和舌体向口腔背部升起训练,面颊吸入、舌体卷曲、抗阻等动作训练。具体方法:将舌尽量伸出口外,然后缩回,舌伸展不充分时,用纱布轻轻包住舌尖,用外力向外拉,然后让儿童往后收缩舌,使舌前后运动;拉出动作有困难时,用茶匙凸面压迫舌背使舌平展,可使舌一点一点向外伸出,同时还可以加上轻微振动。使舌尽量贴近硬腭向后回缩口腔内;张开口,舌尖抬起到门牙背面并伸出;张开口,舌尖抬起到门牙背面,贴硬腭向后卷;舌尖伸向左唇角,再转向右唇角;用舌尖舔唇一圈;把舌伸出,舌尖向上,用压舌板压着舌尖,对抗阻力;把舌尖伸向左唇角,与压舌板抗力,维持,随即把舌转向右唇角,与压舌板抗力。舌尖运动不良时,边用茶匙凹面压迫舌侧前方,边交互进行左右运动训练。舌能够进行自动运动后,再加上运动舌尖使之触及口角,挤压脸颊内部使之膨胀等训练。以上每个动作尽量维持数秒,然后放松,重复5~10次。

当以上训练无法进行时,可戴上一次性手套,按指令直接指导儿童进行舌运动并予以确认。这种训练要注意避免儿童会厌过于紧张。另外,在压迫舌背进行训练时,避免只向下压舌及下颌,需用另一只手支撑舌根进行训练。

(4)腭咽闭合训练

1)口内含住一根吸管(封闭另一端)做吸吮动作,或在水杯中放一根吸管,让儿童含着吸管做吸水的动作。

2)两手在胸前交叉用力推压,同时发"咔"或"啊"音,或按住墙壁或桌子同时发声,感觉腭弓有上提运动。

3)寒冷刺激:口唇闭合差(咬肌无力)、鼻咽腔闭锁差是咀嚼障碍常见的表现。寒冷刺激法能有效提高口唇、脸颊、软腭和咽部的敏感度,使咀嚼能够完成。用冰棉棒刺激腭咽弓(图2-39),同时发"啊"音,可起到以下作用:①提高对食物知觉的敏感度;②减少口腔过多的唾液分泌;③通过刺激,提高对进食吞咽的注意力。

刺激方法:可将棉棒在碎冰块中放置数秒,用冰过的棉棒接触口周肌肉、上下唇、脸颊及颊黏膜口腔内以前腭为中心,包括后腭弓、软腭、咽后壁及舌后部的刺激部位(图2-40)。应大范围(上下、前后、左右)地接触刺激部位,快速移动棉棒前端,左右交替,每次10分钟,促进唇舌运动,完成口唇闭锁。将棉棒浸入水然后冷冻,用冰过的棉棒刺激咽后壁、腭弓、舌后、舌根等部位,如果出现呕吐反射,则应中止。

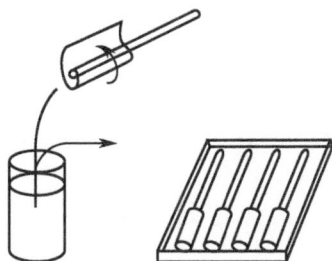

图2-39 冰棒

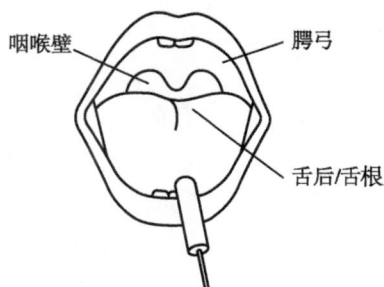

图2-40 冰棒刺激部位

(5)颈部放松训练:头部和躯干的过度紧张会妨碍舌及口腔周围肌的运动,降低咀嚼及吞咽能力。在训练前和进食前放松颈部,可以有效改善咀嚼能力。

具体方法:前后左右放松颈部,或通过左右旋转颈部运动及做提肩和沉肩运动,重复此运动。

(6)呼吸训练:同构音障碍治疗。

2. 促进口腔感觉训练　对儿童口腔进行各种感觉刺激,使其能够改善吞咽、咀嚼功能。方法包括:用冰块对口唇及舌进行冷刺激;用刷子快速地对口周、口唇、下颌内侧进行刺激;用手指拍打下颌中央部位及颞下颌关节附近的皮肤;用各种形状的软硬物体对其口腔及舌进行刺激,以改善其口腔的感知觉;把食物送入口中时,增加汤匙下压舌部的力量;给予感觉较强的食物,例如冰冷的食团,有触感的食团(例如果冻),或有强烈酸、甜、苦、辣味道的食团;在所给予的食物适合口腔器官发育的基础上,尽量给予需要咀嚼的食团,借助咀嚼运动增加口腔刺激;给予腭舌弓温度触觉刺激。另外,鼓励儿童自己进食,家长逐渐减少帮助,可使儿童得到更多的感觉刺激。

3. 进食训练　儿童的进食训练可以提高口腔诸器官的协调运动功能,这对构音运动有很大的促进作用,可以说进食训练是发音训练的基础。

(1) 食物的选择:在纳食上,情况因食物形态而异。液体食物不必咀嚼,主要靠口唇将食物保持于口腔内,半固体食物取决于舌部运动,而固体食物则取决于门牙咀嚼及吞入咀嚼。应本着先易后难的原则选择食物,首选糊状食物,能较满意地刺激触、压觉和唾液分泌,使吞咽变得容易,然后由糊状→软食→固体食物→正常饮食。食物的内容必须适合口腔器官的发育。

(2) 姿势与体位:进行进食训练之前,必须让儿童进行抑制原始反射姿势的训练。抑制原始反射的姿势,即髋关节屈曲 90°,骨盆与脊柱的位置保持正常状态,缓慢活动头部。降低颈部的紧张性,使头部稳定在身体正中位置。

另外,进食的体位还因年龄、病情和食物的性状而异,如小年龄儿童进食糊状和软食训练时宜采取抱姿。培养良好的进食习惯至关重要,最好定时、定量,能坐位进食不要躺着进食,能在餐桌旁进食不要在床边进食。

(3) 训练方法:通过进食过程中送入、咀嚼、吞咽等各个分过程进行进食功能训练,包括上肢功能训练、头控制训练、使用进食辅助用具等综合训练手法。通常对吞咽器官的训练包括:①先进行口、鼻分离训练(训练方法同构音障碍的治疗);②对于高敏感型口腔功能障碍者以及残存口腔原始反射者要先进行口腔功能训练,使口腔脱敏,抑制原始反射;③当儿童口唇闭合不良时,可用压舌板伸入儿童的口腔内稍加压力;当向外拉压舌板时,儿童出现闭唇动作,要防止压舌板被拉出。

另外,还可以采用以下方法促进口唇闭合:①冰块刺激法:用冰块在口唇或口唇周围进行摩擦,用冷刺激促进口唇闭合和张口的连续动作;②毛刷法:用软毛刷在口唇及口唇周围快速地以 5 次 /s 的速度刺激局部皮肤,也可以起到闭唇的作用;③拍打下颌法:用手拍打下颌及下颌关节附近的皮肤,可促进口唇闭合。

进食时应将食物放在口腔最能感觉食物的位置,且能适宜促进食物在口腔中保持及输送,最好将食物放在舌后部或颊部,以利于吞咽。进食时选择大小合适的一口量,防止食物从口中漏出或刺激不足,并且注意避免出现误吸、误咽现象。要调整合适的进食速度,前一口吞咽完成后再进行下一口,避免两次食物重叠入口。要根据儿童上肢的功能状态选择餐具,既要注意安全,又要达到最大的训练效果。对于年龄较小且不能主动进食的儿童,治疗师需把食物放在牙齿和颊之间,让儿童用舌把食物送到口腔中间,治疗师用拇指、示指和中指顶住下唇和下颌,使食物不能流出,帮助儿童完成吞咽的动作。

(4) 进食提示:在儿童进食时使用适当的语言、手势、身体姿势等提示,以促进儿童的吞咽,帮助儿童减少吸入的危险。另外,在吞咽时要注意防止误吸,因此,吞咽困难的儿童要在安静环境下进食,避免分心影响吞咽。

(5)进食前后清洁口腔:儿童进食前后均需清洁口腔。吞咽障碍儿童口腔及咽部感觉、反射差,进食后残留在口腔及咽部的食物不易清除干净,容易随呼吸进入呼吸道,导致进食后潜在的肺部感染;儿童正处于发育期,不注意口腔卫生,容易造成牙齿损害,进一步影响进食功能。因此,进食后口腔与咽部的清洁对于吞咽障碍患者预防肺部感染是一项重要措施。

三、言语 - 语言障碍的其他治疗方法

(一)非言语交流辅助系统的使用

在进行了上述言语治疗之后,许多儿童仍不具备言语的表达能力,但却具有言语的接受能力;还有的儿童言语清晰度极差,不能作为交流的手段。这样的儿童就要考虑建立代偿性非语言交流手段的问题。

1. **手势语** 在交流活动中,手势语不单是指手的动作,还包括头及四肢的动作。在手势语训练前先进行放松训练,根据儿童的运动功能水平,最大限度地挖掘儿童使用手势语的潜能。训练可以从常用的手势开始,例如,用点头、摇头表示是或不是。训练时,治疗师先示范,然后让儿童模仿,再进行实际的情景练习,以强化手势语的应用。另外,在日常生活中家长也要充分调动和利用儿童使用随意运动进行语言表达。

2. **面部表情及眼神** 对于运动功能及言语表达重度障碍的儿童,可以训练用面部表情或眼球指示来表达是或不是、要或不要。

3. **替代技术** 使用交流板或交流手册,适用于口语及书写都很困难,但有一定认字或图画能力的儿童。交流板或交流手册是将日常生活中的活动通过常用的字、图片或照片表示出来,儿童通过指出交流板上或交流手册中的字或图片表明自己的意图。交流板可以包括图画板、字板、词板和句子板等多种形式。交流手册相对于交流板更便于随身携带,而且其内容更丰富一些,在一定的条件下,儿童可以凭借交流手册达到与他人"交谈"的目的。交流板或交流手册可以根据儿童的躯体功能状况及背景进行设置和制作。对于重度障碍的儿童可以使用"头棒",即在头部固定一根大小适度的棒状物,利用头部各方的运动功能指示交流板上的内容,从而达到交流的目的。

4. **假体代偿** 用机器或电子技术来补偿或取代某一言语组成部分的功能,如腭咽抬高器用于腭咽闭合不全,用腹带或呼吸板作为呼吸体用来补充说话时的呼吸力量。

5. **电子交流装置** 随着电子科学技术的高速发展,许多发达国家已经研制出了多种体积小、便于携带和操作的交流仪器,具有专门软件系统的计算机也逐步用于构音障碍患者的交流,这些特制的装置有的还可以合成言语声音。这些在我国还有待于开发。

(二)日常生活交流能力训练

儿童常因言语 - 语言障碍限制其与周围环境和社会的交流,并且由于养育者的过度介入也会造成自我表达意识和能力的降低,严重者还会造成自我封闭等心理问题,极大地影响儿童日常生活交流及融入社会的能力,因此需要尽早预防和改善,使儿童最大限度地发挥其潜能,有效地与周围人发生有意义的联系,尤其是日常生活中所必需的交流能力。

1. **促进随意运动** 从新生儿期开始,就要尽最大可能利用和促进儿童的随意运动,能自己完成的事尽可能自己完成,哪怕做得不好,尽量给予最少的辅助,不断开发可利用的潜能,对提高儿童的主动性,尤其在促进其语言发育方面具有重要意义。

2. 注重培养兴趣 虽然障碍儿童能参与的活动比一般儿童少,但并不能妨碍他们对事物发生兴趣。当家长发现孩子的兴趣时,不要只是把孩子当成一个被动的接受器,强求孩子每天训练、训练、再训练。儿童的童年绝大多数时间都在治疗和训练中度过,他们对事物的兴趣难能可贵,儿童的父母应尽可能保护和开发孩子的个性及思考能力,保护好他们对未知世界的好奇心,并抓住时机,创造机会认真培养。只要孩子的兴趣对他人不会造成损害,就不要干涉阻拦。

3. 培养合作素质 儿童由于身体功能限制,与外界环境接触较少,生活圈子较为封闭,再加上一家人都围着他一个人转,极易养成自私、任性、嫉妒等不良品质,或者变得自卑、胆怯,不知道如何与人交往。其实,人人都需要归属于一定的社会团体,需要得到他人的爱与尊重,在一定的团体中,人与人的交往不但可以交流思想,而且可以分享许多深层的情感、内心的感受和隐秘的冲动。人与人通过沟通,可以相互启迪,丰富彼此的人生;在友谊关系中,人们相互接纳,探索自身和他人的内心世界,可以促进个人的成长,满足自我实现的需求。一个人承担的社会角色越多,参加的社会活动越广泛,他的发展就越丰富、越全面。父母爱子女,子女应该孝敬父母,正是在这种爱的双向交流中,孩子会逐渐养成尊重他人权益的习惯。所以,儿童家长们应该格外强调对儿童合作性的培养,增强儿童集体意识,让其明白家庭的全部成员都要向着一个目标,齐心协力、同甘共苦,让其明白在所处的集体中,团结友爱、密切合作、共同进步。

4. 学会自我控制 儿童由于存在障碍无法控制自己,作为家长要帮助和引导孩子学习自我控制,尤其是对情绪的控制,以及在生活中对自己进行理性的支配,要通过家庭教育使儿童自我克制、自我平衡和自我管理,达到道德教育的目的。

5. 鼓励参与家庭和社会活动 尽可能给予儿童对身边物品和事物状态的辨别、判断的机会,帮助他们参与家庭和社会活动,鼓励及创造其与正常儿童接触和玩耍的机会,并鼓励其像正常儿童一样活动,增进其社会交往的能力。

需要强调的是,不要把表达的手段只限定在语言上,要充分利用手势语、表情等可能利用的随意运动进行言语表达。随着主动地使用随意运动进行日常生活活动,才能不断促进和提高儿童的日常生活交流能力,从而促进儿童的语言发育。

（庞　伟）

第五节　引导式教育

一、概述

引导式教育(conductive education)匈牙利语为 kondutiv pedagogin,是由匈牙利学者 András Pető 教授创建的,主要应用于各种原因引起功能障碍的康复和治疗。引导式教育将脑瘫儿童作为"全人"来对待,以儿童需要为中心,对运动、语言、智力、情绪、性格、社会交往、意志、体能和日常生活技能结合起来进行教育康复训练,使患儿在各个方面得到全面发展。并将教育训练、文化课学习与其他治疗方法相结合,让患儿积极参与社会,尽快融入社会。

引导式教育最大的特点是通过娱乐性、节律性意向激发患儿的兴趣,引导、诱发和激发儿童学习动机,鼓励和引导孩子主动思考、向往目标和积极参与的意识。用环境设施、学习实践机会和小组动力诱发作用,最大限度地引导调动患儿自主运动的潜力,去迎接挑战,解决他们所面临的实际问题。要求在训练过程中,引导员不要过多地帮助患儿完成某个动作,而是诱发患儿自主地完成该项动作。

引导式教育的基本目标:刺激发育过程,开发潜能。最终目标:使儿童在成长过程中,能学会主动地解决因体能所致的问题,从而提高他们在行动方面、自我照顾方面及社交技巧方面的独立能力,最后能融入社会。手段:日常生活活动和游戏。

引导式教育不是单纯的康复技巧或治疗方法,而是一个以教与学互动为本,从而达到功能康复的复杂而完整的体系。主张一个患儿所需要的各种学习训练和教育应由同一个人在同一个环境中给予,这个人被称为引导员。在学习训练时,引导员要负责患儿的运动功能、感觉、理解和自助技能等全面的康复训练,以及行为规范和社会化等特殊教育。

引导员创造最佳的学习环境、应用引导式诱发、节律性口令和音乐、游戏等方法将语言与动作贯穿起来,融为一组循序渐进的习作课程,应用丰富多彩的引导式内容调动儿童的兴趣,激发他们主动学习的热情和动力,帮助他们克服困难、迎接挑战,去解决他们所面临的实际问题,更重要的是让他们在贯穿 24 小时的日常生活与活动的整个学习过程中保持轻松、愉快的情绪。引导式教育体系中最重要的就是引导式教育这一概念,就是要通过引导式教育的方式使功能障碍者的异常功能得以改善或恢复正常,也就是将教育这一概念引入到康复医学中,应用教育的概念体系进行康复治疗。

引导式教育经过几十年的实践和发展,它以医教结合、全面康复(“全人”理念)、主动康复、游戏治疗、综合康复、康复训练与日常生活活动相结合、家长参与等与时俱进的康复理念与现代康复的最新理念一脉相承。

二、国外引导式教育的模式

(一) 引导式教育中心

主要接收 3 岁以上的儿童,每周 5 天全日制,周一上午上班时到中心,周五下午下班时离开。早上起床时教他们怎样掀开被子、下床、移动到洗手间、大小便、洗脸刷牙、移动到食堂、吃早餐、移动到训练场所、进行训练前准备,之后有训练课、文化课、午餐、训练课、文化课,上下午有休息时间。此外,还有户外活动,晚餐后讲故事/看电视、洗澡,直到睡觉。

(二) 家长学校

主要接收 3 岁以下的儿童,每周 1~2 次,由家长带孩子一道来学校进行训练。有的项目家长和孩子在一起训练,有的项目孩子单独训练,家长坐在由单向玻璃隔开的房间里一边喝咖啡一边观看孩子训练,掌握训练孩子的方法。以便在家对孩子进行正确的训练。主要是在家中对孩子进行爬、坐、站、走,以及吃饭、穿衣等日常生活能力和认知能力的训练。

三、引导式教育的原理

引导式教育就是通过一定的手段,诱导出预想和设定的目标,引导出功能障碍者学习各种技能动作的一种互动过程。这种技能动作的学习并不是单纯的通过外力的协助使功能障碍者完成某种技能动作,而是要通过功能障碍者本身的内在因素与外界环境的相互作用,使其主动、相对独立地完成技能动作。引导的方式是以适当的目的为媒介,通过复杂的引导者与功能障碍者的整体互动,诱发功能障碍者本身的神经系统形成组织化和协调性。

引导式教育体系中所说的康复,并不是仅仅促进功能障碍者的功能障碍本身发生变化,而是同时要使人格、个性发生变化,即智能、认知、人际交往等能力得以提高,进而又促进功能障碍的改善。这一目的的达成,必须通过神经系统的传入、传出神经,经过中枢神经的调节来实现。神经系统可以把欲达目的的途径体系化,当一个人欲达一定目的时,首先将这种要求通过传入神经传达到脑,使其在脑中意识化,然后由脑发出指令,再由传出神经送达执行命令的器官,产生特定的功能效应,达到预想目的。引导式教育就是引导员根据设计的目的,通过语言、动作等向脑瘫患儿发出指令,脑瘫患儿通过感官等传入神经至大脑,大脑接收指令后经过分析发出各种指令通过传出神经到执行命令的器官而做出对引导员指令的反应,这样就完成了引导员与脑瘫患儿之间互动的目的。正是通过这样不断的教与学的互动过程达到促进脑瘫患儿各种功能的协调和发展,同时也促进了脑组织的协调化和康复(图 2-41)。

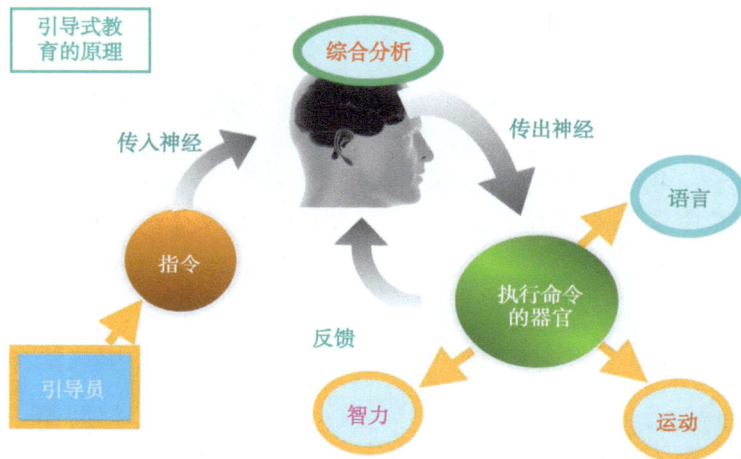

图 2-41　引导式教育原理示意图

综上所述,引导式教育是一种以教与学为本,比较完整而全面的系统。它有别于其他康复方法的根本原理是应用丰富多彩的引导式内容和手段,如节律性意向、音乐和游戏等调动儿童的兴趣,激发他们主动学习的热情,以适当的目的为媒介,提供意识指令性诱导,通过复杂的引导者与功能障碍者的整体互动,诱发功能障碍者本身的神经系统形成组织化和协调性,达到功能康复,功能康复的同时反过来促进脑组织的生物学康复。同时强调良好的心智、性格、人际关系、情绪、决心、意志、意识、经验和期望等会帮助他们战胜自己的行动障碍和促进全面的功能康复。

四、引导式教育的特点

1. **最大限度地引导、调动患儿自主运动的潜力**　以娱乐性、节律性意向激发患儿的兴趣及参与意识。在训练过程中,引导员主要诱发患儿自主地完成该项动作,尽可能少地给予患儿帮助。

2. 集体训练、个体训练和家庭训练相结合 集体训练不但达到训练功能的目的,而且有助于其性格的发展和社会交际能力的提高,为今后适应社会打下良好的基础。个体训练是为了使每个成员都能跟上小组的平均水平,而家庭训练保持了训练的持续性和稳定性。

3. 全面康复 引导式教育不但促进儿童的运动功能得以康复,而且还促进了儿童的语言、理解、感知能力和智力水平全面发展。同时还强调整体的观念,即人的身体和思维是不可分割的,并以培育儿童的人格发展为目标。

4. 与日常活动结合 引导式教育强调的是每日24小时的严密训练,患儿每日从起床到入睡,有机地运用各种训练方法与日常活动结合起来进行。

5. 教育与训练相结合 引导式教育是一种教育与训练相结合的方法,与 Bobath 技术、Vojta 技术等方法在概念上存在着区别,后者归类于神经生理学方法。引导式教育诱发服务对象的学习动机,鼓励脑瘫患儿积极参与功能障碍康复的项目。

6. 团队精神 强调所有参与训练程序的人员必须紧密地合作,全面地评估个别服务对象的能力和需要。因此,训练程序成功与否,团队精神扮演着举足轻重的角色。

7. 训练的连贯性 强调整日具有连贯性的训练计划,因此每一分每一秒对学习者来说都很重要。而设计训练程序时,则采用自然而具实效的模式进行,例如安排服务对象在用餐时学习自己进食。

8. 强调环境控制的重要性 应用特殊家具和空间的布置,根据需要不断地改变环境,发展孩子在各种情境中解决困难的能力。

9. 强调利用言语和韵律,协助服务对象运动功能协调。

10. 根据运动生理学和神经生物学原理,以教育学、心理学和哲学等为基础,并与幼儿园和中小学教育相结合。

五、引导式教育的基本元素与实践应用

(一) 引导员

一个患儿所需要的各种训练治疗和教育应由同一个人、在同一个环境中给予,这个人称为引导员(conductor)。引导员必须是周详的策划者、课题实施的楷模、能力的诱发者、细心的观察者、具体的指挥者和计划的执行者,应掌握沟通技巧,要富有爱心和献身精神,要有丰富的幼儿心理学基础。

(二) 引导式教育的环境和设施

1. 引导式教育的环境 要求安静、舒适、明亮,可布置一些壁画、背景音乐,给孩子一个宽松愉快的空间。如有场地,还可配备一些实景的情景训练场所。

2. 引导式教育的工具

(1) 梯背椅:有两种,一种是起固定作用(图 2-42A);另一种是椅子脚下面安装一个横木条,孩子可以推着椅子进行行走练习(图 2-42B)。

(2) 木条床:便于患儿手抓握,同时可以用塑胶圆环插入条形间隙固定患儿的肢体,以便于训练。空心小木盒可以加高木条床的高度(图 2-42C)。圆木棒:可做各种手功能训练(图 2-42D)。

(三) 节律性意向

节律性意向是一种诱发技巧,是 Petö 用来形容语言诱发动作的术语。节律性意向根据

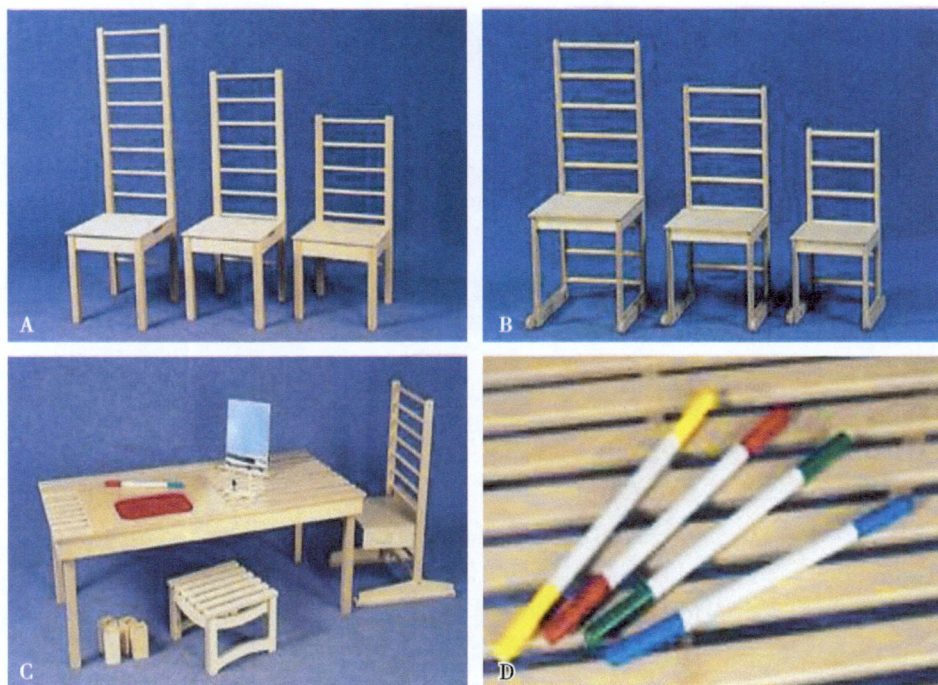

图 2-42　引导式教育的工具

A. 固定练习梯背椅图；B. 能推着走的梯背椅图；C. 木条台床、加高木条床的空心小木盒；
D. 圆木棒

组别及动作的不同而发生相应变化，节律就是指动作的节拍，采用不同的方法来帮助患儿发展动作的节律感。意向是指一个人想要达到某个目标，当我们把这个意向用语言讲出来，就建立了语言和动作的连贯性，从而促使了学习动作的过程。节律性意向是训练的基础成分，它可以保证儿童的意识供给。节律性意向是引导式教育独有的教学策略及诱发技巧，儿童通过运用自己的语言，来诱发及调节自己的动作和活动。引导员发出指令："我躺下1、2、3、4、5"。孩子重复并高声喊："我躺下，1、2、3、4、5"，同时实施这一动作。也可以应用儿歌或诗词来代替数字。在这里，言语指令就是准备完成这一动作的意向，数字1~5为动作的节律。这种在引导式教育课中使用的节律性调节动作的方法称为节律性意向。

（四）引导式诱发

引导者通过一定的科学手段引导功能障碍者产生预先设定的动作反应，并使其主动地、相对独立地完成这些动作，以获得满足个人生理及社会需要的能力称为引导式诱发。诱发的目的是使儿童在运动、语言、智力、心理行为和社会交往等方面得到同步而全面的发展。诱发患儿主动解决自己的问题，变被动为主动，"我要自己做""只有勇敢地挑战那些似乎无法克服的困难，人类才能成功地找到其存在的意义"。

（五）评估和记录

对每个儿童每天都有记录，每周一小结，每月一大结，每半年进行测试，以了解进步情况和随时修改训练方案。引导式教育要求评估时家长参与，观察视频动态资料和评估小组对患儿的现场评估。

(六) 日课

1. 日课析解习作程序 习作程序指将日课中难以完成的动作进行分解训练,等患儿基本掌握后再连起来在日课中进行序列训练。每天第一个进行的习作程序通常是躺卧程序,而站立步行及坐着等程序则安排在其他不同时间进行。这些习作程序紧密地联系着,并互相补充,而每个程序所需时间则由数分钟至超过一小时不等。

2. 日课内容 可以是练习析解习作程序,也可以是将孩子练习好的析解习作程序连接起来进行连贯的系统性训练。日课是一个连续的过程,要有节奏,不可以中途停滞或中断。在引导员的努力下,日课应在一个活跃的气氛中进行并完成。

日课内容根据小组整体水平和每个孩子的具体情况来设计,根据年龄特点,婴幼儿以日常生活最需要的运动和语言功能训练为主,学龄期要增加文化课(体育、人文社会、德育、语文、数学、科学及科技、美育及创作),学习要素(知识、技能和态度)、重点、深度和时间分配则根据学生的能力和需要,做出适当的调节。

日课的各个部分之间要有机结合。引导员不仅教育和指导该组,还要善于观察班中各个儿童的情况,对每一个成员进行仔细不断的观察,观察他的进展和能力及爱好,以便于制定恰当的训练方案。引导式教育体系中,并不是让患儿每天重复相同的程序。引导者要制订周密的计划,一定要将计划写出来,并根据情况不断改变这一计划。

运动训练(抬头、翻身、坐、爬、站、走)可以与理解、感知、交流等智力训练等同步进行。编排时应将语言训练和运动训练同时结合进行。"我把彩棒举起来",引导员一边说,一边举起双手示范,让孩子边说边做。应用1、2、3、4、5或者儿歌来延长患儿的举手时间达到训练的目的。将语言运动结合起来训练,提高了孩子的兴趣和互动作用,达到全面康复、主动康复的效果。将要训练的内容进行连贯的和系统的编排和实践。

3. 日课范例

(1) 坐位圆木棒上肢运动功能训练,可以是个体训练,也可以是集体训练(图 2-43)。

(2) 小组木条床上俯卧位上肢集体习作训练(图 2-44)。

引导员一边说一边做示范,孩子也一边跟着说照着做,这样可以将语言、运动、感知、领悟、模仿等结合起来同步进行训练,有利于患儿的全面康复。

我们认为不能完全照搬国外的引导式教育模式,应该结合中国国情,将引导式教育与其他的方法有机地结合起来,进行综合康复;同时将引导式教育的主动康复、全面康复、引导及诱发、娱乐性、节律性意向等康复理念融入到所有康复训练过程中。

Ritch M. John 认为,目前引导式教育的设施和引导员遇到很大的挑战,因为家长对孩子的期望远远大于目前的成绩,因此引导式教育在继承传统的基础上还要不断思考、不断创新。

Cotter Claire 指出,相当一部分脑瘫儿童伴有一定程度的感觉功能缺失,应努力开发一些改善视觉障碍的训练策略和方法,有助于运动功能的提高。

我们先后开展了引导式教育结合中国传统按摩法、神经发育学疗法等联合治疗脑瘫,以及引导式教育对孤独症谱系障碍、智力发育障碍、发育指标延迟和全面性发育迟缓等的应用疗效研究,均取得了显著疗效。同时,根据引导式教育的理念和实践总结出:主动康复、功能康复、综合康复、全面康复(婴幼儿智力康复更为重要)、家长参与、游戏融入、重视肌力训练、不必过分强调降低肌张力等经验。

随着社会文明和经济文明的高速发展,儿童康复要求越来越高,引导式教育将以其全面

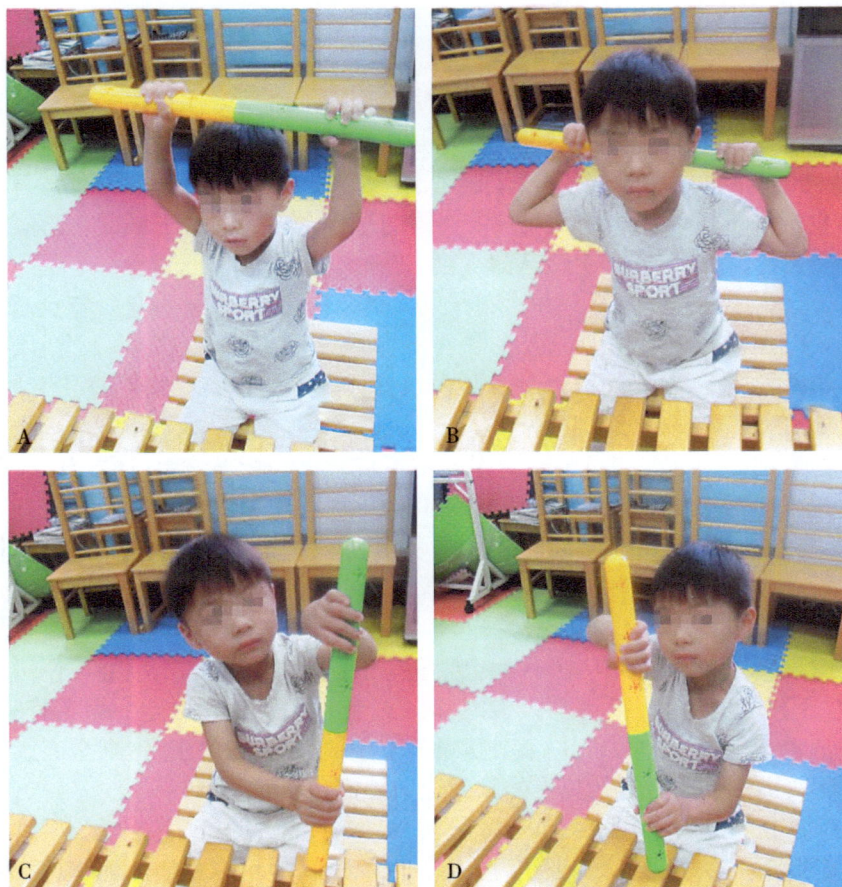

图 2-43 坐位圆木棒上肢运动功能训练

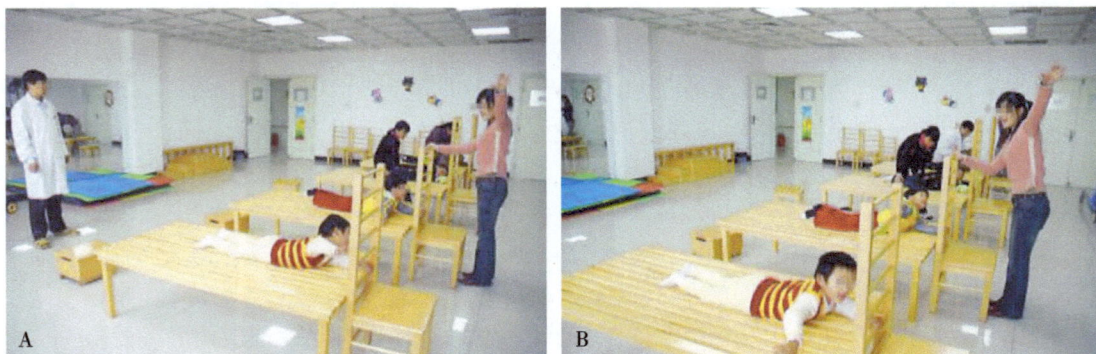

图 2-44 小组木条床上俯卧位上肢集体习作训练
A. 我举起左手 1、2、3、4、5;B. 我保持住 1、2、3、4、5

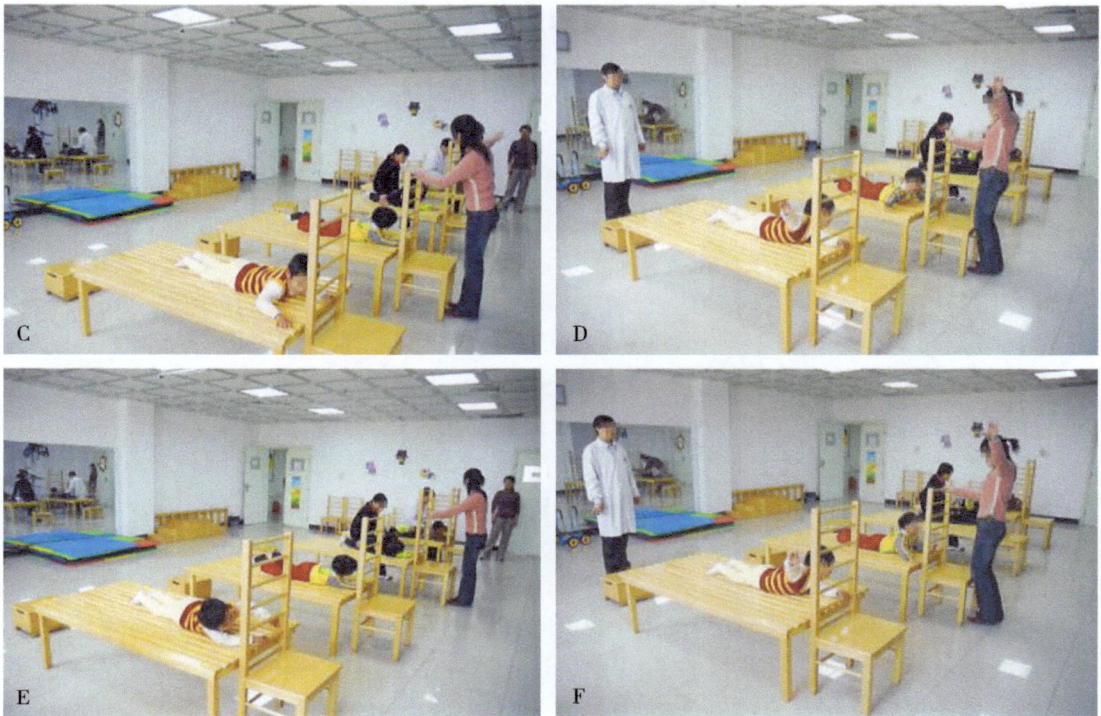

图 2-44（续）

C. 我举起右手 1、2、3、4、5；D. 我保持住 1、2、3、4、5；E. 我双手回到中线位 1、2、3、4、5；F. 我双手高举 1、2、3、4、5

康复、主动康复和文化课相结合模式的优势独放奇葩，成为今后儿童康复的重要方法之一。

（唐久来）

第六节 其他治疗

一、音乐治疗

音乐治疗是一门集音乐、医学和心理学为一体的新兴学科，通过音乐方式来改善患者的生理、心理功能，广泛应用于精神科疾病、儿童心理障碍以及分娩和外科手术中的辅助镇痛等，其形式简单有趣、易于接受。适用于脑功能障碍儿童的康复治疗，是越来越受到重视的一种辅助康复治疗手段。这里重点介绍常用的儿童音乐治疗方法。

（一）音乐治疗的概述

美国音乐治疗协会对音乐的定义是：音乐治疗是系统、有目的地应用音乐作为干预手段，以重建、维持和促进人类身心健康的一种方法。治疗过程科学并且系统，音乐、被治疗者、音乐治疗师三者缺一不可，运用一切与音乐有关的手段，如听、唱、器乐演奏、音乐创作、歌词创作、即兴演奏、舞蹈等活动形式，包含不同的方法和理论流派所形成的不同的治疗技法，与音乐的旋律、高低、速度、节奏、力度、音色等因素关系密切，是一种内涵丰富的治疗方法。音乐的治疗作用,主要体现在心理和生理两个层面。生理作用体现在音乐能产生"同频共振"现象,促使生命体的细胞、分子等更加和谐、有序地运动,并激活某些活性物质,直接参与调节生命体多方面的生理功能。而音乐的心理作用主要通过移情、疏泄等心理调节机制,对人的情绪、情感、智力结构、行为方式等产生间接而深远的影响。

早在古希腊亚里士多德和柏拉图时期,就出现音乐可以改善健康和行为的观点,我国2 000多年前的《乐记》中同样有中医五行音乐增进健康的记载。19世纪后期,音乐治疗开始用于帮助患者睡眠,到第二次世界大战期间,音乐治疗广泛用于治疗伤病员的精神疾病。到20世纪40年代,音乐治疗作为一种医疗手段逐渐受到重视,在临床多个领域均有应用。1959年,美国著名音乐博士保罗·诺道夫(Paul Nordoff)和美国注册音乐治疗师克莱夫·罗宾斯(Clive Robbins)共同创建诺道夫-罗宾斯创造性音乐治疗法,在世界各地用于残疾儿童的治疗。1985年中国成立音乐治疗学会,重视发挥音乐治疗在残疾儿童康复治疗中的作用,根据美国音乐治疗协会的指导,将音乐治疗用于儿童脑部损伤、脑瘫、自闭症、脑听力障碍、学习障碍、早产儿、儿童心理行为障碍、语言障碍等疾病。

(二)音乐治疗作用原理

1. 音乐促进儿童脑的发育 音乐治疗有助于大脑的发育与功能的恢复,对于改善功能障碍患儿的病情、促进临床康复的整体疗效具有积极的影响。第一,运用脑成像的技术发现,人的左右脑对声音的刺激有明显的区别,言语刺激时左脑血流量上升,音乐刺激时右脑血流量上升。科学家们研究表明,音乐治疗有助于脑功能的恢复和大脑剩余潜能的开发,对本身因存在脑损伤患儿的临床康复意义重大。第二,音乐治疗除有利于听觉大脑皮质的发育外,听音乐对脑的胼胝体发育也有积极影响,而胼胝体有助于脑的两个半球间的交流,音乐能加强大脑不同部位的交流与联络,并使大脑的信息处理更为快捷、高效,研究证明,幼儿时期就接受音乐训练的音乐家比常人拥有一个更大的胼胝体。第三,由于大脑皮层的听觉中枢与痛觉中枢的位置相邻,而音乐刺激造成大脑听觉中枢的兴奋可以有效地抑制相邻的痛觉中枢,提高大脑的兴奋程度,通过神经和体液的调节,促进人体分泌有利于健康的激素或神经介质,调节血液循环、加强人体新陈代谢。

2. 音乐促进儿童情绪的发展 音乐能直接作用于下丘脑和边缘系统等人脑主管情绪的中枢,能对人的情绪进行双向调节。一方面,当儿童的情绪出现障碍时,如"紧张状态"或"应激反应"会出现肾上腺素分泌增加、心率及呼吸加快、血压升高、血糖量增加等,音乐刺激能影响大脑神经递质如乙酰胆碱和去甲肾上腺素的释放,改善大脑皮层功能,使儿童放松,消除紧张。通过音乐放松治疗,在生物反馈仪观察到:应激改善后儿童的血压下降、呼吸及心率减缓、皮温增高、肌电下降、血容增加、脑电反应r波增多,人的内稳态恢复。另一方面,轻松愉快的音乐能使人兴奋起来,因为音乐能作用于人的脑干网状结构,脑干网状结构接受音乐刺激即促进大脑皮层觉醒,同时又可传给外周神经,从而提高机体活力,所以音乐能使人精神焕发,消退低落的情绪。情绪活动的中枢下丘脑、边缘系统及脑干网状结构与自主神经系统密切相关,而这里又正好是人体内脏器官和内分泌腺体活动的控制者,所以情绪的紧张状态能直接导致某些内脏器官的病变,被称作"心身疾病",音乐能调节人的情绪,所以也就能帮助治疗某些心身疾病。功能障碍儿童常伴有紧张、焦虑、恐惧、自卑等情绪问题,无法得到疏泄释放,随着年龄的增长,心理行为问题将成为儿童康复的难点。这些障碍并不是都能完全通过现代医学及传统医学的常规康复治疗所能解决的,而音乐治疗这一辅助技术的配合,能使儿童在生理和心理上得到全面的康复。

3. 音乐促进儿童记忆的发展 欣赏或演奏乐曲,能强化精神、神经系统的功能,使视觉记忆、听觉记忆得到锻炼,能加强情绪体验记忆。音乐可使儿童记忆的快捷性、持久性、准确性提高。音乐促进记忆的机制是:音乐能刺激"边缘系统"分泌的激素、酶、乙酰胆碱等增多,这些物质能对中枢神经系统的功能产生广泛的影响,而促进记忆能力的提高。音乐澄清脑波而获得超级记忆能力,人类脑波在清醒时为每秒 7~30Hz 的 β 波,但学习记忆仅在 25%~60%,而音乐欣赏、演奏能调整脑波的频率,在音乐的作用下大脑可控制在 6~16Hz 的 α 波,其记忆力能达 90%~95%。

4. 音乐促进儿童注意力的发展 人在欣赏或演奏乐曲时,聚精会神才能进行,音乐其特定的韵律有助于儿童注意力的集中。经过长期的音乐实践,人耳首先把音的组合传到耳蜗处,这里的神经细胞(30 000 个)按照不同音频的传播而排列得像钢琴上的琴键一样整齐。这些声音信息经过耳蜗传至脑干,然后再进入更高的信息处理中心。听觉大脑皮质负责处理听觉信息,在脑的两个半球上拥有 12 个不同的听觉区。每一个听觉区脑皮层都参与了音乐信息的处理,但分工有所不同。脑的右半球擅长对旋律的感知,而左半球则善于储存旋律信息。

5. 音乐促进儿童抽象思维能力的发展 研究报道,音乐能促进大脑的神经突触发育,可提升婴幼儿的多元化智能发展。音乐会改变脑细胞的活动方式,被动聆听 10 分钟的钢琴奏鸣曲,会使经过脑的高层信息处理区域的电脉冲形成有序与高效的模式。这种电脉冲会更加有序、更加协调。大脑充分地为处理各种智力技巧做准备,而这些技巧是平衡预算收支或处理电脑代数语言问题所必需的。

6. 音乐促进儿童智商的发展 研究证明,音乐对于促进人的智慧开发起着积极作用。著名的心理学家佩斯里很早发现,人的左脑控制人体右侧器官并主管语言和逻辑思维功能;右脑则控制人体左侧器官并主管音乐艺术和形象思维功能。右脑也称"音乐脑",音乐的作用在于锻炼儿童的形象思维能力,使手眼及四肢运动灵敏协调,让人的左右脑同时得到发展和应用,增强人的创造性和想象力。生物学家认为有节奏的音乐可以刺激生物体内细胞的分子发生一种共振,使原来处于静止和休眠状态的分子和谐地运动起来,以促进大脑的新陈代谢。

7. 音乐促进儿童语言的发展 语言和音乐作为两个以相同方式发展的平行系统,具有许多相同的特性。在出生后的第一年里,婴儿的牙牙学语和自发哼唱前兆是很难区分的。他们通过聆听、模仿看护人的非言语提示,开始开口发声,就像语言学习那样逐渐理解音乐。为论证言语系统和音乐系统的相似性,美国哈特福特大学的约翰·M. 费尔拉本德、克拉克·桑德斯及其同事们进行了一系列研究,观察学龄前儿童对歌曲的记忆程度如何随着旋律或歌词的改变而改变。研究人员给一组 3~5 岁的儿童播放一组原创歌曲,然后,再重新播放一遍歌曲:同样的旋律,不同的歌词;或是不同的旋律,相同的歌词。结果,费尔拉本德和同事们发现,相对于歌词而言,受试儿童对歌曲的记忆力受到旋律的影响。但如果多放几遍歌曲,歌词和旋律之间的关系就显得密切起来,儿童在多次重复听歌曲后,旋律和歌词都能对歌曲的记忆最终起到相同的帮助作用。有鉴于此,研究人员开始假设,大脑的某一区域(被认为是左颞叶)负责处理歌曲的旋律或节奏;而另一区域(被认为是右颞叶)则负责处理歌曲的歌词。音乐治疗与语言治疗相结合,通过音乐活动,从旋律的因素入手,改善语音和表达能力。

8. 音乐促进儿童的心理发展 音乐声波的频率和声压会引起心理上的反应。良性的音乐能提高大脑皮层的兴奋性,可以改善儿童的情绪,激发儿童的感情,振奋儿童的精神。

有助于消除儿童心理、社会因素所造成的紧张、焦虑、忧郁、恐怖等不良心理状态,提高应激能力。美国著名心理学家阿诺德认为:"如果一个人的情绪出现了问题,他的头脑中就一定会存在某些不合理观念。如果这种不合理观念得到纠正,情绪问题也就随之解决。"传统的心理治疗认为"认知决定情绪",而音乐心理治疗则认为"情绪决定认知"。音乐对于人情绪的影响力是非常巨大的,当一个人情绪好的时候,往往看到事物的积极方面,把坏事看成好事;反之,当一个人情绪不好的时候,往往看到事物的消极方面,把好事看成坏事。因此只要情绪改变了,儿童对问题的看法也会有相应的改变。在脑瘫康复治疗过程中,选择有益的背景音乐,或在音乐治疗过程中,进行适当的肢体功能锻炼,往往能改善患儿的情绪,促使患儿更主动配合康复治疗。

9. 音乐促进儿童社会交往发展　音乐活动包括乐器合奏、合唱、音乐游戏、舞蹈等社会交往活动。通过组织各种音乐活动,为脑瘫儿童和自闭症儿童提供一个用音乐和语言交流来表达、宣泄内心情感的机会,让儿童在情感交流中相互同情、理解和支持。儿童在各种心理困扰和痛苦得到缓解的同时,也获得了自我表现和成功的满足,从而使其增加自信心,提高自我评价,促进心理健康。

(三) 常用儿童音乐治疗方法

脑瘫儿童的音乐疗法要以其身心特点为本,更趋多样性、即兴性。目前在国内发展比较成熟的适合脑瘫儿童治疗的音乐疗法有以下几种。

1. 节奏性音乐疗法　节奏性音乐疗法(rhythm-based therapy,RBT)是以节奏为基础的音乐疗法,帮助脑瘫儿童重建有节奏的运动方式。例如有节奏的步行,矫正顿足步;而减轻手足徐动患儿刺激性紧张和不自主徐动时,要在较慢的、节拍明显的音乐伴奏下进行运动治疗,或让患儿唱着节奏明显的歌曲或哼着童谣进行运动,肢体随着歌声的韵律进行有节律的摆动。在进行RBT时,很重要的一点就是音乐治疗师要分析每一位脑瘫儿童所适应的、所需要的具体节奏,这个节奏不但能使他(她)的运动快慢适中、活动协调,不会因太急促而不知所措,也不会因太慢而致无所作为,而且这个节奏还是他(她)生活方式的一个组成部分,外在的音乐节奏如果与他(她)内在的身心活动节奏相一致、相融合时,这个儿童就会接受这样的节奏,并能自动地以这样的节奏来协调生活,显得比较适意自在,这一点已为一些有经验的音乐治疗师所证实,所以,关键是要耐心探寻适宜于患儿的节奏及相应的音乐。

2. 诺道夫 - 罗宾斯创造性音乐疗法　又称接受式音乐治疗,罗宾斯博士主张治疗师应具备根据儿童的现场表现作针对性的即兴表演和创作音乐作品的能力,其中在他推荐的儿童敲打乐中,增加了日本铃木制造的手中琴,目前在北京启智中心运用于儿童收到良好效果。对于脑瘫儿童音乐治疗来说,鲁道夫和克莱夫·罗宾斯创立的"创造性音乐治疗"被临床音乐治疗师广泛应用。它是以音乐即兴演奏为主要手段,针对脑瘫儿童的个体治疗方法。这一方法的核心观念是治疗对象通过即兴乐器演奏的方式,唤起和使用自己的内部力量,而不是通过外部干预来达到治愈或康复的目的。在创造性音乐治疗中,脑瘫儿童把自己内部的冲动转化为合理的音乐活动,并使其处于意识的控制之中。脑瘫儿童通过音乐活动发现自己以及周围世界最深层的感受,消除恐惧、压抑和不健康的自我控制,体验自我的自由表达和人际互动的感受,发现新的自我,改变旧的自我,增强自信和独立,从而逐渐改善内部自我的健康状态。儿童脑瘫通过音乐活动,以及与治疗师的良好关系来学习如何在现实生活世界中与他人相处。

3. 奥尔夫音乐疗法　奥尔夫音乐疗法的特点是将唱、动、奏三种音乐表现融为一体,形成一种音乐游戏的模式。在特殊儿童音乐教育中,对奥尔夫音乐疗法的运用主要强调手段的丰富性、灵活性、生动性,淡化技巧的深度训练,其中让脑瘫儿童在音乐伴奏下即兴表演的启发式教学形式十分适合发展水平参差不齐的脑瘫儿童共同体验音乐。目前,奥尔夫教学体系在我国已经发展得比较成熟,每年在中央音乐学院音乐教育系等地都有奥尔夫学会专家组织的定期培训班,并有相关的理论书籍、音乐光盘及儿童敲打乐产品出售。

4. 体感振动音乐疗法(vibroacoustic therapy)　挪威专家 Olav Skille 从治疗脑瘫儿开始开创了体感振动音乐疗法。他利用体感振动音乐治疗垫进行脑瘫患儿康复理疗,患儿不但表情明显表现出愉悦感,肌肉痉挛也很大程度上得到缓解、放松。因此他在国际上第一次提出"体感振动音乐疗法"的概念。其后,欧美日各国相继开展了利用体感振动音乐疗法对脑损伤所致的重度运动障碍患者的康复治疗。主要目的是改善肌肉紧张痉挛、减轻疼痛、改善脑功能等。体感振动音乐疗法指通过音乐的物理作用,直接对体内器官产生共振效果。在扬声器附近的声压级达到 100dB 左右的话,人就会感觉到很舒服,这就是音乐声波引起体感振动的效果所致。在正常情况下,声音是以气传导为主的,但人的耳朵长时间处在 90dB以上的声场中会受到损害,所以在空气中利用提高声压级来感受体感振动是不可取的,而体感振动音乐采用骨传导方式可以改变其不足。体感振动音响技术,是将乐曲中 16~150Hz的低频部分电信号分拣出来,另外经过增幅器放大,通过换能器转换成物理振动,然后透过特制的床垫或椅垫,将振动传导到人体起治疗作用。因为 16~150Hz 的低频部分的重低音感大大增强,伴随着振动感和冲击感,不但给人以极其强烈的临场感,还能够给人以心理和生理带来愉悦的快感及陶醉感,迅速地使人达到最佳的精神放松效果。

传统的聆听式音乐治疗是利用音乐对脑瘫儿童情绪的影响来降低和解除疾病的痛苦,而体感振动音乐疗法是在此基础上,附加低频音乐振动的生物学效应,以强化脑瘫儿童音乐感知,提高音乐治疗效果。

5. 中医五行音乐在脑瘫儿童中的应用　中国音乐疗法可以追溯至春秋战国时代,其中以《乐记》的音乐理论和《黄帝内经》的五音学说为集中代表,形成早期中医音乐疗法的思想体系。《乐记》把五音(角、徵、宫、商、羽)的理论确定下来,并探讨了音乐的作用。《乐记》云:"乐者乐也,琴瑟乐心;感物后动,审乐修德;乐以治心,血气以平",从中可透视出音乐与心身调理的关系。《黄帝内经》中指出:肝属木,在音为角,在志为怒;心属火,在音为徵,在志为喜;脾属土,在音为宫,在志为思;肺属金,在音为商,在志为忧;肾属水,在音为羽,在志为恐。把五音阶中的宫、商、角、徵、羽与人的五脏(肝、心、脾、肺、肾)和五志(怒、喜、思、忧、恐)用五行学说有机地联系在一起。

(1)土乐:以宫调为基本,风格悠扬沉静、淳厚庄重,给人有如"土"般宽厚结实的感觉,根据五音通五脏的理论,宫音入脾,对中医脾胃功能系统的作用比较明显。

(2)金乐:以商调为基本,风格高亢悲壮、铿锵雄伟、肃劲嘹亮,具有"金"之特性,商音入肺,对中医肺功能系统的作用比较明显。

(3)木乐:以角调为基本,风格悠扬、生机勃勃,有生机盎然的旋律,曲调亲切爽朗、舒畅调达,具有"木"之特性,角音入肝,对中医肝功能系统的作用比较明显。

(4)火乐:以徵调为基本,旋律热烈欢快、活泼轻松,构成层次分明、情绪欢畅的感染气氛,具有"火"之特性,角音入心,对中医心功能系统的作用比较明显。

(5)水乐:以羽调为基本,风格清纯、凄切哀怨、苍凉柔润,如天垂晶幕、行云流水,具有"水"之特性,角音入肾,对中医肾功能系统的作用比较明显。

（四）不同类型脑瘫患儿的音乐治疗

1. 脑瘫患儿的音乐治疗　音乐能使脑瘫儿童松弛身心，愉悦接受指令，提高耐受和坚持度。音乐结构和音乐活动的体验不仅可以长时间地吸引和保持脑瘫儿童的注意力，还可以使脑瘫儿童的紧张、胆小、过于敏感及不良心境得到改善，引导出使他们安定平和的脑波，增加与他人之间积极、友好的交往，发展人际交流、沟通的能力，使他们在言语学习方面的愿望得到音乐的激励，并参与到言语和语言的训练中。在音乐背景下脑瘫儿童的运动，可增强肌肉动觉刺激的体验和身体运动的功能。音乐的节奏，对脑瘫儿童本体运动控制感觉，神经系统对运动步骤、内容等记忆和认识有很大的帮助，从而改善大脑、神经系统、肌肉和身体各部位的协调及功能。

在具体治疗过程中，脑瘫儿童音乐治疗有以下几种方法：

（1）对脑瘫儿童不同部位的音乐治疗训练：脑瘫儿童各部位的音乐治疗训练可以从非常简单的活动开始，如跟随音乐节奏做简单的摇摆、点头、拍手、拍腿、踏脚、拍打身体各部位，逐步至进行较复杂的活动。例如做爬行或行走的训练，可配合着音乐中的节奏、快慢、强弱、旋律等来进行，使脑瘫儿童一边接受治疗，一边参与音乐的"律动"，体验音乐要素，进行非言语沟通等。可让脑瘫儿童随着治疗师演奏的钢琴音乐旋律，有节奏地击鼓或使用其他乐器，甚至伴乐歌唱。如果脑瘫儿童站着有困难可先坐着演奏，逐步过渡到站立演奏；当站着问题不大时，可选各种乐器分开放置，锻炼脑瘫儿童的肌力等肢体的活动功能。

（2）对脑瘫儿童语言障碍的音乐治疗：大部分脑瘫儿童在语言上有不同程度的障碍，造成构音及交流困难。首先要训练脑瘫儿童学会用正确的方法呼吸。让脑瘫儿童模仿治疗师发声练习，如大声或小声地唱长音或短音进行呼吸训练。其次，音乐治疗师用不同的节奏、旋律、速度、音高、力度、歌词等训练脑瘫儿童发音、发声，发展脑瘫儿童的表达性语言、接受语言和接受指导的能力。

（3）对脑瘫儿童心理素质的音乐治疗：通过对音乐治疗过程中的各种表演，如即兴演奏乐器、即兴随乐而动、即兴演唱小故事或演奏以及表演等，体验轻松愉快的情绪，来激发脑瘫儿童的创造能力。而各种表演和互动又为脑瘫儿童带来强烈的成就感与满足感，从而增强脑瘫儿童的自信心，提高心理承受力。

2. 自闭症谱系障碍患儿的音乐治疗　自闭症谱系障碍患儿以社会交往障碍、语言障碍和刻板重复等行为异常为主要功能障碍，影响患儿的情感交流、社会适应能力及交往能力。而患儿严重的社会交往障碍决定患儿的康复治疗非常特殊，音乐治疗需重视患儿对治疗的可接受程度。首先，治疗过程应通过音乐即兴演奏使自闭症谱系障碍儿童的心理更密切地融合在音乐中，使具有先天逃避交往心理的自闭症谱系障碍患儿开始有交往的可能以及产生对外界关注和互动的兴趣，增加其注意力的转移，创造出患儿与治疗师沟通的氛围和环境。其次，利用音乐与语言的共通性，适当增加听觉训练，发展自闭症谱系障碍儿童的语言能力。通过音乐律动训练和力度的训练促进自闭症谱系障碍儿童身体协调和情绪调控。最后，治疗师可利用锣、钹进行动与静的训练，有利于自闭症谱系障碍儿童对"物我"之间存有关系的留意，一旦自闭症谱系障碍儿童建立了这种物我关系的概念，他的社会接触便会开始，训练自闭症谱系障碍儿童听音，可帮助其建立社会关系；可以刺激语言的学习与表达能力；促进自闭症谱系障碍儿童领会听音的规则。

在对自闭症谱系障碍儿童进行具体训练时，应遵循以下基本原则：

（1）个体差异性原则：自闭症谱系障碍儿童的成因不同，家庭文化背景的差异，教育方式的不同,性别、性格、年龄的差异等,导致每个自闭症谱系障碍儿童所表现出来的个体症状、程度及行为模式都不同,对音乐的感受程度及音乐能力也不同。因此,治疗师必须依据对自闭症谱系障碍儿童前期观察及评估的内容,仔细、认真地进行个案分析,拟定治疗、训练计划。

(2)可沟通性原则:音乐治疗和训练计划的确定必须能激起自闭症谱系障碍儿童的沟通欲望。特别是对无语言或不愿说话、情绪不稳的自闭症谱系障碍儿童,要选择有助于音乐沟通音响效果的乐器,尝试不同乐器及人声(嗓音)。用简单的音调、节奏、速度、音乐声去刺激,鼓励他创造和模仿,不要用音乐教学评估原则来看待自闭症谱系障碍儿童的反应,并急于试图对其纠正。

(3)可接受性原则:治疗训练计划的确立应由简至繁,并选用趣味性的方法发展患儿非交流性语言的能力。

(4)无意行为原则:患儿常有一种不同于他人的全新的自我表达的行为现象,这种行为是不可预知的突发行为。治疗师需在经验的基础上变换新的技巧以应对突发行为对治疗的干扰,治疗师要有这种心理上的接受、技术上的准备、行动上的应对才能引导患儿不断进步。

(5)细化性原则:仅有长期目标和短期目标还不够,应将短期目标再细分为各个程序、步骤等,让患儿感受到目标的接近和容易完成,从而产生成就感,提高自信心,为患儿在治疗中形成自身的支持力量奠定基础。

3. 智力障碍患儿的音乐治疗 智力障碍儿童认知水平差,语言理解、表达、沟通及交流能力均明显落后,注意力难以集中。音乐治疗需要设计巧妙、有趣、具有吸引力的综合训练方法,首先,通过引导患儿随乐模仿律动、随乐即兴律动、乐器演奏等方式将音乐治疗与运动相结合;其次,通过积极开展语言听辨能力训练、吹奏乐器训练、童谣念唱训练、念唱与表演综合训练将音乐治疗与语言沟通相结合;再次,通过有意识的注意力训练、音乐指令训练、节奏训练、歌曲创作训练将音乐治疗与认知、注意力训练相结合;治疗过程中,治疗师除了进行有组织的教唱、动作训练和表演音乐剧等活动,还要布置和创设与歌曲内容相同或相似的各种场景,为智力障碍儿童提供行为学习的自然景象,即"小环境",促使其感受能力和活动能力的提高,强化智力障碍儿童掌握做事的程序、步骤、方法及学习娱乐手段。

智力障碍儿童的音乐训练需要遵循一定的治疗原则:

(1)应用性:活动要设计得巧妙,使智力障碍儿童有兴趣参与互动,学得快、做得好,具有高成就感和愉悦的活动体验。

(2)实践性:通过音乐表演剧来学习语言、交流、交往、沟通、听辨等,让智力障碍儿童在实践中学习、游戏中学习、习惯中学习;还可使他们学会正确的情绪表达、与人分享、以适当行为与人交往、学习和理解非语言的含义,如眼神、肢体语言来补偿交流技术缺乏等。

(3)重复性:治疗师要让患儿反复模仿歌曲、动作、节奏、乐器演奏等,使他们在重复中充分感知音乐,提高听辨、记忆的效率。

(4)补偿性:对智力障碍儿童的音乐治疗不是将重点放在训练智力障碍儿童的缺陷或问题行为上,而是发展智力障碍儿童的优势能力,即可开发的能力,放在潜能的开发上。这个原则同样适用于正常人的潜能开发。音乐治疗在挖掘并发挥智力障碍儿童个体潜能的基础上,实现补偿智力障碍儿童的功能缺陷,促成其社会生活等能力的康复。

(5)适应性:音乐治疗训练要从一个项目转到另一个项目时,换速度太快,会造成智力障碍儿童难以适应的状况,所以需根据儿童的实际而定。

（6）渐进性：智力障碍儿童的音乐治疗计划必须坚持系统和渐进的原则，每次训练内容不可太多，应先易后难。

二、心理治疗

功能障碍儿童生活存在诸多不便，活动受到限制，康复治疗周期长、难度大，患儿容易产生紧张、焦虑、恐惧、自卑等情绪，难以疏泄排解，随着年龄的增长，常出现心理行为障碍。心理行为障碍不及时干预，将发展为社交障碍、自闭症、注意缺陷多动障碍、焦虑症、抑郁症等，严重影响了患儿的社会交流能力和临床康复疗效，降低了患儿及其家人的生存质量。因此，儿童康复过程应重视心理治疗，使患儿处于积极的阳光心理状态。

（一）儿童心理治疗的概念及特点

儿童心理治疗，是指运用心理学的理论与方法治疗患儿心理疾病的过程，促进患儿在认知、情绪、行为、人际关系等问题由异常向正常转变的方法，通过心理治疗师建立和发展与儿童之间的关系来帮助患儿认识自己，找到合理表达情感的方式，建立舒适、平衡的心理状态。由于患儿身体、心理均处于生长发育的特殊时期，儿童的心理治疗同样有其相应的特点。第一，患儿缺乏心理治疗的主动诉求。儿童由于年龄小，认知尚未健全，难以识别自身心理问题，更不懂得寻求心理治疗师的帮助。早期心理问题的发现主要依靠父母日常观察。第二，患儿缺乏语言表达、沟通与交流能力。虽然患儿具备一定的语言表达能力，但多缺乏充分表达自己情感及意愿的能力，需要心理治疗师及家人细心观察患儿的日常综合表现，发现其心理问题。同时，治疗师应以患儿能理解的语言及非语言沟通方法为基础，对患儿进行心理疏导。第三，患儿心理障碍受父母或养育者影响。儿童的心理发育与父母正确的养育方式息息相关，儿童心理障碍的治疗应充分发挥父母的积极作用，改变不良的养育方式，消除父母不利的影响。第四，患儿心理具有发育性和可变性。儿童不同年龄段会经历不同的心理阶段，具有不同的心理结构与功能。因此，开展心理治疗应根据不同心理、认知、情绪、行为等发育情况制订计划、实施干预。第五，患儿自身修复能力强。由于患儿自身生长发育迅速，常常只需要祛除引起障碍的因素，进行适当的疏导，通过与患儿密切接触的老师、家人等共同参与，让患儿心理问题依靠自身发育活动修复。

（二）儿童心理治疗的原则与方法

儿童正处在生理和心理发育期，运动能力、智力水平、社会适应能力均未发育完全，对于环境带来的不良因素的抵抗力相对较弱，而功能障碍患儿的情况相对更不健全，患儿不仅更容易出现心理障碍，其心理治疗过程同样有其独特的基本原则与方法。

1. 儿童心理治疗的基本原则　包括以下几方面：

（1）不同年龄患儿心理发育水平是治疗前必须充分了解的前提。

（2）心理治疗师与患儿之间良好的关系是治疗的基础。

（3）善用奖励、禁止、处罚等行为治疗所依据的"学习原则"与技巧及关切、照顾、爱护等情感治疗的方法。

（4）重视非语言的表情与动作在治疗中的作用。

（5）要求父母的参与和合作。

2. 儿童心理治疗的方法　治疗形式主要包括单独、家庭与集体治疗，治疗模式主要为分析、行为、情绪与关系治疗。心理治疗师应根据患儿心理障碍的性质与年龄选择相应的方法。对于婴幼儿采用情绪治疗模式,4岁以上的儿童,应用行为治疗模式。要综合各种因素选择合适的治疗模式,可单独使用某种模式,也可多种模式混合使用。心理治疗师应熟练掌握各种模式的原理、特点及治疗要领。

(三) 不同残障类型患儿的心理治疗

1. 脑性瘫痪患儿的心理治疗 脑瘫患儿由于运动障碍长期存在,同时伴有认知障碍、感知觉障碍等,接触外界机会少,容易出现紧张、焦虑、恐惧、自卑的心理问题,同时继发性格改变、吸吮手指等不良习惯。心理治疗一方面应通过合理运用奖励、禁止、处罚等行为治疗方法改善不良行为与习惯,更重要的是通过支持治疗、认知治疗、精神分析治疗、小组治疗、家庭治疗等疗法帮助患儿克服焦虑、自卑等不良情绪,促进患儿正视自己、接受自己、尊重自己、相信自己。另一方面,通过松弛肌肉为主的系统脱敏法、实践脱敏法、认知治疗等尽可能消除患儿紧张、焦虑情绪,促进患儿心理健康与平衡。心理治疗有利于患儿身心健康,对促进脑瘫患儿运动康复、认知康复及语言康复等具有积极的意义,能大大提升整体康复疗效。

2. 孤独症谱系障碍(autism spectrum disorder, ASD)患儿的心理治疗 ASD患儿以社会交往障碍为主要临床表现,多伴有语言发育障碍、刻板行为、兴趣狭窄、感知觉缺陷及智力、认识缺陷。因此,其心理治疗重点在促进自闭症儿童的社会化和语言发育上,促进其社会适应、认知及运动方面的特殊技能及改善其适应不良的行为,尽量减少不良刺激,采取行为矫正能减少刻板、自伤和侵犯行为。进行特殊行为矫正时,一般在高度结构化的环境中进行,消除干扰患儿功能和与环境不协调的病态行为。

3. 智力障碍患儿的心理治疗 智力障碍患儿的主要临床表现为智力低下和社会适应困难,常伴有躯体发育及功能的异常、各种精神障碍等。心理治疗对一些具有基本语言和非语言交流能力患儿有一定的效果,其形式主要包括支持治疗、认知治疗、精神分析治疗、小组治疗、家庭治疗等,心理治疗的目的在于解决患儿内心冲突、增进自信、增强患儿能力、促进患儿独立。对于轻中度智力障碍的儿童,心理治疗是十分重要的,可以促进患儿的情感表达,增强他们的自信,促进他们的生活、学习、工作独立,扩大他们的人际交往,提高他们适应社会的能力。

三、游戏疗法

游戏在儿童生长发育过程中起着相当重要的作用。游戏对儿童而言,没有压力和负担,使儿童感到满足、自信和成功的喜悦。一方面,游戏可以激发儿童兴趣,使其轻松、愉快地直接操作各种玩具和材料,有利于儿童感知觉、观察力、注意力、记忆力和创造思维能力的发展。另一方面,患儿在游戏中学会并乐于遵守规则,可以促进其运动能力、平衡能力、协调能力的发育,并可从中学习到许多知识。最后,儿童在游戏中与同龄人接触交往增多,处于平等关系,为了融入集体,儿童必须学会控制自己,适应他人,这有助于儿童良好性格的形成和良好情感的发展。越来越多的学者将游戏治疗用于治疗儿童心理障碍与行为异常。游戏治疗是一种利用游戏的手段来矫正儿童心理行为异常的治疗方法,已经在特殊教育领域帮助儿童克服情绪障碍方面发挥了重要作用。而在儿童康复领域,情绪障碍及心理行为异常是患儿常见的问题,所以游戏疗法在儿童康复领域同样是一种不可缺少的重要辅助治疗方法。

(一) 游戏疗法的概述

游戏治疗,是指以游戏为主要沟通媒介者进行治疗,临床上能有效地干预以情绪及行为问题为主要表现和/或主要诱因的心理精神性疾病,其效用机制被认为可能与"游戏和认知、情感行为间的显著相关性"有关,即在象征性的游戏过程中,受试对象可不受环境限制地吸收经验,从而实现他们情感上的自我价值、增进自我接受度。近些年来,各种游戏治疗的不同派别逐渐达成共识:游戏活动本身不是治疗的目的,而仅仅是治疗的一种手段或方式;游戏治疗中治疗者的态度,以及治疗者与儿童之间建立的特殊性关系起关键作用。游戏疗法的优势在于为儿童提供一种温和、信任及完全自由的治疗环境,让儿童在游戏中察觉自身存在的问题,挖掘自己的潜力,从而发生内心世界的变化。由于游戏的趣味性,相比其他的康复治疗方法,儿童游戏疗法具有更强的接受度和依从性,可缓解患儿在长期康复治疗过程中乏味、消极、焦虑等情绪,有利于患儿身心健康发展。

(二) 游戏疗法的原则及方法

儿童在不同的年龄阶段游戏能力不同,在生长发育过程中是不断发展变化的。成长的过程中,感觉与运动同时发育并相互作用,同时受智能、情绪和社会性的影响,产生新的、高级的协调运动,游戏形式逐渐丰富。因此,我们在对儿童进行游戏治疗时,需要遵循一定的原则,采取合适的游戏方法,一方面,要起到相应的治疗效果,另一方面,我们同时应注意防止儿童过于沉迷,影响正常的生活。

1. 游戏疗法的原则　针对患儿的游戏干预,通常基于四大原则:特异性、年龄和发育的适应性、变异性及实用性、动态的效果评价。

2. 游戏疗法的方法　游戏治疗是一种新兴治疗方法,近 10 年来逐渐发展、健全,通过不断地改良完善,已形成多样化的治疗形式,应对不同的心理障碍。西方发达国家已经有成套的游戏治疗师系统、规范的游戏治疗临床指南,大量游戏治疗相关的实验、临床研究,以及成规模的游戏治疗学会以交流分享学术经验,且学科还在不断地飞速发展。目前国内儿童游戏疗法主要参考国外先进的游戏治疗理念及其有效机制,以下介绍几种主要的游戏疗法。

(1) 沙盘游戏疗法:指被治疗者利用一定数量的沙盘工具在一定范围的沙箱中,通过自由、创作性的发挥,将意识与无意识的对峙以创造性的游戏形式具象成三维的图示,治疗师基于与受试者保持良好的联系,利用沙、表情及手势来沟通建立图像、故事及交流模式,与其探讨每一组图示的具体象征意义,建造与体验一个通往患儿内心世界,陪伴及完整地参与受试者的心理痊愈过程。沙盘游戏疗法是儿童康复领域较常用的游戏疗法,有利于患儿积极情感的发展与消极情感的宣泄,可帮助脑瘫、自闭症、智力障碍患儿缓解焦虑障碍、孤独障碍及自我表达困难等。

(2) 虚拟现实游戏疗法:虚拟现实游戏疗法是利用虚拟现实技术(virtual reality,VR),将模拟环境、仿真系统及视景系统"三位一体"融合,即一种在计算机生成的包涵视、听、触、嗅等感觉的虚拟游戏中,使游戏者沉浸于多媒体交互体验,从而达到治疗目的的先进治疗技术,其特点包括构想性、沉浸性及互动性。该疗法的优势在于,使用者不只是以视觉和思维介入虚拟环境,而是以更完整的生物个体融入到虚拟系统中,更逼真、交互作用更自然,视觉想象更为生动、活跃。同时,治疗师能进行场景控制,根据患儿康复需求定制游戏,不仅能对患儿心理、情感进行治疗,还通过游戏中的交互动作对患儿进行有意义的肢体训练,一定程度上改善患儿的运动障碍。常用于自闭症患儿的康复治疗,近年来开始用于脑瘫患儿的辅助功能训练,同样可以帮助智力障碍患儿提高日常生活技能,增强认知能力和提高社会技能。

（3）体育游戏疗法：指通过给予患儿以视听、皮肤触压、前庭、肌肉关节等多感官刺激，提升儿童从周围环境中整合信息的能力。功能障碍的患儿常见运动控制、触觉防御、结构空间知觉及前庭平衡等障碍，这可能与外源性感觉刺激信息无法在中枢系统形成有效组合有关，体育游戏训练针对这一问题，在训练过程中促进其适应性及感觉统合能力的发展，最终帮助改善患儿的心理及行为，提高其社交能力、学习能力和独立性。

四、娱乐疗法

在功能障碍患儿的康复治疗中，需要各个治疗专业的共同配合，进行综合性的康复训练，才能使患儿的康复质量达到满意的效果。通过在功能障碍患儿的康复训练中针对患儿的特点和具体情况采用具有娱乐性等项目对他们进行康复训练，可以使患儿的身体运动功能障碍得到改善，改善患儿的心理状态，同时改善患儿的认知能力和人际交往能力。

（一）娱乐疗法的概念与特点

娱乐疗法是指通过各种娱乐活动，如旅游、看表演、下棋等，陶冶患儿的性情，增进身心健康，促进智力及运动发育的一种方法，可在综合康复治疗手段修复、矫正或促进患儿各项功能的同时，提高其独立性，并减少、消除因疾病、残疾或康复治疗过程带给患儿的不良影响，提高其身心健康水平。儿童的娱乐疗法具有以下特点：①治疗目的明确、直接，既可帮助患儿提高解决一般问题的能力，又可直接训练患儿参加某种社交或休闲娱乐活动；②强调患儿的能力，而不是存在的问题；③通过挖掘患儿的潜能，达到理想的生活质量；④可以为患儿带来快乐和自我满足，对训练任务的胜任可激发他们的兴趣，从而促进其继续接受治疗；⑤患儿在治疗中起主要作用，在选择治疗项目和完成治疗的过程中调动其主观能动性；⑥治疗师与患儿之间相互信任、相互尊重和相互正向的交流情感。⑦娱乐治疗师为患儿提供有关休闲娱乐的咨询，为其回归社会做准备。

（二）娱乐疗法的实施程序与方法

1. 娱乐疗法的实施程序 娱乐疗法的实施包括 4 个方面：

（1）评定：内容包括患儿健康状况、需求及能力（如参与某种娱乐休闲活动的能力）。

（2）计划：娱乐治疗计划是患儿整个康复计划的一部分，娱乐治疗师要与康复小组其他成员密切配合，经常召开小组会议，确定要解决问题的优先顺序，完成总的康复治疗计划。

（3）实施：治疗师要引导患儿按既定的方案分阶段、循序渐进地进行。重点在于利用患儿现有的能力和兴趣进行治疗、恢复或代偿性训练。在训练后期，治疗师渐渐退到幕后，让患儿独立完成各项活动，学会管理自己。

（4）评价：疗效评价后，如果没有达到预期目标，则修正、重新设计，然后重新评价，在整个治疗过程中周而复始地进行。初次评定时所用的项目、内容、方法亦可以用在疗效评价时。

2. 娱乐疗法的具体方法 娱乐疗法种类繁多，如玩乐、游戏、健身运动、舞蹈、音乐、绘画、书法、艺术欣赏、手工艺、园艺、宠物饲养、户外休闲活动、社交活动等。娱乐治疗在儿童的心理发育中起着至关重要的作用，对于智力障碍的儿童，他们可能没有机会像正常同龄人一样参加娱乐活动，为他们量身定做的娱乐治疗可以给他们带来自我满足感。对于残疾儿童，随着年龄的增长，童年时代的娱乐治疗对完善生活质量是有重要意义的。

五、马术治疗

马术治疗是指以马作为一种治疗工具,利用马的规律性运动模式及人马互动的所有活动,对患者的生理、心理、认知、社会化及行为障碍进行治疗。但在儿童的临床康复治疗过程中,利用马进行治疗价格昂贵且难以操作,脑瘫等功能障碍患儿多以一个毛绒的、刺激嗅觉的、温暖的、有四条腿的"Bobath"球代替,进行运动控制、牵拉和平衡训练,有利于提高、改善功能。

马术治疗在具体康复训练的实践中,注重不同类型功能障碍残疾儿童学生的症状特点,给予不同的训练目标,马术治疗前物理治疗师、马术治疗教练、临床医师、家庭成员、研究人员共同参与儿童进行马术治疗参与准入评估,并拟订个体化相关的目标。内容包含:马匹骑乘、基本能力、技巧训练、马匹交流4个主题。

骑马治疗对于残障患儿运动功能的康复效果,目前多数研究持肯定态度。其康复治疗作用主要体现在4个方面:①骑马治疗可以改善患者的运动模式,发展后天获得性运动技巧;②可以促进腰椎、骨盆和髋关节的活动功能,提高运动能力;③可以促进头、躯干姿势控制的发育;④促使身体肌肉张力、耐力和对称性改善。这4个方面是相互影响和相辅相成的。在心理与社会功能方面,马术训练可以增加自信心、增强自我的概念与自尊、改善注意能力、获得空间方向感、促进聆听的技巧、提高学习的意愿、促进口语或其他沟通能力的表达、促进社交技能的发展、激发克服困难的斗志与冒险精神。

基于活动和参与以及人与环境的互动等方面的ICF-CY理论,对于脑瘫、自闭症谱系障碍儿童等功能障碍儿童来说,马术治疗有着非常重要而深远的现实意义。

(刘振寰)

第七节　中医康复技术

一、概述

中医康复技术,是指在中医理论指导下,采用推拿、针灸、中药熏洗等措施,对先天或后天各种因素造成残疾或急慢性疾病而导致功能障碍和/或发育落后者进行康复的疗法。将中医康复技术与现代康复医学相结合,以整体康复、辨证康复为理念,综合康复方法共同干预,最大限度减轻功能障碍,从而达到改善和提高生命质量的目的。中医康复技术是我国康复医疗的特色,下面将介绍推拿、针灸、中药熏洗等中医疗法在康复治疗中的应用。

二、推拿疗法

我国现存最早的医学经典著作《黄帝内经》中记载的推拿手法有按、推、扪、循、切、抓等10余种。长沙马王堆出土的帛书《五十二病方》记载了推拿发展史上最早的药摩和膏摩,我国推拿史上第一部专著《黄帝岐伯按摩》以养生为主,将推拿作为主要保健方法。到了魏晋南北朝时期推拿已经普遍用于急救、养生保健。隋唐时期,由于生产力和科学的发展,按摩疗法也随之发展起来,太医院中开设按摩科。明清时期推拿在儿科和伤科治疗方面开始占有重要地位,其中《小儿按摩经》是我国现存最早的推拿著作。吴谦等人所著的《医宗金鉴·正骨心法要旨》,把摸、接、端、提、按、摩、推、拿列为伤科八法。中华人民共和国成立前,推拿疗法以其卓越的疗效经受了磨炼,在民间形成指禅推拿流派、㨰法推拿流派、内功推拿流派。中华人民共和国成立后,全国各个中医院校相继成立推拿专业,为中医推拿培养了大量的高级人才。推拿的临床、教学、科研、著作和刊物的出版及推拿队伍的建设和发展,都出现了空前的繁荣。

推拿是以手法在体表特定部位产生的"外力"作用为基础,用手或肢体的其他部位,作用于人体相应穴位、部位,来调节机体生理、病理状况,达到治疗效果。在康复过程中,推拿具有调理气血、通经活络的功效,可以降低肌张力、提高肌力,改善关节的活动度及神经系统敏感性,同时可以提高机体免疫力,在增进食欲和改善不良状态等方面有独特疗效。推拿手法要求持久、有力、均匀、柔和,从而达到深透。

(一) 推拿的作用机制

1. 调整脏腑 脏腑是化生气血、通调经络、人体生命活动的主要器官。推拿是通过手法刺激相应的体表穴位、痛点,并通过经络的连属与传导作用,对内脏功能进行调节,达到治疗疾病的目的。

2. 舒筋通络 推拿手法作用于治疗部位,经过手法的操作,松解其粘连的肌筋组织,改变肌筋组织的紧张和痉挛,激发和调整经气。并通过经络调节脏腑、组织、肢节的功能活动,达到理筋整复、百脉疏通、五脏安和、恢复机体生理功能的目的。

3. 行气活血 推拿对气血的生成有促进作用。推拿通过手法的刺激直接作用于经络腧穴,起到行气活血的作用,还可以通过体表刺激,调节与加强脾胃的功能,即健脾和胃。推拿可引起胃运动的增强,促进脾的运化功能,有利于气血的化生。推拿通过疏通经络和加强肝的疏泄功能,促进气机的调畅,推动气血循行,活血化瘀,增强机体免疫能力。

4. 调节神经 推拿对儿童神经系统有抑制和兴奋的作用,且两者密不可分。缓慢而轻的手法有镇静作用;急速而重的手法则起兴奋作用。康复治疗中两者相辅相成共同作用于机体。

(二) 推拿手法分类

推拿手法可分为摆动类手法、摩擦类手法、振动类手法、挤压类手法、叩击类手法、运动关节类手法及捏脊法等。下面分别介绍各类手法中常用的单式手法:

1. 摆动类手法 摆动类手法是指以指或掌、鱼际部作力于体表,通过腕关节协调的连续摆动,使手法产生的力轻重交替、持续不断地作用于操作部位的一类手法。主要包括㨰法、推法和揉法。

(1) 㨰法:是以小指掌指关节背侧为着力点,肘部为支点,前臂做主动摆动,带动腕部做伸屈和前臂旋转的复合运动。操作时压力要均匀而适量,手要吸定于操作部位,不能拖动或摩擦皮肤,动作要协调而有节律性。㨰法压力大,接触面也较大,适用于儿童颈、肩背、腰臀及四肢等肌肉较丰厚的部位。具有舒筋活血,滑利关节,缓解肌肉、韧带痉挛,增强肌肉、韧带活动能力,促进血液循环及消除肌肉疲劳等作用。

(2) 推法:用拇指指端、偏锋或罗纹面着力于施术部位或穴位,通过前臂的主动摆动带动腕关节有节律地摆动,从而产生轻重交替、持续不断的作用力的一种手法,称为一指禅推法。一指禅推法为一指禅推拿流派的代表手法,一指禅推法刺激中等,渗透力强,灵活度大,接触面小,适用于全身各部。

(3)揉法:是用手指罗纹面、手掌鱼际、掌根、前臂尺侧或肘尖吸定于一定部位或穴位上,以肘部为支点,前臂或上臂(前臂尺侧或肘尖吸定时)做主动摆动,带动腕部、掌指、前臂尺侧或肘尖做轻柔缓和的摆动。分指揉、鱼际揉、掌根揉、前臂揉、肘尖揉等,小儿以指揉、掌根揉、鱼际揉常用。操作时手不要离开接触的皮肤,使该处的皮下组织随手的揉动而滑动。压力要轻柔,动作要协调而有节律。揉法轻柔缓和,刺激量小,适用于儿童全身各部位。具有活血祛瘀、消肿止痛、舒筋通络的作用。

此外,操作中在儿童头面部多用拇指搓揉法。是指两拇指指腹沿头部经络走行方向边揉边相对运动的一种手法。用力要对称均匀,移动要慢。

2.摩擦类手法　以掌、指或肘臂部附在体表作直线来回或环旋移动,使之产生摩擦的一类手法称为摩擦类手法。包括摩法、擦法、推法、搓法、抹法等手法。

(1)指推法分直推法、旋推法、分推法:以拇指桡侧或指面,或食中二指在穴位上或经脉上做直线运动称直推;以拇指指面在穴上做顺时针方向的旋转推动称旋推法;以两手拇指桡侧或指面,或食中二指指面自穴位向两旁分向推动称分推法,如从穴位两端向中间推动称合推法。操作时用力要稳,速度要缓慢而均匀、始终如一。直推法在儿童治疗中主要应用于腰背部。分推法多用于小儿手部,如分天河水,有行气活血、促进血液循环、舒筋活络的作用。

(2)摩法:是以手掌或食、中、无名指指面附着于一定部位或穴位上,以腕关节连同前臂做顺时针或逆时针方向环形移动摩擦。操作时,手法要轻柔、均匀协调,压力要适当。本法多用于儿童胸胁腹部,常用于治疗胃肠道疾患、呼吸道疾患。具有和中理气、消积导滞、调节胃肠蠕动等作用。

(3)擦法:是用手掌的鱼际、小鱼际或掌根附着于一定部位,进行直线来回摩擦,分鱼际、小鱼际擦法和掌根擦法。小儿多用于鱼际、小鱼际擦法。操作时,可适当在操作部位涂润滑油、滑石粉或药膏。动作要均匀连续、自然灵活。鱼际、小鱼际擦法,多用于儿童躯干四肢部位,掌根擦法多用于胸胁腹部。此法具有温经通络、行气活血等作用。

3.振动类手法

(1)抖法:是用双手或单手握住患肢远端,微用力做小幅度的上下抖动,使肌肉、关节产生松动感。分上肢抖法和下肢抖法。操作时被抖肢体要自然伸直,完全松弛。适用于儿童四肢部位,有疏松脉络、滑利关节、松解粘连等作用。

(2)振法:是将指端或手掌紧贴体表上,通过前臂和手部的肌肉强力的静止性用力,做持续性快速振动,使治疗部位产生高速振动的手法。根据着力部位的不同分为指振法、掌振法,具有镇静安神、温中散寒等作用。

4.挤压类手法

(1)按法:是用拇指端或指腹或掌根按压体表穴位。小儿常应用指按法。操作时用力要由轻至重,不可用暴力猛然按压。常与"揉法"复合使用,边按边揉称"按揉法"。该手法是最早出现的推拿手法之一,刺激性较强,指按法适用于儿童全身各处穴位,可替代针刺,也常称之为指针手法。掌按法常用于腰背腹部。具有放松肌肉、开通闭塞、活血止痛等作用。

(2)点法:用拇指端点压体表穴位称拇指点。用拇指指间关节桡侧点或示指近侧指间关节点压体表穴位称屈指点。五指指腹尽量靠紧,以腕部抖动带动五指指端"啄"于体表穴位称五指点穴法。小儿多用拇指点,较大儿童肌肉丰厚处可应用五指点穴法。点法作用面积小,刺激性强。"以指代针,点法是也。"

点法与按法的区别在于：接触面积大，压力较为缓和的则为按法；接触面积小，压力较大的则为点法，有以指代针之义。应用时在操作部位酌情用力。点法多用于儿童肌肉较薄的骨缝处，具有开通闭塞、活血止痛、调整脏腑的作用。

（3）捏拿法：分三指捏拿和五指捏拿两种。三指捏拿是用拇指与食、中二指夹住肢体相对用力提起挤压，五指捏拿是用拇指与其余四指进行操作。操作时要循序渐进，由轻至重，和缓而有连贯性。该手法既有力又柔和，患者感觉轻松舒适，本法适用于儿童全身各处，临床应用比较广泛。常用于治疗肌肉酸痛和放松肌肉紧张。具有舒筋通络、行气活血、祛风散寒、开窍止痛等作用。

（4）捻法：是用拇、示指罗纹面捏住一定部位，两指相对做搓揉动作。操作时动作要灵活、快速，不可呆滞。该手法刺激较强，着力面积小，可在全身多处应用，多用于儿童四肢小关节。对指（趾）间关节屈伸不利者，具有理筋通络、滑利关节的作用。

5. 叩击类手法

（1）拍法：是用虚掌拍打体表及经脉走行处。用拳背、掌根、掌侧小鱼际、指尖或用桑枝棒叩击体表及经脉走行处称击法，小儿多用拳背击或掌侧小鱼际击。操作时拍击法速度要均匀而有节奏，拍法应平稳，击法用力要快速而短暂，垂直叩击体表。拍击法适用于儿童身体各部，常用于肩背部、腰骶部和下肢后侧，具有缓解肌肉痉挛、舒筋通络、行气活血等作用，常作为结束手法。

（2）叩法：是以小指尺侧或空拳的尺侧缘叩击体表的手法。常可分为佛手掌叩法、屈拳叩法。

叩法与拍击法操作相似，但刺激较拍击法轻，有"轻击为之叩"之说。要两手交替上下叩捶。

6. 运动关节类手法

（1）摇法：是使关节做被动的环转活动。操作时动作要缓和，用力要稳，摇动方向及幅度须在儿童生理范围许可内，由小到大进行。摇法适用于儿童四肢关节及颈、腰部，小儿多用于四肢关节部。具有滑利关节、增强关节活动功能的作用。

（2）拔伸法：是固定肢体或关节的一端，牵拉另一端的方法。操作时两手要逐渐用力，均匀而持久，动作要缓和。拔伸法适用于儿童全身关节，临床中主要用于四肢关节。具有增加关节活动度、缓解肢体痉挛、改善关节循环等功能。

7. 捏脊法　捏脊法是用拇指桡侧缘顶住皮肤，食、中二指前按，三指同时用力提拿皮肤，双手交替捻动向前。也可示指屈曲，用示指中节桡侧顶住皮肤，拇指前按，两指同时用力提拿皮肤，双手交替捻动向前。操作时，一般先于背部经脉擦揉2~3次，使儿童先有一个适应过程。用力要适当，不可拧转。沿背部督脉及两侧膀胱经走行。

捏脊法目前在儿科临床应用较为广泛，可加强人体各脏腑功能，提高机体免疫力，尤其是健脾和胃的作用比较突出。捏脊法因其刺激性较强，儿童易哭闹，操作中要注意手法力量的掌握，以儿童皮肤红润为度。此法具有行气活血、温经通络、健脾和胃、强身健体等作用。主要用于治疗小儿积滞、疳证以及腹泻、便秘、夜啼、佝偻病等病症。同时，还有双向调节的功效，既可增强儿童腰背肌肌力，又可降低腰背肌肌张力。

（三）儿童适应病症

1. 小儿脑性瘫痪　在小儿脑性瘫痪的治疗中，推拿疗法已经得到广泛应用。采用脏腑辨证与经络辨证相结合的方法。临证处方中以"治痿独取阳明"为基础，拓展至三阳经、三阴经等经脉取穴。手法力度运用以"以柔克刚,以刚克柔,刚柔并举"为原则。

(1) 儿童仰卧或坐位,先以按揉法、捏拿法、擦法等放松上肢、下肢运动肌群 4~5 分钟,以儿童无痛感为度。推拿过程中穿插应用点法,对肢体腧穴进行点按,每穴操作 5~8s,力度稍大,以儿童有轻微痛感为度,而后应迅速放松周围肌群。

(2) 脑瘫儿童关节运动大多受限,临床治疗前应充分掌握各关节的相关运动肌及关节正常运动范围,同时应认真检查病变肢体的运动情况,以做到治疗中有的放矢,最常采用运动关节类手法包括摇法和拔伸法。以下是各关节的摇法和拔伸法具体操作:

肩关节摇法:儿童坐位或仰卧位,用一手扶住儿童肩关节或点压住肩部周围穴位(肩髃、肩贞、肩内陵等),另一手点压住腕、前臂或肘部穴位(阳池、外关、曲池等)作肩关节环转摇动。

髋关节摇法:儿童仰卧位,髋膝屈曲,用一手扶住足跟部或点压住踝部周围穴位(悬钟、昆仑、解溪等),另一手扶住膝部或点压住膝部周围穴位(足三里、阳陵泉、梁丘等),做髋关节环转样摇动。

踝关节摇法:用一手扶住足跟部或点压住其周围穴位(丘墟、太溪、商丘等),另一手扶住大踇趾或点压住其周围穴位(太冲等),做踝关节环转摇动。

肩关节拔伸法:一手点压住儿童腕、前臂或肘部穴位(阳池、外关、曲池、尺泽等),另一手扶住肩关节或点压住肩部穴位(肩髃、肩贞等),两手分别向相反方向牵拉对抗。

肘关节拔伸法:两手分别点压住儿童上臂部及前臂部穴位(臂臑、外关、内关、阳池等)后,两手分别向相反方向牵拉对抗。

腕关节拔伸法:两手分别点压住儿童前臂部及手部穴位(曲池、手三里、外关、合谷等)后,两手分别向相反方向牵拉对抗。

(3) 捏脊法是脑瘫儿童推拿疗法中重要的手法。国家级名老中医关娴清治疗小儿脑瘫脊背六法,强调躯干及脊背部的干预对脑瘫儿童运动功能(坐、立、站、行、走)发育至关重要。捏脊法具体操作:儿童俯卧位,在脊背部应用捏脊法,每条经脉操作 3~5 次。接着点按揉两侧夹脊穴,每穴 5~8 秒,脊背六法加拍脊法、叩脊法、点脊法、收脊法,顺延操作时间。捏脊法和脊背六法还可以改善脑瘫儿童体质虚弱、饮食不佳、腹痛腹泻病理状态。

2. 听力障碍　儿童采用仰卧位,听力障碍按揉耳部周围,加用中指揉按听宫、听会、耳门、下关、翳风等穴。

3. 视力障碍　儿童采用仰卧位,按揉眼部周围肌肉,加用拇指揉阳白、四白、睛明、瞳子髎、攒竹、丝竹空、鱼腰、头维等穴。

4. 语言障碍　儿童采用仰卧位,按揉口周肌肉,加用拇指揉迎香、地仓、承浆、廉泉、颊车及哑门等穴。以上每穴操作 5~6 秒。

注意:头面部穴位较表浅,刺激性强,操作时儿童多不配合,所以手法要由轻至重,注意儿童生理状态。

(四) 注意事项

1. 明确诊断,根据病情需要选择相应的治疗手法,各种手法必须严格按操作步骤进行,做到心中有数。

2. 推拿操作一般先从刺激性较小的四肢推拿开始,其次是背部,最后是头面颈部,以防止儿童哭闹影响康复。

3. 推拿操作过程中,摇、扳、拔伸各关节时,手法刺激性都较强,应注意儿童的生理状态。对年龄较小儿童或体质较弱的儿童应适当减少操作时间及次数。

4. 推拿操作过程中,在做一侧肢体推拿手法刺激时,患者体位要安置得当,注意控制对侧肢体异常姿势,保持在功能位,应注意儿童的生理状态。

5. 鼓励儿童进行力所能及的活动(如需儿童转换体位,应尽量让儿童自己主动完成),积极参加功能锻炼,以避免其产生自卑、孤僻的异常心理。

6. 医生双手要保持清洁,需勤剪指甲。冬天治疗时,双手要保持温暖,以免治疗部位受到凉的刺激而引起肌肉紧张。同时可选择性应用按摩介质。

(王雪峰)

三、针灸疗法

(一) 概述

脑性瘫痪属于中医"五迟""五硬""五软"等范畴。临床以立迟、行迟、语迟、发迟、齿迟,手硬、足硬、肌肉硬、头颈硬、关节硬,或颈软、手软、脚软、口软、肌肉软为主要特征。

近十余年,传统中医康复技术逐渐应用于脑性瘫痪的临床康复,具有良好的临床疗效,显示出祖国医学在脑性瘫痪治疗中的独特作用。目前国内脑瘫的治疗以中西医结合康复治疗为主,针灸治疗脑瘫是非常有效的方法之一,主要包括:头针、体针、穴位注射、耳穴疗法、灸法、穴位埋线等。

(二) 头皮针

1. 目的与作用 具有疏通经络、运行气血、调节阴阳的作用,能反射性地增加脑部血流量,改善脑部血液循环及皮层缺氧缺血状态,促进脑细胞代谢,减轻组织损伤,使患儿肢体运动功能得以改善或恢复。同时提高脑瘫患儿智力,促进患儿语言、视听觉发育。

2. 适应证 适用于存在肢体运动障碍的脑瘫患儿,或伴有智力发育落后、语言发育落后及心理行为异常的脑瘫患儿。

3. 穴位配伍原则 采用焦氏头针、靳氏头针及国际标准方案分区定位及治疗方法。

(1) 主穴:运动区、感觉区、双侧足运感区、额中带、额顶带、顶枕带(图 2-45)。

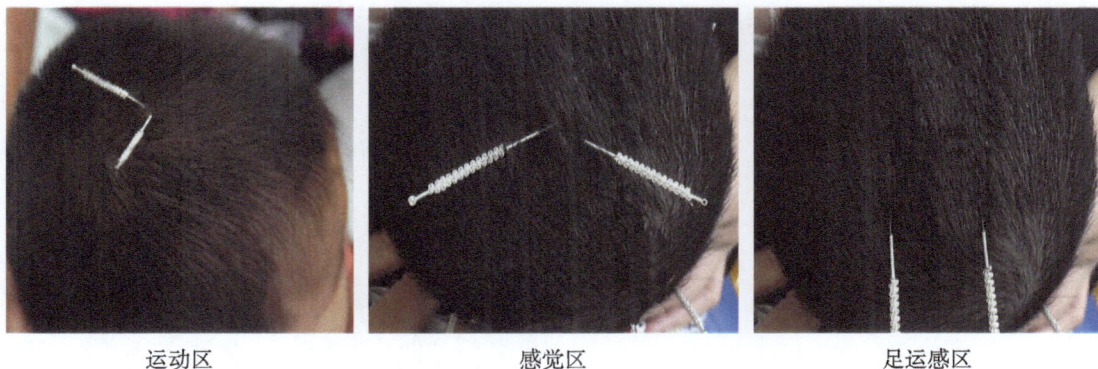

| 运动区 | 感觉区 | 足运感区 |

图 2-45 运动区、感觉区、足运感区

(2) 配穴

1) 智力低下者,加智七针/智九针、颞三针(图 2-46)。

2) 语言障碍者,加语言 1、2、3 区,颞前线(图 2-47)。

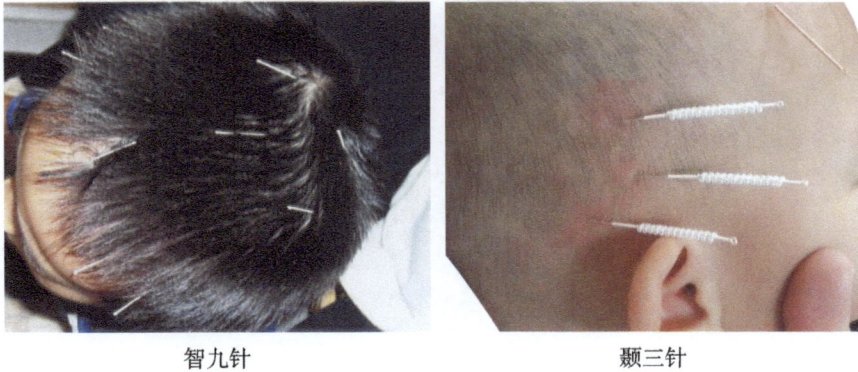

智九针　　　　　　　　　　　　颞三针

图 2-46　智九针、颞三针

3）听力障碍者，加晕听区、耳前三穴、颞后线。

4）视觉障碍者，加目窗、视区。

5）精神行为障碍者，加情感区、心肝区。

6）平衡协调功能障碍者，加平衡 1 区或脑三针。

7）精细动作差者，加运用区。

8）伴癫痫者，加天柱透玉枕。

9）肌张力不全、舞蹈样动作、震颤明显者，加舞蹈震颤控制区。

10）表情淡漠、注意力不集中者，加额五针、定神三针。

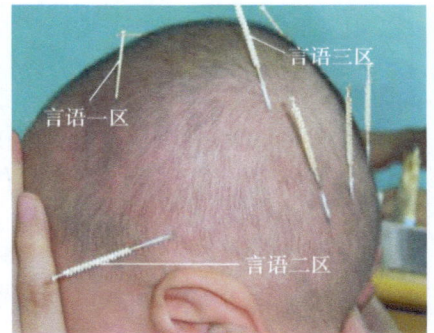

图 2-47　语言 1、2、3 区

4. 针刺方法与疗程　线状穴选用直径 0.30mm、长 40mm 的盘龙针，点状穴选用直径 0.30mm、长 25mm 的毫针，针体与头皮成 15°~30°快速进针，刺入帽状腱膜下，快速捻转 3~5 次，留针 30~120 分钟，15~20 分钟行针 1 次，以平补平泻法为主。脑电图正常者可加用电针治疗，选用 WQ1002K 型韩氏多用治疗仪，采用疏密波（2Hz 和 15~100Hz，每种波形持续 2.5 秒），根据患儿不同病情，每次选用 2 组穴位，刺激强度以患儿耐受为度，每次电针 15 分钟，每日 1 次，30 次为一个疗程。

5. 注意事项

（1）痉挛型、不随意运动型脑瘫患儿不宜采用强刺激。

（2）进针时若发生疼痛或抵抗感时，应停止继续推进，可将针体退出少许，改变针体角度和方向，再行推进。

（3）电针刺激量应从小到大，根据每个患儿的体质、敏感度而定。

（4）如针刺后患儿异常姿势加重者，应予停用。

（5）留针期间，在保证患儿安全的前提下，可加强肢体的功能训练。

（6）脑瘫伴癫痫发作的患儿在发作期应慎用，非发作期禁用电针，可捻针，但注意捻针强度和留针时间。

（7）行针时要注意患儿神情变化，避免晕针出现，有屏气发作者更应小心。

（8）头皮血管丰富，拔针时应快速拔针，并使用干棉球按压针孔，避免出血。

（三）体针

1. 目的与作用　用毫针刺激躯干及四肢的穴位，具有疏通经络、运行气血的作用，通过针感的传导以改善肢体功能,提高脑瘫患儿运动、智力及语言功能。

2. 适应证 适用于各类运动障碍、智力障碍及语言障碍的脑瘫患儿,或伴心理行为异常、睡眠障碍的脑瘫患儿。

3. 穴位配伍原则 基本原则是循经取穴,包括近部取穴(在病变的局部和邻近部位选取腧穴)、远处取穴(在距离病变较远的部位选取腧穴)、随证取穴(又称辨证取穴,针对某些全身症状或疾病的病因病机而选取腧穴)。

(1) 主穴:督脉十三针、华佗夹脊穴(颈段、胸段、腰骶段)。

(2) 配穴

1) 下肢瘫痪者:可加环跳、秩边、承扶、居髎、阳陵泉、委中、太冲、伏兔、光明等。

2) 上肢瘫痪者:可加肩三针、曲池、手三里、尺泽、外关、合谷、后溪等。

3) 易惊、夜卧不安者:可加神庭、印堂、内关、神门等。

4) 吞咽无力,口角流涎者:可加颊车、地仓透颊车、廉泉等。

5) 言语不利、口不能言者:可加廉泉、翳风、风池、完骨、哑门等。

6) 握拳不展,腕指屈曲者:可加阳谷、阳溪、阳池、八邪等。

7) 尖足者:可加尖足三针、足底五针等。

8) 足内翻者:可加申脉、纠外翻等。

9) 足外翻者:可加照海、纠内翻等。

10) 内收肌痉挛者:可加血海、后血海、解剪等。

11) 纳呆食少、腹胀便溏者:可加脾俞、胃俞、足三里、丰隆等。

12) 智力障碍者:可加醒脑开窍针刺法、手智三针、足智三针等。

13) 情绪急躁,多动不安者:可加开四关、劳宫、内庭等。

14) 伴癫痫者:可加内关、神门、申脉、照海等。

4. 针刺方法与疗程 一般选用直径 0.30mm、长 25mm 的毫针,如肌肉丰厚之处,可选用长 40mm 毫针。进针时宜快速进针,以减轻患儿痛苦。留针 5~30 分钟,视患儿年龄大小、病程长短、配合程度而定。每 5~10 分钟行针 1 次,隔日 1 次,30 次为一个疗程。

5. 注意事项

(1) 患者在过于饥饿、疲劳、精神过度紧张时,不宜立即针刺。

(2) 体质虚弱者,宜轻刺激,针刺穴位不宜过多,并尽可能采取卧位。

(3) 痉挛型患儿不宜采用强刺激手法。

(4) 不随意运动型患儿不宜久留针,可根据患儿情况疾进疾出,或留针 5 分钟。

(5) 不随意运动型患儿宜以躯干部穴位为主,四肢穴位避免多用。

(6) 留针期间,注意让患儿保持安静,不能乱动,防止断针、弯针、滞针等危险情况出现。

(7) 常有自发性出血,或损伤后出血不止的患者不宜针刺。

(8) 皮肤有感染、溃疡、瘢痕或肿瘤的部位不宜针刺。

(9) 防止刺伤重要脏器:背部第 11 胸椎两侧、侧胸(腋中线)第 8 肋间、前胸(锁骨中线)第 6 肋间以上的腧穴,禁止直刺、深刺,以免刺伤心肺。

(四) 穴位注射

1. 目的与作用 凡是针灸的适应证大部分都可以采用穴位注射疗法,穴位注射疗法是将中医学的整体观与现代医学的局部疗法相结合,通过针刺、物理、化学、药理以及穴位开阖与传导等作用,对人体产生强烈刺激,从而恢复机体正常功能。

2. 适应证 适用于各类运动发育落后,智力障碍及语言障碍的脑瘫患儿。

3. 穴位配伍原则

(1) 主穴:哑门、肾俞、风池、足三里、大椎、内关。

(2) 配穴

1) 头部取穴:可改善患儿运动、智力、语言发育落后。主要选穴可参考头针取穴。

2) 颈部取穴:可加天柱、大杼、风池、颈部华佗夹脊穴等。可治疗颈部肌肉痿软无力,竖头不稳。

3) 腰部取穴:可加腰俞、腰阳关、命门、委中、大肠俞、关元俞、志室等。可增强腰部肌肉力量,促进患儿坐立。

4) 上肢取穴:可加肩髃、肩髎、臂臑、曲池、外关、手三里、阳池、合谷等。可改善上肢的运动,矫正上肢异常姿势,促进上肢精细动作的发育。

5) 下肢取穴:下肢痿软无力,可加伏兔、血海、梁丘、阴陵泉等;下肢外展、外旋者,可加血海、三阴交、阴陵泉、太溪等;足外翻者,可加三阴交、照海、太溪等;足内翻者,可加申脉、昆仑、悬钟等。可以改善下肢运动功能,矫正下肢的异常姿势。

4. 临床用药及用量 穴位注射常用营养神经肌肉类药物,如神经节苷脂,鼠神经生长因子,维生素 B_1、B_6、B_{12} 注射液;活血化瘀、醒脑开窍类药物,如丹参注射液、复方麝香注射液;增强机体免疫力药物,如薄芝糖肽注射液。根据治疗目的选用 1~3 种药物,分别注射于选取的穴位。每种药物的用量,参照该药儿童常用肌内注射剂量。

5. 注射方法及疗程 患儿采用舒适体位,尽量固定好患儿,根据所选穴位及用药剂量的不同,选择合适的注射器(一般采用 2.5ml 注射器)和针头(常用 4 号半针头)。抽取适量的药物,局部皮肤常规消毒后,右手持注射器对准穴位或局部反应点,快速刺入皮下组织(直刺或斜刺),然后缓慢推进针头或上下提插,探求"得气"针感,回抽如无回血即可将药液推入,一般进针 0.8~1.2 寸。头部穴位每穴位注射 0.3~0.5ml,四肢、腰臀部穴位每穴注射 0.5~1ml。每日 1 次或隔日 1 次,30 次为一个疗程。

6. 注意事项

(1) 严格遵守无菌操作,每注射一个穴位换一个针头,如因消毒不严而引起局部反应、发热等,应及时处理。

(2) 操作前应熟悉药物的性能、药理作用、使用剂量、配伍禁忌、不良反应和过敏反应等。

(3) 不宜采用不良反应较严重的药物;刺激作用较强的药物,应谨慎使用。

(4) 在神经干旁注射时,必须避开神经干,或浅刺以不达神经干所在的深度。

(5) 颈项、胸背部注射时,宜斜刺、浅刺,不宜直刺、深刺,防止刺伤内脏。

(6) 儿童注射部位不宜过多,要严格限制在 10 个穴位以下。用药剂量可酌情减少,以免晕针。

(7) 穴位注射时最好取卧位或抱坐位。

(8) 饭后、服药后、小儿过度疲劳及发热时不宜使用穴位注射。

(五) 耳穴疗法

1. 目的与作用 耳穴疗法是用王不留行籽或磁珠等丸状物在耳郭相应穴位实施刺激以诊治疾病的一种疗法。具有疏通经络、运行气血的功能,可调节脏腑和器官功能活动,从而治疗疾病。

2. 适应证 适用于各类运动障碍、智力障碍、语言障碍或伴有心理行为异常、睡眠障碍、免疫力低下、脾胃虚弱、不欲进食的脑瘫患儿。

3. 穴位配伍原则

(1) 主穴:腰骶椎、肾、脾、心、神门、皮质下。

(2) 配穴:颈软者:可加颈、肩等;腰软者:可加骶、腹等;下肢瘫者:可加髋、膝、踝、下耳根、坐骨神经等;上肢瘫者:可加肩、肘、腕等;智力障碍者:可加脑点、额、三焦、肾上腺等;注意力不集中者:可加内分泌、交感等;好动者:可加胆、肝等;睡眠障碍者:可加枕、内分泌、耳背心等;免疫力低下、易患呼吸道感染者:可加脾、肺等;脾胃虚弱、不欲进食者:可加脾、胃、小肠、口等。

4. 操作方法及疗程 帮助患儿选好体位,使要操作的耳朵朝向医生,严格消毒耳郭,并令其干燥。以镊子夹取备好的贴敷材料,准确贴压于所定耳穴表面,每次选穴应力求少而精,一般每次应用 5~10 穴。贴压完毕,嘱家长每天按压药丸或磁珠 3 次,每次每穴按压 5~10 秒,不能揉动,24 小时后取下,并对局部皮肤清洁;局部皮肤破损及时到医院处理。

5. 注意事项 对于耳郭上有湿疹、溃疡、冻疮、局部皮肤破损等病变的患儿禁用;按压时避免用力过度,造成皮肤破损,难以愈合。

(六) 灸法

1. 目的与作用 灸法是以艾绒为主要原料制成艾炷或艾条,点燃后熏熨或温灼体表穴位或患病部位,借助药物温热的刺激,通过经络的传导,起到温通气血、扶正祛邪作用,从而达到保健养生、防病治病的目的。

2. 适应证 适用于脾肾阳虚、四肢无力、免疫力低下、脾胃虚弱的各型脑瘫患儿。

3. 穴位配伍原则

(1) 主穴:神阙、关元、中脘、脾俞、肾俞、身柱。

(2) 配穴:颈软者,可加颈百劳、大椎等;腰软者,可加大肠俞、脊中等;免疫力低下、易患呼吸道感染者:可加肺俞、风门、丰隆等;脾胃虚弱、不欲进食者,可加梁门、足三里、三阴交等;四肢不温者:可加气海俞、关元俞等。

4. 操作方法及疗程 儿童进行灸法治疗,可选用艾条悬灸、艾灸盒、艾灸棒或电子艾灸器等,避免直接灸,以免因患儿不能配合而引起烫伤。施艾条悬灸时,艾卷点燃的一端对准应灸的腧穴或患处,距离皮肤 2~3cm 进行熏烤,以患者局部有温热感而无灼痛为宜,可将中指、示指分开,置于施灸部位两侧,这样可通过医者手指的感觉来测知患者局部的受热程度,以便随时调节施灸的距离以防止烫伤。一般每穴灸 10~15 分钟,至皮肤红晕为度。每日 1 次,10~15 次为一个疗程。

5. 注意事项 在施灸过程中,随时询问患儿有无灼痛感,及时调整距离,防止烫伤,应认真观察病情变化及有无体位不适引起的痛苦。

(七) 穴位埋线疗法

1. 目的与作用 穴位埋线疗法是根据病情需要将特制羊肠线埋藏于相应的经络穴位,利用羊肠线对穴位的持续性刺激作用而治疗疾病的一种方法,具有疏通经络、调和气血、扶正祛邪的作用。

2. 适应证 适用于各型脑瘫患儿,尤其适用于存在不随意运动型脑瘫患儿及痉挛型脑瘫患儿,亦适合于伴有癫痫的患儿。

3. 穴位配伍原则

(1) 主穴:尺泽、脾俞、环跳、阳陵泉。

(2) 配穴:腰软者,可加大肠俞、肾俞等;下肢瘫者,可加足三里、丰隆、伏兔、梁丘等;上肢后伸者,可加天宗、肩贞、肩外俞等;膝关节屈曲者:可加血海、委中等;尖足者:可加脑清、解溪等;足内翻/足外翻者:可加纠内翻/纠外翻、承山等;伴癫痫者:可加腰奇、鸠尾、印堂、足三里等。

4. 操作方法及疗程 目前儿童进行埋线治疗,多使用埋线针操作。用特制的埋线针埋线时,局部皮肤消毒后,右手持针,左手固定穴位,针尖缺口向下以 15°~40° 方向刺入,持续进针直至肠线头完全埋入皮下,再进针 0.5cm,随后把针退出,羊肠线留于穴位内,用棉球或纱布压迫针孔片刻,再用纱布敷盖保护创口。

5. 注意事项 要严格掌握适应证,埋线数量限制在 5 个穴位以内。埋线疗法所采用的针具及线体均为一次性的医疗产品,以避免医源性交叉感染;埋线后 6~8 小时内局部禁沾水,不影响正常的活动;埋线期间宜清淡饮食;埋线后局部可能出现酸、麻、胀、痛的感觉,是得气的反应;局部出现微肿、胀痛或青紫现象是个体差异的正常反应,是由于局部血液循环较慢,对线体的吸收过程相对延长所致;如果埋线后局部出现红肿热痛者,应及时处理。

(刘震寰)

四、药浴和熏蒸

(一) 概述

中药熏洗疗法是一种外治疗法,包括中药洗浴和中药熏蒸。主要是利用物理热量与中草药功效结合,通过中草药煎煮产生的药汽熏蒸机体,以达到治疗疾病、促进康复的目的。熏洗同时配合推拿按摩有利于功能训练按摩手法的实施,以增强疗效,明显改善或消除儿童的运动障碍。

《黄帝内经》中记载用椒、姜、桂和酒煮沸熏蒸治疗关节肿胀、疼痛、屈伸不利等痹证;最早对熏蒸的医案记载是西汉的《史记·扁鹊仓公列传》;至唐宋金元时期,熏蒸疗法已广泛用于内、外、妇、儿、皮肤、五官等疾病的防治中,唐、宋、明、清时期熏蒸疗法趋于成熟,清代《伤科补要》记载了熏蒸疗法的具体操作方法。清末医家吴师机,撰写了《理瀹骈文》一书,该书收集大量外治法,被后世誉为"外治之宗",书中有关熏蒸疗法的内容十分丰富。书中指出:"外治可与内治并行,而能补内治之不及","外治之理即内治之理,外治之药亦即内治之药,所异者,法耳"。中华人民共和国成立后,科学技术日新月异,中药熏洗无论是理论还是实践均亦有长足的发展,逐渐广泛应用于康复疗养和临床治疗等方面。

(二) 中药熏洗疗法作用

中药熏洗疗法将"热"与"药"的效应相结合,通过辨证论治选用不同的中药结合热因子作用,使患处或熏蒸者气血调和,经络通畅,可放松筋骨,疏通经络,促进气血循环,达到康复的目的。《证治要诀》云:"痛则不通,通则不痛",熏蒸条件下,热发药性,引药入体,药助热势,协同发挥治疗作用,达到事半功倍的效果。

(三) 中药洗浴

1. 处方

(1) 疏肝行气:柴胡、桔梗、荆芥、菊花、防风、枳壳。

(2) 活血通络:红花、车前子、芙蓉、芦荟、山栀子、白术、当归。

(3) 补肾壮阳:黄芪、肉苁蓉、菟丝子、淫羊藿、牛膝、枸杞子、地黄、杜仲。

(4) 益气健脾:党参、黄芪、当归、苍术、丹参、枳壳、牛膝、川芎。

2. **中药洗浴操作**　通过辨证论治,配制中药,用棉纱布将草药包成药包,放入 3~4L 水中浸泡 30 分钟,煎煮 30 分钟后取出药液 2 000ml,与温水混合到 38~40℃,药浴洗液量为 30~40L。将适宜的游泳圈(根据患儿的年龄和体重,选用不同型号的游泳圈)套在患儿的颈部,将患儿放入药浴盆,并且让儿童乳头与药液面平行,勿使药液进入口鼻,在训练师的辅助下让患儿自由活动。训练师同时用药袋搽拭患儿的躯干和四肢,使皮肤充分接触药液,并施以手法作用于患侧,由轻到重,由浅入深。洗浴 10 分钟后将患儿慢慢扶起,抱出药浴盆。将患儿放入温水浴盆,浸泡 3 分钟,充分洗掉患儿身上残留的药液。嘱家长多喂患儿温开水,注意保暖,防止感冒。每天 1 次,每次 10~15 分钟,30 天为 1 个疗程。

3. **禁忌**

(1) 伴有癫痫发作者。

(2) 过敏性体质。

(3) 有皮肤破损、急性炎症及感染性皮肤病者。

4. **注意事项**

(1) 空腹、饭后不应立即洗浴,宜在饭后 1~2 小时后进行,防止患儿出现不良反应。

(2) 整个洗浴过程中,药浴师及家长必须在旁守护,注意患儿面色、精神变化,随时询问并观察患儿情况,防止出现虚脱。

(3) 洗浴完毕后,应立即用浴巾擦干身体上的水分,协助患儿穿好衣服,防止感冒。

(四) 中药熏蒸

1. **中药熏蒸操作**　熏蒸疗法按照选取的部位分为全身熏蒸和局部熏蒸;全身熏蒸利用药物的蒸汽对全身进行气雾沐浴,适用于全身性疾病,也可作为一种康复保健方法。局部熏蒸利用药物蒸汽对病变患处进行熏蒸,适用于局部病变的病症。对于全身熏蒸的患者,室内温度选择 37~42℃,局部熏蒸患者 50~55℃,保持室内环境温暖、舒适;根据患者的体质进行辨证论治,选取适应的药物进行煎煮,待药效发挥至最佳时进行熏蒸治疗;治疗时间为 20~30 分钟,以患者周身温暖为宜。

2. **禁忌证**

(1) 皮肤溃破、皮肤过敏、高热、智能低下、传染病患者。

(2) 个子矮小致使头不能伸出舱外者不宜入舱熏蒸。

3. **注意事项**

(1) 注意观察患儿有无恶心、呕吐、胸闷、气促、心跳加快等不适。

(2) 中药熏蒸的温度不可过热,特别是年龄幼小,对温热刺激感觉表述不清者,以防烫伤皮肤。

(3) 饭前、饭后 30 分钟不宜进行熏蒸,空腹、饱餐或极度劳累时避免熏蒸。

(4) 熏蒸前后嘱患者多饮水,排空大、小便。

(5) 严寒季节要注意保暖,尤其是局部熏蒸者,应在患处盖上毛巾,防止受凉感冒。

(王雪峰)

参 考 文 献

[1] ZADNIKAR M,KASTRIN A. Effects of hippotherapy and therapeutic horseback riding on postural control

or balance in children with cerebral palsy:a meta-analysis [J]. Dev Med Child Neurol,2011,53(8):684-691.

[2] DELUCA S C,CASE-SMITH J,STEVENSON R,et al. Constraint-induced movement therapy(CIMT) for young children with cerebral palsy:Effects of therapeutic dosage [J]. J Pediatr Rehabil Med,2012,5(2):133-142.

[3] CHARLES J,GORDON A M. Development of hand-arm bimanual intensive training(HABIT) for improving bimanual coordination in children with hemiplegic cerebral palsy [J]. Dev Med Child Neurol,2006,48(11):931-936.

[4] BAVERSTOCK A,FINLAY F. Does swimming with dolphins have any health benefits for children with cerebral palsy? [J]. Arch Dis Child,2008,93(11):994-995.

[5] ELIASSON A C,KRUMLINDE-SUNDHOLM L,GORDON A M,et al. Guidelines for future research in constraint-induced movement therapy for children with unilateral cerebral palsy:an expert consensus [J]. Developmental Medicine & Child Neurology,2014,56(2):125-137.

[6] NOVAK I,MCINTYRE S,MORGAN C,et al. A systematic review of interventions for children with cerebral palsy:state of the evidence [J]. Dev Med Child Neurol,2013,55(10):885-910.

[7] KULAK-BEJDA A,KULAK P,BEJDA G,et al. Stem cells therapy in cerebral palsy:A systematic review [J]. Brain Dev,2016,38(8):699-705.

[8] ZIELINSKI I M,GREEN D,RUDISCH J,et al. The relation between mirror movements and non-use of the affected hand in children with unilateral cerebral palsy [J]. Dev Med Child Neurol,2017,59(2):152-159.

[9] WIART L,ROSYCHUK R J,WRIGHT F V. Evaluation of the effectiveness of robotic gait training and gait-focused physical therapy programs for children and youth with cerebral palsy:a mixed methods RCT [J]. BMC Neurol,2016,16:86.

[10] MORGAN C,DARRAH J,GORDON A M,et al. Effectiveness of motor interventions in infants with cerebral palsy:a systematic review [J]. Dev Med Child Neurol,2016,58(9):900-909.

[11] 唐久来. 小儿脑瘫引导式教育疗法[M].2 版. 北京:人民卫生出版社,2015.

[12] NOVAK I,MCINTYRE S,MORGAN C,et al. A systematic review of interventions for children with cerebral palsy:state of the evidence [J].Dev Med Child Neurol,2013,55(10):885-910.

[13] ALMASRI N,PALISANO R J,DUNST C,et al. Polansky. Profiles of family needs of children and youth with cerebral palsy [J]. Child:Care,Health and Development,2012,38(6):798-806.

第三章

高危儿早期干预

第一节 概 述

高危儿(high risk infant)是指在胎儿期、分娩时、新生儿期具有各种可能导致脑损伤高危因素的婴儿,他们可能在婴儿期表现出临床异常,但还不足以诊断脑性瘫痪、认知障碍等;也可能临床表现正常。绝大多数高危儿能完全健康地生长发育,部分高危儿视疾病危重程度以后可能有运动障碍、智力障碍、语言障碍、癫痫、多动、学习困难、自闭、行为异常等后遗症发生。他们发生功能障碍后遗症或发育落后的风险较没有高危因素的婴儿高,因此,对这一特殊群体的早期监测、随访管理、必要时给予早期干预十分重要。

一、围生期高危因素及其发育风险

围生期高危因素与母亲妊娠、分娩过程及生后疾病等多个环节有关。这些高危因素导致胎儿或新生儿脑损伤、脑发育异常,临床可表现出运动障碍、智力障碍等,其严重程度与脑部病变程度密切相关。

(一) 高危因素

1. 母亲因素 孕母年龄 >40 岁或 <16 岁,孕母有糖尿病、感染、慢性心肺疾病、吸烟、吸毒或酗酒史,母亲为 Rh 阴性血型,过去有死胎、死产或性传播疾病史。

2. 胎儿期 孕母早期先兆流产、孕母妊娠高血压综合征、贫血,胎儿宫内窘迫、胎儿宫内发育迟缓,胎盘发育不良、前置胎盘、胎盘早剥离、脐带异常(脐带过短、脐带扭曲成麻花状等)、羊水量过少、羊水早破、羊水污染等疾病,孕期接触放射线、有害化学物质或药物、孕期感染(TORCH)。

3. 分娩期 产时窒息、脐带绕颈,难产、手术产、急产、产程延长,分娩过程中使用镇静或止痛药物史。

4. 新生儿期 多胎儿、早产或低出生体重儿、小于胎龄儿、巨大儿,先天性畸形、围生期脑损伤(早产儿脑损伤和足月儿脑损伤)、缺氧缺血性脑病、颅内出血、新生儿黄疸、新生儿肺炎、感染性疾病、寒冷损伤等。

(二) 引起脑损伤的主要疾病

1. 早产儿脑损伤(brain injury in premature infants, BIPI) 近 20 年来,早产儿,尤其是极低出生体重儿和超低出生体重儿的成活率有了显著提高,但其神经系统伤残如脑瘫及神经系统发育障碍等不但没有相应减少反呈增加趋势,包括那些颅脑影像学检查无异常发现者,其重要原因之一是与早产儿脑损伤有关。2012 年中国医师协会新生儿专业委员会制定的《早产儿脑损伤诊断与防治专家共识》认为:早产儿脑损伤是指由于产前、产时和 / 或产后的各种病理因素导致不同程度的脑缺血和 / 或出血性损害,可在临床上出现脑损伤的相应症状和体征,严重者早产儿脑损伤可以表现为导致远期神经系统后遗症甚至患儿死亡。

早产儿脑损伤各种病理类型,除早产儿脑室周围白质软化(periventricular leukomalacia, PVL)外,生发基质出血 - 脑室内出血(germinal matrix hemorrhage-intraventricular haemorrhage,GMH-IVH)、缺氧缺血性脑病(hypoxic-ischemic encephalopathy,HIE)、出血或缺血性脑梗死(cerebral infarction)、出血后脑室扩张(posthemorrhagic ventricular dilatation)与脑积水(hydrocephalus)等均是BIPI的常见病理改变,这些病理类型可独立存在或并存。脑室周围、脑室内出血尤其是Ⅲ、Ⅳ度的严重出血,特别是出血继发的脑室增宽、脑积水、出血性脑梗死,与脑瘫有更密切的关联。此外,脑白质损伤(white matter injury,WMI),特别是多灶性脑室旁白质软化(periventricular leukomalacia,PVL)最容易引发痉挛性脑瘫,而弥漫性脑白质损伤(diffuse white matter injury)波及范围广泛,后期灰、白质容积减少,在发生脑瘫的同时,会出现明显的认知障碍。因此规范 BIPI 的诊断、预防和干预治疗,从而提高治愈率和减少远期并发症显得尤为重要。

2. 新生儿缺氧缺血性脑病(hypoxic-ischemic encephalopathy,HIE) 是指各种围生期窒息引起的部分或完全缺氧、脑血流减少或暂停所致的胎儿或新生儿脑损伤,是导致新生儿死亡和发生后遗症的重要原因之一。

(1)分度:HIE 根据症状严重程度分为轻、中、重三度。

轻度:主要表现为兴奋,易激惹。肌张力正常,拥抱反射活跃,吸吮反射正常,呼吸平稳,无惊厥。轻度症状多在 3 天内逐渐消失,预后良好。

中度:表现为嗜睡或抑制,肌张力降低。吸吮反射和拥抱反射减弱,约半数病例出现惊厥。

重度:患者多处于昏迷状态,肌张力极度低下,松软。拥抱反射、腱反射消失。瞳孔不等大,对光反应差。前囟隆起,惊厥频繁,呼吸不规则或暂停,甚至出现呼吸衰竭。重度患者病死率高,存活者多数留有后遗症。

(2)病理变化:新生儿 HIE 的病理变化与胎龄、损伤性质和程度,干预措施以及其他因素密切相关,主要神经病理变化包括:选择性神经元坏死,基底节大理石样变,旁矢状区脑损伤,脑室周围白质软化和局灶性或多灶性脑梗死。在足月儿中,大脑皮层选择性神经元层状坏死,旁矢状区脑损伤和基底节坏死较多见,而在早产儿,脑室旁周围白质软化多见。

二、早期干预的意义

(一) 脑发育的关键期和可塑性

1. 脑的发育 生后头几年是大脑发育最迅速的时期,新生儿脑重 370g,6 个月时为 700g(占成人脑重的 50%),2 岁时为成人的 3/4,4 岁时脑重为出生时的 4 倍,已与成人接近。人脑中的神经细胞增殖期是从妊娠头 3 个月至生后 1 岁,过了此时期,神经细胞不再复制或再生。而维持神经细胞的营养、传导等支持细胞的增殖是从妊娠后期延续至生后 2 岁。神经细胞之间由突触连接,突触数目在生后迅速增加,6 个月时约为出生时 7 倍,4 岁左右,突触的密度约为成人的 1 倍半,持续到 10~11 岁,以后逐渐减少至成人水平。与突触密度变化相应,神经回路在生后迅速发育。在 2 岁前,良好的育儿刺激对脑功能和结构,无论在生理和生化方面均有重要影响。

2. 脑发育的关键期 脑科学研究表明,在脑发育过程中存在着关键期。在这一时期,脑在结构和功能上都有很强的适应和重组的能力,易于受环境的影响。关键期内脑功能的建立要比成熟后更容易。关键期内适宜的经验和刺激是运动、感觉、语言及其他脑高级功能正常发展的重要前提。如视觉发育有关键期。先天白内障的婴儿从生后缺乏视觉刺激,如果到了3岁不能复明,其视觉脑细胞萎缩或转而从事其他任务,即使做手术治疗,患儿仍将永久性地丧失视觉功能。人的视觉关键期,最敏感的是在生后半年内,一般认为可长达4~5年。人类语言学习也有关键期。一般在5~6岁以前。因此,小儿耳聋应早发现、早干预,才能聋而不哑。

3. 脑结构和功能的可塑性 未成熟脑的可塑性最强。脑的可塑性表现为可变更性和代偿性。可变更性意义为某些细胞预先确定的特殊功能是可以改变的,如视觉系统细胞被移植到其他脑的部位,这些细胞和新的伙伴在一起可起新的作用,不过移植时间要早,过了一定关键期,移植的细胞不但不会起新的作用,而且会死亡;神经细胞对经验的敏感性可以变更,小猫在关键期暴露在垂直条纹的环境内,其视觉皮层细胞只对垂直条纹敏感,其他方向的条纹就不敏感了。代偿性是指一些细胞能代替另一些细胞的功能,在神经元丧失或损伤后可以得到功能代偿,但过了脑发育的关键期,缺陷将成为永久性。在婴儿早期,中枢神经系统受损后,仍可在功能上形成通路,如轴突绕道投射,树突出现不寻常分叉,或产生非常规的神经突触,以达到代偿目的。

(二) 早期干预的关键年龄

1. 早期干预的目的 早期干预是一种有组织、有目的的丰富环境的教育和 / 或康复活动。根据婴幼儿发育规律,促进或追赶使其达到正常发育里程碑,从而预防或减轻其伤残的发生。

2. 早期干预时间 6岁以前都称早期,但3岁以前更好,最好从新生儿期开始。关键期是指学习或形成某种行为的最佳时期。在这个时期提供刺激最容易获得反应,过了这个时机,不能获得良好反应,或者不能达到最好水平。当然,早期虽然重要,但不等于过了早期,环境和教学就不起作用了。因为脑的可塑性终生存在,因此,一个人的学习可以持续终生。

(李海峰　张惠佳)

第二节 高危儿评定

对所有高危儿应进行长期、全面、规范的随访评定管理。建议在6个月龄以内每月或每2个月随访1次,6个月龄~1岁期间每3个月随访1次,1~3岁期间每半年随访1次,3~6岁期间每年随访1次,根据实际需要可增加随访频度。随访评定内容包括生长发育、各项神经学检查、早期筛查量表及相关诊断性评估量表的运用(运动、语言、认知等)。

一、体格生长发育及评定

儿童体格生长发育常用评价指标:体重、身长、头围、囟门、胸围、上臂围等。

1. 体重 是反映营养状况最常用的指标。出生体重我国2005年九市城区调查结果显示,正常新生足月男婴平均出生体重为(3.3±0.4)kg,女婴为(3.2±0.4)kg,与WHO的参考值一致。各阶段的计算公式为:1~6个月体重(kg)=出生体重(kg)+月龄×0.7(kg),7~12个月体重(kg)=出生体重(kg)+6×0.7(kg)+(月龄-6)×0.3(kg),2~12岁=年龄×2+8(kg)。

2. 身长 / 身高 代表头部、脊柱和下肢长度的总和,3岁以下小儿测量时,采用仰卧位,故称身长。3 岁以上采用站立位测量,称为身高。身高是反映长期营养状况和骨骼发育的重要指标。足月新生儿身长平均值为 50cm;生后第一年增长最快,约增加 25cm,1 周岁时达到 75cm;第二年约增长 10cm,2 周岁时约为 85cm。2~12 岁身长(高)的增长较稳定,用公式推算为:身长 / 高(cm)= 年龄(岁)× 7+77(cm)。

3. 头围　头围反映脑和颅骨发育程度。新生儿头围平均值为 34cm,6 个月龄平均为 43cm,至 1 岁头围平均值约 46cm;2 岁时头围可达 48cm,5 岁时约为 50cm。

4. 囟门　前囟门是由额骨和顶骨形成的菱形间隙,出生时斜径为 1.5~2.0cm,后逐渐变小(少数在生后数月可随头围增大而变大),一般在 12~18 个月闭合。后囟门由顶骨和枕骨的间隙构成,呈三角形,在出生后 2~3 个月内闭合。前囟早闭或过小:小头畸形等;前囟饱满:颅内高压;前囟迟闭或过大:佝偻病、先天性甲状腺功能减退、脑积水等;前囟凹陷:极度消瘦或脱水。

5. 胸围　胸围反映胸廓、胸背部肌肉、皮下脂肪及肺的发育程度。

6. 上臂围　是对上臂骨骼、肌肉、皮肤、皮下组织的综合测量。反映儿童的营养状况。

对儿童生长发育评价的目的是根据儿童体格生长规律来判断其生长状况,包括生长水平、生长速度、匀称度三个方面。

二、神经心理行为发育与评定

(一) 神经心理行为发育

儿童的心理行为和体格一样,处于不断的发育过程中。婴幼儿期的心理发育反映在大量的日常行为中,亦称"行为发育"。儿童 2 岁以后逐渐发生更多的智能活动(如注意、记忆、思维、想象等)和心理活动。

儿童心理行为发育既是一个连续的过程,又是一个可以划分出年龄阶段的过程。婴幼儿期心理行为发育的年龄阶段具有稳定性和可塑性。婴幼儿期心理行为发育是整个儿童心理发育的早期阶段。

1. 感觉发育

(1) 视觉发育

1) 胎儿 32~34 周视觉发育

2) 新生儿有视觉感应功能,瞳孔有对光反应,可短暂注视 15~20cm 距离内的物体。

3) 2 个月龄婴儿出现头眼协调,头可随物体水平方向转动 90°。

4) 3~4 个月龄时头眼协调好,头随物体水平转动 180°,喜看自己的手,能辨别彩色和非彩色的物体。

5) 6~7 个月龄时目光随上下移动的物体做垂直方向的转动,并可改变体位协调动作。

6) 8~9 个月龄开始出现视深度感觉,能看到小的物体。

7) 18 个月龄时对图画有兴趣,能区别各种形状。

8) 2 岁时视力达到 0.5,能区别垂直线与水平线,学会辨别红、白、黄、绿等颜色。

9) 3 岁左右开始说出颜色名称,认识圆形、方形和三角形。

10) 4~5 岁时认识椭圆形、菱形、五角形等,视深度充分发育,视力达到 1.0,能阅读书本和黑板上的符号和文字。

(2) 听觉发育

1) 胎儿 20 周左右听觉开始发育,后期听觉已比较灵敏;出生时鼓室无空气,听力差。

2) 出生 2~3 天的新生儿已能区分不同的音调,3~7 天听觉已良好。

3) 2 个月龄时能辨别不同的语音,听觉习惯化已形成。3~4 个月龄婴儿头可转向声源。

4) 6 个月龄时能区别父母声音,叫名字已有应答,对发声的玩具感兴趣。若此时听力障碍未得到确诊和干预可因聋致哑。

5) 7~9 个月龄婴儿头能转向声源,区别语言的意义。

6) 13~18 个月可寻找不同响度的声源。

7) 24 个月龄幼儿则对声响度区别较精确。

8) 3 岁时对声音区别更精细,如能辨别 "er" 与 "e";4 岁能区别 "f" 与 "s"。

9) 儿童听觉的发育持续至青少年期。

(3) 味觉发育

1) 出生时味觉发育已很完善;出生 2 小时已能分辨出无味、甜味、酸味、苦味和咸味,出现不同表情。

2) 4~5 个月龄婴儿对食物轻微的味道改变已很敏感,喜欢原味食物。

3) 幼儿后对食物产生个人的偏爱。

(4) 嗅觉发育

1) 出生时嗅觉发育已成熟,能辨别出多种气味,具有初步的嗅觉空间定位能力。

2) 生后 1~2 周的新生儿已可识别母亲与其他人的气味。

3) 3~4 个月龄婴儿能区别愉快与不愉快的气味。

4) 7~8 个月龄时能分辨出芳香的刺激。

(5) 皮肤感觉发育

1) 新生儿在眼、前额、口周、手掌、足底等部位较敏感,前臂、大腿、躯干的触觉较迟钝,有痛觉但较迟钝,对冷刺激更敏感,对热不敏感。

2) 2~3 岁儿童可辨别物体的属性,如软、硬、冷、热等。

3) 5~6 岁可区别体积和重量不同的物体。

2. 动作与运动发育

(1) 平衡与大运动

1) 抬头:新生儿俯卧位抬头 1~2 秒,3 个月龄抬头约 45°,5~6 个月龄抬头 90°。

2) 翻身:7 个月龄时能在俯卧位和仰卧位之间翻身。

3) 坐:6 个月龄时能靠双手支撑,稳坐片刻;8 个月龄婴儿已能坐稳;1 岁左右身体倾斜时出现向后伸手的保护性反应;1 岁半后的幼儿可独坐小凳,可弯腰拾物。

4) 爬:新生儿俯卧位时已有反射性的匍匐动作,3~4 个月龄时可用手撑上身数分钟;7 个月龄时俯卧可后退或原地转,8 个月龄时能匍匐运动,9 个月龄婴儿已可跪爬。

5) 站、走、跳:新生儿出现踏步反射和立足反射;5~6 个月龄扶立时双下肢可负重,并上下跳;10~12 个月龄能独站片刻和扶走;18~24 个月龄会跑和双足并跳、倒退走;3 岁时会上下楼梯,并足跳远,单足跳;4 岁能沿直线走;5~6 岁能在宽的平衡木上走,会脚跟对着脚尖走直线,会跳绳、溜冰。

(2) 精细运动

1) 3 个月龄婴儿握持反射消失,可胸前玩手。

2) 4 个月龄时用手掌握物。

3）5 个月龄时大拇指参与握物,抓物入口。

4）6~7 个月龄能独自玩弄小物品,出现物品换手与捏、敲等探索性动作。

5）9 个月龄时拇、示指拾物,喜撕纸。

6）16 个月龄用笔乱涂,学用匙。

7）18 个月龄能叠 2~3 块积木,拉脱手套或袜子。

8）2 岁叠 6~7 块积木,一页一页地翻书,会用杯子喝水,模仿画垂直线和圆。

9）3~4 岁会使用一些"工具性"玩具,4~5 岁穿鞋带,剪纸。

10）5~6 岁用笔学习写字、折纸、剪复杂图形。

3. 语言与社会性发育

（1）语言准备阶段（出生至 1 岁）

1）新生儿出生即会啼哭

2）2~3 个月龄时能主动发出笑声。

3）6 个月时能听懂自己的名字,能无所出的发出"ma""ba"的声音。

4）10~12 个月龄时会有意识发出第一个单词,如"拜拜""妈妈""灯灯"等,熟悉物品名称,会用手指物品。

（2）语言理解阶段（1~1.5 岁）

1）15 个月龄时知道家庭成员名字和熟悉物品名称、身体部分及简单词组,会用手势。

2）18 个月龄时会说单音重复如"饭饭"、以音代物如"汪汪"（狗）、以词代句如"妈妈"再配上身手动作,表示"妈妈抱抱我"。

（3）语言表达阶段（1.5~3 岁）

1）1.5~2 岁时已能说简单句,但不完整,前后词序颠倒。

2）2 岁时能指认,说出简单的人、物名,图片,至少身体的七部分,简单指示,说 2~3 个字的短句。

3）2~3 岁是口语发展的关键期（语言发育飞跃时期）,幼儿语基本正确,词汇量明显增多,用词恰当,掌握了简单句和部分复合句,在手势语的帮助下会用语言描述简单事情,对说和听都有高度的积极性,并能用特殊的方式表达自己的情绪、希望、兴趣等。

4）3 岁儿童能说出自己的姓名、年龄、性别,认识常见的物品、图画,遵循连续的 2~3 个指令,能与人进行较为自由的交谈。

5）4 岁时能区分颜色,知道"相同"与"不同"的观念,能接受 3 个以上指示,会表达过去时、短语,4 岁时即使在陌生人面前说话也清晰易懂,能描述故事与事情。

4. 个人 - 社会能力发育

是指儿童在生长发育过程中获得的自理能力和人际交往能力,包括自我服务、认识自己、适应环境、学会与他人交流等,又称社会适应性能力。

（1）新生儿已有与成年人交往的能力,如对母亲声音、触摸可引起注视、听、安静、愉快表情,哭是引起成年人反应的主要方式。

（2）2~3 个月龄时婴儿以笑、停止啼哭、伸手等行为以及眼神和发音表示认识父母。

（3）3~4 个月龄婴儿开始出现社会反应性大笑,对母亲声音表示愉快。

（4）6 个月龄婴儿开始认生。

（5）9~10 个月龄婴儿喜欢照镜子,喜欢玩躲猫猫游戏,是认生的高峰。

（6）12~18 个月龄幼儿会指或说出要的东西,受挫折时发脾气,模仿扫地或擦桌子。

（7）18 个月龄幼儿逐渐有自我控制能力,成年人在附近时可独自玩耍。

（8）2 岁幼儿可初步建立自我照顾能力如自我进食、如厕训练，学习收拾玩具，喜欢听故事、看图画和看电视，喜欢奔跑、推拉等大运动游戏。

（9）3 岁时幼儿逐步建立自己的生活规律，开始懂得安全危险，学习遵循游戏规则，减少发脾气，能和小朋友一起玩简单的游戏，如扮演"做家长"等。

（10）4 岁时能与年龄较大的小朋友一起玩有想象力的游戏，能穿脱衣服和鞋子等，具有一定的独立性，开始意识到自己的责任，愿意帮助别人，承认错误。

（11）5 岁时喜欢与幼儿园朋友交往，喜欢玩扮演角色的游戏如医师、警察和比赛性质的游戏，开始懂礼貌，遵守集体规则，帮助家长做简单家务。

（12）6 岁时开始注意自己的仪容，遵守课堂纪律、公共卫生规则、交通规则，遇到困难时会向别人寻求帮助，逐渐学会控制冲动，能用语言表达情绪，学习基本的交流技巧。

（二）神经心理行为发育评定

1. 神经行为评定

（1）新生儿神经行为测定（NBNA）：是由我国儿科专家鲍秀兰教授根据我国实际情况结合美国 Brazelton 医师提出新生儿行为评分法和法国 Amie1-Tison 医师的新生儿神经检查法中筛选出部分项目，并经全国 12 城市 25 个单位协作研究制定的 20 项新生儿神经行为测定评分法。本量表包括五个部分，20 个行为项目：第一部分：新生儿的行为能力共 6 项：对光的习惯形成，对"格格"声的习惯形成，非生物性听定向反应（对"格格"声的反应），生物性视、听定向反应（对说话人的脸反应），非生物视定向能力（对红球的反应），安慰；第二部分：被动肌张力共 4 项：围巾征、前臂弹回、下肢弹回、腘窝角；第三部分：主动肌张力共 4 项：颈屈、伸肌的主动收缩（头竖立反应），手握持，牵拉反应，支持反应；第四部分：原始反射共 3 项：自动踏步、拥抱反射、吸吮反射；第五部分：一般反应共 3 项：觉醒度、哭声、活动度。

NBNA 检查要求在光线半暗、安静的环境中进行，应先将欲测试的新生儿放在上述环境中 30 分钟后测试，在两次喂奶中间，睡眠状态开始。室温要求 24~28℃。全部检查在 10 分钟内完成。检查工具：手电筒 1 个（1 号电池两节）、长方形红色塑料盒 1 个，红球（直径 6~8cm）1 个，秒表 1 个，检查人员经过 2 周训练，每人至少检测过 20 个新生儿并经过鉴定合格方可达准确、可靠的检测结果。

本检查只适用于足月新生儿。早产儿孕周纠正至 40 周时评估 20 项 NBNA（总分 40 分）于生后 2~3 天、12~14 天、26~28 天 3 次测定，以一周内新生儿获 37 分以上为正常，37 分以下尤其是 2 周内≤37 分者需长期随访。

（2）0~1 岁神经运动 20 项检查（52 项简化法）：0~1 岁神经运动检查是系统观察婴儿神经运动发育是否正常的临床检查方法，可发现轻微脑功能异常引起的神经运动发育落后。对于早产儿、窒息儿及出生前后脑损伤的婴儿，通过系统检查可以发现运动落后、反射、肌张力和姿态异常，早期作出诊断，早期进行功能训练，可获得事半功倍的效果。20 项内容包括：视觉追踪红球，视觉追踪说话的人脸，听觉反应，非对称性紧张性颈反射，持续手握拳，拉坐姿势和头竖立，俯卧位抬头和手支撑，围巾征，内收肌角，腘窝角，足背屈角，瞬间独坐姿势，主动抓物，翻身，主动爬，膝反射，侧面支撑反应，降落伞反应，立体悬垂反应，俯卧位悬垂反应。

2. 运动发育评定

（1）Alberta 婴儿运动量表（Alberta infant motor scale，AIMS）：AIMS 由加拿大 Albetta 大学的 Mattha C.Piper 和 Johanna Darrah 创制，它是一个通过观察来评估 0~18 个月龄或从出

生到独立行走阶段婴儿运动发育的工具。与以往经典的里程碑式的运动发育量表相比，AIMS 更加注重对婴儿运动质量的评估，对婴儿俯卧、仰卧、坐位和站立位运动控制情况进行评定。AIMS 具有很好的信度和效度，在国际上应用广泛，尤其在对日趋增长的高危婴儿群体进行监测以尽早发现运动发育异常并给予早期干预治疗方面。AIMS 操作简便，易于推广。

（2）全身运动（general movements，GMs）：GMs 是由欧洲奥地利"发育神经学之父"HFR Prechtl 创建的一种针对新生儿和小婴儿的新型神经运动评估，能敏感地提示特定的神经损伤，极大提高高危儿早期及超早期神经系统发育结局的预测，能够在 3 个月龄内对脑瘫及严重神经学发育障碍做出早期预测。GMs 质量评估已在国外广泛应用于神经发育高危新生儿的临床随访之中。国内研究表明 GMs 评估在高危新生儿出生后 3~5 个月龄内可对后期神经发育结局做出准确有效的预测，对脑瘫的预测更为准确。同时，GMs 它还能早期鉴别出那些"虽有高危因素但神经发育结局预测正常"的儿童，这一点同等重要，可缓解积极参加高危儿随访的家长焦虑状态，避免过度医疗，减少家庭、社会的人力、物力的浪费。2002 年，Ferrari 等研究了超声提示为脑损害的 84 名早产婴儿，结果表明连贯一致的痉挛。同步性 GMs 出现得越早，则后期的运动损害越严重。同样，3 个月龄时的不安运动缺乏对于脑瘫的预测价值很高，国外多个研究均显示敏感度和特异度可达到 90% 以上。国内自从 2003 年开始进行 GMs 评估实践，报道其对于脑瘫的预测敏感度和特异度与国外相类似。

（3）Peabody 运动发育量表 2（Peabody developmental motor scale-2，PDMS-2）：PDMS 是由美国儿童发育评估与干预治疗专家 Folio 和 Fewell 在 1983 年创立，2000 年 Peabody 运动发育测试出版了该量表的第 2 版（PDMS-2），2006 年该量表被翻译成中文正式在国内推广使用。PDMS-2 适用于评估 0~72 个月儿童（包括各种原因导致的运动发育障碍儿童）的运动发育水平。PDMS-2 是一个同时具有定量和定性功能的评估量表，包括了两个相对独立的部分，可以分别对儿童的粗大运动和精细运动发育水平进行评估。粗大运动评估量表包括反射、姿势、移动、实物操作四个技能区的能力，精细运动评估量表包括抓握和视觉-运动整合两个运动技能区的能力。PDMS-2 量表的发育商包括：粗大运动发育商（gross motor quotient，GMQ）、精细运动发育商（fine motor quotient，FMQ）以及总体运动发育商（total motor quotient TMQ），发育商的平均分为 100，标准差为 15。

PDMS-2 作为一个目前国际上应用较为广泛的儿童运动发育专项评估方法，不仅具有良好的信度和效度，它的应用范围也非常广泛，在儿童运动功能水平判断、制订康复治疗计划以及确定干预项目、评估治疗效果等方面都有很好的应用价值。但需注意，PDMS-2 是依照健康儿童编制的，它对于脑瘫儿童粗大运动发育变化进行评估时敏感性不如 GMFM，在测量脑瘫儿童方面具有一定的局限性。

3. 智能评定

（1）贝利婴儿发展量表：美国心理学家贝利等人设计了用于评定婴幼儿发育水平的量表。适用于 2~30 个月婴幼儿。贝利婴儿发展量表由智能量表、运动量表和社会行为记录表三部分组成。施测时间约需 45 分钟。智能量表（mental scale）的内容有知觉、记忆、学习、问题解决、发音、初步的语言交流、初步的抽象思维等活动；运动量表（motor scale）测量坐、站、走、爬楼等大动作能力，以及双手和手指的操作技能；社会行为记录表（infant behavior record）是一种等级评定量表，用来评价儿童个性发展的各个方面，如情绪、社会行为、注意广度及目标定向等。贝利婴儿发展量表被公认为最好的婴幼儿测验工具，它具有科学的可靠性和有效性。在心理学实验上，常用它作智力前后变化的对比。然而，该量表应该主要用来测量当时的发展状况，而不是预测将来的能力水平。

（2）CDCC婴幼儿智能发育量表：是根据Bayley量表结合我国儿童的实际情况编制而成的。本量表是评价0~3岁儿童智能发育的诊断性量表，用来评价和分析儿童的早期发展。它既可为儿童工作者，尤其是儿科、儿童保健工作者，儿童教育工作者以及广大的托幼保教工作人员在对儿童进行诊断、治疗和教育时作为依据，也可用作研究工作者的一个诊断工具，为其在研究影响儿童发育的因素（如遗传、营养、环境等因素）中提供比较确切的数据。

（3）格塞尔发育量表（Gesell developmental schedule，GDS）：由美国心理学家Gesell在研究婴幼儿行为发育模式的基础上设计并提出发育商，以测得的成熟年龄和实际年龄之比来表示。此表使用的测量项目比较实际，基本反映了婴儿的重要行为表现。格塞尔发育量表（Gesell发育量表）适用于出生后4周到3.5岁的婴幼儿。测试领域有运动、适应性行为、语言和个人-社交行为。运动：包括大动作如坐、走、跑等姿势和精细动作如大把抓、捏取等。适应性行为：包括手的摆弄、探究、觉醒程度等。语言：包括面部表情、发音、懂话及说话等。个人-社交行为：包括生活自理、游戏、大小便，以及与成人往来等。格塞尔提出4周、16周、28周、40周、52周、18个月、24个月、36个月这8个年龄是发展的关键年龄。在关键年龄出现的新行为是某个阶段发育成熟的标志。因此，要把这几个年龄段出现的行为作为重点检查的项目。

（4）丹佛发育筛查测验（DDST）：由美国丹佛学者弗兰肯堡（W.K.Frankenburg）与多兹（J.B.Dodds）编制而成，是目前美国托儿所、医疗保健机构对婴幼儿进行检查的常规测验。适用年龄为0~6岁，包括四个能区，105个检测项目。①个人-社交能区：这些项目表明小儿对周围人们的应答能力和料理自己生活的能力。②精细动作-适应性能区：这些项目表明儿童看的能力和用手取物及画图的能力。③语言能区：组成本能区的项目表明儿童听、理解和运用语言的能力。④大运动能区：本能区项目表明小儿坐、步行和跳跃的能力。筛查的结果分为正常、可疑、异常及无法解释四种。对于后三种情况的儿童应在一定时间内复查。本筛查方法的优点在于能筛查出一些可能存在但尚无临床症状的问题；还可对高危婴幼儿进行发育监测，同时还可能辨别患儿属于哪一个能区发育迟缓而有可能对该能区进行早期干预。

（李海峰　张惠佳）

第三节　早期干预的实施

一、高危儿的家庭监测

如果有以下一条表现，应认为有脑病或发育异常可疑，请及时到开展高危儿治疗的神经康复科室就诊。

1. 整天哭闹、不睡，喂养困难，头、下颌、四肢频繁抖动。
2. 婴儿手脚经常用力屈曲或伸直、打挺。
3. 满月后头老往后仰，不能竖头。
4. 3个月俯卧位不能抬头（头部离床）。
5. 4个月仍紧握拳，拇指紧贴手掌、内收；不会翻身。
6. 5个月俯卧时前臂不能支撑身体。

7. 6个月扶立时尖足,足跟不能落地。

8. 7个月不能发"爸,妈"音。

9. 8个月不能独坐,不会爬。

10. 视、听反应差,眼神呆滞。

二、干预指征

鉴于早期干预和/或康复的重要性,同时避免过度医疗和加重家长负担,建议针对高危儿的早期康复干预指征为:

1. 存在脑损伤和神经发育不良的高危因素。

2. 神经系统检查异常,如肌张力异常、姿势异常。

3. 发育量表评测结果为边缘或落后。

4. 全身运动(GMs)评估为痉挛同步性或不安运动缺乏。

5. Alberta 婴儿运动量表(AIMS)评估结果为小于 5% 百分位。

符合其中两点或以上者,建议在专业儿童康复医师或康复治疗师指导下进行早期干预和/或康复。

三、干预程序

1. 多学科综合性早期干预团队。

2. 多专业早期干预康复模式。

3. 出院后干预、定期随访　出生后 1~6 个月,至少每月 1 次,7~12 个月每 1~2 个月 1 次,第二年每 1~3 个月 1 次,根据小儿的发育情况,做出下一步干预要求,随访时应做婴幼儿智力评定和神经运动评定,发现异常,及时进行康复训练。

4. 依托社区、家庭和父母参与　家庭式早期干预,一般是以家长在家中教育和训练自己的孩子为主。采用家庭干预模式时,医院需要在每个社区设立由各学科专家组成的早期干预指导与咨询中心,负责对家长进行咨询和培训,并定期举办培训班,及时解决家长训练儿童过程中出现的问题。

四、干预方法

1. 新生儿期体位性干预

(1)袋鼠式护理(将早产儿以皮肤贴皮肤的方式放置于妈妈的乳房之间)可以降低早产儿对疼痛的反应,有助于保持早产儿生命体征的平稳及增强其舒适度,并且可以改善早产妈妈的焦虑情绪。

(2)在早产儿尚未足月时,利用支撑物使其保持良好的体位,且不限制肢体的自由活动,可以改善足月时的姿势、促进伸肌-屈肌的平衡发育、降低肢体僵硬。

(3)俯卧位可以预防早产儿的姿势、功能不对称性,并且改善早产儿的氧分压、氧饱和度、功能残气量,尤其是合并呼吸系统疾病的患儿,如支气管肺发育不良、呼吸窘迫综合征、氧气依赖、需要辅助通气等,并有助于撤掉呼吸机。

（4）早产、低出生体重儿易发生胃食管反流，俯卧位可以有效地减轻胃食管反流程度和持续时间，左侧卧位也存在同样的作用。

（5）俯卧位时新生儿的觉醒能力降低，有增加猝死的风险，美国儿科协会建议新生儿避免俯卧位睡觉，采取非俯卧位睡觉的姿势。

2. 早期感觉 - 运动干预 早期康复干预可以改善高危儿的认知，但其对于运动发育的影响尚不明确，循证证据不足；而对于高危儿是否进行补充性的感觉刺激、何时进行感觉刺激以及进行何种类型的感觉刺激，目前也尚未有定论。早期感觉 - 运动干预的方法有：

（1）视觉刺激：新生儿即可开始用鲜艳的玩具和父母与之说话的笑脸，引导其向各个方向注视，每日数次，每次 1 分钟左右。对视觉诱发电位证实有明显视路损伤或眼底检查有视神经发育不全或萎缩的，加瞳孔对光反射刺激，每次光照与不照之比为（1~5 秒）：5 秒，每组 5 次，每日 30~60 组，组间隔大于 5 分钟。此法应在有经验的医师指导下进行，以免造成黄斑部光损伤。可靠坐后用对比度高的黑白图及字卡，较快速度进行视觉刺激，可提高注视能力。

（2）听觉刺激：父母说话的声音是最好的听觉刺激，应每日多次用较大声音与婴儿说话。听觉诱发电位异常较明显的可加其他柔和声音刺激，如装有豆子的塑料盒摇晃声等，每次数响，每日 30~60 次。

（3）皮肤感觉刺激：约 80% 脑损伤儿体感诱发电位潜伏期长、波幅低，通过抚触、毛刷等皮肤刺激可促进脑损伤康复。抚触、软毛刷、海绵、轻叩击等用于肌张力高者，每日数次，每次 5~10 分钟。肌张力低者可用硬毛刷、空心掌拍打、冷热水刺激等。捏脊是通过皮肤刺激进行全面调理的有效方法。

（4）婴儿运动发育干预（按婴儿运动发育规律）

1）0~3 个月：主要目标：视、听、触觉发育，前庭功能训练，身体翻转，头部控制，手握物。

主要方法：①视、听、触信息刺激：觉醒时用语言、玩具、图卡、音乐等进行视、听刺激；用亲切的目光注视、一直伴有语言的交流也是以后各项训练的基础；注视红球不好的，每天多次用红光手电引导注视；听反应差的加强声音刺激；触觉刺激主要采用抚触、捏脊、婴儿体操等。②前庭功能训练：可采用悬吊被单内左右侧翻、荡悠，举高高，摇篮 / 摇床，转椅，充气大球训练等。这个月龄充气大球训练可进行俯卧及仰卧球上的颠、滚。俯卧/仰卧球上的颠、转，不仅可向前庭系统输入水平头正位各方向转动的信息，也可促进头部控制及躯干抗重力伸展。③身体翻转及头部控制：扶持双腿 / 双臂由仰卧翻到侧卧，用语言、玩具引导孩子翻成俯卧，左右交替；翻成俯卧后引导肘支撑及头部控制。头部控制训练还可采用拉坐及抱立位等。手握物扶持双手中线相碰，将小物放在手中促手握、放。

2）4~6 个月：主要目标：主动翻身，促独坐、伸手抓物，继续前庭等感统训练，开始良好习惯和情绪的培养并贯彻在以后训练中。

主要方法：用语言、玩具引导翻身，用语言、玩具引不出翻身的加穴位刺激促进翻身。侧卧后加头后仰压推双风池穴，或者按压上侧肩井或环跳穴。拉双臂由仰卧至坐位，训练控头及独坐；扶持坐或独坐弓背较明显时可按压双腰眼穴。用小玩具在孩子手、眼前引导其伸手抓。5 个月时可抱住孩子骨盆直立位面朝前，用玩具、语言引导弯腰及抬起动作。感统训练中球上运动在先前动作基础上增加侧卧上下滚，这样不仅可向前庭系统输入水平头侧位滚动的信息，也促进躯干的侧弯功能。6 个月加俯卧前后滚时，用玩具、语言引导双手交替向前够物，不仅可向前庭系统输入头下位的信息，也促进保护性降落伞反射形成。扶坐垫并向前倾倒,引导坐位倾倒时的双手保护性支撑。

3)7~9 个月:主要目标:俯爬、膝手爬,开始立位训练,向立位过渡的体位转换,拇指/示指捏小物,咀嚼及发音训练,感统训练增加新项目。

主要方法:促进俯爬的方法包括用语言、玩具引导俯爬;穴位刺激促进俯爬,如俯卧肘支撑位,一前臂稍向前手背向上,固定该手同时按压该侧肩井穴,引发上肢用力;同时或稍后屈对侧下肢,扶足踇趾蹬地同时按压该侧涌泉穴,左右交替、刺激俯爬;推足/推位/俯爬模式促进俯爬。会俯爬后可用爬过妈妈大腿等方法向膝手爬过渡。用扶持蹦跳、扶站、靠站等锻炼下肢持重,配合坐起训练锻炼髋、膝关节屈伸,促进坐立位转换。这时期也应引导或扶持拇/示指捏小物。咀嚼及发音训练方面,采取面对面示范发音及咀嚼,用手帮助下颌活动,按揉咀嚼肌及相关穴位或用手指做口腔内按摩,利用"磨牙饼干"等促进咀嚼、吞咽、发音等。感统训练中球上运动增加,如扶坐颠弹并左右倾倒以引导倾倒时的双手保护性支撑。

4)10~12 个月:主要目标独站、扶走/独走,手眼协调伸手抓物。

主要方法:扶站、靠站、保护下独站;牵手走、扶平行杆走,保护下独走。不能独站、扶走或扶走姿势异常的,加捆站跨步站、捆站踢物等。进行上述训练时,有足内/外翻的用适宜楔形板矫正,有尖足的楔形板垫于前脚掌;有膝反张的捆站时膝后加垫;坐起椅训练起立时膝内弓的膝间加垫。立位训练必须在矫正异常姿势的基础上进行,这样不仅可增强肌力和骨关节稳定性,也有助于姿势异常的纠正。感统训练中增加球上运动,背靠球枕颈贴球站立,缓慢撤动球并用语言引导头前倾立直。面朝球站立/扶立,双手扶球,向前滚球引导手前伸扶球的保护性反射。

(5)早期教育干预:主要根据不同年龄阶段的婴幼儿体格、动作、感知觉、语言、注意力、记忆、思维以及情绪、情感的发育规律,分阶段对患儿进行个别化针对性教育训练。为孩子多元智能和健康人格的培养打下良好的基础。目前国内应用较多的早期干预方法有戴氏法、鲍氏法、詹氏法等。

1)戴氏法:由北京大学第一医院戴淑凤教授在研习美国南加州大学艾尔丝博士关于"儿童感觉统合失调治疗"的理论体系,并借鉴北京大学第六附属医院相关的研究成果基础上提出,以"感觉教育"为理论核心。感觉教育包括触觉、视觉、听觉、嗅觉和味觉等感官的训练。她认为,由于幼儿总是通过触觉来认识周围事物,所以,在各种感觉训练中,触觉练习是其主要方面。

2)鲍氏法:是我国著名儿科专家鲍秀兰教授负责的国家"八五"攻关课题"0~3 岁早期教育和窒息儿、早产儿早期干预"的研究成果,主要根据 0~3 岁婴幼儿体格、动作、感知觉、语言、注意、记忆、思维以及情绪、情感的发育规律,结合婴儿操及按摩操,分阶段对婴幼儿进行教育训练。干预内容包括运动发育、认识能力、语言发育和交往能力 4 个方面:①出生后 2 个月开始在视、听、触、味、嗅觉、运动等方面给予婴幼儿丰富的刺激;②1 岁以内,以感知和动作训练为主;③对发育明显落后的除了系统综合训练外,还给予针灸、营养神经等治疗干预措施。

3)詹氏法:中南大学湘雅二医院詹莉博士经过多年的潜心研究和实践,提出了开发新生儿婴幼儿智力潜能的新方法——汉字-同步感觉组合刺激(Chinese charactor and sense organs stimulations,CCSOS)和新生儿婴儿游泳水疗法,这是詹莉博士根据近几年来国际上对新生儿、婴儿发展心理学、脑科学、神经分子生物学和儿科保健临床研究的最新成果,结合中国汉字的基本属性建立的一套有完整理论支持、具有中国特色、可操作性强、收效好的智能开发方法。

3. 高危儿口面部运动干预 对高危儿使用安抚奶嘴可以降低其疼痛反应、缩短住院时间,建议在 NICU 对早产或患病的婴儿使用安抚奶嘴。而对口腔感觉 - 运动缺陷的患儿进行口腔运动训练的效果,目前尚缺乏循证依据。

4. 高压氧(hyperbaric oxygen,HBO)治疗 高压氧治疗可以改善 HIE 预后,降低死亡率,并且可以显著改善儿童脑外伤的预后和生活质量,降低并发症发生风险;但高压氧对未成熟儿的视网膜和肺支气管发育有一定的影响,国外的文献报道均不支持 HBO 床治疗脑损伤儿的应用。

5. 高危儿的随访管理 随着围生医学的发展,危重新生儿存活率不断提高,同时各种残障如脑瘫的发生率也提高,对高危儿进行有效的系统管理已成为儿科医生、预防保健人员等非常重要的任务。

高危儿应该采取多学科团队式协作的形式,得到全面、连续、规范的随访管理服务。在 6 个月龄以内每月或每 2 个月随访 1 次,6 个月龄 ~1 岁期间每 3 个月随访 1 次,1~3 岁期间每半年随访 1 次,3~6 岁期间每年随访 1 次,根据实际需要可增加随访频度。随访内容包括生长发育、各项神经学检查、早期筛查量表及相关诊断性评估量表的运用(运动、语言、认知等)。

对高危儿实施出院后随访管理,并在专业人员的指导下由家长对高危儿进行合理抚养,有助于改善高危儿的行为、父母的心理及部分高危儿的运动发育。

(李海峰 张惠佳)

第四节 预防及预后

高危儿脑损伤的早期诊断和早期康复治疗是降低其脑损伤后遗症、预防小儿残疾的一个重要途径。脑瘫确诊前患儿通常已出现异常临床表现,依据脑的可塑性和多系统发育理论,对已出现临床异常表现的高危儿进行早期康复干预可以改善姿势和运动模式,促进发育,避免或减轻继发性残损的发生,从而降低脑瘫功能障碍程度。早期干预还可以增进家长和照顾者的信心,降低他们的焦虑感,为康复治疗奠定基础。有研究发现,人群中 12%~16% 发育迟缓的儿童(其中也包含脑瘫患儿),早期干预可能使他们获益;另一个纵向研究显示早期干预可能使低出生体重早产儿获得认知方面的提高。但由于发育受多因素的影响以及循证医学研究方法学的局限性,尚无文献研究明确早期康复干预是否在远期预后上使患儿获益。目前,临床实践显示对高危儿进行早期康复干预有助于减轻脑瘫功能障碍程度。

(李海峰 张惠佳)

参 考 文 献

[1] 黄真,杨红,陈翔,等.中国脑性瘫痪康复指南(2015):第二部分[J].中国康复医学杂志,2015,30(8):858-860.

[2] OLIVIERI I,BOVA SM,URGESI C,et al. Outcome of. extremely low birth weight infants:what's new in

the third millennium? Neuro-psychological profiles at four years [J].Early Hum Dev,2012,88(4):241-250.

[3] SKIOL D B,VOLLMER B,BOHM B,et al. Neonatal magnetic resonance imaging and outcome at age 30 months in extremely preterm infants [J]. J Pediatr,2012,160(4):559-566

[4] FOX G,HOQUE N,WATTS T. Oxford Handbook of Neonatology [M]. Oxford:Oxford University Press, 2010.

[5] BASSAN H,FELDMAN H A,LIMPEROPOULOS C,et al. Periventricular hemorrhagic. infarction:risk factors and neon- atal outcome [J].Pediatr Neurol,2006,35(2):85-92.

[6] BROUWER A,GROENENDAAL F,VAN HAASTERT I L,et al. Neurodevelopmental outcome. of preterm infants with severe intraventricular hemorrhage and therapy for post-hemorrhagic ventricular dilatation [J]. J Pediatr,2008,152(5):648-654.

[7] VAN HAASTERT I C,GROENENDAAL F,UITERWAAL C S,et al. Decreasing incidence and. severity of cerebral palsy in prematurely born children [J]. J Pediatr,2011,159(1):86-91.

[8] PIN T W,DE VALLE K,ELDRIDGE B,et al. Clinimetric properties of the Alberta. infant motor scale in infants born preterm [J]. Pediatr Phys Ther,2010,22(3):278-286.

[9] FERRARI F,CIONI G,EINSPIELER C,et al. Cramped synchronized general. movements in preterm infants as an early marker for cerebral palsy [J]. Arch Pediatr Adolesc Med,2002,156(5):460-467.

[10] BURGER M,LOUW Q A. The predictive validity of general movements-a systematic review [J].Eur J Paediatr Neurol,2009,13(5):408-420.

第四章 脑 性 瘫 痪

第一节 概　　述

一、概论

（一）脑性瘫痪定义

脑性瘫痪（cerebral palsy，CP）简称脑瘫，由未发育成熟的脑先天性或获得性发育缺陷及各种原因导致的非进行性脑损伤所致。我国对脑瘫定义提出过 4 次建议和修改，最新一次修改于 2014 年第 6 届全国儿童康复、第 13 届全国小儿脑瘫康复学术会议暨国际学术交流会议讨论通过。

1. **第 1 次定义**　1988 年在佳木斯召开的第 1 届全国小儿脑瘫座谈会上，提出了我国对脑瘫的第 1 次定义：脑性瘫痪是出生前到出生后 1 个月内发育时期非进行性脑损伤所致的综合征，主要表现为中枢性运动障碍及姿势异常。此定义为我国首次提出的定义，在我国应用 20 余年。此定义将脑瘫脑损伤的时间节点认定为出生后 1 个月内。

2. **第 2 次定义**　2004 年在昆明召开的《中华儿科杂志》编辑委员会、中华医学会儿科学分会神经学组会议上提出了我国对脑瘫的第 2 次定义：出生前到生后 1 个月内各种原因所引起的脑损伤或发育缺陷所致的运动障碍及姿势异常。此定义同样将脑瘫脑损伤的时间节点认定为出生后 1 个月内，强调脑瘫的发生可以由脑损伤所致，也可以由脑发育缺陷所致。

3. **第 3 次定义**　2006 年在长沙召开的第 2 届中国康复医学会儿童康复专业委员会、第 9 届中国残疾人康复协会小儿脑瘫康复专业委员会会议提出了我国对脑瘫的第 3 次定义：脑性瘫痪是自受孕开始至婴儿期非进行性脑损伤和发育缺陷所导致的综合征，主要表现为运动障碍及姿势异常。此定义将脑瘫脑损伤的时间节点认定为婴儿期内，强调脑瘫的发生可以由脑损伤所致，也可以由脑发育缺陷所致。

4. **第 4 次定义**　2014 年在郑州召开的第 6 届全国儿童康复、第 13 届全国小儿脑瘫康复学术会议暨国际学术交流会议主要参考 Rosenhaum 等 2007 年在 *The Definition and Classification of Cerebral Palsy* 一书中提出的脑瘫新定义，综合国际上对脑瘫的最新认识和共识，提出了我国对脑瘫的第 4 次定义：脑性瘫痪是一组持续存在的中枢性运动和姿势发育障碍、活动受限症候群，这种症候群是由于发育中的胎儿或婴幼儿脑部非进行性损伤所致。脑性瘫痪的运动障碍常伴有感觉、知觉、认知、交流和行为障碍，以及癫痫和继发性肌肉骨骼问题。此定义将脑瘫脑损伤的时间节点认定为婴幼儿期内，强调脑瘫的发生是由于发育中的脑（胎儿或婴幼儿期）非进行性损伤所致。

这一最新定义进一步拓宽了脑瘫发生的时间界限，全面阐述了脑瘫的主要特征。此定义强调了脑瘫是一组症候群，可由不同原因和疾病导致，其主要临床表现是持续存在的运动和姿势发育障碍及活动受限，其临床表现可发生一定程度的变化，但应排除一过性障碍或进行性疾病,可同时共患一种或多种其他功能障碍或并发症,最常见的是智力障碍、癫痫、语言障碍、视觉障碍、听觉障碍、吞咽障碍和行为异常等,也可发生继发性肌肉萎缩、挛缩和骨、关节的变形或脱位等损伤。

目前对于定义的讨论,主要围绕以下几个方面:

1. 如何表述脑瘫脑损伤和发育缺陷时间界限? 多种病因及多种疾病可导致发育中脑的非进行性损伤,但哪些应归类于脑瘫,哪些不属于脑瘫范畴,仍有不同意见。由于种族及个体差异,很难严格而统一界定发育中的脑,特别是脑发育早期的时间界限,目前国际上大多数学者认为脑瘫的发生应界定于婴幼儿期。

2. 脑瘫的核心问题是什么? 脑瘫的脑损伤或发育缺陷部位既可以是单一的,也可以是复合的;可只累及运动功能,也可累及感知觉和其他功能,还可产生继发性损伤。脑瘫的中枢性姿势运动控制障碍是其核心问题。

3. 脑瘫的病理改变特征是什么? 目前国际上公认脑瘫脑部的病理改变是非进行性的,应与脑肿瘤、退行性脑部病变、遗传代谢病和进行性疾病所致中枢性瘫痪相鉴别,也应与小儿一过性运动发育落后或发育不均衡相鉴别。但近来有人提出脑瘫的脑损伤可能存在三级损伤阶段,可持续几个月或几年的时间。随着神经生物学的迅速发展,人们对脑部结构损伤的认识在不断进步,但仍有不明之处。

4. 脑瘫干预的理论基础和关键特征是什么? 发育是脑瘫定义中所强调的关键特征,发育本质决定了脑瘫干预的理论基础和方法。脑瘫应包括那些脑部非进行性先天性疾病或先天畸形所导致的瘫痪。由于儿童时期的脑在持续不断地发育,婴幼儿期更是处于快速生长发育阶段,因此,脑瘫患儿的临床表现并非静止不变的。根据定义,出生前至新生儿期的病因引起的脑瘫其临床症状大多发生于1岁半以前;新生儿期以后及婴幼儿期非进行性脑损伤引起的脑瘫症状与脑损伤发生的时间相关。

(二)脑性瘫痪分型及分级

各国学者对脑瘫的分型主要依据以下几方面:临床神经病学表现、解剖学特征、运动障碍的程度、病理学特征、脑损伤部位等,虽然目前尚无统一的国际分型,但对脑瘫分型标准的制定趋于简化,在注重临床表现及解剖学特征的同时,注重功能的判定。

1. 第1次分型 1988年在佳木斯召开的第1届全国小儿脑瘫座谈会首次提出的分型标准如下。

按临床表现分为8型:

(1) 痉挛型(spastic);

(2) 手足徐动型(athetoid);

(3) 强直型(rigid);

(4) 共济失调型(ataxia);

(5) 震颤型(tremor);

(6) 肌张力低下型(hypotonic);

(7) 混合型(mixed types);

(8) 不可分类型(unclassifiable)。

按瘫痪部位分为7型:

(1) 四肢瘫(quadriplegia);

(2) 双瘫(diplegia);

（3）截瘫（paraplegia）；

（4）偏瘫（hemiplegia）；

（5）重复偏瘫（double hemiplegia）；

（6）三肢瘫（triplegia）；

（7）单瘫（monoplegia）。

2. 第2次分型 2004年在昆明召开的《中华儿科杂志》编辑委员会、中华医学会儿科学分会神经学组会议提出的分型标准如下。

按临床表现分为5型：

（1）痉挛型（spastic）；

（2）不随意运动型（dyskinetic）；

（3）共济失调型（ataxia）；

（4）肌张力低下型（ataxia）；

（5）混合型（mixed types）。

按瘫痪部位分为5型：

（1）单瘫（monoplegia）；

（2）双瘫（diplegia）；

（3）三肢瘫（triplegia）；

（4）偏瘫（hemiplegia）；

（5）四肢瘫（quadriplegia）。

3. 第3次分型 2006年在长沙召开的中国康复医学会儿童康复专业委员会、中国残疾人康复协会小儿脑瘫康复专业委员会会议提出的分型标准如下。

按临床表现分为6型：

（1）痉挛型（spastic）；

（2）不随意运动型（dyskinetic）；

（3）强直型（rigid）；

（4）共济失调型（ataxia）；

（5）肌张力低下型（ataxia）；

（6）混合型（mixed types）。

按瘫痪部位分为5型：

（1）单瘫（monoplegia）；

（2）双瘫（diplegia）；

（3）三肢瘫（triplegia）；

（4）偏瘫（hemiplegia）；

（5）四肢瘫（quadriplegia）。

4. 第4次分型及分级（最新） 2014年在郑州召开的第6届全国儿童康复、第13届全国小儿脑瘫康复学术会议暨国际学术交流会议提出的最新分型和分级标准如下。

（1）按运动障碍类型及瘫痪部位分型（6型）

1）痉挛型四肢瘫（spastic quadriplegia）；

2）痉挛型双瘫（spastic diplegia）；

3）痉挛型偏瘫（spastic hemiplegia）；

4）不随意运动型（dyskinetic）；

5）共济失调型（ataxia）；

6）混合型（mixed）。

（2）按粗大运动功能分级系统（gross motor function classification system，GMFCS）分级（5 级）

按照 GMFCS 0~2 岁、2~4 岁、4~6 岁、6~12 岁、12~18 岁的 5 个年龄段粗大运动功能分级标准，功能从高至低分为Ⅰ级、Ⅱ级、Ⅲ级、Ⅳ级、Ⅴ级。

（3）最新分型及分级的特点

1）脑瘫各型特点：上述分型中，痉挛型以锥体系受损为主；不随意运动主要包括手足徐动型（athetoid）和肌张力障碍型（dystonic），以锥体外系受损为主；共济失调型以小脑受损为主；混合型为 2 种或 2 种以上类型的临床表现同时存在，多以一种类型的表现为主。

2）最新分型的主要变化：在痉挛型脑瘫分型中取消了单瘫、三肢瘫，一般可归类于偏瘫、双瘫及四肢瘫。此次分型取消了强直型，可归类于不随意运动型。肌张力低下型主要为其他类型早期表现，因此最新分型未单独列该型（小婴儿时表现为肌张力低下，1 岁以后逐渐呈现出运动障碍的实际类型）。震颤多与共济失调、不随意运动等共同存在，最新分型未单独列震颤型。

（三）脑性瘫痪的流行特征

1. 发病率及患病率 据报道脑瘫发病率在世界范围内没有大的变化，活产儿中为 2.0‰~3.5‰。虽然近 50 年儿童康复医学发展迅速，脑瘫患儿的康复效果明显提高，由于产科技术、围生医学、新生儿医学的发展，新生儿病死率、死胎发生率明显下降，但脑瘫发病率并无减少，重症脑瘫的比例有增多趋势。有研究认为是由于抢救重危新生儿技术的提高，使许多过去很难存活的早产儿和极低体重儿得以存活，而这些小儿患脑瘫的机会明显高于足月儿和正常体重儿。美国 2001 年报道有脑瘫患者 76.4 万人，活婴患病率约为 4‰；英国每年新发生脑瘫患儿 2 000 名左右；韩国 1997 年统计脑瘫发病率为 2.7‰。我国得到公认的脑瘫流行病学调查结果共有 3 次：

（1）1988 年佳木斯地区小样本调查结果，脑瘫发病率为 1.8‰~4.0‰。

（2）1997 年至 1998 年对江苏等七省调查，1~6 岁儿童中脑瘫患病率为 1.92‰。

（3）我国最新脑瘫流行病学调查为 2012 年至 2013 年对 12 省、市、自治区 32 万 1~6 岁儿童调查结果，脑瘫发病率为 2.48‰，患病率为 2.46‰。

我国由于幅员辽阔，各地自然条件、生活习俗、经济发展水平及医疗技术水平不尽相同，因此脑瘫的患病率在不同地域存在一定差别，各省患病率两两比较均具有显著性差异，其中青海省脑瘫患病率最高为 5.40‰，山东省最低为 1.04‰。男性患病率为 2.64‰，女性患病率为 2.25‰，男性患病率高于女性。各种类型脑瘫分布从高至低为：痉挛型 58.85%，混合型 13.17%，不随意运动型 9.79%，肌张力低下型 8.28%，共济失调型 6.25%，强直型 3.39%。从调查结果看，脑瘫发病率各省差别不大，城乡差别不大，男性略高于女性。

2. 病因 流行病学研究表明，大多数脑瘫的发生是先天性的，70%~80% 的脑瘫与产前因素有关，出生窒息所造成的脑瘫仅占 10% 左右。早产、先天性畸形、宫内感染、胎儿生长受限、多胎妊娠和胎盘异常等增加了脑瘫的风险。脑瘫的直接病因是在脑发育成熟前，脑损伤和 / 或发育缺陷导致以运动障碍和姿势异常为主的症候群。脑损伤和脑发育缺陷的时间可划分为 3 个阶段，即出生前、围生期和出生后。近年认为对脑瘫病因学的研究应转入胚胎发育生物学的领域。

(1)出生前因素:出生前脑发育障碍或损伤所致,主要包括以下几种因素。

1)遗传因素:近年来研究认为,遗传因素对脑瘫的影响很重要,在有血缘关系的家庭和同卵双胞胎中脑瘫的风险增加,家族中已经有脑瘫患儿再发生脑瘫的概率偏高。有报道单纯共济失调型脑瘫与常染色体隐性遗传有关,部分痉挛型双瘫、偏瘫患儿具有遗传倾向。由于遗传因素与先天性畸形有关,因此遗传因素一直被怀疑是脑瘫的危险因素。遗传因素可以引起脑组织代谢障碍及脑发育异常,从而导致脑瘫的发生;也可能通过增加脑瘫的易感性,在临床危险因素(早产、宫内感染、缺氧、窒息等)的诱发下导致脑瘫的发生。Tollanes 等对脑瘫的家族性风险研究表明:如果双胎中一个患有脑瘫,那么另一个发生脑瘫的风险增加了15.6 倍;在单胎脑瘫的家庭中,其全同胞发生脑瘫的风险增加了9.2 倍,半同胞增加了3倍;患儿父母再生脑瘫儿童的风险也增加了6.5 倍。排除早产的干扰,家族性风险仍然存在,出生于脑瘫家庭的儿童发生脑瘫的风险增加,其危险性取决于血缘关系程度;三级亲属(第一个堂兄弟、堂姐妹)发生脑瘫的风险也会增加。这种风险模式表明遗传因素在脑瘫的发生中起重要作用。

2)母体因素:母亲孕期的不良因素可能与脑瘫的发生相关,主要为大量吸烟、酗酒、理化因素、妊娠期感染、先兆流产、用药、妊娠高血压综合征、外伤、风湿病、糖尿病、胎儿期的循环障碍、母亲智力障碍、母体营养障碍、重度贫血等。

3)宫内感染:又称先天性感染,是指孕妇在妊娠期间受到感染而引起胎儿的宫内感染。宫内感染是造成先天性缺陷和先天性残疾的重要原因,是脑瘫明确的高危因素之一。临床上常见的宫内感染包括经典的 TORCH 感染,即弓形虫病、风疹病毒感染、巨细胞病毒感染、单纯疱疹病毒感染和其他病原微生物感染。研究结果显示,以猫为宿主的弓形虫感染,导致脑瘫和智力低下的概率约为 30%;疱疹病毒感染可以造成胎儿中枢神经系统损伤,引起小头畸形、大脑发育不全等,从而导致脑瘫的发生;孕期巨细胞病毒和 EB 病毒感染后,发生脑瘫的风险增加;孕期泌尿生殖系统感染和呋喃妥因的使用会增加脑瘫的风险;孕期发热和宫内感染与脑瘫风险增加显著相关;啮齿动物传播的沙粒病毒可导致淋巴脉络丛脑膜炎,其病变是非进行性的,可导致脑瘫的发生。近年来研究发现,早产儿脑室内出血和脑室周围白质软化(periventricular lucency,PVL)是脑瘫的一个重要危险因素,而感染是导致 PVL 发生的原因之一。宫内感染导致脑瘫的主要机制可能是引起脑室周围白质软化;肿瘤坏死因子 α(tumor necrosis factor-α,TNF-α)、白细胞介素(interleukin,IL)-1、IL-6 和 IL-8 等炎症因子过量表达及微血栓形成,造成胎儿脑损伤;宫内感染可诱发早产,从而导致脑瘫的发生;可引起胎盘功能不全和窒息。

4)宫内发育迟缓:指胎儿体重低于同龄平均体重的两个标准差,低于胎儿体重生长曲线第 10 百分位数。研究结果显示,宫内发育迟缓是脑瘫的主要危险因素之一。随着胎儿生长发育迟缓程度的增加,痉挛型脑瘫的风险也随之增加。研究表明,产前生长迟缓使脑瘫的风险增加;在生长迟缓的单胎儿童中,脑瘫的风险增加 30 倍,胎儿期生长迟缓明显的新生儿中 53% 后来发展为脑瘫。有实验研究表明胎盘栓塞可导致胎盘功能损伤,从而引起胎儿低氧血症、宫内生长限制以及脑损伤。

5)绒毛膜羊膜炎:研究表明,绒毛膜羊膜炎与早产和新生儿感染显著相关。胎盘和胎膜的组织学绒毛膜羊膜炎及产时发热,使足月儿脑瘫的发生率增加 4 倍;大多数患有绒毛膜羊膜炎的胎儿更易发生早产;61.1% 的绒毛膜羊膜炎有围生期感染的临床症状;患有绒毛膜羊膜炎者,更易发生痉挛型脑瘫和脑室周围白质损伤;患有绒毛膜羊膜炎的新生儿出生胎龄较小,发生早发性败血症和严重的脑室周围-脑室内出血的概率较高;绒毛膜羊膜炎还与认知障碍的风险增加相关;单纯患有组织学绒毛膜羊膜炎的新生儿发生死亡及神经发育障碍的概率较小。

6)先天性畸形:研究发现,健康人群先天性畸形仅占 2%~3%,而脑瘫儿童合并先天性畸形的占 11%~32%。大部分先天性畸形是脑畸形,如脑裂和脑积水;伴有其他畸形也较多,如心脏、骨骼肌和泌尿系统畸形。出生缺陷与脑瘫的相关性最高,出生缺陷伴有生长迟缓的婴儿发生脑瘫的风险更大。先天畸形的原因,除先天性感染、营养障碍和致畸因素导致发育不良外,也可能有遗传因素的影响。

(2)围生期因素:主要与以下因素相关。

1)围生期感染:是指由细菌、病毒、原虫、支原体、衣原体等病原体,通过胎盘引起宫内感染或分娩时感染胎儿,也可通过生产后母乳、手等感染新生儿。围生期感染由于病原体不同,可导致不同的疾病和表现,可引起流产、死胎、早产、先天畸形和宫内发育迟缓等。围生期感染是脑白质损伤及脑瘫的危险因素之一。研究表明,围生期感染是足月儿痉挛型脑瘫独立的危险因素,在痉挛型偏瘫中尤其明显。最新报道母亲孕产期生殖系统感染可能是导致脑瘫的独立危险因素。

2)早产:早产和产前及产时因素相关,可导致不同类型的脑损伤。近年来认为,胚胎早期阶段的发育异常,很可能是导致婴儿早产、低出生体重的重要原因。未成熟脑具有很强的潜力及可塑性,主要表现为未受损伤部位具有很强的功能重组能力,以应对脑损伤,因此未成熟脑损伤与成熟脑损伤具有明显的不同。约 35% 的脑瘫为早产,胎龄越小,风险越大。妊娠 <33 周发生脑瘫的风险比足月儿高 30 倍,胎龄小于 28 孕周的早产儿脑瘫的患病率最高。研究发现:23~27 孕周脑瘫的发病率为 8.5%,28~30 孕周为 5.6%,31~33 孕周为 2.0%,34~36 孕周为 0.4%,37 孕周以后为 0.1%。随着胎龄的增加,脑瘫的患病率呈非线性下降。早产儿体重低,脑组织发育不成熟,易受到各种因素影响导致脑损伤。患脑瘫的危险性随着出生体重偏离同胎龄标准体重的程度而增加,低出生体重儿或巨大儿患脑瘫的概率可高于正常体重数十倍。早产儿脑损伤主要造成 PVL,与脑瘫的发生关系密切。小胎龄脑瘫儿童的母亲孕期大多有宫内感染和妊娠高血压综合征,这些脑瘫儿童出生时头围较小,发生紧急剖宫产、出生窒息和胎盘异常的概率较高。

3)多胎妊娠:双胎本身就是一个危险因素。国外有研究表明,双胎患脑瘫的概率比单胎高 418 倍,双胎中若一个胎死宫内,另一个存活儿患脑瘫的概率比正常双胎高 6 倍,两胎儿若体重相差 30% 以上,两个婴儿患脑瘫的概率比正常双胎高 5 倍。足月产的双胎儿患脑瘫的危险性是足月单胎儿的 2 倍。国内研究结果显示双胎中脑瘫的患病率是单胎的数百倍。双胎患脑瘫的类型往往是痉挛性双瘫。

4)辅助生殖技术:辅助生殖技术(assisted reproductive technology,ART)指采用医疗辅助手段使不育夫妇妊娠的技术,包括人工授精(artificial insemination,AI)和体外受精-胚胎移植(in vitro fertilization and embryo transfer,IVF-ET)及其衍生技术两大类。随着辅助生殖技术的发展,双胎试管婴儿将成为脑瘫的高危人群之一。流行病学调查发现,辅助生殖分娩的新生儿不良结局的发生率升高。丹麦的一项研究表明,经体外受精出生的婴儿患脑瘫的概率比健康儿童高 80%。与正常妊娠分娩的新生儿相比,IVF-ET 分娩的新生儿脑瘫的发病率升高。研究发现 ART 是脑瘫的危险因素之一,可能与 ART 分娩的新生儿早产、低出生体重、入住新生儿监护病房等的发生率升高相关,也可能与多胎妊娠及早产有关,但目前尚不明确 ART 本身是否直接导致脑瘫的发生。

5) 新生儿脑卒中:可发生于早产儿,也可发生于足月儿,通常累及大脑中动脉,可发生一侧大脑半球的楔形缺陷和囊肿,往往导致偏瘫。因此即使缺陷或囊肿很大,患儿的功能也不受太大影响,尤其认知功能一般很好。

6) 其他:胎盘功能不全、缺氧缺血、胎粪吸入、Rh 或 ABO 血型不合、葡萄糖 -6- 磷酸脱氢酶缺乏症等也被认为与脑瘫有关。足月妊娠的胎盘早剥、前置胎盘、脐带绕颈或胎粪吸入,可能会引起新生儿窒息,由新生儿缺氧缺血性脑病(hypoxic ischemic encephalopathy,HIE)导致脑瘫的发生。严重的 HIE 可导致皮质下多囊性脑软化,一旦这种情况发生,多数会引起严重的四肢瘫痪并伴有重度智力低下。多囊性脑软化累及丘脑或基底核区,则会导致肌张力障碍。

(3) 出生后因素:可与产前、产时因素重叠,但创伤、感染、惊厥、HIE、颅内出血、脑积水、胆红素脑病、中毒等被认为是主要因素。出生后因素所致脑瘫占 10%~15%。主要因素有以下几种:

1) 新生儿缺氧缺血性脑病(HIE):患有新生儿 HIE 的足月儿,约 13% 发展为脑瘫。新生儿 HIE 的病因大多与产前因素有关,约 70% 无明确的窒息史。产时窒息造成的脑损伤只占中重度新生儿脑病的一小部分。急性分娩或孕期的慢性病可导致羊水胎粪污染、胎心率异常、Apgar 评分低和新生儿脑病。我国台湾地区学者研究发现,围生期及新生儿期的缺氧缺血和感染事件,对极低出生体重早产儿脑瘫的风险增加有累积效应。脑瘫儿童围生期和新生儿期缺氧缺血相关事件及新生儿期感染的发生率均明显高于健康儿童。缺氧缺血还包括出生时心肺复苏、动脉导管未闭(patent ductus arteriosus,PDA)结扎术和慢性肺疾病,这些均增加了发生脑瘫的风险。与无缺氧缺血事件的婴儿相比,出生时心肺复苏、PDA 结扎术和慢性肺疾病分别使脑瘫的风险增加了 1.98 倍、2.26 倍和 2.15 倍;而合并败血症分别进一步增加为 3.18 倍、3.83 倍和 3.25 倍。出生时心肺复苏、PDA 结扎术和慢性肺疾病和脓毒症,占有 1 项、2 项、3 项和 4 项的婴儿,其脑瘫的发生率分别为 10%、26.7%、40% 和 54.7%。

2) 胆红素脑病:高胆红素血症时,胆红素通过血 - 脑脊液屏障,损害中枢神经系统的基底核、海马区、下丘脑、齿状核等神经核,这些神经核团被染成亮黄色或深黄色,发生神经元变性、坏死,神经胶质细胞增生等变化。动物实验研究发现,高胆红素可致脑瘫兔海马、基底核区神经元数量减少,脑干、海马、基底核区神经髓鞘脱失。国外对新生儿换血阈值及阈值以上的血清总胆红素水平与脑瘫风险关系的研究发现,符合胆红素脑病的脑瘫发生在有 2 个或 2 个以上神经毒性的危险因素者,如早产、葡萄糖 -6- 磷酸脱氢酶缺乏症或缺氧缺血,血清总胆红素水平高于 85.5μmol/L。血清总胆红素水平升高程度越低的新生儿,发生脑瘫的风险越小。

3) 感染因素:新生儿各种感染所致永久性、非进展性的中枢神经损伤应被视为导致脑瘫发生的病因之一。90% 巨细胞病毒(cytomegalovirus,CMV)感染的儿童会导致智力低下和耳聋,50% 会发生脑瘫和运动障碍。先天性风疹病毒感染导致智力障碍非常普遍,15% 可以发展为脑瘫。新生儿单纯疱疹病毒感染具有较高病死率,30%~60% 幸存者留有包括脑瘫在内的神经系统后遗症。30%~50% 新生儿细菌性脑膜炎,最终会导致脑瘫。最新报道新生儿期重症感染可能是导致脑瘫的独立危险因素。

4) 中毒及创伤等:重金属及有机磷农药中毒、镰状细胞贫血、重症先天性心脏病等也与脑瘫发生相关。新生儿期惊厥、呼吸窘迫综合征、吸入性肺炎、败血症、颅内出血、脑积水以及脑部感染、低血糖症、脑外伤等都被认为是脑瘫的危险因素。虐待儿童或意外创伤,可导致钝性外伤伴有颅骨骨折。摔倒或剧烈摇晃,可导致摇晃婴儿综合征的发生,往往在 1 岁前,由于大脑皮质毛细血管及神经轴突的长轴突被牵拉、剪切和撕裂,多会导致严重的痉挛型四肢瘫,预后较差。交通事故所致脑部的直接损伤或继发性脑肿胀,如果损伤部位为一侧,往往导致偏瘫。很多闭合性颅脑损伤的儿童,主要功能障碍为共济失调。闭合性颅脑损伤的儿童多数 1 年内会有实质性进步,极少数需在后期通过手术矫治挛缩等继发性损伤,大多在损伤 3 年内可得到持续改善,但早期的四肢痉挛也可能转变为后期的肌张力障碍。

5)性别与种族:在大多数流行病学研究中,男性脑瘫患病率比女性高。X 染色体隐性变异可能解释这种差异,男性可能比女性更易受基因突变(点突变或拷贝数变异)的损伤。最近美国的一项研究显示,黑种人发生痉挛型脑瘫的风险较白种人高 50% 以上。Lang 等研究发现,亚洲人比白种人脑瘫的患病率低,具体机制尚不明确。对于种族差异原因的进一步研究,可能为脑瘫的发病机制和预防提供新的见解。2012 年至 2013 年中国 1~6 岁脑瘫流行病学调查结果显示,我国男性脑瘫患病率为 2.64‰,女性脑瘫患病率为 2.25‰,男性患病率高于女性($P<0.05$)。

6)环境因素:脑瘫发病可能与社会经济地位及各类自然环境与条件相关,偏远地区或经济欠发达地区低经济收入家庭中的脑瘫发病率偏高,可能与是否得到良好的初级卫生保健服务,是否能够得到早期诊断和早期干预相关。孕妇长期受到放射性物质的辐射会影响胎儿的脑发育,导致脑瘫、小脑畸形和智力障碍的发生。孕期营养代谢障碍如叶酸缺乏等可使脑瘫风险增加,孕妇吸烟、酗酒及食用含有甲基汞等的有毒食品可导致痉挛型四肢瘫。孕期保健和家长培训、家庭成员的文化修养及知识水平、社会机构对脑瘫防治知识的宣传教育以及法规政策等,均与脑瘫防治工作质量相关,从而影响脑瘫患病率。有研究显示,贫困农村文盲或半盲率高,难以发现婴儿发育迟缓的早期症状,错过最佳治疗时间,易给患儿留下终身残疾。2013 年对中国 12 个省、市、自治区 1~6 岁脑瘫流行病学调查结果显示,各省市患病率分布有显著差异($P<0.05$),其中青海省最高,为 5.40‰,可能与高原缺氧等自然条件、经济发展状况及初级医疗卫生保健的普及率和覆盖率等因素相关。

(四)脑性瘫痪的病理学改变

1. 三大体系病变与脑瘫类型及临床表现的关系 脑瘫的病理学改变多样,病变可单独累及锥体系、锥体外系或小脑,也可同时累及多个体系,因此脑瘫的临床表现既有其共性,又常以一种损伤的临床表现为主,还可表现为多体系损伤的特点。痉挛型脑瘫:常在额叶、顶叶有低密度区,侧脑室扩大或中间部异常。痉挛型双瘫及四肢瘫患儿以 PVL 为最多,多见于早产儿。也可见多种类型的损伤,包括皮质和皮质下萎缩、多发囊性脑软化、脑穿通畸形、髓鞘发育延迟、皮质-皮质下梗死、皮质下白质软化、先天脑发育畸形、基底核及丘脑损伤等,多见于足月儿。痉挛性偏瘫以一侧损伤为主。不随意运动型脑瘫:较少发现影像学改变,可能与脑细胞变性较轻、基底核区明显色素沉着有关。MRI 异常率较高,早产儿仍以 PVL 为主,足月儿以双侧丘脑、壳核和苍白球改变为主。有学者观察严重脑瘫伴智力障碍患儿的 MRI 资料,发现所有新生儿窒息导致的不随意运动型脑瘫,表现为壳核和丘脑的高信号;几乎所有新生儿黄疸导致的不随意运动型脑瘫,表现为苍白球高信号。不随意运动与痉挛混合型脑瘫:可见第三脑室扩大和侧脑室扩大。共济失调型脑瘫:表现为第四脑室扩大及小脑低密度区,亦可见小脑萎缩、小脑蚓部损伤和小脑梗死等。

（1）锥体系损伤：多为大脑皮质（灰质）不同部位、锥体束（白质）不同部位损伤。可引起躯干及肢体的随意运动障碍，主要为痉挛型脑瘫，临床可见全身性瘫痪或不同部位的瘫痪。

（2）锥体外系损伤：主要损伤部位为基底核、丘脑及海马等部位，可引起随意运动障碍、肌张力障碍（肌强直、痉挛扭转等）、肌张力突然变化或动摇不定，临床多见不随意运动型脑瘫，锥体外系损伤多累及全身。

（3）小脑损伤：小脑不同部位的损伤，可导致共济失调、平衡障碍、震颤等，临床多见共济失调型脑瘫，累及全身。

2. 中枢神经系统发育障碍及先天畸形特点 主要为脑干神经核、灰质神经元结构改变，白质神经纤维变化及髓鞘形成障碍等。痉挛型双瘫以 PVL 改变为主，多见于早产儿；不随意运动型脑瘫可见基底核病变或 PVL；共济失调型大部分为先天性小脑发育不全；痉挛型偏瘫主要是对侧脑损伤。病变可累及语言中枢、听觉中枢或视觉中枢及传导路，可伴有语言障碍、听觉障碍或视觉障碍。髓鞘及轴突受损，可导致脑白质容积减小、神经传导障碍等改变。PVL 的典型表现是痉挛型双瘫（早产儿多见）及四肢瘫（足月儿多见），与皮质脊髓束神经纤维受损有关。如果白质广泛软化，皮质及皮质下神经元受累，可伴有认知、智力发育落后、癫痫，囊变区越大智力越差。如果波及发自外侧膝状体视放射纤维至枕叶视觉中枢区域，可伴有眼震、斜视、视觉敏感度降低、视野受损、动眼紊乱等不同类型的视觉障碍。如果波及发自内侧膝状体听放射纤维至颞叶听觉中枢区域，则会产生不同程度的听觉障碍。如果波及优势半球的语言中枢，则可表现为语言障碍。

3. 皮质脊髓束损伤与偏瘫型脑瘫 发育神经生物学的快速发展，使人们深入研究脑组织结构和功能的改变、发现更多脑发育障碍的依据成为可能，结构 - 功能的相关性被更加清楚地认识。近年来一项研究显示，偏瘫型脑瘫的临床表现与皮质脊髓束的损伤特点及重新布线相关：妊娠的前 24 周，大脑经历着主要的形态变化，如大脑半球皮质的形成、皮质的折叠和脑室系统的形成。因此，发生于 24 周之前的病变，通常会导致畸形，在偏瘫型脑瘫中小于 10%。24~34 周内，脑成熟的主要特点是白质的发育，白质区的发育伴随着侧脑室周围局部血流量增加，因此最常导致脑室周围白质病变，占偏瘫型脑瘫的 50%。此期间常发生皮质脊髓束损伤和内囊病变，从而造成感觉运动系统的一种独特的"重新布线"：非损伤半球（同侧皮质脊髓束）的非交叉投射增强了对患手的控制，而损伤半球（对侧皮质脊髓束）的交叉投射减弱。最终，非损伤半球可以对患侧上肢进行快速的非交叉投射。孕 34~38 周至出生 28 天的特征是大脑的进一步成熟，这一时期恰逢血流量向皮质和皮质下区域迁移。因此，通常发生皮质 - 皮质下病变。占偏瘫型脑瘫的 20%~30%。此阶段皮质和皮质下病变通常不会延伸到内侧而影响脑室周围白质。因此，损伤半球的皮质脊髓束交叉投射通常部分完整，"重新布线"到非损伤感觉运动区不常见。生后 28 天至 2 岁是生后大脑发育最关键的阶段，其特点是皮质灰质体积增加和髓鞘化形成，脑体积增长，认知与运动功能全面快速发育。此阶段病变称为后天获得性病变，占偏瘫型脑瘫的 15%，多不产生皮质脊髓束的重新布线。因此有人提出探测皮质脊髓束布线方式，有助于进一步解释偏瘫型脑瘫儿童上肢功能不同的原因，有利于决定临床康复策略。

相当比例的脑瘫，很难发现其特定的"干扰"因素或特定的时间事件对脑发育成熟的影响。这种"干扰"因素所导致的脑瘫，被推断为发生于功能发育之前。脑瘫的损伤不包括脊髓、周围神经、肌肉及运动器官的损伤，脑瘫所发生的神经肌肉或骨骼、肌肉系统的改变，是由于慢性运动障碍所致。这些变化进一步限制了脑瘫患儿的运动功能，从而导致二次损伤，并与原发性损伤交织在一起,加重了病情。

二、脑性瘫痪的临床表现、诊断与鉴别诊断

(一) 脑性瘫痪的临床表现

脑瘫运动功能障碍往往是最早出现的异常,通常在 18 个月之前被发现,以姿势运动发育延迟或异常为主。脑瘫的临床表现与年龄阶段、发育状况、学习能力及康复治疗等因素相关。运动障碍及姿势异常是脑瘫的核心表现,表现为各种不同模式的异常,同时伴有肌张力的改变。脑瘫常见其他中枢神经系统发育障碍及异常,可涉及很多方面。脑瘫还可发生继发性损伤即二次损伤。但如果中枢神经系统发育障碍不是以运动功能障碍及姿势异常为主,一般不诊断为脑瘫。

1. 脑瘫的典型特征 无论哪种类型脑瘫,均具有脑发育快速阶段非进行性损伤或发育障碍的特点,以运动发育落后、姿势及运动模式异常、反射发育异常、肌张力及肌力改变为主。动作的计划性不足、运动控制失调、动作与运动持久性障碍、动作稳定性欠缺、动作协调性欠缺等。其典型临床表现为 5 个方面:

(1) 运动功能障碍,早期以运动发育落后为主。

(2) 姿势及运动模式异常。

(3) 反射发育异常主要为原始反射延迟消失,立直(矫正)反射及平衡(倾斜)反应延迟出现;痉挛型脑瘫可出现病理反射。

(4) 肌张力和肌力异常(包括牵张反射亢进、关节活动度异常)。

(5) 随年龄增长的继发性损伤。

2. 脑瘫运动障碍的特点

(1) 运动发育的未成熟性:可表现为整体运动功能落后,也可表现为部分运动功能落后。

(2) 运动发育的不均衡性:可表现为运动发育与精神发育的不均衡性;粗大运动和精细运动发育过程中的分离现象;身体不同部位运动发育的不均衡性;不同体位下运动发育的不均衡性;不同运动方式或不同运动方向下运动发育的不均衡;各种功能发育不能沿着正确的轨道平衡发展;对于外界刺激的异常反应而导致的运动紊乱。

(3) 运动发育的异常性:可表现为运动发育延迟的同时伴有异常姿势和异常运动模式,如非对称性姿势、固定的运动模式、做分离运动困难的整体运动模式、联合反应和代偿性运动模式等;抗重力运动困难;肌张力及肌力异常;反射发育异常;感觉运动发育落后,感觉"过敏"而导致运动失调;不随意运动;违背了姿势运动发育由上到下、由近到远、由粗到细、由低级到高级、由简单到复杂、由反射到自主运动的六大规律。

(4) 运动障碍的多样性:可表现为锥体系损伤呈痉挛性瘫痪;锥体外系损伤呈不随意运动、肌阵挛、肌强直或肌张力障碍等;小脑损伤呈平衡障碍、共济失调及震颤等。

(5) 异常发育的顺应性:可表现为脑瘫患儿得不到正常运动、姿势、肌张力的感受,而不断体会和感受异常姿势及运动模式,形成异常的感觉神经通路和神经反馈;发育向异常方向发展、强化而固定下来,异常姿势和运动模式逐渐明显,症状逐渐加重。

3. 不同类型脑瘫的临床表现 按我国 2014 年脑瘫分型标准,各型主要特点如下。

(1) 痉挛型四肢瘫:以锥体系受损为主,包括皮质运动区损伤。牵张反射亢(腱反射亢进、踝阵挛阳性)、病理反射阳性(2 岁后有意义)、锥体束征阳性、四肢肌张力增高呈折刀征,以全

身屈曲模式为主,运动范围变小,抗重力伸展不足;易出现联合反应;动作发展速度慢、功能不充分,姿势异常导致对姿势变化有不快感,活动应变能力弱;分离运动受限,动作幅度小、方向固定、运动速率慢等。多见拱背坐,躯干及上肢伸肌、下肢部分屈肌以及部分伸肌肌力降低。由于肌张力增高,关节活动范围变小,运动障碍,姿势异常。上肢表现为手指关节掌屈,手握拳,拇指内收,腕关节屈曲,前臂旋前,肘关节屈曲,肩关节内收,上肢后伸、内旋、内收,拇指内收,躯干前屈。过多使用上肢,易出现联合反应,使上肢发育受到影响。下肢表现为尖足,足内、外翻,膝关节屈曲或过伸展,髋关节屈曲、内收、内旋,下肢内收,行走时足尖着地,呈剪刀步态。下肢分离运动受限,足底接触地面时下肢支持体重困难。痉挛型四肢瘫一般临床表现重于痉挛型双瘫,可表现为全身肌张力过高,上下肢损害程度相似,或上肢重于下肢。由于大多一侧重于另一侧,因此具有明显的姿势运动不对称。

(2)痉挛型双瘫:在脑瘫患儿中最为常见,症状同痉挛型四肢瘫,主要表现为全身受累,双下肢痉挛及功能障碍重于双上肢,多呈现上肢屈曲模式和下肢伸展模式。

(3)痉挛型偏瘫:症状同痉挛型四肢瘫,临床症状较轻,具有明显的非对称性姿势运动,主要障碍在一侧肢体。健康小儿很少在12个月前出现利手,痉挛型偏瘫的患儿却可在12个月前出现利手。此型可见明确的颅脑影像学改变。

上述痉挛型脑瘫患儿可伴有视觉发育速度缓慢、视觉体验效应不足、视觉功能发育不足、斜视,影响粗大和精细运动发育速度及质量。可有不同程度的智力障碍、胆小、畏缩、内向性格等。低出生体重儿和窒息儿易患本型,痉挛型脑瘫约占脑瘫患儿的60%~70%。

(4)不随意运动型脑瘫:以锥体外系受损为主,主要包括舞蹈征、手足徐动和肌张力障碍(dystonic)。该型最明显的特征是:

1)非对称性姿势:原始反射持续存在并通常反应强烈,尤以非对称性紧张性颈反射(asymmetrical tonic neck reflex,ATNR)姿势为显著特征,呈现非对称性、头及躯干背屈姿势,脸歪向一侧。

2)不随意运动:难以用意志控制的全身性不自主运动,颜面肌肉、发音和构音器官受累,常伴有流涎、咀嚼吞咽困难、语言障碍。当进行有意识、有目的的运动时,表现为不自主、不协调和无效的运动增多,与意图相反的不随意运动扩延至全身,安静时不随意运动消失。远端运动障碍重于近端。头部控制差、与躯干分离动作困难,难以实现以体轴为中心的正中位姿势运动模式。

3)肌张力变化:该型肌张力多表现为可高可低,静止时肌张力低下,随意运动时增强。肌张力变化可随年龄改变,婴儿期多见肌张力低下,年长儿多见肌阵挛、肌强直等。主动肌、拮抗肌、固定肌、协同肌收缩顺序、方向、力的大小不能协调,肌张力强度和性质不断发生变化,主动运动或姿势变化时肌张力突然增高,安静时变化不明显。由于多关节出现过度活动,使姿势难以保持,因而平衡能力差。强直型肌张力增高特点为被动运动时,伸肌和屈肌都有持续抵抗,因此肌张力呈现"铅管状"或"齿轮状"增高。

4)原始反射亢进或残存:多项原始反射亢进或阳性,如紧张性迷路反射(+)、非对称性紧张性颈反射(+);腱反射正常、病理反射阴性,锥体外系征(+)。

5)表情奇特:对刺激敏感,亦可见皱眉、眨眼、张口、颈部肌肉收缩,所谓"挤眉弄眼"等独特的面部表情等。颈部不稳定,构音与发音障碍,流涎、摄食困难。

6)临床表现类型不同。本型可表现为手足徐动、舞蹈样动作、扭转痉挛、强直等,也可同时具有上述几种表现。

7) 智力较好:此型患儿智商一般较痉挛型患儿高,有较好的理解能力。多开朗、热情,但高度紧张、怕刺激,感觉"过敏"。此型约占脑瘫的 20%。

(5) 共济失调型脑瘫:以小脑受损为主,以及锥体系、锥体外系损伤。主要特点是由于运动感觉和平衡感觉障碍造成不能保持稳定姿势及协调运动。表现为平衡障碍,无不自主运动。

1) 平衡障碍及运动笨拙:平衡协调障碍,步态不稳、不能调节步伐,醉酒步态或步态蹒跚,容易跌倒,步幅小,重心在足跟部,两脚左右分离较远称为基底宽,身体僵硬,方向不准确,运动速度慢,过度动作或多余动作较多,动作呆板机械而且缓慢。头部活动少、分离动作差。闭目难立(+),指鼻试验、对指试验、跟胫膝试验等难以完成。腱反射正常。

2) 震颤:可见轻度震颤,意向性震颤,眼球震颤极为常见。

3) 肌张力偏低。

4) 语言障碍:语言缺少抑扬声调,而且徐缓。本型不多见,多与其他型混合,约占脑瘫的 5%。

(6) 混合型脑瘫:具有两种或两种以上类型的特点,以痉挛型和不随意运动型症状同时存在为多见。两种或两种以上症状同时存在时,多以一种类型的表现为主,也可以不同类型的症状大致相同。

4. 脑瘫的其他问题　脑瘫患儿除上述主要临床表现外,多共患不同的其他问题,主要为以下几方面。

(1) 视觉障碍:部分脑瘫儿童存在视觉中枢或传导通路损伤,导致控制运动功能的眼部肌肉受累,发生斜视(内斜视、外斜视、单眼斜视等),几乎占痉挛型脑瘫的半数。部分脑瘫儿童存在弱视,需要配戴矫正弱视的眼镜。

(2) 听觉障碍:部分脑瘫儿童可能共患听觉中枢或神经通路的损伤,发生中枢性听觉障碍,不易早期发现。脑瘫儿童更易患耳或咽部感染,因此也可导致传导性听力障碍。临床上应鉴别不同听力障碍,采取不同应对策略。

(3) 语言障碍:由于语言中枢或传导通路的损伤,可导致构音障碍或语言发育障碍。由于控制语言和发音的肌肉受累,患儿虽然清楚要说什么,但无法表达,常见于不随意运动型脑瘫。也有部分脑瘫儿童存在语言发育迟缓的同时共患智力发育障碍。

(4) 癫痫:脑损伤的异常放电导致癫痫,在痉挛型脑瘫患儿中最为常见,大约占痉挛型脑瘫的半数。部分脑瘫患儿由于没有明显的临床症状而被忽视,因此应及时进行脑电图检测,做到早期及时发现,并采取有效措施。

(5) 智力障碍及学习困难:脑瘫儿童共患轻度或中度智力发育障碍的比例较高,因此应及时进行相关评定,采取综合康复方法,促进脑瘫儿童的智力发育。部分脑瘫儿童存在学习困难,如阅读困难或计算困难,难以建立形状的概念而导致画图画的能力极差等。智力发育障碍者严重影响脑瘫患儿走路、说话等活动的学习。

(6) 孤独症谱系障碍及心理行为异常:脑瘫儿童也可同时共患孤独症谱系障碍的临床表现,存在程度不等的交流障碍及刻板行为等。也有脑瘫儿童共患自残行为、睡眠障碍、性格异常以及情绪不稳定、自我控制能力低、依赖性强、易冲动、攻击性强等性格特征。脑瘫儿童对社会、家庭的适应性低于健康儿童,对客观环境变化产生应变的心理适应力低。

(7) 饮食困难及胃食管反流:大多数脑瘫儿童伴有饮食困难,婴儿期表现为吸吮困难,稍大后表现为咀嚼、吞咽困难。脑瘫儿童的喉部肌张力偏高,难以使空气顺畅地进入气管和肺,也容易导致液体或固体食物进入气管和肺部,引起呛食或反复感染。脑瘫婴幼儿常会出现胃中食物反流现象,由于胃酸的长期反流,导致食管壁损伤而疼痛,最终导致脑瘫儿童的拒食,因此对于进食困难和拒食的患儿,需要家长及护理人员的仔细观察和正确处置。

(8)流涎及牙齿、牙龈问题:由于中枢性咀嚼吞咽肌群的控制障碍,脑瘫儿童很难控制口水和口唇闭合,很难规律地吞咽口水,持续流涎致使口周和前胸总是处于潮湿状态。由于舌运动不灵活并伴有残存的原始反射,导致咀嚼、吞咽困难,牙齿常有附着物存留,因此更易患牙龈感染等牙周病及牙病。

(9)直肠及膀胱问题:脑瘫儿童由于活动少而导致大便干燥,排泄困难并影响饮食。水果、蔬菜、纤维素多的饮食,有利于大便通畅,直肠规律地排空并形成习惯。脑瘫儿童学习控制膀胱的能力很差,如果膀胱长期不能排空,则容易引起膀胱的细菌感染。以上问题同样严重影响脑瘫儿童的生命质量及身心发育。

(10)感染:有研究表明,脑瘫儿童由于咀嚼、吸吮及吞咽障碍,饮食及排泄均困难,得不到充足的营养,免疫力较低。长期固定的异常姿势和体位,长期以特定姿势卧床,极易引起局部组织器官的感染;气管及肺部感染、泌尿系统感染等也因多种原因极易发生。

(二)脑性瘫痪的诊断

1. 脑性瘫痪的诊断 根据《中国脑性瘫痪康复治疗指南》编写委员会最新修订的脑瘫诊断标准,脑瘫诊断依据为4项必备条件及2项参考条件。

(1)诊断脑瘫的4项必备条件:诊断脑瘫必须具备以下4项必备条件,缺一不可。发育神经学异常,是脑瘫的特征和核心要素。

1)中枢性运动障碍持续存在:抬头、翻身、坐、爬、站、走等粗大运动功能障碍和手的精细运动功能障碍、生活活动能力障碍等持续存在。功能障碍的特点是持久性、非进行性,但并非一成不变。临床表现可轻可重,可缓解也可加重,重症可导致继发性损伤(二次损伤),产生关节挛缩和畸形,从而加重运动障碍。

2)运动姿势发育异常:未遵循小儿正常姿势运动发育的规律和特点,姿势运动发育落后于运动发育里程碑,表现为姿势运动发育的未成熟性、不均衡性、异常性、多样性和异常发育的顺应性。在动态和静态下以及不同体位(俯卧位、仰卧位、坐位和立位)下均存在异常的运动和姿势模式,轻重程度不等。

3)反射发育异常:主要表现为原始反射延迟消失或持续存在(拥抱反射、非对称性紧张性颈反射等),立直(矫正)反射(降落伞反射等)延迟出现或不出现,平衡(倾斜)反应(坐位、立位为主)延迟出现或不出现,锥体系损伤时可出现病理反射(2岁后有意义)。

4)肌张力及肌力异常:所有脑瘫儿童都存在不同程度的肌张力异常并伴有轻重不等的肌力降低。痉挛型脑瘫肌张力增高;不随意运动型脑瘫肌张力变化或障碍(强直为主);共济失调型脑瘫肌张力偏低。可通过检查肌肉硬度、牵张反射(膝腱反射、踝阵挛等)、静止性肌张力、姿势性肌张力和运动性肌张力以及关节活动度进行判断。

(2)2项参考条件:以下2项参考条件有利于寻找病因及佐证,是非必备条件,有利于诊断及康复策略的选择。

1)有引起脑瘫的病因学依据:如前所述出生前、围生期、出生后至3岁前的各类病因导致的非进行性脑损伤。

2)可有头颅影像学佐证:包括头颅B超、CT、MRI等影像学检测结果异常。

2. 脑性瘫痪的辅助检查

(1) 直接相关检查:有利于脑瘫的诊断。

1) 头颅影像学检查(MRI、CT 和 B 超):是脑瘫诊断有力的支持。

2) 遗传代谢和凝血机制检查:是脑瘫诊断较好的支持,但不作为常规检查项目。影像学检查发现不好解释的脑梗死可做凝血机制检查,有脑畸形和不能确定某一特定的结构异常,或疑有遗传代谢病,应考虑有针对性的遗传代谢检查。

(2) 共患病的相关检查:根据病情特点和需要选择应用以下相关检查。

1) 脑电图(electroencephalogram,EEG):有癫痫发作时进行 EEG 检查,EEG 背景波可帮助判断脑发育情况,但不作为脑瘫病因学诊断的常规检查项目。

2) 肌电图:区分肌源性或神经源性瘫痪,特别是对上运动神经元损伤还是下运动神经元损伤具有鉴别意义。

3) 脑干听、视觉诱发电位:疑有听觉损害者,行脑干听觉诱发电位检查;疑有视觉损害者,行脑干视觉诱发电位检查。

4) 其他相关检查:有智力发育、语言、营养、生长和吞咽等障碍者进行智商/发育商及其他相关检查。

(三) 脑性瘫痪的鉴别诊断

临床上很多其他疾病可表现为程度不等的运动障碍或落后、姿势运动模式异常、肌张力肌力异常、反射或反射发育异常等,因此脑瘫需与那些存在上述临床表现的疾病相鉴别,主要包括以下几类障碍或疾病。

1. 发育落后或障碍性疾病 无论何种发育落后或障碍,大多存在或伴有运动发育迟滞,多在婴儿期就表现出程度不等的发育指标和里程碑延迟,随着生长发育和早期干预等因素,会有不同的转归,要与脑瘫进行鉴别。

(1) 发育指标/里程碑延迟(developmental delay/delayed milestone):包括单纯的运动发育落后、语言发育落后或认知发育落后等。一过性(暂时性)运动障碍或发育迟缓与脑瘫的区别是将来运动发育可以正常化,没有明显的异常姿势运动模式。单纯一个方面发育落后的小儿 90% 不需要进行医疗干预,将来可以发育正常。大约 10% 的患儿需要进行医疗干预。早期筛查、早期干预有利于预后。

(2) 全面性发育迟缓(global developmental delay,GDD):5 岁以下处于发育早期的儿童,存在 2 个或 2 个以上发育指标和里程碑落后,因年龄过小而不能完成一个标准化智力或运动功能等的系统性测试,病情的严重性等级不能确切地被评估,应暂时诊断为 GDD,其发病率为 3% 左右,最终诊断要依据多次重复检查和评估的结果进行判断。因此,GDD 是一个暂时性的诊断。

(3) 发育协调障碍(developmental coordination disorder,DCD):DCD 的典型特点为:

1) 运动协调性的获得和执行低于健康同龄人应该获得的运动技能,动作笨拙、缓慢、不精确。

2) 这种运动障碍会持续而明显地影响日常生活和学业、工作,甚至娱乐(不能组织实施一系列有效的随意动作和完成技巧性动作,或学习技巧性动作有困难)。

3) 障碍在发育早期出现(大约 25% 的 DCD 儿童在入学前出现异常,主要表现为发育落后,尤其是爬行、行走发育迟缓,语言发育缓慢,穿衣困难、精细动作困难等)。

4) 运动技能的缺失不能用智力低下或视觉障碍解释;也不是由脑瘫、肌营养不良和退行性疾病引起的运动障碍所致。DCD曾被称为特定运动技能发育障碍、发育性运用障碍、笨拙儿童综合征、原发性运动功能发育障碍等。该病多见于6~12岁儿童,发病率为5%~6%,男女比例约为2:1。

(4) 孤独症谱系障碍(autism spectrum disorder,ASD):ICD-10的广泛性发育障碍分类中以下几项在DSM-V中被分类为ASD,包括:未分类的广泛性发育障碍、孤独症(autism)和不典型孤独症(atypical autism)、阿斯佩格综合征(Asperger syndrome)、儿童崩解症/童年瓦解性障碍(Heller's/disintegration disorder)。ASD的典型特点为:

1) 持续性多情境下目前存在或曾经有过的社会沟通及社会交往的缺失。

2) 限制性的、重复的行为、兴趣或活动模式异常。要求至少表现为以下4项中的2项,可以是现症的,也可以病史形式出现:刻板或重复的运动动作、物体使用或言语(例如简单的刻板运动、排列玩具或轻弹物体,鹦鹉学舌、怪异的短语)的不在乎,对具体声音或质感呈现不良反应,过度的嗅或接触物体,对光线或运动的视觉痴迷。

3) 症状在发育早期出现,也许早期由于社会环境的限制,症状不明显,或由阶段性的学习所掩盖。

4) 症状导致了在社会很多重要领域中非常严重的功能缺陷。

5) 缺陷不能用智力残疾或GDD解释,智力残疾和ASD共同存在时,社会交流能力通常会低于智力残疾水平。部分ASD患儿可伴有运动发育迟缓,易误认为GDD或脑瘫。

2. 骨骼疾病 脑瘫需主要与以下骨骼疾病鉴别。

(1) 发育性先天性髋关节脱臼(developmental dysplasia of the hip,DDH):是由于遗传、臀位产、捆腿等因素造成单侧或双侧髋关节不稳定,股骨头与髋臼对位不良的一种疾病。智力正常,上肢运动功能正常,站立困难,骨盆X线片、CT和MRI均可诊断。

(2) 先天性韧带松弛症(inborn laxity of ligament):大运动发育落后,独走延迟、走不稳、易摔倒、上下楼费力,关节活动范围明显增大及过伸、内收或外展,肌力正常、腱反射正常、无病理反射、无惊厥、智力正常,可有家族史,随年龄增大症状逐渐好转。

3. 脊椎及脊髓疾病 脊椎损伤、脊椎肿瘤、脊椎先天畸形、脊髓压迫症、脊髓空洞症等,应与痉挛型脑瘫相鉴别。可通过影像学检查、脑脊液检查、脊髓造影检查,结合临床表现进行诊断。应除外小婴儿脊髓灰质炎和脊髓炎遗留的下肢瘫痪;必要时做脊髓MRI除外脊髓空洞症(syringomyelia)、脊髓压迫症(compressive myelopathy)和脊髓性肌萎缩等。

4. 内分泌疾病 脑瘫应与先天性甲状腺功能减退症相鉴别,该病存在反应低下、哭声低微、体温低、呼吸脉搏减慢、智力低下和肌张力低下等的表现,因其存在运动发育落后,因此易与脑瘫相混淆。特殊面容、血清游离甲状腺素降低、促甲状腺激素(thyroid-stimulating hormone,TSH)增高和骨龄落后可作为鉴别依据。

5. 自身免疫病 自身免疫性疾病是指机体对自身抗原发生免疫反应而导致自身组织损害所引起的疾病。脑瘫应与自身免疫性疾病相鉴别,如多发性硬化(multiple sclerosis,MS),是以中枢神经系统白质炎性脱髓鞘病变为主要特点的自身免疫病。本病最常累及的部位为脑室周围白质、视神经、脊髓、脑干和小脑,主要临床特点为中枢神经系统白质散在分布的多病灶与病程中呈现的缓解复发,症状和体征的空间多发性和病程的时间多发性。该病运动发育异常的5个早期信号为:①身体发软;②踢蹬动作明显少;③行走时步态异常;④两侧运动不对称;⑤不会准确抓握。可通过典型临床表现及实验室检查结果进行鉴别。

6. 常见的遗传性疾病 有些遗传性疾病有运动障碍、姿势异常和肌张力及肌力改变,容易误诊为脑瘫。如：

（1）婴儿型进行性脊髓性肌萎缩（spinal muscular atrophy，SMA）：呈进行性肌无力，病情进展较快，往往因呼吸肌受累导致感染引起死亡。与脑瘫的鉴别要点为肌电图运动神经元损伤并有家族史，行肌活检或基因检查可协助确诊。

（2）雷特综合征（Rett syndrome）：女童起病，出生 6~18 个月精神运动发育正常，发病后发育停滞或迅速倒退，呈进行性智力下降、孤独症行为、手的失用、刻板动作如绞手及共济失调等。

（3）脊髓性小脑性共济失调（spinocerebellar ataxia）：应与共济失调型脑瘫相鉴别，前者表现为缓慢进展随年龄增长逐渐加重的特征。

（4）异染性脑白质营养不良（metachromatic leukodystrophy，MLD）：是一种常染色体隐性遗传性疾病，为脑白质营养不良中的较常见类型，应与痉挛型脑瘫相鉴别。前者病情呈进行性发展，至疾病末期，患儿呈去皮质强直，通常在 3~7 岁死亡。芳基硫酸脂酶 A 活力检测低。

（5）强直性肌营养不良（myotonic muscle dystrophy）、杜氏肌营养不良（Duchenne muscle dystrophy，DMD）等：是一组原发于肌肉的遗传性变性疾病，主要临床特征为受累骨骼、肌肉的进行性无力和萎缩，电生理表现主要为肌源性损害，组织学特征主要为进行性肌纤维坏死、再生和脂肪及结缔组织增生，肌肉无异常代谢产物堆积。

（6）唐氏综合征（Down syndrome）：具有典型的特殊面容，可有运动发育落后，但以后运动功能会正常或接近正常，以智力落后为主要表现。

（7）进行性肌营养不良：应与肌张力低下型脑瘫相鉴别，前者存在腱反射消失、肌萎缩、假性肌肥大、特殊的起立姿势、血清肌酸激酶增高、肌电图改变、肌活检有特征性改变等。

（8）先天性肌迟缓及良性先天性肌张力低下：应与肌张力低下型脑瘫相鉴别，前两者多在以后逐渐好转或恢复正常。此外，临床上还可见多种遗传性疾病，除了有运动功能障碍外，都有特征性的临床表现和实验室检查结果。

7. 其他疾病

（1）颅内感染性疾病：以颅内感染为主要临床表现，治愈后可无运动障碍。

（2）脑肿瘤：为进行性发展的疾病，伴有脑肿瘤的特征性表现。

（3）小脑退行性病变：应与共济失调型脑瘫相鉴别，前者表现为缓慢进展，随年龄增长逐渐加重。

三、脑性瘫痪的防治研究进展

（一）脑瘫发病机制的三级损伤学说

过去一直认为脑瘫是由未成熟大脑非进行性损伤或发育障碍导致。2012 年 Fleiss 和 Gressens 在 *Lancet* 杂志上提出三级脑损伤机制学说，他们认为除了大脑的原发性损伤外，脑组织损伤的过程可以持续数月至数年，即脑损伤的三级机制：急性阶段（代谢紊乱、细胞溶解破坏、死亡）、亚急性阶段（细胞死亡、炎症、代谢紊乱、胶质细胞增生）和第三阶段／三级损伤（持续性炎症和表观遗传学改变等）。持续的炎症反应（炎症因子的持续存在和炎症因子受体的变化）和表观遗传学（microRNA 表达异常）的改变，引起少突胶质细胞成熟障碍、阻止神经再生和轴突生长、改变突触的发生。炎症后期由于胶质的持续增生引起兴奋性神经递质和异常促炎信号积累，阻滞了神经细胞内源性的修复和再生，进一步提高脑损伤的易感性和认知功能紊乱的发生。而脑瘫正是由于急性脑损伤导致三级损伤发展的结果。脑瘫患儿在原发性损伤时并未出现肢体瘫痪,而是在脑损伤后的发育阶段逐渐发展为脑瘫。如胆红素脑病导致的不随意运动型脑瘫多在出生6个月后逐渐出现脑瘫症状,其他原因引起的轻度脑瘫要到1~2岁才可诊断,有报道轻度脑瘫有的到4岁时才能确诊。均说明脑瘫可能存在脑损伤三级机制。因此,推测各类不良因素作用于不成熟大脑,造成急性损伤,其中可能有少数患儿持续发展到亚急性损伤和三级损伤阶段,导致炎症因子持续增高、免疫性损伤、神经胶质细胞增生、瘢痕形成、表观遗传学改变等影响神经细胞的修复、成熟、再生和轴突生长,导致大脑锥体系和锥体外系等损伤和功能紊乱,最终发展成为持续性中枢性运动障碍即脑瘫。如果脑瘫是由三级脑损伤所致,将改变国际脑瘫定义中脑瘫是非进行性脑损伤所致的概念,并可根据三级脑损伤的机制研究预防脑瘫的发生,寻求药物治疗的靶点,改变脑瘫无药物治疗的困境。

(二)脑性瘫痪的遗传学研究进展

由于遗传因素与先天性畸形、胎儿生长迟缓、多胎妊娠和胎盘异常等有关,因此胚胎生物学研究,特别是遗传学相关研究成为近期人们关注的重点。遗传因素包括单核苷酸多态性(single nucleotide polymorphisms,SNPs)、基因突变和染色体异常。虽然SNPs不引起基因组表型的改变,但是可以通过增加遗传易感性而发挥作用,在某种程度上诱发脑瘫的发生及发展。目前研究发现,脑瘫相关的SNPs基因包括FV、APOE、IL-6、IL-8、MTHFR、NOS等,主要通过遗传性血栓形成、早产和过度炎症反应等发挥作用。易感基因SNPs的具体作用机制还不明确,可能与神经细胞损伤后保护作用缺失,参与信号转导过程导致神经细胞损伤凋亡,以及中枢神经系统的过度免疫反应相关。

随着新一代基因测序的出现,脑瘫的遗传学研究重点由基因关联研究转向识别可能导致脑瘫的变异。目前在较多的脑瘫家系中发现了单基因突变,发现的40多个高危基因,其中6个基因与脑瘫的发生发展密切相关,分别是GAD1、KANK1、AP4M1、AP4E1、AP4B1和AP4S1。此外,常染色体隐性遗传、罕见的常染色体显性遗传以及与性染色体相关的脑瘫也有报道。通过全基因组测序对脑瘫遗传原因的研究显示:携带基因突变的脑瘫病例比预想的高得多。对近200例单胎脑瘫的研究发现,至少14%有新生突变或继发性突变,另外44%有候选的基因变异,但其致病性还不明确。随着更大样本的研究、新的脑瘫基因的发现和全基因组测序的应用,发生基因突变的脑瘫比例可能会升高。

(三)偏瘫儿童上肢功能分类的潜在生物标志物——皮质脊髓束

皮质脊髓束(corticospinal tract,CST)是上肢运动输出的主要路径,由中央前回中、上部皮质中锥体细胞的轴突组成。大部分(90%)CST经过内囊后肢和大脑脚,在锥体水平交叉到对侧脊髓,形成皮质脊髓侧束,支配对侧肢体;小部分(10%)CST从前方下降到同侧脊髓,形成皮质脊髓前束,主要支配近端和轴向肌肉,而不是手和前臂肌肉。近期有研究认为,早期脑损伤后主要的病变类型与皮质脊髓束"重新布线"相关。在典型的发育中,同侧非交叉投射(同侧CST)逐渐减弱,对侧交叉投射(对侧CST)逐渐增强,这个过程被称为"竞争退出",最终上肢主要是对侧CST控制。在脑发育过程中,这种"竞争退出"过程被打乱,将可能产生皮质脊髓束的"重新布线"。这种"重新布线"模式受病变程度影响,只有较大的病灶才能引起CST向非损伤半球"转移"。最近的研究表明,与CST具体接线模式相关的神经标志物能够预测治疗效果,早期脑损伤和感觉运动系统的并行结构重组是偏瘫型CP异质性的主要原因。探测CST布线方式有助于进一步解释偏瘫型CP儿童上肢功能不同的原因,决定临床使用的两个相关问题：①患手接受的输入是通过非损伤半球（同侧 CST）的非交叉投射，还是损伤半球（对侧 CST）的交叉投射；②是否能够进一步获取重要信息，评估损伤半球 CST 的"连接强度"，即其结构的完整性。有学者最新提出假设：皮质脊髓束的布线模式可作为偏瘫儿童上肢功能分类的潜在生物标志物，通过行为学检测的镜像运动，神经电生理学检测的经颅磁刺激（TMS）以及影像学检测的 MRI 结果，可综合判断 CST 的布线模式，从而有助于提供偏瘫型脑瘫儿童脑损伤特点及康复治疗策略。此项假设尚未得到验证。

（四）ICF-CY 的应用

ICF-CY 近些年通过多种渠道和形式，在我国儿童康复界广泛传播和应用。Verronica 研究团队开发的脑瘫 ICF-CY 核心分类组合是首个适用于儿童和青少年的 ICF 核心分类组合，目前该核心分类组合已经介绍给我国儿童康复界，是首个基于 ICF 的脑瘫儿童评定工具，使不同领域的临床评定标准化，并可描述各种类型脑瘫的全部功能水平。脑瘫 ICF-CY 核心分类组合不仅可应用于临床实践，也可用于教学和管理。我国已在首部《中国脑性瘫痪康复治疗指南》中依据 ICF-CY 框架，编写了儿童脑瘫评定内容，目前已作为权威的指南广泛应用于我国小儿脑瘫康复评定实践中。近些年，还有一些学者对 ICF-CY 的应用做了不同内容的研究，如：7~12 岁脑性瘫痪儿童身体功能及活动和参与功能分析研究、ICF-CY 活动项在脑性瘫痪儿童中信度和效度的研究、ICF-CY 自理项量表应用于脑性瘫痪儿童评定的信度和效度研究、基于 ICF-CY 的 Peabody 运动发育量表的内容分析、基于 ICF-CY 的脑瘫粗大运动功能测试量表内容效度分析等。以 ICF 的框架和理念指导我国小儿脑瘫康复已经成为共识，必将指引我国小儿脑瘫康复沿着正确的轨道前行。但 ICF-CY 并不能取代临床检查和评定的具体内容，儿童康复医师的发育神经学及康复医学理论与实践技能仍是临床脑瘫康复评定的基础。高科技现代化评定手段的应用，也是今后发展的趋势。

（五）新方法、新技术的应用

随着康复医学在世界范围内的快速发展，脑瘫的康复治疗技术也在不断创新、发掘与应用。我国小儿脑瘫康复治疗中，近些年引进和应用了一些先进方法和技术。

1. **神经肌肉激活**（neuromuscular activation）**技术的应用** 该技术源自 20 世纪 60 年代的挪威，采用悬吊运动疗法是其最具代表性的方法。利用装置的不稳定性，调动身体整体协同运动，产生负重与重心转移；自重牵拉等高强度的肌肉训练，发挥稳定肌群与动力肌群良好的配合，激活"休眠"或失活的肌肉（特别是躯干深部核心肌群）；依靠感觉运动刺激技术，使大脑、脊髓或肌肉感受器发出或接收的信息重新整合，对运动程序重新编码，重建正常功能模式及神经控制模式。该技术在儿童中的应用具有集游戏与康复治疗为一体的特点，充分调动脑瘫患儿主动参与治疗的积极性和依从性。该技术的应用具有以下优势：减除运动负荷、提供助力、提供不稳定支撑、解放治疗师的手、治疗过程安全和放松、更容易将患者置于无痛体位、更容易控制躯体的运动等。

2. **运动想象**（motor imagery，MI）**及镜像视觉反馈疗法**（mirror therapy/or mirror visual feedback）**的应用** "运动想象"疗法是内心反复模拟、排练运动活动，不伴有明显的身体运动，根据运动记忆，在大脑皮质激活某项活动的特定区域，调动运动觉、听觉、视觉、触觉及嗅觉等感觉介入，融入活动相配的心情或情绪，与身体锻炼相结合，有助于运动学习和功能性活动能力。研究证明，大脑皮质的运动执行激活区域与运动想象激活区域相同，但程度不同。镜像视觉反馈疗法又称平面镜疗法，借助"镜箱"的设备进行康复治疗，患者面前正中矢状面位置放置镜面，将健侧上肢放在镜面前方，患儿可观察到健侧上肢镜像，患侧肢体放在镜箱背面,无法看到患肢。患儿看着健手活动的影子,想象患手在活动,在治疗师的帮助下进行患肢训练。以上方法多用于偏瘫型脑瘫患儿的治疗。上述疗法的理论基础是,遍布在不同脑区的镜像神经元构成了镜像神经元系统,具有"观察-执行匹配机制",在进行动作的理解、模仿、想象及运动学习等重要活动的神经生理过程中起关键作用。此外由此衍生的动作观察疗法(action observation therapy,AOT)也已开始应用于小儿脑瘫的康复治疗中。

3. 经颅磁刺激(transcranial magnetic stimulation,TMS)的应用 该技术是脉冲磁场作用于中枢神经系统,改变皮质神经细胞的膜电位,通过感应电流影响脑内代谢和神经电活动,产生系列生理生化反应的磁刺激技术。TMS具有无痛、无创、操作简单的特点,可用于脑功能检测(皮质脊髓束、运动皮质兴奋性),也可用于脑瘫的临床治疗。我国小儿脑瘫康复治疗已开始采用该技术,有报道具有一定疗效,但目前尚缺少成熟经验。

4. 生物反馈(biofeedback,BF)技术的应用 该技术是将意识不到的生理信号(肌电、脑电、皮温、心率、血压等)转变为可被察觉到的信号(视觉、听觉等),患者根据这些信号,学会在一定范围内通过意识调控器官的活动,纠正异常状态。目前临床应用的类型较多,如操作性肌电生物反馈、神经网络重建仪、力反馈椅、脑电生物反馈、探针阵列式的振动触觉反馈、辅助治疗平衡功能等。目前,肌电生物反馈装置已从静态装置,发展为关节活动装置,或可穿戴式步行装置等。

5. 音乐治疗(musical therapy)的应用 音乐治疗的理论基础包括神经内分泌学说、共振学说和心理学机制学说。近些年,音乐治疗逐渐在我国小儿脑瘫康复界得到广泛认同及应用,主要形式和方法包括:与引导式教育相结合、与ST相结合、与康复训练相结合、通过体感音乐调整肌张力、行为与情绪的矫治等。具体方法包括:主动性音乐治疗、被动性音乐治疗、神经音乐治疗和综合性音乐治疗。

6. 脑深部电刺激(deep brain stimulation,DBS)的应用 该技术是将刺激电极植入脑的深部神经核团或其他神经组织(靶点),通过脉冲发生器发出特定频率的弱电脉冲作用于靶点,进行电刺激,改变相应神经核团或神经环路的兴奋性,达到治疗的目的。目前该技术已开始应用于不随意运动型脑瘫的肌张力障碍患儿,取得了一定成果,有望取代脑深部立体定向核团摧毁术。但目前该技术尚属探索阶段。

7. 虚拟现实技术(virtual reality)的应用 该技术多用于脑瘫患儿同时共患注意力缺陷、空间感知障碍、记忆障碍等认知障碍,焦虑、抑郁、恐怖等情绪障碍和其他精神疾患的康复,也应用于运动障碍、平衡协调障碍、舞蹈症等的康复。该技术可以提供多种形式的反馈信息,使枯燥单调的运动康复训练过程更轻松、更有趣和更容易;允许用户进行个性化设置,将运动训练、心理治疗及功能测评有机结合起来,针对患者个人的实际情况制定恰当的康复训练计划。由于与真实世界的高度相似性,在虚拟环境中习得的运动技能能更好地迁移到现实环境中。

8. 体外冲击波疗法(extracorporeal shockwave therapy)的应用 该技术在脑瘫康复治疗中的应用研究还很少。Mirea等人通过对63名脑瘫患儿进行冲击波治疗观察发现,冲击波疗法能有效降低脑瘫患儿肌张力,提高运动功能。该技术的治疗效应主要包括:应力作用、空化效应、镇痛效应、代谢激活和成骨效应等。

9. 振动疗法(vibration therapy)的应用 该项技术已开始应用于小儿脑瘫的康复治疗,其作用机制可能是通过皮肤、肌肉、肌腱、前庭以及本体感受器的持续振动作用,产生疗效。对一组脑瘫患者进行的研究表明,振动疗法明显提高了患者的步速、步长和踝关节运动活动范围。该技术通过激活脊髓本体感觉环路而发生作用;低频振动有助于降低肌张力,高频振动有助于提高肌张力;促进成骨和肌肉增长,预防制动患者的骨质丢失和肌肉消耗,高频低强度振动增强脑瘫患儿四肢骨皮质强韧性,有助于预防骨折。

10. 机器人技术(robot technology)的应用　机器人技术的应用也是当前小儿脑瘫康复治疗辅助技术的热门项目之一。治疗脑瘫主要包括上下肢康复机器人、游戏类康复训练机器人等。上肢康复机器人是通过辅助患肢运动和特定任务,如点对点抓取、进食、饮水、梳头等,提高患儿的生活技能及精细运动功能,同时也可增强肌力。下肢康复机器人是通过减重步行训练、步态训练、下肢肌力训练等,提高下肢功能。目前已明确,利用机器人辅具可以促进脑瘫患儿脑功能重塑、肢体功能恢复或进行功能代偿,机器人技术或将成为未来脑瘫康复重要的手段之一。

除上述技术外,脑机接口(brain-computer interface,BCI)技术、重症新生儿康复、脑瘫患儿的疼痛处理、小婴儿的减重步态训练、口肌训练、感觉运动训练、软组织贴扎技术等均已不同程度地应该用于小儿脑瘫临床康复治疗中。

(李晓捷)

第二节　康 复 评 定

小儿脑瘫的评定是康复的重要环节,通过评定可以全面了解脑瘫患儿的生理功能、心理功能、社会功能,综合分析个人因素以及环境因素对其病情的影响,为设计合理的康复治疗方案、判定康复治疗效果提供依据。

(一) 评定目的、程序及原则

1. 评定目的

(1) 对患儿的身体功能与结构、活动和参与、家庭和社会环境相关信息进行收集,掌握患儿运动、语言、社交、个性方面的能力。

(2) 对患儿所具有的身体功能与结构、活动和参与能力进行分析和量化。

(3) 分析其发育水平、功能和能力的障碍程度与正常标准的差别。

(4) 提出功能障碍和能力障碍的特点及关键因素,掌握患儿的优势因素和劣势因素。

(5) 为制订康复训练计划提供客观、有效的依据。

(6) 对康复治疗效果提供客观指标。

(7) 对判定残疾等级提供依据。

(8) 为享有平等权利、义务及参与社会提供客观依据。

2. 评定程序

评定一般从家长的主诉开始,根据收集的病史资料和对患儿的观察,全面获得患儿身体功能与结构、活动和参与、家庭和社会环境相关信息,综合掌握患儿运动、语言、社交、个性方面的能力。根据患儿的具体情况选择相应的检查方法和评定量表。分析研究所有的评定结果并做出判断,设定近期、中期及远期目标,制订总体康复训练计划,再做出运动、语言、社交、心理、教育等各方面具体康复训练计划。脑瘫患儿的临床症状复杂,不可能通过一次评定就能全面了解其障碍的全部情况,也不能凭借一次评定就决定长期治疗方案。一个疗程或治疗周期,评定应分如下 3 个步骤:

（1）初期评定：初期评定是在刚刚接触患儿时对其进行的评定，在接触之前应先与患儿建立良好的关系，可使用吹泡泡、拨浪鼓等玩具等简单有效地吸引患儿，并同时进行视觉注意、够取、抓握等能力的测试。由于患儿有恐惧感和紧张感，在进行评定的过程中往往不能表现出其实际的运动发育水平，评定的结果可能不会十分准确，初期评定着重于评定功能和能力障碍，制订相应的康复训练计划，康复治疗师要注意在治疗过程中详细观察患儿对治疗的反应，判断治疗的方法和手段的正确与否，找出不当之处，为中期评定作准备。

（2）中期评定：在经过初期评定后的一段治疗时间后，一般1个月后，一定要对患儿进行再次评定。此次评定重点是评估在前一段时间治疗过程中患儿的反应和变化，检验治疗的有效性。根据患儿的反应和变化及治疗的效果决定在原来的治疗方法和手段中有哪些是可以保留的，哪些是需要改变的，据此调整治疗方案。

中期评定不是只进行1次，要根据患儿在治疗过程中的情况，多次进行，一般是每3~4周进行1次。中期评定要以团队的形式进行，包括康复医师、治疗师、护士、家属等，共同讨论评定结果、治疗的有效性和实施的障碍，结合患儿本身的感受和家长的诉求，制定治疗目标以及康复治疗方案。在治疗过程中如有特殊情况或大的病情变化等要进行及时评定。

（3）末期评定：其目的是掌握患儿在一个康复时期的治疗效果，以及目前仍存在的问题，对患儿今后的治疗和家庭疗育提出具体建议，并指导家长如何进行家庭疗育。

3. 评定原则

（1）强调身心全面评定的重要性，依据 ICF-CY 框架对脑瘫儿童进行身体功能与结构、活动和参与、环境的评定，描述各种类型脑瘫患儿的全部功能水平。

（2）重视脑瘫患儿的能力及潜在功能，重视其智力、性格、家长支持等优势。

（3）正确判断原发损伤和继发障碍。

（4）在进行运动功能评定的同时，判定是否伴有智力、视觉、听觉、感知觉、认知、交流和行为障碍，是否存在癫痫、肌肉/关节挛缩、躯干扭转、髋脱位、脊柱畸形等。

（5）遵循循证医学的原则，重视量化指标及客观依据。

（6）以评定为前提，将评定贯穿于康复治疗全程的不同阶段。

（二）病史采集

病史采集主要通过康复医师与患儿家属进行提问与回答了解疾病发生与发展的过程。包括主诉、现病史、个人史（出生史、发育史、喂养史、预防接种史）、既往史（高危因素、早期症状、曾经检查和用药情况）、家族遗传史、社会和教育史等。同时应该收集患儿的日常生活活动、交往及家人情况；治疗师及相关人员掌握的资料；家庭及周边环境、房屋构造、幼儿园及学校情况；主要看护人、母亲的养育态度；康复训练经历、治疗目标等；儿童家长对康复治疗的要求、希望；儿童家庭经济状况等。

（三）体格检查

体格检查的内容包括患儿的一般状况、精神状态、语言状况、皮肤、头部、颈部、胸部、腹部、脊柱、骨盆、四肢、肢体形态、肛门与外阴等的评估。同时评估是否存在其他脏器畸形或功能障碍等问题，有利于了解患儿的身体素质，患儿对康复治疗的承受能力等。体格检查的过程中应注意性格特点、情绪、行为、反应能力等，以利于制定具有针对性的康复治疗措施。对婴幼儿发育、感知、认知及智力状况等进行判定，对于制定康复治疗方案十分必要。

（四）身体功能与结构评定

身体功能（body functions）指身体各系统的生理或心理功能。身体结构（body structures）

指身体的解剖部位,如器官、肢体及其组成部分。身体功能和身体结构是 2 个不同但又平行的部分,它们各自的特征不能相互取代。身体功能与结构评定包括肌肉、骨骼、神经反射、感知觉、认知觉与运动功能,言语功能,以及精神功能的评定。

1. **肌张力评定** 肌张力(muscle tone)是维持身体各种姿势和正常运动的基础,表现形式有静息性肌张力、姿势性肌张力和运动性肌张力。只有这三种肌张力有机结合、相互协调,才会维持与保证人的正常姿势与运动。肌张力的变化可反映神经系统的成熟程度和损伤程度,脑瘫患儿均存在肌张力的异常。肌张力评定的指标量化比较困难,目前评定多从以下几个方面进行(表 4-1)。

表 4-1 肌张力评定分类表

检查方法			评定	
			肌张力亢进	肌张力低下
安静时	肌肉形态	望诊:肌肉的外观	丰满	平坦
	肌肉硬度	触诊:肌肉的硬度	硬	软
	伸张性	过伸展检查,被动检查	活动受限	关节过展
			抗阻力↑	抗阻力↓
	摆动度	摆动运动检查	振幅减少	振幅增加
活动时	姿势变化	姿势性肌张力检查	肌紧张	无肌紧张变化
	主动运动	主动运动检查	过度抵抗	关节过度伸展

(1)静息性肌张力评定:是指肌肉处于安静状态的肌张力评定。检查时患儿保持安静、不活动、精神不紧张,临床多取仰卧位。检查包括肌肉形态、肌肉硬度、肢体运动幅度的改变以及关节伸展度。

1)通过观察可以判定肌肉形态。

2)通过触诊可以了解肌肉硬度。

3)用手固定肢体的近端关节,被动摆动远端关节,观察摆动幅度大小,判定肌张力状况。

4)关节伸展度的检查可通过以下检查和测量进行判断:头部侧向转动试验、头背屈角、臂弹回试验、围巾征、手掌屈角、腘窝角、足背屈角、跟耳试验、股角等。

(2)姿势性肌张力评定:姿势性肌张力是在主动运动或被动运动时,姿势变化产生的肌张力。姿势性肌张力在姿势变化时出现,安静时消失。可以利用四肢的各种姿势变化,观察四肢肌张力的变化。利用各种平衡反应观察躯干肌张力,也可转动小儿头部,发生姿势改变时观察肌张力的变化。不随意运动型脑瘫患儿,姿势变化时肌张力变化明显。

(3)运动性肌张力评定:运动性肌张力评定多在身体运动时,观察主动肌与拮抗肌之间的肌张力变化。利用主动或被动伸展四肢时,检查肌张力的变化。目前较为通用的评定标准多采用 Ashworth 痉挛评定量表或改良 Ashworth 痉挛评定量表,两者都将肌张力分为 0~4级,改良 Ashworth 痉挛评定量表较 Ashworth 痉挛评定量表分得更细(表 4-2)。

(4)异常肌张力:主要包括以下几种表现:

1)肌张力低下的典型表现:蛙位姿势,W 字姿势,对折姿势,倒 U 字姿势,外翻或内翻扁平足,站立时腰椎前弯,骨盆固定差而走路左右摇摆似鸭步,翼状肩,膝反张等。

2）肌张力增高的典型表现：头背屈，角弓反张，下肢交叉，尖足，特殊的坐位姿势，非对称性姿势等。对肌张力增高的传统分级是分为轻度、中度和重度三个等级，比较粗略。目前较为通用的评定标准多采用 Ashworth 痉挛评定量表或改良 Ashworth 痉挛评定量表（modified Ashworth scale，MAS），二者都将肌张力分为 0~4 级，改良 Ashworth 痉挛评定量表较 Ashworth 痉挛评定量表分得更细（表 4-2）。

表 4-2　改良 Ashworth 痉挛评定量表

级别	评级标准
0	无肌张力增高
1	肌张力轻度增高：被动运动患侧肢体在关节活动范围终末呈现最小阻力或突然卡住
1+	肌张力轻度增高：被动运动患侧肢体在关节活动范围后 50% 内突然卡住，然后出现较小的阻力
2	肌张力较明显地增高：被动运动患侧肢体在大部分关节活动范围内均有阻力，但仍能比较容易地进行被动运动
3	肌张力显著增高：被动运动患侧肢体在整个关节活动范围内均有阻力，被动运动困难
4	僵直：患侧肢体呈僵直状态，不能完成被动运动

2. 肌力评定　肌力（muscle strength）是指肌肉主动运动时的力量、幅度和速度，在全身各个部位，通过一定的动作姿势，分别对各个肌群的肌力作出评定。

（1）评定注意事项

1）局部或全身不同程度的肌力降低：可表现为不能实现抗重力伸展，抗阻力运动差，从而影响运动发育。

2）对不同肌群的评定：可在全身各个部位，通过一定的动作姿势，分别对各个肌群的肌力作出评定。

3）评定中所检查的运动方向：主要为屈—伸、内收—外展、内旋—外旋、旋前—旋后。

4）通常检查的肌群：通常检查关节周围肌群以及躯干的肌群。

（2）检查方法：肌力检查常用徒手肌力评定和器械肌力评定。

1）徒手肌力评定（manual muscle test，MMT）：分级标准通常采用六级分级法（表 4-3），也可采用 MMT 的详细分级标准，即在六级分级法的基础上以加、减号进行细化的标准。

表 4-3　MMT 肌力分级标准

级别	名称	标准	相当于正常肌力的 %
0	零（zero，O）	无可测知的肌肉收缩	0
1	微缩（trace，T）	有轻微收缩，但不能引起关节活动	10
2	差（poor，P）	在减重状态下能做关节全范围运动	25
3	尚可（fair，F）	能抗重力做关节全范围运动，但不能抗阻力	50
4	良好（good，G）	能抗重力、抗一定阻力运动	75
5	正常（normal，N）	能抗重力、抗充分阻力运动	100

2）器械肌力评定：①等长肌力评定：采用握力计测试握力，用捏压力计或捏力计测试捏力，用拉力计测试背部肌肉肌力；②等张肌力评定：采用运动负荷方法测定一组肌群在做等

张收缩时,能使关节做全幅度运动的最大阻力;③等速肌力测定:采用等速测试仪测定肌肉在进行等速运动时的肌力;④功能肌力评定:采用功能性肌力测试、肌力冲刺测试等测试方法或仪器进行功能性动作时的肌力。

3. **肌耐力评定** 肌耐力(muscular endurance)指人体长时间进行持续肌肉工作的能力,有以下几种评定方法:

(1)运动性肌肉疲劳度测量:最大主动收缩力量(maximal voluntary contraction, MVC)和最大做功功率检测;最大刺激肌力检测;表面肌电检测;主观疲劳感检测。

(2)负重抗阻强度测定:是指负重时抗阻力的大小,根据竭尽全力时能做的次数,分为大、中、小三个强度。大强度为1~3次,中强度为6~12次,小强度为15次以上。

(3)动作重复次数测定:是指一组当中动作重复的次数,以组数多少分为三个级别。多组数为8组以上,中组数为4~8组,少组数为4组以下。

4. **关节和骨骼功能评定**

(1)关节活动度评定:关节活动度(range of motion, ROM)评定是在被动运动下对关节活动范围的测定。当关节活动受限时,还应同时测定主动运动的关节活动范围,并注意被动ROM与主动ROM的比较。测量可采用目测,但准确的测量多使用量角器。对小年龄组脑瘫患儿通常采用以下评定方法:

1)头部侧向转动试验:正常时下颌可达肩峰,左右对称,肌张力增高时阻力增大,下颌难以达肩峰。

2)臂弹回试验:使小儿上肢伸展后,突然松手,正常时在伸展上肢时有抵抗,松手后马上恢复原来的屈曲位置。

3)围巾征:将小儿手通过前胸拉向对侧肩部,使上臂围绕颈部,尽可能向后拉,观察肘关节是否过中线,新生儿不过中线,4~6个月小儿过中线。肌张力低下时,手臂会像围巾一样紧紧围在脖子上,无间隙;肌张力增高时肘不过中线。

4)腘窝角:小儿仰卧位,屈曲大腿使其紧贴到胸腹部,然后伸直小腿,观察大腿与小腿之间的角度(图4-1)。肌张力增高时角度减小,降低时角度增大。正常4个月龄后应大于90°(1~3个月80°~100°、4~6个月90°~120°、7~9个月110°~160°、10~12个月150°~170°)。

5)足背屈角:小儿仰卧位,检查者一手固定小腿远端,另一手托住足底向背推,观察足从中立位开始背屈的角度(图4-2)。肌张力增高时足背屈角减小,降低时足背屈角增大。正常4~12个月龄为0°~20°(1~3个月60°、3~6个月30°~45°、7~12个月0°~20°)。

6)跟耳试验:小儿仰卧位,检查者牵拉足部尽量靠向同侧耳部,骨盆不离开床面,观察足跟与髋关节的连线与桌面的角度。正常4个月龄后应大于90°,或足跟可触及耳垂。

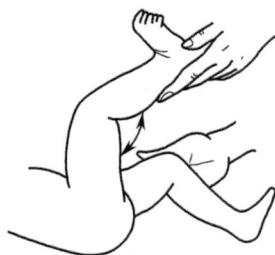

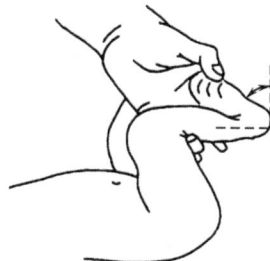

图 4-1 腘窝角　　　图 4-2 足背屈角

7）股角（又称内收肌角）：小儿仰卧位，检查者握住小儿膝部使下肢伸直并缓缓拉向两侧，尽可能达到最大角度，观察两大腿之间的角度，左右两侧不对称时应分别记录。肌张力增高时角度减小，降低时角度增大（图 4-3）。正常 4 个月龄后应大于 90°（1~3 个月 40°~80°、4~6 个月 70°~110°、7~9 个月 100°~140°、10~12 个月 130°~150°）。

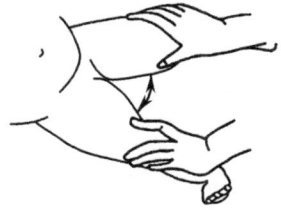

图 4-3 股角

8）牵拉试验：小儿呈仰卧位，检查者握住小儿双手向小儿前上方牵拉，健康小儿 5 个月时头不再后垂，上肢主动屈肘用力。肌张力低时头后垂，不能主动屈肘。

9）对于变形与挛缩的评定：脑瘫患儿易发生挛缩，容易出现关节的变形，如斜颈、脊柱侧凸、骨盆的前倾或侧倾、髋关节的脱臼或半脱臼、膝关节屈曲或过伸展、足内外翻等。通过被动屈伸及在不同体位下进行关节活动度的检测，通常可以较好地辨别关节是否存在挛缩。变形后容易造成肢体的形态变化，因此，还要注意测量肢体的长度以及肢体的周径等。

（2）关节稳定功能评定

1）关节稳定性评定：应用运动解剖学知识对身体各关节的稳定性进行评定。

2）髋关节脱位评定：进行 X 线检查，应用头臼指数（acetabular head index，AHI）评定髋关节脱位的程度，AHI 值表示股骨头的大小与髋臼深度相称的状态，AHI 随着年龄增长而下降，正常值为 84~85。

3）髋关节脱位预测：进行 X 线检查，通过定期观测股骨头偏移百分比（migration percentage，MP）动态预测脑瘫儿童髋关节脱位与半脱位的风险，MP 值小于 33% 为正常，33%~50% 为髋关节半脱位，大于 50% 为全脱位。

（3）骨骼活动功能评定：脑瘫儿童可能存在脊柱、肩胛骨、骨盆带、肢体长骨、腕骨和跗骨等的活动功能障碍。

5. 反射发育评定 小儿反射发育（reflection development）十分准确地反映中枢神经系统发育情况，是脑瘫诊断与评定的重要手段之一。按神经成熟度，可分为原始反射、姿势反射、平衡反应以及正常情况下诱导不出来的病理反射。

（1）原始反射：脑瘫患儿往往表现为原始反射不出现、亢进或延迟消失，临床常检查觅食反射、吸吮反射、手与足握持反射、拥抱反射、张口反射、跨步反射、踏步反射、侧弯反射等。

（2）姿势反射：人生后就有抗重力维持立位和能够立位移动的基本能力，这种抗重力维持姿势的平衡、修正姿势的反射总称为姿势反射，大多是无意识的反射活动。人在活动中保持姿势是多个反射协调的结果，所以姿势反射可以反映神经系统的成熟度，是评定运动障碍的根据。根据神经系统发育状况，不同的姿势反射应在不同时期出现、消失或终生存在。姿势反射主要包括原始反射的非对称性紧张性颈反射（ATNR）、对称性紧张性颈反射（STNR）、紧张性迷路反射（TLR）以及各类立直反射、降落伞反射（保护性伸展反射）等。

（3）平衡反应：是最高层次（皮质水平）的反应。当倾斜小儿身体支持面，移动其身体重心时，小儿为了保持平衡，四肢代偿运动，调节肌张力以保持整体的正常姿势。平衡反应的成熟发展，可以使人维持正常姿势。不同体位的平衡反应出现时间不同，终生存在。临床通常检查卧位、坐位、跪立位、立位平衡反应。脑瘫患儿平衡反应出现延迟或异常。

（4）背屈反应：从背后拉立位的小儿使之向后方倾斜，则踝关节和足趾出现背屈，对于无支持的站立和行走十分重要。健康小儿 15~18 个月出现，不出现或出现延迟为异常。

(5) 病理反射及牵张反射:锥体系受到损伤时可以诱发出病理反射、牵张反射亢进、踝阵挛、髌阵挛及联合反应等。此外,锥体系及锥体外系损伤都有可能出现联合反应,如主动用力、张口、闭嘴时发生姿势的改变等。在检查评价和治疗中,要尽力避免和减少患儿的联合反应。

6. 步态分析 步态分析(gait analysis)是利用力学原理和人体解剖学知识、生理学知识等对一个人行走的功能状态进行分析的研究方法,用以评定步行的异常,确定治疗方案和判断治疗前后的疗效,评定肢体的伤残程度等。可以通过对步行的观察或者用仪器检查等方法来进行步态分析。小儿的步行方式与成人基本相似的时期大约是在 2 岁,完全与成人相同则需到 5 岁左右。对步行观察的要点有以下 4 点:

(1) 定性分析:一般的步行观察内容。

1) 步行时足着地时的姿势(stance),两足是否平行,有无足尖向内或向外的现象。

2) 步行时下肢的摆动情况(swing),是否与前进的方向平行,行走的路线是否笔直,迈出一侧的下肢有无画弧样的摆动方式。

3) 步行中骨盆的状态,有无扭转,有无倾斜。

4) 步行中能否见到上肢的共同运动。

5) 步行中两足的距离(base)和左右足的步幅(stride)如何,每一步的步幅是否一致,左足的步幅和右足的步幅是否相同。

6) 步行中足的状态及整体的节律性如何。

观察特殊的步行方式:在观察普通的步行之后,让小儿进行如下的步行方式,在一条直线上步行(walking along a straight line)、用足尖步行(walking on tip toe)、用足跟步行(walking on heels)。观察在板上的步行方式:对于 5 岁以后的小儿应准备一块长 2m、宽 7cm 的木板,观察小儿在板上面步行的情况,在这板上步行容易发现轻微的步行障碍。

(2) 定量分析:包括以下几项。

1) 足印分析法(footprint analysis):受试者赤脚,足底黏上滑石粉或颜料,以自然行走方式走过事先准备好的步道,用秒表记录受试者从起始端步行至终末端所用的时间。测试距离不少于 6m,要求在 6m 的步道中至少包括 6 个连续足印,以能分析左右两侧各项参数的数值。该方法快速测试只要 3~5 分钟即可完成,测量、记录及计算也只需 10 分钟即可,且费用低廉,所需设备简单,定量客观,推广容易。

2) 三维步态分析系统:通常由四部分组成。①红外摄像机:处于同一空间,但分布在不同位置的一组带有红外线发射源的红外摄像机和能粘贴在测试部位的红外反光标记点;②测力台:用以测量行走时地面支撑反应力;③肌电遥测系统:用以观察动态肌电活动;④计算机处理系统:用以调控以上三组装置同步运行并对观测结果进行分析。该系统可以提供多方面的参数和图形,从而实现对人体运动功能进行全面、定量的分析,特别适用于科研工作,但设备价格昂贵,难以普及应用。

7. 感知觉评定 感知觉评定包括感觉处理、视觉、听觉、触觉、平衡觉、本体感觉、左右分辨、空间位置与关系、视觉整合、图形背景分辨、深度分辨、形状分辨、地点定向、感觉统合发展能力等评定。

8. 认知觉评定 认知觉评定包括记忆力、理解力、定向能力、分辨能力、注意力、判断力、活动主动性、终止活动能力、排列能力、分类能力、概念形成、空间运用、问题解决能力、学习能力、醒觉层次等评定。

9. 言语功能评定 言语功能评定包括语言发育迟缓、构音障碍的评定。

(1) 语言发育迟缓评定:脑性瘫痪语言发育迟缓的评定主要应用"S-S 语言发育迟缓评价法",该法检查内容包括符号形式与内容指示关系、基础性过程、交流态度三个方面。

(2) 运动性构音障碍评定:应用中国康复研究中心运动性构音障碍评定法进行评定。该评定法包括 2 项:构音器官检查和构音检查。通过此方法的评定不仅可以检查出脑瘫患儿是否存在运动性构音障碍及程度,而且对治疗计划的制订具有重要的指导作用。

10. 精神功能评定 精神功能评定包括对患儿智力和气质的评定。常用的量表有韦氏智力量表、中国比内智力量表、皮博迪图片词汇测验(Peabody 图片词汇测验)、瑞文标准推理测验等。

(1) 韦氏智力量表:是世界上应用最广泛的智力测验诊断量表,我国已进行了修订。对于 3 岁以上的儿童要根据其年龄选用适当的韦氏智力量表。

1) 韦氏儿童智力量表(Wechsler intelligence scale for children,WISC):适用于 6~16 岁,目前使用的是第Ⅳ版(WISC-Ⅳ),包括 14 个分测验,分为 10 个核心分测验和 4 个补充分测验。

2) 韦氏学龄前儿童智力量表第四版中文版(Wechsler preschool and primary scale of intelligence-fourth edition-Chinese version,WPPSI-Ⅳ-CN):适用于 2 岁 6 个月 ~6 岁 11 个月。可用于评定一般智力功能,也可用于评定资优儿童、认知发育迟缓和智力残疾。使用 WPPSI-Ⅳ能为早期教育干预提供有价值的信息,如评定入学预备或学习前的问题,或者为存在学习障碍的儿童提供专门的课程。共 13 个分测验,反映五大方面的问题,包括言语理解、视觉空间、流体推理、工作记忆、加工速度,可得出总智商。

(2) 中国比内智力量表:适用于 2~18 岁。内容涉及儿童的运动、词汇、记忆、空间知觉等能力,包括言语推理分量表、抽象 / 视觉推理分量表、数量推理分量表及短时记忆分量表 4 个分量表、15 个分测验,共 51 个项目。

(五) 活动和参与的评定

活动(activity)是由个体执行一项任务或行动。活动受限指个体在完成活动时可能遇到的困难,这里指的是个体整体水平的功能障碍(如学习和应用知识的能力、完成一般任务和要求的能力、交流的能力、个体的活动能力、生活自理能力等)。参与(participation)是个体参与他人相关的社会活动(家庭生活、人际交往和联系、接受教育和工作就业等主要生活领域,参与社会、社区和公民生活的能力等)。参与限制是指个体的社会功能障碍。活动和参与的评定包括粗大运动功能、精细运动功能、日常生活活动功能、交流能力、主要生活领域、社会交往技能的评定。

1. 粗大运动功能发育评定 粗大运动功能(gross motor function)发育是指抬头、翻身、坐、爬、站、走、跳等运动发育,是人类最基本的姿势和移动等运动功能的发育。粗大运动功能发育评定主要包括以下几方面:

(1) 患儿目前的运动发育龄:根据正常小儿的平均运动发育规律判断患儿的运动发育水平,由于患儿在各种体位上的发育未必是平行的,所以要对各种体位的发育分别进行评定与分析,应评定仰卧位、俯卧位、坐位、四点支持位、膝立位、单膝立位、扶持立位、独自立位等各体位上的发育水平,计算出发育商。

(2) 常用的粗大运动评定量表:包括以下量表。

1) 丹佛发育筛查测验(DDST)进行筛查测试,Gesell 发育量表进行发育商检测。上述两量表是对运动发育、社会性发育以及语言发育的全面评定方法,反映儿童,特别是婴幼儿整体发育状况。

2）新生儿 20 项行为神经测定（neonatal behavioral neurological assessment,NBNA）：采用 NBNA 检测新生儿行为能力（6 项）、被动肌张力（4 项）、主动肌张力（4 项）、原始反射（3 项）和一般评估（3 项），从而早期发现异常，早期干预。

3）全身运动评估（general movements assessment,GMA）：采用 GMA 进行婴儿神经学评估，通过直接评估法或录像评估法对婴儿自发性运动模式进行观察和评估，从而预测高危新生儿后期发展趋势。

4）Alberta 婴儿运动量表（Alberta infant motor scale,AIMS）：采用 AIMS 对正常运动发育、运动发育迟缓及可疑异常运动模式进行监测。

5）Milani 正常儿童发育量表：通过对自发反应和诱发反应 6 个方面的 27 项检测，对运动发育进行评定，得出运动发育率。

6）粗大运动功能评定（GMFM）：该量表将不同体位的反射、姿势和运动模式分为 88 项评定指标，共分 5 个功能区，最后得出原始分（5 个能区原始分），各能区百分比（原始分 / 总分 ×100%），总百分比（各能区百分比相加 /5），目标区分值（选定能区百分比相加 / 所选能区数）。全面评定粗大运动功能状况，被广泛采用。该量表还被修订为 66 项评定指标。

7）粗大运动功能分级系统（gross motor function classification system,GMFCS）：以自发运动为依据，侧重于坐（躯干控制）和行走功能，按照不同年龄段粗大运动功能特点，分为 I~V 级别，级别越高，功能越差。

8）Peabody 运动发育量表 2（Peabody developmental motor scale-2,PDMS-2）：是目前国内外康复界和儿童康复领域中被广泛应用的一个全面的运动功能评定量表，适用于 0~72 个月儿童，是一种定量和定性功能评定量表，包括 2 个相对独立的部分，6 个分测试，3 个给分等级，最后得出：原始分、相当年龄、百分比、标准分（量表分）、综合得来的发育商和总运动商。

2. 精细运动功能评定 精细运动功能（按精细动作发育顺序进行评定，协调性、灵巧性、眼球运动、手眼协调功能发育）、肌张力、姿势及反射等的评定。注意：对小年龄组儿童进行肌力评定比较困难，可以将评定融入游戏中，在游戏中进行评定。常用的精细运动评定量表包括：

（1）脑瘫儿童手功能分级系统（manual ability classification system for children with cerebral palsy,MACS）：适用于 4~18 岁脑瘫儿童，是针对脑瘫儿童在日常生活中操作物品的能力进行分级的系统。旨在描述哪一个级别能够很好地反映儿童在家庭、学校和社区中的日常表现，评定日常活动中的双手参与能力，并非单独评定每一只手。

（2）Peabody 运动发育量表 2（Peabody developmental motor scale-2,PDMS-2）：适用于评定 0~72 个月的所有儿童（包括各种原因导致的运动发育障碍儿童）的运动发育水平。用于精细运动功能评定的分测验包括：

1）抓握分测试：26 项，共 52 分，评定儿童应用手的能力。评定从单手抓握物体开始，逐渐发展到用双手手指的动作。

2）视觉 - 运动整合分测试：共 72 项，共 144 分，评定儿童应用视觉感知技能完成一些复杂的手眼协调任务的能力，如伸手抓住一些物体、搭积木、模仿绘画等。可以得出精细运动发育商。

（3）精细运动功能评定量表（fine motor function measure scale,FMFM）：属于等距量表，适用于 0~3 岁脑瘫儿童，可判断脑瘫儿童的精细运动功能水平，并且具有良好的信度和效度。量表分为 5 个方面,共有 45 个项目,包括视觉追踪、上肢关节活动能力、抓握能力、操作能力、手眼协调能力,每项为 0~3 分 4 个等级。

(4) Carroll 手功能评定(upper extremity function test,UEFT):又称上肢功能测试,将与日常生活活动有关的上肢动作分成 6 大类,分别为抓、握、侧捏、捏、放置、旋前和旋后,共 33 项,较全面地评定手的整体功能。

(5) Melbourne 单侧上肢评定量表(Melbourne unilateral upper limb assessment):适用于 2.5~18 岁患有先天性或获得性神经系统疾病儿童的上肢运动功能评定,脑瘫儿童是其最主要的应用人群,具有良好的信度和效度。量表包括 14 个测试项、30 个评分项,共测试关节活动度、准确度、灵巧性、流畅性 4 个运动质量要素分测试。

(6) 上肢技巧质量评定量表(quality of upper extremity skills test,QUEST):加拿大人制定,适用于 18 个月 ~8 岁痉挛型脑瘫,主要对儿童手技巧质量进行评定,多用于肉毒素注射的疗效评定。

(7) 偏瘫儿童手功能评定:包括抓握评定、双手活动时患手功能的评定、实体觉的评定等。

(8) 辅助手评估(assisting hand assessment,AHA)量表:针对 18 个月 ~12 岁偏瘫和臂丛神经损伤儿童的评定量表。该量表测试瘫痪侧上肢对双手活动的影响,在轻松的状态下观察患儿双手间传递玩具的情况。

(9) House 上肢实用功能分级法(House classification of upper extremity functional use):9 个级别的分类方法能判断上肢功能的水平和功能基线。

(10) 参照粗大运动功能分级系统而制定的精细运动分级方法(bimanual fine motor function):适用于各个年龄段的脑瘫儿童,主要特点是可以同时判断单手和双手的功能。

(11) Mital 和 Sakellarides 分级系统:用于评定拇指内收和屈曲肌群的痉挛和挛缩状态。

3. 日常生活活动能力评定 日常生活活动(activity of daily living,ADL)能力评定包括自理、功能性活动、家务及认知与交流等方面的评定。

(1) 自理活动包括进食、穿衣、个人卫生(包括刷牙、洗脸、洗澡、洗头、梳头、化妆、剃须、剪指甲等)、如厕(包括进出厕所、穿脱衣裤、大小便的控制、便后清洁、厕所冲洗)。

(2) 功能性活动包括床上运动、转移、行走、交通工具的使用。

(3) 家务方面包括购物、炊事、洗衣、打扫卫生、使用家具及家用电器、安排家庭财务等。

(4) 交流与认知方面包括理解、表达、阅读、书写、听广播、看电视、打电话、使用电脑、记忆、解决问题、社会交往等。常用的评定量表包括:

1) 儿童功能独立性评定量表(Wee function independent measurement,WeeFIM):可评定儿童功能障碍的程度以及看护者对儿童进行辅助的种类和数量。广泛应用于特殊需求儿童功能水平评定、康复计划的制订以及疗效评定。

2) 能力低下儿童评定量表(pediatric evaluation of disability inventory,PEDI):是针对儿童功能障碍开发的量表,目前在美国、荷兰、德国、日本、瑞典、澳大利亚等国家被广泛应用于评定自理能力、移动及社会功能三方面活动受限的程度及功能变化与年龄间的关系,可有效检测功能障碍儿童每个领域或能区的损伤情况、判断康复疗效、制订康复计划和指导康复训练。

适用于 6 个月 ~7.5 岁的儿童及其能力低于 7.5 岁水平的儿童。量表由功能性技巧(197 项)、照顾者援助(20 项)及调整项目(20 项)三大部分组成。评定者可通过观察儿童的实际操作能力以及询问家长、看护者有关儿童的能力情况来获得 PEDI 得分。

3）脑瘫儿童日常生活活动能力评定表：包括个人卫生动作、进食动作、更衣动作、排便动作、器具使用、认识交流动作、床上动作、移动动作、步行动作共 9 部分、50 项内容。

4. 交流能力评定 交流能力评定包括理解能力和表达能力的评定。可依据 Gesell 发育量表、贝利婴儿发展量表中智力量表、S-S 语言发育迟缓评定、构音障碍评定量表中有关交流能力部分的得分做出评估。

5. 主要生活领域的评定 生活领域的评定包括教育和经济生活的评定。教育评定是指评定患儿接受教育的情况。经济生活的评定是指评定患儿独自或同他人一起时，有目的、持续地参与活动，使用物品、玩具、材料或游戏程序的能力，主要是对患儿游戏能力的评定。

6. 社会交往技能评定 社会交往技能包括适应行为、两人之间的关系、集体中的人际关系、规则的遵守等评定。其中心理行为评定包括情绪、自制力、自我概念、行为等评定。常用的量表包括：

（1）文兰适应行为量表（Vineland adaptive behavior scale, VABS）：适用于 0~18 岁。包括交流沟通、生活能力、社会交往、动作能力及问题行为 5 个分测验。评定时可根据特定的目的选择全部或其中某个分测验。

（2）婴儿 - 初中生社会生活能力评定：适用于 6 个月至 14 岁的儿童，包括独立生活、运动能力、作业能力、交往能力、参加集体活动、自我管理能力 6 个部分的 132 个项目。由家长或照料人根据相应年龄逐项填写，≥10 分为正常。

（3）儿童适应行为评定：用于评定儿童适应行为发展水平，适用于 3~12 岁智力障碍儿童及健康儿童。包括独立功能因子（感觉运动、生活自理、劳动技能和经济活动 4 个分量表），认知功能因子（语言发展和时空定向 2 个分量表），社会 / 自制因子（个人取向和社会责任 2 个分量表）。5 岁以下儿童可免评劳动技能和经济活动分量表，此量表做零分处理。7 岁以上健康儿童可免评感觉运动分量表，此分量表按满分计算。对有躯体或怀疑智力障碍儿童则不能免去该分量表的评定。适应行为离差商（adaptive development quotient, ADQ）大于等于 85 为适应行为正常，70~84 为适应行为边界，小于等于 69 为适应行为缺损。

（六）环境评定

环境（environmental）评定主要是指针对脑瘫儿童矫形器和辅助用具的评定、家庭环境评定和社区人工环境评定。针对脑瘫儿童的功能水平，主要对其即将回归的环境进行实地考察、分析，以了解儿童在实际生活环境中活动完成情况、舒适程度及安全性，准确找出影响其活动的因素，向儿童所在的家庭、社区（包括幼儿园、学校）及政府机构提供环境改造的适当建议和科学依据，最大限度地提高其功能水平和独立性。

1. 辅助器具评定 辅助器具评定应结合儿童的身体功能与结构，根据活动、参与等需求目标，对预选的辅助器具进行评定。评定辅助器具对儿童身体功能的要求，平衡辅助器具作用与儿童需求之间的差异。先进行试用以了解辅助器具能否满足儿童的需要。使用辅助器具进行训练后需再次评定，以了解是否达到了预期的作用，儿童能否正常使用，是否需要改良，有无安全方面的顾虑等，如存在问题应及时进行处理。

2. 家庭环境评定 家庭环境是儿童主要的活动环境，大部分设施几乎都与儿童的活动有关。障碍儿童回归家庭后，或多或少存在不同的功能障碍，因此，家庭环境必须有针对性地进行设计和改造，符合无障碍要求，达到使儿童在室内的活动安全、高效和舒适的目的，才能方便其生活。

评定可以根据调查问卷与儿童及其家长交谈,必要时进行家访,家访时儿童及其家长应在现场。观察的主要内容包括两大部分,即住宅的外部结构和内部结构,主要考察入口、楼梯、地面、家用电器的安全性、浴室安全性、电源插座的位置、电话及紧急出口等。

3. 社区人工环境评定 在社区环境评定中,障碍者能否利用交通工具以及各种社区服务是两个重点。人行道、斜坡、扶手、路边镶石、台阶、入口、走廊、洗手间、公用电话使用等都必须符合无障碍原则,便于特殊需要儿童使用。

(七)其他方面的评定

脑瘫患儿还可共患言语 - 语言障碍、听力障碍、视觉障碍、智力障碍、心理行为异常等,因此,应根据患儿临床表现和需求,进行言语 - 语言、听觉、视觉、智力、心理行为评定和步态分析等,同时进行日常生活活动能力及独立生活能力、学习能力、交流能力、辅助器具使用情况、家庭及学校环境等的评定。可以根据儿童发育不同阶段的关键年龄所应具备的标准,参考和应用各类量表以及相关设备进行评定。

(八)ICF-CY 评定

ICF-CY 是 WHO 所倡导的,广泛适用的评定系统及康复理念的框架模式。目前,国际上已有国家应用于脑瘫评定,我国刚刚起步,正在探索建立脑瘫评估核心模板以及信度和效度的相关研究,尚未形成成熟经验。提倡应用 ICF-CY 的理念认识小儿脑瘫及其相关因素,采取全面、正确的康复措施。

(庞 伟 李 鑫)

第三节 康 复 治 疗

一、康复治疗原则

脑瘫康复的目标是,通过医疗、教育、职业、社会、工程等康复手段相结合,集中式康复与社区康复(包括家庭康复),公办康复与民办康复途径相结合,中西医康复治疗理论与技术相结合等方法,使脑瘫儿童在身体、心理、职业、社会等方面的功能达到最大限度的恢复和补偿,力求实现最佳功能状况和独立性,提高生活质量,使其同其他公民一样,平等享有各种机会以及参与社会、分享社会和经济发展成果的权利。

(一)早期发现异常、早期干预

早期发现异常、早期干预是取得最佳康复效果的关键。婴幼儿时期的脑生长发育快、代偿性和可塑性强,是学习及康复治疗效果的最佳时期。婴儿出生后应定期进行体检,一旦发现运动发育落后、姿势异常、肌张力异常、反射异常或运动模式异常等发育神经学异常的表现,即应进行早期干预。早期干预可以选择在儿童康复机构,也可以在医生的指导下在社区或家庭开展,但干预方法应科学、得当。早期干预不等于脑瘫诊断的扩大化,早期干预的儿童仅有部分难以阻止其最终发展为脑瘫。

(二)综合性康复

1. 促进身心全面发育 脑瘫儿童,尤其是小年龄组儿童,与其他儿童一样正值生理功能、心理功能、社会功能形成的初级阶段,应高度重视包括感知、认知、语言、社会交往、情绪、情感、行为以及运动功能的全面发育,采取丰富多彩的康复手段,以功能为核心开展康复治疗。

2. 开展综合康复 最佳康复效果的实现,应以患儿为中心,各科专家、治疗师、护士、教师、社会工作者、家庭成员等共同制订全面、系统的康复治疗计划,进行相互配合的综合性康复。

(1)康复方法多样化:避免康复训练方法单一、乏味,应选择适应患儿个体状况、身心发育及生理需求,丰富多彩的康复方法和途径。除物理治疗、作业疗法、语言治疗、中医治疗外,应重视和开展音乐治疗、游戏治疗、体育治疗、马术治疗、多感官治疗、水疗、引导式教育、母婴小组互动等不同方法,以满足脑瘫儿童身心发育需求,促进其全面发育。但要避免"过度"治疗,在康复治疗项目选择以及总量控制上恰到好处,避免儿童接受超负荷的训练。

(2)中西医结合康复:祖国医学已有几千年的历史,近30余年,我国儿童康复工作者积极探索和实践,将中医理论和技术与现代医学的理论和技术有机结合,并应用于小儿脑瘫的康复治疗,取得了一些经验和成绩,但仍未实现真正意义上的中西医结合,尚未取得突破性成果。应积极倡导中西医结合,为获得最佳康复效果,为世界脑瘫康复事业作出重要贡献。

(3)内外科结合康复:以康复训练为主渠道,正确选择手术适应证及手术术式。增强外科医生对脑瘫诊断分型、治疗原则以及康复治疗技术的了解,提倡内外科医生的会诊制度及信息交流,严格选择手术适应证,紧密配合康复训练,科学有序地开展我国小儿脑瘫康复工作。

(4)辅助器具及矫形器的应用:康复机构及社区康复不仅应具有正确选择、应用辅助器具及设备的能力,还应提倡设立辅助器具制作部门或工作室,医生、治疗师根据患儿需求提出要求,本机构或部门能够有针对性地自行设计制作辅助器具或矫形器,对于提高和改善各项功能、保障康复效果十分重要。

(5)管理及护理:小儿脑瘫的护理与管理主要由护士及家人承担,护理和管理作为全面康复的一部分,对提高康复效果、实现全面康复具有重要意义。对于患儿环境、精神、睡眠、饮食的合理调整,日常生活的管理及抱姿、携带、移动方式,制作和选择简易的防护用具及辅助器具,改善日常生活活动能力,提高患儿的交流、理解、交往能力和智力水平,调整患儿及家长的心理状况,开展特殊的游戏等都应给予重视,对护士、家长和看护者的培训也应加强。

(三)与日常生活相结合

除了规范的康复训练、护理和管理外,还要培训家长和看护者,开展家庭康复。注意患儿的营养状况、免疫功能、生活环境和条件,预防合并症及并发症。制作和采用适于家庭康复的简单辅助器具,开展贯穿日常生活活动的康复训练,不仅使患儿学会日常生活能力,而且将康复训练的理念和方法与日常生活相结合,不断巩固康复效果,提高患儿应对自我及环境状况的能力,学会和掌握在日常生活中如何实现最佳功能的方法及自我控制能力。

(四)遵循循证医学的原则

小儿脑瘫康复治疗要遵循循证医学的原则,加强科学研究和临床探索,防止在未经科学检验的基础上,盲目地强调某种方法的"奇妙性"。防止滥用药物、滥用某些仪器设备及临床治疗方法。要重视和发挥康复医学的团队作用,以促进脑瘫儿童身心发育为目标,提高各项功能为核心,综合康复为手段,集中式康复与社区、家庭康复相结合的方式为途径,循证医学为原则,加强基础及临床研究,科学有序地开展我国小儿脑瘫康复。

(五)早期开展教育康复

对脑瘫儿童进行康复治疗的同时,应高度重视实时开展教育康复。应设法在康复机构中及时开展特殊教育、学前教育及小学教育,应与家长及教育机构紧密配合,为脑瘫儿童能够接受适龄、适当教育创造条件,实现脑瘫儿童的全面康复。

(六) 康复训练与游戏相结合

脑瘫儿童同样具有儿童的天性,需要趣味、游戏、轻松愉快的氛围,需要引导、诱发,不断感知、感受、反复学习和实践,从而建立正常模式,促进身心发育。患儿按照自己的节奏和喜好自由地动手动脑、玩耍表达,在游戏中释放压力,促进情绪和脑的发展。游戏是患儿学习的最好途径,在康复训练中贯穿游戏,使治疗活动更有趣味,增加脑瘫儿童康复训练的兴趣和主动性。有关儿童情绪发展的研究发现,游戏可促进情绪的发展。脑科学研究者提出,儿童游戏的早期经验使脑成形,并使其具有独特的神经结构,对儿童的智力水平起重要作用。游戏介于训练与真实生活之间,有利于脑瘫儿童把所学的技能转移、应用到实际生活中去。

(七) 集中式康复与社区康复相结合

社区康复可以为脑瘫患儿在自己熟悉的环境中提供有效的、快捷的康复治疗。此种形式既适合城市,也适合农村。正确的社区康复训练为脑瘫儿童康复提供了一个经济、易行、有效的方法,能使更多的脑瘫儿童及早得到康复。社区康复有专业康复工作者的指导,把专业治疗融于患儿的社区环境和日常生活中,家长积极参与康复训练,可以提高脑瘫儿童全面康复效果。

二、不同年龄段康复治疗策略

脑瘫儿童正值生长发育时期,不同生长发育阶段具有不同的生理、心理及社会功能特点和发育规律,不同的功能障碍特点及程度,所处环境也会随着年龄的增长而变化。因此,应根据不同年龄段脑瘫儿童特点,制定正确的康复治疗目标,选择恰当的康复策略。

1. **婴儿期** 应创造条件,建立并发展其感知觉、语言、智力、社会及行为功能,以促进全面发育。以神经发育学疗法、感觉运动与感觉整合技术为主,使其建立初级和基本的运动功能。应注意康复训练的频率不宜过高,避免对患儿家长产生过多的负面刺激,康复训练项目选择不宜过多,以保证患儿有充分恢复体力、休息和玩耍的时间。不宜频繁更换治疗师,以使患儿熟悉、适应和配合治疗师的治疗。应及时发现是否共患视觉、听觉、癫痫、脑积水、行为异常、智力低下等问题,以便及早采取措施,进行早期干预与治疗。

2. **幼儿期** 此期患儿智能、语言、思维和社交能力发育日渐增速,异常发育的趋势也日趋明显,是迅速形成自我运动模式的关键时期。康复治疗方法恰当与否,都将产生巨大的、可能影响一生的正向效应或负向效应。因此,此期康复目标的正确设定,有效康复措施的实施极为重要。此期康复治疗的重点应是,发展运动功能,重视心理、社会功能发育,采取丰富多彩的康复治疗措施。应适当增加康复治疗的种类,加强精细运动及 ADL 的训练,建立良好的医患关系,提供充分自由玩耍、探索及与外界接触交流的机会。应积极促进自主运动功能的建立,康复训练仍然是不宜过劳,适当休息后再治疗。此期可根据需求,适当选择应用神经阻滞技术等。此期,家长应在康复团队中发挥重要作用。

3. **学龄前期** 此期患儿已经具备了一定的运动、移动、控制能力及运动技巧,一定程度的主动运动能力,以及智能、语言、思维和社交能力,一定的适应环境能力、主动学习能力、不同程度的学习技巧性和操作性运动能力等。此期的康复目标主要是为入学作准备,可选择采用引导式教育、马术治疗、强制性运动疗法、核心力量训练、水疗等方法,将生物力学原理和方法引入训练。适当增加或调整变化康复治疗的频率,但仍应注意不间断、避免过强的康复治疗。此期的康复治疗更应强调主动运动训练为主。

4. 学龄期 此期的主要目标是适应学校的环境,学会独立,培养实施计划和处理自我面对的问题及需求的能力。此阶段已经从以初级运动学习为重点转向认知与文化的学习,应减少运动功能康复训练的频率或不进行连续的康复治疗。康复治疗的重点应放在学会如何使用辅助用具,如何增强自理能力和学校学习能力等。精细运动、ADL 可能更为重要,设计和开展文娱体育训练,如马术治疗、游泳训练、自行车训练以及滑冰、球类、跳舞等训练十分有益。应采取多种措施,防止诸如挛缩、脊柱侧凸等继发性损伤的发生和发展,选择应用神经阻滞技术以及外科治疗等技术。重症患儿仍可沿用学龄前期康复治疗方案,以运动功能的学习和训练为重点。应适应社区活动,积极参与社会活动。家长和社区对这一时期脑瘫儿童的特点及康复需求的理解与配合,对于患儿的康复效果以及健康成长至关重要。

5. 青春期 此期为从儿童向成人的过渡时期,提高日常生活活动能力,扩大社会交往范围,使其将已获得的功能泛化至日常生活和社交活动中,职业前培训等尤为重要,为进入社会作准备。此期应重视环境的改善、辅助器具的配备及使用。对于严重畸形、挛缩等二次损伤导致功能障碍或护理困难者,建议采用手术治疗。

三、制订康复目标和治疗计划

1. 设定治疗目标 治疗目标分为近期目标与远期目标 2 种。

(1) 近期目标:近期目标是经过治疗,预计在短期内达到的目标,一般设定为经过 4~8 周的治疗可达到的功能目标。以运动发育为例,如经过 4 周头颈部控制训练可达到竖颈功能,经过 6 周翻身运动训练可完成翻身运动等。近期目标要根据初期评定确定的身体功能与结构、活动与参与能力的主要障碍而设定康复治疗目标,同时结合患儿个人因素、家长、生活环境和教育环境等因素,选择患儿日常生活中最需要的、尽可能主动性的、具有功能性和参与性的目标。随着治疗的进程,注意患儿对于治疗的反应,逐次进行中期评定。近期目标也要根据逐次评定的结果重新调整,每一次的近期目标都为下一步的治疗做准备。

(2) 远期目标:远期目标是经过 1~2 个疗程的治疗,预期能达到的目标,一般设定为经过 3~6 个月的治疗可达到的功能目标。远期目标的设定必须结合患儿的日常生活活动能力、家长的治疗愿望、年龄相对应的教育环境等因素,远期目标是对患儿现有能力及评估结果的初期预后,也为治疗进程中治疗计划的调整做出整体治疗方向。

2. 制订治疗计划 小儿脑瘫康复治疗属于康复医学范畴,因此要遵循康复医学的规律,并符合儿童生长发育特点和需求,采取综合康复治疗的方法,根据每个患儿的情况而选择和制定康复治疗的方案。治疗计划包括总体治疗计划和各康复治疗师的具体康复治疗计划。

(1) 总体治疗计划:总体治疗计划是康复医师根据患儿的病史、体格检查及初期评定结果,针对身体功能和结构障碍、活动和参与障碍,制定的康复治疗处方。计划中应明确患儿的整体情况,所达到的发育水平,存在的功能和能力障碍,明确写出该患儿应做哪些康复治疗和护理。康复医师将总体治疗计划下达给各位康复治疗师,康复治疗根据患儿的总体情况制订其具体康复计划。

（2）具体康复治疗计划：各康复治疗师针对患儿相应的功能障碍，结合患儿个人因素、家庭环境和教育环境因素，制订具体的康复治疗计划。康复治疗计划中应明确针对患儿哪项功能障碍而做哪种康复训练项目，以及该项目的强度、次数、治疗时间等。

四、康复治疗方法

遵循康复医学的规律，并符合儿童生长发育特点和需求，采取综合康复治疗方法，根据每个患儿的情况选择和制定康复治疗的方案。治疗方案应由康复治疗团队共同商定，包括康复医师、治疗师、护士、家属及患儿参加。康复医师起主导和协调作用，康复团队成员实施康复治疗具体措施起到关键作用，患儿的个人因素和家长的治疗期盼都应考虑到治疗方法的选择依据中。

（一）物理治疗

物理治疗（physical therapy，PT）包括物理因子疗法和运动疗法。

1. 物理因子疗法 包括功能性电刺激疗法的经皮神经电刺激法、神经肌肉电刺激法、单极运动点刺激法、仿生物电刺激法、生物电子激导平衡疗法等；传导热疗法的石蜡疗法、热袋温敷法、温热罨（蜡）包疗法、Kenny 湿敷温热法、蒸汽疗法等；水疗法的涡流浴、伯特槽浴、步行浴、水中运动的头部控制、缓解肌紧张、呼吸的控制、增强平衡能力、最基本的游泳运动、水中功能训练等；冷疗法；生物反馈疗法的肌电生物反馈疗法、脑电生物反馈疗法等；重复经颅磁刺激等。上述各类治疗中，水疗最为广泛应用和提倡。水疗是将流体力学和运动学相结合，既是物理因子治疗，又是运动治疗，综合应用水与人体、教与学、动机、挑战、机体动力学、游泳技术动作等水中康复训练的方法。利用水的浮力、水波的冲击、水温的刺激、机械刺激、化学刺激，可以使患儿肌肉松弛，缓解痉挛，改善关节活动，从而使患儿能够在水中比较容易地进行自我控制，在抗重力状态下调整姿势以及完成各种正常姿势和运动；增强肌力，改善协调性，提高平衡能力，纠正步态等。水的压力还可以促进血液循环，促进胸腹的运动使呼吸运动加快，改善呼吸功能，增强患儿的抵抗力，促进神经系统的发育。目前较有争议的物理因子治疗包括高压氧及体外反搏治疗，对其适应证的选择，治疗时机、疗程、不良反应等存在不同意见，缺乏循证医学的有力依据。

2. 运动疗法 运动疗法（therapeutic exercise）是采用主动和被动运动，通过改善、代偿和替代的途径，旨在改善运动组织（肌肉、骨骼、关节、韧带等）的血液循环和代谢，促通神经肌肉功能，提高肌力、耐力、心肺功能和平衡功能，减轻异常压力或施加必要的治疗压力，纠正躯体畸形和功能障碍。

（1）方法及技术：小儿脑瘫的康复治疗广泛应用运动疗法，涵盖了运动疗法的所有内容，如：主动运动的随意运动、抗阻力运动；助力运动；被动运动；诱发运动；等长运动；向心性及离心性等张运动；等速运动；放松性运动；力量性运动；耐力性运动；局部运动；整体运动；徒手运动；器械运动；关节松动技术；软组织牵伸技术；肌力训练技术；牵引技术等。神经生理治疗技术中神经发育学疗法（neurodevelopment therapy，NDT）及神经易化技术被广泛采用，包括：Bobath 技术、Vojta 技术、Rood 技术、Brunnstrom 技术、本体感神经肌肉促进技术（proprioceptive neuromuscular facilitation，PNF）、Temple Fay 技术、Domain 技术、Phelps 技术等。引导式教育（Petö 疗法）于 20 世纪 80 年代后期引进，目前日益受到重视并被采用；运动学习被不同程度地应用。其他技术有强制性运动疗法、减重步态训练、平衡功能训练、借助于辅助器具的训练等。除上述技术与方法外,近年将核心稳定性训练、悬吊训练、运动控制理论及任务导向性训练等先进康复技术引入脑瘫康复中,使康复效果更加显著。

（2）基本原则

1）遵循儿童运动发育的规律促进运动发育。

2）在抑制异常运动模式的同时,进行正常运动模式的诱导。

3）使患儿获得保持正常姿势的能力。

4）促进左右对称的姿势和运动。

5）诱发和强化所希望的运动模式,逐渐完成运动的协调性。

6）康复训练前对肌张力的缓解。

7）增强肌力。

8）对于功能障碍的处理。

9）对于肌肉-骨骼系统的管理。

10）根据需求采用目前国内外公认的技术：以主动运动及诱发运动为主。

（3）要点及特点：主要包括头部的控制、支撑抬起训练、翻身训练、坐位训练、膝手立位和高爬位的训练、站立和立位训练、步行训练、步态改善和实用性训练等。应遵循运动疗法的特点,不仅要依据直观观察到的障碍纠正异常姿势和异常运动模式,更要重视功能的建立；不仅要解决局部问题,更要提高整体运动功能；适当进行被动运动训练,但主要应采用诱导运动、主动运动以及运动感知与运动认知等使患儿学习建立和巩固所期待的功能的训练；训练中应高度重视针对性、个性化、多系统、多角度训练的原则；训练中一定要注重多种技术与方法的联合运用；康复训练要避免过度治疗。

（二）作业疗法

我国小儿脑瘫的作业疗法（occupational therapy,OT）较物理治疗开展得晚,大多开始于20世纪90年代,目前仍然处于学习、不断加深理解与应用阶段。作业疗法是指有计划、有针对性地从患儿日常生活、学习、劳动、认知等活动中,选择一些作业,对患儿进行训练,恢复和学习各种精细协调动作,解决生活、学习、工作及社交中所遇到的困难,取得一定程度的独立性和适应性。作业治疗师的目的,是使脑瘫患儿逐渐认识自己的障碍和能力所在,学会和养成对自身问题的处理能力。除一般概念的作业疗法外,感觉统合训练亦归类于作业疗法范畴。

1. 方法及技术

（1）姿势控制：按照儿童发育的规律,通过包括游戏在内的各种作业活动训练,保持患儿的正常姿势,是进行各种随意运动的基础。

（2）上肢功能训练：上肢的功能发育,随意运动能力,是生活自理、学习以及将来能否独立从事职业的关键。通过应用各种玩具,以游戏的形式促进患儿正常的上肢运动模式和视觉协调能力；通过使用木棒、鼓棒、拔起插棒等方法,促进患儿手的抓握能力；矫正患儿拇指内收。

（3）促进日常生活动作能力：作业疗法的最终目的是达到患儿的生活自理能力。促进运动发育、上肢功能、感知认知功能的训练,应与日常生活动作训练相结合。如训练饮食动作时需要头的控制、手眼协调、手的功能、咀嚼、吞咽时相应部位的运动；训练更衣动作、洗漱动作、排泄动作、洗浴动作、书写动作等。

（4）促进认知功能的发育：进行作业疗法,可以促进浅感觉和深感觉的发育,改善儿童对身体部位和形象的认识,提高感知觉及认知功能。

(5) 促进情绪的稳定和社会适应性:身体功能障碍越重,行动范围越受限,经验越不足,社会的适应性越差。应从婴幼儿起,调整其社会环境,通过游戏、集体活动来促进脑瘫患儿的社会性和情绪的稳定。

(6) 辅助器具、矫形器、移动工具的使用:包括进食用自助具、整容用自助具、更衣用自助具、如厕入浴自助具、家务用自助具、交流用自助具、休闲活动、其他动作、矫形器(上肢)、轮椅等。

(7) 环境改造:参见第二章第三节"二、常用的儿童作业疗法"环境改造部分内容。

2. 要点及特点

(1) 康复对象:不仅应针对脑瘫患儿上肢、手功能等问题,也应注意脑瘫患儿的共患问题如行为异常、孤独症、学习障碍、注意缺陷多种障碍、精神发育迟滞等问题。从不熟悉小婴儿的康复方法与技巧,到逐渐熟悉和熟练康复。

(2) 技术应用:应从更多地注意上肢结构性障碍,转向功能训练;从简单问题的处理,如姿势、关节活动度、肌力和耐力、负荷体重、粗大及精细运动等,转向综合性处理,如感觉输入及反馈、控制和协调、ADL、技能、心理调整、适应状态、交流、认知、手功能等。近年将强制性运动疗法、手-臂双侧强化训练、镜像视觉反馈疗法、运动想象疗法等先进康复技术引入脑瘫儿童的作业疗法中,使康复效果更加显著。

(3) 康复形式:从死板、单一发展为与游戏相结合,具有人性化、互动性、趣味性等特点。

(4) 辅助器具:从单调、简单化,专门机构制作,转变为可以自行设计和自制,针对性强、多样化等特点。

(三) 言语障碍的矫治

虽然言语治疗(speech therapy,ST)已逐渐在各地开展,但普及程度与水平存在较大差别。我国很多机构已经能够应用中西医结合方法(如结合头面部相关经络的疏通及穴位按摩),较好地解决了流涎、咀嚼、吞咽等问题,运用计算机辅助设备的言语训练、采用替代言语交流的辅助器具等也已不同程度地开展。

言语障碍的矫治实际上是指言语及交流障碍的矫治。脑瘫患儿约有 80% 具有不同程度的言语障碍。其发生机制为:语言发育迟缓、发音器官功能障碍、交流意愿障碍及其他障碍所致。特点为:语言发育迟缓和/或构音障碍。

1. 基本原则

(1) 最大限度地降低导致障碍的原因。

(2) 确定目标,制定系统训练方案。

(3) 采用多种训练方法。

(4) 强调正确发音,使用规范语言。

(5) 语言训练结合实际,具有实用性。

(6) 采用简捷方法进行训练。

(7) 个别训练与集体训练相结。

(8) 早期治疗。

(9) 家庭成员参与。

(10) 辅助或替代语言交流工具的使用。

2. 方法及技术

（1）日常生活交流能力的训练：日常生活交流能力训练应尽可能帮助患儿参与家庭和社会活动，鼓励他和其他小孩一起玩，鼓励他像其他孩子一样活动，增进其社会交往的能力。注意不要把表达的手段只限定在言语上，要充分利用手势语、表情等可能利用的随意运动，将其作为日常生活交流的手段，也作为促进语言发育的基础。在日常生活活动中，让患儿的语言产生分化和泛化。

（2）进食训练：儿童的进食训练可以提高口腔诸器官的协调运动功能，这对构音运动有很大的促进作用，可以说进食训练是发音训练的基础。

（3）构音障碍训练：吞咽障碍训练如脑瘫患儿因口腔、咽、食管等吞咽器官发生病变，出现进食障碍。吞咽障碍训练包括吞咽器官运动训练、感觉促进综合训练、摄食直接训练、对吞咽障碍患者及其家属的健康教育及指导等。

（4）语言发育迟缓训练：根据每个儿童语言发育迟缓检查、评价结果、语言特征来制定训练目标及方法。从检查结果确定患儿处于哪个阶段水平，就把此阶段定为开始训练的出发点，设定训练内容。患儿通过学习已掌握了某一阶段的部分内容，则可以学习这一阶段的其他尚未掌握的内容，并以此为基础逐渐扩展本阶段的学习内容。如果横向扩展训练患儿已经完成并达到目标，则训练转向下一阶段。训练方法包括未学会言语符号儿童的训练、手势符号训练、扩大词汇量训练、词句训练、语法训练、表达训练、文字训练、交流训练等。

（5）构音器官运动训练：是改善脑瘫患儿呼吸和发音功能的训练，不同类型脑瘫患儿的训练重点不同。应具体情况具体分析，制订训练计划时，要考虑全面，并应在抑制异常姿势、反射的条件下进行，原则是先易后难。

（6）构音训练：脑瘫儿童的构音障碍个体差异很大，按照先元音后辅音，然后是单词、句子、短文的顺序进行训练。在构音训练的同时，还应注意以语言发育的阶段为基础，制订具体的训练计划，进行治疗。训练中要遵循横向扩展，纵向提高的原则，如对事物名称的控制。

（7）利用语言交流辅助器具进行交流的能力训练：交流板或交流手册是将日常生活中的活动通过常用的字、图片或照片表示出来，儿童通过指出交流板上或交流手册中的字或图片表明自己的意图。交流板可以包括图画板、字板、词板和句子板等多种形式。交流手册相对于交流板更便于随身携带，而且其内容更丰富一些，在一定的条件下，儿童可以凭借交流手册达到与他人"交谈"的目的。

（8）小组语言训练：可为患儿提供相互了解、学习、合作的机会，能够使患儿之间相互模仿、修正与强化自己的行为，逐渐增强社会适应能力，建立语言能力和社会交往能力。

（四）药物及手术治疗

1. 药物治疗　主要针对脑瘫患儿的共患损害。必要时可选择抗感染药物、抗癫痫药物、降低肌张力的药物（地西泮、巴氯芬口服或鞘内注射等）、抑制不自主运动的药物（左旋多巴和盐酸苯海索等多巴胺类药物）、神经肌肉阻滞剂、各类神经生物制剂等，其中 A 型肉毒毒素（botulinum toxin A，BTX-A）应用较为广泛。在各类药物治疗中，神经生物制剂、神经阻滞技术、巴氯芬等药物尚缺少有力的循证依据。

A 型肉毒毒素注射是一种较安全、有效的缓解痉挛的治疗技术。有研究显示 BTX-A 可短期内明显增强上肢功能，明显提高下肢功能并改善步态，缓解下肢痉挛的效果优于缓解上肢痉挛的效果。BTX-A 的剂量必需个体化,取决于靶肌肉大小,临床推荐剂量儿童为 2~6U/kg,有文献报道可以达到 12U/kg。每个儿童最大剂量 300U,单个注射部位最大剂量 <50U,最大注射容量 <0.5ml(<50U)(0.1ml-10U;1ml-100U),治疗间隔为 6~12 个月,为了避免免疫抵抗作用,一般在 3 个月内不能重复注射。乙醇、苯酚局部注射可配合 BTX-A 用于缓解脑瘫患儿局部痉挛。

有研究显示短期应用地西泮联合丹曲林可缓解脑瘫患儿的全面痉挛,可改善腱反射、剪刀步态和日常生活活动能力。巴氯芬为 γ- 氨基丁酸(GABA)受体激动剂,GABA 是神经突触前抑制的主要神经递质。开始剂量 1~2mg/kg,3 次 /d,口服巴氯芬可缓解脑瘫患儿的痉挛和改善运动功能,但仍有一些争议。

神经生长因子具有促进神经元存活、轴突定向再生、髓鞘生成等作用,促进感觉、运动和认知功能恢复,有研究显示神经生长因子可提高婴幼儿的运动和智力发育,改善脑瘫患儿肌张力、姿势异常和反射异常,但缺少大样本研究的循证医学依据。

2. 手术治疗 我国于 20 世纪 90 年代开始采用脊神经后根切断术(selective posterior rhizotomy,SPR;selective dorsal rhizotomy,SDR)治疗脑瘫,以降低重症痉挛型脑瘫的下肢肌张力。手术要求严格选择适应证,应是痉挛型脑瘫患儿且具备下肢运动功能。作为替代 SDR 手术的巴氯芬鞘内注射(intrathecal baclofen therapy,IBT)于近些年被采用,但仍存在价格昂贵等问题,在我国尚未被广泛应用。在我国开展较为广泛的手术包括肌肉、肌腱和骨关节矫形手术,目的是改善功能,矫正局部畸形和挛缩,减少痛苦,易于护理。周围神经切断术、神经核团立体定向毁损术等也有开展。提倡外科医生与康复科医生、康复治疗师及相关人员的合作,做好手术适应证的选择、手术与康复训练的结合、术后以及矫形器的应用等。

(1)基本原则:在脑瘫患儿的生长过程中选择和应用相应的手术和非手术治疗方法。采用何种治疗方法的临床判断尤为重要,治疗方案应因人而异,如每个脑瘫患儿都有不同的功能需求,不同程度的肌张力和骨骼、肌肉的畸形等。

首先,要倾听脑瘫患儿家长及治疗小组成员的意见,正确确立符合脑瘫患儿实际情况的目标及初步治疗方案。治疗目标主要应归纳为促进运动功能,防止或矫正畸形,防止后期的关节运动障碍。

其次,在选择治疗方案之前,要进行系统和必要的物理检查,如关节被动运动范围测量、肌张力测定、肌力测定和平衡与协调功能的测定等。粗大运动功能或其他运动功能测定也是重要和必要的检查。目前,利用先进的步态分析装置评估动态运动功能障碍为医疗方案的选择提供了更多的信息,补充了物理检测方法所不能测定的功能状况。

最终,邀请各学科的医师和治疗师共同会诊,将所有临床检查结果、运动功能测定指标及动态的步态检测结果综合起来判断,以便确定手术或者非手术的治疗方案。

(2)脑瘫患儿常用的手术方法:痉挛型四肢瘫脑瘫患儿往往起初呈现某种肌群延长的活动期,或在另一个正常非活动期也出现活动,久而久之造成拮抗肌痉挛及关节、肌肉的僵硬。手术的基本原则就是削弱过度的肌肉活动期或跨期阈的活动期,从而降低痉挛的程度。这些需要手术的肌群往往是跨双关节的,大部分时间内为离心性延长关节之间存在的相互依赖性和协调性。表 4-4 列举和总结了常见手术方法和适应证。

脑瘫手术后的康复原则是尽快让接受手术的患者进行活动。往往术后 2~3 天受创伤的肌群得到一定的恢复便可采取康复治疗措施。

表 4-4　常见脑瘫手术适应证和方法

脑瘫畸形（下肢）	手术适应证	手术方法
髋关节内收畸形	髋外展 <20° 步态分析：动态的髋内收增加（剪刀状步态）	股内收肌延长术
髋关节屈曲畸形	托马斯征（+）>15° 髋屈曲活动 <85° 有显著的屈膝运动 步态分析：骨盆前倾角增加，伴有动态的屈髋及髋伸肌群力矩增大 X 线片：骶骨股骨干角 <45°（正常 45°~65°）	髂腰肌延长松解术
膝关节屈膝畸形	单侧腘窝角 >40° 单腿直腿抬高 <60° 快速牵张反射显示腘绳肌高度紧张 步态分析：在站立相早期屈膝活动度增加，站立相中期及摆动相晚期，膝伸肌的力矩增大	腘绳肌内侧头的延长松解术
膝关节僵直畸形	易拉尔试验（+） 膝关节活动范围受限 步态分析：①肌电图显示股直肌在摆动期中期活动；②摆动相膝关节屈曲峰值降低并出现的时间推迟	股直肌远端转移术
踝关节跖屈畸形 （足下垂，尖足步态）	在膝关节屈膝 90°时，踝关节背屈困难，小于 0° 在膝关节屈膝 90°时，踝关节可背屈至少 0° 往往伴有踝阵挛 步态分析：①增加踝跖屈活动（站立相和摆动相）；②出现早期小腿三头肌的力矩；③肌电图显示早期小腿三头肌的活动	跟腱延长术 腓肠肌松解术
马蹄内翻足	保守治疗失败后 应用肌电图判断是胫前肌或者胫后肌的痉挛造成的还是两者同时造成的 胫前肌肌力 4 级以上，胫后肌肌电图显示站立相过度活动 胫前肌肌力较弱（<3 级），胫后肌肌电图显示摆动相有活动	胫前肌分离转移术或者胫后肌分离转移术 胫前肌分离转移术加上胫后肌松解延长术 胫后肌分离转移术
足外翻	踝足矫形器具失败后 造成功能障碍，有时伴有踝足严重的疼痛 仔细进行检查（X 线片和物理检查），区别踝关节外翻还是后足跟外翻 手术指征一：①如果后足跟外翻非常僵硬，不能用手法被动纠正，而中足外展容易矫正的话；②伴有明显踝足关节的韧带松弛；③或者踝下关节融合后仍没有持续性足外翻 手术指征二：①跟骨外侧截骨延长术失败后；②青少年严重的足外翻并伴有踝足关节韧带显著松弛	跟骨外侧截骨延长术（常见） 距骨，跟骨融合术（踝下关节融合术）（少见） 跟骨截骨内移术（有时）

续表

脑瘫畸形（下肢）	手术适应证	手术方法
下肢旋转畸形	髋关节内旋角异常 CT 测量骨前倾角 >50° 步态分析：显著增加的髋关节旋转角度伴有显著的膝关节外旋，足前行角度内旋增加或者中立位	远端股骨截骨旋转术（越来越多见）
	尤其是伴有髋关节外翻畸形和髋关节脱位时，往往患儿已经达到骨生长成熟期	近端股骨截骨旋转术
	胫骨外旋畸形表现为异常的足 - 股角夹角（正常为 10°外旋）和异常的内外踝轴向角（正常为外翻 25°） 步态分析：增大的膝外翻和外旋足前行角	胫骨远端截骨旋转术

对脑瘫患者治疗方法的理解有赖于对各关节生物力学相互作用的认识，以及对正常儿童生长发育过程及其变化规律的掌握。生物力学和功能的异常程度、肌张力和肌痉挛的起伏变动、协同肌和拮抗肌的肌力失衡大小、异常的肌肉活动和外部作用力都决定了运动的功能和效率。总的治疗趋势，包括早期最大限度地降低痉挛组织畸形的发生，降低外科手术密度和改善功能。外科手术也趋向于更多地矫正由于骨骼畸形而引起的生物力学的紊乱，尽量减少软组织的创伤性手术。因为肌力的平衡影响到作用力的大小，从而关系到各个关节的功能发挥。

（五）其他疗法

1. 传统医学康复疗法 中医认为脑瘫属于五软、五迟、五硬范畴，属于儿科的疑难杂症。中医中药治疗小儿脑瘫的方法很多，如中药治疗，针刺疗法的头针、体针、手针、耳针、电针等，推拿按摩疗法的各种手法，穴位注射，中药药浴、熏蒸等。有些形成了集中药、推拿按摩、针灸为一体的中医综合疗法，积累了很多经验，并得到广大患者的认可。中医中药在降低肌张力，预防挛缩，有效控制流涎，提高咀嚼、吞咽、言语、交流能力和智力水平，提高康复训练效果等方面，取得了可喜的成绩，成为我国小儿脑瘫康复的特色。

2. 辅助器具及矫形器 我国各类康复治疗机构都配备了数量不等的康复器材和辅助器具，矫形器的制作与使用也已经逐渐开展，但总体水平以及多数康复机构矫形器制作的基本条件与发达国家相比，尚有较大差距。虽然矫形器材质、重量、配型等向着多种类、个性化发展，但仍存在较大缺口与不足。康复治疗师设计并动手制作简单适用辅助器具及用品的观念和能力还有待提高。脑瘫的康复治疗需要一定的场地，需要根据条件配备一些辅助器具以便于康复训练使用。矫形器可根据不同类型、年龄、瘫痪部位以及不同目的进行配备。根据目的不同可分为医疗用、恢复用、固定用、矫正用、步行用等不同矫形器。根据材料不同可分为软性、硬性、带金属等不同矫形器。根据不同部位可分为手部的各类矫形器、矫形鞋、短下肢、长下肢、膝关节、髋关节、骨盆、脊柱、躯干或同时针对两个以上部位的矫形器。辅助器具还包括坐位、立位、步行、移动、日常生活等不同用途的器具。提倡制作和采用简单易行的辅助器具。

3. 马术治疗 近年来，马术治疗在欧美、日本发展较快，这一疗法既是物理疗法，又是娱乐疗法，对躯体运动功能、姿势的控制作用、感觉统合作用以及认知、心理和社会方面的治疗具有积极作用。马术治疗的益处很多，可以使脑瘫儿童通过训练提高自信心，建立独立自主的能力和勇气。通过有节奏的震动，诱导正确的反射，从而提高患儿的平衡能力和协调能力,纠正和抑制异常姿势,降低肌张力,建立正确的运动姿势。马术治疗还可以改善患儿的性格,建立人与人、人与动物之间的关系,得到对于生存环境和社会的体验,促进智力发育,提高学习能力。但马术疗法需要有场地、训练有素的马等诸多条件,患儿有年龄、病情轻重的限制。

4. 多感官刺激 脑瘫患儿由于脑损伤或发育障碍,不仅具有运动功能障碍,还可伴有触觉、听觉、视觉等多种感知觉障碍或异常。因此,根据患儿的不同特点,选择性采取多感官刺激是十分必要的。通过多感官刺激,可促进和矫正患儿对各类刺激的正确反应,减低紧张情绪和一些不适应行为,提高专注力,促进对外界的探索和沟通,人际互动等。根据条件,可布置简易的或完善的多感官刺激室。

5. 游戏及文体治疗 游戏是儿童的天性,儿童在游戏中认识世界、他人和自我,在游戏中学会人际交往和社会交往,并得到愉悦,促进感知、认知、思维和创造能力,促进身心发育。脑瘫患儿由于运动障碍等多种原因,难以如同健康儿童一样游戏和参与文体活动,父母及家人也往往忽视了他们的游戏和文体活动的需求,从而自觉或不自觉地剥夺了他们的天性,也人为造成了不利于他们身心发育的环境。根据患儿的不同特点,开展具有针对性、适于脑瘫儿童的游戏和文体活动,将游戏的理念贯穿于康复训练之中,对于提高康复治疗效果,促进患儿身心的全面发育极其必要和重要。

6. 音乐治疗 音乐治疗用于脑瘫儿童的康复,在我国尚未普及,仍属于学习应用阶段。对脑瘫患儿开展音乐治疗,是以音乐的形式对患儿进行的感知、认知、交流等能力的促进,发展社会功能,也可通过音乐的节律辅助运动功能的训练。尤其针对共患有心理行为异常的患儿,进行音乐治疗效果更佳。

7. 感觉统合治疗 我国儿童康复机构多于21世纪后开展,已有很大程度的普及。脑瘫患儿多存在不同程度的感觉统合障碍。感觉统合治疗对于提供感觉刺激信息、提高调节感觉信息能力、作出正确的感觉接收调节、提高感觉辨别等适应性反应、提高平衡功能和运动稳定性、改善行为组织能力、提高学习能力、改善姿势控制及运动计划、集中注意能力等方面具有重要意义。

8. 虚拟现实康复训练 辅助设备,将脑瘫患儿的自然运动方式与具有多种感官刺激的虚拟环境中的对象进行交互,使其更有耐心,并力图达到与虚拟环境中运动的一致性,反复观察、模仿和练习,形成多种形式的反馈信息,不枯燥单调,更轻松、更有趣和更容易实现目标的个性化设置,将运动训练、心理治疗及功能测评结合,加强康复效果。

（六）心理康复与教育

1. 小儿脑瘫的心理康复 儿童的心理发育包括注意的发育、记忆的发育、认知的发育、思维的发育、想象的发育、意志的发育、情绪和情感的发育、人格的发育等。这些发育与生物学因素、环境因素和社会因素有关。脑瘫患儿由于存在脑损伤,不仅造成肢体运动障碍,而且多共患不同程度的情绪障碍、行为异常、自我伤害、认知障碍等问题。运动障碍导致社会活动受限,不能接受正常的教育。脑瘫患儿常常受到过分溺爱或无人关注,缺少自信心和自立性,加之疾病的折磨,与健康儿童相比较,更易产生自卑感和抑郁的情绪,产生一些心理障碍以及学习困难。因此,脑瘫患儿的心理治疗和教育,对于促进全身心的发育是非常必要和重要的。

2. 小儿脑瘫的教育 脑瘫患儿的智力水平可因为脑损伤、运动受限、心理行为异常、并发损害等低于正常水平,也可正常或接近正常,但多由于活动不便及环境等因素而不能上学接受教育。因此,脑瘫患儿的教育问题已经成为亟待解决的紧迫问题。提倡早期进行教育,通过教育可以培养脑瘫患儿的基本技巧和学习生活能力、良好的思想品德、较强的社会适应能力,提高文化修养和知识水平。提倡医疗康复与教育康复相结合,即使在医疗机构进行康复治疗,也要尽可能不间断教育。鼓励家长的合作和参与。

(七) 社区康复

脑瘫的社区康复(community based rehabilitation,CBR)是绝大多数脑瘫康复需求者康复普及的最佳途径。只有将集中式康复与社区康复相结合,才能真正解决我国脑瘫儿童人人享有康复权利这一目标。社区康复是依靠社区资源,为本社区的脑瘫患儿进行康复服务。我国大多数脑瘫患儿生活在农村或城市的普通家庭,没有能力和条件长期住院接受康复治疗。长期接受集中式的康复治疗,同样不利于患儿像健康儿童那样在家庭和社区的社会环境中、人与人的交往中,得到生理、心理、社会能力的全面康复,建立健全的人格和意志品质。社区康复为脑瘫患儿提供了简单、通俗易懂的康复技术,低资金投入,充分发挥患儿自己的积极性,家庭成员的参与等多项优越条件,使患儿得到长期的康复训练,达到理想的康复效果。因此,定期到康复机构和设施接受康复评定和指导性的康复治疗或解决特殊需求,长期以家庭或社区康复站点为基地,进行康复训练和治疗,是脑瘫患儿实现全面康复和理想、持久康复效果的必由之路。

(八) 职业康复及社会康复

1. 职业康复 是脑瘫患儿从儿童期转向成年期后回归社会的重要途径,其核心内容是协助大年龄组的脑瘫儿童妥善选择能够充分发挥其潜在能力的最适职业,如手工作业、电脑作业、器械作业、服务作业等不同的作业方式,帮助他们逐渐学会适应和充分胜任这一工作,取得独立的经济能力并对社会作出贡献。

2. 社会康复 应充分发挥社区政府、机构及民间的作用,制定相关政策,保障公平待遇与权利,提供接受教育和培训的机会。开展宣传教育,组织不同形式的社会活动等,使脑瘫患儿及家庭真正融入社会。社会工作者在社会康复、社区康复、集中式康复与社区康复相结合中起到桥梁和骨干作用。

(庞伟 李鑫)

第四节 预后及预防

一、脑瘫的预后

康复医学的最终目标是通过各种康复手段使患儿达到生活自理,能接受教育、学习等各种功能,进而步入社会与正常人生活和交往。因此,脑瘫患儿的预后是家长最为关注的事情。初诊的患儿家长几乎都会问同一个问题"我的孩子将来能否会走?""什么时候能走起来?"康复医师和治疗师只有正确认识小儿脑瘫的预后,采取有效措施对小儿脑瘫进行全面康复,才能达到最佳康复效果。

脑瘫患儿的预后与以下因素有关:

1. 与脑损伤的程度有关 重症脑瘫患儿由于运动功能障碍严重,进食困难,身体虚弱,加之合并有一种或多种并发症,因此,预后较轻症脑瘫差。

2. 与是否早期发现早期干预有关 小儿脑瘫的早期发现和早期干预,是抑制异常运动发育与模式,促进正常运动发育与模式,防止挛缩和畸形的关键,早期发现早期干预,早期控制并发症可以取得最佳的康复治疗效果。

3. 与康复治疗有关 制定个性化康复方案并根据需求和变化进行定期调整,坚持持之以恒、科学有效的综合性康复,是获得理想预后的关键。

4. 与康复预防有关 做好脑瘫的三级预防和并发、继发损伤的预防,对于脑瘫的预后十分重要。

5. 与社会因素有关 包括脑瘫患儿自身和家庭成员在内的全社会对残疾和康复的认识,对于脑瘫患儿的康复效果以及将来能否真正回归社会,同其他人一样成为主流社会的一员十分重要。脑瘫的预后与是否开展社区康复,是否将医疗康复、教育康复、职业康复、社会康复和康复工程有机结合直接相关。

二、脑瘫的预防

脑瘫的病因复杂,所以预防比较困难,预防要考虑到孕妇与胎儿期、新生儿期各种危险因素,要针对其多方面的病因采取相应的预防措施。

1. 三级预防 一级预防是脑瘫预防的重点,主要目的是防止脑瘫的产生,即研究和采取正确的措施,预防能够导致脑瘫的各种原因,如预防早产、低体重、缺氧缺血性脑病、宫内外感染、正确接生、正确处理高胆红素血症等。二级预防是对已经发生脑损害的患儿,通过影像学等辅助检查手段,及早发现异常并动态观察,采取各种措施防止发生残疾。最大限度地减轻脑瘫患儿的功能障碍,最大限度地发掘其功能潜力,促进脑瘫患儿身心全面发育。三级预防是已经发生残疾的脑瘫,通过各种措施,预防残障的发生。尽可能保存现有的功能,通过各种康复治疗方法和途径,积极预防并发症、继发症及二次损伤的发生,使脑瘫的残疾不会成为残障。

2. 综合措施的预防 通过脑瘫流行特征调查,制定正确的脑瘫防治政策与措施,在政府、社会团体、民间及个体的共同努力下,通过不同渠道和途径改善脑瘫患儿个体环境及社会环境;通过医疗、教育、民政、残联以及社会各界的共同努力,采取综合预防措施,预防脑瘫的发生,促进脑瘫患儿身心全面发育及参与社会的能力,实践符合 ICF 理念的康复预防。

三、脑瘫登记管理

脑瘫发病率是判定脑瘫预防是否有效的重要标志。美国一项关于脑瘫发病率变化的研究显示,尽管各项医学技术都取得相应的进步,但是脑瘫发病率却没有明显下降。国内外针对导致脑瘫发生的危险因素进行了大量的临床干预,发表了大量的研究文献。但是即使在中重度缺血缺氧性脑病新生儿和早产儿中,脑瘫发病率也不是非常高,给研究带来了不少困难。为此,欧洲、澳洲、加拿大等都建立了脑瘫登记管理。

关于脑瘫登记的成果,虽然各国对于脑瘫登记管理的范围、力度、开展时间不同,但是都在不同程度上对脑瘫的患病率、高危因素、康复及治疗状况等基本情况收集了数据,引起了社会的关注,为以后脑瘫的治疗、康复及预防提供了良好的基础。建立适合国情的脑瘫登记管理制度十分必要,为脑瘫的治疗、康复及预防提供良好的基础,应引起重视。

(庞 伟 李 鑫)

参 考 文 献

［1］李晓捷,唐久来,马丙祥,等.中国脑性瘫痪康复指南(2015):第1部分［J］.中国康复医学杂志,2015,30(7):747-754.

［2］李晓捷.中国脑性瘫痪康复的现状、挑战及发展策略［J］.中国康复医学杂志,2016,31(1):6-8.

［3］李晓捷.实用小儿脑性瘫痪康复治疗技术［M］.北京:人民卫生出版社,2016.

［4］李晓捷.实用儿童康复医学［M］.2版.北京:人民卫生出版社,2016.

［5］杨玉凤.儿童发育行为心理评定量表［M］.北京:人民卫生出版社,2016.

［6］李晓捷.人体发育学［M］.北京:人民卫生出版社,2013.

［7］FERRARI A,CIONI G,Children Rehabilitation Unit,et al. Guidelines for Rehabilitation of Children With Cerebral Palsy ［J］. Europa Medicophysica,2005,41(3):243-260.

［8］NOVAK I,MORGAN C,ADDE L,et al. Early,Accurate Diagnosis and Early Intervention in Cerebral Palsy:Advances in Diagnosis and Treatment ［J］. JAMA Pediatr,2017,171(9):897-907.

第五章

神经发育障碍性疾病

神经发育障碍性疾病（neurodevelopmental disorders disease）关系到儿童一生的生活质量，严重者可致终身残疾。这类疾病中的大部分患儿通过早期诊断、早期干预可发展为正常儿童，对其中部分疾病或程度较重的儿童通过积极干预也可大大提高他们的生活质量、降低致残率和减轻残疾程度。因此，神经发育障碍性疾病也是我国儿童康复的主要对象之一。因此，对神经发育障碍性疾病进行精准诊断、规范化治疗对避免诊断扩大化和治疗过度化，提高我国儿童康复水平具有重要的临床意义。

第一节　发育指标延迟

一、概述

（一）定义

发育指标/里程碑延迟（developmental delay/delayed milestone，DD）是指婴幼儿运动、语言或认知中有一项标志性的发育指标/里程碑（如坐、站、走和语言等）没有达到相应年龄段应有的水平。DD 包括单纯的运动发育落后（motor delay）、语言发育落后（language delay）或认知发育落后（cognition delay）。最新的研究认为 DD 还应包括睡眠模式的变化和落后。DD 是暂时性、过渡性、症状描述性诊断，适合于婴幼儿。如病情发展或进一步检查明确诊断为脑性瘫痪、孤独症谱系障碍、某一遗传代谢病等时就不再诊断为 DD。

（二）发病率和病因

1. **发病率**　国外报道发病率为 5%~15%，男女比例为（1.5~4.7）∶1。国内尚无报道。

2. **病因**　危险因素中排名前 3 位的是出生时有新生儿缺氧缺血性脑病（hypoxic ischemic encephalopathy，HIE）、母亲妊娠不良史（妊娠期高血压、糖尿病及先兆流产保胎治疗）和早产；低出生体重、新生儿窒息、宫内窘迫、病理性黄疸和母亲多胎妊娠等均为发育指标延迟的高危因素；国外还报道母亲年龄、父母教育水平、家庭社会经济水平和环境因素等都是 DD 的危险因素。

二、诊断及评定

（一）临床表现

主要表现为运动、语言或认知等单一因素发育落后于同龄儿童发育水平。运动发育落后包括粗大运动和精细运动。发育里程碑的"危险信号"，如 6 周龄时对声音或视觉刺激无反应，3 个月龄时无社交反应，6 个月龄时头控仍差，8 个月龄时不会坐，12 个月龄时不会用手指物，18 个月龄不会走路和不会说单字，2 岁时不会跑和不能说词语，3 岁时不能爬楼梯或用简单的语句交流。睡眠模式发育迟缓包括小婴儿每天睡眠不足 8 小时，可伴有啼哭不安,或每天睡眠时间太长,新生儿期后每天累计清醒时间不足 2 小时。

运动发育迟缓依次为竖头、独坐、独站和独走;认知发育和社交发育迟缓主要表现为视、听等感知发育迟缓,以及眼神不与人交流、不能逗笑、笑不出声、不能认人、不能牙牙学语、不能与大人交流等;语言发育延迟主要表现为 18~36 个月龄时还不会有意识地喊爸妈。临床以运动发育迟缓最多,一般要延迟 2 个月以上方可诊断。以下正常运动发育指标可作为参考。

1. 粗大动作发育指标 1 个月俯卧时试抬头;3 个月俯卧时抬胸;4 个月扶两手和髋部能坐;4 个月竖头;5 个月扶两臂可站立;6 个月试独坐;8 个月会爬;11 个月牵一只手会走,会自己站立;1 岁左右自己会走;15 个月会蹲着玩,可倒走;16 个月会爬上小梯子;2 岁左右会双足跳或单足立,举手过肩;3 岁能自由地两脚交替上下楼梯。

2. 精细动作发育指标 1 个月两手握拳,刺激后握得更紧;3~4 个月能松开双手,并将双手放到面前观看和玩自己的手,出现企图抓握玩具的动作;5 个月能抓近的玩具;6~7 个月能在两手间有意识地交换玩具;9~10 个月能用拇指与示指取玩具,可敲击玩具;12 个月会翻书,握笔乱涂;18 个月会叠 4 块方木;2 岁会一页页翻书,可叠放 6 块积木,会模仿画线条;3 岁会叠放 8 块积木,会临摹画"O"和"+";4 岁会自己穿衣,画正方形,甚至绘画人体 1~2 个部位;5 岁能写简单字,模仿画;6 岁能画三角形,房屋,能绘人体 6 个部位。

(二) 主要体征

1. 肌力和肌张力 运动发育指标延迟者部分可表现为肌力和肌张力偏低,如竖头延迟可有控制头颈部的肌力和肌张力降低;独坐延迟可伴有腰背部肌力和肌张力降低;可伴有部分一过性的双下肢肌张力轻度增高和尖足,但不能满足脑性瘫痪的体征要求。认知、语言发育指标延迟的肌力和肌张力一般正常。

2. 反射发育 一般正常,可伴有握持反射消失延迟,少数可伴有踝阵挛阳性。

3. 姿势发育 大多正常,少数运动发育迟缓可伴有一过性轻微尖足。

(三) 辅助检查

1. 头颅影像学 头颅 MRI 分辨率较头颅 CT 高,运动发育指标延迟多表现为额叶脑外间隙增宽、脑室稍扩大和脑室周围轻微白质软化;语言认知发育指标延迟多表现为颞叶脑外间隙增宽和脑白质偏少。部分患儿头颅影像学可完全正常。

2. 听视觉脑干诱发电位 对疑有听视觉障碍者,应做听视觉脑干诱发电位和相应检查。

3. 脑电图 有惊厥者应做脑电图检查以除外癫痫。

4. 肌电图 对肌力和肌张力很低的患儿应做肌电图检查,除外脊髓性疾病(损伤、脊髓空洞症、脊髓压迫症)和脊髓性肌萎缩等。

5. 其他 疑有内分泌或遗传及遗传代谢病,应做血清 T_4、TSH、血糖、血氨、肝功能、磷酸肌酸激酶、染色体核型、基因测序等检测,进一步明确诊断。

(四) 诊断

1. 只有 1 项标志性的发育指标 / 里程碑(如竖头、坐、站、走和语言等)没有达到相应年龄段应有水平。如 6 个月不能竖头,8 个月不能独坐,18 个月不能独走,可诊断为运动发育指标延迟。18 个月不会说单字可诊断为语言发育指标延迟。

2. 发育量表检查有 1 个能区或项目分值低于人群均值 2 个标准差,或智力发育指数(MDI)或运动发育指数(PDI)低于 70 分。其他能区或项目均正常即可诊断为 DD。

3. 如果 2 个能区是粗大动作和精细动作发育指标延迟,而其他能区均正常仍可诊断为运动发育指标延迟。如一个 18 个月的孩子有不能独走的粗大运动和手部的精细动作两个能区发育延迟,而语言、交流和认知等发育均正常,还应诊断为运动发育指标延迟。

4. 对于翻身和爬,可能因为儿童不需要或没有给他机会而脱漏,如果其他运动发育正常可暂不作为发育指标,需要进行训练后随访。如果伴有其他发育指标延迟还应综合考虑。

(五) 鉴别诊断

1. **全面性发育迟缓**(global developmental delay,GDD)　5 岁以下的婴幼儿具有运动加认知或社会适应能力两个以上发育指标延迟,因年龄过小而不能完成一个标准化智力功能的系统性测试,病情的严重性等级不能确切地被评估者。

2. **智力发育障碍**(intellectual developmental disorder,IDD)　IDD 是一种起始于发育期的障碍,包括在思维、社会和实践三大领域中认知功能损害和适应能力两种缺陷者,同时强调只有智力和社会适应能力共同缺陷才可诊断。因此,一个低智商(intelligence quotient,IQ)的患儿不能被诊断为智力发育障碍。DSM-Ⅴ中将 DSM-Ⅳ及 ICD-10 中的精神发育迟滞(mental retardation,MR)改为智力残疾或智力发育障碍。

3. **脑性瘫痪**(cerebral palsy,CP)　是指一组持续存在的导致活动受限的运动和姿势发育障碍综合征,这种综合征是由于胎儿或婴幼儿发育中的脑部非进行性损伤引起的。常伴有感觉、认知、交流、感知和 / 或行为障碍,以及癫痫和继发性肌肉骨骼问题。

4. **孤独症谱系障碍**(autism spectrum disorder,ASD)　主要表现为:①持续性的多情境下目前存在或曾经有的社会沟通及社会交往的缺失;②限制性的、重复的行为、兴趣或活动模式,可以是现症的,也可以以病史形式出现;③症状在发育早期出现;④症状导致了在社会、职场等其他很多重要领域中非常严重的功能缺陷;⑤交流障碍不能用 IDD 或 GDD 解释,有时 IDD 和 ASD 经常共同存在。

5. **先天性甲状腺功能减退**　有发育落后、生理功能低下和特殊面容(黏液性水肿)。血清游离甲状腺素 4(T_4)水平较低、促甲状腺素(TSH)水平增高和骨龄发育落后可确诊。

6. **遗传病及遗传代谢病**　对有明显发育指标延迟伴有神经系统损害表现、发育倒退、惊厥、肌张力异常、代谢性酸中毒、酮症酸中毒、低血糖、高血氨等代谢紊乱,不明原因的肝功能损伤或其他脏器受累,骨骼畸形、特殊气味(鼠尿味、汗脚)、皮肤白皙、毛发色浅、色素沉着、湿疹、容貌怪异、喂养困难、反复呕吐、腹泻、体格发育不良、嗜睡、易激惹等临床表现,要进一步做染色体或基因检查等排除遗传代谢病。

(六) 康复评定

1. **Gesell 发育量表**　是对婴幼儿的一个发育评定,判断小儿神经系统发育的完整性和功能成熟的手段。具有发育诊断的作用:①评价中枢神经系统的功能;②识别神经肌肉或感觉系统是否有缺陷;③检测是否存在发育异常;④评估和随访高危儿的神经系统发育情况。

2. **贝利婴儿发展量表**(BSID)　评定婴幼儿行为发展的工具,信度和效度很高。大多数国家都已相继引用或修订了各国自己的 BSID 常模,成为国际通用的婴幼儿发展量表之一。适用于 0~42 个月婴幼儿,包括精神发育量表、运动量表和婴儿行为记录。

3. **全身运动质量评估**(general movements assessment,GMA)　GMA 是一种评估早产儿、足月儿和小婴儿中枢神经系统功能的保健工具。能够在 4 个月内对脑瘫等严重精神学异常发育障碍作出较可靠的预测。尤其是连贯一致的"痉挛 - 同步"和"不安运动缺乏"可以应用于早期预测脑瘫。对脑瘫高危儿预测发展成为痉挛型脑瘫有很高的价值。对运动发育指标延迟的小婴儿应做 GMA 检查早期预测脑瘫,以便早期干预阻止其向脑瘫发展。

但具有运动异常的患儿在 GMA 测试中结果不一定出现异常,例如偏瘫患儿可以通过健侧肢体的帮助使评分在正常范围内。0~3 个月存在 CP 高风险的婴儿要常规进行 GMA,敏感度 90%。

4. **韦氏学龄前儿童智力量表**(Wechsler preschool and primary scale of intelligence, WPPSI) 是美国心理学家 D. 韦克斯勒制定的幼儿智力测量工具,已经在我国完成了标准化工作。通过测试获得语言和操作分测验智商和总智商,智商的均数定为 100,标准差为 15,总智商均值低于 2 个标准差(70 分)为异常。适用于 3.5~6 岁的儿童。

5. **儿童语言发育迟缓评定**(sign-significate relations,S-S 法) S-S 法依照语言行为,从语法规则、语义、语言应用三个方面对语言发育迟缓儿童的语言能力进行评定及分类,具体内容包括"符号形式 - 指示内容关系""促进学习有关的基础性过程"和"交流态度"三个方面。将评定结果与正常儿童年龄水平相比较,即可发现语言发育迟缓儿童。适用于 1.5~6 岁儿童。

6. **Hammersmith 婴幼儿神经系统评定**(Hammersmith infant neurological examination, HINE) HINE 是一种简单可记分量化的早期诊断脑瘫的神经学检查工具,适合于 2 个月至 2 岁的婴幼儿。第一个部分 26 个项目(神经学检查),第二个部分 8 个项目(运动发育),第三部分 3 个项目(行为发育:意识状态、情绪状态、社会取向);检查包括:脑神经功能、姿势、运动质量和数量、肌张力、发射和翻译;每一项评分为 0~3 分,总分 78 分。有经验的医师可在 5~10 分钟内完成。结果与粗大运动功能分级系统有高度的相关性。HINE 检查内容包括:

(1)脑神经功能评定:包括面容、眼睛外形、听力和视觉反应、吸吮和吞咽功能;头颅、躯干、手臂、双手、腿、足的姿势;运动的幅度和数量;肌张力:围巾征、肩部高度、旋前/旋后、内收肌、腘窝角、踝背屈角、拉坐、俯卧位悬吊;神经反射:腱反射、支持反射、俯卧位悬吊、横向倾斜、降落伞反射等。

(2)发育里程碑测试:包括竖头、坐、主动抓握、抬腿能力、翻身、爬、站、走等。

(3)行为测试:包括意识状态、情绪状态、社会取向等。

三、康复治疗

(一)早期干预

早期干预是指对发育偏离正常或可能偏离正常的高危儿进行有组织、有目的的综合性康复治疗。早期干预可提高 DD 患儿的感受能力、活动能力和身心协调能力。通过增加感知活动、肌肉活动对大脑的刺激频率,丰富大脑信息量,以及大脑本身的分析、综合、调节等反复进行的思维活动,促进大脑的功能代偿和组织的修复,提高运动、语言和认知功能。早期干预含义包括早期和干预两方面。

1. **早期的含义** 早期可解释为生命的早期或症状出现的早期,但干预开始的年龄对干预效果具有极其重要的意义,特别是生后第一年极为重要,早期干预越早效果越好。早产儿、高危儿最好从出生后就开始干预。

2. **干预的含义有两种**
(1)根据婴幼儿智力发育规律进行有组织、有目的的丰富环境的教育活动:即利用触觉、视觉、听觉、运动的本体感觉和前庭平衡觉,促进婴幼儿智能和运动发育,促进婴幼儿发育里程碑的获得,减少发育指标延迟的风险。

(2) 发现有发育偏离正常或可能偏离正常的高危儿:及早发现发育指标延迟或出现神经发育障碍的临床表现,早期干预,可直接针对功能障碍和只应用于有选择的人群。因此,早期干预既包括预防也包括康复。对于那些在后来显示神经发育异常需要特殊干预治疗(物理、语言、认知、教育和行为康复等)的患儿而言,早期干预是同一过程的两个不同阶段。

新生儿生后第 1 个月内,由于中枢神经系统具有很强的适应性和可塑性,将有更多机会通过神经元替代原理补偿功能性障碍。在出生后 1~4 个月开展早期物理治疗非常重要,可防止肌肉挛缩及关节变形,阻止异常姿势的发展。

(二) 早期干预的方法

早期干预强调时间越早越好,内容是指导家长进行运动、认知、感觉刺激、喂养、睡眠和睡姿等训练。同时要遵循适量原则。

1. **认知训练** 通过多感官刺激训练,如视觉、触觉、听觉、嗅觉等不同的感官活动来输送信息,促进幼儿对知识的理解,加强其对外界的认知,丰富他们的信息量。人工化设计的多感官刺激训练单元,将放松及刺激经验通过多感官环境进行互动,与特殊教育相结合,是促进脑发育和提高认知功能的最佳治疗方式之一。

2. **运动训练** 早期积极的运动和干预可促进运动皮层活动,使大脑运动系统发育和细化、神经可塑性最大化,产生有效功能。婴儿与环境的相互作用的运动可促进行为控制和肌肉、韧带、骨骼的生长发育,以及推进神经运动系统的持续发展。应结合日常生活活动进行粗大运动和精细运动的训练。运动训练不仅可以提高他们的运动功能,扩大活动范围,增长新的知识,同时可增进认知功能的发育。运动训练主要针对竖头、坐、站和走的大运动以及精细动作进行训练。

3. **语言与交流能力训练** 语言训练包括个别训练和小组训练。个训的环境应安静、安全,室内布置简单,避免因丰富的环境分散孩子的注意力。时间最好是上午,30~60 分钟为宜。治疗师要和孩子目光平视,诱发孩子的语言,及时鼓励非常重要。同时应用小组的形式进行集体语言和交流能力的训练,结合实际,密切接触人和物进行训练,循序渐进,稳步提高,以达目标。训练内容主要是舌操、口型、语音、言语、吞咽和交流互动等。

4. **感觉统合训练** 为特殊儿童提供一套科学的、与游戏相结合的训练是一种有效的治疗手段。改善儿童的感觉障碍及神经心理发育,刺激患儿前庭 - 眼动系统,增加视觉感觉统合、视觉功能和协调功能,尤其对伴有感觉统合失调的特殊儿童综合能力的提高有明显效果。此外,感觉统合训练还能有效提高运动功能,改善立位平衡和步行能力,可明显提高康复疗效,促进认知和心理行为的发育。

5. **引导式教育** 通过娱乐性、节律性意向激发儿童的兴趣,引导、诱发儿童学习动机,鼓励和引导孩子主动思考的意识,向往目标并主动积极参与各种训练。利用环境设施、学习实践机会和小组动力诱发作用,最大限度地引导调动儿童的自身潜力,解决他们所面临问题的能力。

6. **游戏治疗** 游戏治疗是目前国内外公认和推崇的最有效的康复治疗方法之一。通过游戏让患儿在欢乐、愉快的环境中主动接受语言、运动、交流、认知和行为等各种功能训练,使他们能在与其他孩子、老师的反复互动过程中学习,并使运动能力、认知能力和交流能力等得到全面提高。

7. **活动观察训练**（action observation traning, AOT） 让患儿主动观察人（微笑、伸舌、点头和面部表情变化等）或物（玩具、个性化和特殊的仪器设备）进行反复主动的模仿训练。每次 15~30 分钟，每天 1~2 次，3 个月为 1 个疗程。有报道 AOT 对正常儿童、特殊需求儿童和遗传疾病（Williams 综合征、Prader-Willi 综合征和唐氏综合征等）均有效。

8. **目标 - 活动 - 运动强化**（goals-activity-motor enrichment, GAME）**疗法** GAME 疗法是基于现代运动学习原理，以家庭为中心的康复治疗方式，所有教授给家庭的信息及方法都是根据父母的问题和要求，以及患儿所面临的问题而制定的。将运动训练、家长教育和丰富的儿童学习环境相结合。运动训练包括 CIMT、蹲站、坐等。家长教育包括患儿的发育、喂养、睡眠、玩耍以及其他信息。每周至少进行 1~2 次，每次 30~90min。有报道应用 GAME 疗法对脑瘫高危儿进行干预训练，可以有效减轻或阻止其向脑瘫发展。GAME 与普通早期干预方法相比，在运动和认知方面的疗效更好。

四、预防及预后

（一）预防

1. 早期大范围的筛查有利于 DD 的早期发现和诊治，改善预后。

2. 对有明显脑损伤的高危儿要早期筛查、早期干预，可降低 DD 的发生率。

（二）预后

1. 大多数预后良好，通过积极的早期干预可发展为正常儿。

2. 部分患儿可进一步加重，可能发展为 GDD、CP、IDD、ASD、语言发育障碍、学习困难和多动伴注意力缺陷等。

3. 对 222 例 DD 患儿的随访研究表明：发育达到正常占 71.62%，仍为 DD 占 15.31%，进一步加重发展为 GDD 占 6.30%、CP 占 4.50%、婴儿痉挛症占 0.14%、ASD 占 0.9%。

（唐久来）

第二节 全面性发育迟缓

一、概述

（一）定义

全面性发育迟缓（global developmental delay, GDD）是指婴幼儿运动、语言或认知中有 2 项或 2 项以上标志性的发育指标 / 里程碑（如坐、站、走和语言等）没有达到相应年龄段应有的水平。是指患儿在粗大动作 / 精细动作、认知能力、语言、交流、社会适应能力和日常生活能力等方面存在两种以上发育迟缓的神经发育障碍性疾病。诊断年龄小于 5 岁。GDD 是暂时性 / 过渡性、症状描述性诊断。

（二）发病率和病因

1. **发病率** 发病率为 3% 左右。男女比例为 2.84∶1。5%~10% 的正常儿童在发育早期出现过 GDD。

2. **病因** 多数病例往往兼有数种病因，且相互转化，互为因果。

(1) 围生期因素：胚胎期的药物或毒物致畸、宫内感染、新生儿期重症感染、宫内营养不良、宫内外窒息、HIE、早产儿脑病、胆红素脑病和低出生体重等。

(2) 婴幼儿期：中枢神经系统外伤或感染、铅中毒或环境感觉剥夺等

(3) 遗传性疾病：染色体病变和基因病变。尤其是一些遗传代谢病早期主要表现为GDD。

(4) 母亲不良妊娠史：多胎、妊娠高血压综合征、妊娠糖尿病、泌尿生殖系统感染、吸毒和酗酒等。

二、诊断及评定

(一) 临床表现

1. 具有 2 项或 2 项以上标志性的发育指标 / 里程碑(如坐、站、走和语言等)没有达到相应年龄段应有的水平 临床特征主要为运动合并语言发育落后，运动合并认知发育落后，语言合并认知发育落后，运动、语言、认知发育均落后。

2. 临床上具有暂时性、预后不确定性的特征 部分 GDD 患儿可发育成为正常儿童，部分则预后不良，可发展成为 IDD、语言发育障碍、学习困难、CP、注意缺陷多动障碍、发育性协调障碍、视力障碍、ASD 和神经系统退行性疾病等。

3. 与遗传代谢病相关 部分 GDD 是遗传及遗传代谢病的早期表现，有报道 GDD 中有 20% 可能是遗传及遗传代谢病。

4. 共患病 有报道 GDD 中共患癫痫占 10.3%、听觉障碍占 9.2%、先天性心脏病(房间隔缺损、室间隔缺损)占 5.9%。

(二) 主要体征

1. 肌力和肌张力 GDD 患儿部分可表现为肌力和肌张力偏低；部分可伴有一过性的双下肢肌张力轻度增高，但不能满足脑性瘫痪诊断的体征要求。

2. 反射发育 一般正常，可伴有握持反射消失延迟，少数可伴有踝阵挛阳性。

3. 姿势发育 大多正常，少数以运动发育迟缓为主的 GDD 可伴有一过性轻微尖足。

(三) 辅助检查

1. 头颅影像学 可表现为脑外间隙增宽、脑室稍扩大、脑室周围白质软化和脑白质减少等。部分患儿头颅影像学可正常。

2. 听视觉脑干诱发电位 对疑有听视觉障碍者，应做听视觉脑干诱发电位和相应检查。

3. 脑电图 有惊厥者应做动态脑电图检查，除外癫痫；严重的 GDD 患儿可出现脑电图背景波的改变。

4. 肌电图 对肌力和肌张力很低的患儿应做肌电图检查，除外脊髓损伤性病变和婴儿型脊髓性肌萎缩。

5. 疑有内分泌或遗传及遗传代谢病 应做 T_4、TSH、血糖、血氨、肝功能、磷酸肌酸激酶、染色体核型及基因测序等进一步明确诊断。

(四) 诊断

1. 5 岁以下发育早期的孩子。

2. 有 2 项或 2 项以上标志性的发育指标 / 里程碑(如坐、站、走和语言等)没有达到相应

年龄段应有的水平　主要为运动功能、认知功能、语言功能、交流能力、社会适应能力和日常生活能力等有 2 项或 2 项以上标志性的发育指标/里程碑明显落后于同龄儿童。

3. 因年龄过小而不能完成一个标准化智力功能的系统性测试　病情的严重性等级不能确切地被评估。

4. 发育量表测试结果指标低　有 2 个或 2 个以上能区分值低于人群均值 2 个标准差，或智力发育指数（MDI）、运动发育指数（PDI）低于 70 分。

5. 有高危因素　脑损伤病史和母亲不良妊娠史。

（五）鉴别诊断

1. **发育指标/里程碑延迟（DD）**　指婴幼儿的运动、语言或认知发育只有 1 项标志性的发育指标/里程碑没有达到相应年龄段应有的水平。

2. **智力发育障碍（IDD）**　如果小儿 5 岁后没有达到同龄发育水平，需进行智商（intelligence quotient，IQ）和社会适应能力检测，如 IQ 和社会适应能力均显著降低，结合临床可诊断为 IDD。

3. **脑性瘫痪（CP）**　患儿出现运动发育障碍、姿势发育异常、反射发育异常和肌张力及肌力异常，可结合临床诊断为 CP。

4. **孤独症谱系障碍（ASD）**　患儿以交流障碍、语言障碍和异常刻板行为为主进一步发展，可做 ASD 方面的量表检查，诊断是否为 ASD。GDD 和 ASD 经常共同存在。

5. **先天性甲状腺功能减退**　有发育落后、生理功能低下和特殊面容（黏液性水肿）。血清游离甲状腺素（T_4）水平较低、促甲状腺素（TSH）水平增高和骨龄发育落后可确诊。

6. **遗传病及遗传代谢病**　GDD 中部分是一些遗传代谢病的早期表现。因此，对 GDD 伴有发育倒退、惊厥、肌张力异常、代谢性酸中毒、酮酸中毒症、低血糖和高血氨等代谢紊乱，要进一步检查染色体核型及基因测序等除外遗传代谢病。

（六）康复评定

1. **Gesell 发育量表**　是 GDD 诊断和随访的最常用量表（详见第五章第一节）。

2. **贝利婴儿发展量表（BSID）**　国际通用的婴幼儿发展量表之一。适用于 0~42 个月婴幼儿，包括精神发育量表、运动量表和婴儿行为记录。

3. **全身运动质量评估（GMA）**　是一种评估早产儿、足月儿和小婴儿中枢神经系统功能的保健工具。能够在 4 个月内对脑瘫等严重精神学异常发育障碍作出较可靠的预测。对以运动发育迟缓为主的小婴儿应做 GMA 检查早期预测脑瘫，以便早期干预阻止其向脑瘫发展。

4. **韦氏学龄前儿童智力量表（WPPSI）**　为国内外公认的智力发育检查量表。适用于 Gesell 发育量表不能满足测试的 5 岁前的 GDD 患儿。

5. **儿童语言发育迟缓评定（S-S 法）**　S-S 法依照语言行为，从语法规则、语义、语言应用三个方面对语言发育迟缓儿童的语言能力进行评定及分类。将评定结果与正常儿童年龄水平相比较，即可发现语言发育迟缓儿童。适用于 1.5~6 岁儿童。

6. **Peabody 运动发育量表 2（PDMS-2）**　是目前广泛应用的一种定量和定性的全面运动功能评定量表，综合评定发育商和总运动商。适用于 0~72 个月儿童。

7. **婴儿-初中生社会生活能力量表**　根据独立生活能力、作业操作、交往、参加集体活动、自我管理五个方面进行测评。评定结果：≤5 分为极重度；6 分为重度；7 分为中度；8 分为轻度；9 分为边缘；10 分为正常；11 分为高常；12 分为优秀；≥13 分为非常优秀。适用年龄：

6 个月 ~15 岁。

三、康复治疗

（一）早期干预

1. **以游戏为载体，让患儿在欢乐、愉快的环境中主动接受训练**　以游戏为载体，通过视觉、听觉、触觉、嗅觉等多感官刺激训练，让患儿在欢乐、愉快的环境中主动接受认知、语言、运动、交流和行为等各种功能训练；同时让他们与其他孩子和老师，以及外界环境的反复互动中学习，丰富他们的信息量，促进他们的脑发育和发育功能的提高。详见第五章第一节。

2. **引导式教育法**　通过娱乐性、节律性意向激发患儿的兴趣，引导、诱发儿童的学习动机，鼓励和引导孩子主动思考、向往目标并主动积极参与各种训练。利用环境设施、学习实践机会和小组动力诱发作用，最大限度地引导调动患儿的自身潜力。引导式教育将各种障碍儿童作为"全人"来对待，对语言、智力、情绪、性格、人际关系、意志、日常生活技能和体能结合起来进行教育训练，实现全面康复的目的。引导式教育将教育训练与其他治疗相结合，要求在训练过程中，引导员不要过多地帮助患儿完成某个动作，而是诱发患儿自主地完成该项动作。

3. **活动观察训练（AOT）**　让患儿主动观察人（微笑、伸舌、点头和面部表情变化等）或物（玩具、个性化和特殊的仪器设备），进行反复主动的模仿训练。

4. **目标 - 活动 - 运动环境（GAME）疗法**　GAME 疗法是以家庭为中心的康复治疗方式，所有教授给家庭的信息及方法都是根据父母的问题和要求，以及患儿所面临的问题而制定的。运动训练、家长教育和丰富的儿童学习环境相结合。详见本章第一节。

（二）物理治疗

物理治疗（physiotherapy，physical therapy，PT）分为两大类，一类以功能训练和手法治疗为主要手段，称为运动疗法（therapeutic exercise）；另一类以各种物理因子（如电、光、声、磁、冷、热、水等）治疗为主要手段，称为物理因子疗法。

1. **运动疗法**　采用主动运动（active movement）和被动运动（passive movement）以及其他运动疗法，通过改善、代偿和替代的途径，旨在改善运动组织（肌肉、骨骼、关节、韧带等）的血液循环和代谢，促通神经肌肉功能，提高肌力、耐力、平衡功能，促进感觉运动发育等而改善功能障碍。儿童常应用神经发育学疗法（neurodevelopment therapy，NDT）中的 Bobath 技术、Vojta 技术、神经肌肉激活技术（neuromuscular activation）和任务导向性训练（task oriented training，TOT）等。

早期积极的运动疗法可促进 GDD 患儿的运动皮层活动，使大脑运动系统发育和细化，神经可塑性最大化，产生有效功能。婴儿与环境相互作用的运动可促进行为控制和肌肉、韧带、骨骼的生长发育，以及推进神经运动系统的持续发展。应结合日常生活活动进行粗大运动和精细运动的训练。运动训练不仅可以提高他们的运动功能，扩大活动范围，增长新的知识，同时可增进认知功能的发育。

2. **物理因子疗法**　是应用电、声、光、磁和热动力学等物理因子结合现代科学技术治疗疾病的方法。旨在直接引起局部组织的物理、化学、生理、病理变化，从而产生不同的作用。如神经反射作用、经络作用、体液作用和组织适应等，达到治疗的目的。物理因子疗法的分类主要有电疗法、水疗法、传导热疗法、光疗法、超声波疗法、经颅磁刺激疗法、磁疗等许多种类。物理因子疗法一般无创伤、无痛苦、无毒副作用,感觉舒适,儿童易于接受。根据 GDD 患儿的临床特点常选用水疗、经颅磁刺激疗法和电疗法等。

(三)作业疗法

儿童作业疗法(occupation therapy,OT)是指通过有目的的训练、游戏、文娱活动等,促进感觉和运动技能的发展,提高儿童生活自理能力和帮助其获得学习的能力。儿童作业疗法的目的是尽可能减轻患儿的障碍,提高其功能,使患儿获得生活、学习能力,帮助患儿发展与日常生活技能有关的各种功能,最终融入主流社会。OT 可改善 GDD 患儿常伴有的精细动作、语言和生活技能等发育迟缓的状况。

(四)药物治疗

较重的 GDD 患儿出生时有明显的脑损伤病史,同时伴有头颅影像学的异常,无癫痫发作史,可酌情应用神经生长因子和神经节苷脂神经营养药物。一般应用 1~2 个疗程,如未见明显效果就不再继续应用。

1. 神经生长因子(nerve growth factor,NGF) NGF 具有促进神经元分化和成熟、刺激胞体和树突的发育、防止和延缓神经元死亡、阻止异常炎症反应有关的三级损伤、促进轴突生长和髓鞘再生等作用。

2. 神经节苷脂(monosialo-ganglioside,GM1) GM1 易于通过 BBB,嵌入到神经细胞膜结构,调节膜介导的细胞功能,促进神经重构(neuroplasticity)和神经组织修复。

四、预防及预后

(一)预防

1. 早期大范围的筛查有利于早期发现异常,早期诊治,改善预后。

2. 对有明显脑损伤的高危儿要早期筛查、早期干预,可减少 GDD 或其他神经发育障碍性疾病的发生率和减轻其残疾程度。

(二)预后

1. 部分 GDD 患儿通过积极的早期干预可发展为正常儿。

2. 少数 GDD 患儿可发展为 IDD、CP、ASD、语言发育障碍、学习困难和多动伴注意力缺陷等。

有报道 185 例 GDD 患儿 3 年随访结果显示有 21.6% 患儿进入正常,16.2% 患儿转化为 IDD,9.7% 进展为 CP,其余仍为 GDD 患儿,经治疗后都有明显好转。

(唐久来)

第三节　智力发育障碍

一、概述

(一)定义

智力残疾 / 智力发育障碍(intellectual disability /intellectual developmental disorder,ID/

IDD)是一种起始于发育期的思维、社会和实践三大领域中认知功能损害和社会适应能力缺陷。只有智商(intelligence quotient,IQ)和社会适应能力(social adaptation ability,SAB)共同缺陷才可诊断。因此,一个低 IQ 的患儿不能被诊断 ID/IDD。

美国精神病协会(APA)2013 年发布了 DSM-V,将 DSM-Ⅳ 及 ICD-10 中的智力低下 / 精神发育迟滞(mental retardation,MR)改为 ID/IDD,且与 ICD-11 编写组、美国智力和发育障碍协会、美国教育部对该病的解释达成一致。

DSM-V强调临床症状评估和智力检测标准对疾病的诊断都是必需的。适应能力缺陷的严重性远比 IQ 的分数更为重要。将 IQ 检测结果从诊断标准中去除,但仍在疾病的描述中保留,以确保不过分强调 IQ 的决定性因素而没有充分考虑社会功能水平。但 IQ 和其他类似的功能检测分数在个体评估和分度中依然非常重要。

(二) 病因

遗传、先天或后天获得性有害因素,作用于胎儿期、围生期、出生后脑发育早期的小儿大脑,使大脑受到损伤,造成大脑结构和功能的改变,智力发育障碍,不能适应社会及生活的需求。

1. **遗传性疾病**　染色体畸变与基因突变等均可引起,常见的有先天愚型、猫叫综合征、先天性睾丸发育不全、先天性卵巢发育不全综合征、超雌综合征、苯丙酮尿症、黑矇性白痴、半乳糖血症、Niemann-Pick 病等。

2. **感染性疾病**　各种病毒及细菌等对胎儿或婴幼儿早期中枢神经系统感染,如母体感染梅毒、各种脑炎、脑膜炎和某些器质性脑病等。

3. **中毒性疾病**　母亲孕期罹患各种严重疾病,如妊娠中毒症、重症糖尿病、一氧化碳中毒等,新生儿胆红素脑病、铅中毒等。

4. **外伤及其他损伤**　母亲孕期宫内外的压迫、损伤、异位胎盘、分娩过程的损伤、窒息、颅内出血,以及婴幼儿期外伤,放射性损伤等。

5. **内分泌功能障碍**　甲状腺功能减退和垂体功能低下可致智力发育障碍。

6. **颅脑畸形**　先天性脑积水、大头畸形、小头畸形、脑回畸形等。

7. **某些精神疾病**　儿童精神分裂症、孤独症谱系障碍等。

8. **其他因素**　如社会心理因素,如母爱剥夺、环境剥夺、丧失学习机会等均可影响到儿童的智力发育。

二、诊断及评定

(一) 诊断

1. **认知功能损害**　认知功能包括推理、解决问题、计划、抽象思维、判断、学习和实践经验等。患者不能像正常人那样通过知识的学习与知识的积累来提高认知功能。一般可理解为接受和运用知识的缺陷,其中最严重者的饮食、大小便及穿衣、鞋等基本生活完全不能自理,对明显的外界危险如火焚、水淹及车祸等也不回避。中等者虽能通过训练养成基本的生活与卫生习惯,但接受学校教育受到一定限制。终生生活不能完全自理。轻度者可接受小学文化的教育,但不能随正常的儿童一起上学,只能在特殊教育学校中给予特殊教育,生活中也常常需要给予适当照顾与指导。智力低下者各种感知觉发育迟钝,注意涣散,且易疲劳,记忆过程中表现为记忆缓慢,保持不牢固。对事物的认识比较简单,缺乏想象和推理,无法理解抽象概念,对数量概念的领会特别迟钝,抽象概括思维能力较差,情感比较简单、原始。对事物的情绪反应来得迟钝、行为固执、刻板、墨守成规、自制能力差,易冲动伤人、纵火、扰乱社会秩序。由临床评估和个体化标准化智力测试确定。

2. 适应能力缺陷 不能达到自身发育和社会文化标准要求的个人独立性和社会责任性,不能适应社会。如无持续性的帮助,患儿在日常生活的一项和多项活动中功能受限。如交流、社会参与、独立生活能力、适应多环境(家、学校、单位和社区)转换等。

3. 认知功能损害和适应能力缺陷出现在发育期。

(二) 分度

智力残疾涉及整体精神能力的损害,具体影响三个适应性功能。这些方面决定了个人是否可以很好地应对每天的日常生活和工作。概念性的领域包括语言、阅读、书写、数学、推理、知识、记忆方面的技能。社会领域包括移情、社会判断力、人际交流能力,朋友交往,维系友谊等类似的能力。实践领域则集中在自我管理方面,如自我照顾、工作责任心、财富管理、个人娱乐、完成学习或生活任务方面。根据患儿在这三个方面的适应性功能受限的严重程度将疾病分为轻度、中度、重度、极重度。

1. 轻度智力障碍

(1) 概念性领域:对于学龄前儿童来说,无明显概念性差异。对于学龄期儿童或成年人来说,他们在学习学科技能,比如写作、数学、时间或者金钱等方面时会存在困难,所以他们在学习一个或多个领域时需要帮助,才能达到相应年龄的学习预期。在成年人中抽象思维、执行能力(计划、制定策略、配列顺序或认知灵活度)、短期记忆以及学科能力的实际应用(阅读、金钱管理),这些能力有损伤。可以通过一定的方法以达到与同龄人相同的水平。

(2) 社交领域:与一般的正在发育的同龄人相比,这些个体在社会交往中是不成熟的,比如他们不能正确地理解同龄人的社交性行为。沟通、对话以及语言与年龄期望值相比更加具体或不成熟。他们在控制与年龄相符的情绪及行为方面存在困难,这种困难往往会被同龄人在社交场合下发现。他们在社交场合中可能不能正确地估量风险;与年龄预期相比社交性判断较不成熟,该个体有被他人控制的风险(易受骗)。

(3) 实践领域:该个体能够生活自理,与同龄人相比该个体在应对复杂日常生活事物时更需要外界帮助。在成年期,这些帮助通常实施在外出购物、出行、照顾家庭或孩子、准备食物以及金钱管理等方面。他们的娱乐能力与同龄人相仿,尽管娱乐性行为需外界帮助。在成年时期,在那些不强调概念性能力的工作中竞争是很激烈的,通常来说这群个体,在做医疗决定或法律决定,以及学习胜任某项技能型工作时需外界帮助。这些个体通常也需外界帮助才能建立家庭。

2. 中度智力障碍

(1) 概念性领域:在整个成长阶段,这些个体的概念性能力明显落后于同龄人,对于学龄前儿童,语言及学习能力发展缓慢。对于学龄儿童,他们在阅读、写作、数学及认识时间和金钱方面的进展缓慢,并大幅落后于同龄人。对于成年人来说,学科能力发展通常处于初级阶段,在学科能力运用于工作及生活方面需要外界帮助。在完成日常概念性能力时需要不间断的日常帮助,有时其他人可能需要全权为该个体承担所有责任。

(2) 社交领域:在成长阶段该个体与同龄人相比在社交与沟通行为方面表现为明显不同。口语为典型的社交沟通工具,但该个体口语复杂程度明显小于同龄人。与家人及朋友有建立明显关系的能力,该个体在生活中能结交朋友甚至有时在成年期建立情爱关系。但是,这些个体可能不能正确理解或解读社交性话语,这些个体在做出社交性判断或决定时能力有限,监护人在该个体在做出日常生活决定需给予帮助。与同龄人的友谊经常会受到其沟通或社交型缺陷的影响。在工作领域若想获得成功,这些个体需要有利的社交或沟通能力的帮助。

(3) 实践领域:该个体在以下方面能自理:吃饭、穿衣、排泄及成年人个人卫生,尽管该个体在实现以上方面自理前需一定时间的学习,或需提醒。同样,在成年时期可以进行所有的家务活动,尽管需一定时间的学习,为达到成年人阶段的表现,该个体需要不间断的帮助。这些个体可从事概念性或交际性较低的工作,但需同事、上司及他人的大力协助来达到社交预期。这些个体可发展多样的娱乐性能力,但这通常需要外界帮助或在一段较长时间内进行学习。在少数人中可出现适应困难并引起社交困难。

3. 重度智力障碍

(1) 概念性领域:概念性能力的发展非常有限,这些个体通常在理解书面语或某些概念(数字、数量、时间及金钱方面)能力很有限。

(2) 社交领域:口语的词汇量及语法相当有限。他们可能只能说单个词或短语,通过争论的方式进行补充。在日常生活中,他们只能进行实时实地的沟通与谈话。语言更多地用于社交沟通而非解释说明。这些个体可以理解简单的对话或肢体沟通,与家庭成员或亲密友人的关系会给他们带去愉悦或帮助。

(3) 实践领域:这些个体在所有的日常生活活动中都需帮助,包括饮食、穿衣、洗澡、排泄。这些个体一直需要看管和监护。这些个体不能做出涉及其自身或他人福利的决定。监护人需向这些个体提供终身帮助。在成年期,参与家庭活动、娱乐活动及工作时需要不间断的支持和帮助。获得各领域的能力皆需长期的教导和不间断的帮助。极少数可能会出现适应性困难包括自残。

4. 极重度智力障碍

(1) 概念性领域:概念性能力通常涉及身体功能而非符号型过程。这些个体在进行个人护理、工作及娱乐等有目的的行为时需借助外物。在进行基于物理特性的配对和分类或需一定的视觉空间能力。但是若同时出现运动或感官损伤时这些个体不能有效运用外物。

(2) 社交领域:这些个体在谈话或动作中出现的符号性交流非常有限,他们能理解一些简单的指令或动作。这些个体在表达个人欲望或情绪时大幅使用非语言类、非符号性交流。他们非常享受与亲密的家庭成员、看护人及亲密朋友之间的关系,并且会主动运用肢体或情绪上的动作来回应。若同时出现感官或物理性损伤将会使个体失去进行多样社交性行为的能力。

(3) 实践领域:这些个体在进行所有涉及日常护理保健及人身安全方面的能力需全权依靠他人,尽管他们可能也具备参与上述活动的能力,未受严重躯体损伤的个体,可以参与家务活动,如端菜上桌。在工作活动中,该个体可出现利用外物的简单行为,工作的进行需大力的不间断的外界帮助。娱乐活动,如听音乐、看电影、外出散步,或水上活动皆需他人帮助。若同时出现肢体或感官损伤皆会成为这些个体参与家庭或娱乐活动的障碍。极少数可能会出现适应性困难。

三个领域的智力评估可以确保临床医生基于整体精神能力缺陷对患者日常生活的影响

而做出诊断,并对患儿发育过程中的治疗制订计划。

该诊断没有一个特定的年龄要求,个体症状必须开始于发育期,并基于适应性缺陷的严重性。智力障碍是慢性的,且经常与其他精神症状同时发生,如抑郁症、注意缺陷多动障碍和孤独症谱系障碍。新的诊断标准中该病也包括发育早期的认知能力的缺陷。DSM-Ⅴ强调临床症状评估和智力检测标准对疾病的诊断都是必需的。适应能力缺陷的严重性远比IQ 的分数更重要。将 IQ 检测结果从诊断标准中去除,但仍在疾病的描述中保留,确保不过分强调 IQ 的决定性因素而不充分考虑个人整体功能水平。但 IQ 测试或是其他类似的检测分数在个体评估中依旧非常重要,只要有两项测试以上低于人群标准,就可以诊断为智力残疾。基本等同于原标准中精神运动发育迟滞 IQ 小于 70 分的诊断标准。

(三) 评估

1. 智能(intelligence)

(1) 智能的概念:通常叫智慧,又称智力,是可以在教育中获得的认识世界和应付环境变化的能力,是各种才能的总和,即个体对客观事物进行合理分析、判断、有目的的行为和有效处理周围事物的综合能力。智能的量化标准是智商(intelligence quotient,IQ)或发育商(development quotient,DQ)。

(2) IQ:是以智龄(mental age,MA)的概念为基础,MA 是儿童智能发育达到的某个年龄的水平,可高于或低于实际年龄(chronological age,CA),IQ=(MA/CA)×100。用于评估较大儿童。

(3) DQ:用以评价婴幼儿神经心理行为发育水平,包括感知、运动、语言、个人 - 社会等方面的发育。DQ=(DA/CA)×100。

2. 智能发育测试

(1) 发育单项筛查

1) 视觉 - 空间定向:以儿童临摹的能力作为判断视觉 - 空间定向发育水平的标准。空间关系的感知要求对客体的相对位置、大小、轮廓、内在联系的理解,并涉及区分背景与前景的能力。

2) 时间 - 次序的关系:儿童通过生活学习规律以及对时间概念的理解,逐步体会次序的意义,这是学习和生活必需的认识记忆功能。

3) 记忆力的测试:一般只限于感觉记忆和短暂记忆。

4) 语言测试:涉及发音、语言的流畅程度、理解表达能力(语法、用词、准确程度等)、书面语言能力(注意力、阅读、拼音、书写等)。

(2) 能力测验

1) 筛查性测验

① 新生儿神经行为 20 项检查(NBNA):是鲍秀兰教授汲取美国 Brazehon 新生儿行为估计评分和法国 Amiel-Tison 神经运动测定方法的优点,结合她个人的经验建立的我国新生儿 20 项神经行为测定方法,简称 NBNA20 项测查。测查分为 5 个部分:即行为能力(6 项)、被动肌张力(4 项)、主动肌张力(4 项)、原始反射(3 项)和一般估价(3 项)。每一项评分有 3 个分度,即 0 分、1 分和 2 分。满分为 40 分,评分均选择行为表现最优项进行,≥37 分表示正常,≤35 分则提示预后不良可能。因此通过对高危婴儿进行 NBNA20 项测查可早期发现轻微脑损伤,为早期干预提供依据。

② 丹佛发育筛查测验(DDST):是目前世界上最广泛使用的儿童发育筛查方法,1967 年

由美国的儿科医师 Frankenberg 和心理学家 Dodds 首次发表,并于 1990 年对量表进行了修定,编制了 DenverⅡ,项目从原来的 105 项增加至 125 项,分为个人 - 社会、精细运动与适应性行为、语言及大运动四个能区。用于 6 岁以下儿童发育筛查,实际应用适合 4.5 岁以下的儿童。结果异常或可疑者应进一步做诊断性测试。

③ 绘人试验(human figure drawings,HFDs):基于绘画的心理投射理论,测验要求儿童根据自己的想象绘全身人像,适用于 5~9.5 岁儿童。计分内容包括身体部位、各部比例、表达方式。绘人试验结果与其他智能测试的相关系数在 0.5 以上,与推理、空间概念、感知能力的相关性更加显著。目前绘人试验作为心理成熟的发育测试的筛查法,如测试听觉、视觉、思维、记等。

④ 皮博迪图片词汇测验修订版(Peabody picture vocabulary test-ⅢA):17 项,每项含 12 个内容,方法简单,尤其适用于有语言或运动障碍者。用于 4~9 岁个人与集体一般智能筛查,可测试儿童听觉、视觉、知识、推理、综合分析、语言词汇、注意力和记忆力等。

2)诊断性测验

① Gesell 发育量表:从粗大运动、精细动作、个人 - 社会、语言和适应性行为五个方面测试,适用于 4 周 ~3 岁的婴幼儿,结果以发育商(DQ)表示,≥86 为正常。

② Bayley 婴儿发育量表(Bayley scales of infant development,BSID):测试内容包括 3 部分:心理量表、运动量表及行为记录。心理量表有 163 项内容;运动量表有 81 项内容;行为记录有 30 项内容。适用于 2~30 个月的婴幼儿,结果以发育商(DQ)表示。

③ Stanford-Binet 智能量表(Stanford–Binet intelligence scales):SB 智能量表包括幼儿的具体智能(感知、认知、记忆)和年长儿的抽象智能(思维、逻辑、数量、词汇),评价儿童学习能力和智能迟滞程度。适用于 2~85 岁,结果以发育商(DQ)表示。

④韦氏学龄前儿童智力量表(WPPSI):通过编制一套不同的测试题,分别衡量个体不同性质的能力,把个别能力得分综合,提示儿童的全面智力才能,获得儿童多方面能力的信息,客观地反映学前儿童的智能水平,提供定量指标。韦克斯勒编制分词语和操作两部分的全量表。适用于 4~6.5 岁儿童,评分产生词语智商和操作智商,两者的均数为总 IQ。

⑤ 韦氏儿童智力量表修订版(WISC-R)内容与评分方法同 WPPSI。1991 年桑代克等人将 WISC-R 再次做了修订,正式出版了韦氏儿童智力量表第 3 版(WISC-Ⅲ)。韦氏儿童智力量表第 4 版(WISC-Ⅳ)于 2003 年修订出版。韦氏儿童智力量表第 4 版(WISC-Ⅳ)中文版在张厚粲主持下于 2007 年完成修订,并通过中国心理学会专家鉴定付诸应用。新采用言语理解指数(VCI)、知觉推理指数(PRI)、工作记忆指数(WMI)以及加工速度指数(PSI)四个指数评估儿童智力水平。适用于 6~16 岁儿童和青少年,结果以 IQ 表示。

3. 适应性行为测试　智力发育障碍的诊断与分级必须结合适应性行为评定结果。国内现多采用左启华教授修订的日本 S-M 社会生活能力检查,即婴儿 - 初中学生社会生活能力量表,全量表共 132 个项目,包括 6 种行为能力:①独立生活能力,包括进食、脱穿衣服、自理大小便、个人与集体清洁卫生状况等;②运动能力,包括走路、上阶梯、认识交通标志等;③作业,包括抓握物品、画、剪图形、系鞋带等;④交往,包括说话、懂简单指令、交谈、打电话等;⑤参加集体活动,包括做游戏、值日、参加文体活动等;⑥自我管理,包括想自己独干、不随便拿别人的东西、控制自己不提无理要求等。适用于 6 个月 ~15 岁儿童社会生活能力的评定,当评分 < 9 分者提示社会适应能力的降低,如伴有 ID 的降低即诊断智力发育障碍。

三、康复治疗

(一) 特殊教育

1. 概述 为满足特殊需要儿童学习的需要而设计(提供)的教育称为特殊教育。1994年6月10日联合国教科文组织召开的"世界特殊需要教育大会"通过的《萨拉曼卡宣言》说："每个儿童都有其独特的特性、志趣、能力和学习需要;教育制度的设计和教育计划的实施应该考虑到这些特性和需要的广泛差异"。特殊教育又可分为盲童教育、聋童教育、智力发育障碍儿童教育、超常儿童教育、言语障碍儿童教育、情绪和行为障碍儿童教育和多重残疾儿童教育等。特殊教育的主要精神是考虑到每个孩子个体差异及个体之间的差异。

特殊教育是智力发育障碍的主要治疗手段。通过设计特殊的培养目标和任务,对特殊儿童进行科学有效的教育训练,最大限度地发展他们的潜能,使他们增长知识、获得技能、完善人格,增强社会适应能力,成为对社会有用的人才。

特殊教育的设计应该由特教老师、家长、治疗师共同参与及实施。根据智力发育障碍的程度,按照正常儿童神经发育模式,有目的、有计划、有步骤地开展针对性的教育训练。应和日常生活活动相结合,发展生活自理能力、学习能力和参与社会的能力。

特殊教育实施对象的范围也因各个国家或地区的情况而有差异,有的国家或地区提出了"零拒绝"的目标,即认为所有残疾儿童都应该接受免费的、适合他们需要的义务教育。各级公立学校都要为残疾儿童提供教育和有关服务,不应该以任何理由拒绝他们入学。我国实施特殊教育的对象主要是盲、聋、哑、智力发育障碍、语言障碍、肢体残疾、孤独症谱系障碍、精神残疾、多重残疾,以及有其他身心缺陷的儿童和青少年。设有盲聋哑学校、特教学校或正常学校低能儿班等。我国《中华人民共和国宪法》《中华人民共和国义务教育法》和《残疾人教育条例》都明确规定:"国家保障残疾人受教育的权利""对残疾儿童、少年实施义务教育"。

特殊教育和普通教育有许多共同的地方,但也有它特殊的一面。它不仅像普通教育那样在德、智、体、美、劳诸方面对学生进行教育,还特别强调进行补偿缺陷和发展优势的教育,例如教盲童学习盲文和定向行走,对聋童进行听力、语言训练,对智力发育障碍儿童进行感知觉和动作能力的教育训练等。

2. 原则

(1) 重视早期教育:早期教育有利于特殊儿童缺陷最大程度的补偿、有利于他们潜力的最大程度发挥、促进其身心的最大限度发展。因为儿童年龄愈小,可塑性愈大。尤其婴幼儿期是心理发生发展的关键时期,也是生理、知觉、动作发展的重要时期。这一时期个体神经系统的可塑性较大、对外界环境的适应能力较强,在这一时期及时施以恰当的教育,会有利于生理功能的重新组合、有利于身体各种功能的代谢、促进损伤器官的矫正和康复。

(2) 重视个体教育:更强调在教育中因材施教,满足不同学生的特殊需要。实行"按需供教"。

(3) 综合教育:必须和社会教育、家庭教育有机结合。因此特殊教育也更强调大教育的观点,强调教育的整体性和系统性。

(4) 形式多样:根据特殊儿童的需要和所在的环境条件,选择接受特殊教育学校、普通学校的特殊教育班、普通学校普通班中随班就读的融合教育。大多数轻度残疾儿童应以融合教育为好,以便于他们更好地融入社会。

(5) 培养目标和任务不同:设计特别的教育内容,除文化知识的学习外,还要针对特殊儿童的残缺进行科学有效的康复教育训练,最大限度地发展他们的潜能,使他们提高功能、获得技能、完善人格,增强社会适应能力,成为对社会有用的人才。

(6) 特殊教育以提高能力为主:应该由特教老师、家长、治疗师共同参与及实施。根据智力发育障碍的程度,按照正常儿童神经发育模式,有目的、有计划、有步骤开展针对性的教育训练。应和日常生活活动相结合,发展生活自理能力、学习能力和参与社会活动的能力。

(7) 融合教育:轻度特殊儿童提倡在普通学校随班就读,但要进行课外特殊训练,帮助他们尽可能完成学习任务和融入社会。中重度的特殊儿童要在特殊学校接受部分的文化课教育,同时要进行生存技能的训练。对极重度的特殊儿童则主要是教育训练其简单的交流和简单的生活技能,提高他们的生活质量。

3. 方法

(1) 对特殊教育对象进行全面的评估:充分了解和研究学生是教师的一项基础性工作,是教育好学生的前提,学生是学习的主体,是教师工作的对象。教师的一切教学工作必须围绕着学生进行。知人,才能善教;善教,须先知人。只有全面、深入地了解学生,才能从实际出发确定教学目标,有的放矢地进行教学工作。

(2) 个体化教育计划(individual education plan, IEP):个体化教育计划自 20 世纪 70 年代产生以来,在特殊儿童教育方面发挥了巨大的作用。我国的特殊教育学校似乎也非常重视和提倡为特殊儿童制订个体化教育计划,以使儿童获得更充分的发展。由于很多教师对个体化教育计划了解不够全面,对制订和实施个体化教育计划缺乏清晰的认识。甚至有些教师误以为自己对儿童进行的个体训练就是个体化教学,以为自己对儿童制定的个体训练方案就是个体化教育计划。

(3) 结合日常生活需求进行融合教育,注重生活自理能力的教育训练:安排他们学做些家务活,如扫地、抹桌子、洗手帕、洗袜子、做简单饭菜等。较大儿童可教育家庭常识、家务、理财、就诊和家庭公德等家庭生活自理能力内容。其他还包括个人生活自理能力,如个人卫生、饮食、上厕所、着装、睡眠、出行安全、使用电话等。

(4) 社会行为规范能力及社会交往能力的教育:对特殊儿童来说,社会行为规范能力及社会交往能力非常重要,是他们融入社会的基本要求,其次才是学习文化知识,掌握劳动技能的层次。让孩子了解社会生活、遵守社会公德、参与社会生活、安全常识等社会生活自理能力内容。学会爱和感恩,关注、关心需要帮助的人。使他们将来能够适应社会生活,参与社会活动,最终目的是通过特殊教育培养他们成为社会有用之才。

(5) 创造一个宽松愉快的学习环境:从孩子的兴趣入手正确引导孩子在一个宽松、舒适和愉快的环境中学习和生活,不应根据自己的意愿强迫孩子学习和做事,这样才会使孩子进步。

(6) 能力提高与教育相结合:结合智力落后学生的实际和发展需要,开展生活语文、生活数学、生活适应、运动与健康等启智课程,旨在使适应社会发展需要和能力落后学生身心特点的课程生活化。遵循培智教育"以人为本"的原则。

(7) 教师要有强大的爱心、耐心、责任心:特殊儿童因智力水平低,自控能力差,难免会犯或大或小的"问题",贪玩、好动、上课不认真,作业马虎,个性强、和老师顶嘴,甚至是和同学打架等。因此,千万不要脾气暴躁、拍桌子打板凳、指责批评,一定要有耐心,晓之以理、动之以情,先指出他错在哪里,然后帮助他分析犯错误的前因后果及其危害性,再给他指出一些克服错误的方法,鼓励他树立起"知错就改""勇于承认错误"的勇气和信心。特教教师除了有教育的技能之外,更重要的是要有一颗爱孩子的心、一颗理解家长的心和无私奉献的精神。

(二) 感觉统合训练

感觉统合训练(sensory integration training,SIT)为特殊儿童提供一套科学与游戏相结合的训练环境作为一种有效的治疗手段。改善儿童的感觉障碍及神经心理发育,刺激患儿前庭-眼动系统,增加视觉感觉统合和视觉功能。特别是对伴有感觉统合失调的特殊儿童的综合能力提高有明显效果。此外,感觉统合训练还能有效提高运动功能,改善立位平衡和步行能力,可明显提高康复疗效,促进认知和心理行为的发育。

(三) 多感官刺激训练

多感官刺激(multi-sensory stimulation)训练目的是通过视觉、触觉、听觉、嗅觉等不同的感官活动来输送信息,促进幼儿对知识的理解,加强其对外界的认知,丰富他们的信息量,人工化设计的休闲场所,把放松及刺激经验透过多感官环境进行互动,与特殊教育相结合,是促进脑发育和提高认知功能的最佳治疗方式之一。

多感官治疗可与现代技术和先进设备结合,应用视听互动训练系统、动感彩轮、幻彩光纤、泡泡管、互动嗅觉等设备策划一系列适合感官失调儿童的活动程序,提升他们在接收感官刺激及做出反应行为方面的表现,促进主动探索环境的兴趣及能力,从而培养及引发他们在日常生活技能及课程学习方面的动机、技巧及表现。同时可改善他们焦虑不安的情绪,削弱不适应性行为、提高注意力、加强人际互动等。克服他们的视力、语言、感觉、知觉等方面的障碍,以及因性格、情绪障碍对常规康复训练不感兴趣而表现的淡漠、不主动和不配合等。

(四) 语言功能训练

几乎所有智力发育障碍的儿童都伴有不同程度的语言障碍。因此,语言能力的提高是智力发育障碍儿童康复训练的重中之重。语言训练包括个别训练和小组训练。个训的环境应安静、安全,室内布置简单,避免因丰富的环境分散孩子的注意力。时间最好是上午,30~60分钟为宜。治疗师要和孩子目光平视,诱发孩子的语言,及时鼓励。同时应用引导式小组的形式进行集体语言和交流能力的训练,结合实际,密切接触人和物进行训练,循序渐进,稳步提高,以达目标。详见语言训练章节。

(五) 日常生活活动能力训练

结合日常生活活动进行粗大运动和精细运动的训练。运动训练不仅可以提高他们的运动功能,扩大活动范围,增长新的知识,同时运动训练过程可提高他们的感受能力、活动能力和身心协调。并通过增加感知活动、肌肉活动对大脑的刺激频率,丰富大脑信息量,以及大脑本身的分析、综合、调节等反复进行的思维活动,促进大脑的功能代偿和组织的修复,促进认知功能的提高。因此,对智力发育障碍的儿童一定不要越俎代庖,要让他们多动手、多运动、多动脑、多接触社会,通过主动运动和丰富的环境刺激来促进他们的脑发育、认知功能和日常生活能力的提高。

(六) 引导式教育法

1. 引导式教育特点

(1) 将特殊需求儿童作为"全人"来对待:首先要给智力发育障碍的儿童一个正常人的待遇,给他受教育和受训练的权利,尊重他的兴趣和爱好。将他们的语言、智力、情绪、性格、人际关系、意志、日常生活技能和体能结合起来进行教育训练,并可将上述的教育训练与其他各种治疗方法结合起来进行训练,使特殊需求儿童在各个方面得到全面的发展。近年来,引导式教育又将幼儿园和中小学文化课学习融入功能训练中,使得他们的功能训练和学习教育同步进行。

(2) 以儿童需要为核心:优先训练儿童最需要的日常生活活动能力。

(3) 娱乐性、节律意向性:通过娱乐性、节律性意向激发患儿的兴趣,引导、诱发儿童学习动机,鼓励和引导孩子主动思考、向往目标和积极参与的意识。利用环境设施、学习实践机会和小组动力诱发作用,最大限度地引导调动患儿的自身潜力和解决他们所面临问题的能力。

2. 引导式教育的原则

(1) 在教育训练前,应先治疗他的疾病,如先天畸形兔唇、营养缺乏及其他急慢性疾病,为教育和训练奠定下较好的身体基础。

(2) 要对孩子的天赋能力进行实事求是的评估,要判定他适应社会和环境的能力,判定他的学习和接受能力,做简单的智力测定,了解他的智商情况。

(3) 教育训练要从给予各种刺激开始,例如用声音、光线、颜色、形象、物体、动植物等,激发和促进他大脑皮层神经细胞的发育。

(4) 要有整体观念,要重复教育,耐心训练,可以将语言和肢体活动联系起来,使他的手脚与视觉、听觉、语言协调,由简单到复杂,由一种到多种,还要训练模仿性,帮助他用嗅觉、听觉、触觉、味觉刺激,提高思维能力,逐渐训练语言的表达和复杂的动作。

(5) 根据孩子的特点,探索一套行之有效的引导式教育训练方法,以使智力发育障碍儿童逐渐得以康复(详见第二章第五节)。

(七) 游戏治疗

通过游戏让患儿在欢乐、愉快的环境中,以及和其他孩子、老师的互动过程中学习,提高他们的认知能力。

(八) 活动观察训练

活动观察训练(action observation traning, AOT)是指让患儿主动观察人或物体进行反复主动模仿的训练。对正常孩子、残疾孩子和遗传代谢性疾病均有效。

(九) 工作记忆训练

工作记忆训练(working memory training, WMT)作为临床工具改善工作记忆能力和注意力。通过仪器连续的信息(语言、注意力、记忆力)输入刺激相应的大脑皮层,记忆神经将注意力改变成生活中的相关事实。刺激视觉空间可增加短期记忆能力,重复操作、来回反馈可增加注意能力。通过训练可改善短期的记忆力和注意力、推理能力、教授能力和阅读能力等。

四、预防及预后

(一) 预防

1. 一级预防　①卫生教育和营养指导;②产前和围生期保健(高危妊娠管理、新生儿重症监护、劝阻孕妇饮酒吸烟、避免或停用对胎儿发育有不利影响的药物);③传染病(病毒、细菌、原虫)的免疫接种;④遗传代谢检查及咨询(避免近亲婚姻、发现携带者);⑤环境保护(防止理化污染、中毒及噪声损害);⑥减少颅脑外伤及意外事故,正确治疗脑部疾病、控制癫痫发作;⑦加强学前教育和早期训练;⑧禁止对小儿忽视和虐待。采取上述措施的目的在于预防精神发育迟滞(MR)的发生。

2. 二级预防 ①对高危新生儿进行随访,早期发现疾病,给予治疗,尤其应该注意早期营养(蛋白质和铁、锌等微量元素)供应和适当的环境刺激对智力发育有良好作用;②对学龄前儿童定期进行健康检查(体格、营养、精神心理发育、视觉和听觉);③新生儿代谢疾病(如甲状腺功能减退、苯丙酮尿症)筛查;④产前诊断、羊水检查(染色体病、神经管畸形、代谢疾病)。二级预防主要在于早期诊断并给予特殊处理。

3. 三级预防 需要社会、学校、家庭各方面协作进行综合预防。早期发现 MR,早期干预和刺激;对家庭给予有效的帮助,保持家庭结构完整,使 MR 儿童的功能有所改进。预防的根本途径是不断加深对 MR 病因学的研究,只有针对病因采取措施,才能使预防更加有效。

(二) 预后

1. 轻中度智力发育障碍 经过积极的教育干预大部分可参与社会,做一些简单的工作,能够自食其力。

2. 重度智力发育障碍 经过训练后部分可生活自理。

3. 极重度智力发育障碍 生活难以自理,大部分患儿需要终生照顾。

(唐久来)

第四节 学习障碍

一、概述

学习障碍(learning disabilities,LD)是一组异质性综合征。WHO 将 LD 定义为从发育的早期阶段起,儿童获得学习技能的正常方式受损。这种损害不是单纯缺乏学习机会、智力障碍、脑外伤或疾病的结果。这种障碍源于认识处理过程的异常,由一组障碍所构成,表现在阅读、拼写、计算和运动功能方面有特殊和明显的损害。全美学习障碍联合委员会(National Joint Committee on Learning Disabilities,NJCLD)于 1989 年修订的定义:LD 是指在获得和运用听、说、读、写、推理或数字运算能力方面表现出重大困难的一组异质障碍。这些障碍对个体来说是固有的,可能由中枢神经系统功能失调所致。学习障碍可能会与其他障碍(如感觉障碍、智力发育障碍、社会与情绪因素困扰)或者环境因素(如文化差异、教学不足或不适当、心理因素)伴随发生,但并非由障碍和因素所致。

到目前为止,我国学术界对 LD 的概念和界定仍存在争议。严格意义上的 LD 一般指具有正常智力水平,但在一种或一种以上的学习技能如听、说、读、写、计算、推理等方面或某几方面表现为特殊困难,多数 LD 儿童伴有社会交往和自我行为调节方面的障碍,需排除由智力发育障碍、视觉障碍、听觉障碍、情绪障碍等或受经济、文化水平影响而未能接受正规教育所导致的学习障碍。不同国家的 LD 发病率差异较大。国外报道多在 3%~5%,国内报道为6.6%,男女比例为 4.3∶1。研究显示,近几十年 LD 的发病率有明显增长趋势。病因目前尚不清楚,普遍认为是多种因素综合作用的结果,可能与生物学因素和环境因素均有关。既有个人生理心理方面的因素,也有家庭社会等环境因素;既有先天因素,也有后天因素。

二、诊断及评定

(一) 诊断

学习障碍的诊断需要多学科共同协作。诊断学习障碍要考虑以下三个方面:①学习障碍儿童心理行为各方面的发展存在明显的不一致,或者学业成就的某些方面与其他能力的某些方面不一致;②学习障碍儿童的原因不是由于智力发育障碍、视觉或听觉损伤、情绪障碍或缺乏学习动机等所造成;③学习障碍儿童在普通的教育措施下学习困难状况不会有太大改观,需要特殊教育的介入。

1. 诊断标准

(1) ICD-10 诊断标准

1) 特定的学习技能损害必须达到临床显著程度,如学习成绩不良、发育异常先兆(如语言发育迟缓)、伴随行为问题(如冲动、注意力不集中、多动、逃课、学校适应问题、情绪障碍或品行问题)、性格气质异常(性格气质异常的形式已超出正常发育的偏离部分)、学习困难在加强帮助下并不能很快得到矫正。

2) 这种损害必须具有特定性,不能完全用精神发育迟滞或综合智力的轻度受损解释,其学业成绩与智力水平不平行,学校成绩明显低于智力水平所应达到的水平。

3) 损害必须是发育性的,即上学最初几年就已存在,而非受教育过程中才出现。

4) 没有任何外在因素可以充分说明其学习困难。

5) 并非由视听损害所致。

(2) DSM-V诊断标准

1) 学习和使用学习技能困难,尽管已针对这些困难为目标提供了干预,仍存在以下至少 1 个症状,至少持续 6 个月。

①阅读不正确或慢,并且读词语费力(如响亮读单词时不正确或慢,犹豫不决,常常猜词语,发词语声音困难);②对朗读意思理解困难(如能正确读课文但不理解顺序、关系、推论或朗读内容更深的意思);③拼音困难(如可出现增加、省略或元音、辅音的替代);④书写表达困难(如句子中出现多种语法或标点符号错误,段落条理性差,难以将想法用书面语言清晰地表达出来);⑤掌握数字数据或计数困难(如对数字大、小及其关系的理解困难,在自述计数上迷失方向,可出现用手指计加法,不能如同伴一样做算术);⑥数字推理困难(例如应用数字概念、数据或程序解答数量问题时有严重困难)。

2) 受累学习技能在质和量上均低于个体生理年龄所期望达到的水平,明显影响学业或职业工作,或日常生活中的活动,在个人接受标准化的成就测试和综合性的临床评定中得到证实。年龄≥17 岁时,其受损的学习困难史可代替标准化的评定。

3) 学习困难始于学龄时期,但直到学业要求高于个体受影响的能力时,才充分显现出来(如有时间限制的测验,在较紧的时间内读取内容或写长篇复杂报告,学习负担过重等)。

4) 学习困难并不能用智力发育障碍、未予矫正的视力或听力障碍,其他精神或神经障碍、心理社会不良因素、缺乏语言熟练性的学习辅导或不当教育解释。

根据临床综合个人发育、医学、家庭、教育情况,学校报告和心理教育评定,符合上述 4 项诊断标准方可诊断。

2. 分类

（1）全美学习障碍联合委员会和美国神经心理学家 Myklebust 分类：将学习障碍大致分为言语型学习障碍（verbal learning disability，VLD）和非言语型学习障碍（non-verbal learning disability，NLD）两大类，认为这符合 LD 的神经心理模式和治疗教育理念。

1）言语型学习障碍：包括阅读障碍（reading disorder）、书写障碍（disorder of written expression）、计算障碍（mathematics disorder）、语言理解障碍、语言表达障碍等。

2）非言语型学习障碍：又称右脑综合征（the right hemisphere syndrome），主要指社会认知、人际交往和交流显著困难，这类儿童容易发展为反社会行为。

最近也有研究将 NLD 列为孤独症谱系障碍的一个类型或边缘状态，临床表现特征和程度较 Asperger 综合征轻一些。

（2）DSM-V 将学习障碍分为以下四类

1）阅读障碍：包括字母再认和拼读障碍、阅读理解障碍和流畅性等障碍。

2）数学计算障碍：包括计算障碍和解决问题障碍。

3）书写表达障碍：包括书写障碍、拼写障碍和写作障碍。

4）其他：如非语言学习障碍，包括视觉组织障碍、动作协调障碍、社会技能障碍和执行功能障碍。

3. 鉴别诊断　主要与智力发育障碍、注意缺陷多动障碍、非特异性学习困难、孤独症谱系障碍等疾病进行鉴别。

（二）评定

1. 智力测验

（1）韦氏儿童智力量表：常用韦氏学龄前儿童智力量表（Wechsler preschool and primary scale of intelligence，WPPSI）、韦氏儿童智力量表修订版（revised Wechsler intelligence scale for children，WISC-R）。目的是排除精神发育迟滞等疾病；了解 LD 的类型和智力结构，并为矫正训练提供依据。对 WPPSI 或 WISC-R 结果进行剖面图分析，可以较准确地把握被测儿童的认知特征，易于制订矫治计划。

（2）瑞文推理测验联合型（CRT）：瑞文推理测验联合型也是较理想的智力测验之一，是中国心理学家张厚粲等修订编制，由瑞文推理测验中的彩色型和标准型组成的合并本。

2. 学业成绩测验（academic achievement tests）　通常用于测量某项学习计划的具体效果。侧重于听理解、语言表达、阅读理解、书写、计算和基本推理几个方面，有一项较智力期望值明显落后 2 级或 2 个标准差即可诊断。目前国内尚无修订的学业成绩测验工具。

3. 神经心理测验　如利脑实验、Luria-Nebraska 儿童成套神经心理测验、考夫曼儿童成套评定（Kaufman assessment battery for children，K-ABC）、记忆测验、单项神经心理测验等，主要用于评定 LD 儿童的神经心理模式或探索其神经心理机制。LD 儿童往往在这类测验上表现出明显的结构偏异或者分值低下。

4. 学习障碍筛查量表　学习障碍筛查量表（the pupil rating scale revised screening for learning disabilities，PRS）是由美国神经心理学博士 Myklebust 针对学习障碍儿童所设计的筛查量表，是学术界较具权威和影响的学习障碍诊断量表，在美国、日本等国家广泛地运用，国内学者对其进行引入和标准化。PRS 是一种快速发现学习障碍儿童的筛选测试方法，由平时经常接触儿童至少 3 个月以上的班主任或很熟悉这些儿童的人使用。此量表不适用于家庭检查。

(1) 量表内容:共分为语言和非语言两个类型的评定量表,由 5 个行为领域所构成。

1) 听觉的理解和记忆:包括单词意思的理解力、指示服从的能力、理解对话的能力、信息记忆的能力。

2) 会话用语:词汇、方法、加快词语的能力、叙述经验的能力、表达思想和意见的能力。

3) 时间、方向、位置知觉:时间的判断、地面方位知觉(生活中地理位置知觉)、关系的判断(大、小、远、近、轻、重)、位置知觉(左、右、东、西、南、北)。

4) 运动能力:一般的运动(如走、跑、跳、攀登等)、平衡、手指的灵巧程度(使用剪刀、书写、握球、扣纽扣等)。

5) 社会行为:协调性、注意力、安排整理能力、新状况适应能力(如生日聚会、娱乐活动、作息时间的更改等)、社会的接受(被周围的人接受等)、责任感、理解课题并进行处理的能力(作业题目等)、关心(关心同学、理解他人等)。

(2) 量表评分及结果判定

1) 评分:5 级评分,1 分最低,5 分最高,3 分为平均值,1 分和 2 分为平均值以下,4 分和 5 分为高于平均分。

2) 结果判定:领域 1 和 2 各项目的合计分为言语性学习障碍的评定分,≤20 分为可疑言语性学习障碍;领域 3~5 各个项目的合计分为非言语性学习障碍的评定分,≤40 分为可疑非言语性学习障碍;领域 1~5 各个项目的合计分为综合评定分,≤40 分为可疑学习障碍。

5. 学习障碍评价量表 1988 年编制,1989 年和 1996 年两次进行修订。该量表共有 88 个项目,分属于 7 个分量表:听、思考、说、阅读、书写 / 写作、拼写和数学运算。其中文版量表由 85 个项目组成,从 7 个方面对学习障碍进行评定。量表由 3 个因子构成:第一个因子为基本的脑力技能(如记忆、注意力、思维力等),第二个因子为数学运算能力,第三个因子为处理语言文学资料的能力。该量表具有较好的信度和效度,可以较为准确地区分学习障碍儿童与非学习障碍儿童。

6. 学习困难检查量表 该量表根据 Hawell 的描述和邵志芳、陈国鹏等的观察,列举了 20 种与学习困难、学习类型和不同需求类型有关的现象,制定了学习困难检查表。

(1) 量表内容:包括视知觉障碍和视觉 - 动觉协同障碍;听知觉障碍;概念能力障碍;记忆障碍;注意力障碍;失败综合征;危机干预;体质虚弱;过敏体质;起立性调节障碍;缺乏自立;情绪障碍;学习习惯不良;要求注意型;要求依赖型;要求权力型;要求报复型;视觉型;听觉型;动觉型,共 20 型。测验题按交叉排列的原则进行,将属于不同分量表的题目混合交叉排列,以避免评定者答题时受思维定式的影响。

(2) 评分:采用的是五级评分,分别为:从未出现、偶尔出现、有时出现、较常出现、经常出现,分别计 1~5 分。

(3) 量表的应用:采用他评的方式,由最了解、熟悉儿童的家长或教师进行评分,避免测验的盲目性和片面性。

整个检查表包括 20 个分量表,标示出 20 种与学习困难有关的表现、学习类型和需求类型,共 230 个测试题,为诊断提供了较全面的信息。效度和信度检验研究表明此量表是较好的诊断学习困难儿童的工具,研究者制定了上海市区的学生(小学三年级～初中一年级)学习困难检查表常模。

7. 脑电图（electroencephalogram,EEG）**检查** 学习障碍者脑电检查异常率高,具体表现为基础波形异常,慢波增多,甚至是发作性脑电图波形异常。但这类异常脑电图波形不具特异性,对学习障碍的诊断价值有限。

三、康复治疗

根据学习障碍儿童的年龄、类型、程度、临床表现以及评定结果确定康复治疗计划与实施方案。以接纳、理解、支持和鼓励以及改善学习障碍儿童不良的自我意识,增强其自信心和学习动机为目的。根据障碍儿童的认知特点,采取有针对性的、个体化的综合性康复治疗,尽可能取得家长与学校的配合。

(一) 康复治疗

1. 心理行为疗法
(1) 针对不良行为进行心理环境的调整,以改善与缓解不良行为。
(2) 通过面谈进行咨询,给予支持与帮助,增加信心,以预防和治疗继发性的情绪问题。
(3) 行为疗法、正负强化疗法及自控训练,可改善认知偏异和人际交往障碍。
(4) 一对一或小组音乐、艺术、运动治疗、作业疗法等,可提高节奏感、自控力和协调等方面的能力。

2. 感觉统合治疗
是学习障碍最常用的干预方法。干预的最终目的是让学习障碍儿童最大限度地发挥潜能,提高学习能力和学习效率。感觉统合治疗的关键是同时给予儿童前庭、肌肉、关节、皮肤触摸、视、听、嗅觉等多种刺激,并将这些刺激与运动相结合。可选择适合儿童不同障碍类型与发育水平的感觉统合治疗活动。
(1) 触觉
1) 目的:强化皮肤、大小肌肉关节神经感应,辨识感觉层次,调整大脑感觉神经的灵敏度。
2) 器材:软毛刷、按摩球、波波池、平衡触觉板、黏土游戏、沙或草坪上裸足游戏等。
(2) 前庭觉
1) 目的:调整前庭信息及平衡神经系统自动反应功能,促进语言组织神经健全、前庭平衡及视听能力完整程度。
2) 器材:圆筒、平衡踩踏车、按摩大龙球、滑梯、平衡台、晃动独木桥、袋鼠袋、圆形滑车等。
(3) 本体感觉
1) 目的:本体感训练:强化固有平衡、触觉、大小肌肉双侧协调,灵活身体运动能力、健全左右脑均衡发展。
2) 器材:跳床、平衡木、晃动独木桥、滑板、S 型垂直平衡木、S 型水平平衡木、圆形平衡板等。
(4) 固有平衡
1) 目的:调整固有平衡、前庭平衡感觉神经系统,强化触觉神经、关节信息,促进左右脑健全发展。调整脊髓中枢神经核对地心吸力的协调,强化中耳平衡体系,协调全身神经功能,奠定大脑发展基础。
2) 器材:羊角球、跳床、独脚椅、大陀螺、脚步器、竖抱筒等。

3. 特殊教育　应侧重通过多种方式、有针对性地对儿童进行技能训练、教会儿童补偿策略以提高承受力、调整环境以提高适应力、学校咨询或进行必要的课程修改,实施个别教育计划(individualized education program,IEP)、在普通学校建立特殊教育班级。技能训练可包括以下几个方面:

(1) 视听觉训练:可以进行视听觉识别训练、划消训练、注意力训练、记忆训练、思维概括能力训练以及概念形成训练等。

(2) 运动能力训练:可以通过拍球、跳绳等训练,改善学习障碍儿童的基本节奏感;通过辨识自己及空间物体的左右、丢接球等训练,来提高对空间方位的认识。随着基本运动能力的提高,可以开展一些需要较高运动技能的项目。

(二) 药物治疗

目前尚无治疗学习障碍的特效药物。临床较常应用促进脑功能、促进智力发育的药物,包括吡拉西坦、盐酸吡硫醇、γ- 氨基丁酸等口服治疗。

1. 伴注意缺陷和多动的学龄学习障碍儿童可口服盐酸哌甲酯片,一般早餐后口服,症状重者午后上课前再追加。目前国内临床上开始使用盐酸哌甲酯缓释片,其药物动力学更符合学龄儿童应用。但伴抽动或癫痫的 LD 儿童则应慎用或避免使用盐酸哌甲酯。

2. 三环类抗抑郁药作为二线用药对 LD 儿童的多动、焦虑、冲动、人际交往不良及遗尿等症状具有疗效,丙米嗪片睡前服,或阿米替林片睡前服。

3. 伴情绪障碍、人际紧张、冲动和攻击行为者则可予小剂量利培酮或其他类抗精神病药物治疗。

亦有报道称服用大剂量维生素及补充铁、锌等微量元素,但疗效究竟如何尚无定论。应加强防止儿童铅中毒和避免食用含添加剂、色素及防腐剂类的食品。

四、预防及预后

(一) 预防

防治重点在于早期预防、早期干预。

1. **早期预防**　通过专业人员的健康指导、孕期防止烟酒等有害物质的侵害等孕产妇相关知识的健康教育和咨询、父母管理指导、家庭功能培训等,加强围生期保健,提倡优生优育,完善发育行为儿科学体系建设,正确开展早期教育。要特别关注高危出生史的儿童并且进行及早诊断。

2. **早期干预**　一旦发现儿童有语言或其他类型学习问题时及时就诊,指导家长改进养育条件和方式,尽早进行心理咨询与指导,这是防治学习障碍的重要环节之一。

(二) 预后

约半数以上的学习障碍儿童的症状会随年龄增长而自行缓解或减轻,但有些特殊技能的缺陷可能持续至成年期以后。15%~30% 的儿童可能继发品行障碍和反社会行为,或导致长期社会适应不良、青春期后出现抑郁、自杀或精神疾病的风险高于一般人群。

(姜志梅)

第五节 孤独症谱系障碍

一、概述

在美国精神医学学会 2013 年 5 月发表的《精神障碍诊断与统计手册(第 5 版)》(The fifth edition of diagnostic and statistical manual of mental disorders, DSM-V)中孤独症谱系障碍具有新的含义,以社会交往和社会交流缺陷以及限制性重复性行为、兴趣和活动两大核心表现为特征,还涉及感知、认知、情感、运动、生活自理和社会适应等多方面的功能障碍。损害涉及的领域广泛,已成为影响儿童健康、全球性重大公共卫生问题。2014 年,美国疾病控制与预防中心公布的最新孤独症谱系障碍患病率为 1/68,男女比例为 4.5∶1。目前我国尚没有大规模的孤独症谱系障碍流行病学调查结果。WHO 根据我国现有总人口数量估计,孤独症谱系障碍儿童总数在 100 万~150 万,已占各类精神残疾的首位。孤独症谱系障碍的病因及发病机制均不明了。目前的研究多集中在遗传基因、神经发育、神经生化、免疫及病毒感染等方面。越来越多的证据表明,生物学因素(主要是遗传因素)在孤独症谱系障碍的发病中起着重要的作用,成为目前的研究热点。

二、诊断及评定

(一) 诊断

即使对于专业人员,孤独症谱系障碍的诊断也存在困难,尤其是不典型病例。诊断主要通过询问病史、体格检查、细致的行为观察以及必要的辅助检查(遗传代谢检查、电生理检查、影像学检查),同时结合筛查和诊断量表,依据 DSM-V 或 ICD-10 诊断标准进行诊断。

1. **临床表现** 孤独症谱系障碍起病于 3 岁前,其中约 2/3 的儿童出生后逐渐起病,最早的在 6 个月起病,多数在 2 岁左右,约 1/3 的儿童经历了 1~2 年正常发育后退行性起病。临床表现在儿童发育的不同时期有所不同。

(1) 社会交往障碍:在社会交往方面存在质的缺陷,他们不同程度地缺乏与人交往的兴趣,也缺乏正常的交往方式和技巧。Wing 根据孤独症谱系障碍的社交行为将他们分为三种类型:冷漠型、被动型和主动但奇特型。具体表现随年龄和疾病严重程度的不同而有所不同,以与同龄儿童的交往障碍最为突出。

1) 缺乏社交性微笑、缺乏社交性凝视、共享注意缺陷。

2) 与父母亲之间安全依恋性关系异常:与父母的依恋关系与普通儿童有着本质区别,这种依恋关系可能很晚才出现,也可能不出现,而对某些物品的依恋关系却很强烈。

3) 不能建立伙伴关系:不会交朋友,难以建立友谊,虽然也会在其他儿童附近玩耍,但却很少加入其中,也很难懂得与其他儿童玩耍时所要遵循的规则。

4) 不能进行正常游戏:孤独症谱系障碍儿童的游戏一般停留在练习性游戏阶段,在游戏中很少出现自发的象征性游戏,对于合作性游戏缺乏兴趣,常常拒绝参加集体游戏。

5) 不能遵守社会规则:表现为不理解规则,不懂得约束自己的言行。

（2）交流障碍：在言语交流和非言语交流方面均存在障碍，其中以言语交流障碍最为突出，通常是儿童就诊的最主要原因。

1）言语交流障碍：①言语发育迟缓或不发育：常常表现为语言发育较同龄儿晚，有些甚至终生不发育；言语理解能力不同程度受损；有些儿童可有相对正常的言语发育阶段，后又逐渐减少甚至完全消失。②词汇量少，持续对话困难：儿童虽具有一定的语言能力，但其在日常生活活动中，说话的频率、词汇的种类和句子的使用方面比普通儿童要低很多。如何开始和持续话题，对于孤独症儿童相当困难。③言语形式及内容异常：最大问题是"语用"障碍，即不会适当地用语言沟通，存在答非所问、人称代词分辨不清、重复言语等表现。重复言语是孤独症儿童对他人话语的复述现象，包括即时语言重复和延迟语言重复。即时语言重复是立即重复他人所说过的话，延迟语言重复是在别人说话一段时间之后再重复这些话语。④语调、语速、节律、重音等异常：如有的儿童语调平板单一，有的声音高尖，有的句子与句子之间没有间隙而显得很快，有的不能控制音量，声音很大。

2）非言语交流障碍：常拉着别人的手伸向他想要的物品，多不会用点头、摇头以及手势、动作、表情、目光对视表达想法，也不能理解他人的姿势、面部表情等的意义。面目比较呆板，喜怒哀乐的表达能力很差；目光对视的能力很差，说话时不看着对方的眼睛，而且总是在回避目光的接触；几乎不会用手势动作来表达自己的意愿，连"指一下"这样的动作有时都要经过反复训练才能应用于交流。

（3）兴趣狭窄和刻板重复的行为方式：倾向于使用僵化刻板、墨守成规的方式应付日常生活。

1）兴趣范围狭窄和不寻常的依恋行为：往往会对周围的玩具或声音视而不见、听而不闻，沉湎于自己有限的范围之中。迷恋于看电视广告、天气预报、旋转物品、排列物品或听某段音乐、某种单调重复的声音等，对非生命物品可能产生强烈依恋，如瓶、盒、绳等都可能让儿童爱不释手，随时携带；对与数字有联系的事物特别感兴趣，花费大量时间整理一些无关紧要的物品。

2）刻板重复行为：是指重复发生却没有社会性功能的行为。儿童常坚持用同一种方式做事，喜欢固定的生活安排，不喜欢新活动、新环境，如坚持走一条固定路线，拒绝换其他衣服或只吃少数几种食物，喜欢以自己的方式安排物品或活动，如把物品排成行且不允许他人移动。对他们来讲，任何不熟悉的情况都是一种挑战。

3）仪式性或强迫性行为：常出现刻板重复、怪异的动作，如重复蹦跳、拍手、甩手、将手放在眼前扑动和凝视、晃动身体、用脚尖走路、反复闻物品或摸光滑的表面等。

（4）其他表现：常伴有注意缺陷多动障碍、智力障碍等发育障碍；癫痫、脑性瘫痪等神经系统疾病；焦虑、抑郁、情感和行为障碍等精神心理障碍；腹痛、便秘、腹泻、食物过敏等消化系统疾病；睡眠障碍、情绪不稳定、冲动攻击、自伤、免疫功能紊乱等。

2. 三级筛查诊断程序 美国儿科学会（AAP）发表孤独症谱系障碍早期发现与干预指南，提出三级筛查诊断程序和早期干预原则，明确提出对所有儿童从出生到9个月起开始全面筛查。分别采用不同的筛查量表和诊断工具，开展诊断工作。包括初级保健筛查、一级筛查和二级筛查及诊断。

在使用筛查量表时，要充分考虑到可能出现的假阳性或假阴性结果；诊断量表的评定结果也仅作为儿童孤独症谱系障碍诊断的参考依据，不能替代临床医师综合病史、精神检查并依据诊断标准作出的诊断。

（1）初级保健筛查

1）警示指标：6个月后，不能被逗乐，眼睛很少注视人；10个月左右，对叫自己名字没反应，听力正常；12个月，对于言语指令没有反应，没有咿呀学语，没有动作手势语言，不能进行目光跟随；对动作模仿不感兴趣；16个月，不说任何词汇，对语言反应少，不理睬别人说话；18个月，不能用手指指物或用眼睛追随他人手指指向，没有显示与给予行为；24个月，没有自发的双词短语。任何年龄段出现语言功能倒退或社交技能倒退。

2）录像分析方法：录像分析18~24个月孤独症谱系障碍、发育迟缓及健康儿童的行为，区分孤独症谱系障碍儿童和其他两组儿童的9个危险信号（red flag）：缺乏适当的目光注视；不能通过眼神交流来表达喜悦的情绪；不与他人分享高兴和感兴趣的事；听名字没反应；缺乏适当的眼神交流、面部表情、手势及语调；不喜欢向他人展示自己感兴趣的东西；特别的说话方式；刻板重复的肢体运动；刻板重复的运用物体的方式。其中，前6个危险信号包含了孤独症谱系障碍儿童缺少的正常行为，后3个危险信号是孤独症谱系障碍儿童所表现出的特殊异常行为。72%~100%的孤独症谱系障碍儿童存在前6个危险信号，50%的孤独症谱系障碍儿童表现出特别的说话方式和刻板重复的肢体运动，75%的儿童表现出刻板重复的运用物体的方式。发育迟缓儿童则很少表现出上述3种特殊异常行为。

（2）一级筛查：用于在普通人群中发现孤独症谱系障碍可疑者，包括简易婴幼儿孤独症谱系障碍筛查量表（checklist for autism in toddler，CHAT）、简易婴幼儿孤独症谱系障碍筛查量表改良版（the modified checklist for autism in toddlers，M-CHAT）、婴幼儿孤独症量表23（checklist for autism in toddler-23，CHAT-23）、克氏孤独症谱系障碍行为量表（Clancy autism behavior scale，CABS）、婴幼儿沟通及象征性行为发展量表（communication and symbolic behavior scales developmental profile，CSBS DP）、孤独症特征早期筛查问卷（early screening of autistic traits questionnaire，ESAT）等。

1）简易婴幼儿孤独症谱系障碍筛查量表：是英国学者综合之前研究发展出的一种早期筛查工具，适用于18个月婴幼儿，完成需5~10分钟。评定分两部分进行，A部分包括9个项目，通过咨询父母完成；B部分包括5个项目，通过专业人员观察，结合儿童的反应进行简短的访谈后作出判断。关键项目有5个（A5、A7、B2、B3、B4），主要评定共享注意和假装游戏两类目标行为，5个关键项目均未通过者有孤独症谱系障碍高风险，未通过A7和B4者则具有中度风险。未通过CHAT筛查者1个月后需进行二次筛查确定。

2）简易婴幼儿孤独症谱系障碍筛查量表改良版：基于CHAT修改而成，是孤独症谱系障碍早期评定的理想工具，适用于16~30个月儿童。共23个（其中包括CHAT的A部分）父母填写项目。6个关键项目分别评定社会连接、共享注意、分享物品及应人能力。当23项中3项或6个关键项目中至少2项未通过则提示有孤独症谱系障碍高风险，未通过初筛者需进一步评定。

3）CHAT-23：我国香港地区学者将M-CHAT汉化版和CHAT的B部分合并形成的评定工具，适用于18~24个月儿童，目前有中国内地版本。筛查阳性标准为23项中至少6项阳性或7个关键项目中至少2项阳性及B部分中前4项有2项阳性。

4）克氏孤独症谱系障碍行为量表：共14个项目，每个项目采用2级或3级评分。2级评分总分≥7分或3级评分总分≥14分，提示存在可疑孤独症谱系障碍问题。该量表针对2~15岁的人群，适用于儿童保健门诊、幼儿园、学校等对儿童进行快速筛查。

5）婴幼儿沟通及象征性行为发展量表：包括7项内容，情感和目光对视、交流、肢体语言、声音运用、词汇运用、词汇理解、物体运用。可用于发育迟缓或发育障碍(如孤独症谱系障碍)高危儿的筛查,社会交往、语言延迟评定及行为评定。适用于 18~24 个月婴幼儿,由父母填表,仅需约 5 分钟,医生需 2 分钟进行核查,对婴儿标记。

6) 孤独症特征早期筛查问卷:包括 13 个项目,不会玩玩具、游戏方式单一、情感表达达不到同龄水平、面无表情、无目光对视、单独一人时无反应、刻板重复动作、不会炫耀、无交往性微笑、对他人无兴趣、对语言无反应、不喜欢玩游戏、不喜欢被拥抱。适用于 14~15 个月婴幼儿,由父母与专业人员填写,每次评定时间约为 15 分钟。3 项未通过时判定为有患孤独症谱系障碍的风险。

(3) 二级筛查:需要由专科医师来执行,用于排除孤独症谱系障碍可疑人群中的其他发育障碍,协助诊断,多使用孤独症谱系障碍行为量表(autism behavior checklist,ABC)、儿童孤独症谱系障碍评定量表(childhood autism rating scale,CARS)、2 岁儿童孤独症筛查量表(the screening tool for autism in two-year-olds,STAT)等来进行筛查。

1) 孤独症谱系障碍行为量表:适用于 8 个月 ~28 岁。国内外广泛使用,稳定性好,阳性符合率可达 85%。涉及感觉、行为、情绪、语言等方面的异常表现,可归纳为生活自理(S)、语言(L)、身体运动(B)、感觉(S)和交往(R)5 个因子的 57 个项目,每个项目 4 级评分,总分 ≥53 分提示存在可疑孤独症样症状,总分 ≥67 分提示存在孤独症样症状。由父母或与儿童共同生活达 2 周以上的人评定。

2) 儿童孤独症谱系障碍评定量表:适用于 2 岁以上的人群,可将智力发育障碍与孤独症谱系障碍加以区分,还可区分病情程度,是常用的评定诊断工具,具有极大的实用性。共包括 15 个项目,分别为与他人关系、模仿、情感反应、肢体动作、使用物体、对变化的反应、视觉反应、听觉反应、味嗅觉反应、害怕与紧张、语言交流、非语言交流、活动程度、智力及一致性、总体印象。

每个项目 4 级评分,根据儿童在每一个项目从正常到不正常的表现,分别给予从 1 到 4 的评分,必要时还可给半分,如 1.5 分或 2.5 分等。由专业人员评定,评定人员应通过直接观察、与家长访谈、各种病历报告获得受评定儿童的各项资料,在对每一领域进行评定打分时,应考虑儿童年龄以及行为特点、频率、强度和持续性。

总分 <30 分为非孤独症谱系障碍,总分 30~36 分为轻至中度孤独症谱系障碍,总分 ≥36 分为重度孤独症谱系障碍。

3) 2 岁儿童孤独症筛查量表:适用于 24~36 个月的儿童,针对 4 个能区 12 个互动活动。由专业人员对特定游戏活动中儿童的表现进行观察、判断。

(4) 诊断量表:孤独症谱系障碍诊断观察量表(autism diagnostic observation schedule-generic,ADOS-G)和孤独症谱系障碍诊断访谈量表修订版(autism diagnostic interview-revised,ADI-R)是目前国外广泛使用的诊断量表,对评定人员的各方面要求特别是临床经验的要求较高,均需受专门的训练并在达标后方可实际操作。我国尚未正式引进和修订。

1) 孤独症谱系障碍诊断观察量表:适用于所有年龄段,通过观察儿童在游戏中的表现和对材料的使用,重点对他们的沟通、社会交往以及使用材料时的想象能力加以评定。由四个模块组成,每模块需用时 35~40 分钟。特点是可以根据评测对象的语言能力(从无表达性语言到言语流畅)选择适合其发展水平的模块。进行每个模块时都详加记录,在活动结束后根据记录做出整体评定。与 ADI-R 联合应用被公认为孤独症谱系障碍诊断的金标准,广泛应用于流行病学研究、临床评定及其他与孤独症谱系障碍相关的研究。

2）孤独症谱系障碍诊断访谈量表修订版：适用于心理年龄大于 2 岁的儿童和成人。由专业人员对家长或监护人进行访谈。量表包括 6 个部分：社会交互作用方面质的缺陷(16 项，B 类)，语言及交流方面的异常(13 项，C 类)，刻板、局限、重复的兴趣与行为(8 项，D 类)，判断起病年龄(5 项，A 类)，非诊断记分(8 项，O 类)以及另外 6 个项目涉及孤独症谱系障碍儿童的一些特殊能力或天赋(如记忆、音乐、绘画、阅读等)。前三个核心部分反映了孤独症谱系障碍儿童的三大类核心症状，是评定和判断儿童有无异常的关键。

评分标准与方法因各个项目项目而异，一般按 0~3 四级评分，评 2 分或 3 分表示该项目的异常明确存在，只是程度的差异；评 1 分表示介于有 / 无该类症状之间的情况，0 分为无异常。若用于国内，该量表的个别项目应修改或删除。

3. DSM-V 中的诊断标准 孤独症谱系障碍患者必须符合以下 A、B、C、D 标准。

A. 在各种情景下持续存在的社会交流和社会交往缺陷，不能用一般的发育迟缓解释，符合以下 3 项。

(1) 社会 - 情感互动缺陷：轻者表现为异常的社交接触和不能进行来回对话，中度表现为缺乏分享性兴趣、情绪和情感，社交应答减少，重者完全不能发起社会交往。

(2) 用于社会交往的非言语交流行为缺陷：轻者表现为言语和非言语交流整合困难，中度表现为目光接触和肢体语言异常，或在理解和使用非言语交流方面缺陷，重者完全缺乏面部表情或手势。

(3) 建立或维持与其发育水平相符的人际关系缺陷(与抚养者关系除外)：轻者表现为难以调整自身行为以适应不同社交场景，中度表现为在玩想象性游戏和结交朋友上存在困难，重者明显对他人没有兴趣。

B. 行为方式、兴趣或活动内容狭隘、重复，至少符合以下 2 项。

(1) 语言、动作或物体运用刻板或重复(如简单刻板动作、回声语言、反复使用物体、怪异语句)。

(2) 过分坚持某些常规及言语或非言语的仪式行为，或对改变过分抵抗(如运动性仪式行为，坚持同样的路线或食物，重复提问，或对细微变化感到极度痛苦)。

(3) 高度狭隘、固定的兴趣，其在强度和关注度上是异常的(如对不寻常的物品强烈依恋或沉迷，过度局限或持续的兴趣)。

(4) 对感觉刺激反应过度或反应低下，对环境中的感觉刺激表现出异常兴趣(如对疼痛、热、冷感觉麻木，对某些特定声音或物料表现出负面反应，过多地嗅或触摸某些物体，沉迷于光线或旋转物体)。

C. 症状必须在儿童早期出现(但当对儿童社交需求未超出其受限能力时，症状可能不会完全显现)。

D. 所有症状共同限制和损害了日常功能。

DSM-V 提出了一个基于社会和 / 或交流障碍和狭隘兴趣与刻板行为严重程度进行分级的标准，将 ASD 分为轻、中、重度。

(二) 评定

对孤独症谱系障碍儿童进行全面评定是有针对性地指导家长和专业机构对孤独症谱系障碍儿童进行干预和训练的依据。孤独症谱系障碍儿童发展中的问题往往表现在多方面，这些方面的问题有时会在儿童发展的不同阶段有不同的表现，因此，专业人员须对孤独症谱系障碍儿童进行多侧面评定。一方面要注意对儿童可能具有的发育迟缓进行评定，另一方面又要注意对其具有的发育异常进行评定,同时,还要将儿童在个别领域的功能放到其整体功能中去分析、理解。评定的方法很多,各有其独特的优点,也有其局限性,使用时必须谨慎,不可盲目滥用。一次评定反映的只是儿童当时、当地的表现,不能根据一次评定结果预测儿童将来甚至终生的发展情况。

1. 发育评定 主要应用于 3 岁以下的婴幼儿。可用于发育评定的量表有丹佛发育筛查测验(DDST)、格塞尔发育量表(GDS)、贝利婴儿发展量表(BSID)等。

(1) 正常儿童发育里程碑:参见粗大运动功能发育、精细运动功能发育、社会交往及情绪情感发育、认知功能发育、游戏功能发育、言语 - 语言功能发育等正常发育里程碑。

(2) 格塞尔发育量表:是公认的儿童发育水平评定工具,适用于 4 周 ~6 岁,共包括四大行为领域的评定,即①动作能力:分为粗动作和精细动作,前者指身体姿势、身体平衡以及坐、跑、跳等能力,后者只是用手指的能力;②应物能力:对外界刺激分析综合以及顺应新环境的能力;③言语能力:听、理解语言和语言的表达能力;④应人能力:与周围人们的交往能力和生活自理能力。可计算出每一领域的发育商(development quotient,DQ),DQ 提示了发育速率的指标,在世界上广泛使用。

结果判定:55≤DQ≤75 为轻度发育迟缓;40≤DQ≤54 为中度发育迟缓;25≤DQ≤39为重度发育迟缓;DQ<25 为极重度发育迟缓。该评定工具对施评者要求较高,需进行专业培训。

(3) 贝利婴儿发展量表:适用于 2~30 个月儿童发育状况的评定,每次评定约 45 分钟。由心理量表、运动量表和婴儿行为及记录三部分组成,其中心理量表 163 项,内容包括知觉、记忆、学习、问题解决、发音、初步的语言交流、初步的抽象思维等活动;运动量表 81 项,内容包括坐、站、走、爬等粗大动作能力以及用双手操作的技能。可以计算出心理发育指数和运动发育指数。

(4) 丹佛发育筛查测验:是目前国际上广泛应用的发育筛查评定,可早期发现婴幼儿发育差异或智力发育迟缓,我国已将其标准化并广泛应用。适用于 2 个月 ~6 岁,每次评定约15 分钟。评定四大行为领域的能力:①应人能力(个人与社会行为):对周围人的应答能力;②应物能力(精细动作 - 适应性):看,用手摆物和绘画能力;③言语能力:听、说、写和语言能力;④动作能力(大动作):坐、走和跳跃的能力。

2. 心理学评定 主要包括智力发育评定、语言评定、适应能力评定等,这些评定有些不是专门为孤独症谱系障碍儿童设计的,但可为康复干预计划的制订提供依据。

(1) 智力评定量表:常用的智力测验量表有韦氏智力量表、Peabody 图片词汇测验、瑞文推理测验等。

1) 韦氏智力量表:是世界上应用最广泛的智力测验诊断量表,我国已进行了修订。对于 3 岁以上的儿童要根据其年龄选用适当的韦氏智力量表。适用于儿童的有韦氏儿童智力量表(Wechsler intelligence scale for children,WISC)和韦氏学龄前儿童智力量表(Wechsler preschool and primary scale of intelligence,WPPSI)。前者适用于 6~16 岁,包括言语、操作测试的常识、理解、类同、算术、背数、词汇及填图、图画排列、方块图案、拼图、译码、迷津 12 个项目;后者适用于 4~6 岁,包括言语、操作测试的常识、词汇、算术、类同、图片概括、理解及动物房、图画补缺、迷津、几何图案、木块图案 11 个项目。

需要指出的是,在应用韦氏智力量表对孤独症谱系障碍儿童进行评定时有一些特殊问题应予以注意:①孤独症谱系障碍儿童一般操作分数高于语言分数,因此取得儿童在韦氏量表中的具体部分的分数往往比取得其一般智商分数更有用;②在使用标准量表对孤独症谱系障碍儿童进行评定时,有时须对测试程序作适当调整以获得符合实际的结果,如可用实物奖励的方法取得被评定儿童的配合等。

2) Peabody 图片词汇测验(Peabody picture vocabulary test,PPVT):PPVT 是 1959 年由两位特殊教育学者 Llyod M.Dunn 和 Leota M.Dunn 设计的一种可以快速评定儿童语言能力和学习能力的量表。其中诊断语言障碍中词汇听觉联想能力的单项测验方法,信度高、效度好。可用于阅读或语言障碍、智力发育障碍或在其他测试中不能合作或退缩的儿童,也可用于集体测试以作为集体间评比的一项指标。

本量表包括 150 张图片,每张图片上印有 4 张不同的黑白图片,要求被试指出所听到词汇相对应的图片,图片排列由易到难。2007 年经修订为第四版 PPVT-Ⅳ,目前我国使用的是中国修订版第一版,其中的图片和内容更适合中国的文化和语言特点,年龄范围有所缩小,为 3 岁 3 个月至 9 岁。

3) 瑞文推理测验联合型(CRT,原名"渐进矩阵"progressive-matrices):由英国心理学家Raven 于 1938 年创制,非文字智力测试,反映被试者观察和推理能力。每个测题由一张抽象的图案或一系列无意义的图形构成一个方阵,要求被试者从答案中选择一块正确的图形以符合整个图案。测题由易到难,结构越来越复杂,从一个层次到多个层次,从直接到间接抽象推理的渐进过程;包括标准型、彩色型(适用于幼儿及智力障碍者)和高级型(适用于智力超常者)。CRT 不能反映被试者语言、阅读以及书写技能,而某些高功能孤独症患者 CRT测试可能获得高分。CRT 在人群中的得分情况是,14 岁时得分达到最大值,此后 10 年保持相对稳定,随后每隔 5 年以均匀的速度下降。

我国目前使用的是联合标准型与彩色型,由彩色型的 A、AB、B 三单元和标准型的 C、D、E 三单元合成六单元 72 题的测验,适合 5~75 岁年龄范围,可以个别施测或团体施测。施测时间 30~40 分钟。本量表指导语简单,对有语言障碍的受试者或语言交流不佳者,可以用手势或移动板或图片来表示。本测试可用于跨文化的比较。

(2) 适应能力评定量表

1) 文兰适应行为量表(VABS):包括交流沟通、生活能力、社会交往、动作能力及问题行为 5 个分测验。评定时可根据特定的目的选择全部或其中数个分测验。①交流沟通分测验由 133 个问题组成,涉及儿童的理解能力、表达能力、书写能力等;②生活能力分测验包括201 个问题,评定儿童在个人卫生、料理家务、社区活动等方面的实际问题;③社会交往分测验包括 134 个问题,儿童在人际关系、闲暇娱乐、处理问题等方面的能力是评定的重点;④动作能力分测验由 73 个问题组成,目的是了解儿童在肢体动作、手指动作方面的能力水平;⑤问题行为分测验包括 36 个问题,以了解儿童在负面行为方面有无障碍。其优点是确定孤独症谱系障碍儿童在特定领域的长处与问题,从而为干预方案的制定提供客观依据。适用年龄 2~18 岁。

2) 婴儿-初中生社会生活能力评定:适用于 6 个月 ~14 岁的儿童,包括独立生活(SH)、运动能力(L)、作业能力(O)、交往能力(C)、参加集体活动(S)、自我管理能力(SD)等几部分的 132 个项目。由家长或每天照料人据相应年龄逐项填写,≥10 分为正常。

3) 儿童适应行为评定量表(国内修订版,ADQ):适用于 3~12 岁智力正常或障碍儿童,量表分为 3 个因子和 8 个分量表,共 59 个项目。包括独立功能因子(感觉运动、生活自理、劳动技能、经济活动 4 个分量表)、认知功能因子(语言发展和时空定向 2 个分量表)以及社

会 / 自制因子(个人取向和社会责任 2 个分量表)。5 岁以下儿童可免评劳动技能和经济活动分量表,此量表做零分处理。7 岁以上正常儿童可免评感觉运动分量表,此分量表按满分计算。对有躯体或怀疑智力障碍儿童则不能免去该分量表的评定。

评定结果采用适应行为离差商(adaptive development quotient,ADQ,均数为 100,表均差为 15)、因子 T 分和分量表百分位表示。ADQ 反映评定儿童总的适应行为水平,≥85 为适应行为正常,70~84 为适应行为边界,≤69 为适应行为缺损。

3. 心理教育评定量表 心理教育评定量表第 3 版(psycho-educational profile-3,PEP-3)适用于 2~7.5 岁孤独症谱系障碍和其他类同的沟通障碍者,是目前孤独症谱系障碍儿童综合评定的主要工具。主要评定其在不同发育范围的能力和行为表现,以供制订训练计划。由发展与行为副测验(172 个测试项)与儿童照顾者报告(38 个测试项)两部分组成。

(1) 发展与行为副测验

1) 发展部分副测验:包括认知、语言表达、语言理解、小肌肉、大肌肉、模仿 6 项内容,其中前三项内容合成为沟通项,后三项内容合成为体能项。

2) 行为部分副测验:包括情感表达、社交互动、行为特征 - 非语言、行为特征 - 语言 4 项内容,合成为行为项。

(2) 儿童照顾者报告:包括问题行为、个人自理、适应行为 3 项内容。

单项评分用 0、1、2 分表示,0 分表示未通过项,1 分表示部分通过项,2 分表示全部通过项,通过原积分查得儿童各发展部分的对应月龄及百分比级数。百分比级数:>89,表示发展 / 适应程度恰当;75~89 表示发展 / 适应程度轻微;25~74 表示发展 / 适应程度中度;<25 表示发展 / 适应程度严重。通过评定明确儿童的强弱项,作为制订康复计划的依据和参考。

4. 语言行为里程碑评定及安置程序(verbal behavior-milestone assessment and placement program,VB-MAPP) 是一套针对孤独症及其他发育障碍儿童的语言和社会能力的评定程序,包括五个部分。

(1) 发育里程碑评定:分为 3 个发展阶段(0~18 个月、18~30 个月和 30~48 个月)。

(2) 障碍评定:包含 24 项关于学习和掌握语言等障碍的项目。

(3) 过渡性评定:包含 18 个评定领域,其中包含了发育里程碑评定和障碍评定中的测量总分。

(4) 项目分析:对 900 项技能进行详细分解,用于制订学习和语言技能领域的个别化教育计划,并明确语言行为教学的教学顺序。

(5) 个别化教学计划建议:通过上述系统化 VB-MAPP 评定,将得出的评定数据用于制订个别化教育计划,并设计系列语言课程。

5. 日常生活活动能力评定

(1) 儿童功能独立性评定量表(Wee function independent measurement,WeeFIM):适用于 6 个月 ~7 岁正常儿童,以及 6 个月 ~21 岁的功能障碍或发育落后儿童。该量表简单、易操作,能评定儿童功能障碍的程度以及看护者对儿童进行辅助的种类和数量,可较全面了解孤独症儿童的日常生活活动能力,广泛应用于特殊需求儿童功能水平评定、康复计划制订以及疗效评定。包括运动功能与认知功能两个区域,共计 18 个项目。(表 5-1)

1) 运动功能部分:包括自理、括约肌控制、移动、行动等 13 个测试项目。

2) 认知功能部分:包括交流、社会认知等 5 个测试项目。

表 5-1　儿童功能独立性评定量表

项目			评估日期		备注
			年　月　日	年　月　日	
运动功能	自理能力	1	进食		
		2	梳洗修饰		
		3	洗澡		
		4	穿裤子		
		5	穿上衣		
		6	上厕所		
	括约肌控制	7	膀胱管理(排尿)		
		8	直肠管理(排便)		
	转移	9	床、椅、轮椅间		
		10	如厕		
		11	盆浴或淋浴		
	行走	12	步行/轮椅/爬行/三者		
		13	上下楼梯		
	运动功能评分				
认知功能	交流	14	理解(听觉/视觉/二者)		
		15	表达(言语/非言语/二者)		
	社会认知	16	社会交往		
		17	解决问题		
		18	记忆		
	认知功能评分				
FIM 总分(运动＋认知)					
评定人					

结果判定：126 分为完全独立；108 分~125 分为基本独立；90~107 分为有条件的独立或极轻度依赖；72~89 分为轻度依赖；54~71 分为中度依赖；36~53 分为重度依赖；19~35 分为极重度依赖；18 分为完全依赖。

(2) 能力低下儿童评定量表(pediatric evaluation of disability inventory,PEDI)：是针对儿童功能障碍开发的量表,目前在美国、荷兰、德国、日本、瑞典、澳大利亚等国家被广泛应用于评定自理能力、移动及社会功能之间以及内部改变的方式和程度,并检查其功能状态的变化及年龄与功能损伤严重程度之间的关系。能有效地检测功能障碍儿童每个领域或能区的损伤情况、判断康复疗效、制订康复计划和指导康复训练。适用于 6 个月~7.5 岁的儿童及其能力低于 7.5 岁水平的儿童。熟练的治疗师可以在 20~30 分钟内完成评定,而家长或护理者也可以在 45~60 分钟内完成评定；目前在国外已被物理治疗师、作业治疗师、语言治疗师,教师及其他有关人员运用。量表由功能性技巧(197 项)、照顾者援助(20 项)及调整项目(20

项）三大部分组成。功能性技巧部分主要反映儿童当前的能力水平及障碍的程度；照顾者援助部分主要表明儿童在完成该项活动时所需的外加介入量；调整项目反映儿童需要多少调整量来支持他们的行为活动。

6. 孤独症治疗评定量表　孤独症治疗评定量表（autism treatment evaluation checklist, AETC）分为说话/语言、社交、感知觉和健康/行为 4 项，共 77 题，量表总分为 0~179 分，分值越高，症状程度越重。

（1）说话/语言部分：根据不能、有点能、完全能分别评为 2、1、0 分。

（2）社交部分：根据不像、有点像、非常像分别评为 0、1、2 分。

（3）感知觉部分：根据不能、有点能、完全能分别评为 2、1、0 分。

（4）健康/行为部分：根据不成问题、极小问题、中等问题、严重问题分别评为 0、1、2、3 分。

三、康复治疗

迄今为止，孤独症谱系障碍尚无特效治疗方法，目前多采用康复教育干预为主的综合干预模式。

（一）康复教育干预的目的

康复教育干预的目的在于改善孤独症谱系障碍的核心症状，同时促进智力发展，培养生活自理和独立生活能力，减轻残疾程度，改善生活质量，力争使部分儿童在成年后具有独立生活、学习和工作的能力。

干预的核心目标是采用全社会参与的综合干预模式，发展功能性和自发性的沟通行为，促进社交技能发展，提高游戏技能、同伴游戏技能和对问题行为的积极行为支持。需要强调的是应明确孤独症谱系障碍的核心障碍，目标和焦点应是集中去改善及提高孤独症谱系障碍儿童的沟通、社交及游戏能力，在实际的干预计划和实施过程中，应该围绕核心目标展开。

（二）康复教育干预的原则

1. 早期发现、早期干预　即从发现儿童的问题开始立即诊治，越早发现，越早干预，结局越好。家长和机构不应拘泥于诊断明确，对于可疑的儿童也应当及时、尽早进行干预。强调在自然情境下以家庭为中心持续长程、有组织、有计划地围绕儿童所能做的活动开展早期干预。

2. 科学系统干预

（1）儿童是发育中的个体，应根据其身体、心理和社会发育特征和发育规律采用明确有效的方法对儿童进行系统的康复教育干预。

（2）在 ICF-CY 理论架构下，注重儿童整体功能发育，促进其身心全面发展，充分考虑环境因素对儿童的影响。康复教育干预既要包括针对孤独症谱系障碍核心症状的干预，也包括促进儿童身体发育、防治疾病、减少滋扰行为、提高智能、促进生活自理能力和社会适应能力等方面的干预。

（3）干预过程中应遵循：别让儿童独自闲着，对儿童行为理解与容忍特别重要，重视行为改变，发现、培养和转化。

（4）不同阶段的干预重点不同

1）学龄前期：着重于日常生活活动能力以及沟通能力的培养。

2）学龄期：着重于生活常规、独立学习、生活自理能力的培养以及特殊能力的发掘。

3）青春期：则应着重于了解自身生理变化，培养卫生习惯，提高生活自理能力，进行职业前以及职业能力培训。

3. 个性化干预 根据发育和专项评定结果，确定儿童实际发育水平和存在的问题，有针对性地选择干预内容、干预方法、干预形式和家长培训，同时对有共患病症的儿童及时进行转介治疗。小组干预时也应当根据儿童发育水平和行为特征进行分组。

4. 综合干预 通过多学科、多专业康复团队，家庭及社会力量紧密合作，采取多种干预方法，个别干预、小组干预以及家庭干预等多种干预形式，对儿童进行早期、长程、系统的综合干预，干预的最终目标是使孤独症谱系障碍儿童融入社会。

(三) 常用康复教育干预方法

1. 应用行为分析疗法（applied behavioral analysis, ABA） ABA 是迄今为止最广为人知的综合干预模式之一，是目前普遍用于干预孤独症谱系障碍儿童的方法，也是其他治疗方法的基础，主要应用行为塑造原理，以正性强化为主促进孤独症儿童各项能力发展。以正性强化、负性强化、区分强化、消退、分化训练、泛化训练、惩罚等技术为主，矫正孤独症谱系障碍儿童的各类异常行为，同时促进儿童各项能力的发展。强调高强度、个体化和系统化。包括回合式操作教学法（discrete trial training, DTT）、语言行为（VB）、自然情景教学法（natural education training, NET）和关键性技能干预法（pivotal response treatment, PRT）共四种。

（1）DTT：是经典 ABA 的核心，目前仍在使用。主要步骤：包括训练者发出指令、儿童反应、训练者对反应作出应答和停顿。一般情况下，每周干预 20~40h，每日 1~3 次，每次 3h。现代 ABA 在经典 ABA 的基础上融合其他技术，更强调情感与人际发展，根据不同的目标采取不同的步骤和方法。用于促进孤独症谱系障碍儿童能力发展、帮助儿童学习新技能时主要采取以下步骤：

1）任务分析与分解：对儿童行为和能力进行评定，对目标行为进行分析。

2）分解任务并逐步强化训练：在一定的时间内只进行某项分解任务的训练。

3）儿童每完成一个分解任务都必须给予奖励（正性强化），奖励物主要是食品、玩具和口头、身体姿势的表扬，奖励随着儿童的进步逐渐隐退。

4）运用提示（prompt）和渐隐（fade）技术，根据儿童的能力给予不同程度的提示或帮助，随着儿童对所学内容的熟练再逐渐减少提示和帮助。

5）间歇（intertrial interval）：两个任务训练间需要短暂的休息。

（2）PRT：是一种以 DTT 为基础发展起来的情景化教育系统。PRT 以游戏为基础，以关键反应为目标，针对特殊障碍儿童的核心障碍，在自然生活情境中教学，使特殊障碍儿童向正常的轨道发育。干预的领域包括：学习动力、注意力、自我控制能力、语言和行为的主动性。PRT 课外实践活动，就是将课堂上所学的内容在自然生活情境中进行应用，使儿童的语言行为和社会适应行为得到整体提高。

2. 作业疗法（occupational therapy, OT） 目的是改善孤独症谱系障碍儿童对感觉刺激的异常反应、运动协调能力及认知障碍，提高认知水平；培养孤独症谱系障碍儿童的兴趣，促进其社会交往；提高日常生活活动能力。

（1）增加感官刺激以利于感知觉发展：根据孤独症谱系障碍儿童的感知觉特点，可设计不同的训练内容，在训练中提供感觉刺激，促进感知觉发展。注意在训练中要尽可能多地运用直观训练器具，补偿孤独症谱系障碍儿童抽象思维的不足。

1）视觉训练：视觉集中、光线刺激、颜色视觉、找出物体长短等。

2）听觉训练：声音辨别、找出声源、跟着节拍训练、听觉集中、听音乐。

3）触觉训练：袋中寻宝，分出冷、温、热物体等。

4）整体知觉和部分知觉训练：先训练认识客体的个别部分，然后训练认识客体的整体部分，最后训练既认识客体的个别部分又认识客体的整体。

5）空间知觉训练：包括形状知觉、大小知觉、方位知觉训练。形状训练顺序是圆形、方形、三角形、椭圆形、菱形、五角形、六角形、圆柱形；方位知觉训练顺序是上下、前后、自己身体部位的左右。

（2）感觉统合训练（sensory integration training，SIT）：是一种以感觉统合理论为基础，改善大脑感觉加工能力，为感觉统合障碍儿童组织有意义的治疗活动，使其在获得所需要的感觉信息后作出适当反应的治疗方法，用于孤独症谱系障碍的治疗在国外存在争议，未被主流医学所认可。

由于孤独症谱系障碍儿童感觉统合发展水平不同，障碍表现也不同，训练要有针对性。包括触觉训练：球池、泥土、吹风、洗澡、小豆子或水放入小池中等训练；前庭系统训练：圆筒吊缆、圆木吊缆、大笼球、平衡台、独脚椅、羊角；本体感觉训练：趴地推球、脚踏车、小滑板、大滑板；触觉与身体协调训练：身体跷跷板、俯卧大笼球、俯卧大笼球抓东西；跳跃平衡训练：蹦床、花式跳床、跳床＋手眼协调游戏。

（3）精细运动训练（fine movement training）：需根据儿童的年龄和具体情况设计训练，必须管理好有安全隐患的训练器材，以免发生意外。可进行穿珠、放置各种形状的带孔模块、剪纸、折纸、填图、画线、补线、粘贴、画图、手指操等精细运动训练。

（4）日常生活活动能力训练

1）训练原则包括实境实物训练，分类命名及一对一的概念，物品功能与关系概念，注意力集中、听指令行事，半结构式的生活作息及空间安排，增加生活经验。

2）训练方法：饮食训练，更衣训练，洗漱训练，如厕训练，环境-家庭半结构式安排训练。

3. 结构化教学法（treatment and education of autistic and related communication handicapped children，TEACCH）　是由美国北卡罗来纳大学 Schopler 建立的一套主要针对孤独症谱系障碍以及相关障碍儿童的治疗教育课程，是当前西方国家获得最高评价的主流孤独症谱系障碍训练课程之一。该方法以认知、行为理论为基础，主要对孤独症谱系障碍儿童在语言、交流以及感知运动等各方面所存在的缺陷进行有针对性的教育，核心是增进儿童对环境、教育和干预内容的理解和服从。实施个别化的治疗，适合在医院、康复训练机构开展，也适合在家庭中进行。能有效改善孤独症谱系障碍儿童社会交往、言语、感知觉、行为等方面的缺陷。结构化教学设计包括物质环境结构、作息时间结构、个别工作结构、视觉结构。

步骤：①根据不同训练内容安排训练场地，要强调视觉提示，即训练场所的特别布置，玩具及其他物品的特别摆放。②建立训练程序表，注重训练的程序化。③确定训练内容，包括儿童模仿、粗细运动、知觉、认知、手眼协调、语言理解和表达、生活自理、社交以及情绪情感等。④在教学方法上要求充分运用语言、身体姿势、提示、标签、图表、文字等各种方法增进儿童对训练内容的理解和掌握。同时运用行为强化原理和其他行为矫正技术帮助儿童克服异常行为，增加良好行为。

4. 图片交换交流系统（picture exchange communication system，PECS）　是美国孤

独症谱系障碍干预人士 Bondy 和 Frost 建立的一套用于促进孤独症谱系障碍儿童沟通技能的方法,适用于任何年龄的孤独症谱系障碍儿童。

(1) 主要目的:教儿童学会图片这种简单易学的沟通方法,促进他们有意义地交流以及交流的主动性。

(2) 特点:关注孤独症谱系障碍儿童的沟通及社会交往能力。遵从个别化原则,即根据每个儿童不同的情况决定要采取的策略,如对于理解力较强的儿童可以使用抽象一些的图片甚至文字,而对于理解力较弱的儿童则使用更为形象的图片或实物照片。

(3) PECS 训练:由训练者 + 可视性媒介(图片、文字、沟通板)+ 设置的情境 + 被训练者构成。

(4) 实施阶段:包括实物交换、扩大主动性、辨认图片、句子结构、对"你要什么"做出回应、能回答评论性问题及表达意见六个阶段。

(5) 优点:用图片和实物来教儿童学习句子,导入比较容易;操作简单易行,不需要复杂的教具和高难度的技巧训练;在设置的社会情境中,儿童能学到实用的语言及正确的沟通方式,学习功能性语言来表达基本需求和在生活环境中做一般交流的语言;在训练中逐步理解问答的互动关系,从协助下的被动应答转为完全主动的表达。

有人担心孤独症谱系障碍儿童在接受 PECS 训练后会过于依赖这种沟通方式,而使语言的发展更为迟缓。但研究发现,对这种沟通方式的掌握更有助于儿童学习和使用语言沟通方式。如通过 PECS 训练,有的儿童提高了沟通的意愿与动机,大部分儿童在第三阶段的训练中口语能力得到了很大的发展。

5. 人际关系发展干预(relationship development intervention,RDI) 是人际关系训练的代表方法,着眼于孤独症谱系障碍儿童人际交往和适应能力的发展,运用系统的方法激发儿童产生运用社会性技能的动机,从而使儿童发展和最终建立社会化关系的能力。同时 RDI 也强调父母的引导式参与,是一种适合在家庭开展的训练方法。通过父母与儿童之间的各种互动,促进其交流能力,特别是情感交流能力。改善儿童的共同注意能力,加深儿童对他人心理的理解,提高儿童的人际交往能力。

完整的 RDI 课程分为相互衔接的 6 个级别,每一级包含层层递进的 4 个阶段,6 个级别共 24 个阶段,各部分都由重点不同的许多游戏组成。每一个阶段在人际关系发展的关注点上都有着很大的进展变化,随着阶段的提升,游戏所需的技巧数量及复杂程度也成倍增加。其中第一级至第三级主要针对 2~8/9 岁儿童,第四级到第六级是为年长儿童、青少年及成人设计的。

步骤:①评定确定儿童人际关系发展水平。②根据评定结果,依照正常儿童人际关系发展的规律和次序,依次逐渐开展目光注视 - 社会参照 - 互动 - 协调 - 情感经验分享 - 享受友情等能力训练。③开展循序渐进的、多样化的训练游戏活动项目。活动多由父母或训练老师主导,内容包括各种互动游戏,例如目光对视、表情辨别、捉迷藏、"两人三腿"、抛接球等。要求训练者在训练中表情丰富夸张但不失真实,语调抑扬顿挫。

6. 社交能力训练(social skill training,SST) 目的是提高孤独症谱系障碍儿童的社会交往能力。可进行对视训练、面部表情训练、共享注意训练、模仿训练、用手与人交流训练、拥抱训练、游戏训练、轮流等待训练等。

7. 社交故事(social story) 是美国 Jenison Public Schools 的 Carol Gray 提出的一种教学方法。从儿童的角度出发,考虑儿童的学习需求,将其感到困难的社会情境撰写成故事,向儿童仔细描述社交场合的特点、一般的观点及反应、行为和态度,帮助孤独症谱系障碍等有社交障碍的人群理解社交情景,并能做出正确的反应及适应生活,从而引导他们模仿正确的社交行为和态度。由此可见,社交故事是帮助孤独症谱系障碍儿童发展社交认知技巧的一种教学方法。

(1)主要由四种句子组成

1)描述句:描述事情发生时周围环境的情况、有哪些人参与、他们的行为等。

2)透视句:形容事情发生时别人对它有何感受和看法,为何他们会做出描述句中的行为。

3)指示句:指出应有的行为和态度,提示孤独症谱系障碍儿童做出适当的反应。

4)控制句:使用一些特别的提示,使孤独症谱系障碍儿童能记起应做的行为,使他们能自发地做出适当的反应。

每出现零至一句指示句或控制句,必须附有两至五句描述句和/或透视句。即社交故事中可以没有指示句及控制句,但必须要有描述句及透视句。

(2)步骤:①确认一个问题行为;②找出可以改善该问题行为的适当社会技能;③收集适当行为的基准线;④协助儿童或教师编写社交故事;⑤视儿童能力和兴趣,使用必要的照片、图卡或图画;⑥要求儿童读/看社交故事,并演练适当行为;⑦收集介入的资料;⑧若2周内未改善,简单改变社交故事;⑨教导维持和类化。

8. SCERTS 模式 是目前全球孤独症谱系障碍领域公认的综合康复干预模式,由三部分组成:社交沟通(SC)、情绪调控(ER)及执行支援(TS)。

该模式充分吸收多种孤独症谱系障碍干预方法的优点,并有机结合,是一个跨学科、综合的教育干预模式。SCERTS 模式通过以家庭为中心,形成家庭-孤独症康复机构-学校的团队合作模式,将各种干预方法融入日常生活中,促进儿童人际交流和情绪调节能力的发展。SCERTS 模式与其他模式的最大区别是要培养独立的学习者,让儿童能过上正常人的生活。

(四)早期干预方法

从早期干预的基本思维出发,一方面要从儿童的缺陷行为着手,另一方面要从正常儿童成长的经验来考虑。早期干预的重点为模仿能力、沟通能力及游戏能力,但是早期干预到底是什么?早期干预是一个生态的模式,更是一个跨越医疗、教育与社会福利的专业,尤其强调家长的参与。包括地板时光、人际关系发展干预、文化游戏介入、早期介入丹佛模式。

1. 地板时光(floor time) 将人际关系和社会交往作为训练的主要内容,与 RDI 不同的是,地板时光训练是以儿童的活动和兴趣决定训练的内容,即以儿童为中心,而成人只是引导者。训练中,训练者在配合儿童活动的同时,不断制造变化、惊喜和困难,引导儿童在自由愉快的时光中提高解决问题的能力和社会交往能力。训练活动分布在日常生活的各个时段。目前此方法在美国获得较高评价。

(1)实施步骤:观察(面部表情、声调、肢体动作、有无语言、情绪、交流、需求等);接近、开放式的交流;跟随儿童的兴趣和目标;扩展游戏活动;让儿童闭合交流的环节。

(2)实施策略

1)以儿童的兴趣和活动为目标,并追随他们的目标去做;无论儿童出现什么行为和活动,都要将它看成是有意义的,追随他们的目标,帮助他们做成他们想做的事。

2)不管儿童主动做了什么活动、模仿了什么行为,干预者都要出现在他们面前,要投入他们的活动中。

3）在和儿童交流过程中，不要打断或更改主题，坚持重复做游戏或者进行日常生活事务，只要这些是儿童的水平可能做到而愿意做下去的即可。

4）要灵活掌握，不断扩充儿童之间的互动，不要把儿童的回避或说"不"当成排斥活动来对待而应该继续进行下去。

5）坚持要求儿童对干预发起的互动做出回应，同时鼓励儿童闭合，即结束一个交流环节，再开启另一个交流环节。

2. 文化游戏介入（PCI）　主要以文化学习有关的能力为主要的介入目标，包括社会性趋向、相互调控、模仿、意图解读、社会性参照、游戏、分享式注意力、心智理论、会话与叙事等。主要以日常生活中介入和游戏介入为主，在介入时，特别着重儿童的兴趣与主动性，让儿童亲身体验与建构各种日常文化活动，在游戏与日常生活中自然学会各种文化学习能力。

训练原则：真正的爱和关怀、回应幼儿发出的任何讯号、尊重幼儿想法及自发性行为，适时调整弹性、稳定幼儿的情绪，让他保持愉悦状态。除了要从游戏与日常生活中教会孤独症谱系障碍儿童文化学习的能力外，也强调要将当地的文化内涵传承给孤独症谱系障碍儿童，而不是空有文化学习能力，而无文化的内涵；最后也要建构一个善意与接纳的助人文化来帮助孤独症谱系障碍儿童。

3. 早期介入丹佛模式（early start Denver model，ESDM）　由美国加州大学 Sally Rogers 教授和"孤独症之声"的首席科学官 Geraldine Dawson 共同开发，针对孤独症谱系障碍儿童的早期综合性行为干预方法，适用于 12~48 个月患儿。

（1）主要目的：减少孤独症谱系障碍症状的严重程度，提高儿童的认知能力、社会情感和语言等方面的整体发展水平。

（2）核心特征：在自然状态下应用 ABA，遵循儿童正常发育顺序，父母积极参与，用互动游戏分享鼓励，重点在人与人之间的互动和正面影响，在积极、有感情基础的关系中学习语言和沟通技巧。

（3）覆盖领域：语言、联合注意、社交互动、精细运动、粗大运动、模仿、认知、游戏、生活自理。

（五）其他干预方法

应当充分考虑时间、经济等因素，慎重选择听觉统合治疗等治疗方法。

1. 语言治疗（speech therapy，ST）　包括以下几方面：

（1）对儿童进行动作模仿训练：包括粗大动作模仿和嘴部动作模仿。

（2）模仿儿童无意识的发音，促进儿童发音模仿：无论何时，只要儿童发出某个音节后立即模仿他刚才发过的音，并且观察他是否对你刚才发出相同的音做出反应，通常有四种情况：①无反应；②停止发音，转向其他活动；③停止发音，观察对方；④停止发音后模仿对方发相同的音。第三、四种情况是训练者希望得到的结果，尤其是第四种情况。

（3）口型和发音训练：在儿童有嘴部动作和一些身体大动作模仿能力的基础上，逐步过渡到口型、发音的模仿。对于年龄偏大的儿童，重在口型模仿训练，可用手、木片等辅助具协助儿童做出正确的反应。对于年龄偏小的无语言孤独症谱系障碍儿童，重在自然环境中的发音模仿训练。

（4）从儿童已会发的音入手训练儿童发音：分析儿童情况后从能够发的音入手训练儿童的发音技能，对儿童进行长短音、组合音、声调训练，同时使用含爆破音的玩具、卡片作为语音训练辅助材料,在训练过程中训练儿童发音。

2. 听觉统合训练(auditory integration training,AIT) 通过让儿童听经过处理的音乐来矫正听觉系统对声音处理失调(主要是听觉过敏)的现象,并刺激脑部活动,从而改善语言障碍、交往障碍、情绪失调和行为紊乱。

听觉过敏儿童常常表现为捂耳,听到环境中某些声音会烦躁、哭泣、发脾气、摔东西,躲避某些声音,畏缩,因为噪声的缘故制造噪声等。少数儿童出现短期的一过性的不良反应,包括烦躁不安、情绪易激动、易哭泣、兴奋、躁动、自言自语、重复语言增加、刻板动作增加、容易疲劳、捂耳朵现象增加、食欲食量减少、睡眠减少,但这些现象、不良反应在治疗过程中及治疗后,将会逐渐减少或消失。

禁忌证:4 岁以下者、中耳充血或炎症、发热、高频耳聋者、戴助听器者、第一次治疗 9~12个月以内者、脑电图异常者。

3. 音乐治疗(music therapy) 是以心理治疗的理论和方法为基础,运用音乐特有的生理、心理效应,使儿童在音乐治疗师的共同参与下,通过各种专门设计的音乐行为,经历音乐体验,提高了语言领悟力、语言接受能力和语言表达能力,达到消除心理障碍,恢复或增进心身健康,提高儿童和家庭的生活质量的目的。所以,音乐治疗是提高孤独症谱系障碍儿童语言交流能力的常用方法之一。

音乐治疗的疗程一般为 1~2 个月,也可以 3 个月为 1 个疗程,每周 5~6 次,每次 1~2 小时。在音乐治疗过程中,音乐治疗师首先引导儿童进入一种非常放松的状态,然后播放根据儿童的具体情况特别安排的音乐,并逐步引发儿童进行各种自由的联想或回忆。通过这些联想或回忆,儿童在音乐治疗师的引导下进入自己的潜意识深层心理世界,这样会逐渐稳定情绪,提高语言及学习能力。

音乐治疗也可以与行为训练、结构化教学相结合,作为各种治疗方法中的导入部分,稳定孤独症谱系障碍儿童的情绪,使儿童获得满足感,也可作为儿童学习活动中的强化物。

(六) 家庭支持

1. 家长的态度是孤独症谱系障碍儿童康复的关键 家长要做到:①接受儿童患病的现实;②树立战胜困难的信心;③制定现实的努力目标;④培养儿童的独立性;⑤切忌过分投入。

2. 家长要承担起教育者的重担 对于儿童来说,家长兼有医生、护士、老师、父母四大角色。这就要求家长耐心、细致地了解儿童的病症,培养儿童的基本生活本领,安排好儿童的饮食起居,关注儿童的每一点细微进步。

几点具体建议:①在家里尽可能保持有规律的日常生活;②保持教育方法的一致性;③及时奖励规范行为;④留意端倪,努力使不规范行为在发生之前化解;⑤要扬长避短,尽展其长;⑥要培养个人的兴趣、爱好。

3. 家庭的团结和相互支持是战胜困难的坚实基础 在家庭中提倡坦诚的交流,家庭成员不仅要及时交流有效的教育方法,更重要的是分享感情,如果大家能够宽容相待,分享感情,就能一起克服困难。团结、温馨、和睦的家庭会给孤独症谱系障碍儿童带来健康和快乐。

4. 家庭和儿童互相适应是长期而艰巨的任务 家庭的所有成员要理解、接纳孤独症谱系障碍儿童并与其保持沟通,积极配合机构对儿童进行家庭教育和训练,随着儿童成长的各个时期的不同需要,家庭成员要不断进行调整,以互相适应。

（七）药物治疗

目前尚缺乏针对儿童孤独症谱系障碍核心症状的特效药物，但在一些问题行为的控制方面取得了进展。药物治疗为辅助性的对症治疗措施。合理使用药物可显著改善孤独症谱系障碍儿童的康复教育效果，保证儿童的正常生活和学习。

1. 基本原则

（1）权衡发育原则：0~6岁儿童以康复训练为主，不推荐使用药物。若行为问题突出且其他干预措施无效时，可以在严格把握适应证或目标症状的前提下谨慎使用药物。6岁以上儿童可根据目标症状，或者合并症影响儿童生活或康复训练的程度适当选择药物。

（2）平衡药物不良反应与疗效的原则：药物治疗对于儿童孤独症谱系障碍只是对症、暂时、辅助的措施，因此是否选择药物治疗应当在充分考量不良反应的基础上慎重决定。

（3）知情同意原则：儿童孤独症谱系障碍儿童使用药物前必须向其监护人说明可能的效果和风险，在充分知情并签署知情同意书的前提下使用药物。

（4）单一、对症用药原则：作为辅助措施，仅当某些症状突出（如严重的刻板重复、攻击、自伤、破坏等行为，严重的情绪问题，严重的睡眠问题以及极端多动等）时，才考虑使用药物治疗。应当根据药物的类别、适应证、安全性与疗效等因素选择药物，尽可能单一用药。

（5）逐渐增加剂量原则：根据儿童孤独症谱系障碍儿童的年龄、体重、身体健康状况等个体差异决定起始剂量，视临床效果和不良反应情况逐日或逐周递增剂量，直到控制目标症状。药物剂量不得超过药物说明书推荐的剂量。

2. 针对共患病或目标症状的药物选择

（1）刻板重复行为：首选5-羟色胺重摄抑制剂氟西汀、舍曲林，备选氟伏沙明、西酞普兰；疗效不佳时首选利培酮，备选阿立哌唑、奥氮平、喹硫平和齐拉西酮；疗效仍不佳考虑情感稳定剂。三环类抗抑郁药氯米帕明由于较多副作用，包括多动、激动、食欲减退和失眠，现已经少用。

（2）攻击、自伤行为：首选利培酮或阿立哌唑，备选奥氮平、喹硫平和齐拉西酮；疗效不佳时考虑情感稳定剂，首选丙戊酸钠，备选拉莫三嗪；仍疗效不佳，首选氟西汀、舍曲林，备选氟伏沙明、西酞普兰。利培酮对于减少攻击行为也有明显效果，副作用较氟哌啶醇明显减少，可以长期使用。氟哌啶醇可用于治疗孤独症谱系障碍儿童的攻击行为，也可以用于减少刻板行为、多动和自伤，在某些儿童还可以增加发音和社会交往。副作用：锥体外系症状很多，合并使用盐酸苯海索、苯扎托品可以减少这种副作用。

（3）注意缺陷、多动行为：哌甲酯和托莫西汀对孤独症谱系障碍注意缺陷多动障碍效果良好，但副作用也明显，可能加重刻板行为、自伤行为、退缩行为和导致过度的发展。可乐定也用来治疗多动行为和睡眠问题，有口服和贴剂，贴剂适合拒绝吃药的儿童，副作用：嗜睡和低血压。利培酮（维思通）治疗孤独症谱系障碍儿童多动行为疗效明显，剂量从0.25mg/d开始，最大剂量一般不超过2mg/d。

（4）惊厥：一般用卡马西平和丙戊酸钠。苯巴比妥、苯妥英由于引起多动应避免使用。

（5）睡眠障碍：可首先使用褪黑素。

3. 常用药物

（1）抗精神病药物：包括以下几种：

1）利培酮，可从0.25mg/d开始，目标剂量1~4mg/d。可改善孤独症谱系障碍儿童的重复刻板、攻击、自伤行为以及易激惹、焦虑、神经过敏等情绪。常见不良反应为震颤、手抖、肌强直等锥体外系副作用,以及肥胖、乳房增大、疲劳、嗜睡、遗尿等。

2)阿立哌唑:可从 2mg/d 开始,推荐剂量 5~10mg/d,最大剂量 30mg/d。可治疗孤独症谱系障碍伴发的易激惹症状。常见副作用:镇静、流涎、震颤等。其他可选药物包括奥氮平、喹硫平和齐拉西酮。

(2)抗抑郁剂:推荐使用氟西汀、舍曲林。对孤独症谱系障碍的焦虑、刻板、重复行为有效,也可改善激惹、愤怒等情绪行为问题。其他可选的药物包括氟伏沙明、西酞普兰等,原则与方法与氟西汀相同。

1)氟西汀:可从 5mg/d 开始,目标剂量 10~20mg/d。常见副作用包括胃肠道不适、厌食、恶心、腹泻、头痛、焦虑、失眠、流汗等,肝肾功能不良者慎用或禁用。

2)舍曲林:可从 12.5mg/d 开始,目标剂量 25~50mg/d。偶见恶心、呕吐、口干、消化不良等。肝肾功能不良或合并癫痫者慎用或禁用。

(3)多动、注意缺陷治疗药物:此类药物有助于控制儿童注意力不集中,减少冲动、多动行为,推荐使用哌甲酯和托莫西汀。

1)哌甲酯:可从 5~10mg/d 开始,目标剂量 10~40mg/d。一般每天服 3 次。主要不良反应有食欲下降、失眠、烦躁、胃痛。对合并癫痫和抽动儿童慎用或禁用。

2)托莫西汀:可从 10mg/d 开始,目标剂量 40~60mg/d。主要不良反应有上腹部不适、恶心、乏力、心慌及血压升高等。

(4)其他:大剂量维生素 B_6 合并镁剂、大剂量维生素 C 和叶酸治疗、免疫治疗、膳食治疗、针灸治疗、中医疗法等也可改善孤独症谱系障碍的各种症状,但未见充足科学依据,疗效不明,使用宜慎重。

四、预防及预后

孤独症谱系障碍一般预后较差,是需长期医疗、教育、社会福利帮助与支持的一种慢性障碍。近年来,随着诊断能力、早期干预、康复治疗、教育质量的提高,孤独症谱系障碍的预后正在逐步改善。国内外已有许多通过教育和训练的儿童基本恢复正常的报道或病例,部分孤独症谱系障碍儿童的认知水平、社会适应能力和社交技能可以达到正常水平。能够进行生活自理,甚至是独立生活并展示出良好发展状态的个案很多。不同研究者报道的"治愈"率为 3%~25%。早期发现、早期干预、家庭积极参与等因素是实现孤独症谱系障碍取得良好效果甚至"治愈"的有利因素。

(一)预防

由于孤独症谱系障碍的病因不明,到目前为止,缺乏有效的、特异性的预防孤独症谱系障碍的方法。预防的根本途径是不断加深对孤独症谱系障碍病因学的研究,只有针对病因采取措施,才能使预防更加有效。

做好婚姻指导,开展遗传咨询;加强孕期和围生期卫生保健,积极进行优生优育工作;做好产前检查、预防妊娠并发症,防止产伤、窒息等;改变不良育儿态度,营造和睦的家庭氛围。

(二)预后

孤独症谱系障碍儿童具有极强的可塑性,教与不教,教得是否得当,他们的发展方向完全不同。有研究报道,仅 10% 的成年典型孤独症可上班工作,40% 可在指导下工作,50% 需要养护。

1. **诊断和干预的时间** 早期发现意义重大,已经证明,始于 2 岁以内的早期干预可以显著改善孤独症谱系障碍的预后。对于轻度、智力正常或接近正常的孤独症谱系障碍儿童,早期发现和早期干预尤为重要。

2. **早期言语交流能力** 早期言语交流能力与孤独症谱系障碍预后密切相关,早期(5 岁前)或在确诊为儿童孤独症谱系障碍之前已有较好言语功能者,预后一般较好。自幼有严重语言障碍,又未得到较好矫正者常预后不佳。

3. **病情严重程度及智力水平** 儿童孤独症谱系障碍儿童的预后受病情严重程度和智力水平影响很大。病情越重,智力越低,预后越差;反之,儿童病情越轻,智力越高,预后越好。

4. **有无伴发疾病** 儿童孤独症谱系障碍儿童的预后还与伴发疾病相关。若儿童伴发脆性 X 染色体综合征、结节性硬化、精神发育迟滞、癫痫等疾病,则预后较差。

5. **家庭的态度** 只有家长的心态调整好,有了战胜困难的信心,为儿童制定合理的努力目标,夫妻默契,家庭成员和睦,配合训练儿童的独立能力,儿童的整体状况才能得到改善。

6. **社会的接纳程度** 充分了解影响儿童预后的因素,积极采取治疗措施,对改善儿童病情,促进儿童发展具有重要的意义。

(姜志梅)

第六节 交 流 障 碍

一、概述

交流(communication)是指信息、思想、感情、需求以及愿望等的相互交换,包括编码、传递以及解码信息等一系列过程。交流的各个环节都包含复杂的心理活动和变化。由于儿童正处于语言获得过程中,也就是说处于非语言交流向语言交流的过渡中,运用语言的技能还不熟练,因此在交流中会更多地运用非语言交流形式。交流障碍(communication disorder)是指语言、语音和交流方面的缺陷。属于神经发育障碍,也与社会(语用)障碍有关,具有阳性家族史者语言或语音障碍经常出现。在童年早期,轻度的发音障碍相对来说比较常见,约占学龄前儿童的 10%,到 6~7 岁时占 2%~3%。大多数有发育性交流障碍的儿童进入青春期后均可获得正常的语言,但有交流障碍的儿童在早年负性行为的发生率通常高于正常儿童。交流障碍儿童中男性为 8%,女性为 6%。交流障碍儿童往往有家族史,但特定的遗传基础尚不明确;解剖学和神经影像学研究显示,语音问题可能与大脑左后半球的功能问题有关;家长的讲话和语言刺激会影响儿童语言发展的速度和范围,但并不会导致某种特征的交流障碍。

二、诊断及评定

(一) 诊断

1. **交流障碍分类** DSM-V将交流障碍分为语言障碍、语音发声障碍、童年期起病的流畅性障碍、社会交流障碍和未特定的交流障碍。

(1) 语言障碍(language disorder):DSM-V 对 DSM-IV 中的语言表达障碍(expressive language disorders)和接受 - 表达混合性语言障碍(mixed preceptor-expressive language disorders)进行了合并,指在理解和 / 或使用口语、书面语言或其他符号系统时有困难,语言发育偏离了正常的顺序。

(2) 语音发声障碍(speech sound disorder):是一种新的语音学障碍,是指语音产生能力受损,包括构音障碍、流利性问题、音调、语调问题等。

(3) 童年期起病的流畅性障碍(childhood-onset fluency disorder):是口吃新的命名。其本质特征是与个体年龄和语言技能不相符的语言流利性、语音时间范式上的障碍。

(4) 社会交流障碍(social communication disorder):是指语言和非语言交流的社交性运用方面存在持久的困难,需要与孤独症谱系障碍相鉴别。

(5) 未特定的交流性障碍。

2. 交流障碍的诊断　可根据 DSM-V 的诊断标准进行诊断。

(1) 语言障碍的诊断

1) 因理解或表达缺陷而在说、写、肢体语言及其他形式上出现语言获得和使用的持续困难,包括词汇量少,句子结构受限,叙述缺陷。

2) 语言能力实质上低于所期望的年龄水平,导致有沟通、社会参与、学业成就或职业工作出现上述单一或多个能力的功能限制。

3) 症状始于发育早期。

4) 非听力或其他感觉损伤、运动障碍、其他医学或神经疾病。

(2) 语音发声障碍的诊断标准

1) 语音产生的持久困难,干扰语言的清晰性或阻碍了信息的口头语言沟通。

2) 该障碍导致有效沟通上的限制,影响了社会参与、学习成就或职业工作上的单一或多方面的受限。

3) 起始症状出现在发育早期。

4) 并非先天性疾病或获得性疾病,如脑瘫、腭裂、聋或听力损害、外伤性脑损伤或其他医学或神经疾患所致。

(3) 童年期起病的流畅性障碍的诊断标准

1) 与个体年龄和语言技能不相符的语言流利性、语音时间范式上的障碍,症状持续一段时间,在频度和明显表现上有下述 1 个或多个特征:声音和音节重复;辅音和元音的拖长音;词语不连续;可听到或静息的阻塞;迂回地说;词语表达伴有过度身体紧张;单音节的重复。

2) 该障碍引起说话焦虑,或在有效沟通、社会参与或学习、职业工作上单一或多方面受限。

3) 症状始于儿童早期发育时期。

4) 症状非医学或神经疾患或词语结构及语法能力低下所致,也非孤独症谱系障碍、智力障碍(智力发育障碍)、全面发育迟缓或其他精神障碍所致。

(4) 社会(语用)交流障碍的诊断标准

1) 在社交方面持续存在使用言语和非言语交流的困难,主要表现为:①以社交为目的的交流缺陷,如与社交情境相适应的方式进行问候和共享信息存在缺陷。②根据情境或听众需求变换交流语态的能力缺陷,如在教室里或操场上的讲话不同,与儿童和成人交谈方式不同,对儿童的交谈中不使用过于正式的语言。③遵循对话和讲故事的规则有困难,如轮流交谈。当别人不理解时换另一种说法,知道如何使用言语和非言语的信号去调节互动。④对未明确表达的内容(如做出推论)和对非直接表达的语言或模糊的意思(如成语、幽默、隐喻及根据情景解释多重含义)理解困难。

2)这种缺陷导致了有效交流、社会参与、社交关系、学业和职业绩效单一或多方面的功能缺陷。

3)症状开始于发育早期(但缺陷是在社会交流的需求超过其受限的能力时才会完全表现出来)。

4)症状并非由于躯体或神经系统疾病,或构词、语法能力低下所致,也非孤独症谱系障碍、智力发育障碍、全面发育迟缓或其他精神障碍所致。

社会交流障碍是孤独症谱系障碍的核心症状之一,因此当仅有社会交流障碍,而没有重复刻板的兴趣与行为时,诊断为社会交流障碍。两组症状都存在时,则需诊断为孤独症谱系障碍。

(二)评定

对语言、语音和交流能力的评定必须考虑到个体的文化背景和语言背景,特别是在双语环境中成长的个体。语言发育和非语言智力能力的标准化评定必须与文化和语言背景相关联(即依据某一个群体制定和标准化的评定常模不得用于其他群体)。

1. 评定内容

(1)一般情况:母亲孕期情况、出生史、发育史、既往史、家族史、居家环境、教育情况、是否接受过康复服务等。

(2)主要从听力、口头语言能力、理解能力、手势等非语言交流能力、轮流互动和模仿能力、注意力、学习能力、游戏能力、社会适应能力等方面进行评定。

2. 评定方法 可通过正常发育里程碑;在日常生活及游戏过程中观察儿童的表现;Peabody 图片词汇测验、格塞尔发育量表、语言障碍儿童诊断测验、普通话的语音发育进程、阅读理解困难筛查测验、儿童口语理解测验、中国康复研究中心构音障碍检测法、儿童适应行为评定量表、文兰适应行为量表等标准化的量表进行评定。

3. 注意事项 评定不需要特殊的环境,但需要制造一个融洽的气氛。

(1)环境应该轻松、随意、自然,令父母和儿童感到舒服并且能和你自由地沟通。

(2)在评定时,应设法确保儿童精神饱满、愉快,不要试图在儿童感到疲惫、饥饿或生病时进行评定。

(3)应仔细选择评定所需要的玩具(不要使用太多的玩具以及对儿童来说过于复杂或过于简单的玩具)。

(4)确保不会有过多分散儿童注意力的物品。

(5)不要强迫儿童玩不感兴趣的玩具,通过与儿童的互动设法与他建立友好的关系。

三、康复治疗

(一)语言障碍

语言治疗主要采用以治疗人员为中心的方法、以儿童为中心的方法以及家长培训。语言治疗的最终目的是让儿童能够恰当地使用语言,因此,应从以治疗人员为中心的方法逐步向以儿童为中心的方法转换。无论采用哪种方法,玩具是非常重要的载体。

1. **以治疗人员为中心的方法**　主要应用练习、游戏中训练和塑造三种形式。

2. **以儿童为中心的方法**　在治疗中，要跟随儿童的兴趣设计不同的方法，考虑儿童的发育水平、语言水平和性格特点，注意调整治疗师的说话方式。以游戏为主线，将制定的目标作为游戏的一部分，在互动过程中不断地应用模仿、组词、扩展的技能作为示范，一旦儿童达到预期目标应立即给予反馈，与其交流。

3. **家长培训**　家长的参与在某种程度上决定了治疗的效果。对家长的培训主要包括：让家长了解儿童的干预目标；向家长示范语言治疗的基本方法和技巧；鼓励家庭生活中贯穿语言治疗方法和策略；治疗师不断进行指导、示范、调整目标，促进儿童语言功能的提高。

（二）语音发声障碍

1. **语音治疗**

（1）构音训练：辨音、音素水平的治疗、音节水平的治疗、单词水平的治疗、句子水平的治疗。

（2）口腔运动功能训练：增加口腔本体感觉；加强口腔肌肉力量；提高口腔协调运动。

2. **发声障碍的治疗**　在发声放松训练的基础上进行有针对性的治疗，包括音调异常的治疗、响度异常的治疗以及音质异常的治疗。

（1）音调异常的治疗：可采用音调感知法、指压法、音调梯度训练法等。

（2）响度异常的治疗：可采用响度感知法、用力增加响度法、响度梯度训练法等。

（3）音质异常的治疗：可采用咀嚼法、喉部按摩法等。

3. **流利性问题的治疗**　大部分儿童的说话不流利是发育性的，一般不需要特别矫正，但需要为儿童营造一个放松的语言环境，改变家人与儿童的交流方式。

4. **共鸣异常的治疗**　以共鸣放松训练为基础，主要包括口腔共鸣异常、鼻腔共鸣异常以及共鸣音质异常等方面的处理。

（三）童年期起病的流畅性障碍（口吃）的康复治疗

目前国内在流畅性障碍方面的矫治专业人员十分有限，尽可能对儿童进行专业治疗外，还要进行家庭治疗。

1. **口吃的专业治疗**

（1）口吃矫正法：即减慢语速、轻柔发音、适时换气、调整节律和韵律。

（2）听觉延迟反馈：主要是佩戴仪器进行语言表达和交流。

（3）流利塑造技术。

2. **家庭治疗**

（1）让儿童用自己的语汇慢慢将想要表达的话说出来，保证每天有一定的时间和安静宽松的环境与儿童对话，目的是示范慢速、流利的语言，帮助儿童掌握表达的规则。

（2）帮助家庭接受儿童的口吃，保证交流的气氛宽松，帮助儿童克服口吃的恐惧和自卑。

（四）社会交流障碍

首先从交流所需的各个技能入手，通过建立所有的技能，逐步提高儿童的社会交流能力。

1. **交流所需的技能**　注意力是建立交流的基础，是最重要的技能；听力、模仿能力、轮流互动能力和游戏能力是建立交流的重要组成部分，有助于儿童建立理解能力并使用手势等非语言交流技能；言语是口头语言所借助的工具，而口头语言是交流循环过程中的最后一个步骤，即发送信息、检验并纠正。

需要注意的是，没有一个交流技能可以独立发展，一个技能的发展很可能同时也促进其他技能的发展。

2. 干预的顺序 一般从注意力和听力两方面的技能入手帮助儿童,在这些技能发展得比较好之后,再改进其他方面的技能。

3. 针对交流技能的活动设计

(1) 活动设计内容:包括针对注意力的活动、针对听力的活动、针对轮流互动和模仿的活动、针对游戏能力的活动、针对理解能力的活动、针对手势等非语言交流能力的活动以及针对言语能力的活动。

(2) 注意事项:所选择的活动必须适合儿童的发育水平;所有的活动均可利用日常生活中的用品并在日常生活情景中进行,并不需要昂贵的仪器设备;某个活动可以重复使用多次,因为一个活动可帮助改善多个不同的技能;随着儿童的进步,需要增加或改变活动。

四、预防及预后

交流障碍的预后取决于儿童病情的严重程度、智力水平、早期的语言能力和教育治疗干预的时机及干预强度。一般而言,与表达性语言障碍相比,理解性语言障碍对治疗的效果欠佳,预后也不好。儿童的病情轻、智力水平高、早期语言能力好、开始干预的年龄越小、训练强度越适度,效果越好。目前在国内外已有较多通过教育和训练儿童基本恢复正常的报道和病例。小部分儿童随着年龄的增长会有不同程度的自我改善,但不予治疗多数交流障碍儿童预后较差,至青春期和成人后,在人际沟通、社会交往、职业工作等方面仍会存在持续的困难,其社会化功能不同程度受损。

（姜志梅）

第七节　注意缺陷多动障碍

一、概述

注意缺陷多动障碍(attention deficit hyperactivity disorder,ADHD)发生于儿童时期(多在 3 岁左右),表现为注意力集中困难、注意持续时间短暂,以及活动过度或冲动的一组综合征。ADHD 是一种神经行为障碍,是受遗传及环境因素共同作用的复杂性疾病。美国疾病控制与预防中心 2010 年对大约 500 万 3~17 岁的儿童青少年的调研显示,ADHD 的患病率为 8%,男孩为 11%,女孩为 6%。系统综述认为 18 岁以下人群 ADHD 的患病率为 5.29%,成年人 ADHD 总的患病率为 3.4%。我国 7 项调查荟萃分析,学龄儿童患病率为 4.31%~5.83%,估计全国共有 ADHD 患儿 1 461 万 ~1 979 万。

二、诊断及评定

(一) 诊断

1. 一种持续的注意缺陷和 / 或多动 - 冲动状态,影响功能或发育,具有以下(1)和 / 或(2)特征。

(1) 注意缺陷：必须符合 6 条及以上下列症状，持续时间 >6 个月，症状与发育水平不相称并对社会和学业/职业活动带来直接的不良影响。这些症状不只是对立行为、违抗、敌意或不理解任务和指令。对于青年和成人（≥17 岁）至少应有 5 条下列症状。①经常不能注意细节或经常在学校、在工作或在其他活动中犯粗心的错误（例如，忽视或漏掉细节、工作不精确）；②在完成任务或活动中，经常维持注意困难（例如，在演讲、谈话或长篇阅读时）；③当和别人直接交谈时，经常似乎没有倾听（例如，即使环境并没有明显干扰也经常走神）；④经常不能遵守指令，并且不能完成功课、家务或工作（例如，刚开始工作很快就分心并且容易转移目标）；⑤组织任务和活动经常有困难（例如，维持任务顺序困难；乱放物品、材料；工作组织混乱；时间管理无序；不能按时完成任务）；⑥经常回避不喜欢或者勉强从事需要维持脑力的活动（例如，学校活动或家务；对于青年或成人来说：准备报告、完成表格、阅读长篇文章）；⑦经常丢失完成任务或活动必需的物品（例如，学习材料、铅笔、书本、工具、钱包、钥匙、书面作业、眼镜、手机）；⑧无关刺激经常容易引起分心（对于青年和成人可以包括无关想法）；⑨经常忘记日常活动（例如，家务、跑腿；对青年和成人包括回电话、付账单、赴约会）。

(2) 多动/冲动症状：必须符合 6 条及以上下列症状，持续时间 >6 个月，症状与发育水平不相称并对社会和学业/职业活动带来直接的不良影响。这些症状不只是对立行为、违抗、敌意或不理解任务和指令。对于青年和成人（≥17 岁）至少应有 5 条下列症状。①经常扭动不安、坐卧不宁；②常在需要安坐的场合难以控制（例如，在教室、办公室或其他工作环境或需要坚守的环境经常擅离职守）；③在不适宜的场所经常奔跑和攀爬（青年或成人可限于不安感）；④经常不能安静地玩耍或从事休闲活动；⑤经常不停地"活动"，似"有发动机驱动"（例如，在餐馆、会议场所，时间稍有延长就坐立不安，不能与大家同步）；⑥经常说话过多；⑦经常他人问题还未说完，就急着回答（例如，接话茬、插话）；⑧经常不能等候（例如，排队）；⑨经常打断或干扰别人（例如，粗暴插手于谈话、游戏或其他活动；未经许可随便使用他人物品；对于青年和成人包括干扰或插手别人正在做的事）。

2. 症状出现在 12 岁之前。

3. 症状出现在两个以上的环境（如家庭、学校、工作单位、朋友之间、亲人之间或其他活动中）。

4. 症状明显地影响了社会、学业和职业功能。

5. 症状不是由精神分裂症或其他精神病性障碍引起；也不能由其他精神障碍来解释（心境障碍、焦虑障碍、分离性障碍、人格障碍、物质依赖或戒断）。

（二）分型

根据患儿症状可将 ADHD 分为以下 3 型：

1. 注意力不集中为主型 满足注意力不集中的标准，而不满足冲动/多动标准。

2. 多动-冲动为主型 满足冲动/多动标准，而不满足注意力不集中的标准。

3. 混合型 同时满足注意力不集中和冲动/多动标准，症状持续 6 个月以上。

（三）评估

目前常用的有 Conners 父母症状问卷（PSQ）、教师用量表（TRS）和学习障碍筛查量表（PRs），以及 Achenbach 儿童行为量表（CBCL）。须由受过专门训练的心理测量专业人员进行各种心理测试，并应遵守心理测验基本原则，慎重解释结果，避免用结果直接给儿童带来心理负担。

1. 智力测验常用中国修订的韦氏学龄前儿童智力量表（WIPPIS-CR）和韦氏儿童智力

量表（WICS-CR） ADHD 儿童大都无智力缺陷，或处于临界状态，可借此与智力低下合并的行为问题鉴别。

2. **注意力测定常用持续性操作测验（CPT）** 本病的主要症状是注意力缺陷，故量化地对注意力进行测定是诊断本病较理想的手段。使用较多的方法是持续性进行操作测验，但 ADHD、智力低下、情绪和行为障碍儿童均可出现注意持续短暂，易分散。故对本症诊断缺乏特异性。

3. **学习能力测验或个别能力测验** 国外常使用广泛成就测验（WRAT）和伊利诺斯语言发育测验（ITPA）。通过该类测验发现 ADHD 儿童常有学习成就低下或语言方面的问题。但国内目前还没有标准化的测量表，一般以考试成绩作为学习成绩的主要参考。但无特殊意义。在图片词汇测验（PPVT）或绘人测验上 ADHD 儿童往往成绩偏低，但无特异性。

4. **一般体格检查和神经精神检查** 注意生长发育、营养状况、听力、视力情况，有无过敏性疾病等。软体征检查包括肌张力、利手、触觉辨别、协调平衡运动、生理反射、病理反射、单脚直立等。

5. **其他检查**

（1）脑电图：异常率较高。常表现有慢波增多，不对称、调节不佳等非特异性改变。脑电图异常的程度与病因、病情、治疗反应及预后无明显关系。检查的主要目的是排除其他疾病，如癫痫等。

（2）视听诱发电位：无明显异常，检查目的是排除听力或视力异常。

（3）头颅影像学：用来排除明显的颅内器质性异常。ADHD 患儿前额叶大脑活性明显低于正常儿童，脑结构学的研究结果认为，ADHD 患儿脑额叶区域、总脑体积、右侧脑体积、小脑的后下蚓部、胼胝体的压部右侧尾状核显著减小。但目前的 3.0T 磁共振的普通检查不一定能发现异常。

三、康复治疗

（一）药物治疗

1. 中枢神经兴奋剂

（1）哌甲酯（利他林）：常用剂量为 0.1~0.6mg/kg，也可按年龄给药。5 岁以下小儿尽量不用，5~7 岁患儿初期服用 5mg/d，以后一般为 10mg/d。总量不超过 30mg/d。

（2）苯丙胺：用法同哌甲酯，但剂量应减半。Adderall 为苯丙胺的复合剂，维持时间较苯丙胺长，且疗效明显，安全性好。

（3）匹莫林（苯异妥因）：口服 40~100mg/d，可使血液中达到有效血药浓度，一般开始服用 40mg/d，匹莫林不超过 600mg/d。

2. 三环类抗抑郁药
抗抑郁药在国外是治疗 ADHD 最常用的二线药物，如丙米嗪、地昔帕明（去甲丙咪嗪）、马普替林、氟西汀、万拉法新，适用于青少年 ADHD，国内应用较少。

3. α_2-肾上腺素能受体拮抗剂
一般选用可乐定，开始剂量为 0.05mg/d，以后缓慢加量至 0.15~0.3mg/d，分 3 次服用。

4. 其他
利培酮口服易吸收，常用剂量为 0.25~1.0mg/d，每晚 1 次。

（二）心理治疗

1. 认知行为治疗
是指治疗师运用认知重建的方法纠正患儿歪曲的信念，并教给患儿改善行为的技能。方法包括自我监督、言语的自我指导、解决问题策略、自我评估和自我加强等。主要用于家庭行为治疗。认知行为治疗对 ADHD 核心症状的短期效果可能很突出。

行为疗法利用条件反射原理,在训练中出现合适行为时给予奖励,以求保持,并继续改进;当出现不合适行为时加以漠视,或暂时剥夺一些权利,以表示惩罚。研究证明,药物结合行为矫治比单独应用药物的效果要好得多。

认知训练:训练 ADHD 患儿自我控制、自我指导、多加思考和提高解决问题的能力。训练目的在于使患儿养成"三思而后行"及在活动中养成"停停、看看和听听"的习惯,以达到加强自我调节的目的。

2. 疏泄疗法　让患儿将不满情绪或对事物的不满全讲出来,大人在旁边注意聆听并给予分析,对的加以肯定,错的加以指导纠正,使患儿心情舒畅,能同大人融洽相处和相互合作。利用适当机会让患儿多做户外活动,使部分旺盛的精力宣泄出来,再回到课堂或做作业就会安静许多。

3. 父母和教师心理咨询及训练　几乎所有就诊患儿的父母都有不同程度的焦虑或失望情绪,有些教师亦如此,并因而对患儿形成不良的定式印象。因此,应同时对患儿的双亲进行心理咨询,如征得教师的理解与参与,效果会更好。须帮助父母认识 ADHD 是一种病,改变将患儿当作"坏孩子,不可救药"的看法,告知父母和教师一味的惩罚教育不但无效,甚至可起反作用。重视正面强化教育,以多理解和鼓励为主,鼓励患儿参加有规则的活动,按时作息,保证充足睡眠和合理营养。学校和家庭训练都要有始终如一的纪律要求。

运用行为治疗的原理和方法教给家长标准的行为技能,矫正不合理的行为,一般是以培训班的形式,由治疗师给家长讲课,给父母明确的指导,也可与特殊技能的行为演练相结合,疗程为 2~6 个月。

4. 社会技能训练　社会技能训练的目的是改善 ADHD 儿童与同伴的关系,教会他们与同伴及成年人相处的技能。

5. 感觉统合训练　感觉统合训练的本质是以游戏的形式让孩子参加,以丰富孩子的感觉刺激,选择性促进脑发展的活动,内容包括:跳床、滚筒、大笼球、平衡台、平衡木、趴地推球、跳绳、视觉追踪训练等,4 次 / 周,1h/ 次,20 次为 1 个疗程。

6. 工作记忆力训练(working memory training,WMT)　工作记忆力训练作为临床工具改善工作记忆能力和注意力。通过仪器连续的信息(语言、注意力、记忆力)输入刺激相应的大脑皮层,记忆神经将注意力改变成生活中的相关事实。刺激视觉空间可增加短期记忆能力,重复操作、来回反馈可增加注意能力。通过训练可以改善 ADHD 患儿的短期记忆力和注意力、推理能力、教授能力和阅读能力等。

四、预防及预后

(一) 预防
需要进行正能量道德教育,不要令其看有暴力倾向的动画片、电影、电视和游戏。积极预防他们的反社会行为。

(二) 预后
ADHD 是终生性疾病,大约 60% 的 ADHD 儿童到成年后仍有一些明显的症状。一项研究对上海及周边地区 197 例于 1979 年诊断的 ADHD 儿童随访 15 年,发现他们成年后(平均 25 岁）约 70% 仍或多或少遗留有当初的典型症状，ADHD 儿童成年后的文化教育程度较同龄人低（约 15% 未能进入初中，对照组仅 1%）；ADHD 儿童成年后职业层次亦较低。

（唐久来）

第八节 抽动障碍

一、概述

抽动障碍（tic disorder，TD）是一种儿童期起病的慢性神经精神障碍疾病，抽动突然、迅速、反复出现，以多发性抽动、无节律的运动或发声伴随秽性语言为特征。常伴有强迫多动等行为或精神障碍。由于抽动障碍症状的波动变化和对人格的不良影响，患儿自尊受挫，甚至被排斥在集体之外，影响适应社会生活能力，并可不同程度地干扰、损害儿童的认知功能和发育，而且造成巨大的家庭和心理负担。

二、诊断及评定

（一）临床分型和诊断

根据临床特点和病程长短，DSM-V 将 TD 分为短暂性抽动障碍（provisional tic disorde）、持久（慢性）运动或发声抽动障碍[persistent（chronic）motor or vocal tic disorder]和 Tourette 综合征（Tourette syndrome，TS）三种类型。

1. 短暂性抽动障碍 ①出现单一或复杂运动或发声；②第一次发作至今时间不到一年；③18 周岁前出现；④不是由物质依赖、其他疾病或后遗症引起；⑤从未诊断为 Tourette 综合征。

2. 持久（慢性）运动或发声抽动障碍 ①仅出现单一或复杂运动或一种发声的临床症状；②抽动可中止和次数减少，但从第一次发作至少持续一年以上；③18 周岁前出现；④不是由物质依赖、其他疾病或后遗症引起；⑤从未诊断为 Tourette 综合征、持续性（慢性）运动或发声抽动障碍。

3. Tourette 综合征/面肌和声带抽动障碍 又称抽动秽语综合征。①抽动和发声均有发作，可同时或非同时发生；②抽动可中止和次数减少，但从第一次发作至少持续一年以上；③18 周岁前出现；④不是由物质依赖、其他疾病或后遗症引起。

（二）病情评估

1. 抽动严重程度评估 可采用耶鲁综合抽动严重程度量表（YGTSS）进行量化评定，其 TD 严重程度判定标准为：YGTSS 总分 <25 分属轻度，25~50 分属中度，>50 分属重度。

2. 共患病的评估 对疑有 ADHD 的儿童应用持续性操作任务（continuous performance task，CPT）和 Conners 行为量表进行评估，进一步确诊或排除 ADHD。

三、康复治疗

（一）不要过度关注

对一些初发和程度较轻的 TD 患儿不要过度关注，过度关注反而造成孩子的心理紧张，加重病情。患儿有情绪紧张时要进行适当的心理疏导,密切观察,可暂不应用药物治疗。避免过度疲劳、过度兴奋、生气等剧烈的情绪变化,忌食酸性和辛辣食物。

(二) 靶症状治疗

对患儿日常生活、学习或社交活动影响最大的靶症状(target symptoms)进行治疗,TD的靶症状通常是抽动。中重度 TD 患儿的治疗原则是药物治疗和心理行为治疗并重。有些患儿靶症状是多动、冲动、强迫观念等共患病症状同时存在时,需在精神科医生等多学科指导下制定个体治疗方案。

(三) 药物治疗

对于影响到日常生活、学习或社交活动的中重度 TD 患儿,单纯心理行为治疗效果不佳时,需要加用药物治疗。药物治疗应有一定的疗程、适宜的剂量,不宜过早换药或停药。

1. 常用药物

(1) 硫必利(tiapride hydrochloride):多巴胺 D_2 受体阻滞剂,起始剂量 50~100mg/d,治疗剂量 50~500mg/d,不良反应少而轻,可有头晕、乏力、嗜睡和胃肠道反应等。为 TD 的一线药物。

(2) 舒必利(sulpiride):多巴胺 D_2 受体阻滞剂,起始剂量 50~100mg/d,治疗剂量 200~400mg/d。不良反应为嗜睡、体重增加和轻度锥体外系反应。为 TD 的一线药物。

(3) 阿立哌唑(aripiprazole):多巴胺 D_2 受体部分激动剂,起始剂量 1.25~2.5mg/d,治疗剂量 2.5~15mg/d。不良反应有头痛、失眠、易激惹、焦虑、嗜睡和胃肠道反应。为 TD 的一线药物。

(4) 可乐定(clonidine)贴片(为透皮缓释贴片):可乐定是 α_2 受体激动剂。起始剂量 1mg/7d,治疗剂量 1~2mg/7d。不良反应有镇静、头晕、头痛、乏力、口干、易激惹、嗜睡、体位性低血压和心电图 P-R 间期延长。为 TD 共患 ADHD 的一线药物。只需每周贴耳后、上臂或背部皮肤处,适宜儿童使用。每片含 2mg,每周换贴 1 次,贴片前局部需擦洗干净。如贴药后局部出现过敏反应,可改换贴药部位。

(5) 氟哌啶醇(haloperon):多巴胺 D_2 受体阻滞剂。起始剂量 0.25~0.5mg/d,治疗剂量 1~4mg/d。不良反应有嗜睡、锥体外系反应。为 TD 的二线药物。同服等量苯海索减少其锥体外系反应。

2. 治疗方案

(1) 一线药物:首选硫必利,效果不佳可选舒必利、阿立哌唑和可乐定等。从最低剂量起始,逐渐缓慢加量,1~2 周增加一次剂量,至目标治疗剂量。

(2) 强化治疗:病情基本控制后,需继续治疗剂量至少 1~3 个月。

(3) 维持治疗:强化治疗阶段后病情控制良好,仍需维持治疗 6~12 个月,一般为治疗剂量的 1/2~2/3。强化治疗和维持治疗的目的在于巩固疗效和减少复发。

(4) 停药:经过维持治疗阶段后,若病情完全控制,可考虑逐渐减停药物,减量期至少 1~3 个月。用药总疗程为 1~2 年。若症状再发或加重,则应恢复用药或加大剂量。

(5) 联合用药:当使用单一药物仅能使部分抽动症状改善,难治性 TD 亦需要联合用药。

(6) 如共患 ADHD、强迫症(obsessive-compulsive disorder,OCD)或其他行为障碍时,可转诊至儿童精神 / 心理科进行综合治疗。

(四) 康复治疗

1. 心理行为治疗 是改善抽动症状、干预共患病和改善社会功能的重要手段。轻症 TD 患儿多数采用单纯心理行为治疗即可奏效。对患儿和家长进行心理咨询,调适其心理状态,消除病耻感;采用健康教育指导患儿、家长、老师正确认识本病,淡化患儿的抽动症状。同时可给予行为治疗,包括习惯逆转训练、效应预防暴露、放松训练、阳性强化、自我监察、消退练习、认知行为治疗等。习惯逆转训练和效应预防暴露是一线行为治疗。

2. 教育干预 在对 TD 进行积极药物治疗的同时,对患儿的学习问题、社会适应能力和自尊心等方面予以教育干预。策略涉及家庭、学校和社会。鼓励患儿多参加文体活动等放松训练,避免接触不良刺激如打电玩游戏、看惊险恐怖片等。家长应与学校老师多沟通交流,并通过老师引导同学不要嘲笑或歧视患儿。鼓励患儿大胆与同学及周围人交往,增进社会适应能力。

3. 重复经颅磁刺激(repetitive transcranial magnetic stimulation,rTMS) rTMS 是一种新型的神经电生理技术,可应用于 TD 和癫痫的治疗。

4. 经颅微电流刺激(cranial electrotherapy stimulation,CES) 通过低强度微量电流刺激大脑,改变患者大脑异常的脑电波,促使大脑分泌一系列与抑郁、焦虑、失眠和 TD 等疾病存在密切联系的神经递质和激素,以此实现对这些疾病的治疗。是安全、可靠的治疗焦虑的有效方法。疗效快、无副作用和依赖性,该疗法通过美国食品药品管理局(FDA)、欧盟 CE 和我国国家药品监督管理局认证。

5. 生物反馈疗法(biofeedback therapy) 生物反馈疗法利用现代生理科学仪器,通过人体内生理或病理信息的自身反馈,使患者经过特殊训练后,进行有意识的"意念"控制和心理训练,通过内脏学习达到随意调节自身躯体功能,从而消除病理过程、恢复身心健康。

6. 难治性 TD 治疗 难治性 TD 是近年来小儿神经 / 精神科临床逐渐形成的新概念,尚无明确定义,通常认为是指经过硫必利、阿立哌唑等抗 TD 药物足量规范治疗 1 年以上无效,病程迁延不愈的 TD 患者。

(1)排除因素:排除诊断错误、选药不当、剂量不足、副作用不耐受、用药依从性差等假性难治性 TD。

(2)综合治疗方法:包括联合用药、尝试新药、非药物治疗、共患病治疗等。联合用药包括抗 TD 药物联用、抗 TD 药物与治疗共患病药物联用和药物治疗与非药物治疗联用等。非药物治疗包括心理治疗、神经调控治疗。

7. 迷走神经刺激术 是一种不开颅的神经刺激方法,改变了以往开颅手术切除病灶的治疗模式。该方法对于药物不能控制的难治性癫痫和难治性 TD 有积极的治疗作用。

8. 深部脑刺激(deep brain stimulation,DBS) 属于有创侵入性治疗,主要适用于年长儿(12 岁以上)或成人难治性 TD。

应用多受体调节药物联合治疗或探索新药,已成为难治性 TD 治疗的趋势。同时要寻求多学科协作,及时转诊至儿童精神科或功能神经外科治疗。

四、预防及预后

(一)预防

创造宽松的生活环境、减少精神刺激和压力、保持情绪稳定、适当的运动、预防链球菌感染、少吃酸性食品。

(二)预后

TD 的抽动症状可随年龄增长和大脑发育逐渐完善而减轻或缓解,通常在 18 岁青春期过后评估其预后,总体相对良好。大部分 TD 患儿成年后能像正常人一样工作和生活,但也有一部分患儿抽动症状迁延或因共患病而影响到正常工作和生活。

(唐久来)

第九节　发育性协调障碍

一、概述

发育性协调障碍(developmental coordination disorder,DCD)指由于运动能力的不足导致日常生活能力和学习成就受到影响的一组神经发育障碍性疾病。又称笨拙儿童综合征(clumsy child syndrome)、运动技能障碍(motor skill disorder)、发育性运用障碍(developmental dyspraxia)和运动失调(dyspraxia)等。儿童期的慢性神经系统障碍,可致运动的计划和协调障碍,使大脑发出的信号不能准确地传递给肢体,即皮层对运动的自动处理过程缺陷或导致皮层参与的运动内部模式的缺陷而导致运动协调障碍。如不治疗会持续终身,影响学习和日常生活活动。男女比例为 4:1,发病率为 5%~6%。临床主要表现为运动技能获得困难、感觉运动协调障碍、姿势控制能力弱、处理问题的计划策略存在问题、视觉空间信息处理过程障碍,这种影响可终生存在。同时可终生伴有情感、行为和社会交往障碍等症状。

二、诊断及评估

(一) 诊断

1. 运动协调性的获得和执行低于正常同龄人应该获得的运动技能,动作笨拙、缓慢、不精确。

2. 这种运动障碍会持续地、明显地影响日常生活和学业、工作,甚至娱乐。

3. 障碍在发育早期出现。

4. 运动技能的缺失不能用智力低下或视觉障碍解释;也不是由神经性疾病引起的运动障碍,例如脑瘫、肌营养不良、退行性疾病。

(二) 评定

1. **发育性协调障碍问卷**(developmental coordination disorder questionnaire-revised,DCDQ-R)　是国际上公认的较好的筛查量表,主要包括精细动作、控制能力、协调能力等儿童功能性运动技能。量表共 15 个项目,每个项目 1~5 分。得分与协调能力呈正相关,总分≤49 分为 DCD,49~57 分为疑似 DCD,≥57 分为正常。DCDQ-R 临床应用较多,对其他运动发育问题的疾病流行病学调查也有借鉴作用。适用于 5~15 岁儿童。

2. **儿童发育协调障碍评估工具**(movement assessment battery for children,M-ABC)　是判定儿童运动能力是否正常的重要标准,也是临床和科研中评定 DCD 较权威的工具。儿童按照要求完成平衡能力、精细运动、协调能力等操作项目,根据完成得分情况评定是否为运动协调障碍。根据 M-ABC 使用手册中标准分转化表,将各测试项目的原始分转化为 1~19 的标准分,各项目标准分相加为运动障碍总分。适用的年龄范围为 3~16 岁,分为 3~6 岁、7~10 岁、11~16 岁三个年龄阶段。

3. **知觉效能和目标设定系统**(perceived efficacy and goal setting system,PEGS) 用于设立治疗目标及评估结局的评定工具。它体现以家庭为中心的康复干预理念,其核心原则是康复干预必须首先得到家庭的认可和儿童的意愿,促使儿童更积极主动地参与到相应的治疗中去。还可帮助治疗师了解儿童感知他们日常活动能力的情况,并依此设立治疗目标,有利于最大限度地优化治疗结局,提高儿童的自我效能,即儿童对他自己能胜任一项任务的信念和意识。强烈的自我效能感知意识是成功实施一项任务的关键,影响着他们行为的动机和实施水平。

4. **智力和社会适应能力的测试** 常用韦氏学龄前儿童智力量表(WPPSI)、韦氏儿童智力量表(WISC)或瑞文推理测验联合型(CRT)测试患儿的智力水平,婴儿 - 初中生社会生活能力量表测试儿童的社会适应能力,以除外 IDD。

5. **运动协调性评定** 指鼻试验、指指试验、跟膝胫试验、轮替动作、闭目难立征、上肢准确性测验和手指灵巧性评价等。

6. **其他** 粗大运动功能评定(gross motor function measure,GMFM)、精细运动功能评定和 Peabody 运动发育量表对 DCD 有协助诊断的作用。

三、康复治疗

(一) 以任务为导向的干预方法

以任务为导向的干预方法(task-oriented intervention,TOI)的干预效果比感觉统合训练、粗大动作和精细动作训练等传统干预手段治疗效果更好。治疗师必须给予 DCD 儿童丰富的语言提示,使儿童在进行认知与日常作业能力训练过程中更好地理解任务,使其在活动中获得更好的效果。

1. **认知和日常动作技能导向训练法** 通过对儿童日常生活的基本活动进行教学,在生活、学习、娱乐和体育运动中得到强化。是一种较为有效的干预手段。

2. **神经动作任务疗法** 根据儿童神经系统正常生理功能及发育过程,运用诱导或抑制的手段使患儿逐步学会如何以正常的运动模式去完成日常生活动作的一系列治疗方法,对 DCD 儿童粗大动作和精细运动产生积极的影响。

3. **运动想象训练** 让患儿根据正常儿童的动作模式反复在大脑中想象模仿、再现、唤起感觉的训练方法。通过多次动作表象训练提高患儿的表象再现及表象记忆能力,可以使患儿的注意力集中于正确的技术要求,有利于提高心理稳定性而促进运动技能的掌握。

4. **虚拟现实技术**(virtual reality,VR) 是仿真技术与计算机图形学、人机接口、多媒体、传感和网络技术结合起来进行实时互动的新技术。通过输入设备、输出反馈设备和输入技能,向计算机送入各种命令,通过严密设计的三维交互传感设备,由计算机生成实时动态三维立体逼真图像,将模拟环境、多感知(视觉、听觉、触觉、力觉、运动、嗅觉和味觉等)、自然技能(人的头部转动、眼睛、手势、其他人体行为动作)等分别反馈到 DCD 儿童的五官,进行反复的互动训练。对提高 DCD 患儿的运动协调功能具有重要的作用。

5. **特定任务训练法** 特定任务训练法能提高 DCD 儿童的运动功能。特定的运动与心理干预相结合能够提高 DCD 儿童运动表现和自我概念;对于基础动作训练和职能治疗为基础的现代物理治疗,目前研究较少。

6. **治疗师指导下的家长和教师干预法** 是治疗师根据每个 DCD 儿童的特点,为儿童设定简单易行的治疗方法,指导家长和老师进行干预,是行之有效的、必不可少的治疗方法。

(二) 以过程为导向的干预方法

以过程为导向的干预方法(process-oriented therapiesand,POT)包括感觉统合训练、本体感觉训练和知觉动作训练。这些训练方法主要是纠正运动过程中存在的缺陷,提高运动功能,但研究结果不一。

(三) 生态干预法

生态干预法(ecological intervention,EI)认为运动技能的产生和发展是由于"协调结构"不断完善的结果。人的每一项技能动作所涉及的肌肉和关节不是直接由运动控制中枢调控,而是由神经系统中特定功能单位 - 协调结构或动作单元进行调节。动作单元是从运动"实践"和"经验"与运动环境互动中获取。EI 干预法不仅强调个体现阶段本身运动功能的恢复,更强调利用个体环境中不断对 DCD 儿童产生影响的因素进行矫正,实现了动力系统理论模型中个体状况、运动环境和运动方式之间的交互关系。

(四) 共患病的治疗

对最常见的共患病 ADHD 可应用哌甲酯治疗,哌甲酯能改善 ADHD 儿童的注意力和减缓行为问题,可同时改善 DCD 儿童的动作能力,这种改善不仅表现在运动技能和平衡等粗大动作上,而且动手能力和书写质量也有所提高。

(五) 家长、学校的参与

DCD 儿童主要生活在家庭中,在家庭中的表现容易被家长忽视而延误治疗;但他们在幼儿园和学校受教育时,尤其是在做游戏和体育活动时动作笨拙,表现突出,易被其他同学取笑而感到自卑和孤僻。因此,要向家长和学校宣教 DCD 的相关知识,早期发现,配合治疗非常重要。

(六) 心理干预

对有社交退缩、挫败感、缺乏自尊,甚至焦虑、抑郁等情绪和行为问题的患儿要进行心理学的干预。

四、预防及预后

(一) 预防

1. 加强围生期保健,对高危儿进行有效的防治,预防和减轻脑损伤。

2. 加强婴幼儿期的粗大运动、精细动作、平衡和运动协调能力的训练。

3. 早发现、早干预,可大大提高 DCD 患儿的预后。

(二) 预后

1. 有报道 80% 的患儿预后较好,20% 预后较差。

2. DCD 伴有共患病的预后　如有多动症、感觉统合障碍会影响儿童的学习和社会成就,可持续到青春期或成年。在儿童期主要影响生活自理和学业表现;少年时使他们感到困扰的主要是与同伴相处受挫;青春期则突显自我意识、情绪和行为问题。

3. 有研究显示 DCD 是肥胖和冠心病的高危因素。

4. 合理的康复干预可有效改善 DCD 儿童的功能状况及活动和参与水平,所有 DCD 儿童均应接受康复治疗。除了专业的医师和治疗师外,家长和学校老师的积极支持必不可少。

(唐久来)

参 考 文 献

［1］ American Psychiatric Association. Diagnostic and statistical manual of mental disorders（DSM-5）［M］. Washington，DC：American Psychiatric Pub，2013.

［2］ PAPAZOGLOU A，LISA A，JACOBSON，et al. To ID or not to ID？ Changes in classification rates of DSM-5 ［J］. Intellect Dev Disabil，2014，52（3）：165-174.

［3］ 唐久来. 常见中枢性运动发育落后／障碍的规范化诊断［J］. 中国儿童保健杂志，2013，21（7）：673-675.

［4］ TARINI B A，ZIKMUND-FISHER B J，SAAL H M，et al. Primary care providers' initial evaluation of children with global developmental delay：a clinical vignette study［J］. J Pediatr，2015，167（6）：1404-1408.

［5］ MACLENNAN A H，THOMPSON S C，GECZ J，et al. Cerebral palsy：causes，pathways，and the role of genetic variants［J］.Am J Obstet Gynecol，2015，213（6）：779-788.

［6］ REVAKOVA T，VASILENKOVA A，UJHAZY E，et al. Impact of asphyxia on red blood cell folate concentration levels in newborns［J］. Bratisl Lek Lisy，2015，116（7）：417-421.

［7］ GINET V，PITTET M P，RUMMEL C，et al. Dying neurons in thalamus of asphyxiated term newborns and rats are autophagic［J］.Ann Neurol，2014，76（5）：695-711.

［8］ LAPOINTE A，BARRINGTON K J. Pulmonary hypertension and the asphyxiated newborn［J］. J Pediatr，2011，158（2）：19-24.

［9］ BACK S A. Brain Injury in the Preterm Infant：New Horizons for Pathogenesis and Prevention［J］. Pediatr Neurol，2015，53（3）：185–192.

［10］ BENTZLEY J P，COKER-BOLT P，MOREAU N G，et al. Kinematic measurement of 12-week head control correlates with 12-month neurodevelopment in preterm infants［J］. Early Hum Dev，2015：91（2）：159-164.

［11］ WUSTHOFF C J，LOE I M. Impact of bilirubin-induced neurologic dysfunction on neurodevelopmental outcomes［J］. Semin Fetal Neonatal Med，2015，20（1）：52-57.

［12］ PRATESI S，DANI C. The jaundiced newborn：which early monitoring for a safe discharge［J］. Pediatr Med Chir，2013，35（4）：161-165.

［13］ ROSE J，VASSAR R. Movement disorders due to bilirubin toxicity［J］. Semin Fetal Neonatal Med，2015，20（1）：20-25.

［14］ LAKHNO I V. Pathogenetic percularities of fetal distress in pregnant women with preeclampsia［J］. Georgian Med News，2013，（223）：11-16.

［15］ TUOVINEN S，ERIKSSON J G，KAJANTIE E，et al. Maternal hypertensive pregnancy disorders and cognitive functioning of the offspring：a systematic review［J］. J Am Soc Hypertens，2014，8（11）：832-847.

［16］ 左启华. 小儿神经系统疾病［M］.2 版. 北京：人民卫生出版社，2002：914-922.

［17］ 沈渔邨. 精神病学［M］.3 版. 北京：人民卫生出版社，1998：808-810.

［18］ 张永红，王青红，孙秀芳. 注意缺陷多动障碍儿童的智力结构及社会适应行为特点［J］. 中国临床康复，2004，3（5）：1184-1185

［19］ 中华医学会儿科学分会神经学组. 儿童抽动障碍的诊断与治疗建议［J］. 中华儿科杂志，2013，51（1）：

72-75.

[20] 刘智胜. 第 3 届国际多发性抽动症研讨会侧记[J]. 实用儿科临床杂志, 2000, 15 (6): 344

[21] BLANK R, SMITS-ENGELSMAN B, POLATAJKO H, et al. European Academy for Childhood Disability (EACD): Recommendations on the definition, diagnosis and intervention of developmental coordination disorder (long version) [J]. Developmental Medicine & Child Neurology, 2012, 54 (1): 54-93.

[22] ZWICKER J G, MISSIUNA C, BOYD L A. Neural correlates of developmental coordination disorder: a review of hypotheses [J]. Journal of Child Neurology, 2009, 24 (10): 1273-1281.

[23] SUGDEN D. Current approaches to intervention in children with developmental coordination disorder [J]. Developmental Medicine & Child Neurology, 2007, 49 (6): 467-471.

[24] 吴德, 唐久来. 发育性运动协调障碍的研究进展[J]. 中国儿童保健杂志, 2013, 21 (7): 714-716.

[25] NOVAK I, MORGAN C, ADDE L, et al. Early, accurate diagnosis and early intervention in cerebral palsy: advances in diagnosis and treatment [J]. JAMA Pediatrics, 2017, 171 (9): 897-907.

第六章　癫　痫

第一节　概　述

癫痫（epilepsy）是一种由多种病因引起的慢性脑部疾病，以大脑神经元异常过度同步放电导致反复性、发作性和短暂性的中枢神经系统功能失常为特征。癫痫是神经系统常见疾病之一。常见的临床表现是意识改变或意识丧失、局灶或全身肌肉的强制性或阵挛性抽搐及感觉异常；可共患有行为异常、情感和知觉异常、记忆改变、自主神经功能障碍等。脑瘫患儿有 35%~62%，平均 43% 共患癫痫。

癫痫在任何年龄、地区和种族的人群中都有发病，但以儿童期发病率较高。据 WHO 估计，全球大约有 5 000 万癫痫患者。国内流行病学资料显示，我国癫痫的患病率在 4‰~7‰。近年来，国内外学者更重视活动性癫痫的患病率，即在最近某段时间（1 年或 2 年）内仍有发作的癫痫病例数与同期平均人口之比。我国活动性癫痫患病率为 4.6‰，年发病率在 30/10万左右。据此估算，我国约有 600 万的活动性癫痫患者，同时每年有 40 万左右新发癫痫患者。癫痫患者的死亡危险性是一般人群的 2~3 倍。

癫痫会给个人、家庭尤其是患儿母亲和社会带来严重的负面影响。目前社会上存在对癫痫病的误解和对癫痫患者的歧视，因而被确诊为癫痫可使者及其家庭产生较严重的心理障碍和精神压力。癫痫发作给患者造成巨大的生理和心理上的痛苦，严重影响患者及其家庭的生活质量；长期服用抗癫痫药物及其他诊治费用给家庭带来沉重的经济负担；同时，癫痫患者的保健、教育、就业、婚姻生育等问题，也是患者及其亲属和社会多部门关注的问题。因此，癫痫不仅仅是医疗问题，也是重要的公共卫生和社会问题。WHO 已将癫痫列为重点防治的神经精神疾病之一。

临床研究表明，新诊断癫痫患者，如果接受规范、合理的抗癫痫药物治疗，70%~80% 患者的发作是可以控制的，其中 60%~70% 的患者经 2~5 年的治疗可以停药。然而在发展中国家，由于人们对癫痫缺乏正确认识以及医疗资源匮乏，大多数癫痫患者得不到合理、有效的治疗，存在很大的治疗缺口（即未得到正规治疗的患者比例）。我国活动性癫痫患者的治疗缺口达 63%。据此估算我国大约有 400 万活动性癫痫患者没有得到合理、规范的治疗。

在服用抗癫痫药物的患者中，仍有部分患者存在诊断不明确或治疗不规范的现象。这与多种因素有关：

1. 患者或家庭成员对癫痫缺乏必要的科学知识，常认为癫痫是治不好的病，对治疗缺乏信心，容易听信传言，导致就医盲目流动、"有病乱投医"。

2. 过于担心抗癫痫西药的副作用，盲目轻信民间流传的未经国家批准验证的"自制中药"或"偏方""秘方"，甚至迷信活动。

3. 患者服药依从性差，随意停药、减量或换药。

4. 国内医疗资源配置欠合理，小儿神经科医师特别是儿童癫痫专业的医师数量不足。部分非专科医生对癫痫的诊断不明确、分类不准确、治疗不规范、选药不恰当。例如将局灶性发作诊断为全面性发作,不认识癫痫综合征和电临床发作,将非癫痫发作诊断为癫痫,盲目地使用多药或非抗癫痫药物盲目治疗。

5. 有些地区游医、庸医误导患者的治疗,用不正常的手段赚取患者的钱财,结果不仅贻误患者的病情,而且给患者和家庭在经济、精神和心理上带来沉重的负担。

一、脑性瘫痪共患癫痫

不同文献报道的脑性瘫痪(脑瘫)患儿的患病率差异较大,为15%~90%,多在35%~41%。脑瘫患儿共患癫痫的概率大大高于普通儿童,智力低下的脑瘫患儿共患癫痫的发病率高于无智力低下的脑瘫患儿。

脑瘫共患癫痫的患儿:起病年龄早,发作类型多,惊厥阈值更低,惊厥控制较差,往往存在癫痫综合征和电临床发作;影像学异常高于单纯脑瘫或单纯癫痫患儿;需要更长时间的抗癫痫治疗;用药剂量偏大;控制率较低,可能需要多种抗癫痫药联合治疗;易发展为难治性癫痫;更易出现癫痫持续状态。故其预后也较单纯癫痫患儿差,病死率高。癫痫的反复发作会进一步加重患儿脑损伤,严重影响脑瘫患儿智力、运动、认知等功能;癫痫的反复发作会影响脑瘫的康复治疗,最终导致脑瘫患儿的预后不良。正确认识脑瘫共患癫痫患儿的临床特点,采取及时、正确的抗癫痫治疗和进行康复治疗,将对改善患儿的预后起到积极作用。

目前认为,脑瘫的病因可以分为以下4个方面:

(1) 产前因素:胎儿期感染、宫内缺氧、宫内发育畸形、先兆子痫、多胎妊娠等。

(2) 产时因素:早产、过期产、出生窒息、产伤、颅内出血;缺氧缺血性脑病、低出生体重、巨大儿等。

(3) 产后因素:新生儿颅内出血、胆红素脑病、新生儿低体重及新生儿感染等。

(4) 遗传性因素。

以上这些因素同样是儿童癫痫的主要病因,所以脑瘫和癫痫两者往往有共同的病因和病理基础,可以互为因果,需要同时干预才能取得较好的预后。

二、孤独症共患癫痫

癫痫在孤独症患儿中的患病率为6%~27%,到成人阶段,孤独症中癫痫的累计患病率在20%~35%,所以癫痫在孤独症患者中的患病率明显高于一般的人群。一项收集了23项研究流行病学数据的Meta分析指出,孤独症共患智力低下的癫痫发病率是21.5%,而孤独症不共患智力低下的癫痫发病率是8%。Amiet及其团队的一项Meta分析试图研究智力障碍、孤独症和癫痫的关系。把孤独症的患儿按IQ分为4组(<40、40~50、50~70、>70),结果发现随着IQ的降低,癫痫的发病率增高,IQ <40组的癫痫发病率达到46%。Viscidi及其团队在一项包含5 185例孤独症(年龄 >10岁)样本的研究中证实,IQ每增加一个标准差,其癫痫发病率减少47%。

Turk和他的团队研究了120例孤独症患儿的神经发育和心理功能。其中60例共患癫痫,60例不共患癫痫,两组在年龄和IQ上没有差异。采用量表调查,发现共患癫痫患儿表现出过多的失误、精细动作困难和生活技能的缺失。表明癫痫对孤独症患儿认知的损伤跟IQ可能无关,可能存在其他的机制。

(王家勤　李海峰　余永林)

第二节 诊 断

一、基本概念

(一) 癫痫发作

癫痫发作(epileptic seizure)是指脑神经元异常过度、同步化放电活动所造成的一过性临床表现。癫痫发作应具有三方面要素:

1. 临床表现 癫痫发作必须有临床表现(症状和/或体征)。癫痫发作的临床表现可多种多样,如感觉、运动、自主神经、意识、情感、记忆、认知及行为等障碍。

2. 起始和终止的形式 癫痫发作一般具有突发突止、短暂一过性、自限性的共同特点。通常可以根据行为表现或脑电图改变来判断癫痫发作的起始和终止。癫痫持续状态是一种表现持续或反复发作的特殊情况。

3. 脑部异常过度同步化放电 需要通过脑电图检查才能证实。这是癫痫发作区别于其他发作性症状的最本质特征。

按照有无急性诱因,癫痫发作大体上可分为诱发性发作(provoked seizure)和非诱发性发作(unprovoked seizure)。诱发性发作最常见于中枢神经系统疾病(感染、脑卒中等)或全身系统性疾病(血糖异常、电解质紊乱、中毒、发热等)的急性期,是一种急性症状性发作(acute symptomatic seizure)。这种发作仅代表疾病急性期的一种症状,不意味急性期过后一定会反复出现癫痫发作。非诱发性发作则找不到明确的急性诱因。例如,病毒性脑炎急性期出现的癫痫发作是诱发性发作,而脑炎数年后出现的癫痫发作则为非诱发性发作。

(二) 癫痫

癫痫(epilepsy)是一种以具有持久性的致痫倾向为特征的脑部疾病。

癫痫不是单一的疾病实体,而是一种有着不同病因基础、临床表现各异但以反复癫痫发作为共同特征的慢性脑部疾病状态。

按照传统,临床出现 2 次(间隔至少 24 小时)非诱发性癫痫发作时就可确诊为癫痫。这是目前普遍采用的、具有临床可操作性的诊断方法。2005 年国际抗癫痫联盟(ILAE)对癫痫定义进行了修订,并指出"在脑部存在持久性致痫倾向的前提下,诊断癫痫可只需要一次癫痫发作"。该定义对于尽早诊断并规范治疗癫痫有积极意义,但由于多数情况下很难确定某个个体首次发作后的再发风险,该定义缺乏临床可操作性。2014 年 ILAE 推出新的癫痫临床实用性定义,新定义的各种潜在影响尚未可知,有待于临床进一步验证。

(三) 癫痫综合征

癫痫综合征(epileptic syndrome)指由一组特定的临床表现和脑电图改变组成的癫痫疾患(即脑电临床综合征)。

临床上常结合发病年龄、发作类型、病因学、解剖基础、发作时间规律、诱发因素、发作严重程度、其他伴随症状、脑电图及影像学结果、既往史、家族史、对药物的反应及转归等情况,做出某种癫痫综合征的诊断。诊断癫痫综合征对于治疗选择、判断预后等方面具有重要的指导意义。

（四）癫痫性脑病

癫痫性脑病（epileptic encephalopathy）指由频繁癫痫发作和/或癫痫样放电造成的进行性神经、精神功能障碍或退化，如认知、语言、感觉、运动及行为等方面。它是一组癫痫疾患的总称。损伤可为全面性或具有选择性，且可表现出不同严重程度。

在潜在病因所致的脑损伤之外，癫痫性脑病强调的是由于癫痫性异常本身造成的进行性脑病。大多为新生儿、婴幼儿或儿童期发病，脑电图明显异常，药物治疗效果差，临床总体表现为慢性进行性神经功能衰退。West 综合征、Lennox-Gastaut 综合征、Dravet 综合征等均属于癫痫性脑病。

二、癫痫的诊断原则

癫痫的诊断需要遵循一定步骤和原则，在临床过程中按照这样的步骤和原则可以提高诊断的准确性，降低误诊、漏诊的概率。癫痫的诊断可分为 5 个步骤：

（一）确定发作性事件是否为癫痫发作

临床上的发作性事件可分为癫痫发作和非癫痫发作。鉴别癫痫发作和非癫痫发作是癫痫诊断首要的也是最重要部分。按照定义，癫痫发作的本质是脑神经元突然异常放电导致的临床表现，有一过性、反复性及刻板性的特点，伴有脑电图的痫性放电。非癫痫发作是指临床表现类似于癫痫发作的所有其他发作性事件，非癫痫发作的原因很多，既包括病理性，也包括生理性原因。非癫痫发作包括心因性发作、晕厥、各种发作性感觉/运动/自主神经症状、睡眠障碍和感染、代谢、中毒等引起的发作性症状。特别是在婴幼儿时期有很多发作性事件，有大量患儿因此就诊；而且家长的主诉带有强烈的主观色彩，故需要通过拍摄视频影像或进一步的辅助检查鉴别癫痫性和非癫痫性事件。不同年龄阶段常见的非癫痫发作见表 6-1。

表 6-1　不同年龄阶段常见的非癫痫发作

年龄阶段	非癫痫发作
新生儿和婴儿期（0~2 岁）	呼吸异常（窒息发作/屏气发作）、运动异常（抖动或震颤/良性肌阵挛/惊跳反应/点头痉挛/异常眼球活动）、代谢性疾病（低血糖/低血钙/低血镁/维生素 B_6 缺乏）
学龄前期（2~6 岁）	睡眠障碍（夜惊症/睡行症/梦魇）、习惯性阴部摩擦、惊跳反应、腹痛、注意力缺陷、晕厥
学龄期（6~18 岁）	晕厥、偏头痛及头痛、抽动障碍、发作性运动障碍、精神心理行为异常（焦虑/恐惧/暴怒）、睡眠障碍
成人期（>18 岁）	晕厥、癔症发作、偏头痛及头痛、舞蹈症、发作性睡病、短暂性脑缺血发作、短暂性全面遗忘症、老年猝倒、多发性硬化发作性症状

（二）确定癫痫发作的类型

对于具体某次的癫痫发作需要明确其发作类型。发作类型的确定是癫痫及癫痫综合征诊断和正确治疗的基础。按照 ILAE 癫痫发作分类来确定。

（三）确定癫痫及癫痫综合征的类型

癫痫的诊断治疗，对某一位癫痫患儿均要求明确癫痫综合征的诊断。临床上常结合发病年龄、发作类型、发作时间规律、诱发因素、发作严重程度、其他伴随表现、脑电图及影像学检查结果、既往史、家族史、对药物的反应及转归等方面,做出某种癫痫综合征的诊断。明确癫痫综合征对于寻找病因、治疗方案选择、预后判断等方面具有重要的指导意义。应注意,有些病例无法归类于某种特定癫痫综合征,按照 ILAE 癫痫及癫痫综合征分类系统来确定。

(四) 确定病因

需要结合血生化检查、脑脊液检查、电生理检查、影像学检查、基因检测等手段积极寻找病因。病因明确后部分癫痫可以治愈;部分病例可以帮助判断预后;部分病例可以避开诱发因素,减少癫痫发作;部分病例可以指导产前诊断,有利于优生优育。

(五) 确定功能障碍和共患病

癫痫是脑部的慢性病变,除了癫痫发作外,还共患很多其他的临床疾病。并且这些临床疾病对患儿的学习、生活和将来的人生产生巨大的影响。故在诊断治疗癫痫发作的同时,残疾等级及共患病的诊断和治疗,对于提高癫痫患儿生活质量有重要的意义。

三、癫痫的诊断方法

(一) 病史资料

完整病史是癫痫诊断中最重要的依据。应包括现病史(重点是发作史)、出生史、既往史、家族史、疾病的社会心理影响等(表 6-2)。很多时候患儿家长对癫痫发作的描述不准确、不完整、带有浓烈的主观色彩,所以对家长的描述需要进行仔细的甄别,既不能完全采用,也不能全盘否定。告知家长可以用手机录像或摄像机记录患儿的完整发作过程,这样更加真实、客观。应建议患儿、家长和发作目击人一同就诊。

表 6-2 癫痫诊断中的重要病史资料

现病史

首次发作年龄

发作前状态或促发因素(觉醒、清醒、睡眠、饮酒、少眠、过度疲劳、心理压力、精神刺激、发热、体位、运动、前驱症状及与月经的关系等)

发作最初时的症状/体征(先兆、运动性表现等)

发作时表现(睁眼、闭眼、姿势、肌张力、运动症状、自主神经症状、自动症、意识状态、舌咬伤、尿失禁等)

发作演变过程

发作持续时间

发作后表现(清醒、烦躁、嗜睡、朦胧状态、Todd 麻痹、失语、遗忘、头痛、肌肉酸痛等)

发作频率和严重程度(包括持续状态史)

脑电图检查情况

其他辅助检查(血压、空腹血糖、电解质、血乳酸、血氨、心电图、头颅影像学等)

其他发作形式(如有,应按上述要点询问发作细节)

抗癫痫药物使用情况(种类、剂型、剂量、生产厂家、疗程、疗效、不良反应、依从性等)

发作间期状态(精神症状、记忆力、焦虑、抑郁等及共患疾病)

发病后精神运动发育情况(如常、倒退)

续表

既往史和家族史

　　围生史(早产、难产、缺氧、窒息、产伤、颅内出血等)

　　中枢神经系统其他病史(感染、外伤、脑卒中、遗传代谢疾病等)

　　生长发育史(智力、运动发育落后、倒退)

　　有无新生儿惊厥及热性惊厥史(单纯型、复杂型)

　　家族史(癫痫、热性惊厥、偏头痛、睡眠障碍、遗传代谢疾病等)

　　疾病的影响(求学困难、失业、不能驾车、被过度保护、活动受限、心理压力等)

(二) 体格检查

　　重点应放在神经系统,包括意识状态、精神状态、局灶体征(偏瘫/偏盲等)、各种反射及病理征等。注意观察头颅形状和大小、外貌、肢体畸形及排查某些神经皮肤综合征。体格检查对癫痫的病因诊断有初步提示作用。有些体征则可能提示抗癫痫药物的不良反应。还要对患儿是否共患其他疾病、营养状况、精神运动发育状况、智力状况等进行初步的评估。

(三) 辅助检查

　　1. 脑电图(EEG)　癫痫发作最本质的特征是脑神经元异常过度放电,而 EEG 是能够反映脑电活动最直观、便捷的检查方法,是诊断癫痫发作、确定癫痫发作类型最重要的辅助手段,为癫痫患者的常规检查。建议行 24 小时动态脑电/视频脑电图检查。当然,临床应用中也必须充分了解 EEG(尤其头皮 EEG)检查的局限性,必要时可延长监测时间或多次检查。不能依据阳性 EEG 的结果诊断癫痫,也不能依据阴性 EEG 的结果排除癫痫诊断。典型临床发作,加之同步 EEG 有痫样放电,可明确癫痫发作;若临床发作典型,即使 EEG 阴性,也可以诊断为癫痫;有临床不典型发作,同步 EEG 有痫样放电,可以诊断为癫痫发作;不典型临床发作,同步 EEG 正常,癫痫发作可能性小,需要排除颞叶内侧、岛叶、皮质下发作可能。不能因为发作间期 EEG 异常诊断癫痫,因为文献报道健康儿童 EEG 异常发生率有 0.8%~18.6%,大多数是 3.5%~5.0%,在睡眠期异常发生率更高。

　　对于少数需要癫痫外科手术的患儿可能需要皮层 EEG 检测;高频振荡 EEG 在成人已开始应用,但是在儿童中应用尚无经验可循。

　　2. 神经影像学　磁共振成像(MRI)对于发现脑部结构性异常有很高的价值。如果有条件,建议常规进行头颅 MRI 检查。头部 CT 检查在显示钙化性或出血性病变时较 MRI 有优势。某些情况下,当临床已确诊为典型的特发性癫痫综合征(如儿童良性部分性癫痫)时,可以不进行影像学检查。其他影像学检查,如功能性磁共振成像(fMRI)、磁共振波谱(MRS)、单光子发射计算机体层摄影(SPECT)、正电子发射体层摄影(PET)等,均不作为癫痫患者的常规检查。对于需要术前评估的患儿可根据具体情况选用以上影像学检查。应注意,影像学的阳性结果不代表该病灶与癫痫发作之间存在必然的因果关系。

　　3. 其他　应根据患者具体情况选择性地进行检查。

　　(1) 血液检查:包括血常规、血糖、电解质、肝肾功能、血气分析、丙酮酸、乳酸、血氨等方面的检查,能够帮助查找病因。定期检查血常规和肝肾功能等指标还可辅助监测药物的不良反应。临床怀疑中毒时,应进行毒物筛查。已经服用抗癫痫药物者,可酌情进行药物血浓度监测。

(2) 尿液检查:包括尿常规及遗传代谢病的筛查。

(3) 脑脊液检查:主要为排除颅内感染性疾病,对少数癫痫或某些遗传代谢病的诊断也有帮助。

(4) 心电图:对于疑诊癫痫或新诊断癫痫的患者,主张常规进行心电图检查。这有助于发现容易误诊为癫痫发作的某些心源性发作(如心律失常所致的晕厥发作),还能早期发现某些心律失常(如长 QT 综合征、Brugada 综合征和传导阻滞等),从而避免因使用某些抗癫痫药物而可能导致的严重后果。

(5) 基因检测:目前已经成为重要的辅助诊断手段之一。既往利用一代测序技术,可以逐一检测已知的癫痫致病基因,仅适用于临床高度怀疑的某一种癫痫综合征,例如 Dravet 综合征等。随着高通量二代测序技术及微阵列比较基因组杂交技术(array-based comparative genomic hybridization,aCGH)的发展及应用,越来越多的癫痫致病基因被发现。也发展出了基于二代测序技术的疾病靶向序列测序技术,此方法能够一次性检测所有已知癫痫相关致病基因,是一种快速、高效、成本相对低廉的临床遗传学诊断技术,方便提供癫痫患者的基本遗传信息,目前已经成功应用于癫痫性脑病的病因学诊断。aCGH 技术能高效地检测出癫痫患者相关的致病性拷贝数改变(copy number variation,CNV)。目前,基因检测不作为常规病因筛查手段,通常是在临床已高度怀疑某种疾病时进行。

四、癫痫发作类型分类

掌握癫痫发作的特征可以帮助判断发作的起源部位。正确了解和判断癫痫的发作,有助于对癫痫发作机制的认识,也是各种癫痫综合征诊断的基础,对帮助临床医生选择正确的抗癫痫药物有极其重要的作用。

同一患儿可能只有一种发作类型,也可能有多种发作类型,在临床中需要对每一种发作确定其发作类型。癫痫发作形式多种多样,随着临床观察手段及检测技术的发展,今后还可能发现新的发作形式。

目前,世界范围内普遍应用的仍是 ILAE 在 1981 年推出的癫痫发作分类。2010 年 ILAE 分类工作报告对癫痫发作的概念和分类进行了部分修订。

(一) 1981 年 ILAE 癫痫发作分类

以临床表现和 EEG 改变(发作间期及发作期)作为分类依据,将癫痫发作分为:

1. 部分性癫痫发作　最初的临床发作表现和 EEG 改变提示“一侧大脑半球内的一组神经元首先受累”。按照有无意识障碍,将部分性发作进一步分为简单部分发作、复杂部分发作和继发全面性发作。

2. 全面性癫痫发作　最初的临床发作表现及 EEG 改变提示“双侧大脑半球同时受累”。

3. 不能分类的发作。

(二) 2010 年 ILAE 分类工作报告

保留了对发作的“两分法”(局灶性发作和全面性发作)。建议把部分性发作称为局灶性发作。建议取消对局灶性发作的进一步分类(简单和复杂部分性发作),但提出可根据需要对局灶性发作进行具体描述。2010 年 ILAE 分类报告对癫痫发作的概念进行了部分修订(表 6-3、表 6-4)。

表 6-3　1981 年及 2010 年 ILAE 癫痫发作分类比较

1981 年分类	2010 年分类
全面性发作 • 强直 - 阵挛（大发作） • 失神 • 肌阵挛 • 阵挛 • 强直 • 失张力	全面性发作 • 强直 - 阵挛 • 失神 　- 典型失神 　- 不典型失神 　- 伴特殊表现的失神 　　　肌阵挛失神 　　　眼睑肌阵挛 • 肌阵挛 　- 肌阵挛 　- 肌阵挛失张力 　- 肌阵挛强直 • 阵挛 • 强直 • 失张力
部分性发作 • 简单部分性发作（无意识障碍） • 复杂部分性发作（有意识障碍） • 继发全面性发作	局灶性发作 　根据需要，对局灶性发作进行具体描述
不能分类的发作	发作类型不明 • 癫痫性痉挛

表 6-4　2010 年 ILAE 癫痫和癫痫综合征过渡性分类方案

电临床综合征和其他依据诊断特异性分组的癫痫

按起病年龄排列的电临床综合征 #
　新生儿期
　　良性家族性新生儿癫痫（BFNS）
　　早期肌阵挛脑病（EME）
　　大田原（Ohtahara）综合征
　婴儿期
　　婴儿癫痫伴游走性局灶性发作
　　West 综合征
　　婴儿肌阵挛癫痫（MEI）
　　良性婴儿癫痫
　　良性家族性婴儿癫痫
　　Dravet 综合征
　　非进行性疾病中的肌阵挛脑病
　儿童期
　　热性惊厥附加症（FS+）（可始于婴儿期）
　　Panayiotopoulos 综合征
　　癫痫伴肌阵挛失张力（以前称为站立不能）

良性癫痫伴中央颞区棘波（BECTS）

常染色体显性遗传的夜间额叶癫痫（ADNFLE）

晚发性儿童枕叶癫痫（Gastaut 型）

肌阵挛失神癫痫

Lennox-Gastaut 综合征

癫痫性脑病伴慢波睡眠期持续棘慢波（CSWS）△

Landau-Kleffner 综合征（LKS）

儿童失神癫痫（CAE）

青少年 - 成年期

青少年失神癫痫（JAE）

青少年肌阵挛癫痫（JME）

仅有全面强直 - 阵挛发作的癫痫

伴有听觉特点的常染色体显性遗传癫痫（ADEAF）

其他家族性颞叶癫痫

发病年龄可有变化

伴可变起源灶的家族性局灶性癫痫（儿童至成人）

进行性肌阵挛癫痫（PME）

反射性癫痫

其他一组癫痫 / 外科综合征

颞叶内侧癫痫伴海马硬化（MTLE 伴 HS）

Rasmussen 综合征

发笑发作伴下丘脑错构瘤

半侧抽搐 - 半侧瘫 - 癫痫

不符合上述任何诊断类型的癫痫 [可首先根据是否存在已知的结构或代谢异常（推测的原因），然后根据发作起始的主要形式（全面性或局灶性）]

非综合征的癫痫

结构性 - 代谢性病因引起的癫痫

皮质发育畸形（半侧巨脑回、灰质异位等）

神经皮肤综合征（结节性硬化、Sturge-Weber 综合征等）

肿瘤、感染、创伤、血管瘤、胎儿期及围生期损伤、卒中等

不明原因的癫痫

有癫痫发作，但传统上不诊断为癫痫

良性新生儿惊厥（BNS）

热性惊厥（FS）

注：电临床综合征按起病年龄划分；# 电临床综合征的排列不反映病因；△有时指的是慢波睡眠期癫痫性电持续状态（ESES）

1. 局灶性癫痫发作 发作恒定地起源于一侧大脑半球内的、呈局限性或更广泛分布的致痫网络，并有着放电的优势传导途径，可以继发累及对侧半球。局灶性发作可以起源于皮质下结构。某些患者可以有多个致痫网络和多种发作类型，但每种发作类型的起始部位是恒定的。

2. 全面性癫痫发作 发作起源于双侧大脑皮质及皮质下结构所构成的致痫网络中的某一点，并快速波及整个网络。每次发作起源点在网络中的位置均不固定。全面性发作时

整个皮质未必均被累及,发作可不对称。

五、癫痫综合征分类

　　总的来说,癫痫的病因、临床表现、治疗方案、预后差异明显;不同患者即使具有相同的发作类型,其治疗方案、预后也可能迥异。在癫痫诊治过程中,根据发病年龄、发作类型、病因学、解剖基础、发作时间规律、诱发因素、发作严重程度、其他伴随症状、脑电图及影像学结果、既往史、家族史、对药物的反应及转归等资料,做出某种癫痫综合征的诊断。正确癫痫综合征的诊断,与患者的临床表现、病因学、脑电图表现、治疗方案的选择及预后都相对一致。

　　有些综合征的诊断相对简单,如 West 综合征、良性癫痫伴中央颞区棘波(BECT)等;因为疾病本身发生、发展的原因,有些综合征诊断初期相对困难,如 Dravet 综合征等。儿童神经内科医生需要对常见综合征的起病年龄、发作类型、脑电图表现、治疗方案等熟练掌握,提高诊断的正确率。

　　鉴于近 20 余年陆续发现了一些新的癫痫及综合征,以及对癫痫及癫痫综合征尤其是病因学的深入研究,ILAE 一直在尝试对癫痫及癫痫综合征相关术语进行修订、澄清和补充,以期建立一个更为完善的分类系统。

六、癫痫病因学

(一)概述

　　癫痫的发生是内在遗传因素和外界环境因素在个体内相互作用的结果。每个癫痫患者的病因学均包括这两种因素,只不过各自所占的比例不同。

　　目前,ILAE 分类工作组建议将癫痫病因分为 6 大类:遗传性、结构性、代谢性、免疫性、感染性及病因不明。应注意,这仅仅是对癫痫病因的大致分类,应尽可能查找具体的病因。

　　病因与年龄的关系较为密切,不同的癫痫年龄组往往有不同的病因(表 6-5)。

表 6-5　不同年龄组癫痫患者常见病因

年龄组	常见病因
新生儿及婴儿期	先天以及围生期因素(缺氧、窒息、头颅产伤)、遗传代谢性疾病、皮质发育畸形等
儿童以及青春期	特发性(与遗传因素有关)、先天以及围生期因素(缺氧、窒息、头颅产伤)、中枢神经系统感染、脑发育异常等
成人期	海马硬化、头颅外伤、脑肿瘤、中枢神经系统感染性疾病等
老年期	脑卒中、脑肿瘤、代谢性疾病、变性病等

(二)癫痫的常见遗传学病因

　　癫痫的遗传学病因主要有四种表现形式:单基因遗传性癫痫、多基因遗传性癫痫、遗传性多系统疾病中的癫痫、细胞(染色体)遗传异常所致的癫痫。遗传因素是导致癫痫,尤其是经典的特发性癫痫的重要原因。分子遗传学研究发现,大部分遗传性癫痫的分子机制为离子通道或相关分子的结构或功能改变。部分癫痫的致病/易感基因见表 6-6。其他常见的与癫痫相关的先天遗传性疾病见表 6-7。

表 6-6　癫痫的致病 / 易感基因

基因	基因产物	癫痫综合征
电压依赖离子通道		
KCNQ2	钾离子通道（Kv7.2）	BFNS、BFIS、早发癫痫脑病
KCNQ3	钾离子通道（Kv7.3）	BFNS、BFIS
SCN1A	钠离子通道 α1 亚基	Dravet 综合征与 GEFS⁺
SCN2A	钠离子通道 α2 亚基	BFNIS、BFIS、早发癫痫脑病
SCN8A	钠离子通道 α8 亚基	早发癫痫脑病
SCN1B	钠离子通道 β1 亚基	GEFS⁺
CACNA1A	P/Q 型钙通道	癫痫、游走与发作性共济失调
CACAN1H	T- 型钙通道（Cav3.2）	IGE（含 CAE）
CACNB4	钙离子通道 β4 亚基（Cav2.1）	IGE 与发作性共济失调
KCNA1	钾离子通道（Kv1.1）	部分性癫痫与发作性共济失调
KCNJ11	钾离子通道（Kir6.2）	癫痫与新生儿糖尿病
KCNMA1	钾离子通道（Kca1.1）	癫痫与阵发性运动障碍
KCNT1	钾离子通道（Kca4.1）	MMPSI 及 ADNFLE
HCN1	超极化激活通道	IGE
HCN2	超极化激活通道	FS
配体门控离子通道		
CHRNA4	烟碱型乙酰胆碱受体（α4）	ADNFLE
CHRNB2	烟碱型乙酰胆碱受体（β2）	ADNFLE
CHRNA2	烟碱型乙酰胆碱受体（α2）	ADNFLE
GABRA1	A 型 γ- 氨基丁酸受体（α1）	IGE
GABRB3	A 型 γ- 氨基丁酸受体（β3）	CAE
GABRD	A 型 γ- 氨基丁酸受体（δ）	IGE/GEFS⁺
GABRG2	A 型 γ- 氨基丁酸受体（γ2）	FS/GEFS⁺
溶质携带子家族（solute carrier family）成员		
SLC1A3	EAAT1	癫痫、游走与发作性共济失调
SLC2A1	葡萄糖转运子（GLUT1）	早发 CAE、IGE 与运动障碍
离子转运子（Mg²⁺ transporter）		
NIPA2	镁离子转运子	CAE
其他蛋白		
LGI1	LGI1 蛋白	ADPEAF
EFHC1	EFHC1 蛋白	JME
PRRT2	富脯氨酸跨膜蛋白	BFIS

注：BFNS：良性家族性新生儿惊厥（benign familial neonatal seizures）；BFNIS：良性家族性新生儿 - 婴儿惊厥（benign familial neonatal-infantile seizures）；BFIS：良性家族性婴儿惊厥（benign familial infantile seizures）；GEFS⁺：遗传性癫痫伴热惊厥附加症（genetic epilepsy with febrile seizures plus）；SMEI：婴儿严重肌阵挛癫痫（severe myoclonic epilepsy in infancy or Dravet's syndrome）；MAE：肌阵挛 - 站立不能癫痫（myoclonic astatic epilepsy）；ADPEAF：伴听觉特征的常染色体显性遗传部分性癫痫（autosomal dominant partial epilepsy with auditory features）；IGE：特发性全面性癫痫（idiopathic generalized epilepsy）；ADNFLE：常染色体显性遗传夜间额叶癫痫（autosomal dominant nocturnal frontal lobe epilepsy）；JME：青少年肌阵挛癫痫（juvenile myoclonic epilepsy）；CAE：儿童失神癫痫（childhood absence epilepsy）；TLE：颞叶癫痫（temporal lobe epilepsy）；CPS：复杂部分性发作（complex partial seizures）；GTCS：全面性强直 - 阵挛发作（generalized tonic-clonic seizures）；MMPSI：婴儿恶性游走性部分性发作（malignant migrating partial seizures of infancy）

表 6-7　与癫痫相关的常见遗传性疾病

疾病分类	具体疾病
进行性肌阵挛癫痫	神经元蜡样褐脂质沉积症、唾液酸沉积症、Lafora 病、Unverricht-Lundborg 病、肌阵挛癫痫伴破碎红纤维病、齿状核红核苍白球路易体萎缩等
神经皮肤综合征	结节性硬化、神经纤维瘤病、伊藤黑色素减少症、表皮痣综合征、Sturge-Weber 综合征等
皮质发育畸形	孤立的无脑回畸形、Miller-Dieker 综合征、X 连锁无脑回畸形、皮质下带状灰质异位、脑室周围结节样灰质异位、局灶性灰质异位、半侧巨脑回、双侧大脑外侧裂周围综合征、多处小脑回畸形、裂脑畸形、局灶或多灶性皮质发育不良等
大脑发育障碍	Aicardi 综合征、前脑无裂畸形等
染色体异常	脆性 X 综合征、13 三体综合征、18 三体综合征、Wolf-Hirschhorn 综合征、Down 综合征、环状 20 染色体、12P 三体综合征、环状 14 染色体、部分性 4P 单体、15 染色体反转复制综合征等
相邻基因综合征	Angelman 综合征、Miller-Dieker 综合征、Prader-Willi 综合征等
遗传性代谢性疾病	非酮性高甘氨酸血症、D- 甘氨酸血症、丙酸血症、亚硫酸盐氧化酶缺乏症、果糖 1,6- 二磷酸酶缺乏症、其他有机酸尿症、吡哆醇依赖症、氨基酸病（苯丙酮尿症、其他）尿素循环障碍、碳水化合物代谢异常、生物素代谢异常、叶酸和维生素 B_{12} 代谢异常、葡萄糖转运蛋白缺乏、Menkes 病、糖原贮积症、Krabbe 病、延胡索酸酶缺乏、过氧化物体病、Sanfilippo 综合征、线粒体病等

七、确定功能障碍和共患病

由于癫痫是脑部的慢性疾病,除了癫痫发作以外,可能还共患其他神经、精神等方面的障碍。癫痫发作的控制对患儿生活质量的改善至关重要,但还不够。癫痫患儿需要进行智力、社会生活适应能力评估;对伴有的共患病进行诊断评估,对正确选择治疗方案、提高生活质量、改善社会成就提供一定保障。

八、脑瘫共患癫痫

脑瘫患儿的癫痫发生率明显高于普通儿童。

(一)脑瘫分型和癫痫发生率的关系

不同类型的脑瘫患儿均可以有癫痫发生,但是不同类型脑瘫的癫痫的发病率是不同的。Youroukos 报道 323 例脑瘫患儿,癫痫发生率是 42%,其中四肢瘫的癫痫发生率是 50%,偏瘫的发生率是 47%,双瘫的发生率是 27%,手足徐动型的发生率是 2%;Nathanel 报道 197 例脑瘫患儿,共患癫痫的发生率是 33%,痉挛性脑瘫的癫痫发生率最高,为 34.1%,其次是共济失调型和肌张力低下型,为 7.7%,不随意运动障碍型较低,为 4.6%;痉挛性脑瘫中四肢瘫为 49.2%,发生率最高,而偏瘫和双瘫分别为 27.7% 和 10.8%,相对较低。大多数文献显示各种脑瘫类型中,痉挛型脑瘫癫痫的发病率较高。不随意运动型和共济失调型共患癫痫相对少见。在痉挛型脑瘫中,四肢瘫、偏瘫型脑瘫共患癫痫的患病率较高;四肢瘫共患癫痫在

45%~71%,偏瘫在 27%~66%,而双瘫共患癫痫发病率较低。痉挛型脑瘫病变部位在大脑皮质运动区和锥体束,故共患癫痫多见,而不随意运动型主要病变部位在锥体外系,共济失调型主要病变部位在小脑,因此共患癫痫相对少见。

脑瘫患儿共患癫痫时其各种发作类型均可发生。Sotiris Youroukos 报道强直阵挛发生率是 36.8%,部分性发作是 33%,婴儿痉挛是 15.6%,肌阵挛/阵挛是 10.6%,失神是 3.3%。Dimitrios 等报道强直阵挛发作是 44.4%,简单部分性和复杂部分性发作是 43.2%,肌阵挛/阵挛是 15.2%,强直发作 12.9%,失张力发作是 6.2%,婴儿痉挛是 11.2%,失神是 6.7%。大部分的文献报道基本是以强直阵挛发作或局灶性发作为主。文献报道突出特点是婴儿痉挛的发生率较非脑瘫患儿明显增高。

(二)脑瘫共患癫痫的脑电图特点

候梅等报道 185 例脑瘫患儿中 70 例患儿脑电图表现为癫痫样放电,占 37.84%。有研究表明共患癫痫的 48 例脑瘫患儿中,脑电图癫痫样放电占 75%。不共患癫痫发作的 137 例脑瘫患儿中,脑电图癫痫样放电占 24.82%,明显低于共患癫痫发作的患儿。黄艳等报道 165 例脑瘫患儿,脑电图总的异常率为 52.1%,共患癫痫组异常率为 91.7%,不共患癫痫组异常率为 41.1%,两组比较有显著差异。郭洪磊等将 208 例脑瘫患儿分为脑瘫伴癫痫组(84 例)和脑瘫不伴癫痫组(124 例),发现脑瘫共患癫痫的脑电图异常率为 80.95%,显著高于不共患癫痫组的 25%。局灶性痫样放电是脑瘫共患癫痫患儿中最多见的,脑电图异常占 50%,其中局灶性放电与多灶性放电各占 25%,全面性痫样放电相对较少,为 30.95%。在 124 例脑瘫不共患癫痫患儿中,31 例患儿脑电图存在痫样放电,仍以局限性痫样放电为主,占 16.94%,其次为全面性痫样放电,占 8.06%。Senbil 等将脑瘫共患癫痫与脑瘫不共患癫痫的患儿进行对照,发现脑瘫共患癫痫组全面性慢化、局灶性痫样放电、多灶性痫样放电的比例明显高于不共患癫痫组。Zaferiou 等研究发现,脑瘫共患癫痫组的脑电图弥漫性慢化并局灶性痫样放电明显高于不共患癫痫组。由此可见,脑瘫共患癫痫患儿相对脑瘫不共患癫痫患儿脑电图异常率明显增高,故脑电图异常对脑瘫患儿共患癫痫有一定预测作用。脑瘫共患癫痫患儿脑电图异常以局灶性痫样放电和多灶性痫样放电多见。

颅脑任何部位的损伤均可引起癫痫发作,而大脑皮质运动区损伤后癫痫发病率显著增高,脑瘫和癫痫两者之间往往有共同的病因和病理基础,可互为因果。脑瘫共患癫痫的脑电图特征:

1. 脑电图异常出现的时间早,多在 1 岁以内。

2. 不同类型的脑瘫共患癫痫,其癫痫的异常放电没有固定的形式。部分病例可以见到 2 种或 2 种以上的放电形式。

3. 脑电图的背景活动多异常,发育落后,基本波幅频率慢于同龄组标准。

4. 与其发育落后或缺陷相一致的正常生理波缺失(如睡眠纺锤波与顶尖波在描记全程中恒定性的缺乏)或延迟出现。

脑电图对预测和确诊是否发生癫痫、防止二次性脑损伤有重要价值,是脑瘫的预后判断和指导治疗重要的检查手段。有条件的单位建议使用长程视频脑电图检测,可以提高脑瘫共患癫痫及其他发作性疾病患儿痫样放电的检测率。还可以检测到发作时同步动态特征性改变,对脑瘫共患癫痫及发作性疾病的诊断、鉴别诊断和治疗及判断预后有重要的临床价值。

(三)脑瘫共患癫痫的影像学特点

影像学研究证实,共患癫痫的脑瘫患儿存在更多的脑结构异常,其异常的影像学表现更为普遍。Nathanel 等将 148 例脑瘫患儿分为癫痫组和非癫痫组,分析其头颅影像学(CT 或 MRI)表现,结果影像学异常率癫痫组为 83.6%,非癫痫组为 71.3%。主要表现为非特异性脑萎缩、发育畸形、脑灰质损伤(新生儿缺氧缺血性脑病、颅内出血、大脑中动脉区梗死等)、脑白质损伤(包括脑室旁白质软化)、脑积水等。Senbil 等研究了 74 例脑瘫患儿,分为癫痫组和非癫痫组,结果癫痫组影像学异常率为 74.2%,非癫痫组异常率为 48.8%,常见的异常有脑萎缩、脑软化、脑室扩大、脑室旁白质软化或囊性损伤等。Kulak 等报道了共患癫痫的脑瘫患儿脑 CT 异常率为 82.2%,明显高于非癫痫脑瘫患儿的 48.2%。

Arlsson 等研究表明,脑瘫患儿中以感染或发育异常、灰质(或灰白质)损伤共患癫痫的比例最高,脑白质损伤共患癫痫的比例最低,原因不明和黄疸者共患癫痫少见,表明癫痫发生与脑损伤的范围及皮质病理损害有关。

(王家勤 李海峰 余永林)

第三节 康 复 治 疗

一、癫痫的处理原则

癫痫是一种多因素导致的、临床表现复杂的慢性脑功能障碍疾病,所以临床处理中既要遵循癫痫的治疗原则,又要充分考虑个体性差异,即有原则的个体化治疗。癫痫患儿的康复包括医疗康复、心理康复、教育康复、职业康复和社会康复等内容。癫痫处理的基本原则包括:

(一) 明确诊断

与其他疾病的治疗一样,正确诊断是前提,并且尽可能将诊断细化,比如:是否癫痫、癫痫发作的分类、癫痫综合征的分类、癫痫的病因、共患疾病、诱发因素等;而且在治疗过程中还应不断完善和修正诊断,尤其是当治疗效果不佳时,应特别强调重新审视初始诊断是否正确,包括癫痫诊断是否成立,癫痫发作 / 癫痫综合征 / 病因学诊断分类是否正确等。如果不能及时修正诊断,常导致疾病长期的误诊误治。

(二) 合理选择治疗方案

由于癫痫的病因学异质性很高,因此目前治疗方法多样,包括抗癫痫药物治疗、外科切除性治疗、外科姑息性治疗、生酮饮食治疗、免疫治疗等。选择治疗方案时,应充分考虑癫痫(病因、发作 / 综合征分类等)的特点、共患病情况以及患者的个人、经济、家庭和社会因素,由医生、家长、患儿、社区共同参与制定个体化综合治疗。需要强调的是,癫痫治疗并不一定都是顺利的,因此初始治疗方案常常需要根据治疗反应,在治疗过程中不断评估和修正,或者进行多种治疗手段的序贯 / 联合治疗。

(三) 恰当的长期治疗

癫痫的治疗应当坚持长期足疗程的原则,根据不同的癫痫病因、综合征类型及癫痫性脑病类型以及患者的实际情况选择合适的抗癫痫药物和疗程。

(四) 保持规律健康的生活方式

与其他慢性疾病的治疗一样,癫痫患者应保持健康、规律的生活,尤应注意避免睡眠不足、暴饮暴食以及过度劳累,如有发作诱因,应尽量祛除或者避免。

（五）明确治疗的目标

目前癫痫治疗主要还是以控制癫痫发作为首要目标，但是应该明确，癫痫治疗的最终目标不仅仅是控制发作，更重要的是提高患者生活质量。对于共患智力、运动障碍的患者，还应进行长期针对躯体、智力、心理等方面的康复治疗，降低致残程度，提高心理调节能力，掌握必要的学习、工作和生活技能，尽可能促进其获得正常或接近正常的社会及家庭生活。对于儿童期患者应强调通过全面的智力、精神、运动康复，在控制癫痫的同时促进其正常发育。

二、癫痫的治疗方法

目前癫痫的治疗方法较多，近年来在药物治疗、神经调控等方面都有许多进展，现在常用治疗的方法可以分为：①癫痫的药物治疗；②癫痫的外科治疗（包括神经调控手术）；③生酮饮食治疗；④免疫治疗：主要用于某些癫痫性脑病、自身免疫性癫痫；⑤其他治疗。

下面对不同治疗方法进行简要介绍。

（一）癫痫的药物治疗

癫痫的药物治疗是最重要和最基本的癫痫治疗手段，也往往是癫痫的首选治疗方法。目前现有抗癫痫药物都是控制癫痫发作的药物，所以对于仅有脑电图异常而没有癫痫发作的患者应当慎重使用抗癫痫药物。从 20 世纪 80 年代开始一直强调单药治疗，并认为至少进行 2 种或 2 种以上的单药治疗失败后再考虑进行联合药物治疗，但从 2007 年以后部分专家认为在第一种抗癫痫药失败后，即可以考虑"合理的多药治疗"。所谓合理的多药（联合）治疗应当注意几个方面：①药物的作用机制不同；②药物应具有疗效协同增强作用（synergistic effect）；③药物间无相互作用，至少无不良的相互作用；④药物的副作用无协同增强或者叠加作用。

（二）癫痫的外科治疗

癫痫的外科治疗是癫痫治疗的重要部分，需要明确的是癫痫手术并不是癫痫治疗的最后一环，也可能是第一个环节。癫痫的外科治疗是一种有创性治疗手段，必须经过严格的多学科（小儿神经科、神经外科、影像学、术前术后监护、脑电图等）术前评估，确保诊断和分类的正确性。

1. 外科治疗的目的 需要明确为提高患者生活质量，终止或减少癫痫发作。当然，具体每一例考虑进行手术治疗的癫痫患者，均需要明确手术的具体目标，包括手术希望终止癫痫发作还是减少癫痫发作，癫痫终止或减轻的概率有多少，是否能改善患者生活质量。

2. 目前癫痫手术的适应证 尚不统一，切除性手术的适应证主要是药物治疗失败且可以确定致痫部位的难治性癫痫、有明确病灶的症状性癫痫，同时还需要判定切除手术后是否可能产生永久性功能损害，以及这种功能损害对患者生活质量的影响；姑息性手术主要用于一些特殊的癫痫性脑病和其他一些不能行切除性手术的患者。无论是切除性手术还是姑息性手术，术前均应该运用可能的各种技术手段，仔细充分评估手术可能给患者带来的获益及风险，并且与患者及其监护人充分沟通手术的利弊，共同决定是否手术及手术方案。

3. 癫痫的外科治疗方法

（1）切除性手术：病灶切除术、致痫灶切除术、（多）脑叶切除性、大脑半球切除术、选择性海马 - 杏仁核切除术。

（2）离断性手术：单脑叶或多脑叶离断术、大脑半球离断术。

(3) 姑息性手术:胼胝体切开术、多处软膜下横切术、脑皮层电凝热灼术。

(4) 立体定向放射治疗术:致痫灶放射治疗、传导通路放射治疗。

(5) 立体定向射频毁损术:致痫灶放射治疗、传导通路放射治疗。

(6) 神经调控手术:利用植入性和非植入性技术手段,依靠调节电活动或化学递质的手段,来达到控制或减少癫痫发作的目的,神经调控相对于切除性手术的优点是可逆、治疗参数可在体外调整,创伤小。目前癫痫常用的神经调控手术有迷走神经刺激术、脑深部电刺激术、反应式神经电刺激术、微量泵的植入技术及经颅磁刺激等。

4. 癫痫外科治疗后仍应当继续应用抗癫痫药物　围术期抗癫痫药物的应用参照《癫痫手术前后抗癫痫药物应用共识》。

5. 癫痫外科治疗后应做好患者的早期和长期随访　早期主要关注癫痫控制、手术并发症、药物治疗方案和药物不良反应,长期随访重点做好患者的癫痫长期疗效和生活质量变化。

(三) 生酮饮食治疗

生酮饮食是指高脂、低碳水化合物和适当蛋白质的饮食。这一疗法用于治疗儿童难治性癫痫已有数十年的历史,虽然其抗癫痫的机制目前还不清楚,但是其有效性和安全性已得到了公认。生酮饮食由于特殊的食物比例配制,开始较难坚持,但如果癫痫发作控制后,患者多能良好耐受。

1. 适应证

(1) 难治性儿童癫痫:适用于儿童各年龄段的各种发作类型的难治性癫痫患者。

(2) 葡萄糖转运体 I 缺陷症:由于葡萄糖不能进入脑内,导致癫痫发作、发育迟缓和复杂的运动障碍。

(3) 丙酮酸脱氢酶缺乏症:丙酮酸盐不能代谢或乙酰辅酶 A,导致严重的发育障碍和乳酸酸中毒。

2. 禁忌证　患有脂肪酸转运和氧化障碍的疾病者。

3. 治疗原则

(1) 治疗前全面评价临床和营养状况:在开始生酮饮食前,需要详细询问病史和辅助检查,特别是患儿的饮食习惯,给予记录存档,以评价发作类型、排除生酮饮食的禁忌证;估计易导致并发症的危险因素;完善相关辅助检查。

(2) 选择合理食物开始治疗:首先禁食 24~48 小时,监测生命体征及微量血糖、血酮、尿酮,若血糖低于 2.2mmol/L 或血酮大于 3.0mmol/L,开始予生酮饮食。食谱中摄入食物中的脂肪 /(蛋白质 + 碳水化合物)比例为 4∶1。

(3) 正确处理治疗初期常见问题:早期常见的不良反应包括低血糖、过分酮症、酮症不足、恶心 / 呕吐、困倦或嗜睡、癫痫发作增加或无效等,需要相应对症处理。

(4) 随访:在开始的阶段应与家属保持较密切的联系,稳定后 3~6 个月随访一次。随访的项目包括对患儿营养状况的评估,根据身高、体重和年龄调整食物热量和成分,检测不良反应,进行必要的实验室检查。

(5) 停止生酮饮食:如果无效,应逐渐降低生酮饮食的比例,所有摄入食物中的脂肪 /(蛋白质 + 碳水化合物)比例由 4∶1 至 3∶1 至 2∶1,直到酮症消失。如果有效,可维持生酮饮食 2~3 年。对于葡萄糖载体缺乏症、丙酮酸脱氢酶缺乏症和结节性硬化的患者应延长治疗时间。对于发作完全控制的患者,80% 的人在停止生酮饮食后仍可保持无发作。

三、抗癫痫药物治疗原则

（一）选择抗癫痫药物（AED）的基本原则和注意事项

1. 根据发作类型和综合征分类选择药物是治疗癫痫的基本原则，同时还需要考虑共患病、共用药物、患者的年龄及患者或监护人的意愿等进行个体化治疗。

2. 如果合理使用一线抗癫痫药物仍有发作，需严格评估癫痫的诊断。

3. 由于不同抗癫痫药的制剂在生物利用度和药代动力学方面有一定差异，为了避免其疗效降低或副作用增加，应推荐患者固定使用同一生产厂家的药品。

4. 尽可能采用单药治疗。

5. 如果选用的第一种抗癫痫药因为不良反应或仍有发作而治疗失败，应试用另一种药物，并加量至足够剂量后，将第一种用药缓慢地减量。

6. 如果第二种用药仍无效，在开始另一种药物前，应根据相对疗效、不良反应和药物耐受性将第一或第二种药物缓慢撤药。

7. 仅在单药治疗没有达到无发作时才推荐联合治疗。

8. 如果联合治疗没有使患者获益，治疗应回到原来患者最能接受的方案（单药治疗或联合治疗），以取得疗效和不良反应耐受方面的最佳平衡。

9. 对于儿童、妇女等特殊人群用药需要考虑患者的特点。

10. 对治疗困难的癫痫综合征及难治性癫痫，建议转诊至癫痫专科医生进行诊治。

（二）开始药物治疗的原则

1. 当癫痫诊断明确时应开始抗癫痫药治疗，用药前需与患者或监护人进行讨论，并达成一致。

（1）抗癫痫药治疗的起始决定需要与患者或其监护人进行充分的讨论，衡量风险和收益后决定，讨论时要考虑到癫痫综合征的类型及预后。

（2）通常情况下，第二次癫痫发作后推荐开始用抗癫痫药物治疗。

（3）虽然已有两次发作，但发作间隔期在一年以上，可以暂时推迟药物治疗。

（4）以下情况抗癫痫药治疗在第一次无诱因发作后开始，并与患者或监护人进行商议：

1）患者有脑功能缺陷。

2）脑电图提示明确的痫样放电。

3）患者或监护人认为不能承受再发一次的风险。

4）头颅影像学显示脑结构损害。

2. 应尽可能依据癫痫及癫痫综合征类型选择抗癫痫药物，如果癫痫综合征诊断不明确，应根据癫痫发作类型作出决定。

（三）停药原则

癫痫患者在经过抗癫痫药物治疗后，60%~70% 可以实现无发作。通常情况下，癫痫患者如果持续无发作 2 年以上，即存在减停药的可能性，但是否减停、如何减停，还需要全面综合考虑患者的癫痫类型（病因、发作类型、综合征分类）、既往治疗反应以及患者实际情况，仔细评估停药复发风险，确定减停药复发风险较低时，并且与患者或者其监护人进行充分沟通减药与继续服药的风险/效益比，在取得一致意见之后，可考虑开始逐渐减停抗癫痫药物。减停药物时的注意事项如下：

1. 脑电图对减停抗癫痫药物有参考价值,减药前须复查视频或动态脑电图,停药前最好再次复查脑电图。多数癫痫综合征需要脑电图完全无癫痫样放电再考虑减停药物,而且减药过程中需要定期(每3~6个月)复查长程脑电图,如果减停药过程中脑电图再次出现癫痫样放电,需要停止减量。

2. 少数年龄相关性癫痫综合征(如 BECT),超过患病年龄,并不完全要求减停药前复查脑电图正常。存在脑结构性异常者或一些特殊综合征,如青少年肌阵挛癫痫(JME)等,应当延长到3~5年无发作,再考虑减药。

3. 单药治疗时减药过程应当不少于6个月;多药治疗时每种抗癫痫药物减停时间不少于3个月,一次只减停一种药物。

4. 在减停苯二氮䓬类药物与巴比妥药物时,可能出现的药物减停相关性综合征和/或再次出现癫痫发作,撤停时间应当不低于6个月。

5. 如减药过程中再次出现癫痫发作,应当将药物恢复至减量前一次的剂量,并给予医疗建议。

6. 停药后短期内出现癫痫复发,应恢复既往药物治疗并随访;在停药1年后出现有诱因的发作可以观察,注意避免诱发因素,可以暂不应用抗癫痫药物;如有每年2次以上的发作,应再次评估确定治疗方案,根据癫痫发作类型选药原则见表6-8,根据癫痫综合征选药原则见表6-9。

表6-8　根据癫痫发作类型选药原则

发作类型	一线药物	添加药物	可以考虑的药物	可能加重发作的药物
全面强直阵挛发作	丙戊酸 拉莫三嗪 卡马西平 奥卡西平 左乙拉西坦 苯巴比妥	左乙拉西坦 托吡酯 丙戊酸 拉莫三嗪 氯巴占*		
强直或失张力发作	丙戊酸	拉莫三嗪	托吡酯 卢非酰胺*	卡马西平 奥卡西平 加巴喷丁 普瑞巴林 噻加宾* 氨己烯酸*
失神发作	丙戊酸 乙琥胺* 拉莫三嗪	丙戊酸 乙琥胺* 拉莫三嗪	氯硝西泮 氯巴占* 左乙拉西坦 托吡酯 唑尼沙胺	卡马西平 奥卡西平 苯妥英钠 加巴喷丁 普瑞巴林 噻加宾* 氨己烯酸*

续表

发作类型	一线药物	添加药物	可以考虑的药物	可能加重发作的药物
肌阵挛发作	丙戊酸 左乙拉西坦 托吡酯	左乙拉西坦 丙戊酸 托吡酯	氯硝西泮 氯巴占 * 唑尼沙胺	卡马西平 奥卡西平 苯妥英钠 加巴喷丁 普瑞巴林 噻加宾 * 氨己烯酸 *
局灶性发作	卡马西平 拉莫三嗪 奥卡西平 左乙拉西坦 丙戊酸	卡马西平 左乙拉西坦 拉莫三嗪 奥卡西平 加巴喷丁 丙戊酸 托吡酯 唑尼沙胺 氯巴占 *	苯妥英钠 苯巴比妥	

注:*:为目前国内市场尚没有的抗癫痫药

表 6-9　根据癫痫综合征选药原则

癫痫综合征	一线药物	添加药物	可以考虑的药物	可能加重发作的药物
儿童失神癫痫、青少年失神癫痫与其他失神综合征	丙戊酸 乙琥胺 * 拉莫三嗪	丙戊酸 乙琥胺 * 拉莫三嗪	氯硝西泮 唑尼沙胺 左乙拉西坦 托吡酯 氯巴占 *	卡马西平 奥卡西平 苯妥英钠 加巴喷丁 普瑞巴林 噻加宾 * 氨己烯酸 *
青少年肌阵挛癫痫	丙戊酸 拉莫三嗪	左乙拉西坦 托吡酯	氯硝西泮 唑尼沙胺 氯巴占 * 苯巴比妥	卡马西平 奥卡西平 苯妥英钠 加巴喷丁 普瑞巴林 噻加宾 * 氨己烯酸 *
仅有全面强直 - 阵挛发作的癫痫	丙戊酸 拉莫三嗪 卡马西平 奥卡西平	左乙拉西坦 托吡酯 丙戊酸 拉莫三嗪 氯巴占 *	苯巴比妥	

续表

癫痫综合征	一线药物	添加药物	可以考虑的药物	可能加重发作的药物
特发性全面性癫痫	丙戊酸 拉莫三嗪	左乙拉西坦 丙戊酸 拉莫三嗪 托吡酯	氯硝西泮 唑尼沙胺 氯巴占 * 苯巴比妥	卡马西平 奥卡西平 苯妥英钠 加巴喷丁 普瑞巴林 噻加宾 * 氨己烯酸 *
儿童良性癫痫伴中央颞区棘波、Panayiotopoulos综合征或晚发性儿童枕叶癫痫（Gastaut 型）	卡马西平 奥卡西平 左乙拉西坦 丙戊酸 拉莫三嗪	卡马西平 奥卡西平 左乙拉西坦 丙戊酸 拉莫三嗪 托吡酯 加巴喷丁 氯巴占 *	苯巴比妥 苯妥英钠 唑尼沙胺 普瑞巴林 噻加宾 * 氨己烯酸 * 艾司利卡西平 *	
West 综合征（婴儿痉挛症）	类固醇 氨己烯酸 *	托吡酯 丙戊酸 氯硝西泮 拉莫三嗪	拉科酰胺	
Lennox-Gastaut 综合征	丙戊酸	拉莫三嗪	托吡酯 左乙拉西坦 卢非酰胺 * 非氨酯 *	卡马西平 奥卡西平 加巴喷丁 普瑞巴林 噻加宾 * 氨己烯酸 *
Dravet 综合征	丙戊酸 托吡酯	氯巴占 * 司替戊醇 * 左乙拉西坦 氯硝西泮		卡马西平 奥卡西平 加巴喷丁 拉莫三嗪 苯妥英钠 普瑞巴林 噻加宾 * 氨己烯酸 *
癫痫性脑病伴慢波睡眠期持续棘慢波	丙戊酸 氯硝西泮 类固醇	左乙拉西坦 拉莫三嗪 托吡酯		卡马西平 奥卡西平

续表

癫痫综合征	一线药物	添加药物	可以考虑的药物	可能加重发作的药物
Landau-Kleffner 综合征	丙戊酸 氯硝西泮 类固醇	左乙拉西坦 拉莫三嗪 托吡酯		卡马西平 奥卡西平
肌阵挛 - 失张力癫痫	丙戊酸 托吡酯 氯硝西泮 氯巴占 *	拉莫三嗪 左乙拉西坦		卡马西平 奥卡西平 苯妥英钠 加巴喷丁 普瑞巴林 噻加宾 * 氨己烯酸 *

注:*:为目前国内市场尚没有的抗癫痫药物

四、脑瘫共患癫痫的治疗

（一）脑瘫共患癫痫患儿治疗的一般原则

脑瘫共患癫痫患儿,控制癫痫发作与脑瘫的康复治疗同样重要。尽早全面控制癫痫临床发作及高度失律或 ESES 等严重痫性放电,是防止患儿进一步遭受癫痫性脑损伤,获取脑瘫康复最大疗效的前提及基础。

脑瘫患儿的癫痫治疗没有独立的诊疗指南,其癫痫的治疗也应遵循一般患儿癫痫的治疗原则,但是此类患儿在治疗过程中有其特殊性。

1. 大多数患儿有脑结构的异常,故其癫痫控制相对困难,容易出现癫痫持续状态,以及发展为难治性癫痫。

2. 较一般癫痫患儿,共患脑瘫的癫痫患儿在治疗中一种药物往往难以奏效,更多需要两种或多种药物的联合治疗,其剂量相对偏大、疗程偏长。

3. 由于此类患儿年龄较小,对一些抗癫痫药的不良作用耐受较差。

4. 很多脑瘫患儿共患有智力障碍和行为情绪等问题,在选用药物时需要十分慎重,宜选择疗效较好、对认知功能影响较小、配伍合理的抗癫痫药物。

认识病因、掌握临床特征、控制发作是治疗的基础。癫痫的危险性、治疗的不良作用和自我管理的重要性,这些是临床医生、患儿、家长需要沟通和讨论的内容。临床医生应在癫痫确诊后明确地告知患儿家长癫痫的危险性,包括癫痫发作本身和药物不良反应对身体的影响、癫痫发作导致的意外伤害等。经常性地有效沟通能使患儿及家长了解癫痫相关危险信息,并学会如何在最大限度上降低风险,提高自我管理能力。有条件的话,可以聘请专业护士、自我管理能力较好的患者和家长、志愿者等来帮助沟通,以取得更好的效果。脑瘫患儿的康复治疗是一个长期、艰苦、复杂的过程,需要医护人员和家长的共同参与,进行全方位综合治疗和干预,提高患儿的自理能力及生活质量,使尽可能多的患儿早日回归社会。

（二）临床痫样放电对脑瘫患儿的影响及其处理

临床痫样放电（subclinical epileptiform discharges，SED）是指仅有脑电图上的痫样放电而从来没有临床癫痫发作的现象。据报道 SED 在健康儿童中的发生率为 0.8%~18.6%，一般是 3.5%~5%，睡眠期阳性率更高。SED 多见于学龄期儿童，男童多见。SED 中，1/3 为弥漫性，2/3 为局灶性，前者的放电消失一般较后者迟，局灶性 SED 一般多见于中央颞区和枕区。有研究表明，SED 的发生与遗传因素有关，有些可能为特发性癫痫的临床前阶段，可共患轻度精神、行为或认知问题。然而，多数 SED 在青春期前后自行消失，少数可能最终出现癫痫临床发作。

1. SED 对认知功能的影响　SED 对脑瘫患儿认知功能的影响是近年来研究的热点。应用特殊的神经心理学测试研究显示，36.2%~50.0% 的 SED 可引起一过性的认知损伤。频繁且持续的 SED 可使损伤作用累积，导致持续的认知损伤，可以影响患儿的智力和学习成绩，早期发现并给予积极的治疗可以避免这种损伤。Jaseja 的研究表明，治疗或抑制发作间期的癫痫样放电可以有效改善脑瘫患儿的认知和行为问题。

（1）SED 引发的一过性认知功能受损：早在 1939 年就有报道广泛的临床下棘波发放可以引起患者一过性认知功能损害（TCI）。之后很多学者证实过度换气或间歇性光刺激诱发 SED 导致 TCI 现象。据观察，持续 0.5 秒的 SED 就可以导致 TCI，若持续时间超过 3 秒，则几乎均会有 TCI 的发生。研究表明 SED 有附加和独立的效应，但是这种效应是轻微的和短暂的。同时 SED 所导致认知受损的严重程度与棘波成分的数量以及额中央区是否参与明显相关。局灶性 SED 引起的 TCI 与痫样放电部位密切相关：左侧颞叶痫样放电易引起词语性认知受损，而右侧放电更容易损害空间立体觉等非词语性认知功能。

Rugland 采用计算机自动监控的神经心理检测方法，研究 SED 与学习认知能力的相关性。结果显示，61% 的 SED 者出现绝对反应时间和 / 或选择反应时间延长。广泛性痫样放电者 68% 异常，而局灶性痫样放电者仅 33% 异常。局灶性棘波放电儿童虽仅出现持续 1 秒的 SED，亦有认知受损表现，提示当脑的某一部位出现异常放电，与该部位有关的认知功能可短暂受损有关，不同脑区的 SED 对认知的影响不同。Binnie 进一步证实，50% 以上的 SED 更易出现选择性神经心理亚项目检测异常，导致患者言语迟缓、阅读效率下降、记忆力减退等。同时发现，SED 对驾驶技能亦有影响，50% 的患者出现偏向驾驶倾向或不能按指定路线行驶，直接影响患者驾驶安全和生活技能。

神经心理学和功能神经影像学研究表明，SED 可以影响认知功能。这种影响不单单通过脑处理机制的短暂影响，而且对远距离的相关脑区产生长期的抑制作用（远距离抑制效应）。持续的 SED 可以损害睡眠相关的学习过程。SED 可通过神经网络远端抑制效应，使更广泛的皮质遭受持续性损伤。无论局部性还是全面性 SED，均发现额叶、顶叶内外侧、扣带回和颞顶叶是最易受 SED 的远端传播效应导致的低代谢区域（重要的认知功能区）。

有些研究表明这种轻微的效应可以累积（频繁的 SED 持续数年），进而形成对认知功能的稳定影响，比如教育成就和智力。出生后的脑发育主要是活动性驱动机制，即正常的神经元活动，尤其是点活动驱动正常神经网络的发育。如果在发育期出现了异常的电活动，如 SED，就可能干扰正常的电活动，从而影响儿童的脑发育过程。

凡从头皮记录的 SED，90% 以上源自 $10cm^2$ 以上的皮质区域，说明该区域锥体细胞同步性异常放电。细胞超除极化状态下，都伴有细胞内 Ga^+ 浓度长时程增高，兴奋性神经递质谷氨酸释放,长期、持续的 SED,即使没有临床发作,也可导致被波及的皮质神经元功能障碍,甚至致死性损伤。

SED 还可以导致儿童学习能力下降,表现在阅读、计算和写作能力的显著落后。

某些癫痫综合征可有频繁而持续的 SED,包括睡眠中癫痫性电持续状态(ESES),如 Landau-Kleffner 综合征(LKS)、癫痫性脑病伴慢波睡眠期持续棘慢波(epileptic encephalopathy with continuous spike and waves during slow wave sleep,CSWS)等。另外,还有部分脑瘫、儿童孤独症、注意缺陷多动障碍(ADHD)、Rett 综合征等患儿临床虽无癫痫发作,但是 EEG 伴有频繁的痫样放电,临床除智力、精神、行为及认知方面问题外,也共患发育性或获得性语言障碍。

(2) SED 与海马损伤:在 SED 诱发的 TCI 过程中,海马的损伤尤其令人关注。海马与其他各皮质及皮质下中枢有广泛的纤维联系,海马、下丘脑、丘脑前核和扣带回之间形成一个环路,海马是其中心环节,此环路被认为与学习记忆有关。因此,海马损伤势必导致学习、记忆等认知功能障碍。同时,海马也是癫痫发作与痫样放电的易受累区,在人类颞叶癫痫患者以及各类癫痫动物模型中,均会出现海马齿状回及 CA3 和 CA1 区神经元脱失、突触苔状纤维芽生,甚至海马硬化的组织形态学改变。最终导致持续性认知功能减退。

研究表明,即使没有明显的惊厥发作行为的 SED,同样能引起与惊厥发作一致的选择性海马神经元损害,抑或是对远离海马区的额叶皮质电刺激,亦同样引发了海马组织超微结构改变。SED 所导致海马神经元选择性受损,可能与异常放电在脑内扩散及过量兴奋性递质的毒性作用有关。

2. 有关 SED 的防治　SED 具有一定的普遍性,并可能引起认知功能损伤,然而,对 SED 是否需要治疗和采取什么样的治疗方案,仍无一致意见,多数学者主张按以下所述原则因人而异作出选择,但在确认 SED 以前,应详细询问病史,进行体格检查以及长程 EEG 检测,排除痫性发作。

因为 SED 对健康人影响较小,对无明显认知损伤的 SED 人群,因无明确临床发作,一律不应诊断癫痫,也不一定需要抗癫痫药物(AED)治疗,但应该进行密切随访,定期复查 EEG、评估患儿的认知和发育情况。

对于已有 TCI 表现的 SED 患儿,因已存在与 SED 有关的认知发育障碍,应考虑 AED 治疗,以探索抑制痫样放电的可能性。但是要注意,AED 本身也可能影响认知功能,故尽可能选择对认知功能影响较小的 AED。新一代 AED 对认知功能的不良影响较传统 AED 小。在用药 3~6 个月时应密切观察其认知功能与精神行为状态的改善情况。有效者可考虑继续用药,直到 SED 持续被抑制,停药后不再暴发出现。无效者则应考虑停药或换药。

对脑瘫、孤独症谱系障碍、ADHD 等患儿的 SED 治疗指征应适当放宽。因为这些患儿大部分共患行为和认知功能障碍,SED 将进一步加重这种功能障碍。控制有效的 SED 可以改善认知,防止神经元继续受损,治疗微小发作,防止可能出现的明显发作,有利于疾病的康复治疗。

关于肾上腺皮质激素的使用:LKS 中 30% 的患儿仅有 EEG 异常而无癫痫发作,其癫痫性失语主要是由于大量痫样放电对皮质语言功能区的损伤所致,AED 对 EEG 和语言功能的改善作用不明显,但是肾上腺皮质激素治疗后癫痫样放电可明显减少,甚至完全消失,多数患者的 EEG 及语言功能得到迅速改善,推荐泼尼松 1~2mg/(kg·d),根据疗效及患儿的不良反应调整药物剂量,疗程 6~12 个月。对于 CSWS 也可以使用激素治疗,剂量与疗程与 LKS 相同,可使 EEG 和认知功能得到相应的改善。ESES 的患儿可以应用泼尼松冲击治疗, 对大多数患儿的行为和认知功能有显著的改善。在治疗过程中,也应密切随访患儿的 EEG (包括长程 EEG),定期评估其认知和智力行为发育状况。

(王家勤　李海峰　余永林)

第四节　癫痫共患其他疾病的处理原则

一、共患病的概念

共患病(comorbidity)是指患者同时患有非因果关联的 2 种及 2 种以上疾病,分别达到各自疾病的诊断标准。共患病的共同患病率高于一般人群,提示 2 种疾病可能存在共同的病因病理机制。癫痫患者共患其他疾病常见,包括神经系统疾病、精神疾病及躯体疾病等。

二、癫痫共患其他疾病

癫痫患者中注意缺陷多动障碍(ADHD)、抽动障碍、孤独症谱系障碍、偏头痛、情绪障碍、行为异常、认知损害、心理障碍和精神障碍的发生率均远高于一般人群。共患病增加了癫痫诊疗难度,严重影响癫痫患者生活质量,甚至可能增加患者的病死率,是小儿神经科和儿童康复科医生临床工作中不容忽视的问题。认识共患病可以更好地识别可以防范的危险因素,全面准确地进行疾病诊断和治疗,有效地改善癫痫患者及其家人的生活质量。建议在进行癫痫共患病诊疗中应遵循以下基本原则:

1. **明确癫痫共患病诊断**　全面评估病史、临床表现、体检异常及辅助检查,评价影响患者疾病和整体功能状态的因素,采用针对性的量表或问卷调查,确定共患病表现与癫痫的关系。

2. **评价癫痫治疗与共患病的关系**　包括疾病本身、发作、抗癫痫药物、发作类型、家庭社会对癫痫儿童的态度等,必要时调整抗癫痫药物治疗。

3. **评估共患病是否需要治疗**　共患病症状轻微可暂不处理;症状明显并且对生活造成较大影响者需要采取针对性的治疗措施。

4. **确定共患病治疗管理策略**　由癫痫专业医生护士和相关专业人员(小儿精神科、社会医学医生、教师等)共同制定治疗策略。通过综合应用医学、社会教育职业和其他有效措施,消除各种障碍,帮助其在身体条件许可的范围内最大限度地恢复其学习能力、社会适应能力、生活能力和劳动能力,成为身心健康的对社会有用的人才,注重知识宣教,加强风险防范,兼顾远期疗效,改善生活质量。

第五节 预防及预后

一、癫痫的预后

影响癫痫预后的因素包括癫痫的自然病程、病因、病情和治疗情况等。由于大多数癫痫患者(尤其在发达国家)在诊断后接受了治疗,有关癫痫自然病程的认识还很少。总体看来,大多数癫痫患者使用抗癫痫药物治疗的预后较好,约 2/3 病例可获得长期的发作缓解,其中部分患者可完全停药后长期无发作。

(一) 新诊断癫痫的预后

1. **经治疗的新诊断癫痫的预后** 通常情况下,在出现 2 次及以上非诱发性癫痫发作时才诊断为癫痫,并开始药物治疗。在随诊观察 10 年和 20 年时,经治疗的癫痫累计 5 年发作缓解率分别为 58%~65% 和 70%。在随诊 10 年时,经治疗的成人癫痫 5 年发作缓解率为 61%。在随诊 12~30 年时,经治疗的儿童癫痫 3~5 年发作缓解率为 74%~78%。对于儿童期发病的癫痫患者,在随诊 30 年时,其中有 64% 的病例可以达到 5 年终点无发作,其中 74% 的患者摆脱了药物治疗。

2. **新诊断癫痫预后的主要影响因素** 最主要的影响因素是癫痫的病因。总体上,特发性癫痫要比症状性或隐原性癫痫更容易达到发作缓解。在儿童癫痫中,能找到明确癫痫病因的患者预后差。其他影响癫痫预后的因素有癫痫早期的发作频率、脑电图是否有局灶性慢波或癫痫样放电、是否有全面强直 - 阵挛发作、首次发作 6 个月内出现再次发作的次数。一般认为,起病年龄和性别对预后影响不大。

3. **癫痫综合征的预后** 根据综合征本身的性质和对治疗的反应,癫痫综合征的预后大体上可分为如下 4 种:

(1) 很好预后:占 20%~30%,属良性癫痫。通常发作稀疏,可以自发缓解,不一定需要药物治疗。这类综合征包括新生儿良性发作、良性局灶性癫痫(BECT、儿童良性枕叶癫痫等)、婴儿良性肌阵挛癫痫以及某些有特殊原因促发的癫痫。

(2) 较好预后:占 30%~40%。癫痫发作容易用药控制,癫痫也有自发缓解的可能性。这类综合征包括儿童失神癫痫、仅有全面强直 - 阵挛性发作的癫痫和某些局灶性癫痫等。

(3) 药物依赖性预后:占 10%~20%。抗癫痫药物能控制发作,但停药后容易复发。这类综合征包括青少年肌阵挛癫痫、大多数局灶性癫痫(隐原性或症状性)。

(4) 不良预后:占 20%。尽管进行了积极的药物治疗,仍有明显的癫痫发作,甚至出现进行性神经、精神功能衰退。这类综合征包括各种癫痫性脑病、进行性肌阵挛癫痫和某些症状性或隐原性局灶性癫痫。

4. **抗癫痫药物治疗和发作预后** 目前的证据显示,抗癫痫药物治疗通常只能控制发作,似乎不能阻止潜在致痫性(epileptogenesis)的形成和进展。一线抗癫痫药物之间没有明显的疗效差别。如果正确选择一种抗癫痫药物,新诊断癫痫患者的无发作率能达到 60%~70%。研究显示,使用第一种单药治疗后有 47% 的新诊断癫痫患者能达到无发作,在使用第二种及第三种单药治疗时则仅有 13% 和 1% 的患者可达到无发作。如果单药治疗效果不佳,可考虑联合用药。但即使经过积极治疗,新诊断癫痫患者中有 20%~30% 发作最终控制不佳。需注意的是,上述数据主要来自传统抗癫痫药物,新型抗癫痫药物对癫痫长期预后的影响尚缺乏可靠的研究。

(二) 停药后癫痫的预后

1. 停药后癫痫复发情况　一项基于人群的长期研究显示,在停止药物治疗后,癫痫的5年终点缓解率为61%。因此,对于已有2年或2年以上无癫痫发作的患者而言,可以尝试减停药物。在减药过程中或停药后,癫痫复发的风险为12%~66%。荟萃分析显示,停药后1年和2年的复发风险分别为25%和29%。在停药后1年和2年时,保持无发作的患者累计比例在儿童中分别是66%~96%和61%~91%,而在成人中则分别是39%~74%和35%~57%,说明成人癫痫比儿童癫痫的复发率要高。复发比例在停药12个月内最高(尤其是前6个月),随后逐渐下降。

2. 停药后癫痫复发的预测因素

(1) 高复发风险的预测因素:青少年期起病的癫痫、局灶性发作、有潜在的神经系统病变、异常脑电图(儿童)。如青少年肌阵挛癫痫、伴外伤后脑软化灶的额叶癫痫。

(2) 低复发风险的预测因素:儿童期起病的癫痫、特发性全面性癫痫、脑电图正常,如儿童良性癫痫伴中央 - 颞区棘波、儿童失神癫痫。

二、癫痫的预防和发作时处理

癫痫的三级预防包括:

(一) 优生优育

1. 加强孕期保健、围生期疾病的正确规范处理,降低高危儿的出生率,降低癫痫的发病率。

2. 对于有先证者的家庭加强产前咨询和产前诊断,降低遗传代谢性疾病患儿的出生率。随着医学技术发展,可以对常见预后不良的癫痫性脑病和癫痫综合征进行筛查。

(二) 普及遗传代谢疾病筛查

逐步普及遗传代谢疾病筛查,对症状前病例进行定期随访和合理治疗,降低癫痫发病率。

(三) 及时正确的治疗

对于确诊患者进行及时正确的治疗,减轻脑损伤、降低致残率、提高生活质量。

(四) 在癫痫治疗过程中对患儿及家长进行正确的指导

1. 药物指导　癫痫病程长,需要长时间用药治疗,按时按量服药,不中途间断,外出时要随身携带药物,防止漏服。应在医生指导下换药或停药,不可自行换药或停药。需要定期到医院复查,注意药物的不良反应,定期复查血常规、肝肾功能、脑电图等。

2. 避免各种诱发因素、防止癫痫发作　指导家长合理安排患儿生活、学习,保证充足的睡眠,生活要有规律,饮食要以清淡为主,避免过饱或饥饿,禁食辛辣刺激性食物,切忌一次进食大量甜食或饮用大量兴奋性饮料(如可乐、咖啡等),避免睡眠不足或情绪波动,避免感冒,避免长时间玩电脑游戏,鼓励患儿适当活动,保持良好的心态。

3. 注意患儿安全　教育年长患儿如有先兆应立即平卧,防止摔伤。年幼患儿家长发现先兆时要立即把患儿安放在安全的地方,给予平卧,头或身体偏向一侧。居住房间无危险品或障碍物,缓解期可以自由活动,但不能单独外出,尤其禁止单独游泳、驾车或攀高,防止溺水或摔伤等意外情况发生。

4. 指导患儿家长癫痫发作时的紧急护理措施 家长目击发作时，尤其是首次看到孩子发作时可能会感到慌张、恐惧、害怕、无助、手足无措。癫痫患儿的家长应掌握有关癫痫的基础知识、认识不同癫痫类型发作特点及其带给患儿的不安全隐患、第一时间仔细观察发作形式，并正确急救，给患儿提供良好帮助。

(1) 如果患儿发作，保持镇静，不要惊慌，留意惊厥发作的持续时间和症状表现。保持患儿侧卧或头部侧位、维持呼吸道通畅，以便过多的口水或呕吐物误咽或误吸，防止舌咬伤，舌后坠和呼吸道堵塞。

(2) 松开衣领、解开纽扣和腰带、摘掉眼镜。

(3) 不要掐人中，这无利于发作停止，不要往患儿口中放置任何物品，咬合力量很强时有时会咬断手指或物品导致窒息。不要用力按压和晃动孩子，以免造成骨折或肌肉拉伤。

(4) 此时需要将患儿放在安全的地方，禁止强行服药或进水、进食。患儿抽搐时，应将其头偏向一侧，将下颌托起，防止舌后坠引起窒息或呕吐物窒息，并用柔软的枕头或外套来保护患儿的头部。

(5) 陪护患儿直到完全清醒、恢复定向力为止。发作结束后不要限制患儿，以免在发作后意识混乱状态下诱发过激行为，保持患儿在一个安全的环境。

如果患儿的首次强直-阵挛发作或持续超过 5 分钟；短时间内接连几次发作中间意识状态不恢复；发作停止 10~15 分钟后仍然不能恢复意识，则应电话呼救和立即送医院。

教会家长通过手机和录像设备拍摄视频、记录病情日记等方式对癫痫患儿发作的时间、形式和频率进行记录，为制定和调整治疗方案提供依据，还有利于评估药物治疗及其他干预手段的效果。

5. 患儿和家长的心理护理

(1) 患儿自身方面：教育已经懂事的患儿正视现实，家长要经常讲解一些与病魔作斗争的事例，以增强患儿战胜疾病的勇气，消除患儿恐惧心理，保持乐观、向上的心态，积极配合治疗，充分发挥自己的潜能和优势，使生活更加美好。在适当的时机，医生或家长应与患儿共同讨论疾病，使患儿了解癫痫疾病的知识。癫痫发作，短时间的抽搐不会影响脑功能，即使是较长时间的抽搐，在发作得到控制后也极少产生中枢神经系统的不可逆损伤。癫痫是可治之症，把癫痫和智力低下相比是没有科学依据的。

(2) 家庭方面：部分家长心情非常焦虑，相信一些网络广告和偏方，四处求医。医生需要向他们宣传癫痫的病理过程及不正规治疗的危害，消除其心理障碍，使其对癫痫有一个正确的认识。父母除了学习疾病有关知识，积极配合医生治疗外，还要悉心照料患儿饮食起居，尽量避免一切诱发癫痫发作的因素。家长要善于疏导患儿的心理不适，心平气和地帮助他们解决问题，使日常生活保持在一个温馨和睦的环境里。在具体做法中，家长需要注意以下几点：

1) 对患儿病情永久保密是有害的，家长应该根据患儿年龄、理解力告知患儿疾病的有关知识，同时让患儿懂得吃药是自己的义务和责任，了解不规律服药的危害性，使患儿养成习惯，学会管理自己。

2) 培养患儿高度自尊及独立的意识和个性，鼓励患儿参加各项有益活动，增强自我意识,克服羞怯、无能感的心理。避免强调发作的复发性对于减轻患儿的心理障碍有一定帮助。部分家长担心患儿在公共场所发作而限制患儿的社会活动,把患儿关在家中,从而伤害了患儿的自尊心,增加了患儿的自卑心理。所以要鼓励家长带患儿适当参加娱乐活动。

3)尽量安排患儿在学校就读,家长要与老师和学校沟通,让老师了解患儿的发病和治疗情况,取得老师和同学的同情、理解、关心和照顾。同时,使患儿在集体生活中认识自我,增强社交适应能力。

癫痫的治疗不能仅局限在对于发作的控制,而更要符合 WHO 对健康的定义,使癫痫患儿不仅没有癫痫发作,而且在身体、心理和社会各方面达到良好适应,即生命质量得到全面提高。通过对家庭的康复指导,使癫痫患儿早日痊愈、身心健康,生存质量得到提高。

(王家勤　李海峰　余永林)

参 考 文 献

[1] 中国抗癫痫协会.临床诊疗指南:癫痫病分册[M].北京:人民卫生出版社,2015.

[2] 文香淑,王贞,刘晶红,等.脑性瘫痪及其合并癫痫的临床和病因分析[J].中华儿科杂志,2005,43(9):692-693.

[3] SELLIER E,ULDALL P,CALADO E,et al. Epilepsy and cerebral palsy:characteristics and trends in children born in 1976-1998 [J]. Eur J Paediatr Neurol,2012,16(1):48-55.

[4] HADJIPANAYIS A,HADJICHRISTODOULOU C,YOUROUKOS S. Epilepsy in patients with cerebral palsy [J]. Dev Med Child Neurol,1997,39(10):659-663.

[5] ZELNIK N,KONOPNICKI M,BENNETT-BACK O,et al.Risk factors for epilepsy in children with cerebral palsy [J].Eur J Peadiatr Neurol,2010,14(1):67-72

[6] ZAFEIRIOU D I,KONTOPOULOS E E,TSIKOULAS I. Characteristics and prognosis of epilepsy in children with cerebral palsy [J]. J Child Neurol,1999,14(5):289-294.

[7] GURURAJ A K,SZTRIHA L,BENER A,et al. Epilepsy in children with cerebral palsy [J]. Seizure,2003,12(2):110-114.

[8] 候梅,孙殿荣,赵建慧,等.脑性瘫痪合并癫痫的临床特征及危险因素探讨[J].中国实用儿科杂志,2007,22(12):929-932.

[9] 黄艳,王纪文,杨亚丽,等.脑性瘫痪患儿24h动态脑电图的特征[J].中华物理医学与康复杂志,2010,32(12):947-949.

[10] ALDENKAMP A P,ARENDS J. Effects of epileptiform EEG discharges on cognitive function:is the concept of "transient cognitive impairment" still valid？ [J]. Epilepsy　Behavi,2004,5(Suppl 1):S25-34.

[11] GARCÍA-PEÑAS J J. Interictal epileptiform discharges and cognitive impairment in children [J]. Rev Neurol,2011,52(Suppl 1):S43.

[12] VAN BOGAERT P,URBAIN C,GALER S,et al. Impact of focal interictal epileptiform discharges on

behaviour and cognition in children [J]. Neurophysiol Clin,2012,42(1-2):53-58.

[13] 杨敏玲,肖农.小儿脑性瘫痪合并癫痫的治疗进展[J].中华实用儿科临床杂志,2017,32(11):875-877.

[14] 中华医学会儿科学分会康复学组,中华医学会儿科学分会神经学组.脑性瘫痪共患癫痫诊断与治疗专家共识[J].中华实用儿科临床杂志,2017,32(16):1222-1226.

第一节　儿童急性横贯性脊髓炎

一、概述

急性脊髓炎(acute myelitis)又称急性横贯性脊髓炎(acute transverse myelitis,ATM),是指各种感染后引起自身免疫反应所致的病变,以病损平面以下肢体瘫痪,传导束性感觉障碍和尿便障碍为特征。在儿童 ATM 中,运动障碍往往为首发症状,且往往是下肢重于上肢。恢复需要数月,常会留有后遗症。儿童 ATM 发病年龄有 2 个高峰,分别为 0~2 岁、5~17 岁。大多数患儿于发病前 1~4 周有前驱感染史。ATM 的发病原因与机制目前尚未完全明确,多认为是由于病毒感染后引起的自身免疫性损害。

二、诊断及评估

(一)诊断

1. 临床表现

(1)运动障碍:急性起病,迅速进展,早期为脊髓休克期,出现肢体瘫痪,肌张力减低、腱反射消失、病理反射阴性。脊髓休克期长短取决于脊髓损害的严重程度和有无发生肺部感染、尿路感染、压疮等并发症。一般持续 2~4 周进入恢复期,肌张力、腱反射逐渐增高,出现病理反射。肢体肌力的恢复常始于下肢远端,然后逐渐上移。脊髓严重损伤时,常导致屈肌张力增高。

(2)感觉障碍:病变节段以下所有感觉丧失,在感觉缺失平面的上缘可有感觉过敏或束带感;轻症患儿感觉平面可不明显,随病情恢复感觉平面逐渐下降,但运动功能的恢复慢且差。

(3)自主神经功能障碍:早期表现为尿潴留,脊髓休克期膀胱容量可达 1 000ml,呈无张力性神经源性膀胱,因膀胱过度充盈,可出现充盈性尿失禁。随着膀胱功能的恢复,膀胱容量缩小,尿液充盈到 300~400ml 即自行排出称为反射性神经源性膀胱,出现充溢性尿失禁。病变平面以下少汗或无汗、皮肤脱屑及水肿、指(趾)甲松脆和角化过度等。病变以上平面可有发作性出汗过度、皮肤潮红、反射性心动过缓等,称为自主神经反射异常。

2. 辅助检查

(1)脑脊液检查:ATM 患儿压颈试验通畅,少数病例脊髓水肿严重可有不完全性梗阻。脑脊液压力正常,外观无色透明,检查可见白细胞数量及微量蛋白水平正常或轻度升高,糖及氯化物正常,部分患儿脑脊液检测提示 IgG 指数升高、寡克隆带阳性或 NMO-IgG 阳性。

(2)影像学检查:脊髓 MRI 多有信号异常改变,主要为颈胸段脊髓受累,常呈等或短 T_1

信号、长 T_2 信号,部分患儿可有脊髓水肿增粗表现,约 74% 行钆增强扫描可见 T_1WI 强化信号,少数脊髓 MRI 检查可正常。与成人相比,儿童 ATM 多呈长节段损害(受累脊髓≥3 个椎体节段),平均受累长度为 6.4 个节段,而成人为 1~2 个节段。

(3) 电生理检查:视觉诱发电位(VEP):正常,可作为与视神经脊髓炎及多发性硬化的鉴别依据。下肢体感诱发电位(SEP):波幅可明显降低。运动诱发电位(MEP):异常,可作为判断疗效及预后的指标。肌电图:可正常或失神经改变。

3. 诊断标准 2002 年横贯性脊髓炎协作组(transverse myelitis consortium working group,TMCWG)提出将 ATM 分为非特异性脊髓炎和疾病相关性脊髓炎,并制定了急性非特异性脊髓炎的诊断标准(表 7-1)。临床上,ATM 可有双侧对称性或不对称性脊髓损害的症状和体征区别,故有急性完全性横贯性脊髓炎(ACTM)和急性部分性横贯性脊髓炎(APTM)之分(表 7-2)

表 7-1 TMCWG 急性非特异性脊髓炎诊断标准

纳入标准	排除标准
脊髓受累所致的进行性感觉、运动或自主神经功能紊乱	10 年内有脊髓接受放射史
有双侧受累的症状、体征(不一定要求对称)	脊髓血管病
有确切的感觉平面	血清学检查或临床证实结缔组织疾病、梅毒、莱姆病、HIV、HTLV-1、支原体或其他病毒感染所致的中枢神经症状
神经影像学除外脊髓受压(脊髓 MRI 或脊髓造影)	支持 MS 的头颅 MRI 异常
脊髓炎症证据(脑脊液细胞数增多或 IgG 指数升高或钆增高信号),若无证据,可在 2~7 天后复查 MRI 或行腰椎穿刺	曾诊断为视神经炎
起病 4h~21d 病情达高峰	

表 7-2 ACTM 和 APTM 的推荐诊断标准

ACTM 推荐标准	APTM 推荐标准
脊髓受累所致的中重度双侧对称性运动、感觉、自主神经功能障碍	脊髓受累所致的轻度感觉和/或运动功能障碍,可为双侧或单侧;如果脊髓功能损害严重,则双侧应显著不对称
双侧对称性感觉平面	单侧或双侧感觉平面所致的症状、体征,或典型脊髓炎 MRI 病灶
起病 4h~21d 病情达高峰	同前
除外其他病因包括其他形式的脱髓鞘疾病(无神经炎病史、无支持 MS 的颅内 MRI 病灶,可完善免疫学检查、诱发电位、其他检查等除外其他疾病相关性脊髓炎)	同前
脑脊液及 MRI 提示脊髓炎性损害或正常(脑脊液细胞数增多或行 IgG 指数升高或钆增强)	同前

(二) 评估

1. 功能评定　出现脊神经损伤症状后及时准确地进行神经功能检查,对判断损伤程度、制定治疗方案及推测功能及预后具有重要的指导意义。脊髓损伤评定的常用方法有 Frankel 分类法、脊髓运动指数及美国脊髓损伤学会(ASIA)评定,其中临床上以 ASIA 评定最为常用,通过系统的检查皮区及肌节,判断脊髓病变水平,其内容包括神经元损害平面、感觉损害平面、运动损害平面(左侧和右侧)、感觉评分(针刺和轻触)、运动评分及部分残留区域。

(1) 感觉功能评估与感觉平面的确定

1) 感觉功能评估:主要检查身体两侧各 28 个皮节关键点,分别检查针刺觉和轻触觉,并按 3 个等级进行评分。

0 分:缺失

1 分:减弱(部分减弱或感觉变化,包括感觉过敏)

2 分:正常

NT:无法检查

每种感觉分为左右两侧评分,每侧最高得分 56 分,共 112 分。两种感觉得分之和最高达 224 分(表 7-3)。

表 7-3　ASIA 感觉功能评估

右侧评分	神经节段	检查部位	左侧评分
	C_2	枕骨粗隆	
	C_3	锁骨上窝	
	C_4	肩锁关节顶部	
	C_5	肘前窝外侧面	
	C_6	拇指近节背侧皮肤	
	C_7	中指近节背侧皮肤	
	C_8	小指近节背侧皮肤	
	T_1	肘前窝的内侧面	
	T_2	腋窝顶部	
	T_3	第 3 肋间	
	T_4	第 4 肋间	
	T_5	第 5 肋间($T_4 \sim T_6$ 的中点)	
	T_6	第 6 肋间(剑突水平)	
	T_7	第 7 肋间($T_6 \sim T_8$ 的中点)	
	T_8	第 8 肋间($T_6 \sim T_{10}$ 的中点)	
	T_9	第 9 肋间($T_8 \sim T_{10}$ 的中点)	
	T_{10}	第 10 肋间(脐水平)	
	T_{11}	第 11 肋间($T_{10} \sim T_{12}$ 的中点)	
	T_{12}	腹股沟韧带的中点	
	L_1	T_{12} 与 L_2 之间的 1/2 处	

续表

右侧评分	神经节段	检查部位	左侧评分
	L_2	大腿前中部	
	L_3	股骨内髁	
	L_4	内踝	
	L_5	足背第 3 趾关节	
	S_1	足跟外侧	
	S_2	腘窝中点	
	S_3	坐骨结节	
	$S_{4\sim5}$	肛门周围（作为一个平面）	

注：针刺觉检查时常用一次性安全针，轻触觉检查时用棉花。在针刺觉检查时不能够区别钝性和锐性刺激的感觉应评为 0 级。

2）感觉平面的确定：感觉平面是指身体两侧具有正常感觉功能的最低脊髓节段。根据上述感觉皮节的评分确定感觉平面。

（2）运动功能评估与运动平面的确定

1）运动功能评估：主要检查身体两侧各 10 个肌节中关键肌的情况，顺序为从上而下。评定标准采用 MMT 法测定肌力，得分与测得的级别相同，0~5 分不等。每侧得分最高 50 分，共 100 分（表 7-4）。

0 分：完全瘫痪

1 分：可触及或可见肌肉收缩

2 分：在无地心引力下进行全范围的主动活动

3 分：对抗地心引力进行全关节范围主动活动

4 分：在中度抗阻下进行全关节范围主动活动

5 分：可完全抗阻进行全关节范围正常活动

NT：无法检查

表 7-4 ASIA 运动功能评分

右侧评分	神经节段	关键肌	左侧评分
	C_5	屈肘肌（肱二头肌、肱肌）	
	C_6	伸腕肌（桡侧伸腕长肌和短肌）	
	C_7	伸肘肌（肱三头肌）	
	C_8	中指屈指肌（指深屈肌）	
	T_1	小指外展肌	
	L_2	屈髋肌（髂腰肌）	
	L_3	伸膝肌（股四头肌）	
	L_4	踝背伸肌（胫前肌）	
	L_5	长伸趾肌（长伸肌）	
	S_1	踝跖屈肌（腓肠肌和比目鱼肌）	

2）运动平面的确定：运动平面指身体两侧具有正常运动功能的最低脊髓节段，即尾端平面的肌力在 3/5 级或以上，而上一平面关键肌肌力在 4 级或以上，即确定为 3/5 的那个平面。

（3）神经损伤平面的评估：通常对两侧感觉和运动平面进行检查来确定脊髓损伤水平，神经平面的确定如上所述。

（4）部分保留带的评估：具有部分感觉和运动功能的节段范围称为部分保留带。一般用于评定完全性脊髓损伤患儿，指在神经损伤平面以下一些皮节和肌节保留有部分神经支配。应分别记录身体两侧的感觉和运动功能。

2. 完全性脊髓损伤或不完全性脊髓损伤的评估 完全性脊髓损伤指最低骶段（S_4~S_5）的感觉和运动功能完全消失。不完全性脊髓损伤是指神经损伤平面以下包括最低骶段（S_4~S_5）保留部分感觉和运动。骶部感觉包括肛门黏膜皮肤交界处和肛门深部感觉。当检查者手指在患儿直肠壁上施加压力时，患儿需要说出是否能感到触觉或压力。如果存在任何感觉，都说明是不完全性损伤。骶部运动功能检查是通过肛门指检感受肛门外括约肌是否有收缩。如果肛门括约肌存在自主收缩，则患儿的运动损伤为不完全性。记录方法为感觉或运动存在或缺失。

3. 脊髓损伤程度评估 根据 ASIA 损伤分级来判定脊髓损伤程度，依据最低骶段（S_4~S_5）有无残留功能为准（表 7-5）。

表 7-5　ASIA 损伤分级

分级	损伤程度	临床表现
A	完全性损伤	在骶段 S_4~S_5 区域无任何感觉和运动功能保留
B	不完全性损伤	损伤平面以下包括 S_4~S_5 存在感觉功能，但无运动功能
C	不完全性损伤	损伤平面以下运动功能存在，且≥50% 的关键肌肌力 <3 级
D	不完全性损伤	损伤平面以下运动功能存在，且≥50% 的关键肌肌力≥3 级
E	正常	感觉和运动正常

4. 综合能力评估 综合评定用于脊髓损伤后患儿的日常生活活动能力和伤残程度的评定，常用的方法有功能独立性评定量表（FIM）、修订 Barthel 指数及四肢瘫功能指数。

5. 其他评估

（1）痉挛评估：痉挛是脊髓炎后患儿常出现的合并症之一，临床多采用改良 Ashworth 量表来评定痉挛程度。

（2）膀胱功能评估：若脊髓炎损伤骶髓，可能会出现逼尿肌反射亢进与逼尿肌、括约肌协同失调；骶髓或神经根损害一般会引起高顺应性的非收缩性膀胱，但在部分损害患儿中，反射消失可合并膀胱顺应性降低，引起充盈时膀胱内压逐渐增高。上尿道常用检查包括静脉肾盂造影、肾超声检查、24 小时尿肌酐清除率和定量肾扫描。下尿道常用检查包括尿培养及药敏、膀胱造影 X 线片、膀胱镜、排泄后残余尿和尿动力学检查。

（3）心肺功能及心理障碍的评估：脊髓炎后对患儿进行心肺功能和心理评定，有利于康复工作者对患儿制订有效的康复计划及监测治疗效果。

（4）社会功能评估一般包括社会生活能力评定，独立能力评定等。

6. 功能恢复的预测 一般以损伤平面作为参考来估计患儿可能完成的日常生活活动

能力和运动／移动能力，但患儿在完成这些功能运动时也受到一些因素的限制，如年龄、身体状况、并发症情况、智力、患儿的主动性以及环境障碍等。同时，能力的获得依赖于家庭的帮助。表7-6常用来预测完全性脊髓损伤患儿的预后，表7-7列出了对行走能力的分级。

表 7-6　脊髓损伤平面与功能恢复的关系

损伤平面	活动能力	生活能力
C_1~C_3	声控操纵某些活动,依赖膈肌维持呼吸	完全依赖
C_4	电动高靠背轮椅,需辅助呼吸	高度依赖
C_5	可用手在平坦路面上驱动轮椅,需上肢辅助具	大部分依赖
C_6	可用手驱动轮椅,独立穿上衣,基本独立转移	中等依赖
C_7~T_1	可用手驱动轮椅,独立完成床到轮椅、厕所、浴室间转移	大部分自理
T_2~T_5	独立操纵轮椅,独立完成床到轮椅、厕所、浴室间转移	大部分自理
T_6~T_{12}	穿戴连腰支具可进行治疗性步行	基本自理
L_1~L_3	穿戴长腿支具可进行家庭功能性步行	基本自理
L_4~S_1	穿戴短腿支具可进行社区功能步行	基本自理

表 7-7　行走能力水平分级

级别	级别名称	移动能力
4级	社区步行	能在社区内独立进行活动。需符合以下4个条件:①能独立进行ADL活动;②能上下楼梯;③终日穿戴矫形器能耐受;④能一次行走900m左右
3级	家庭步行	能在家里进行独立活动。符合以下3个条件:①能独立进行ADL活动;②能上下楼梯;③终日穿戴矫形器能耐受
2级	训练步行	只能在特定的环境里行走:在外人帮助以及使用膝踝足矫形器(KFO)、拐杖等辅助支具的情况下,在双杠内或平地上可作短暂步行训练者。不能达到社区步行的4个条件
1级	不能行走	完全依靠轮椅进行移动

三、康复治疗

ATM应早期诊断、早期治疗、精心护理。早期的康复治疗对预后十分重要。

（一）一般治疗

加强护理，防治各类并发症是保证功能恢复的前提。

1. 高颈段脊髓炎有呼吸困难者应及时吸氧，保持呼吸道畅通，选用有效抗生素来控制感染，必要时气管切开行人工辅助呼吸。

2. 排尿障碍者应保留无菌导尿管，每4~6小时开放引流1次。膀胱功能恢复残余尿少于100ml时不再导尿，以防膀胱挛缩，体积变小。

3. 保持皮肤清洁，按时翻身、拍背、吸痰，易受压的部位应加用气垫或软垫防止压疮。

皮肤发红部位可用 10% 酒精或温水轻揉,并涂以 3.5% 安息香酊,有溃疡时应及时换药,应用压疮贴膜。

(二)药物治疗

因考虑 ATM 与自身免疫相关,故目前临床多采用激素为主的治疗方案,但仍缺乏循证医学证据表明现行治疗可明显改善预后。

1. 糖皮质激素 研究发现大剂量静脉内甲泼尼龙(IVMP)可显著缩短恢复至独立行走的平均时间及增加病程 1 年时的痊愈率,同时亦可改善患儿生存质量。甲泼尼龙使用剂量为 15~30mg/(kg·d),用 3~5d 后改泼尼松 1.0~1.5mg/(kg·d)口服,用药 2 周后每周减量 1 次,每次减量 0.25mg/(kg·d),依次减至停药,总疗程 1~2 个月。

2. 静脉丙种球蛋白(IVIG) IVIG 治疗 ATM 的效果尚不确切。国内有报显示 IVMP 联用 IVIG 较单用激素疗效好。IVIG 使用剂量为 400mg/(kg·d),连用 3~5d。

3. 血浆置换 对于中重度患儿(如无法行走、明显大小便障碍及双下肢感觉消失),IVMP 应用 5~7d 病情仍无明显改善者,可考虑血浆置换治疗。

4. 免疫调节治疗 对于使用静脉激素冲击治疗后病情仍进展的患儿,可考虑行环磷酰胺冲击治疗,剂量 500~1 000mg/m²,用药期间需警惕出血性膀胱炎及血细胞减少等并发症的发生。而对于脊髓炎复发患儿,可考虑长期口服免疫调节剂,相关药物有硫唑嘌呤、甲氨蝶呤、吗替麦考酚酯或者环磷酰胺等。

5. 维生素 B 族 有助于神经功能的恢复。常用维生素 B 100mg,肌内注射;维生素 B_{12} 500~1 000μg,肌内注射或静脉给药,每天 1~2 次。

6. 抗生素 根据病原学检查和药敏试验结果选用抗生素,及时治疗呼吸道及泌尿系统感染,以免加重病情。

7. 其他 急性期可选择扩血管药,如烟酸、尼莫地平。神经营养药,如三磷腺苷、胞磷胆碱,但疗效未确定。双下肢痉挛者可服用巴氯芬。

(三)康复治疗

康复治疗应在确诊后尽快进行。目的是使患儿最大限度地恢复独立生活能力。康复治疗方法包括传统疗法、运动疗法、作业疗法、物理治疗、心理治疗、支具矫形器的装配等。康复治疗可根据病情各期的特点进行:对于大年龄组患儿可参考成人脊髓损伤的康复治疗,将脊髓损伤大致分为急性期(发病 8 周内)、恢复早期(8 周至 3 个月)、恢复中期(3~6 个月)、恢复后期(6 个月以上)。针对各个时期的主要问题,分别采取积极有效的治疗措施。小年龄组患儿病情变化较快,各期之间可有交叉重叠出现。

1. 急性期康复治疗 该阶段康复目标主要是防止并发症,如呼吸道、泌尿道感染和压疮的发生,其次是维持关节活动范围和肌肉软组织的正常长度,并对残存肌力或受损平面上的肢体进行肌力和耐力训练,并为过渡到恢复期的治疗准备。

(1)体位治疗

1)正确的卧位:在床上正确的卧位有利于预防压疮、关节挛缩及抑制高度痉挛的发生。

2)体位转换:要求定时进行,一般 2 小时变换体位一次,采用间歇充气床垫者可以延长体位变换时间,但不能替代体位变换。在进行体位变换时,不要将患儿在床上拖动以免损伤皮肤。

(2)呼吸治疗:ATM 患儿不管是否出现呼吸问题都需要进行预防性呼吸治疗,目的在于增加肺容量,轻触呼吸道分泌物,减少呼吸道感染的发生,维护正常的呼吸功能。在损伤的最初 3 周内进行,且持续到离床期。具体包括呼吸锻炼、辅助咳嗽、体位引流。

(3) 被动运动:患儿自出现运动障碍的当天就应开始肢体被动运动。休克期内每天 2 次,以后每天 1 次,一直持续到能够主动运动,并且能够靠自己的力量保证充分的关节活动范围为止。被动运动时,每个肢体大约 5 分钟,每个关节都要进行数次全范围的活动。

(4) 血管调节性训练:血管调节性训练包括循序渐进的坐位训练或斜板站立训练,坐位训练同时进行上肢支撑练习,并逐渐开始坐位和轮椅方面的训练。有些患儿训练中可出现头晕、视物模糊、面色苍白、出汗等症状,要立即抬高下肢,或使用轮椅向后倾斜,以防止晕厥发生。

(5) 主动运动:出现运动障碍当天就要对有神经支配的肌肉进行轻柔的助力运动,并逐渐过渡到主动运动。

2. 恢复早期的康复治疗 本期继续进行急性期的某些训练,如血管调节训练、增加肌力训练、患肢的被动运动等。此期将强调进行坐位平衡训练、生活自理能力训练、垫上运动、轮椅训练、转移训练,达到最大限度的适应独立生活能力以及平衡和控制能力。

(1) 坐位平衡训练:出现完全性脊髓损伤,受损平面以下的姿势觉和运动觉也将丧失,以致出现平衡功能障碍,坐位平衡训练是让患儿坐在镜子前面,通过视觉反馈来建立新得到的姿势感觉。

(2) 生活自理能力训练:除了损伤部位极高者之外,所有患儿都应学习穿衣动作,而且四肢瘫患儿还必须学习进食、饮水、梳头、刷牙、洗脸等日常生活自理动作。部分患儿需配备一些支具。多数患儿最终能完成床上和轮椅上更衣动作,但须具备一定的坐位平衡能力,并注意用宽松的服装,使用拉链或尼龙搭扣、橡皮筋裤带。

(3) 垫上运动:垫上运动主要进行躯干、四肢的灵活性和力量训练及功能性动作训练。患儿躯干、肩关节、肩胛带和头部要适时地进行各种肌肉的主动运动和抗阻运动。垫上功能性训练包括垫上支撑、垫上移动、利用吊环进行坐起和躺下训练。这些训练对改善患儿的ADL 能力非常重要。

(4) 轮椅训练:除少数低位截瘫的患儿外,1/3 患儿需要使用轮椅作为代步工具,且部分患儿需要终生使用轮椅。轮椅训练首先是轮椅上的平衡训练,其次是训练基本面操作,如手闸的操作,卸下扶手、从地板拾起物品,用手向下触摸脚踏板和轮椅上使臀部前移的支撑动作等。简单的轮椅驱动包括在平坦地上的驱动和上、下坡的训练。复杂的轮椅驱动包括后轮平衡、轮椅侧方跳跃等。

(5) 转移训练:脊髓损伤的患儿移动大致可以分为以下三种形式:两脚离地的躯干水平移动、两脚不离地的躯干水平运动、两脚不离地的躯干垂直移动。前者的动作平稳,后者的动作需要很强的肌力。训练动作有从轮椅到训练台、轮椅到床、轮椅到厕所等。训练方法有由治疗师帮助转移和独立转移。双上肢完好的低位截瘫,转移也较容易完成。

3. 恢复中期的康复治疗 进入此期的患儿,约经过 3 个月的训练,其运动、平衡、转移及 ADL 都有了一定程度的改善。由于痉挛的出现,随意运动仍很困难,除对痉挛进行治疗外,仍要进行站立和步行训练,这对低位不完全损害者尤为重要。

(1) 站立训练:截瘫患儿的训练在早期就应进行,其目的主要是训练血管的神经调节功能,由于损伤平面以下丧失了姿势感觉和平衡反应能力,故必须重建站立位姿势感觉;四肢瘫患儿可由治疗师帮助进行。在训练站立时也应加强站立平衡训练,先以一只手抬高离开平衡杠保持平衡,后练习手臂在各方运动的站立平衡,此为步行训练的基础。站立训练时间开始短（5~10分钟），后逐渐延长，只要患儿无不适感。

（2）步行训练：在条件允许时，要鼓励所有患儿站立、步行，可以防止下肢关节挛缩，减轻骨质疏松，促进血液循环。不是所有节段损伤患儿均能步行，C_2~C_4损伤不能步行，C_5~C_7损伤只能在平衡杠内站立，C_8~T_5损伤可在平衡杠内步行，T_6~T_9损伤可用拐杖步行，T_{10}以下损伤具有功能性步行能力。功能性步行训练的目的在于使患儿学会使用轮椅和拐杖的方法，以便在不同的场合应用。靠拐杖步行能扩大患儿独立活动范围，大大改善其日常生活活动能力。进行功能性步行训练，多数患儿需要使用矫形器。常用的几种步行方法为摆至步法、四点步法、摆过步法。

（3）步行矫形器的使用：T_{10}以下完全性损伤的患儿，步行矫形器可以帮助其恢复行走功能，在装配步行矫形器之前，要进行平衡、转移能力和上肢肌肉力量的训练，然后使用步行矫形器进行行走训练，最终达到功能性步行。

（4）痉挛的处理：痉挛是截瘫的常见合并症，严重影响患儿的主动运动恢复和ADL能力，从减少产生痉挛的外界刺激开始治疗和预防，利用神经生理学手法预防和缓解痉挛，其次是控制痉挛的药物应用。

（5）其他治疗：针对病因和症状还可以应用许多物理方法，如病灶区的理疗，瘫痪肢体的电刺激治疗，传统的针灸、按摩治疗，能改善肢体功能和排尿控制能力，还可以采取一些对症治疗手段，以改善症状，减轻病痛，促进恢复。

4. 恢复后期的康复治疗 病程6个月以上，患儿的运动功能在许多方面都有一定程度的恢复，仍需进行轮椅训练、站立、平衡杠内步行训练，继续改善日常生活自理能力，或回到家庭，对家庭环境进行必要的改造，或参加社区的功能训练，继续保持已获得的功能，并进一步训练家务劳动能力，提高ADL能力。

四、预防及预后

（一）常见并发症的预防与处理

1. 防治压疮 每隔1~2h翻身一次，并使用软而厚的保护垫保护骨凸部分不受长时间的压迫，定时按摩，促进血液循环，有条件时可用防压疮气垫；保持床褥清洁、干燥、平整；加强营养，纠正低蛋白血症。对小压疮要及时换药，局部涂擦药物，并加用紫外线或超短波；对深大的压疮，应切除坏死组织，控制感染，及时进行局部转移皮瓣、肌皮瓣或游离制皮等方法来消除创面。

2. 防止深静脉血栓形成和肺栓塞 深静脉血栓形成常发生于炎症致脊髓损伤后的第10~40天，其发生率为40%~100%，临床表现为下肢肿胀、胀痛、皮肤发红，或肢体温度降低。查体可发现Homans征阳性（患肢伸直、踝关节背屈时，由于腓肠肌和比目鱼肌被动牵拉而刺激小腿肌肉内病变的静脉，引起小腿肌肉深部疼痛）、Neuhofs征阳性（压迫腓肠肌，引起小腿肌肉深部疼痛）及浅静脉曲张（发病1~2周后出现）。儿童非常少见。

辅助检查可发现血浆D-二聚体升高，酶联免疫吸附试验（ELISA）法测得D-二聚体>500μg/L有重要参考价值。

预防方法有：①早期活动，通过肌肉的泵作用，促进静脉回流。②穿弹力袜，可逐级加强肢体远端的压力，自下而上地对下肢循环进行压力递减，可支持下肢静脉，并促进下肢浅静脉向深静脉回流，提高血流速度，减轻静脉淤血。③患肢周期性充气压力治疗，阶梯贯序对下肢形成压力阶梯,改善静脉淤血状态,促进淤血静脉排空。此外,患肢周期性充气加压还能增加纤溶系统活性。④使用抗凝药物,适用于血凝状态增高者。⑤患肢电刺激或磁刺激,可扩张血管,促进血液回流,防止血流缓慢。

药物治疗:口服华法林,每日 1 次或定期测量下肢周径,发现肿胀立即制动,静脉应用抗凝药。也可行彩色多普勒超声检查,证实为血栓者可行溶栓治疗,可用尿激酶或巴曲酶等。对于早期深静脉血栓患儿在进行抗凝治疗的同时推荐进行一段时间的严格卧床,使血栓紧紧黏附于静脉内膜,减轻局部疼痛,促使炎症反应消退。在此期间避免用力挤压以防止血栓脱落导致肺栓塞。患肢抬高需高于心脏水平,离床 20~30cm,膝关节处于稍屈曲位。对于慢性深静脉血栓,在确定血栓稳定后,可作血栓形成部位远端肢体不抗阻的主动收缩活动,有利于促进静脉回流。手术静脉血栓取出术主要用于早期近端深静脉血栓,手术取栓的常见并发症是血栓复发。下腔静脉滤网置入术可以防止下肢血栓脱落迁移。

若并发深静脉血栓形成未能发现,则可能出现肺动脉栓塞。表现为突发的呼吸困难,心率加快,肺部可闻及少量干啰音,超声心动图可发现急性右心增大,胸片可能正常,ECT 可见肺栓塞灶的大小。当截瘫患儿出现不明原因的心率加快、脉压缩小,一定要考虑有肺动脉栓塞的发生,小肺动脉栓塞可以自行缓解,甚至无自觉症状,肺动脉主干栓塞可导致突然死亡。紧急处理包括吸氧、溶栓和抗凝药的应用,改善右心功能和支气管痉挛的对症处理,如氨茶碱静脉推注,必要时使用强心药。下肢深静脉血栓形成一般均可治愈,但是治疗过程中一定要注意出血和发生肺动脉栓塞的并发症。

3. 自主反射亢进 自主反射亢进多发生于 T_6 平面以上的脊髓损伤儿童,是一种血管反射,表现为突然大量出汗、面色潮红、脉搏缓慢、血压升高和头痛,血压可达 300/160mmHg,不立即处理,即可发生脑血管意外、癫痫甚至死亡。紧急处理包括:

(1)直立位:使静脉血储存至下肢或内脏,降低心排血量,血压自动下降。

(2)药物控制血压:用直立位不能控制血压者应静脉滴注硝普钠或肌内注射肼屈嗪 10~20mg。

(3)消除诱因:有无泌尿系感染结石,尿管是否通畅,直肠内有无大量或嵌顿的粪块等。

4. 防治泌尿系感染

(1)排空膀胱:残余尿量 >100ml 时均需要进行间歇导尿,每 4 小时导尿一次。间歇性导尿的次数应根据残余尿量的多少来决定,并对饮水量进行控制,早期由医务人员进行,后期由患儿自行操作。如 2 次导尿间能自动排尿 100ml 以上,且残余尿≤300ml,可改为每 6 小时导尿一次。如 2 次导尿间能自动排尿 200ml,且残余尿≤200ml,可改为每 8 小时导尿一次,达到自动排尿不多于每 2 小时一次,排尿后残余尿量 <100ml,终止导尿。

(2)膀胱训练的方法:①扳机点排尿:通过刺激会阴部、大腿内侧等部位,寻找扳机点,建立反射性排尿;②耻骨上区轻叩法:常用于逼尿肌反射亢进的患儿;③电刺激法:使用感应电或干扰电刺激膀胱区,兴奋逼尿肌,促使逼尿肌收缩,引起排尿;④磁刺激法:刺激骶尾部或膀胱区,达到排尿目的。

5. 防治呼吸道感染 高颈段损伤易发生肺部感染,加上呼吸肌部分或全部麻痹,不能自主呼吸或呼吸困难,不能将咳嗽分泌物及时排出。应定时雾化吸入,鼓励患者咳嗽,进行呼吸及咳嗽训练。颈段脊髓损伤者,必要时行气管切开,辅助呼吸,定时吸痰。也可行肺部短波治疗,静脉应用抗生素和化痰药物,以防治呼吸道感染。

（二）预后

ATM虽然发病率较低，但仅1/3脊髓功能障碍可完全恢复或仅遗留轻微的姿势异常、小便障碍或神经系统体征，而近1/3患儿遗留严重的肢体运动障碍及感觉缺失。与成人相比，儿童ATM急性期神经功能缺损更严重，但其预后相对较好，33%~50%可完全恢复，仅10%~20%预后不良。预后取决于脊髓急性损害的程度及并发症情况。如无严重并发症，多于3~6个月内基本恢复，生活自理。

完全性截瘫6个月后肌电图仍为失神经改变，MRI显示髓内广泛信号改变，病变范围累及脊髓节段多且弥漫者预后不良。合并泌尿系统感染、压疮、肺部感染常影响恢复，遗留后遗症。急性上升性脊髓炎和高颈段脊髓炎预后差，短期内可死于呼吸衰竭。

国外研究显示，背痛、疾病达峰时间<24小时、长节段脊髓受累、疾病极期神经功能缺损严重、出现脊髓休克与预后不良相关。对于儿童，早期即需机械通气、发病年龄小、完全性瘫痪亦为该病预后差的危险因素。国内亦报道儿童患儿脑脊液蛋白水平增高、继发感染在疾病预后不佳的评估中有重要意义。

（曹建国　戴梦颖）

第二节　脊髓损伤

一、概述

脊髓损伤是因各种致病因素（外伤、炎症、肿瘤等）导致的脊髓横贯性损害，造成损伤平面以下的脊髓神经功能，包括运动、感觉、括约肌及自主神经的功能障碍。

随着世界各国经济水平的发展，脊髓损伤发生率呈现逐年增高的趋势。脊髓损伤是脊柱损伤最严重的并发症，往往导致损伤节段以下肢体严重的功能障碍。

二、诊断及评估

（一）诊断

1. 临床表现　各种原因造成脊柱受创，出现损伤平面以下的运动障碍、感觉异常、括约肌及自主神经功能障碍。

2. 脊髓损伤机制分类

（1）闭合性脊髓损伤：由外界暴力导致，可分为①直接暴力：即脊髓损伤部位与暴力作用的部位一致，主要见于背部被钝器击中；部分见于仰卧摔倒时后背部撞击硬物造成损伤，这种受伤机制非常少见。②间接暴力：脊髓损伤发生于暴力作用的远隔部位，例如从高处坠落后双足或臀部着地，或暴力作用于肩背部，导致骨折发生在脊柱活动范围较大的胸腰段，造成骨折对应的脊髓胸段、腰段损伤；也可见于暴力作用于头顶部，导致颈椎骨折，造成颈段脊髓损伤。

脊髓损伤主要来自椎骨的压缩骨折、脱位的椎体及其碎片，有时也见于椎板骨折嵌入、关节突骨折和脊髓血管损伤所致。

儿童的脊髓损伤常呈现无骨折脱位型脊髓损伤，又称为无放射影像骨折脱位脊髓损伤

（spinal cord injury without radiographic abnormality，SCIWORA），是指有些脊髓损伤并不伴有脊椎的骨折脱位，即外力的作用造成了脊髓损伤而没有影像学可见的脊椎骨折脱位等异常表现。因为儿童脊柱的解剖生理特点，儿童SCIWORA较成人多见，常见儿童颈髓损伤，其他也有胸髓及胸腰髓损伤。儿童的SCIWORA多发生于8岁以下，多为完全性或严重脊髓损伤。

（2）开放性脊髓损伤：主要见于锐利器物刺入脊柱而导致损伤，如刀器，约1/3的病例会伴发胸腹腔脏器损伤。受伤部位胸椎最多，颈椎次之，腰椎最少。

3. 脊髓损伤病理分类

（1）脊髓震荡：脊柱受冲击后所产生的暂时性脊髓功能障碍，称为脊髓震荡，约占脊柱脊髓损伤的1%，功能障碍多是不完全性的。脊髓震荡是最轻微的脊髓损伤。脊髓遭受强烈震荡后立即发生迟缓性瘫痪，损伤平面以下出现感觉、运动、反射及括约肌功能部分丧失。因脊髓神经细胞和传导束并无破坏，而且在肉眼和显微镜下一般看不到明显的病理改变，因此只是暂时性的功能抑制，多数经过数分钟或数小时后可完全恢复，或近于完全恢复。通常脊髓功能恢复的顺序是自下而上的，先下肢功能恢复，其次是臀部，最后是手功能恢复。

（2）脊髓挫裂伤：是脊髓实质性的损伤。脊髓外观虽然完整，但肉眼和显微镜下可见到点状出血、水肿、血栓形成、神经细胞的破坏和神经传导束的中断。当脊髓表面的软脊膜保持完整时的损伤称为脊髓挫伤。如果软脊膜撕裂、脊髓的实质和神经束部位发生断裂、或有脊髓组织自裂口溢出，则称之为脊髓裂伤。

（3）脊髓断裂：脊髓的连续性中断，可分为完全性和不完全性，预后差。

（4）马尾神经损伤：第2腰椎以下骨折脱位可产生马尾神经损伤，表现为受损平面以下出现迟缓性瘫痪。

（二）评估

1992年，美国脊髓损伤学会（America Spinal Injury Association，ASIA）制定了脊髓损伤神经功能分类标准。1994年，国际截瘫医学会（the International Medical Society of Paraplegia，IMSOP）正式推荐该标准为国际应用标准。

1. 脊髓损伤的平面　发生脊髓损伤之后，会表现为在损伤平面以下运动、感觉、反射及括约肌和自主神经功能出现不同程度的损害。神经损伤平面是指保留双侧身体正常运动和感觉功能最低的脊髓节段水平。

由于脊髓的节段平面与椎体平面不完全一致，因此采用颈段（C）、胸段（T）、腰段（L）、骶段（S）对脊髓损伤平面进行描述。一般判断脊髓损伤平面以运动平面作为依据，对于 $T_2 \sim L_1$ 节段，运动平面难以确定，则以感觉平面作为依据。

（1）运动平面（motor level，ML）是指脊髓损伤后，保持运动功能的最低脊髓神经节段。确定运动平面时，代表该平面的关键肌肌力必须等于或高于3级才能够认定该平面的神经支配完整，同时上一节段所支配的关键肌肌力必须正常。ASIA标准确定人体左右各有10组关键肌（key muscle），根据徒手肌力评定分为0~5级。

（2）感觉平面（sensory level，SL）是指身体两侧具有正常感觉功能的最低脊髓节段，或者其下一个平面即出现感觉异常的节段。脊髓损伤后，左、右侧感觉水平可有不同，感觉平面以下的皮肤感觉可以减退或消失，也可表现为感觉异常。ASIA标准确定人体左右各有28个感觉关键点（表7-8）。

2. ASIA 残损指数 ASIA 残损指数主要用于评估脊髓损伤后导致的功能障碍程度(见表 7-5)。

表 7-8　运动平面和感觉平面的关键点

脊髓节段	运动关键肌	感觉关键点
C_2		枕骨粗隆
C_3		锁骨上窝
C_4		肩锁关节部
C_5	肱二头肌	肘窝桡侧
C_6	桡侧腕屈肌	拇指
C_7	肱三头肌	中指
C_8	中指末节屈肌	小指
T_1	小指外展肌	肘窝尺侧
T_2		腋窝顶侧
T_3		第 3 肋间(锁骨中线)
T_4		第 4 肋间(锁骨中线)
T_5		第 5 肋间(锁骨中线)
T_6		剑突水平
T_7		第 7 肋间(锁骨中线)
T_8		第 8 肋间(锁骨中线)
T_9		第 9 肋间(锁骨中线)
T_{10}		脐水平(锁骨中线)
T_{11}		在 T_{10}~T_{12} 之间,锁骨水平
T_{12}		腹股沟韧带中点
L_1		大腿前方 T_{12}~L_2 距离的一半
L_2	髂腰肌	大腿前方中点
L_3	股四头肌	股骨内髁
L_4	胫前肌	内踝
L_5	姆长伸肌	足背第三跖趾关节
S_1	腓肠肌	足跟外侧
S_2		腘窝中点
S_3		坐骨结节
S_4~S_5		肛周区

3. 脊柱脊髓功能评估 包括骨折类型、脊柱稳定性、是否需要适配脊柱矫形器、配备何种脊柱矫形器。

4. 其他功能评估 包括关节活动度、肌肉维度、上下肢功能；辅助器具、步行矫形器的应用评估；泌尿、排便功能以及心肺功能的评估等。

5. 社会功能评定 对于脊髓损伤儿童来说，可以评估其生活自理能力。

三、康复治疗

脊髓损伤的临床处理原则是抢救脊髓损伤儿童的生命，预防和减少脊髓功能的丧失，预防和治疗并发症，以便于最大限度地利用残存功能；尽可能地让脊髓损伤儿童在最短的时间内重返家庭，达到最大限度的生活自理，提高生活质量；重返社会，实现全面康复。

脊髓损伤的康复应从受伤现场开始，早期康复及预防并发症的发生对儿童预后意义重大。

（一）康复分期与治疗

脊髓损伤的康复治疗包括急性期的康复和恢复期的康复。

1. 急性期的康复 急性期的康复分为急性不稳定期和急性稳定期的康复。康复训练内容有其各自的特点。

（1）急性不稳定期（卧床期）：一般指急性脊柱脊髓损伤后 2~4 周之内。或脊柱脊髓因外伤遭到破坏，或因手术治疗后需固定制动时间尚短，因此在这个时期脊柱的稳定性较差。注意保护脊柱的稳定性，以免造成二次损伤。

通常当临床抢救告一段落，儿童生命体征平稳、病情基本稳定后康复即可开始。

此期临床治疗和康复治疗需相互配合，训练强度不宜过大。多采用床旁康复训练，主要训练目的是预防肌肉萎缩、骨质疏松、关节挛缩、压疮的发生。内容包括：良肢位的摆放；定期翻身拍背以及以下功能训练。

1）关节活动度训练：对瘫痪肢体进行被动活动，这种训练在入院后即可开始进行。通过对瘫痪肢体的全范围被动关节活动，有助于维持关节活动度，预防关节挛缩畸形的发生，同时可以促进肢体血液循环，预防肌肉萎缩。被动关节活动每日应进行 2 次，每个肢体从近端到远端关节的活动应在 10 分钟以上。

2）肌力训练：在保持脊柱稳定的原则下，所有可以主动运动的肌肉都应该做运动。主动运动训练需要在脊髓损伤儿童清醒能够配合的情况下进行，可采用玩具逗引的方式。

3）呼吸功能训练：包括胸式呼吸（胸腰段损伤）和腹式呼吸训练（颈段损伤）、体位排痰训练等。

4）膀胱功能训练：在急救阶段，因需要输液难以控制入量可能需要留置尿管。一旦入量可控，便开始进行间歇导尿和自主排尿训练、反射排尿训练。

（2）急性稳定期（轮椅期）：急性不稳定期结束后，即损伤后 4~8 周为急性稳定期。进入此期后脊髓休克期多已结束，可以判断脊髓损伤的水平和程度。此期由于脊柱稳定性重建，脊髓损伤儿童开始可以进入训练室进行训练。除了要强化急性不稳定期的已有的基础训练，还需要加强上肢支撑力量的训练、转移训练。主要训练内容包括：关节活动度、肌力增强、膀胱功能、坐位平衡、辅助站立、轮椅使用、初步生活自理能力等训练。此期辅助器具、矫形器具应逐步介入到训练之中。同时，功能性电刺激、蜡疗等传统物理治疗,对刺激肢体肌肉收缩,产生功能性活动,促进局部血液循环,改善神经功能有一定作用。

2. 恢复期的康复 一般在伤后 2~3 个月以后,在早期康复训练的基础上开始进行此期的康复训练。加强残存肌力和全身耐力训练,根据损伤的平面制定合适的站立、步行训练方案。主要训练内容见表 7-9。

表 7-9 恢复期的康复训练内容

四肢瘫(T$_1$ 以上损伤)	截瘫(T$_2$ 以下损伤)
肌力增强训练	肌力增强训练
耐力增强训练	耐力增强训练
轮椅活动、轮椅操纵训练	轮椅活动、轮椅操纵训练
上肢支具、自助具应用训练	下肢支具应用训练
	治疗性站立、步行训练(T$_2$~T$_{12}$); 应用膝踝足矫形器(KAFO)及腋拐
	功能性步行训练(L$_1$~L$_4$); L$_1$~L$_2$ 应用膝踝足矫形器,L$_3$ 以下踝足矫形器

(二)辅助器具的应用

确定使用矫形器的适应证、选择合适的矫形器具、适配合适的辅助器具,不仅能够提高脊髓损伤儿童的运动功能和生活自理能力,而且有益于他们身心全面的发育,促进儿童尽早回归家庭、回归学校、回归社会。脊髓损伤的程度不同、残存肌力不同,所需要的辅助器具也不相同;脊髓损伤儿童的年龄、体质、生活环境和家庭经济条件也是影响辅助器具选择的因素。

1. 上肢支具和自助具 自助具是指能够提高脊髓损伤儿童自身能力,让其更省力、省时地完成一些原来无法完成的日常生活活动,从而增加生活独立性的辅助装置。自助具的使用是脊髓损伤儿童全面康复的一部分,包括:进食自助具,洗漱自助具、书写自助具等。

2. 下肢支具 下肢支具主要是用于辅助脊髓损伤儿童站立及行走的辅助具,基本功能主要包括:稳定与支撑功能、助动功能、矫正功能和保护功能。应用于脊髓损伤的下肢支具主要分为两类:无助动功能步行矫形器和助动功能步行矫形器或往复式步行矫形器。

(1)无助动功能步行矫形器:主要是双侧髋膝踝足矫形器(hip knee ankle foot orthotics, HKAFO)或双侧膝踝足矫形器(knee ankle foot orthotics,KAFO)、踝足矫形器(ankle foot orthotics,AFO)。应用时髋或膝关节锁紧,踝关节采用固定方式。无助动功能步行矫形器主要依靠脊髓损伤儿童身体重心前倾及骨盆侧倾达到跨步。进行站立及行走功能训练时应使用双拐,注意安全。

(2)助动功能步行矫形器:助动功能步行矫形器(advanced reciprocating gait orthosis, ARGO)使得 T$_4$ 以下的完全性脊髓损伤儿童可能应用步行矫形器进行步行,其结构设计特点使脊髓损伤儿童在站立和坐位姿势互换过程中有助动功能。应用 ARGO 在坐位和站立姿势互换时,不需要手动打开膝关节的铰链锁,而可直接站立或坐下,且因膝关节支具的弹性装置在姿势互换时给予助力,使得姿势转换省力、易行。T_4~T_9平面损伤的脊髓损伤儿童应用 ARGO 行走时的氧耗明显降低。

3. 矫形器具适配原则

(1)完全性脊髓损伤:一般情况下,颈段脊髓损伤儿童不能应用步行矫形器。T_{10} 以上的完全性脊髓损伤儿童可以应用无助动功能的步行器,一般不能进行功能性步行。具体应用范围见表 7-10。

表 7-10 脊髓损伤矫形器与辅助器具适配及应用

脊髓损伤水平	无助动功能步行矫形器及康复目标	助动功能步行矫形器及康复目标
T_1~T_5	应用骨盆带长下肢支具及腋拐进行支具站立训练	应用 ARGO 及肘拐进行站立训练或治疗性步行
T_6~T_{10}	应用骨盆带长下肢支具及腋拐进行治疗性步行	应用 ARGO 及肘拐进行治疗性或家中功能性步行
T_{11}~T_{12}	应用长下肢支具及腋拐进行治疗性或家中功能性步行	应用 ARGO 及肘拐进行社区功能性步行
L_1	应用长下肢支具及腋拐进行家中功能性步行	应用 ARGO 及肘拐进行社区功能性步行
L_2	应用长下肢支具及腋拐室内或社区功能性步行	应用 ARGO 及肘拐进行社区功能性步行
L_3~L_4	应用短下肢支具及腋拐进行社区功能性步行	无需应用助动功能步行矫形器
L_5~S_1	应用足托及单拐进行社区步行	
S_2	社区步行	

(2)通过临床检查和影像学检查对脊柱稳定性进行评估。对于治疗、手术后可能仍存在脊柱不稳定的儿童要采取相应措施——必要的外固定,否则不可应用步行矫形器。

(3)应用步行矫形器之前,脊髓损伤儿童应首先进行关节活动度、肌力训练、坐位平衡和站立位平衡训练。他们的心肺功能应基本保持在正常生理范围之内。如脊髓损伤儿童有体位性低血压、自主神经反射亢进等并发症,应暂缓站立性、步行训练。

(三)心理支持与环境改造

帮助脊髓损伤儿童勇敢地面对损伤带来的残疾障碍,树立身残志坚的信念,促使他们早日获得独立生活的技能,指导家庭、学习环境的无障碍设施改造,创建其回归学校与社会的途径与渠道。

(四)常见的并发症及治疗原则

脊髓损伤会造成儿童多系统功能出现紊乱,且由于受伤机制不同,会合并多脏器受损,从而导致多种并发症的发生。这不仅会对脊髓损伤儿童功能恢复造成不利影响,也会增加家庭经济负担、影响康复训练效果。

1. 关节挛缩 脊髓损伤后由于关节主动运动能力丧失,若关节长期处于固定姿势,或由于重力作用,导致关节周围的皮肤、肌肉、肌腱或韧带等发生失用性挛缩,失去弹性和伸缩性能,最终会造成关节活动范围受限。脊髓损伤后瘫痪肢体的关节多表现为屈曲挛缩。

(1) 预防:在急性期即可开始进行床旁的康复训练,被动关节全范围活动,经常变换体位,必要时使用功能位夹板和矫形器。

(2) 治疗

1) 康复训练:对于已经发生挛缩的关节,利用器具、自身重力、肢体位置的摆放、被动手法牵拉锻炼,牵伸短缩的肌肉肌腱,逐渐增加关节活动范围。

2) 手术治疗:保守治疗无效、重度关节挛缩的脊髓损伤儿童,需采用手术治疗解除关节挛缩。术后注意良肢位的摆放,后续开展康复训练,防止挛缩畸形再次发生。

2. 骨质疏松　脊髓损伤导致肢体运动功能降低,主动运动减少,出现失用性骨质疏松。早期进行康复训练,进行负重训练,可预防骨质疏松的发生。

3. 异位骨化　异位骨化是发生在软组织内的异常位置的骨形成,均发生在脊髓损伤平面以下。主要发生在关节周围,以髋关节附近多见,完全性脊髓损伤者多见。目前原因不明。严重的异位骨化会影响关节活动度、运动功能及生活自理能力。

(1) 预防:该并发症的发生可能与关节的暴力牵拉导致软组织损伤有关。因此进行关节活动度训练时手法要轻柔。

(2) 治疗:如果关节活动度基本没有受限,对生活自理能力不会造成不利影响,可以不予特殊处理。

为了改善关节活动度和生活自理能力,可以通过手术切除异位骨化的新生骨。但是要严格掌握手术时机和手术方法,需进行 X 线检查或骨扫描证明骨化成熟,且碱性磷酸酶(AKP)结果正常后,一般在骨化发生 1.5 年后,方可进行手术治疗。

4. 痉挛　上运动神经元脊髓损伤儿童会出现损伤平面以下的肌肉受累。内在和外在因素都有可能诱发痉挛加重,包括体位改变、压疮、泌尿系感染、膀胱结石、便秘、情绪激动等。如脊髓损伤儿童出现痉挛加重,应认真检查是否出现以上问题。

针对痉挛可以进行被动活动、被动牵拉。

5. 呼吸系统并发症

(1) 呼吸障碍:脊髓损伤特别是高位脊髓损伤儿童因呼吸肌的神经支配障碍,导致呼吸肌瘫痪,正常呼吸功能无法维持。

对于上颈段脊髓损伤后四肢瘫痪、呼吸无力、通气量很低的儿童,尽早进行气管切开并给予吸氧。

1) 呼吸锻炼:先从缓慢的、放松的腹式呼吸开始,逐渐过渡到利用手法或者腹部放置沙袋等,进行呼吸肌的负荷能力训练。

2) 增加胸壁运动:规律协助脊髓损伤儿童翻身,通过被动牵拉增加胸壁和双上肢的运动幅度。

3) 保持呼吸道清洁:坚持每天拍打、叩击脊髓损伤儿童的胸背部,鼓励他们咳嗽、咳痰,防止分泌物在气道内滞留。

(2) 肺部感染:无论在脊髓损伤急性期还是慢性期,呼吸道感染一直是脊髓损伤儿童常见的并发症,也是脊髓损伤者急性期死亡的主要原因。治疗原则遵循临床呼吸道感染诊疗原则。同时加强翻身、拍背,鼓励脊髓损伤儿童咳嗽、咳痰。对于无力排痰的儿童,及时进行吸痰清理呼吸道分泌物。

(3) 肺不张:脊髓损伤呼吸肌瘫痪,咳嗽无力或不能咳痰,同时因卧床和体位转换能力差,导致分泌物潴留,造成肺不张。脊髓损伤后肺不张的临床诊断和治疗原则同一般肺不张的处理。

6. 直立性低血压 直立性低血压或体位性低血压是指脊髓损伤儿童从卧位到坐位或直立位时血压明显下降,临床表现为头晕、黑矇、视物不清,甚至一过性意识丧失。多发生于T_5以上的脊髓损伤,在伤后早期症状明显。

定期变化体位,可以刺激血管收缩。定期逐步摇床坐起可以减少体位性低血压的发生。因体位性低血压而影响康复训练时,可以配用腹带和高质量长腿弹力袜辅助克服低血压。

7. 便秘 脊髓休克期(3~6周)内的排便障碍多表现为大便失禁。休克期过后,腰段以上的完全性脊髓损伤的排便障碍多表现为便秘。脊髓损伤儿童便秘主要是由于肠内容在结肠和直肠通过异常,缺乏胃结肠反射。治疗的关键是促进肠蠕动。尤其是促进左半结肠的蠕动和训练排便反射。每天定时排便,调整饮食结构,多进食富含纤维的食物,多保持坐位,增加腹压。必要时可以应用灌肠、肛周刺激等方法。

8. 泌尿系统并发症 主要表现为排尿障碍,如果处理不当会导致膀胱输尿管反流、肾积水、泌尿系统感染和肾功能减退、衰竭。泌尿系统并发症的防治是脊髓损伤康复的重要环节。

(1) 排尿障碍分类:①脊髓休克期的排尿障碍主要表现为尿潴留。②脊髓休克期后的排尿障碍因损伤平面不同,对膀胱尿道功能的影响也不同:骶髓以上损伤时,排尿中枢完整,随着脊髓休克期的结束,逼尿肌出现反射性收缩,收缩时间逐渐延长,张力增高,产生不自主排尿,且很不充分,膀胱内有大量的残余尿。而且在排尿时出现逼尿肌收缩的同时,括约肌不能协同松弛。圆锥或骶神经根完全性损伤时,逼尿肌无收缩和无反射,膀胱成为无力收缩的储尿囊,会导致排尿困难或充溢性尿失禁。

(2) 检查方法:包括膀胱容量的测定、残余尿量的测定、尿流动力学检查、泌尿系统彩色多普勒超声检查等。尿流动力学检查对于评估脊髓损伤后泌尿系统功能十分重要,但需要受检者能够很好地配合检查指令,很多儿童因配合度较差而无法进行该项检查。

(3) 治疗方法

1) 留置导尿:急救阶段和脊髓休克早期,需要留置尿管进行膀胱引流。定期更换尿管和尿袋,保持尿道口清洁。在病情稳定,脊髓休克期过后,可改为间歇导尿、训练反射性排尿。但发生泌尿系感染时,必要时需应用留置导尿。

2) 间歇导尿:每4~6小时导尿一次。注意控制饮水量总量,均衡饮水。间歇导尿期间,每2周查尿常规和细菌计数。

3) 反射性排尿:每次导尿前,配合使用辅助方法进行膀胱刺激,如叩击耻骨联合,建立排尿反射机制,寻找刺激排尿反射的触发点。

(4) 泌尿系统感染治疗:根据细菌培养和药敏试验结果选择敏感抗生素;保持排尿通畅,必要时留置尿管;在排尿通畅的基础上多饮水,可以适当进行膀胱冲洗。

9. 压疮的治疗 局部压迫及持续压迫时间过长会导致压疮的发生。

(1) 预防:定时翻身、更换体位、解除局部的压迫。

1) 选择良好的坐垫和床垫,如充气垫。

2) 改善全身营养状况。

3) 保持皮肤卫生,注意内衣清洁光滑,保持床垫、坐垫卫生。

(2) 治疗:首先应解除对压疮区域的压迫,其次全面处理可能的诱发因素。

Ⅰ度、Ⅱ度压疮原则上采用保守治疗。局部处理原则是保持伤口清洁、防止感染,解除压迫,促进组织愈合,定期清创、换药。

Ⅲ度、Ⅳ度压疮可先行保守治疗,定期清除坏死组织,定期换药促进愈合。合并感染的压疮可增加换药次数,局部清洗,全身或局部应用敏感抗生素,必要时切开引流。对长期治疗不愈合、创面肉芽老化、创缘瘢痕组织形成、合并骨髓炎、关节感染、深部窦道形成者,应考虑手术治疗。

10. 自主神经反射亢进　自主神经反射亢进是脊髓损伤特有的威胁生命的严重并发症。自主神经反射亢进发生在脊髓休克结束之后,见于 T_6 以上的脊髓损伤,个别病例发生于 T_6 以下的脊髓损伤。该并发症是严重的、需要紧急处理的、可能导致脑出血和死亡的并发症。

(1) 临床表现:主要症状是头痛,有时是剧烈跳痛,可能出现视物不清、恶心、胸痛和呼吸困难。主要体征是突发高血压,其次是脉搏缓慢或变快,伴有面部潮红、多汗,有时出现皮疹。儿童的临床表现会因语言表达能力而受限,出现烦躁不安、呼吸异常、多汗等。

(2) 预防:对于 T_6 以上的高位脊髓损伤,不要长期留置导尿。

(3) 治疗:立即抬高床头或采用坐位以降低颅内压力,立即监测血压、脉搏。如发生严重合并症,立即请专科医师处理。

四、预防及预后

(一) 预防

Ⅰ级预防:加强安全宣教,指导家长正确看护儿童。在儿童的生长发育过程中,避免由于各种原因造成对脊柱脊髓的损伤。尤其在我国经济快速发展时期,随着交通车辆的大量增加,儿童在乘坐交通工具时保护设备的应用,是儿童脊髓损伤的一级预防的重点。

Ⅱ级预防:采取正确急性期转运和治疗方法,在转运过程中注意防止出现二次损伤。把握手术指征和手术治疗方法,开展正确、及时的康复治疗措施,恰当并正确地应用辅助器具和矫形设备,最大限度提高儿童的功能水平。

Ⅲ级预防:帮助儿童尽早、最大限度地回归家庭、回归学校、回归社会,指导家庭无障碍设施的改造。

(二) 预后

脊髓损伤的预后与儿童脊髓损伤部位、损伤程度和是否进行了正确、系统的康复训练相关。轻度的损伤对儿童运动和感觉功能影响较轻,不会影响儿童的日常生活;中度损伤会导致儿童部分功能丧失,但是通过适配辅助器具、环境改造等可以让儿童生活活动基本不受限;重度损伤的儿童,即使通过康复训练也无法达到完全的生活自理。在脊髓损伤儿童的康复中最重要的是并发症的防治。

(吴卫红　席冰玉)

第三节　其他脊髓疾病

一、脊髓压迫症

（一）概述

脊髓压迫症是由椎管内占位性病变对脊髓、脊神经及其供血血管的压迫而造成脊髓功能障碍为主的临床综合征。脊髓受压后的症状表现与受压迫的部位、外界压迫的性质及发生速度有关。如果压迫原因没有结束且进一步加重，脊髓、脊神经根及其供应血管受压日趋严重，一旦超过代偿能力，最终会造成脊髓水肿、变性、坏死等病理变化，导致受压平面以下的肢体运动、感觉、反射、括约肌功能以及皮肤营养功能障碍，严重影响儿童的生活质量。

（二）诊断及评定

1. 诊断

（1）临床表现：儿童的脊髓压迫症以椎管内肿瘤、外伤、感染和先天性脊柱畸形较为常见。

病程的发展分类：①急性脊髓压迫症：发展快，数小时至数日即出现脊髓横贯性损害，表现为病变平面以下迟缓性瘫痪。②亚急性脊髓压迫症：主要表现为持续性神经根痛、感觉障碍及括约肌功能障碍等。③慢性脊髓压迫症：进展缓慢，分为髓外病变与髓内病变。髓外压迫病变通常表现为根痛期、脊髓部分受压期及脊髓完全受压期，三期出现的症状、体征常相互叠加。髓内压迫病变神经根刺激不明显，可早期出现尿便障碍和受损节段以下分离性感觉障碍。

（2）主要症状

1）神经根症状：早期病变刺激引起的根性痛，沿受损的后根分布的自发性疼痛，有时可表现为相应节段"束带感"。随着病变进一步加重，疼痛由一侧、间歇性进展为双侧、持续性；前根受压可出现支配肌群束颤、肌无力和萎缩。神经根性疼痛或局限性运动障碍，具有定位价值。

2）感觉障碍：①脊髓丘脑束受损出现受损平面以下对侧躯体痛温觉减退或消失；后索受压出现受损平面以下同侧深感觉缺失；横贯性损害上述两束均受损，表现为受损节段平面以下一切感觉均丧失。②由于感觉传导纤维在脊髓内按照一定顺序排列，因此髓内与髓外病变感觉障碍水平及发生顺序不同。髓外压迫是由下肢向上发展。而髓内压迫是自病变节段向下发展，鞍区感觉保留至最后才受累，称为马鞍回避。③脊膜刺激症状：表现为与病灶对应的椎体叩痛、压痛和活动受限，多由硬脊膜外病变引起。因此，感觉障碍对判断髓内外病变及脊髓压迫平面有重要参考价值。

3）运动障碍：急性脊髓压迫早期表现为脊髓休克，2~4周后表现为痉挛性瘫痪。慢性脊髓压迫，当单侧锥体束受压时，引起病变以下同侧肢体痉挛性瘫痪；双侧锥体束受压，则引起双侧肢体痉挛性瘫痪。初期为伸直性痉挛瘫痪，后期为屈曲性痉挛瘫痪。

4）反射异常：脊髓休克期时各种反射均不能引出。受压节段因后根、前根或前角受损出现相应节段的腱反射减弱或消失，锥体束受损则损害水平以下同侧腱反射亢进、病理反射阳性、腹壁反射及提睾反射消失。

5）括约肌功能障碍：髓内病变早期出现括约肌功能障碍，圆锥以上病变双侧锥体束受累，早期出现尿潴留和便秘，晚期为反射性膀胱，而马尾及圆锥病变则出现尿、便失禁。

6）自主神经症状：自主神经低级中枢位于脊髓侧角，病变节段以出现泌汗障碍、皮肤划痕试验异常、皮肤营养障碍、直立性低血压等表现为特征，若病变波及脊髓 $C_8 \sim T_1$ 节段则出现 Horner 征阳性。

（3）辅助检查

1）脑脊液检查：①脑脊液动力学改变：压颈试验可证明椎管是否有梗阻，但压颈试验正常并不能排除椎管梗阻。椎管部分阻塞显示：初压正常或略增高，压腹迅速上升，解除腹压缓慢下降，放出脑脊液后末压明显下降。椎管完全阻塞显示：在阻塞平面以下测压力很低甚至测不出，压腹可迅速上升，而颈静脉加压对脑脊液压力无影响，放出脑脊液后明显下降。②脑脊液常规及生化改变：细胞计数一般在正常范围。炎性病变多有白细胞计数升高；有出血坏死的肿瘤患者红细胞和白细胞均升高；椎管完全梗阻时脑脊液蛋白明显增高，蛋白 - 细胞分离，甚至可超过 10g/L，流出后自动凝结，称为 Froin 征。

2）影像学检查：①脊柱 X 线摄片正位、侧位，必要时加摄斜位。对于脊柱损伤，重点观察有无骨折错位、脱位和椎间隙狭窄等。椎旁脓肿和良性肿瘤常有阳性发现，如可见椎弓根间距增宽、椎弓根变形、椎间孔扩大、椎体后缘凹陷或骨质疏松。②磁共振成像（MRI）：为非侵袭性检查，能清晰地显示脊髓受压部位及范围、病变大小、形状及与椎管内结构关系，必要时可增强扫描推测病变性质。③CT：有助于显示肿瘤与骨质之间的关系及骨质破坏情况。④脊髓造影：可显示脊髓的形态位置及脊髓腔状态，核素扫描可判断椎管梗阻部位，随着 CT、MRI 的应用，这种检查方法很少应用。

2. 评估

（1）脊髓压迫的纵向定位：早期的节段性症状对病变的节段定位有重大价值，脊髓造影和脊髓 MRI 也可以帮助定位。如出现呼吸困难、发音低沉，表明病变位于高颈髓（$C_{1 \sim 4}$）；脐孔症阳性可见于 T_{10} 病变；圆锥病变（$S_{3 \sim 5}$）可出现性功能障碍、大小便失禁或尿潴留等。

（2）脊髓压迫的横向定位：若感觉运动障碍自压迫水平向远端发展，同时存在感觉分离现象，较早出现括约肌功能障碍等，表明压迫位于髓内可能性大；若早期有根痛，且出现脊髓半切综合征，则压迫位于髓外硬膜下可能大；若是急性压迫，根痛明显且有棘突叩痛，压迫常位于硬膜外；但尚需行脊髓 CT 或 MRI 进一步确定病变部位。

（3）脊髓压迫的方位：病变通常位于先出现运动障碍的那一侧或运动障碍较重的那一侧。侧方压迫常表现为脊髓半切综合征，病灶侧出现根痛或束带感，但儿童不易表述清楚；前方压迫出现脊髓前部受压综合征；后方压迫则出现病损水平以下深感觉障碍、感觉性共济失调等。

（4）脊髓压迫病变性质：一般髓内或髓外硬膜下压迫以肿瘤为最常见；硬膜外压迫，多见于椎间盘突出，常有外伤史；炎性病变一般发病快，伴有发热与其他炎症特征；血肿压迫，常有外伤史，症状、体征进展迅速；转移性肿瘤，起病较快、根痛明显、脊柱骨质常有明显破坏。

（5）脊髓压迫的功能障碍

1）感觉障碍：见本章第二节脊髓损伤。

2）运动障碍：见本章第二节脊髓损伤。

3）括约肌障碍：受到脊髓压迫的儿童，在采取膝胸式／左侧卧位／仰卧位下，张口呼吸，使肛门括约肌放松。检查者将手指尖轻轻地在肛门口处按摩片刻后，右手示指徐徐插入肛门，触摸肛门、肛管。检查中肛门外括约肌有随意收缩，为残留运动功能；刺激肛门皮肤与黏膜交界处有反应或刺激肛门深部时有反应是残留感觉功能。

4）反射障碍：脊髓休克期，肢体弛缓性瘫，深浅反射消失；休克期后，痉挛逐渐出现，反射也显示出亢进。

（三）康复与治疗

1. 病因治疗　根据病变部位和病变性质决定解除脊髓压迫物的手术方法。

2. 药物治疗

（1）早期应用大剂量甲泼尼龙静脉内注射可改善损伤后脊髓血流和微血管灌注，使脊髓功能得到改善。伤后 8 小时内给药，脊髓功能恢复最明显，伤后 24 小时内给药仍有治疗意义。

（2）其他：脊柱结核在根治术同时进行抗结核治疗；真菌及寄生虫感染导致脊髓压迫症可用抗真菌或抗寄生虫。

3. 康复治疗

（1）脊髓功能的康复治疗

1）目的：通过对脊髓压迫儿童脊髓功能的重新训练及重建，促进中枢神经系统的代偿功能，从而使其恢复步行、小大便功能及生活自理能力。

2）康复训练的原则、方法和注意事项参照本章第二节脊髓损伤。

（2）并发症的防治及治疗

1）预防感染：主要是预防呼吸道、泌尿系统的感染以及深静脉血栓。定时翻身拍背，促进排痰，对于有尿潴留及尿失禁的儿童，一定要加强护理，预防泌尿系统感染。

2）预防压疮：长期卧床儿童要避免软组织长期受压，特别是骶尾部、臀外侧和内外踝部，每 2 小时翻身一次，压迫处皮肤擦 30%~50% 酒精并局部按摩。如有皮肤发红或破溃，即用软圈垫，还可用红外线灯照射。

3）预防关节挛缩：注意纠正卧位姿势，不得压迫患侧肢体，肢体关节应保持功能位置，给患肢各关节作简单的被动运动。

（3）心理康复治疗：脊髓压迫解除至脊髓功能恢复往往需要较长时间，甚至不能完全恢复，罹患脊髓压迫的儿童可能出现烦躁易激惹，医护人员应告知儿童与家长脊髓功能恢复的程序，树立信心，积极配合治疗，必要时加用抗焦虑抑郁药物。

（四）预防及预后

1. 预防　主要是预防原发病的发生，外伤患儿在搬动之前要做好脊柱的防护。

2. 预后　脊髓压迫症的预后取决于以下几种因素：①病变性质：髓外硬脊膜下肿瘤一般均属良性，能完全切除，其预后比不能完全切除的髓内肿瘤和恶性肿瘤好；②脊髓受损程度；③脊髓功能障碍的程度：在解除压迫之前脊髓功能尚未完全丧失者，手术效果大多良好；④治疗时机：早期治疗解除病因，预后好；急性压迫病变在发病 6 小时内未减压则预后较差；⑤病变进展速度：急性压迫脊髓的代偿功能来不及发挥，因此比慢性压迫预后为差；⑥脊髓受压平面：对脊髓高位的压迫比低位压迫预后差；⑦解除压迫后神经功能恢复情况：较早出现运动或感觉功能恢复则预后较好，1 个月以上仍不见脊髓功能恢复，则提示预后不良；

⑧其他：出现屈曲性截瘫提示预后差，脊髓休克时间越长预后越差，合并尿路感染和压疮等并发症预后不佳。

二、脊髓脊膜膨出

（一）概述

脊髓脊膜膨出（meningomyelocele，MMC）是一种先天性神经系统发育畸形。由于先天性椎板发育不全，脊髓连同其表面被覆的脊膜囊通过椎板缺损处向椎管外膨出，囊颈一般较宽，囊内衬硬脊膜，亦可由部分脊神经根突入囊内并附着于囊壁，囊内可充满脑脊液。全球发病率为 0.05%~0.1%，是新生儿致残和致死重要原因之一。我国为高发区，发病率 0.1%~1.0%，是严重的出生缺陷性疾病。严重损害我国儿童身体健康并给其家庭带来巨大的经济和精神负担。

脊髓脊膜膨出可位于脊柱轴线上的任何部位，但以骶尾部多见，颈部次之，其他部位较少。

（二）诊断及评定

1. 诊断

（1）临床表现

1）局部包块：婴儿出生时即可发现背部中线的颈、胸或腰骶部存在囊性肿物，大小不一。包块呈圆形或椭圆形，多数基底较宽，少数为带状。表面皮肤正常，也可表现为瘢痕样，而且菲薄。曾发生破溃者，表面呈肉芽状或有感染。已破溃者，包块表面有脑脊液流出。婴儿哭闹时包块增大，压迫包块则前囟门膨隆，透光试验阳性，显示膨出包块与蛛网膜下腔相通。脊髓脊膜膨出合并脂肪瘤者，其外表为脂肪包块，其深面为脊膜膨出囊。

2）神经损害症状：单纯的脊膜膨出，可以无神经系统症状。脊髓脊膜膨出并有脊髓末端发育畸形、变性、形成脊髓空洞者，症状多较严重，有不同程度的腰背部疼痛、双下肢瘫痪及大小便失禁。腰骶部病变引起的严重神经损害症状，远远多于颈、胸部病变。脊髓脊膜膨出本身可构成脊髓栓系，随年龄、身高增长，脊髓栓系综合征也进一步加重。

3）脑膜炎：膨出的硬脊膜囊破溃者易导致脑膜炎，伴皮肤窦道的隐性脊柱裂也可引起反复发作的脑膜炎。

4）其他症状：少数脊膜膨出向胸腔、腹腔、盆腔内伸长，出现包块及压迫内脏的症状。一部分脊膜膨出儿童合并脑积水和其他畸形，出现相应症状。神经系统发育的异常常合并认知障碍、癫痫等。

（2）辅助检查

1）脊柱 X 线片：病变部位椎板闭合不全和软组织肿块影，膨出至胸腹腔者可见椎间孔扩大，突向盆腔者骶管显著扩大。

2）CT 检查：横断面显示椎管异常和膨出的硬脊膜，表现为椎管后方边界清楚的圆形或椭圆形、与脑脊液密度相同、周边有薄层高于脑脊液的环状影（硬脊膜），也可突向盆腔或向前或侧方突入纵隔。

3）MRI 检查：矢状面和横断面 T_1WI 可显示脊膜膨出的范围和内容物，T_2WI 显示脑脊液高信号和脊髓低信号。

2. 评估

（1）病变的类型

1）脊膜膨出：在背部中线发生一囊性包块。表面皮肤多为正常，囊内充满脑脊液，无神经组织，或仅见一条细纤维带连至脊髓表面。椎管内脊髓为正常结构。少数病例，膨出囊外表皮有瘢痕样改变。

2）脊髓脊膜膨出：脊膜囊由椎板破损处膨出，囊内容物有两种情况：①伴有少数神经根突向囊内及附着于囊壁。②腰骶部之脊髓脊膜膨出，囊内有脊髓及其神经根突入和附着。脊髓与神经组织有的突入囊之后又卷曲返回于椎管硬脊膜囊内。因此神经损害的程度差别很大。

脊膜膨出与脊髓脊膜膨出有时与脂肪瘤合并存在，称为脂肪瘤型脊膜膨出或脂肪瘤型脊髓脊膜膨出。

3）脊髓外露或脊髓膨出：少见。椎管与硬脊膜广泛敞开，脊髓与神经组织直接显露于外。可有神经组织变性。有时尚有一层通明膜覆盖。

（2）功能障碍：手术后的功能障碍评估见脊髓压迫症部分

（三）康复与治疗

1. 治疗　原则上此类疾病都适合手术治疗。

2. 康复训练　因该病会对儿童的运动功能、二便功能造成不同程度的影响，因此康复训练是针对这类儿童的一项重要治疗。

具体治疗原则和方法详见本章第二节脊髓损伤。

（四）预防及预后

1. 预防　我们国家已经大力推广妇女在孕早期口服叶酸药物或食物强化补充叶酸来降低先天性脊柱裂、脊髓脊膜膨出发病率。

2. 预后　对于婴幼儿的脊髓脊膜膨出应早期手术治疗，术前需结合其营养状况及体质情况评估是否能够耐受手术。婴幼儿已经表现出下肢完全瘫痪、大小便失禁者，过去视为手术禁忌证，而目前麻醉和显微手术技术发展，可有选择性地进行手术，也可能取得良好效果。

三、脊髓空洞症

（一）概论

脊髓空洞症是脊髓的一种慢性、进行性的退行性病变，确切病因不清。其病变特点是脊髓内，主要是灰质形成管状空腔以及胶质增生，而非神经细胞的增生。最常见于颈膨大，常向胸髓扩展，多先侵及灰质前连合，然后向后角扩展，以后侵及前角，继而压迫白质。空洞可侵及延髓，少数仅发生在延髓。本病发病隐袭，缓慢进展，儿童少见。典型的症状是病变节段分离性痛、触觉障碍及病源支配区的肌肉萎缩与营养障碍。

（二）诊断及评定

1. 诊断

（1）临床表现：有些儿童有家族史，但多在 31~50 岁发病，男多于女。一般病程进展较缓慢，早期出现的症状多呈节段性分布，最先影响上肢，当空洞进一步扩大时，髓内的灰质和其外的白质传导束也被累及，于空洞腔以下出现传导束功能障碍。因此，早期脊髓空洞的儿童症状比较局限和轻微,晚期症状则表现广泛甚至出现截瘫。

1)感觉异常:出现节段性分离性感觉障碍,即痛温觉消失,轻触觉、震颤觉和位置觉相对保留,这是本病的特征。感觉障碍可出现单侧上肢,也可为两侧性。可有深部痛,累及肩臂。累及后索时,则出现相应深感觉障碍。

2)运动障碍:空洞影响脊髓前角引起运动神经元破坏,出现一侧或两侧上肢弛缓性部分瘫痪症状,表现为相应肌肉瘫痪、萎缩,肌张力减低,肌纤维震颤和反射消失,尤以两手的鱼际肌,骨间肌萎缩最为明显,严重者呈现爪形手畸形。

三叉神经下行根受影响时,多发生同侧面部感觉呈中枢型痛,温觉障碍,面部分离性感觉缺失形成所谓"洋葱样分布",伴咀嚼肌力弱。

若前庭小脑传导束受累,可出现眩晕、恶心、呕吐、步态不稳及眼球震颤,下肢可有对称或非对称性痉挛性轻瘫。晚期病例瘫痪多加重。

3)自主神经损害症状:空洞累及 C_8 和 T_1 侧角之交感神经脊髓中枢,出现 Horner 综合征。病变损害相应节段,肢体与躯干皮肤可有多汗或少汗症,是分泌异常的唯一体征。少汗症可局限于身体的一侧,称之为"半侧少汗症",而更多见于一侧的上半身,或一侧上肢或半侧脸面,通常角膜反射亦可减弱或消失。因神经营养性角膜炎可导致双侧角膜穿孔,另一种奇异的泌汗现象是遇冷后排汗增多,伴有皮温降低,指端、指甲角化过度,萎缩,失去光泽,由于痛、温觉消失,易发生烫伤与创伤,晚期脊髓空洞的儿童会出现大小便障碍和反复性泌尿系感染。

(2)辅助检查:MRI 检查是脊髓空洞症的首选检查方法,可直接显示脊髓空洞的部位、范围。

2. 评估 病变的感觉平面与运动平面关键点见本章第二节脊髓损伤。

(三)康复与治疗

目前尚无有效的根治办法。

1. 一般治疗 可采用神经营养药物、B 族维生素、血管扩张剂等,过去曾试用放射治疗,但疗效皆不确切。

2. 手术治疗 鉴于本病为缓慢进展性,以及常合并寰枕部畸形及小脑扁桃体下疝畸形,而且这些又被认为与病因有关,因此在明确诊断后应采取手术治疗。成功的外科手术可达到改善临床症状和延缓病情发展的目的,而非根治的手段,缓解症状。

3. 康复治疗其他治疗 根据脊髓空洞的儿童累及的部位和病情严重,可以采用运动治疗、作业疗法、理疗,进行功能锻炼、肌力锻炼、促进肌肉收缩,延缓疾病进展,可以结合按摩、针刺疗法等传统治疗。

对于重症卧床的儿童,保持姿势、辅助移动、书写、生活自理的辅助器具将有助于提高他们的生活质量。

(四)预防及预后

1. 预防 对于有家族史的儿童,需要进行密切观察,及早发现,进行必要的神经营养药物治疗,用以延缓进展。

2. 预后 因为是慢性进展性疾病,目前尚无有效的治疗方法。康复训练、适配辅助器具,在一定程度上能辅助提高患者的生活质量。

(吴卫红 席冰玉)

参 考 文 献

［1］刘鸣,谢鹏 . 神经内科学［M］. 北京:人民卫生出版社,2014.

［2］王玉龙 . 康复功能评定学［M］. 北京:人民卫生出版社,2008.

［3］郭铁成,黄晓琳,尤春景 . 康复医学临床指南［M］. 3 版 . 北京:科学出版社,2013.

［4］谭成兵 . 儿童急性横贯性脊髓炎诊治现状［J］. 儿科药学杂志,2015,21（5）:62-64.

［5］关晔 . 临床康复学［M］. 北京:华夏出版社,2005.

［6］恽晓平 . 康复疗法评定学［M］. 北京:华夏出版社,2005.

［7］薛辛东 . 儿科学［M］. 北京:人民卫生出版社,2005.

［8］雷霆 . 小儿神经外科学［M］. 北京:人民卫生出版社,2011.

［9］李华龙,梁鹏,脊髓脊膜膨出的研究进展［J］. 中华神经外科杂志,2012,28（6）:643-645.

［10］纪树荣 . 康复疗法学［M］. 北京:华夏出版社,2003.

第八章 神经肌肉疾病

第一节 肌营养不良

一、概述

肌营养不良（muscular dystrophy，MD）是一组遗传性非炎症性进展性肌肉病。遗传方式包括 X 连锁隐性遗传、常染色体显性或隐性遗传等。

主要临床特点为近端受累为主的骨骼肌进行性无力、肌肉萎缩、伴或不伴有假性肌肉肥大，可最终完全丧失运动功能。根据遗传方式、起病年龄、受累肌群、病程进展及预后等因素，分为以下主要亚型：Duchenne 肌营养不良（Duchenne muscular dystrophy，DMD）、Becker 肌营养不良（Becker muscular dystrophy，BMD）、面肩肱型肌营养不良（facioscapulohumeral muscular dystrophy，FSHD）、Emery-Dreifuss 型肌营养不良（Emery-Dreifuss muscular dystrophy，EDMD）、肢带型肌营养不良（limb-girdle muscular dystrophy，LGMD）、远端型肌营养不良、眼咽型肌营养不良等。

DMD 又称假肥大性 MD，是最常见 MD 类型，呈 X 连锁隐性遗传，发病率为 1/3 500 活产男婴，1/3 为新生突变导致的散发病例。男性学龄前或学龄期起病，早期运动里程碑正常或轻度延迟，18 个月或更晚独走。大多数患儿在 4 岁时表现出症状，随着病情进展，逐渐出现骨盆前倾、代偿性腰椎过度前凸、迈步困难，终至丧失行走能力。常因心肌受累导致心肌病、心脏扩大，心电图显示右心室劳损，高 R 波、深 Q 波和 T 波倒置。晚期患者因呼吸肌群受累导致进行性通气障碍和肺功能下降。通常 20~30 岁死于心肺衰竭。

BMD 是次常见 MD 类型，发病率为 1/30 000 活产男婴，遗传方式及临床表现均与 DMD 相似，但 BMD 起病晚、病情程度轻，丧失行走能力时间晚，寿命可达 30~40 岁以上。由于 MD 具有明显的遗传异质性和表型异质性，起病年龄跨度大，儿童起病者致残程度高、寿命短，而且本病目前还缺乏有效治疗手段，因此，需要早期正确识别表型，并借助多重连接探针扩增（MLPA）和 DNA 测序等分子遗传学检测帮助确诊。

对确诊的 MD 患者应及时纳入慢病监测和康复管理。

二、诊断及评定

（一）诊断

1. DMD 的诊断要点 ①男孩发病，对称性四肢近端为主的肌无力，下肢重于上肢；②伴有假性肌肥大（腓肠肌为主）；③肌无力步态和典型 Gower 征：近端髋无力导致患儿由坐位或仰卧位起来时，必须先变为俯卧位肘和膝支撑，然后伸肘、伸膝撑起身体，手足逐渐靠拢维持身体重心位于双腿上，手扶膝盖沿下肢上爬完成直立位；④腱反射减弱，无肌纤维性颤动，无感觉异常；⑤病情缓慢持续发展；⑥可有男性患病家族史；⑦血清磷酸肌酸激酶显著升高;⑧肌电图呈典型肌病表现,周围神经传导速度正常;⑨肌活检可见肌纤维轻重不等的广泛变性坏死;⑩遗传学检查可以确诊并指导产前诊断。所有临床拟诊 DMD 和 BMD 的患儿均应进行遗传基因的检测,是目前确诊的主要依据。

2. 其他类型 MD 的诊断 主要依赖病史和临床表现,包括发病年龄、性别、肌肉萎缩及肌无力受累的范围、病程进展情况、家族史等,实验室和电生理检查(血清酶测定、心电图、肌电图)可以提供诊断线索,遗传学检测可以帮助各类型的基因诊断、指导遗传咨询。如果基因检查不能确定,则可进行肌肉活组织病理检查。

3. 鉴别诊断

(1) DMD 需与青少年型脊肌萎缩症相鉴别,后者为青少年起病,对称性四肢近端为主的肌无力伴有肌萎缩,早期腱反射消失,有肌束震颤,肌电图与肌活检呈神经源性改变。

(2) 肢带型肌营养不良需与以下鉴别:①多发性肌炎:可有四肢肢带肌无力,血清 CK 增高,但受累肌肉常有酸痛与压痛,肌肉活检为炎性坏死性改变。②运动神经元病:常以上肢远端首先受侵,逐步累及近端,血清酶活性改变不明显,肌电图与肌活检呈神经源性改变。

(二) 康复评定

1. 一般状况评定 精神和营养状态检查;身高、体重和体重指数(body mass index,BMI)等体格发育指标测量;运动能力和步态观察,受累肌群分布情况,有无肌肉萎缩、挛缩和骨关节变形等。

2. 心肺功能评定

(1) 心脏功能:6 岁以上的 DMD 患者应进行心脏基线评价,至少应进行心电图和超声心动图检查;10 岁前每 2 年评定 1 次、10 岁后或出现心脏损害后每年 1 次。如果非侵入性心脏检查显示异常,至少每 6 个月 1 次。

(2) 肺功能:呼吸肌力量减弱和脊柱侧凸可引起胸廓畸形,导致限制性呼吸困难。自5 岁起应开始监测呼吸功能,至少每年 1 次。监测项目包括肺活量(vital capacity,VC)及其占预计值百分率(VC%)、用力肺活量(forced vital capacity,FVC)及其占预计值百分率(FVC%)、第 1 秒用力呼气容积(forced expiratory volume in one second,FEV_1)及其占预计值百分率(FEV_1%)。

3. 神经肌肉功能评定 主要包括肌力、肌容积大小、肌张力和神经反射评定,主动和被动 ROM 评定,步态分析和生物力学测定,继发性脊柱和骨关节变形者应进行 X 线检查等。

4. 运动功能评定

(1) 运动功能评定量表(motor function measure,MFM):MFM 量表是由法国 Lyon-Sud 儿科中心康复团队专为神经肌肉病患儿编制的运动功能测评工具,共分为 3 个维度:①第一维度(D1)为站立和转移能力,含 13 个项目;②第二维度(D2)为体轴和近端肢体运动能力,含 12 个项目;③第三维度(D3)为远端肢体运动能力,含 7 个项目。评分标准按照完成动作的程度进行 0~3 分评分,计算总分值占正常儿童预期总分值的百分比(实际得分 / 总分 ×100%),分数越低,障碍程度越重。3 个维度的得分可以提供详细的躯体障碍分布情况。该方法需要由参加 MFM 培训后的医生或治疗师来完成,评分细则可以参考使用手册(http://www.mfm-nmd.org)。MFM 量表可用于丧失步行能力 DMD 患儿的评测。

(2) 北极星移动评价量表(north star ambulatory assessment,NSAA):最早由 Scott 于2006 年在英国儿童神经学第 31 届年会上发表,专门用于评定可步行的 DMD 患儿的运动功能。共有 17 个项目,每项得分 0~2 分,其中 2 分为无帮助下达到标准目标,1 分为在他人帮助下或改良方法后达到目标,0 分为不能达到目标。将所有项目得分相加获得总分,满分为 34 分,分值越高表示移动能力越高。7 岁以下患儿,其年龄与 NSAA 量表评分呈正相关,即年龄越大运动能力越强;7 岁以上患儿其年龄与 NSAA 量表评分呈高度负相关,即年龄越大运动能力越低,NSAA 量表对于 7 岁以上且可步行的患儿具有更好的敏感性。

(3) 6 分钟步行试验(6MWT):6MWT 是评价有氧运动耐力的常用方法,近年来被越来越广泛地应用于有关 DMD 的国际多中心临床试验和纵向自然病程观察研究,成为评价可步行 DMD 患儿有氧运动耐力和步行能力的主要评价方法。

5. 日常生活功能评定　可采用 Barthel 指数、儿童功能独立性评定量表(WeeFIM)(6 个月至 7 岁)、中国康复研究中心儿童 ADL 评定量表、PEDI 等进行。

6. 生活质量评定　可采用儿童生存质量测定量表(pediatric quality of life inventory, PedsQL)和神经肌肉病专用儿童生存质量测定量表(neuromuscular module of the PedsQL)进行评定。

三、康复治疗

MD 患者的自然病史呈进行性,起病年龄从儿童期至成人期,寿命差异大。康复治疗的目标依据起病年龄而不同,儿童期起病者,特别是生长期起病者,治疗目标是延长独立行走时间,维持和改善心肺功能,积极预防髋和肩胛带的挛缩,提高生活质量。康复治疗内容则取决于 MD 疾病类型和并发症情况。

(一) 体重管理
营养应均衡,蛋白质、钙、维生素 D、矿物质及水果等应合理搭配,食用高蛋白食物如牛奶、鸡蛋、瘦肉、鱼类等;多吃蔬菜、水果,少食脂肪和过量的糖类,保持中等身材,防止肥胖。

(二) 呼吸治疗
DMD 患者呼吸肌群受累可出现咳嗽减弱,易导致肺部感染、睡眠呼吸暂停综合征,最终进展至呼吸衰竭,应进行适当的呼吸训练。呼吸肌肉的康复训练,主要是锻炼吸气肌、膈肌和主要辅助呼气肌腹肌。可以采用腹式呼吸法、辅助器械的阻力吸气法、前弓体弯腰强迫腹肌收缩及收腹吹气球法等进行训练,若患者呼吸肌不能维持通气功能,应及早使用夜间无创性正压通气(non-invasive positive pressure ventilation, NIPPV)维持正常通气和换气功能,对于咳嗽无力者,应通过机械方法帮助排痰。

(三) 心脏治疗
MD 患者特别是 DMD 出现心功能受累时,应及时转介心脏专科会诊,在左心室射血分数(left ventricular ejection fraction, LVEF)<55% 或 LVEF 显著下降(较正常参考值下降 10% 以上)时,适当给予血管紧张素转化酶抑制剂(angiotensin-converting enzyme inhibitor, ACEI)或血管紧张素 Ⅱ 受体阻滞剂(angiotensin Ⅱ receptor blockers, ARB)、β 受体阻滞剂等治疗,可显著提升患者心脏收缩功能,有效阻止 DMD 患者左心功能不全的发生,降低患者的死亡率。利尿剂和正性肌力药物可以减轻患者的心脏后负荷,改善患者的心力衰竭症状。

(四) 运动治疗
1. 抗阻训练　根据缓慢进展的病程特点,应该给予主动的辅助性抗阻运动,保持和维持骨盆和肩胛带肌群的肌力,从而预防脊柱过度前屈、骨盆旋前和屈曲 / 外展挛缩等变形的快速发生。锻炼治疗过程中,应注意监测肌红蛋白尿、肌酸尿、CK 等,避免出现腿抽筋。主动的辅助性抗阻运动也可以提供血流动力学稳定性,避免因不运动和心肌病引起的血流动力学失代偿。

2. 有氧训练 严重 BMD 或 LGMD 者接受肌力训练配合中等强度的有氧抗重力训练(上楼梯训练、固定自行车训练)有利于改善心肺调节功能和下肢肌力而不引起负面影响。呼吸锻炼、最大吸气和呼气压力阈值下的肌肉训练可以改善能走的肌营养不良患者的呼吸肌肌力。

3. 牵伸治疗 早期牵伸治疗可以延缓 MD 患儿挛缩的进程,特别是腓肠肌、比目鱼肌、腘绳肌和髂胫束牵伸每天至少 2~3 小时,并配合站立和行走训练。

(五)轮椅的配置

使用轮椅的目的是延长患儿的功能性迁移;提供运动和姿势稳定性,延迟肌力丧失并防止畸形;改善患者的生活方式、提供舒适度和安全性。需要特别注意轮椅组件,包括框架、座、靠背、前方操纵、后轮、脚轮、安全抑制系统等,尽可能做到轻量、耐用和便于使用,同时要适当改造家庭和工作环境中的轮椅进出通道。发病初期在没有丧失行走能力之前,也应该使用轻量的手动轮椅,帮助患者增加旅行范围,应根据操作环境、患者的能力、疾病进展仔细选择座位宽度和高度,推动边缘应位于患者的肩和臂的位置,适当调整上臂高度支持,肘部放在扶手上使用盂肱压低便于手轮操控,随着疾病进展,应使用带有空间倾斜功能的电动轮椅,以补偿上肢控制不良和独站能力丧失,实现生活独立性。可以使用成品的模块化组件、轮椅座和背部插件,必要时可以使用头部和颈部支持。

(六)关节变形的治疗

1. 辅助支具 进行性骨盆变形、屈曲挛缩、马蹄足以及脊柱畸形者可以适当使用绑带、踝足矫形器、膝 - 踝 - 足矫形器、脊柱支具等,需要根据病情与患儿和家长沟通,如:使用这些治疗可能在延长站立与行走方面获益,但可增加跌倒风险和能量消耗;步行能力丧失和脊柱侧凸代表疾病的严重程度和进展程度,脊柱支具不能改变脊柱侧凸的自然病程。

2. 外科干预 脊柱侧凸预防和矫形手术的主要目的是使患者改善坐位平衡、以利于保持轮椅的使用、便于护理并提高生活质量。手术指征和最佳时机取决于脊柱侧凸程度和心肺功能状态。普遍认为的手术指征为 Cobb 角 30°~50°、FVC 不低于 30% 预测值。如果 FVC 低于 30% 预测值,术后并发症增加。由于心功能受累明显增加手术死亡风险,必须术前严格评定心肺功能,权衡利弊。术后处理包括早期介入治疗、临床病情稳定时下床活动、控制疼痛、必要时辅助通气和适当的肺部清洗。

(七)药物治疗

皮质类固醇治疗能够改善 DMD 患者的肌肉力量和功能,可采用口服 10 天、休息 10 天的间歇激素疗法以减少不良反应。很多证据认为诊断一旦明确就应开始皮质类固醇治疗,常用药物包括泼尼松和地夫可特(deflazacort,一种泼尼松龙的噁唑啉衍生物)。波尼松的剂量为 0.75mg/(kg·d),最大日剂量为 30~40mg;地夫可特 0.9mg/(kg·d),最大日剂量为 36~39mg。各种激素治疗的短期(6 个月至 2 年)疗效相似。需要注意长期使用皮质类固醇的副作用。其他肌肉营养药物包括维生素 E(每次 2 粒,日服 3 次)、肌苷(每次 1 片,日服 3 次)和能量合剂等都可以使用。

(八)中医治疗

祖国传统医学在慢性病对症治疗中发挥一定作用。按摩有助于改善血液循环、防止或松解软组织挛缩。可以每日按摩 1~2 次,每次 30 分钟,手法宜轻柔。针灸治疗:选取曲池、合谷、足三里、三阴交、太溪、太冲、督脉及华佗夹脊穴等穴位,每日针灸 1 次,留针 30 分钟。也可以试用中药洗浴或熏蒸治疗,活血化瘀、改善肌肉代谢。

(九) 康复护理

1. 心理护理　给予适当心理支持,使患者及家属能面对现实,保持积极的心态,尽可能提高生活质量,延缓生存期限。

2. 疾病护理　营养指导,给予高蛋白饮食,协助良好体位摆放,防止感冒、感染、压疮等疾病,监测患者肢体功能和心、肺功能。在患者接受矫形手术时给予必要的护理。

3. 日常生活能力训练　因肌萎缩无力或挛缩导致患者起床、行走、洗漱、进食、如厕等功能受限时需要给予训练和帮助,让患者学会适应疾病状态下生活自助。

(十) 细胞治疗

以往多采用局部肌内注射干细胞的方法来实施,但由于受到移植后低存活率、低转移率以及免疫排斥反应的影响均未取得理想的临床疗效。干细胞移植作为一种可能的治疗方法,为 DMD 的治疗提出了希望,但临床应用仍受限制:①干细胞克隆群的异质性限制了其再生肌肉的能力;②体内干细胞扩增能否达到疗效程度无法确定;③免疫特权机制有待于进一步研究;④细胞的导入方法还需改进。近期动物实验表明,Mesoangioblasts 细胞(存在于血管内壁的肌源性干细胞),可将携带基因移植到血管下游的肌细胞内,在基因引导下促进肌肉再生,目前此项目实验使用的 Mesoangioblasts 细胞均取自动物胚胎,而国外胎儿干细胞研究受到严格限制,所以目前临床上并未广泛开展。

(十一) 基因治疗

目前基因治疗主要采用重组腺相关病毒(rAAV)载体携带治疗基因至相关骨骼肌及心肌,以达到修复抗肌萎缩蛋白的目的。当前 rAAV2/rAAV8、rAAV6、rAAV9 显示出较为优秀的载体特性,其中 rAAV6 和 rAAV9 携带的治疗基因能够在动物实验中诱导抗肌萎缩蛋白的表达,与此同时,宿主体内也发生着严重的免疫排斥反应。为了克服这个问题,rAAV2/rAAV8 这种嵌合病毒载体被开发并投入研究,研究表明宿主未发生免疫排斥反应并展现出良好的抗肌萎缩蛋白表达能力,具有良好的治疗前景。

四、预防及预后

(一) 预防

检出携带者和产前诊断是预防进行性肌营养不良(主要是 DMD)的两个重要措施。

1. 基因携带者检出　首先根据患者家系的调查,区分肯定携带者,拟诊携带者及可疑携带者。肯定携带者指有 1 名或 1 名以上男患儿母亲、舅舅或者姨表兄弟也患有此病者。拟诊携带者指有 2 名以上男患儿的母亲及其母亲亲属中无先证者。可疑携带者是指散发病例的母亲或患者的同胞姐妹。当前血清 CK 增高是诊断携带者的主要手段,此外,基因的筛选是最重要的手段,基因阴性的患者尚可结合肌电图和 / 或肌活检进行分析。

2. 产前诊断　对假性肥大性肌营养不良者,首先区别胎儿性别。目前的做法是在妊娠 10~12 周时取绒毛膜绒毛或 15~18 周时取羊水做基因突变分析,发现突变基因则终止妊娠。

(二) 预后

不同类型,预后不同。上述诊断及评定中已描述,在此不再赘述。

(侯　梅)

第二节　脊髓性肌萎缩

一、概述

脊髓性肌萎缩(spinal muscular atrophy,SMA)是由于脊髓前角运动神经元变性引起的进行性、对称性、肢体近端为主的广泛性肌无力伴肌萎缩性疾病。属于常染色体隐性遗传病,位于 5 号染色体长臂 1 区 3 带(5q13)的运动神经元存活基因 1(survival motor neuron 1,SMN1)纯合缺失或点突变引起 SMN 蛋白表达下降是 SMA 的主要致病机制。

活产婴儿中的 SMA 发病率为 1/10 000~1/6 000,中国人群中 SMA 的携带率约为 1/42。该病临床表现差异较大,国际 SMA 社团(the International SMA Consortium,ISMAC)将 SMA 分为 4 型,各型区别根据起病年龄、病情进展速度、肌无力程度及存活时间长短而定:①SMA Ⅰ型,又称急性婴儿型或 Werdnig-Hoffman 病,0~6 个月发病,进展快,程度重,寿命短;②SMA Ⅱ型,又称慢性婴儿型,6~18 个月起病,进展稍慢;③SMA Ⅲ型,又称慢性青少年型或 Kugelberg-Welander 综合征,18 个月后起病,临床进展缓慢;④SMA Ⅳ型,即成人起病型。近年来又陆续报道了 20 多种 SMA 变异型(spinal muscular atrophy variants)。本病至今尚无特异的有效治疗,主要治疗措施为预防或治疗严重肌无力产生的各种并发症,如:通气障碍、呼吸道感染、营养不良、骨骼畸形和精神社会性问题等。

二、诊断及评定

(一)诊断

SMA 的诊断主要依据病史、症状和体征,结合神经电生理检查。婴儿型 SMA 的诊断标准如下:①对称性进行性近端肢体和躯干肌无力,肌萎缩,不累及面肌及眼外肌,无反射亢进、感觉缺失及智力障碍。②家族史符合常染色体隐性遗传方式。③血清 CPK 正常。④肌电图提示神经源性受损,感觉不受累。⑤肌活检符合前角细胞病变。符合以上条件①~④或①、③、④、⑤均可确诊此病。分子学遗传学检测到 SMN1 基因纯合缺失或其他致病突变可证实诊断、提供遗传学咨询和产前诊断依据。

(二)评定

1. 一般情况和体格检查　包括精神状况,皮肤颜色(发绀或苍白),呼吸、脉搏、心率、血压等生命体征情况,身高、体重和体重指数(body mass index,BMI)等体格生长指标测量、营养状况等。

2. 呼吸功能评定　SMA 患儿常因呼吸肌受累导致反复呼吸道感染,随着病情进展,出现夜间血氧饱和度下降、夜间低通气、日间二氧化碳潴留直至呼吸衰竭,因此,应进行呼吸状况评定,评定的频率应根据个体情况和疾病进展速度而定,原则上为每 3~6 个月评定 1 次。

(1)呼吸状况:胸廓形状改变,有无呼吸费力,呼吸模式,有无矛盾呼吸等。

(2)咳嗽能力:咳嗽流速及呼吸压力检查反映患儿咳嗽能力,包括咳嗽峰流速(peak cough flow,PCF)、最大吸气压(maximal inspiratory pressure,MIP)、最大呼气压(maximal expiratory pressure,MEP)。正常 PCF>360L/min,PCF>270L/min 能够咳嗽,PCF<160L/min 则

不能咳嗽;MEP>60cmH$_2$O 时能够咳嗽,<45cmH$_2$O 时不能咳嗽。该检查无创便捷,故推荐所有能配合者都进行该检查。

(3) 肺功能监测:要在坐位和仰卧位两种体位下监测。包括肺活量(VC)及其占预计值百分率(VC%)、用力肺活量(FVC)及其占预计值百分率(FVC%)、第 1 秒用力呼气容积(FEV$_1$)及其占预计值百分率(FEV$_1$%)。FVC 和 FEV$_1$ 下降表示呼吸肌无力。

(4) 血氧监测和睡眠监测:SMA 患儿即使没有明显的症状也常存在睡眠呼吸紊乱。经皮血氧监测可以判断有无低氧血症,如果氧饱和度低于94%,就应该使用气道清理机。持续多导睡眠监测(polysomnography,PSG)可显示患儿呼吸以及睡眠情况、判断有无睡眠呼吸障碍及是否需要夜间无创通气以及压力滴定。睡眠监测观察的指标包括呼吸暂停低通气指数(apnea hypopnea index,AHI)、阻塞性呼吸暂停指数(obstructive apnea index,OAI)、最低血氧饱和度及夜间低通气发生的情况。

3. 吞咽功能评定　SMA 患儿由于吞咽功能障碍导致误吸的风险较大,如果存在不能解释的呼吸功能急性恶化和反复肺炎,应该进行 X 线透视下的视频荧光吞钡实验,以了解患儿的吞咽功能。

4. 神经肌肉功能评定　肌张力和神经反射评定,主动和被动 ROM 评定,MMT 肌力分级水平评定,肌无力的分布与肌容积大小的测定。神经传导和肌电图检查,感觉功能检查,疼痛评定等。有坐位能力者应评定脊柱和足部姿势,是否有肌腱挛缩和关节变形;具有行走能力者应进行步态分析和生物力学测定;提示继发性脊柱和骨关节变形者应进行 X 线检查。

5. 运动能力评定

(1) 常规性运动能力检查:运动能力水平(如:移动能力、坐位能力、行走能力等),运动耐受水平等。

(2) 专项运动能力测评:神经肌肉疾病专用 MFM 评定(参照本章第一节)。

6. 心理和教育评定　包括疾病相关知识和认知度,生活态度和心理调适,是否存在精神情绪障碍(如焦虑和抑郁、记忆障碍、注意力障碍),人际关系和应对方式,日常活动、学习和社交受限情况,对于帮助的需求,训练积极性等。

三、康复治疗

本病无特效治疗,初次评定后应告知患儿及监护人本病的预后和可能面临的临床问题,鼓励患儿积极参加相关性药物试验研究,尝试可能有效的治疗方法,并确保定期随访和疾病监测。治疗原则主要以支持性康复治疗以及肺部感染、脊柱畸形(脊柱侧凸、髋半脱位和脱位)、关节挛缩和呼吸衰竭等并发症的处理为主;必须多学科管理,以最大限度地改善患者的生活质量、最小化残疾、最大化患者的独立性为目标;提供患者和家庭支持小组,鼓励正常入托、入学、接受教育。

(一)一般性治疗

补充维生素 B 族,提供精神心理支持。对于快速进展的婴儿型提供舒适护理。确保最佳热量摄入,保证患者使用无力肌肉发挥最大能力,而又不能招致肥胖。

(二)呼吸管理

1. 呼吸管理的原则　呼吸肌无力和进行性呼吸衰竭是危及 SMA 患儿生命的核心问题,需要呼吸科医生参与 SMA 患儿的护理,指导定期肺功能监测,讨论呼吸支持介入的时机、方式以及长期机械通气方案。

2. 胸部物理治疗 呼气和吸气延长训练、咳嗽训练等,帮助提高呼吸肌肌力和自主排痰能力,维持血氧和二氧化碳指标;气道清理和辅助性咳嗽,必要时使用咳痰机;可以辅助物理因子温热疗法改善肺部血液循环、促进痰液吸收等;吞咽技巧训练防止误吸。

3. 呼吸机的使用 ①非侵袭性通气:缓慢进展或早期低氧血症,可采用日间口罩式通气;已有呼吸困难症状(端坐呼吸、发绀等)、低氧血症、高碳酸血症和 FVC 低于预计值 50%者应进行夜间经鼻间歇性正压通气和 / 或日间经鼻间歇性正压通气。②侵袭性通气:严重通气不足无法自主维持呼吸或无创通气仍不能改善通气功能者可考虑有创通气治疗延长生命,如:咽喉部气管切开术和咽喉改道人造气道术,术后使用小型家庭用循环呼吸机进行呼吸支持,虽然可以延长生命,但延长患者的生存率尚不确定。

(三) 运动治疗

针对无力和疲劳,鼓励移动运动和活动以维持 ROM、增加肌肉灵活性、预防挛缩。锻炼不能产生疼痛或疲劳,注意步长和步幅,减少或避免跌倒。预防脊柱变形(如:脊柱侧凸)和关节挛缩非常重要,可以采用 ROM 锻炼、膝 - 踝 - 足矫形器、特定的轮椅和坐位、家庭辅助性装置等。每个 SMA 患儿都需要订制夹板、支具和脊柱矫形器,并且要根据患者活动后的疲劳水平和跌倒频率配备和使用轮椅。髋半脱位和脱位常见,通常首选非外科治疗,除非反复频繁脱位引起严重的疼痛。

(四) 外科手术治疗

严重进食吞咽障碍者可以酌情给予经皮胃造口术置管、Nissen 胃底折叠术等干预措施。长期存活的 SMA 患者可以适当手术治疗矫正脊柱畸形。

(五) 研究中的治疗进展

人类 SMN 基因包含 *SMN1* 和 *SMN2*。*SMN1* 编码一种全长度 SMN 转录产物(full-length SMN transcription product, fl-SMN),而 *SMN2* 编码大量外显子 7 的跳跃式截短转录产物(以 SMN delta 7 或 SMNΔ7 表示)和少量 fl-SMN。正是 *SMN2* 的这种转录特点为 SMA 的治疗提供了靶点,采取各种途径提升 SMN 蛋白表达可能成为 SMA 最根本、最有前景的治疗策略。包括 *SMN1* 基因替代治疗、增强 *SMN2* 基因启动子活性、增加 *SMN2* 基因全长转录本的表达、稳定 SMN RNA 及蛋白结构等。具体治疗方案包括:依赖 SMN 的小分子治疗、反义寡核苷酸治疗和基因治疗。

1. 小分子化合物治疗 目前用于小分子治疗研究的主要有:组蛋白脱乙酰酶抑制剂、氨基糖苷类、喹唑酮衍生产品。其中在动物试验中,组蛋白脱乙酰酶抑制剂,例如丙戊酸、丁酸钠、苯基丁酸、曲古抑菌素 A 能够激活 SMN2 启动子从而增加全长 SMN 蛋白表达。但人类实验未达到理想疗效。然而随着更多作用于 SMN 剪接来增加全长 SMN mRNA 转录能力的小分子被发现,临床研究也将迎来新希望。

2. 反义寡核苷酸治疗 反义寡核苷酸(antisense oligonucleotides, ASO)是一段与 mRNA 或 DNA 特异性互补并阻断其表达的人工合成寡核苷酸分子,应用与 7 号外显子碱基对互补的特异性 ASO 可以调节 *SMN2* 的剪接,促使 *SMN2* 产生更多的 fl-SMN 转录本而发挥疗效。治疗是通过阻断内含子剪接体沉默子(intronic splicing silencer, ISS:能够造成 SMN2 mRNA 中外显子 7 表达缺失)提高外显子 7 表达,使 SMN 蛋白的表达量增加,从而改善病情。有研究证明,用 ASO 阻断内含子剪接体沉默子的作用,提高了 SMAΔ7 实验鼠模型外显子 7 的表达。另一组研究发现 ASO 提高了全长 SMN mRNA 在纤维母细胞中的表达。实验表明,在 SMAΔ7 实验鼠模型中,侧脑室注射 2'-O-(甲氧基)的寡核苷酸修饰的 ISS 提高了 fl-SMN mRNA 和蛋白表达水平。临床方面,已经有早期临床试验在评定对Ⅱ型和Ⅲ型儿童患者进行腰部鞘内注射 ASO 的安全性和药物动力学,以及通过阻断 ISS 治疗 SMA 的临床—期试验。

3. 基因治疗　*SMN1* 基因治疗的目的是在细胞中正确引入 *SMN1* 单基因,使有正常功能的 SMN 蛋白表达提高,缓解 SMA 病情。目前研究发现,在出生 1 天的 SMAΔ7 实验鼠中,携带 *SMN1* 基因的自身互补型腺相关病毒 9(scAAV9)可有效感染实验鼠的神经元,延长其寿命,增强肌肉力量,改善神经肌肉的生理功能。在 AAV8 和 scAAV8 携带 *SMN1* 基因的研究中,新生早期的小鼠生存率也得到了极大的提高。但 *SMN1* 基因治疗依然面临很多挑战:①*SMN1* 基因如何穿过血 - 脑脊液屏障到达中枢神经系统,被引入到正确的细胞;②如何选择合适的转基因载体,若选择病毒载体,如何解决免疫反应问题等;③如何将整合的基因嵌入宿主基因组并令其发挥正确功能。目前,能进入中枢神经系统的病毒载体正在成人和儿童中进行临床试验。

此外,不依赖于提升 SMN 蛋白的干细胞治疗、神经肌肉保护类药物等治疗策略通过不同途径保护运动神经元及其神经通路的功能,对前述提升 SMN 蛋白的治疗措施有一定辅助作用。如:利鲁唑可以延长 SMA Ⅰ型患儿存活时间;奥利索西则可以较好地维持 SMA Ⅱ型和Ⅲ型患儿已具备的运动功能,所以美国和欧盟已批准奥利索西用于 SMA 的辅助治疗;4- 氨基吡啶(4-AP,Ampyra)可以阻滞钾离子通道从而维持运动神经元的兴奋性,进而增加肌肉收缩,美国 FDA 已批准 4-AP 治疗 SMA Ⅲ型的Ⅲ期临床试验;骨骼肌钙蛋白活化剂 CK-2127107 因其具有提高骨骼肌肌力,改善 SMA 患儿肌肉萎缩、无力而用于 SMA 治疗的研究已进入 SMAⅡ期临床试验。

四、预防及预后

(一)预防

主要是产前诊断,行绒毛膜绒毛取样(孕期 6~10 周)和羊膜穿刺,产前预测的精确性为 88%~99%,但不典型特点的产前预测应仔细。

(二)预后

急性婴儿型预后不良,平均寿命为 18 个月,多在 2 岁以内死亡,呼吸系统并发症如肺炎是最常见的死亡原因。慢性婴儿型由于吞咽困难可导致营养不良和感染的发生,但病情进展稍慢,可存活至青春期以后。少年型进展较为缓慢,渐累及下肢远端和双上肢,患儿可以行走,可存活至成人期。

（候　梅）

第三节　脊髓灰质炎

一、概述

脊髓灰质炎(poliomyelitis)是由脊髓灰质炎病毒(poliovirus)引起的急性传染病。多发于儿童期。脊髓灰质炎病毒分 3 个血清型：Ⅰ、Ⅱ和Ⅲ型，各型间无交叉免疫，引起瘫痪型者多为Ⅰ型。高发季节 7~9 月，主要通过粪 - 口途径(手 - 口)肠道感染。潜伏期一般为 8~12 天。临床表现轻重不一，按症状轻重及有无麻痹可分为隐性感染、顿挫型、无麻痹型及麻痹型。通常的脊髓灰质炎病例是指麻痹型病例。由于脊髓灰质炎曾经是最威胁人类的感染性疾病，1988 年 WHO 发起了全球性消灭脊髓灰质炎始动项目(the Global Polio Eradication Initiative)，125 个国家实施疫苗推广已基本消灭该病，但近年来许多国家又出现了脊髓灰质炎散发或小规模暴发。

二、诊断及评定

(一) 诊断

应根据中华人民共和国卫生部通告[卫通〔 2008 〕24 号]发布的《脊髓灰质炎诊断标准》进行脊髓灰质炎的诊断和报告。

1. 脊髓灰质炎的临床分期

(1) 前驱期：儿童以发热伴上呼吸道感染致胃肠炎症状为主，约 1/3 有双峰热；成人以发热伴全身肌肉酸痛及皮肤感觉过敏为主。经 1~4 天发热，再经 1~6 天无热期后进入麻痹前期。

(2) 麻痹前期：体温再度上升或持续下降；并出现神经系统的症状、体征，肌肉疼痛以活动和体位变化时最明显，故于起坐时用双上肢向后支撑身体而呈特殊的"三角架征"，脑膜刺激征阳性，亦可短暂意识障碍，多汗、尿潴留等表现，此期脑脊液多细胞数增高等改变。

(3) 麻痹期：一般在第 2 次发热 1~2 天后体温开始下降或在高热和肌痛处于高峰时发生麻痹，以后逐渐加重，但在热退后麻痹不再进展，根据病变部位可分为 4 型：①脊髓型：最为多见，其特点为：发生于单肢或数肢，以下肢多见；近端大肌群较远端小肌群麻痹出现早而重；麻痹肌群分布不匀、不对称，同侧上下肢均麻痹者少见；不伴有感觉障碍；麻痹出现后腱反射随之减弱或消失。②脑干型：占 6%~25%，表现为脑神经麻痹、中枢性呼吸和心血管功能障碍等不同症状。③脑炎型：表现为意识不清、高热、谵妄、震颤、惊厥、昏迷、中枢性瘫痪等。④混合型：兼有脊髓型麻痹和脑干型麻痹的临床表现，可出现肢体麻痹、脑神经麻痹、呼吸中枢损害、血管运动中枢损害等。

(4) 恢复期：常于瘫痪后 1~2 周麻痹肢体逐渐恢复，肌力逐步增强，一般自肢体远端开始，腱反射也渐趋正常。轻者经 1~3 个月即可恢复，重症常需 12~18 个月甚或更久的时间才能恢复。

(5) 后遗症期：指起病满 2 年以后，受损肌群因神经损伤过重而致功能不能恢复，出现持久性瘫痪和肌肉萎缩，并可因肌肉挛缩导致肢体或躯干畸形，骨骼发育也受到阻碍，因而严重影响小儿生长发育。

2. 诊断标准

(1) 疑似病例：病因不明的任何急性弛缓性麻痹(AFP)，包括 15 岁以下临床初步诊断为吉兰 - 巴雷综合征的病例。

(2) 临床诊断病例：符合下列一项则为临床诊断病例。①疑似病例，同时符合流行病学史；②疑似病例，同时存在下述临床表现：早期可有发热、咽部不适、婴幼儿可烦躁不安、腹泻 / 便秘、多汗、恶心、肌肉酸痛等症状；热退后(少数可在发热过程中)出现不对称性弛缓性麻痹；神经系统检查发现肢体和 / 或腹肌不对称性(单侧或双侧)弛缓性麻痹，躯体或肢体肌张力减弱,肌力下降,深部腱反射减弱或消失,但无感觉障碍;麻痹 60 天后仍残留弛缓性麻痹,且未发现其他病因(后期可出现肌萎缩);③疑似病例,发病前 6 周内未服过脊髓灰质炎疫苗(oral polio vaccine,OPV),发病后未再服用 OPV 或未接触疫苗病毒,麻痹后 1 个月内从脑脊液或血液中查到抗脊髓灰质炎病毒 IgM 抗体,或恢复期血清中和抗体或特异性 IgG 抗体滴度比急性期≥4 倍升高者。

(3) 确诊病例:疑似病例,发病后从粪便、咽部、脑脊液、脑或脊髓组织中分离到病毒,并鉴定为脊髓灰质炎野病毒者。

(4) 排除病例:疑似病例经实验室和临床检查有确凿证据诊断为非脊髓灰质炎的其他疾病;疑似病例的合格粪便标本未分离到脊髓灰质炎野病毒,或麻痹后 1 个月内脑脊液或血液特异性 IgM 抗体阴性,或恢复期血清中和抗体或特异性 IgG 抗体滴度比急性期无 4 倍升高者。

(5) 与 OPV 有关的其他病例:①服苗者疫苗相关麻痹型脊髓灰质炎病例:疑似病例近期曾有 OPV 免疫史,且在服用 OPV 后 4~35 天内发热,6~40 天出现急性弛缓性麻痹,无感觉障碍,临床诊断符合脊髓灰质炎。麻痹后未再服用 OPV,从粪便标本中只分离到脊髓灰质炎疫苗病毒,该病毒和原始疫苗病毒相比,VP1 区基因序列变异 <1%。②服苗接触者疫苗相关麻痹型脊髓灰质炎病例:疑似病例曾与 OPV 免疫者在服苗后 35 天内有密切接触史,接触6~60 天后出现急性弛缓性麻痹;或发病前 40 天未服过 OPV,符合脊髓灰质炎的临床诊断。麻痹后,粪便中只分离到髓灰质炎疫苗病毒,该病毒和原始疫苗病毒相比,VP1 区基因序列变异 <1%。③疫苗衍生脊髓灰质炎病毒(VDPV)病例:疑似病例曾有 OPV 免疫史或疫苗病毒接触史,临床表现符合脊髓灰质炎诊断,发病后从粪便、咽部、脑脊液、脑或脊液组织中分离到 VDPV 病毒,且 VP1 区基因序列变异≥1%。

3. 鉴别诊断 主要应与具备 AFP 临床表现的神经系统和肢体肌肉等方面的疾病相鉴别。常见的这些疾病包括吉兰 - 巴雷综合征、急性脊髓炎、外伤性神经炎、周期性瘫痪、其他肠道病毒感染引起的麻痹等。在鉴别诊断时应结合临床学(如发病前驱症状、麻痹及恢复状况和神经反射及感觉功能检查等)、流行病学(如与脊髓灰质炎病例有接触史、疫苗接种史等)及实验室检查(如病毒分离、抗体检测等)等方面资料加以综合判断。

(二) 评定

脊髓灰质炎患者的康复评定应根据不同病程阶段更改评定内容。急性期以生命体征、呼吸功能、吞咽功能和神经肌肉功能评定为主;恢复期和慢性期则以神经肌肉功能和运动学评定为主。

1. 一般情况评定 包括精神意识状态、营养和体格发育状况,生命体征稳定情况(包括:呼吸、脉搏、心率、血压监测,心电监护,血气分析等)。神经系统详细体格检查,特别关注呼吸肌麻痹、延髓麻痹体征,肢体活动状态,瘫痪肌肉分布特点等。

2. 呼吸功能评定

(1) 呼吸状况:胸廓形状改变,有无呼吸费力,呼吸模式,有无矛盾呼吸等。

(2) 咳嗽能力:咳嗽流速及呼吸压力检查,包括咳嗽峰流速(peak cough flow,PCF)、最大吸气压(maximal inspiratory pressure,MIP)、最大呼气压(maximal expiratory pressure,MEP)。正常 PCF>360L/min,PCF>270L/min 能够咳嗽,PCF<160L/min 则不能咳嗽;MEP>60cmH$_2$O 时能够咳嗽,<45cmH$_2$O 时不能咳嗽。

(3) 肺功能监测:包括肺活量(VC)及其占预计值百分率(VC%)、用力肺活量(FVC)及其占预计值百分率（FVC%）、第 1 秒用力呼气容积（FEV_1）及其占预计值百分率（FEV_1%）。FVC 和 FEV_1 下降表示呼吸肌无力。

3. **吞咽功能评定** 延髓受累引起延髓麻痹时影响吞咽功能，导致误吸和反复肺炎，应该检查进食能力、口腔器官运动能力和吞咽能力，有进食和吞咽障碍、误吸和反复肺炎者应进行 X 透视下的视频荧光吞钡实验以明确吞咽功能状态。

4. **神经肌肉功能评定** 肌张力和神经反射评定；主动和被动 ROM 评定；肌无力的评定，包括受累肌群的分布和严重程度，采用徒手肌力检查进行受累肌群肌力水平分级；肌容积测量，肌肉萎缩和 / 或挛缩情况评定。

5. **运动功能评定** 包括体位，运动能力水平（如：移动能力、坐位能力、行走能力等），运动耐受水平，步态分析和生物力学测定，有继发性脊柱和骨关节变形者应进行相应的 X 线检查。

6. **辅助器具需求评定** 包括上下肢矫形支具的使用，助行器和轮椅需求等（具体内容可参考本章第一节）。

7. **日常生活能力评定** 应对患儿独立日常生活活动和休闲活动时的基本能力进行评定，同时还应该对能量储存方法、上肢肌力、进行日常活动时正确的呼吸技巧及相关设备进行评定。

8. **心理和教育评定** 包括疾病相关知识和认知度，训练积极性，精神情绪障碍（如焦虑和抑郁、记忆障碍、注意力障碍），人际关系和应对方式，日常活动中解决问题的能力，学习和社交能力，入托 / 入学情况与帮助需求等。

三、康复治疗

脊髓灰质炎的治疗主要是支持和对症治疗，应根据不同疾病阶段采取相应治疗。治疗原则是减轻恐惧，减少骨骼畸形，预防及处理合并症，康复治疗。

（一）前驱期及瘫痪前期的治疗

1. **卧床休息** 患儿卧床持续至热退 1 周，以后避免体力活动至少 2 周。卧床时肢体应功能位摆放，防止足下垂等关节变形或挛缩。

2. **对症治疗** 可使用退热镇痛剂、镇静剂缓解全身肌肉痉挛不适和疼痛；每 2~4 小时湿热敷一次，每次 15~30 分钟；热水浴亦有良效，特别对年幼儿童，与镇痛药合用有协同作用；轻微被动运动可避免畸形发生，但需要特别注意，在疾病早期应避免过度的体育活动、锻炼和劳累，以免增加发生瘫痪的风险。

（二）瘫痪期的治疗

1. **体位管理** 患者卧床时身体应成一直线，膝部稍弯曲，髋部及脊柱可用板或沙袋使之挺直，踝关节成 90°。疼痛消失后可以适当主动和被动肢体运动，以避免软组织挛缩和关节变形。

2. **进食和营养** 应给予营养丰富的饮食和大量水分，如因环境温度过高或热敷引起出汗，则应补充钠盐。厌食时可用胃管保证食物和水分摄入。

3. **药物治疗** 可以口服 B 族维生素；急性期后使用加兰他敏 0.05~0.1mg/（kg·次）和鼠神经生长因子 18~30μg/ 次，每日或隔日一次肌肉或穴位注射。

4. **伴有延髓麻痹的治疗** ①保持呼吸道通畅：采用头低位（床脚抬高成 20°~25°）以免

唾液、食物、呕吐物等吸入,最初数日避免胃管喂养,使用静脉途径补充营养;②监测并及时处理高血压;③声带麻痹、呼吸肌瘫痪者,需行气管切开术,通气受损者,则需机械辅助呼吸。

(三)恢复期及后遗症期的治疗

体温退至正常,肌肉疼痛消失和瘫痪停止发展后应进行积极的功能恢复性治疗,包括中医治疗、物理因子治疗、运动治疗、辅助具使用、畸形的预防及手术矫治等。

1. 中医治疗

(1)针灸治疗:可根据瘫痪部位取穴,上肢常取颈部夹脊穴、肩贞、大椎、手三里、少海、内关、合谷、后溪,每次选 2~3 穴;下肢常选腰脊旁开 1 寸处、环跳、秩边、玉枢、髀关、阴廉、四强、伏兔、承扶、殷门、季中、阳陵泉、足三里、解溪、太溪、绝骨、风市、承山、落地等,根据瘫痪肢体所涉及的主要肌群选穴,每次 3~4 个,可更换轮流进行,每天 1 次,10~15 次为 1 个疗程,疗程之间相隔 3~5 天。开始治疗时用强刺激,取得疗效后改中刺激,巩固疗效用弱刺激。可用电针或水针,每次选 1~2 个穴位注射维生素 B_1、B_{12} 或活血化瘀中药,每穴 0.5~1.0ml。

(2)推拿疗法:在瘫痪肢体上以擦法来回按摩 8~10 分钟,按揉松弛关节 3~5 分钟,搓脊柱及肢体 5~6 遍并在局部以擦法擦热,每日或隔日 1 次,可教家属在家进行。

(3)中药浸渍与熏蒸:可以改善循环、调理内脏、疏通经络,提高康复疗效。

2. 物理因子治疗　电刺激用于无力肌群的肌力强化或失用肌肉的再教育,并可减轻疼痛。如:肌筋膜性疼痛可以考虑热疗、电刺激、触发点注射、生物反馈、触发点静态磁场等方法。

3. 运动治疗　体育锻炼和运动训练有利于提高脊髓灰质炎患儿的肌肉耐力和肌力、改善心境,但必须是专业性和计划性的,训练强度以不引起疲劳为准。锻炼处方中应主要保护瘫痪肌群(徒手肌力测试不能抗重力的肌群),避免因过度使用造成瘫痪部位肌肉和关节的损伤。

(1)肌力强化训练:包括开链和闭链肌力强化训练,隔日 1 次,训练强度为自我感知的努力等级低于"非常艰苦",负荷时间控制在 4~5 秒,中间休息 10 秒,重复 5~10 次为一套动作,连续 3 套完成 1 次锻炼课程,要求每套动作之间要休息 5 分钟。

(2)进行性抗阻训练:3 套 8 次等长性收缩,每周 3 次连续 12 周,可以明显改善肌力。

(3)肌筋膜松解和放松运动:用来改善血液循环、预防软组织挛缩和缓解疼痛。

4. 辅助具使用　拐杖等辅助性装备可提高步行效率、改善异常步态;使用踝足矫形器、膝-足-踝矫形器等维持、修正和改善生物力学对线、保护骨关节、预防变形等。

5. 进食和吞咽治疗　脑神经受累者可能导致吞咽功能障碍,为保护气道预防吸入性肺炎,需要言语治疗师早期进行吞咽安全性评定。决定适当的食物稠厚度,使用不同的策略和技术最大限度减少吸入的风险,可以使用视频吞咽监测定期观察患者的吞咽状态。

6. 文娱疗法　参加休闲娱乐活动可以减少患者的压力,学会参与集体活动。

7. 外科手术治疗　后遗症期关节挛缩者可以外科手术松解恢复肢体功能。髂胫束挛缩所致膝和髋屈曲变形可以采用 Souttar-Yount 松解手术纠正。

四、预防及预后

(一)预防

1. 疫苗接种　普及疫苗接种是预防脊髓灰质炎的主要措施。目前用于预防脊髓灰质炎的疫苗有两种。沙克疫苗（Salk vaccine）为灭活的脊髓灰质炎病毒疫苗（inactivated poliovirus vaccine,IPV），含有 3 种不同血清型的甲醛溶液 - 灭活病毒株,注射后刺激血清 IgM、IgG、IgA 的产生。90%~100% 的儿童接种 2 次后产生 3 型血清型的保护性抗体,3 次注射后 99%~100% 产生保护性抗体。免疫缺陷者及其家人推荐只能选择 IPV 接种。沙宾疫苗（Sabin vaccine,Orimune）是口服的脊髓灰质炎减毒活疫苗,可以有效提供局部肠道免疫力和血液循环中的抗体。由于其可以引起疫苗 - 相关性瘫痪性脊髓灰质炎（vaccine-associated paralytic poliomyelitis,VAPP）,美国 2000 年 ACIP 已经停止采用 OPV 进行常规免疫,然而,仍然保留用于脊髓灰质炎暴发控制的紧急 OPV 储备。

我国 40 年来一直使用 OPV,取得了最终消灭脊髓灰质炎的辉煌成就。免疫方案是 2、3、4 个月龄时各服 1 次三价疫苗,4 岁时强化服苗 1 次。近年来已引进 IPV,可以避免 VAPP 的发生。

2. 传染病预防　临床上如遇可疑病例,应及时隔离,隔离期自发病日计 40 天;最初 1 周应进行呼吸道和消化道隔离,其后进行消化道隔离。对密切接触者,应进行医学观察 20 天;如出现发热、呼吸道或消化道症状,应使患者卧床休息,隔离至症状消失后 1 周。加强个人卫生,处理好粪便、严格管理饮食和饮水卫生,是切断脊髓灰质炎和其他肠道传染病的重要环节。

（二）预后

总体预后较好,死亡率只有 5%~10%,但严重脑干型脊髓灰质炎死亡率可高达 60%。死亡原因为急性呼吸和心血管障碍。顿挫型死亡率极低,没有长期后遗症;瘫痪型预后主要取决于中枢神经系统受累的程度和严重程度。瘫痪通常出现在瘫痪期起始后的 2~3 天,以后渐趋稳定,接着肌力开始逐渐恢复。病初 3~4 周瘫痪肌肉的肌力可以恢复 60% 左右,获得肌肉再支配,1 年内还会因未破坏的肌肉肥大而缓慢恢复一定的肌力,此后恢复有限。

（侯　梅）

第四节　吉兰 - 巴雷综合征

一、概述

吉兰 - 巴雷综合征（Guillain-Barré syndrome,GBS）又称急性炎症性脱髓鞘性多发性神经病,是一种进展迅速而大多数可以恢复的外周神经病变。本病发病率每年为（1~4）/10 万,男性多于女性（比率 3：2）,可发生于任何年龄,但以儿童和青少年为主。自从脊髓灰质炎几乎被消灭以后,GBS 成为当前全球急性弛缓性瘫痪的最常见原因,并且是神经疾病的严重急症之一。主要表现为周围神经广泛的炎症性阶段性脱髓鞘,部分病例伴有远端轴索变性。临床特征为急性起病,症状多在 2 周左右达到高峰,表现为多发神经根及周围神经损害,常有脑脊液蛋白 - 细胞分离现象,多呈单时相自限性病程,通常认为是累及周围神经系统的自身免疫性疾病,静脉注射免疫球蛋白（intravenous immunoglobulin,IVIg）和血浆交换（plasma exchange,PE）治疗有效。

二、诊断及评定

（一）诊断

吉兰 - 巴雷综合征最早的诊断标准发表于 1978 年,该标准严格限制其临床特点,必须具有全面性肢体无力,伴腱反射减弱或消失。近些年来不断有 GBS 谱系疾病(Guillain-Barré syndrome spectrum disorders)或 GBS 变异型(Guillain-Barré syndrome variant)的报道,如截瘫型 GBS、咽颈臂无力、面瘫伴肢体感觉障碍等。部分 GBS 谱系疾病在病程某一阶段或整个病程腱反射活跃或亢进,原有概念已被改变。2014 年由多国专家组成的 GBS 分类组制定并发表新的诊断和分类标准。该标准以临床表现为最主要依据,结合电生理结果和相关抗体,提出"经典型 GBS"的概念,以描述传统意义上急性弛缓性麻痹为主要表现的病例。"GBS 亚型"用以描述临床表现局限的 GBS 谱系疾病。涵盖目前文献报道的(除外急性全自主神经功能不全)各种 GBS 谱系疾病(表 8-1)。

表 8-1　GBS 及其亚型的诊断标准

分类	核心临床特征	排除其他疾病	支持其他特征
GBS 谱系所有疾病	多数表现为肢体和/或运动脑神经无力[abc];单相病程,症状达到高峰时间为 12 小时至 28 天,随后是临床稳定期	排除其他疾病	前驱感染[d];肢体无力时或之前远端感觉障碍;CSF 蛋白细胞分离
经典型 GBS	四肢无力[a];腱反射减弱或消失	无力通常从下肢开始并上行性进展,也可以从上肢起病;无力可表现为轻微、中度或完全瘫痪;脑神经或呼吸肌受累;10% 的病例可表现为腱反射正常或亢进	周围神经病的电生理证据
咽颈臂无力	口咽、颈部和上肢无力[ab],伴上肢腱反射减弱或消失;不伴下肢无力	缺乏一些体征提示不完全型咽颈臂无力;不伴上肢和颈部无力的为"急性口咽麻痹";不伴咽喉麻痹的为"急性颈臂麻痹";一些患者可见下肢无力,但口咽、颈部和上肢无力更严重出现其他体征提示与 GBS 重叠;有共济失调和眼外肌麻痹提示与 MFS 重叠;有共济失调但不伴眼外肌麻痹提示与急性共济失调神经病重叠,有共济失调、眼外肌麻痹和意识障碍提示与 BBE 重叠	周围神经病的电生理证据;检测到抗 GT1aIgG 抗体或抗 GQ1bIgG 抗体
截瘫型 GBS	下肢无力[a];且腱反射减弱或消失;不伴上肢无力	典型表现为膀胱功能正常且无明确的感觉平面	周围神经病的电生理证据
面瘫伴远端感觉障碍	面瘫[a]和肢体腱反射减弱或消失;不伴眼外肌麻痹、共济失调和肢体无力	一些患者可无肢体感觉障碍,腱反射可正常	周围神经病的电生理证据

续表

分类	核心临床特征	排除其他疾病	支持其他特征
MFS	眼外肌麻痹、共济失调和腱反射减弱或消失;不伴肢体无力[f]和嗜睡	缺乏某些体征提示不完全的 MFS;不伴共济失调的为"急性眼外肌麻痹",不伴眼外肌麻痹的为"急性共济失调性神经病",出现单一体征提示不完全性 MFS;眼睑下垂提示"急性眼睑下垂",瞳孔散大提示"急性瞳孔散大"	检测到抗 GQ1bIgG 抗体
BBE	嗜睡、眼外肌麻痹和共济失调[ab];不伴肢体无力	不伴眼外肌麻痹的患者为不完全型 BBE,称作"急性共济失调嗜睡综合征"	检测到抗 GQ1bIgG 抗体

注:GBS:吉兰-巴雷综合征;MFS:Miller-Fisher 综合征;CSF:脑脊液;BBE:Bickerstaff 脑干脑炎;a:无力可以不对称或单侧;b:每个症状的严重程度从部分性到完全性;c:除外急性共济失调神经病和急性共济失调嗜睡综合征;d:起病前3天至6周出现的上呼吸道感染或腹泻;e:脑脊液白细胞总数 <50×10⁶/L,蛋白高于正常值上限;f:出现肢体无力提示与 GBS 重叠

(二)评定

1. 一般情况评定　包括精神状态、生命体征、营养和体格发育、神经系统体格检查等。GBS 既可以累及脊神经,也可累及脑神经,既可累及运动神经,又可累及感觉神经,也可累及自主神经,因此神经系统查体务求全面。检查患者是否存在周围性面瘫,是否存在声音嘶哑、吞咽困难,咽反射是否存在等;对于脊神经,需重点检查患者累及的是近端肌肉还是远端肌肉,运动、感觉、自主神经以何者受累为主,是否累及呼吸肌;对于存在共济失调的患儿,检查腱反射是否消失,是否存在嗜睡。只有弄清楚上述问题,才能准确把握 GBS,对患者的分型、病情轻重及预后有比较准确的判断。

2. 康复治疗效果评定　对于康复治疗的评定,目前国内外还没有统一的标准。有研究利用简化 Fugl-Meyer 量表及四肢感觉功能评测方法对吉兰-巴雷综合征患者临床治疗疗效进行评定,其结果相较传统的临床疗效评定方法具有更高的敏感度,更能充分反映治疗的效果。Fugl-Meyer 量表包括肢体运动、平衡、感觉、关节活动度和疼痛5项,共113个小项目。每个项目又分为3级,分别计为0、1、2分,总分为226分。其中运动功能总分为100分(上肢66分,下肢34分),平衡14分,感觉24分,关节活动度44分,疼痛44分。其中运动功能进行3级测评。0分:不能做某一动作;1分:部分能做;2分:能充分完成。上肢9项,总积分66分,下肢6项,总积分34分。感觉障碍评分,总积分18分。运动功能积分的临床意义:<50分为Ⅰ级,患肢严重运动障碍几乎无运动;50~84分为Ⅱ级,患肢明显运动障碍;85~95为Ⅲ级,患肢中等运动障碍,手功能障碍;≥96分为Ⅳ级,患肢轻度运动障碍。

3. 日常生活能力评定　主要包括功能独立性评定量表(functional independence measure, FIM)和修订的 Barthel 指数(modified Barthel index, MBI)。FIM 包含运动功能和认知功能2个维度,其中运动功能包括自理能力、括约肌控制、转移、行走4项内容,认知功能包括交流、社会认知2项内容。自理能力又包括进食、修饰、洗澡、穿上衣、穿下衣、去厕所6个条目;括约肌控制能力包括膀胱管理、直肠管理2个条目;转移能力包括床/椅/轮椅、厕所、澡盆/淋浴3个条目;行走能力涉及步行/轮椅、上下楼梯2个条目;交流能力包括理解力、表达力

2 个条目;社会认知包括社会交往、解决问题和记忆 3 个条目,共计 18 个条目。Barthel 指数测定主要包括洗澡、吃饭、穿衣、修饰、如厕、大小便控制、厕所使用、床椅转移、步行及上下台阶等方面进行评定,总分为 100 分,得分越高,独立性越强,依赖性越小。

4. 预后评定　GBS 预后的完整评定应包含疾病损害程度、活动限制、参与障碍和生活质量 4 个方面。在过去的数十年,国内外多数的临床试验采用 Hughes GBS 残疾量表评价临床结局。Hughes GBS 残疾量表分为 6 个水平,0:正常;1:轻微的症状或体征,能够跑步;2:能够独立步行≥10m,不能跑;3:在帮助下能在开放空间步行 10m;4:卧床或是轮椅代步;5:每天至少有一段时间需要辅助通气;6:死亡。一般将在随访中能够独立步行者(Hughes 评分≤2)视为预后良好。该评分法是在活动和参与水平对预后进行评价,简便易行,但缺点在于未评价上肢功能。

三、康复治疗

目前对确诊病例的治疗方法已较规范。

(一) 一般治疗

主要是各种支持治疗,其作用在 GBS 的治疗中非常重要,GBS 的真正治疗效果很大程度体现在降低死亡率和致残率。所以控制感染、心力衰竭、防治血栓等并发症及气管切开、机械通气的及时、正确使用尤其重要。

(二) 免疫治疗

静脉大剂量丙种球蛋白或血浆置换是主要治疗方法。静脉注射免疫球蛋白为临床首选,绝大多数情况下安全,推荐有条件者尽早应用。方法:人血免疫球蛋白,400mg/(kg·d),1 次/d,静脉滴注,连续使用 5 天。如果患者未能改善或出现进一步恶化的情况,可以联合血浆置换治疗的方法,方法:每次血浆交换量为 30~50ml/kg,在 1~2 周内进行 3~5 次。

糖皮质激素:国外的多项临床试验结果均显示单独应用糖皮质激素治疗 GBS 无明确疗效,糖皮质激素和静脉大剂量丙种球蛋白联合治疗与单独应用静脉大剂量丙种球蛋白治疗的效果也无显著差异。因此,国外的 GBS 指南均不推荐应用糖皮质激素治疗 GBS。

(三) 康复治疗

GBS 的康复治疗强调多学科综合治疗的原则,多学科康复是以患者为中心、以功能为导向、具有时间依赖性的并转变为生物 - 心理 - 社会模式的治疗方式,最终使患者获得最大的功能活动和参与能力。GBS 的康复治疗,应早期介入,在患者神志清醒,生命体征平稳,病情不再进展后即可进行。有研究发现,7 天内接受康复治疗的患儿其远期效果优于 15~30 天或 1 个月后接受康复治疗的患儿。近年来,一些研究者提出发病 24 小时内即开始超早期康复干预。虽然对康复最佳介入时间仍无定论,但目前比较一致的观点是康复干预时间越早功能恢复越好。因此,早期康复界定为患儿生命体征一旦稳定即开始较为合适。

1. 早期康复治疗　GBS 症状高峰出现在发病后 2 周内,在此期间应不失时机地采取一些康复措施,主要目的是改善呼吸,防止继发性感染、肌肉萎缩、关节僵直、畸形等合并症的发生。

(1) 呼吸功能训练:在疾病早期针对患者的具体情况进行相应治疗,对呼吸肌麻痹者,主要进行辅助或主动腹式呼吸、缩唇呼吸以及身体屈曲时呼气、伸展时吸气训练。对呼吸肌肌力减弱者,进行胸部扩张练习和呼吸肌群的柔韧性训练。无肺部感染者,要保持呼吸道通畅,运用深呼吸技术、震颤、拍打、引流排痰，防止继发性感染。有肺部感染者，进行体位引流、排痰治疗，同时训练患者有效咳嗽，局部进行超短波治疗。

（2）定时翻身：勤翻身，并用手掌在易形成压疮部作按摩、揉擦改善局部血液循环，防止压疮形成。

（3）保持功能位：功能位的摆放应贯穿康复训练的始终，防止关节变形。可以采用功能鞋，防止足下垂。

（4）被动运动和按摩：采用人工进行瘫肢被动运动和按摩，其主要作用是保持和增加关节活动度，防止肌肉萎缩、挛缩变形、保持肌肉长度和肌张力、改善局部血液循环。按摩的手法要轻柔，主要对手、脚、腿等关节进行按摩。

（5）物理因子治疗：包括温热疗法、激光疗法、经络导平治疗仪、低频脉冲电刺激（肌兴奋）、神经肌肉电刺激等，这些方法均具有促进局部血液循环、细胞再生、缩短病程等作用，可根据病情选用。

需要注意的是：早期进行康复训练时应密切监测患儿意识、血压、心率和全身情况的变化，以保证康复训练程序得以安全进行。

2. 中期康复治疗 此期是在患儿疾病发展已被控制，除了继续早期康复治疗外，应进行下列康复训练。

（1）翻身、起坐及坐位平衡训练：教会患儿正确的翻身、起坐的方法。指导患儿按床上坐位保持-床边坐位保持（端位）-轮椅坐位的顺序进行训练，同时进行坐位平衡训练。

（2）肌力训练：GBS 患儿由于长期卧床，肌力训练应循序渐进。开始，对患儿采取心脏监控措施，起初以四肢肌肉的助力运动，逐步过渡到主动运动。

（3）四肢体外反搏治疗：（用四肢循环泵进行）可促进血液循环，起到消肿作用。

（4）斜床坐立：斜床倾斜度逐渐增加到直立位，直至患儿消除不适或直立性低血压。斜床坐立既可以建立血管运动调节功能，又防止压疮的发生，还能给患者直立的感觉，形成巨大的心理支持。

3. 后期康复治疗 病情平稳后，进入恢复期，除了进行前期的治疗外，应进行下列康复训练：

（1）肌力训练：肌力训练除徒手肌力训练外，还可利用沙袋、拉力器、哑铃、股四头肌训练器、腕关节训练器、手功能训练器等进行训练。应循序渐进，分步实施，防止过度疲劳。

（2）坐位到立位及立位平衡训练：平衡训练在医生指导下进行，正确使用平衡仪并有规律地进行。

（3）步态训练：站立台站立，将患儿固定住，可增加站立的耐力，防止跌倒，并进行作业疗法；平衡杠两端站立并行走，治疗师应同患儿一道行走，以防患儿倒向一侧；佩戴辅助器行走，在平衡杠外进行，可使用的步行器；在步行机上行走，同时校正弊病。

（4）水疗：可以浮动的水疗是非常好的治疗方式，他们的体重可以靠浮力支撑，还可以通过对抗水的阻力来锻炼。适合有足够体力的患儿，注意保持体温。

（5）作业疗法：指导患儿进行日常生活的训练，坐、卧、使用轮椅、穿衣、厕所使用等，使患者的功能得到最大限度的恢复，生活达到完全自理。

4. 其他康复训练

（1）对于合并吞咽障碍的 GBS 患儿，可采用吞咽功能训练及球囊扩张的方法。

1）常规吞咽功能训练：主要针对咽缩肌和喉上抬肌群的训练，让患者反复做空吞咽和用力吞咽的动作以增强咽缩肌力量；嘱患者尽量抬高舌背向上抵硬腭。也可施加阻力以提高舌骨肌肌力，引发较充分的喉上抬运动等；采用门德尔松手法和 Shaker 训练法增加环咽肌打开的幅度和时间。同时应用咽部冰刺激诱发和强化吞咽反射。

2）球囊肌力训练法：将导尿管经鼻腔插入咽腔，而不进入食管，并向球囊内注入冰生理盐水诱发产生吞咽动作，并嘱患者在最大幅度喉上提时尽可能保持 5~10 秒，以加强咽喉部肌肉的力量和耐力，早期不能保持时可采用手法协助。随着咽喉部肌肉力量的增强，向球囊内注入的冰水量也增加，膨胀的球囊对吞咽肌肉的训练起到抗阻的作用，但在操作中注意防止球囊正处于喉前庭处，以防窒息。

（2）心理分析和疏导：GBS 患者从一个生活完全自理的健康儿童在数天内变成卧床不起的瘫痪患者，而患者智能却基本正常，因此心理负担沉重、情绪不稳，甚至恐惧，对于严重的患者还会伴有咳嗽无力、呼吸困难、翻身困难，患者特别容易出现烦躁不安，在康复训练过程中容易出现抵触情绪，不配合训练。康复治疗师应视患者为亲人，在训练过程中要对患者进行积极的心理疏导，让患者详细了解病情的基本情况，特别是预后，强调该病绝大部分患者可以完全康复，但训练必须要持之以恒。在训练中多鼓励患者，让患者消除疑虑和恐惧，对训练有信心，积极配合治疗、护理，让患者信任康复师，并始终保持乐观积极的心态。

四、预防及预后

（一）预防

吉兰 - 巴雷综合征目前无特效的预防措施，注意饮食情况，不要偏食，鼓励经常参加体育运动，提高身体的抗病能力，注意个人清洁卫生、常洗手、避免生食等都会减少空肠弯曲杆菌感染，从而减少或避免发病。

（二）预后

GBS 呈单向性病程，病情一般在 2 周左右达到高峰，继而持续数天至数周后开始恢复，少数患者在病情恢复过程中出现波动。多数患者神经功能在数周至数月内基本恢复，少数遗留持久的神经功能障碍。GBS 病死率约 3%，主要死于呼吸衰竭、感染、低血压、严重心律失常等并发症。一些研究表明，儿童患者预后相对较好，高龄、起病急骤或辅助通气者、低钠血症、神经电生理异常（运动传导速度减慢和远端复合肌肉动作电位波幅异常）、延髓麻痹等是评定急性期 GBS 患儿预后的有效指标，因此临床医生应重视这些相关因素，结合具体病情，进行积极有效的干预治疗，改善预后及降低 GBS 的致残率和死亡率。

（马丙祥　张建奎）

第五节　周期性瘫痪

一、概述

周期性瘫痪（periodic paralysis）是一种由常染色体显性遗传、与钾代谢障碍有关、呈周期性发作的弛缓性瘫痪的肌肉疾病。按病因可分为原发性和继发性两类。原发性系指发病机制尚不明了和具有遗传性者；继发性则是继发于其他疾病引起的血钾改变而致病者。周期性瘫痪通常是指前者而言。原发性周期性瘫痪的临床表现以发作性肌无力为特征,发病率约为 1/10 万,好发于儿童和青年。根据发作期血钾水平可以分为低钾型(HypoPP)、高钾型(HyperPP)和正常血钾型(NormPP)周期性瘫痪。但目前对于是否存在正常血钾型尚存争议。

二、诊断及评定

(一)临床表现

1. 低钾型周期性瘫痪 为临床最常见的周期性瘫痪类型,以骨骼肌发作性弛缓性麻痹及发作时血清钾降低为主要特征。主要由 *CAC-NA1S* 和 *SCN4A* 基因突变所致。本病多于 20 岁前发病,男性多于女性。一般在夜间入睡或清晨转醒时出现骨骼肌无力,四肢易受累,近端重于远端;脑神经支配的肌肉和呼吸肌一般不受累;但少数重型患者可出现呼吸肌麻痹或血钾过低,并因心律失常而危及生命;一般肌无力发作持续时间短者 1~3 小时,长者 6~24 小时,个别可持续 1 周左右;发作频率不等,以 15~35 岁发作频率最高,之后随着年龄的增长,发作次数逐渐减少;饱食、剧烈运动、感染、创伤、情绪激动、月经、寒冷均可诱发。一般发作间期肌力正常,但有部分患者(约 25%)发作间期肌力仍不能恢复至正常,而发展为持久性肌无力或肌萎缩,持久性肌无力在各年龄阶段均可发生,以下肢受累多见;当肌无力发生时,患儿血清钾可降低,心电图发生改变;发作期可有肌酶谱升高。

诊断依据:①病史提供发作性骨骼肌弛缓性麻痹而无感觉障碍;②发作时血清钾低于 3.5mmol/L;③排除其他疾病所致继发性低血钾麻痹。

2. 高钾型周期性瘫痪 较少见,主要见于北欧国家,临床表现为发作性肌无力伴血钾升高,发病率约 1/20 万,多于 10 岁前发病,男性多见;常于晨起后早餐前发作,每次持续 15 分钟至 1 小时,症状可自行缓解,适当活动可缩短发作时间。部分患者还可出现手部肌肉、舌肌强直发作,约 50% 的患者发作间期可出现轻微肌强直(肌肉僵硬感)、肌肉痛性痉挛,但不影响自主活动,易见于面肌、舌肌、鱼际肌和指伸肌。患者一般不出现心律失常和呼吸肌无力症状,高钾饮食、服用升血钾药物、运动后休息、饥饿、紧张、寒冷均可诱发;一般发病初期发作次数少,随着年龄的增长,发作频率和严重程度逐渐增加,约 50 岁后发作频率开始显著减少。部分患者可进展为持久性肌无力和肌萎缩,主要累及近骨盆肢带肌和下肢肌肉。

3. 正常血钾型周期性瘫痪 很少见,临床主要表现为发作性肌无力,但血钾水平正常。在 10 岁以前发病,诱因与低钾型周期性瘫痪相似。发作前常有极度嗜盐、烦渴等表现。主要症状是发作性肌无力,严重者发音不清和呼吸困难。其症状表现类似低钾型周期性瘫痪,但持续时间大都在 10 天以上;又类似高钾型周期性瘫痪,给予钾盐可诱发。但与二者不同之处为发作期间血钾浓度正常,发作时应用大量生理盐水静脉滴注可使瘫痪恢复,若减少食盐量可诱发临床发作。此类型是否存在一直备受争议。有研究发现,其临床表型和基因突变位点与高钾型存在重叠。

(二)诊断

根据反复发作的骨骼肌弛缓性瘫痪及腱反射低下等临床特征,以及血清钾和心电图的改变,进行诊断。

(三)评定

1. 发作性四肢无力是周期性瘫痪的重要临床特征,部分患者发作间期肌力仍不能恢复至正常,因此发作期及发作间期都可采用徒手肌力评定(MMT)评判患者的病情及恢复情况。

2. 由于部分患者发作间期肌力仍不能恢复至正常,而发展为持久性肌无力或肌萎缩,从而影响日常生活。对于这一部分患儿,可依据 Barthel 指数来判断患儿是否需要给予生活帮助。Barthel 指数是最常用的日常生活活动(activities of daily living,ADL)评定方法。此法简单,可信度高,灵敏度也高,使用最广泛,包括 10 项内容,根据是否需要帮助及其帮助程度分为 0、5、10、15 分四个功能等级,总分为 100 分。得分越高,独立性越强,依赖性越小。

如果患者不能达到项目中规定的标准时,给 0 分。60 分以上提示患者生活基本可以自理,60~40 分者生活需要帮助,40~20 分者生活需要很大帮助,20 分以下者生活完全需要帮助。Barthel 指数 40 分以上者康复治疗的效益最大。

三、康复治疗

(一) 药物治疗

1. **低钾型周期性瘫痪的治疗**　发作时可一次口服或鼻饲氯化钾 0.1~0.2g/kg,必要时可于 15~30 分钟后再服 1 次。一般在数小时内显效。病情严重出现心律不齐或呼吸肌麻痹者,应在心电图监护下缓慢静脉滴入含钾 40mmol/L 溶液。有呼吸麻痹者,应及时吸痰、给氧,必要时行辅助呼吸。

2. **高钾型周期性瘫痪的治疗**　发作时可以通过持续温和的运动锻炼使部分患者的症状得到缓解;或静脉注射葡萄糖酸钙、静脉注射葡萄糖和胰岛素,同时沙丁胺醇吸入治疗。

3. **正常血钾型周期性瘫痪的治疗**　发作期可静脉注射葡萄糖酸钙,静脉注射大剂量生理盐水。并尽量服用食盐,服用排钾保钠类药物如乙酰唑胺或糖皮质激素。

(二) 康复治疗

周期性瘫痪的康复治疗可分为发作间期和发作期。低钾型周期性瘫痪和正常血钾型周期性瘫痪发作期时间相对较长,四肢肌肉弛缓性瘫痪。在此期间应采取一些康复措施,主要目的是防止继发性感染、肌肉萎缩等合并症的发生。

1. **急性期**

(1) 瘫痪后须定时(一般 2 小时)翻身,以防局部组织过度受压缺血而发生压疮。

(2) 定时进行瘫痪肢体的被动活动,以加快恢复过程。适当进行被动运动和训练,保持关节的正常活动度,可以防止僵化挛缩变形,防止肌肉萎缩,恢复肢体功能。此外,还可给患者上、下肢做按摩。按摩可以促进血液循环,改善患肢营养状况,并防止和减轻肌肉萎缩、僵化。

(3) 良肢位的摆放:良肢位的摆放应早期进行。正确的体位摆放有助于预防和减轻挛缩或畸形的出现、使躯干和肢体保持在功能状态,定时更换体位有助于预防并发症的发生。

2. **发作间期的康复治疗**　主要针对进展为持久性肌无力、肌萎缩、跟腱挛缩的患者。鼓励患儿在能耐受的范围内参与适当活动。如有明显的心功能损害时,限制活动量,以防心肌受损。

(1) 肌力训练:肌力训练应按循序渐进的原则进行,根据患者肌力受损情况合理安排训练内容,渐增阻力,超负荷训练使肌力增加;并遵循由大到小原则,所谓由大到小原则是指在负重抗阻训练中,先进行主要大肌肉群参与的练习,然后进行小肌肉群的练习。

（2）牵伸软组织：对于肌腱挛缩患者，采用拉长挛缩软组织的方法，以改善关节周围软组织的伸展性，减轻软组织挛缩。采用手法牵伸、器械装置牵伸及自我牵伸的方法。牵伸时间需超过 20 分钟才能产生治疗效果。

（3）水疗：包括浸浴法、蒸汽浴法、步行浴法、水中运动法等。躯体浸没在水中，流体静水压作用于躯体表面，可促进外周静脉和淋巴的回流；热水浴可使血管扩张、充血，促进肌肉血液循环和新陈代谢，缓解痉挛；水的浮力可使人体受重力减小，使僵硬的关节易于活动及进行各种功能训练。

（4）日常生活活动能力训练：对于因肌肉无力及萎缩造成日常生活能力低下的患者，根据患者的年龄、体质、动作损害情况及动作进展情况进行日常生活能力训练，包括个人卫生动作和入浴动作、进食动作、更衣动作、移动动作、排泄动作、器具使用、步行动作等。选择适宜的训练方式并配合各种矫形器的使用，使患者最大限度地发挥潜能，达到生活自理或减少借助。患者要反复地训练和反复地体验，使日常生活活动成为患者全部技能的一部分。

四、预防及预后

（一）预防

1. 低钾型周期性瘫痪的预防 首先，应避免诱发因素，如高碳水化合物饮食、过度疲劳、饱食、出汗过多、饮酒、寒冷，慎用肾上腺素、胰岛素、糖皮质激素；推荐低钠、低碳水化合物和富钾饮食；发作频繁者需行药物干预，预防发作，例如长期服用氯化钾。其次，可予碳酸酐酶抑制剂，针对坚持补钾仍频繁发作的患者，建议予碳酸酐酶抑制剂乙酰唑胺。

2. 高钾型周期性瘫痪的预防 避免诱发因素如高碳水化合物饮食，避免高钾饮食和药物如果汁，避免剧烈的体力劳动、避免暴露于寒冷环境等。可服用排钾利尿药噻嗪类利尿药，以小剂量为宜（剂量尽可能小）。

3. 正常血钾型周期性瘫痪的预防 予乙酰唑胺口服预防发作；且需保持高钠低钾饮食，防止过度疲劳、寒冷和过热。

（二）预后

低钾型周期性瘫痪患者成年后症状逐渐减轻，部分患者因持久性的肌无力、肌肉萎缩遗留功能障碍，但通常具有正常的寿命，少数重型患者发作时可出现呼吸肌麻痹或血钾过低，并因心律失常而危及生命。

高钾型周期性瘫痪和正常血钾型周期性瘫痪虽然随着年龄的增长，发作频率和严重程度逐渐增加，但约 50 岁后发作频率开始显著减少，预后相对较好。

（马丙祥　张建奎）

第六节　炎症性肌病

一、概述

炎症性肌病（inflammatory myopathies）是指各种原因引起的某一肌群或多组肌群的炎症性疾病，主要临床特征为受累骨骼肌肌肉无力，继之产生肌肉萎缩的一组疾病。部分病例具有自限性。炎症性肌病按病因可分成两大类：一类是有明确感染因子的炎症性肌病，儿童时期多为病毒感染所致，包括柯萨奇病毒、流行性感冒（流感）病毒、副流感病毒等，与呼吸道疾病的流行相关，冬春季高发，预后较好，又名儿童急性良性肌炎。此外，还有细菌感染所致的化脓性肌炎，热带地区发病多，主要致病菌为金黄色葡萄球菌，其他还有溶血性链球菌、肺炎球菌、大肠埃希菌、铜绿假单胞菌等。孤立原发的肌肉结核感染及寄生虫和真菌感染都十分少见。另一类是找不到明确感染因子的炎症性肌病，即多发性肌炎（polymyositis，PM）和 / 或皮肌炎（dermatomyositis，DM）、免疫性坏死性肌病（necrotizing autoimmune myopathy，NAM）、包涵体肌炎（inclusion body myositis，BM）、结缔组织病相关性免疫性坏死性肌病和罕见类型的炎性肌病，这些又称为特发性炎症性肌病（idiopathic inflammatory myopathies，IIM）。后者对类固醇激素治疗反应良好，是一种自身免疫性炎症性肌病。

二、诊断及评定

（一）具有明确感染因子的炎症性肌病的临床诊断

主要包括细菌性肌炎、病毒性肌炎、肺炎支原体（MP）性肌炎、寄生虫性肌炎等，各自有不同的临床特点，不是本章的重点，故不详述。

（二）IIM 的诊断

IIM 是一组相对罕见但是累及多系统的严重风湿性疾病，是环境因素作用于遗传易感个体的自身免疫性疾病。主要临床类型包括：多发性肌炎（PM）、皮肌炎（DM）与包涵体肌炎。其中包涵体肌炎多发生于 50 岁以上成年人，因此，儿童期 IIM 主要是幼年 PM（JPM）和幼年 DM（JDM），尽管 JPM 或 JDM 较罕见，但却是儿童时期最常见的炎症性肌病。有研究认为二者是本质相同的肌病，前者只是比后者多了皮损相关的临床和病理改变；但也有研究认为，两者是从临床、病理和发病机制等方面均不同的疾病。本章重点讨论 JDM 和 JPM 的诊断与治疗。

1. JPM　是一组以获得性肌无力为特征的弥漫性横纹肌非化脓性炎性疾病，不伴皮肤损害。临床表现为对称性的近端肌无力，血清肌酶升高，肌电图肌源性损害，病理骨骼肌慢性非感染性炎性改变。病因及发病机制尚未明确。

JPM 主要临床表现为急性或亚急性起病。女性多于男性。亚急性或慢性起病，主要表现为四肢近端无力，双臂不能平举，下蹲后起立困难。病情缓慢进展，逐渐累及颈部肌群，以颈前屈肌尤为明显，表现为患者仰卧时抬头费力。吞咽困难较常见，主要由咽喉肌受累和食管上 1/3 段肌力低下引起。严重的病例可累及躯干肌和呼吸肌，致患者卧床不起和呼吸困难。肌肉疼痛和压痛是 JPM 较具特征性的临床表现，但仅有约 25% 的患者出现明显的肌痛或压痛。其他全身症状还包括食欲减退、体重下降、发热、雷诺现象、关节痛和间质性肺炎等。疾病早期肌萎缩少见，腱反射多正常，晚期可出现明显的肌萎缩和腱反射减退。单纯 JPM 患者一般无皮肤损害，少数患儿有皮疹和雷诺现象。JPM 可合并红斑狼疮、关节炎及其他结缔组织病，一般被诊断为复合型结缔组织病和重叠综合征。部分病例还可合并心脏、消化系统、肾脏受累表现。

2. JDM　国内尚无 JDM 流行病学资料，在美国 JD 年发病率为 3.2/100 万儿童，平均发病年龄为 7 岁，25% 患儿 <4 岁起病。女：男为 2.3：1。多数亚急性起病，呈亚急性或慢性

病程,但有时可起病急骤。JDM 临床表现主要包括以下几方面。

(1) 肌肉症状:本病通常累及横纹肌,但任何部位肌肉皆可受累,以肢体近端肌群及颈前屈肌为甚。呈对称性肌无力、肌肉疼痛和吞咽困难,可伴关节疼痛。如未得到及时治疗,可导致运动功能障碍和残疾。

(2) 皮肤改变:特征性皮疹为:①向阳性紫红斑,眶周水肿伴暗紫色红疹;②Gottron 征,关节伸侧面皮肤红斑伴或不伴脱屑,皮肤萎缩,色素减退,多见于肘、掌指、近端指间关节处;③暴露部位皮疹,颈前、上胸部(V 型区)、颈后背上部(披肩状);④技工手,部分患者双手外侧掌面皮肤出现角化、裂纹,粗糙脱屑,同技术工人的手相似,故称"技工"手。除此之外,还可见甲周红斑、毛细血管扩张、雷诺现象等,少数严重病例可出现皮肤溃疡。

(3) 钙质沉着:发生在 20%~50% 的慢性 JDM 患儿,钙质沉积可发生在全身任何部位,沉积在皮下,形成硬性结节影响运动功能,引起肌肉挛缩或形成溃疡,可继发感染,严重者可致残。

(4) 其他:因食管及咽部肌肉病变使得食管蠕动差,导致进食及吞咽困难、胃反流性食管炎,甚至可发生上消化道出血或穿孔。JDM 并肺间质性病变病情较重,表现为慢性干咳、逐渐出现的进行性呼吸困难;急性起病者多表现为发热、干咳、气促、发绀,最终导致呼吸衰竭。

3. 诊断与分类 首先应根据临床表现特别是发病时情况进行判断。值得注意的是,临床并非均以肢体无力症状首发,而是先出现皮肤、肺部、心脏及关节损害。因此,对炎性肌病应进行多种临床表现的评定。其次,行骨骼肌 MRI 检查和肌肉组织活检术,对疾病诊断至关重要,一般先行肌肉 MRI 检查,应注意炎性肌病可以存在不同临床亚型的重叠或伴发其他疾病。炎性肌病的诊断主要排除伴发的其他非炎性肌病,特别是肌营养不良症,肌肉 MRI 检查和肌特异性抗体检测具有重要提示意义。

对于 PM 和 DM 的诊断,目前临床应用最广的是由 Bohan 与 Peter 在 1975 年提出的诊断和分类标准(B/P 标准),具体如下:

(1) 对称性近端肌无力,伴或不伴吞咽困难和呼吸肌无力,进行性加重数周至数月。

(2) 肌肉活检提示炎症性肌肉病理改变。

(3) 血清 CK 升高。

(4) 肌电图提示肌源性损伤。

(5) 特征性皮肤损害。

符合(1)~(4)项可确诊 PM,(1)~(4)项中符合 3 项诊断 PM 可能性大,(1)~(4)项中符合 2 项疑诊 PM,具备第(5)项,再加之前的 3 项或 4 项,确诊 DM;具备第(4)项,加其余 2 项,诊断可能为 DM;具备第(5)项,加其余 1 项,为可疑 DM。

(三) 康复评定

具有明确感染因子的炎症性肌病大多病程相对较短,经一般性治疗后一般不留下后遗症,因此本章的康复评定与治疗主要针对特发性炎症性肌病。

1. 评定疾病的活动程度和严重程度 客观准确地评价 IIM 患者疾病活动程度和严重程度非常必要。近年来国际肌炎评定及临床研究合作组(International Myositis outcome Assessment Collaborative Study,IMACS)提出的评价工具经过一些验证试验后被认为具有一定的可行性,值得推荐。

(1) 视觉模拟评分法(visual analogue scale,VAS):评价体系主要包括疾病活动度、器官损伤程度、躯体功能状况、生活质量、病情缓解等方面的内容。对疾病活动度的总体评定包含医师及患者评定两个方面。以 0~10cm 尺表示。评定方法为医师根据患者临床表现、病史、体格检查、实验室检查以及治疗反应对疾病活动度进行总体评价,患者则通过对身体情况的整体感知及治疗前后的对比进行总体评价,其中 0 代表无活动,5 代表中度活动,10 代表极度活动。

(2) Likert 量表评定:Likert 量表是属评分加总式量表最常用的一种,属同一构念的这些项目是用加总方式来计分,单独或个别项目是无意义的。该量表由一组陈述组成,每一陈述有"非常同意""同意""不一定""不同意""非常不同意"五种回答,分别记为 5、4、3、2、1,每个被调查者的态度总分就是他对各道题的回答所得分数的加总,这一总分可说明他的态度强弱或他在这一量表上的不同状态。

2. 肌力评定　推荐采用徒手肌力评定(MMT),包括远端、近端、中轴肌群的肌力测试,采用 Lovett 分级法或 MRC 肌力分级法记录肌力大小。

3. 躯体功能评定　应用健康评定量表(health assesment questionnaire,HAQ),HAQ 从穿衣与梳洗、起身、进食、步行、个人卫生、伸手取东西、紧握、外出活动等方面评定肌病对患者躯体功能及生活自理能力的影响。每个条目给出 4 个选项:没有任何困难、有一些困难、有很大困难、不能做到,患者根据自己实际情况进行判断选择,从而了解患者日常生活活动受限情况。

4. 肌炎功能指数 -2(myositis function index-2,MFI-2)评定　IIM 患者肌肉活动能力和肌肉耐力的工具。评定项目主要包括 7 个部分,分别为屈肩、肩内收、抬头、髋屈曲、踏阶实验、足后跟抬高、足尖抬高。评定方法为嘱患者尽可能地按照推荐频率重复每一评定项目的动作,并记录每分钟动作重复次数、实际重复次数与最大重复次数百分比。另外,肌肉劳累情况采用患者博格量表计分法记录患者完成每一评定项目后肌肉的劳累情况:0 代表无肌肉劳累,0.5 代表极度轻微劳累,1 代表非常轻微劳累,2 代表轻微劳累,3 代表中等劳累,4 代表较强劳累,5 代表明显劳累,6、7、8、9 代表非常劳累,10 代表极度劳累。

5. 肌肉外疾病活动性评定　建议使用肌炎活动性评定工具(MDAAT),包括肌炎活动视觉模拟评定(MYOACT)和肌炎目的治疗指数(MITAX)两个部分。MYOACT 主要包括 8 个方面,分别为一般情况、皮肤黏膜、骨关节、胃肠道、肺、心血管、肌肉以及疾病总活动度,具体由 26 个项目组成。每个项目记录为无、改善、无变化、恶化和新发共 5 项,对应评分为 0、1、2、3 和 4 分。上述 8 个方面根据其下面子项目的评分得出其 VAS 评分。MITAX 也包括上述 8 个方面的评定,但 MITAX 与 MYOACT 不同的是,MITAX 为依据医师治疗的意向将上述各系统的病情活动度由重到轻分为 A~E 5 个等级。

6. 器官损伤程度的评定　建议用肌炎损伤指数(myositis damage index,MDI)。MDI 定义的损伤是指由于 IM 疾病活动引起组织纤维化或萎缩,IM 合并其他疾病或治疗药物引起的并发症,并且这些损伤经过免疫抑制剂或其他治疗(包括功能锻炼与康复训练)仍然持续存在,时间≥6 个月。主要从以下 11 个方面进行评定损伤的严重性:肌肉、骨骼、皮肤、胃肠道、肺、心血管、外周血管、眼睛、内分泌、感染、肿瘤,具体为成人 38 个条目,儿童 35 个条目以及青少年 37 个条目组成。每个条目记录为:0:不存在;1:过去 6 个月持续存在;NA:无法评定(如该症状或损伤持续时间 <6 个月)。总分数在儿童是 0~35 分,青少年 0~37 分,成人 0~38 分,分步骤主要包括 2 步:首先对各系统下面的子条目进行 0、1 或无法评定的评分,

并记录相应的分数,第二步为根据各子条目的评分评定各系统的 VAS 0-10 评分,总分数为 0~110。

7. 对合并吞咽困难的评定 采用才藤荣一吞咽障碍 7 级评价法(表 8-2),评价干预前后患儿吞咽功能改善的程度:吞咽功能达到 7 级为痊愈;吞咽功能提高 3~5 级但未到 7 级为显效;吞咽功能提高 1 级或 2 级但未到 7 级为有效;吞咽功能未提高为无效。

表 8-2　才藤荣一吞咽障碍 7 级评价法

级别	症状
7 级(正常)	摄食吞咽没有困难,没有康复医学治疗的必要
6 级(摄食咽下有轻度困难)	摄食时有必要改变食物形态,口腔残留少,不误咽
5 级(口腔问题)	吞咽时口腔有中度或重度障碍,需改变咀嚼形态,吃饭时间延长,口腔内残留食物增多,摄食吞咽时需要他人提示,没有误咽,这种程度是吞咽训练的适应证
4 级(机会误咽)	用一般的方法摄食吞咽有误咽,但经过调整姿势或每口的量,调整和咽下代偿后可以充分防止误咽
3 级(水的误咽)	有水的误咽,使用误咽防止法不能控制,改变食物形态有一定效果,吃饭只能咽下食物,但摄食的能量不充分,如有可能可以进行直接咽下训练
2 级(食物误咽)	改变食物形态没有效果,水和营养基本由静脉供给,这种情况进行间接训练,不管什么时间都可以进行,直接训练需要专门设施进行
1 级(唾液误咽)	唾液产生误咽,有必要进行持续静脉营养,不宜行直接训练

8. 实验室指标的评定 主要是肌酶谱的检测。IMACS 建议需要考察肌酸激酶(CK)、醛缩酶、乳酸脱氢酶、天冬氨酸转氨酶(AST)、丙氨酸转氨酶(ALT)中至少 2 个指标。目前认为,尽管以 CK 为代表的酶谱增高并不一定与疾病活动度相关,但它们仍然可以作为患者疾病活动程度的监测指标。

三、康复治疗

(一)一般治疗

1. 一般治疗 JDM/JPM 的治疗方案与疾病严重程度,是否合并皮肤、心血管、呼吸系统症状相关。一般治疗往往会持续 2~3 年。治疗目的是抑制免疫炎症反应,最大限度保护肌肉功能和关节活动范围,预防并发症,并维持患儿正常生长和发育。给予高热量、高蛋白及含钙丰富饮食,适量补充维生素 D,减少骨量丢失和骨折发生;有吞咽困难者必要时予鼻饲以保护气道;呼吸肌受累时应用人工呼吸机辅助通气;避免紫外线暴露;预防感染等。皮肤护理对于儿童非常重要,特别是在腋下、腹股沟皱褶和压迫部位的溃疡。润肤剂涂抹于伤口局部治疗及压力区域填充可能有助于防止皮肤破坏和溃疡。

2. 药物治疗 药物治疗原则是及时、足量和足疗程。传统的治疗是采用免疫抑制剂和免疫调节剂,一线药物是皮质类固醇激素,泼尼松是初始的治疗,单独应用泼尼松治疗,初始剂量 1~2mg/（kg·d）；对于病情中、重度的患者激素起始剂量应该分为两次。重症、难治性或病情进展迅速及有呼吸困难、吞咽困难、发声困难、消化道病变、血管病变、心肌受累或进展性肺间质病变的患者，可采用静脉注射大剂量甲泼尼龙 10~30mg/（kg·d），最大剂量 1g/d，共3 天，然后口服泼尼松 1~2mg/（kg·d）。

如果患者用泼尼松治疗 4~6 个月后病情客观上无改善，或者在减量期间病情出现恶化，则需要加二线药物：甲氨蝶呤、硫唑嘌呤、静脉用免疫球蛋白；同时泼尼松剂量加倍。静脉用免疫球蛋白治疗可以增加肌纤维直径，使毛细血管直径和数量增加和其周围沉积的补体减少，对皮质类固醇和二线药物反应差的 DM 患者，可试用三线药物，包括环磷酰胺、苯丁酸氮芥、环孢素。这些药物比皮质类固醇和二线药物毒性大，价格昂贵。

对皮肌炎的皮下钙化结节尚无肯定有效的治疗方法，可以给予氢氧化铝、地尔硫䓬、丙磺舒、小剂量华法林、阿仑膦酸钠、丙磺舒等药物。

（二）康复治疗

康复训练在改善日常生活活动能力和生活质量方面具有其独特的优势，运动训练本身可以通过减轻全身慢性低级别炎症，对自身免疫病的病理机制产生直接影响。炎症性肌病患者运动能力下降的原因包括肌肉内细胞因子浓度升高、全身炎症反应、肌肉内小血管的炎症反应、活动量减低和糖皮质激素治疗导致体重增加和蛋白分解。而运动锻炼可以减轻全身炎症反应，降低糖皮质激素的不良影响，增加肌肉容积和神经肌肉功能，减少脂肪累积。已有研究证明，与健康人群相比较，慢性多发性肌炎或者皮肌炎患者中，其骨骼肌中氧气依赖的 I 型肌肉纤维的比例低，而这可能是此类患者中肌肉耐力下降的原因。研究显示，抗阻训练可以增加依赖氧气的 I 型肌肉纤维的比例，并能够降低促炎症因子和促纤维化因子的基因表达，而这些变化代表组织纤维化的减少。

关于多发性肌炎患者的康复训练模式目前尚没有定论。总体上，康复训练应该循序渐进，从早期的被动活动、关节活动度训练，逐渐过渡至主动肌力训练、抗阻肌力训练、步态纠正及后期的耐力训练。康复训练应遵循个体化的原则，根据患儿的不同情况进行调整。除了改善运动能力以外，康复训练对于多发性肌炎患者的整体管理也具有良好的积极作用。对于呼吸肌受累的多发性肌炎患者，误吸和肺部感染的风险显著增加，呼吸肌的训练和胸部物理治疗对患者意义重大。

1. 肌力训练 急性期绝对卧床休息，并尽可能减少肌电图操作、针刺等，以免加重病。肌肉无力时可做等长训练，肌肉在收缩过程中肌肉长度不变，不产生关节运动，但肌肉内部的张力增加。急性期过后可进行加重运动，做适当渐进抗阻训练，重点训练大腿伸肌和外展肌群、上肢上举和外展肌群以及腹肌等。训练量以不过度疲劳为准。

2. 改善关节活动度的训练及伸展训练 由于本症肌力减弱的时间较长，屈肌极易发生短缩，应在髋、膝、踝诸关节做全关节活动范围内的被动运动及伸展屈肌的运动，同时要预防由于长期坐椅子而出现的下肢屈肌短缩及马蹄足。对于肌腱挛缩患者，采用拉长挛缩软组织的方法，以改善关节周围软组织的伸展性，减轻软组织挛缩。

3. 步行训练 当尚能步行时，训练量大致与同龄人相同，此时若有心、肺功能不全，应注意不超负荷训练。

4. 用支具起立和步行训练 当患者不能起立步行，需要借助于辅助具行走时，要选择适当的行走辅助具和行走步态。初期可在平行杠内完成系列步行训练；也可为患者具体选择高度和长度适合的助行架、拐杖或手杖。这类患者应重点训练上肢肘关节、腕关节的伸展肌群和肩关节下降肌群,下肢髋膝关节伸展肌群和外展肌群。另外,也可使用带弹簧的膝关节支具辅助站立,一方面充分利用残存肌力训练心肺功能,另一方面用弹簧补充部分失去的膝关节伸肌肌力,站立时注意让膝关节轻度屈曲,防止腰椎前凸。

5. 轮椅或坐椅的训练 患者不能步行需长期坐轮椅时,必须使用围腰,保持良好坐姿,以防脊柱与胸廓的进一步变形,必要时做脊柱融合术或金属棒植入。

6. 水疗 采用水疗法促进肌肉血液循环和新陈代谢,缓解痉挛;水的浮力可使人体受重力减小,使僵硬的关节易于活动及进行各种功能训练。

7. 作业疗法 根据患者的年龄、体质、病情的轻重进行日常生活能力训练,帮助患者更快适应原来的家庭、学校、工作环境。

8. 摄食训练 对于合并吞咽障碍的患者,采用摄食训练。首先选择既有代偿作用且又安全的体位。一般让患儿取斜坡位,床头抬高20°~30°,头部前屈,肩部用软枕垫起,此时进行训练,食物不易从口中溢出,有利于食团向舌根运送,还可减少鼻腔反流及误咽的危险。进食时,食物的形态应根据吞咽障碍的程度及阶段、本着先易后难的原则选择。一般先进浓流质饮食,不宜单纯使用易引起呛咳的温开水。随着吞咽功能的逐步改善及体能的恢复,逐渐将食物改成糊状及胶冻状,食物应密度均匀、有适当的黏性、不易松散,通过咽及食管时易变形,不在黏膜上残留,此外,还要兼顾食物的色鲜、香浓、味美及温度等,以利于刺激食欲和消化吸收。喂糊状饮食时,尽量将食物送至咽部,以防溢出。进食后2小时内尽量少搬动患儿,减少外界刺激,保持良好舒适的休息环境,教育患儿在此期间继续保持半坐卧位,不宜进行剧烈运动。严密观察患儿有无误咽、食物反流等并发症。

四、预防及预后

(一) 预防

炎症性肌病宜尽早诊断,及时治疗,以获得更好疗效。部分PM/DM患者同时伴有恶性肿瘤,故早期发现至关重要。另外,日常生活中的许多因素应引起注意。如皮肌炎患者应尽量避免日光照射,外出时戴帽子、手套或穿长袖衣服等。不吃或少吃芹菜、黄花菜、香菇等增强光敏感的食物,以及海鱼、虾、蟹等容易引起过敏的食物。忌烟、酒。不用唇膏、化妆品、染发剂等。避免接触农药、某些化学制剂。根据病情和诊治需要定期随诊复查,以便及时了解掌握病情变化,并按医嘱调整药物。

(二) 预后

在儿童风湿病中,依据标准化死亡比(standardized mortality ratios,SMR)尽管有报道JDM的病死率仅次于系统性红斑狼疮,而且推测严重病例死亡实际情况要高于统计报道,但JDM预后优于成人DM。早期诊断、早期治疗及激素和免疫抑制剂合理应用使JDM生存率有了明显提高,病死率由原来的33%降至不足2%,并可获得良好的生活质量。影响预后的因素还包括:发病年龄,病损程度,是否合并恶性肿瘤、严重吞咽困难、严重皮肤溃疡、胃肠道病变(可导致肠穿孔)、间质性肺炎、心脏和中枢神经系统受累。如钙化持续存在,也可导致严重残疾。

(马丙祥 张建奎)

第七节　重症肌无力

一、概述

重症肌无力(myasthenia gravis,MG)是一种免疫介导的神经 - 肌肉接头处传递障碍所致的自身免疫疾病,表现为持续运动后部分或全身骨骼肌无力、易疲劳,肌无力呈波动性,有复视、上睑下垂、咀嚼疲劳和吞咽困难等症状。其发病原因包括自身免疫、被动免疫及药源性(如青霉胺等)因素等。

(一) 临床表现

MG 患者肌无力的显著特点是每日波动性,肌无力于下午或傍晚劳累后加重,晨起或休息后减轻,此种波动现象称之为"晨轻暮重"。全身骨骼肌均可受累,以眼外肌受累最为常见,其次是面部、咽喉肌以及四肢近端肌肉受累。肌无力常从一组肌群开始,范围逐步扩大。眼外肌无力所致非对称性上睑下垂和 / 或双眼复视是 MG 最常见的首发症状,可以见于 80% 以上的 MG 患者,可出现交替性上睑下垂、双侧上睑下垂、眼球活动障碍等,但瞳孔大小正常。面肌受累可致鼓腮漏气、眼睑闭合不全、鼻唇沟变浅、苦笑或呈面具样面容。咀嚼肌受累可致咀嚼困难。咽喉肌受累可以出现构音障碍、吞咽困难、鼻音、饮水呛咳及声音嘶哑等。肢体各组肌群均可出现肌无力症状,以近端为著。呼吸肌无力可以导致呼吸困难、皮肤黏膜发绀等。

(二) 临床分型

为了便于分层治疗和预后判断,国际上采用改良 Osserman 分型将 MG 分为 5 个类型,这种分型目前已被广泛接受。

Ⅰ型:眼肌型,病变仅局限于眼外肌,2 年之内其他肌群不受累。

Ⅱ型:全身型,有一组以上肌群受累。

(1) ⅡA 型:轻度全身型,四肢肌群轻度受累,伴或不伴眼外肌受累,通常无咀嚼、吞咽和构音障碍,生活能自理。

(2) ⅡB 型:中度全身型,四肢肌群中度受累,伴或不伴眼外肌受累,通常有咀嚼、吞咽和构音困难,生活自理困难。

Ⅲ型:重度激进型,起病急、进展快,发病数周或数月内即可累及咽喉肌,半年内累及呼吸肌,伴或不伴眼外肌受累,生活不能自理。

Ⅳ型:迟发重度型,隐袭起病,缓慢进展,开始表现为Ⅰ、ⅡA、ⅡB 型,2 年内逐渐发展至累及呼吸肌。

Ⅴ型:肌萎缩型,起病半年内可出现骨骼肌萎缩。

二、诊断及评定

(一) 诊断

主要依据是否具有病态疲劳性和每日波动性的肌无力表现。确诊依靠细致准确的新斯的明试验,绝大多数患者均是通过此项试验而确诊,但新斯的明试验阴性不能完全排除 MG

的可能。重复神经电刺激、单纤维肌电图以及抗乙酰胆碱受体抗体(anti-acetylcholinereceptor antibodies, AChR-Ab)检测可以为新斯的明试验不确定的患者提供有价值的实验室诊断依据。

(二)评定

近 30 年来,国内外学者针对 MG 研制了多个量表,并成为 MG 临床评价的主要手段之一,在监测 MG 的病情变化、判断疗效、康复治疗、药物评价等中发挥了重要作用。

1. 重症肌无力定量评分体系(quantitative MG scoring system, QMG) 主要是测量患者的肌力和耐力情况。最初由 Besinger 等于 1983 年研制,主要评价颈肌力量、腿力、臂力、握力、肺活量、吞咽功能六方面内容。1987 年,Tindall 等在其基础上增加了上睑下垂、复视、双侧肢体肌力的内容,条目数量从 8 个扩展为 13 个,使评价更为全面、翔实,并被普遍使用。其评价内容包括眼睛(3)、延髓(2)、呼吸(1)、脖子(1)、肢体(6)五个方面,答案设置为没有(none,0 分)、轻度(mild, 1 分)、中度(moderate, 2 分)、重度(severe, 3 分)4 个等级,总分从 0~39 分,0 分即为正常。QMG 已经成为很多研究者首选的临床终点评价工具,但 QMG 在临床实践中有一定的局限性,原因主要是完成量表的时间大约需要 25 分钟,且要求有测试设备,例如手持的测力计和秒表。

2. MG 特异性肌力测试(MG-specific manual muscle test, MMT) 由美国杜克大学医学中心研制,主要用来测量患者的肌力和功能状态。MMT 共有 18 个条目,主要针对 18 个肌肉组,其中包括眼球(3)、延髓(3)、脖子(2)、肢体(10),从轻到重得分 0~4 分(0:正常;1:25% 无力 / 轻度损害;2:50% 无力 / 中度损害;3:75% 无力 / 重度损害;4:瘫痪 / 不能)。与 QMG 相比,MG-MMT 是一个医生可独立完成的评价工具,且花费的时间较少,主要供医生在病床边使用。

3. 延髓球、面、呼吸肌评分(the oculobulbar facial respiratory score, OBFR) 由 Farrugia 等在 2006 年研制,是测试延髓功能的工具,特别适合肌肉特异性酪氨酸激酶(MuSK)抗体阳性者。测评内容主要包括:

(1) 5 块面部肌肉的肌力,包括眼轮匝肌、额肌、眉肌、口轮匝肌、颊肌。

(2) 腭收缩力,主要考察其是否对称。

(3) 舌的体态。

(4) 吞咽功能,一般通过计算吞咽 100ml 水所用的时间来进行评测。

(5) 呼吸功能,主要参考用力肺活量指标。当总分大于 3 分时,则表明延髓功能异常。

OBFR 有助于医师进行快速判断,测试的时间少于 5 分钟,当需要监测患者的延髓功能时,可用此表进行延髓肌损害程度的评价。

4. MG 残疾程度量表(disability scale for myasthenia gravis) 是由 Alessandro 等在 1995 年研制的。MG 的主要症状是反复发作的眼肌、延髓肌、骨骼肌等的无力,且具有波动、重复的特点,该量表通过询问患者症状的重复度来评价疾病的严重性和残疾程度。此量表的评价内容涉及眼睑下垂、复视、吞咽困难、构音障碍 / 发音困难、咀嚼困难、肩胛肌无力、骨盆肌无力、颈肌无力等方面。每个条目的答案从轻到重设置为 5 个等级,从 0 分(没有症状、体征)~4 分(持续无力),依据主要是症状发生的频率,使用的是"有时""总是"一类的频率词语。MG 残疾程度量表主要用来评价 MG 患儿的残疾状态和检验临床相关的改变,也可以检测患者的治疗情况。

5. 健康调查量表 -36(MOS 36-item Short Form Health Survey, SF-36) 是由美国波

士顿"健康研究所"在医学结局研究（medical outcome study，MOS）的基础上研制的，是目前应用较广泛的普适性量表。该量表含有 36 个条目，涉及生理功能（physical functioning，PF）、角色生理（role physical，RP）、躯体疼痛（bodily pain，BP）、活力（vitality，VT）、社会功能（social functioning，SF）、角色心理（role-emotional，RE）、心理健康（mental health，MH）和总体健康（general health，GH）8 个领域，分别反映生理健康（PF、RP、BP、GH）和心理健康（VT、SF、RE、MH）两个概念，具有较好的信度和效度。SF-36 已被广泛应用于人群健康状况监测、疗效评价、慢性病患者的健康监测、疾病相对负担的评定等领域。此量表在中国重症肌无力患者中应用具有较好的信度，可作为疾病严重程度的评定标准。

6. **MG 患者日常活动量表**（myasthenia gravis activities of daily living profile，MG-ADL）是由 Wolfe 等在 1999 年研制的，主要关注患者的症状，以评价症状的严重性。MG-ADL 包含 8 个条目，涉及眼球（2）、延髓（3）、呼吸（1）、肢体（2）四个方面内容，答案设置从 0（正常）到 3 分（最严重），总得分 0~24 分。此量表可在 10 分钟内快速完成填写，可供护士、研究者、医生使用。

7. **MG 患者报告结局量表**　近年来，临床研究、人群调查和临床实践逐步重视患者的主观反应，引入来自患儿自我报告的结局指标（patient-reported outcome，PRO），以便帮助判定治疗措施的效果、患儿的健康和生存质量是改善还是恶化以及治疗组间是否存在差异等。包括所有直接来自患儿或其家属的关于其生活、健康状况和治疗的报告内容，对于受疾病或治疗影响的患儿及其家属来讲有更大的意义。MG-PRO 量表是由刘凤斌等在 2009 年研制的，正式量表含条目 52 条，由 4 个领域构成，每个领域又包含 2 个方面内容，具体为生理领域（生理不适、生理功能）、心理领域（消极感受、积极感受）、社会环境领域（个人关系、社会支持）、治疗领域（药物副作用、药物依赖性）四大领域。本量表采用等级尺度条目，每个条目回答均采用 5 级评定法，计算量表得分时，正向条目直接 1~5 分，逆向条目则反向记分。

三、康复治疗

（一）一般治疗

1. **胆碱酯酶抑制剂**　可以通过抑制胆碱酯酶的活性来增加突触间隙乙酰胆碱的含量。首选药物为溴吡斯的明，口服量为：新生儿 5mg/ 次，婴幼儿 10~15mg/ 次，年长儿 20~30mg/ 次，最大剂量每次不超过 60mg，每日 3~4 次，可根据肌无力症状的轻重和是否有腹痛、腹泻、黏膜分泌物增多、瞳孔缩小等不良反应而适当调整剂量及给药间隔时间。与免疫抑制剂联合应用时，取得明显治疗效果后，应首先逐渐减量或停用胆碱酯酶抑制剂。

2. **免疫抑制药物治疗**　免疫抑制剂治疗的机制为抑制病理性自身抗体的产生达到诱导维持和缓解疾病的目的。

（1）糖皮质激素：此类药物是治疗 MG 的一线药物，可以使 70%~80% 的 MG 患者得到显著改善。其使用方法为：首选泼尼松，按体质量 0.5~1mg/（kg·d）晨顿服；通常 2 周内起效，6~8 周效果最为显著。视病情变化调整药物剂量，如病情稳定并趋好转，可维持 4~16 周，以后递减至隔日 0.5mg/（kg·d）维持 1~1.5 年。如病情危重，在经过良好医患沟通并做好充分机械通气准备下，可使用糖皮质激素冲击治疗。激素疗法要掌握足量、足够疗程、缓慢减量和适当维持剂量的治疗原则。

（2）硫唑嘌呤：此药是治疗成年全身型 MG 的一线药物，可以使 70%~90% 的 MG 患者病情得到改善。初始阶段通常与糖皮质激素联合使用，疗效较单用糖皮质激素更好，而且同时可以减少糖皮质激素的用量。

（3）其他免疫抑制剂：如环孢素、他克莫司（FK506）、环磷酰胺、甲氨蝶呤和吗替麦考酚酯等。可以在下列情况考虑加用或改用其他免疫抑制剂：①肾上腺皮质激素疗法不能耐受者；②肾上腺皮质激素疗法无效或疗效缓慢者；③胸腺切除术疗效不佳者；④肾上腺皮质激素减量即复发者；⑤MG 伴有胸腺瘤者。

3. 静脉注射用丙种球蛋白　此疗法主要用于病情急性进展、胸腺手术术前准备的 MG 患者，可与起效较慢的免疫抑制药物或可能诱发肌无力危象的大剂量糖皮质激素联合使用，多于使用后 5~10 天起效，作用可持续 2 个月左右。其使用方法为：按体质量 400mg/（kg·d），静脉注射 5 天。

4. 血浆置换　此疗法使用适应证与静脉注射丙种球蛋白相同，长期重复使用并不能增加远期疗效。血浆置换第 1 周隔日 1 次，共 3 次，若症状改善不明显其后每周 1 次，常规进行 5~7 次。

5. 胸腺切除术　疑为胸腺瘤的 MG 患者应行胸腺切除手术，早期手术治疗可以降低肿瘤浸润和扩散的风险，MG 患者的病情可得到改善。对于伴有胸腺增生且病情较重的 MG 患者（Osserman 分型Ⅱ~Ⅳ型），特别是全身型合并 AChRAb 阳性、药物治疗效果不佳的 MG 患者则可能在手术后临床症状得到缓解、好转。

（二）康复训练

由于重症肌无力的主要症状是肌无力和疲劳，因此有关运动疗法在其治疗中的价值备受争议。有关评价运动疗法与重症肌无力的研究很少，但参照其他神经肌肉病的研究结果，可以看出运动疗法对运动神经元病、运动神经根病变、周围神经病和神经肌肉接头传递障碍疾病以及肌肉疾病是有益的。方法包括有氧活动、呼吸训练、平衡训练和柔韧性训练等。国外的研究发现有氧活动可以减轻重症肌无力患者的疲劳，其方式包括游泳、散步和慢跑等低强度有氧活动，患儿可获得较高的生活质量并主诉疲劳感改善。还有研究则评定了呼吸训练在重症肌无力中的作用，患儿被要求每周进行 5 次呼吸训练，每次进行 30 分钟的正常碳酸呼吸强化训练，连续 4~6 周后发现患儿的呼吸耐受性增加、体重下降以及呼吸肌无力症状改善。有限的研究表明运动并非重症肌无力的禁忌，在专业人士的指导下进行适当的运动可能有助于患者生活质量的改善和症状的缓解。对于迟发重度型和肌萎缩型重症肌无力患者来说，适当的康复训练可以达到缓解患者的肌无力症状，增加关节活动度及改善身体协调性的作用，使患者达到正常生活和功能活动的目的。

1. 轻中型重症肌无力患者的运动建议

（1）避免在极端的气候下活动和跑步。

（2）避免进行长久耐力性运动，比如跑步大于 20km 以上。

（3）摸索适合自己的跑步、登山和上楼的运动强度。

（4）在充分睡眠后运动并避免应激。

（5）在一天中状态最好的时候运动。

2. 迟发重度型和肌萎缩型重症肌无力患者的康复训练

（1）主动运动：先做助力运动进而做主动运动。应当注意运动幅度逐渐增加，不应引起疼痛和损伤，避免过度疲劳。

(2) 关节活动度训练：患者一开始可以在医生的帮助下做关节最大活动范围内活动，逐渐按照医生的指导方法自己进行锻炼。

(3) 坐起训练：应当按以下步骤循序渐进地进行。可有效改善体位性低血压。抬高床头 - 扶助坐起 - 自助坐起 - 双腿下垂床边 - 坐位平衡训练 - 站立训练。

(4) 坐位平衡训练：先让患者屈膝依靠背架支持坐在床上，渐渐去除支架，把双腿放在床边，也可在床侧或床头设上围栏杆、把手或捆上绳索，以助坐起。坐位平衡训练可增强躯干肌肌力和坐位平衡力。

(5) 移乘训练：着重训练从床上到轮椅，轮椅到床上。为今后更全面的康复训练做准备。在作移乘训练时应注意重症肌无力患者的心肺功能，训练前要检查有无心肺功能疾患。坐轮椅时一般在40~60分钟活动一下身体或抬高臀部除压30秒。患侧上肢放在胸前注意保护，患脚防止擦伤。同时要注意安全。

(6) 行走训练：刚开始应由他人扶持，渐渐过渡到独自行走，同时注意纠正行走时的动作和正确用力。训练时主动做屈膝动作和踝关节背伸动作，选择较轻坚韧的拐杖，长短适宜。

四、预防及预后

(一) 预防

常见诱因有感染、手术、精神创伤、全身性疾病、过度疲劳、妊娠、分娩等，有时甚至可以诱发重症肌无力危象。

在临床实践中发现许多药物都能引起 MG 症状加重，甚至恶化而引起危象，应尽量避免使用。此类药物主要包括以下几种：

(1) 抗生素类：包括链霉素、卡那霉素、庆大霉素、新霉素、四环素、林可霉素、诺氟沙星、环丙沙星、氨苄西林、妥布霉素、多黏菌素 B 和多黏菌素 E 等。

(2) 心血管类药物：包括利多卡因、奎尼丁、普鲁卡因胺、普萘洛尔、氧烯洛尔、美托洛尔、阿替洛尔、维拉帕米、樟磺咪芬、阿义马林等。

(3) 抗癫痫药物：包括苯妥英钠、乙琥胺、三甲双酮等。

(4) 抗精神病药物：包括碳酸锂、苯乙肼、氯丙嗪、氯硝西泮、地西泮（特别是注射剂）。

(5) 麻醉药：包括吗啡、氯仿、箭毒、乙醚。若因手术必须麻醉时可选用氟烷、氧化亚氮、环丙烷、琥珀胆碱等。

(6) 其他药物：如青霉胺、氯喹、奎宁、氯化胆碱和肉碱等。

(二) 预后

眼肌型 MG 患者中 10%~20% 可自愈，20%~30% 始终局限于眼外肌，而在其余的 50%~70% 中，绝大多数患者可能在起病 3 年内逐渐累及延髓和肢体肌肉，发展成全身型 MG。约 2/3 的患者在发病 1 年内疾病严重程度达到高峰，20% 左右的患者在发病 1 年内出现 MG 危象。肌无力症状和体征在某些条件下会有所加重，如上呼吸道感染、腹泻、甲状腺疾病、怀孕、体温升高、精神创伤和用影响神经肌肉接头传递的药物等。

广泛使用免疫抑制药物治疗之前，MG 的病死率高达 30%，而随着机械通气、重症监护技术以及免疫抑制剂广泛应用于 MG 的治疗，目前病死率（直接死于 MG 及其并发症的比例）已降至 5% 以下。

（马丙祥　张建奎）

第八节 先天性肌性斜颈

一、概述

先天性肌性斜颈(congenital muscular torticollis,CMT)是新生儿期和婴儿期的常见病,发病率高达 0.3%~2.0%,占先天性畸形的第三位。因一侧胸锁乳突肌发生纤维化挛缩而导致头部持续向患侧倾斜,颈部扭转,面部及下颌偏向对侧,其病因有多种学说,如产伤血肿学说、静脉受阻学说、动脉受阻学说、遗传学说、胎内负荷学说、感染学说等,其中产伤血肿学说现在已被多数学者否定。目前认为本病的发病为多种因素所致,确切的病因病机有待进一步研究。其基本病理变化是间质过度增生,其间散在有肌细胞、肌纤维出现不同程度变性,包括肌细胞横纹消失、空化,肌组织中间质增生导致胸锁乳突肌纤维化。

二、诊断及评定

(一) 诊断

一般在出生后 2~3 周出现,表现为头部喜偏向患侧,颈部活动受限,或者颈部触及梭形肿块,质地较坚硬而固定。当小儿长到 3~4 个月龄后,肿块可逐渐消失,若不及时治疗,随着时间延长胸锁乳突肌发生挛缩,牵拉头部往患侧倾斜,造成颈面部畸形,如脸部和两侧睑裂发育不对称,颈椎侧凸、椎体楔形变、斜视等。

诊断:根据新生儿出生后 2 周内出现颈部质硬肿块,无红肿热痛,边界清楚,可活动,X 线片未见颈椎异常可作出诊断。

(二) 评定

1. 目前尚无统一的临床评定标准,常自行制定以帮助病情判断及预后评定,但是作为病情评定的依据基本一致,主要有以下几方面:

(1) 头颈歪斜的程度。

(2) 头部被动旋转的角度。

(3) 胸锁乳突肌病变的程度。

(4) B 型超声波下胸锁乳突肌的回声情况。

2. 传统的分型方法 根据头颈倾斜的程度分为三型。

(1) 轻型:头颈向一侧歪斜 <20°,包块直径 <1cm,头颈活动轻微受限。

(2) 中型:头颈向一侧歪斜 20°~30°,包块直径 <2cm,质稍硬,面部稍有不对称,颈活动受限。

(3) 重型:头颈向一侧歪斜 30° 以上,患侧胸锁乳突肌或包块直径 >2cm,质硬,面部变形,颈活动显著受限。

3. 近年来分型方法 中国学者根据胸锁乳突肌病变严重程度分为三型。

(1) 可触及胸锁乳突肌硬结。

(2) 斜颈:可触及胸锁乳突肌增厚紧缩。

（3）体位性斜颈：仅有斜颈，无明确胸锁乳突肌硬结及紧缩。

4. 根据头部被动旋转角度的障碍程度分级　将 CTM 分为四级。

（1）ROT-Ⅰ级：头部被动旋转不受限。

（2）ROT-Ⅱ级：头部被动旋转受限角度≤15°。

（3）ROT-Ⅲ级：头部被动旋转受限角度 16°~30°。

（4）ROT-Ⅳ级：头部被动旋转受限角度 >30°。

5. Hus 根据 B 型超声波检查中病变胸锁乳突肌的回声情况分型　将 CMT 分为四型。

（1）Ⅰ型：在挛缩的胸锁乳突肌中可见明确不均匀回声团块。

（2）Ⅱ型：在低回声背景中可见更多不均匀回声点及线条。

（3）Ⅲ型：整块胸锁乳突肌可见混乱的高回声反射波。

（4）Ⅳ型：整块胸锁乳突肌可见纵向高回声带。

三、康复治疗

本病的治疗主要包括保守治疗及手术治疗,保守治疗是婴幼儿患者及病情较轻患儿的首选方案。美国物理治疗协会儿科分会 2013 年版肌性斜颈临床实践指南,其中提出了基于循证依据的 5 个首要早期综合干预方法。

1. **颈部被动活动度训练**　患儿仰卧位,治疗师坐于患儿头侧,由患儿家属固定好其双肩,逗引患儿有意向患侧旋转时,治疗师双手轻扶患儿头部两侧缓慢旋转头部使下颌尽量靠近或到达患侧肩部平面以牵伸胸锁乳突肌,至无法继续转动处持续牵伸 30 秒,然后放松休息 30 秒为 1 组,重复 3 组。患儿仍处仰卧位,家属固定双肩,面对面逗引患儿,治疗师一手扶住患儿后枕部,另一手固定患侧肩部,缓慢平移患儿头部使健侧耳朵尽量靠近或到达健侧肩部处持续牵伸胸锁乳突肌 30 秒,放松休息 30 秒为 1 组,重复 3 组。上述旋转牵引和侧屈牵引均以患儿不剧烈哭闹为度。

2. **颈部及周围肌群力量训练**　对于 <3 个月龄患儿,竖头尚不稳,进行双侧的头控训练,患儿仰卧位,治疗师坐于患儿足侧,双手扶住患儿双肩,先将整个身体侧身 90°,再将身体沿此姿势从侧卧位扶至坐位,再缓慢由坐位放回至仰卧位,整个姿势变换过程中始终不扶颈部,不托头部,诱发患儿主动用力维持,再依此法操作另一侧,1 组左右侧各 10 次,重复 3 组。对 >3 个月龄的患儿,竖头已稳,可重点练习健侧的颈部肌群力量,如上法可只操作健侧。

3. **促进患儿对称性运动发育**　患儿仰卧位,治疗师双手分别握住患儿双足,缓慢交叉双下肢,诱发患儿身体对头部矫正反应使其翻身抬头,逗引其在俯卧位上向患侧上方抬看,翻身左右各 10 次为 1 组,重复 3 组。

4. **环境调适**　在临床操作中注意设定治疗床环境。让患儿健侧靠近墙面,患侧则是父母、喜欢之物等,嘱咐在家中喂奶变化位置,抱姿要经常变换,卧床时患侧处有光源、卧室门等。

5. **家属的指导参与**　教育其斜颈的危害性,指导旋转及侧屈牵伸手法及上述加强肌群力量训练并确认手法恰当,确保每日在家患儿仍有患侧胸锁乳突肌牵伸训练,嘱咐其每日在家让患儿俯卧抬头累积至少 1 小时。

国内干预方法繁多,目前并没有相关的全国性实践指南。其主要方法有:

1. **手法局部按摩及牵拉** 为治疗本病的最常用措施,适用于1岁内,尤其是6个月以内婴儿,90%患儿可获良好效果。推拿手法主要有按揉手法、弹拨提拿法、点穴法、侧扳旋转法等。按揉手法直接作用于病变部位,促进血液循环,改善局部肌肉的营养状态,弹拨提拿法和点穴法能缓解肌肉痉挛,促进其软化、松解和消散,而侧扳旋转法(即牵引手法)则伸展拉长挛缩的肌肉,有助于恢复肌肉的弹性,改善和恢复颈部的功能活动。再配合其他手法,有助于面、颅、颈、肩的整体发育。

2. **蜡疗** 蜡疗有较好的深层组织温热作用,能使血流增快、新陈代谢增加,促进水肿和炎症的吸收,还能降低神经肌肉的张力,软化肌腱挛缩,促进再生过程。石蜡治疗用于手法治疗之前,可增强手法治疗的效果。

3. **超声、旋磁治疗** 其作用与手法治疗相似,目的是通过机械的摩擦产生微细的按摩效应,使坚硬的结缔组织延长、变软;同时超声的发热作用可促进血液循环改善局部供氧,利于挛缩的包块软化。

4. **肉毒毒素注射** 国外有应用A型肉毒毒素局部注射至患侧胸锁乳突肌、斜方肌上段(单独或联合注射)的报道,大部分患儿(74%)注射后颈部旋转及头部偏斜明显改善,故A型肉毒毒素局部注射对非手术治疗无效的CMT婴幼儿是一种安全、有效的治疗选择。

5. **药物局部注射** 主要是局部注射激素(泼尼松龙)或合并注射透明质酸酶,前者可抑制炎症细胞浸润,防止粘连及瘢痕形成;后者为蛋白分解酶,可分解透明质酸,促进局部药液扩散。配合理疗、手法牵伸锻炼治疗婴幼儿CMT,可加快包块消退,促进肌肉软化,减少纤维性挛缩,但要严格控制给药剂量和间隔时间,防止副作用发生。

6. **手术治疗** 国外多数研究认为,由于绝大多数婴儿胸锁乳突肌的纤维化可自发逆转,因而手术并不是治疗CTM的主要方法,手术治疗的指征包括:

(1)持续的胸锁乳突肌挛缩,头部旋转活动受限超过12~15个月。

(2)持续性的胸锁乳突肌挛缩伴进行性一侧面部发育不良。

(3)超过1岁以上发现的CMT。

国内通常有胸锁乳突肌起点切断并部分切除术、胸锁乳突肌乳突端切断术、胸锁乳突肌双极切断术、胸锁乳突肌延长术及胸锁乳突肌切除术等。手术年龄宜在幼儿早期(1~4岁)进行,对于年龄较大患儿(6岁以上),手术治疗更适合,无论是胸锁乳突肌下端切除术抑或双极松解术均可获良好效果,而且安全无严重并发症。

四、预防及预后

(一)预防

本病为先天性疾病,早诊断、早治疗是本病的防治关键。重视姿势矫正,对斜颈的儿童应采取正确的姿势纠正。哺乳时,患儿取患侧卧位。睡觉时调整卧位位置,使阳光或灯光照在患侧,发声和发光的玩具以及电视机、录音机等声音也要来自患侧,并可用枕头垫在患侧。母亲坐位横抱患儿时要让患侧向上通过抬头来训练颈部的肌肉。

(二)预后

绝大多数婴儿胸锁乳突肌的纤维化可自发逆转。因而本病如能在1岁内,尤其是6个月以内及时诊断,积极手法按摩与手法牵引治疗,90%患儿可获良好效果。治疗上应注意定期随访直到斜颈完全缓解、头部及颈部活动完全不受限制、胸锁乳突肌触诊完全正常无硬结。

其治疗方法因年龄不同而异。若及时治疗多可治愈；治疗不及时，患侧面部及颈椎继发性畸形，影响颜面部美观并导致头颈部的功能异常。

（马丙祥　张建奎）

参 考 文 献

［1］JENSEN B R，BERTHELSEN M P，HUSU E，et al. Body weight-supported training in Becker and limb girdle。2I muscular dystrophy［J］.Muscle Nerve，2016，54（2）：239-243.

［2］YELDAN I，GURSES H N，YUKSEL H. Comparison study of chest physiotherapy home training programmes on respiratory functions in patients with muscular dystrophy［J］. Clin Rehabil，2008，22（8）：741-748.

［3］FALZARANO M S，SCOTTON C，PASSARELLI C，et al. Duchenne Muscular Dystrophy：From Diagnosis to Therapy［J］. Molecules，2015，20（10）：18168-18184.

［4］SETO J T，BENGTSSON N E，CHAMBERLAIN J S. Therapy of Genetic Disorders-Novel Therapies for Duchenne Muscular Dystrophy［J］. Curr Pediatr Rep，2014，2（2）：102-112.

［5］VAN WESTERING T L，BETTS C A，WOOD M J. Current understanding of molecular pathology and treatment of cardiomyopathy in duchenne muscular dystrophy［J］. Molecules，2015，20（5）：8823-8855.

［6］中华医学会神经病学分会. 中国假肥大型肌营养不良症诊治指南［J］. 中华神经科杂志，2016，49（1）：17-20.

［7］史惟，李惠，李西华等. 中文版北极星移动评价量表在 Duchenne 型肌营养不良症患儿的信度和效度研究［J］. 中国循证儿科杂志，2017，12（4）：246-250.

［8］KOLB S J，KISSEL J T. Spinal Muscular Atrophy［J］. Neurol Clin，2015，33（4）：831-846.

［9］PORENSKY P N，BURGHES A H. Antisense oligonucleotides for the treatment of spinal muscular atrophy［J］. Hum Gene Ther，2013，24（5）：489-498.

［10］CHERRY J J，ANDROPHY E J. Therapeutic strategies for the treatment of spinal muscular atrophy［J］. Future Med Chem，2012，4（13）：1733-1750.

［11］DONNELLY E M，BOULIS N M. Update on gene and stem cell therapy approaches for spinal muscular atrophy［J］. Expert Opin Biol Ther，2012，12（11）：1463-1471.

［12］FOUST K D，NURRE E，MONTGOMERY C L，et al. Intravascular AAV9 preferentially targets neonatal neurons and adult astrocytes［J］. Nat Biotechnol，2009，27（1）：59-65.

［13］PASSINI M A，BU J，ROSKELLEY E M，et al. CNS-targeted gene therapy improves survival and motor function in a mouse model of spinal muscular atrophy［J］. J Clin Invest，2010，120（4）：1253-1264.

［14］SCHROTH M K. Special considerations in the respiratory management of spinal muscular atrophy［J］. Pediatrics，2009，123（Suppl4）：s245-s249.

［15］PREVISANI N，TANGERMANN R H，TALLIS G，et al. World Health Organization Guidelines for Containment of Poliovirus Following Type-Specific Polio Eradication - Worldwide，2015［J］.MMWR Morb Mortal Wkly Rep，2015，64（33）：913-917.

［16］QUADROS A A，CONDE M T，MARIN L F，et al. Frequency and clinical manifestations of post-poliomyelitis syndrome in a Brazilian tertiary care center ［J］. Arq Neuropsiquiatr，2012，70(8)：571-573.

［17］BOUZA C，MUNOZ A，AMATE J M. Postpolio syndrome：a challenge to the health-care system ［J］. Health Policy，2005，71(1)：97-106.

［18］TERSTEEG I M，KOOPMAN F S，STOLWIJK-SWUSTE J M，et al. A 5-year longitudinal study of fatigue in patients with late-onset sequelae of poliomyelitis ［J］. Arch Phys Med Rehabil，2011，92(6)：899-904.

［19］KOOPMAN F S，VOORN E L，BEELEN A，et al. No Reduction of Severe Fatigue in Patients With Postpolio Syndrome by Exercise Therapy or Cognitive Behavioral Therapy：Results of an RCT ［J］. Neurorehabil Neural Repair，2016，30(5)：402-410.

［20］SKOUGH K，KROSSEN C，HEIWE S，et al. Effects of resistance training in combination with coenzyme Q10 supplementation in patients with post-polio：a pilot study ［J］. J Rehabil Med，2008，40(9)：773-775.

［21］SKOUGH K，BROMAN L，BORG K. Test-retest reliability of the 6-min walk test in patients with postpolio syndrome ［J］.Int J Rehabil Res，2013，6(2)：140-145.

［22］左启华.小儿神经系统疾病［M］.2版.北京：人民卫生出版社，2002.

［23］中华医学会神经病学分会神经肌肉病学组，中华医学会神经病学分会肌电图及临床神经电生理学组，中华医学会神经病学分会神经免疫学组.中国吉兰-巴雷综合征诊治指南［J］.中华神经科杂志，2010，43(8)：583-586.

［24］WAKERLEY B R，UNCINI A，YUKI N，et al.Guillain- Barré and miller fisher syndromes—new diagnostic classification ［J］. Nat Rev Neurol，2014，10(9)：537-544.

［25］崔宁宁，鲁慧，李猛，等.简化 Fugl-Meyer 量表评定吉兰-巴雷综合征的可行性分析［J］.河北医药，2016，38(2)：267-268.

［26］王宁，单守勤.格林-巴利综合征患者的评定及康复训练进展［J］.中国疗养医学，2016，23(4)：308-310.

［27］VAN DEN BERG B，WALGAARD C，DRENTHEN J，et al. Guillain-Barré syndrome：pathogenesis，diagnosis，treatment and prognosis ［J］. Nat RevNeurol，2014，10(8)：469-482.

［28］席艳玲，黄海霞，王宝兰，等.球囊肌力训练法治疗重度格林-巴利综合征吞咽障碍1例［J］.中华物理医学与康复杂志，2016，33(12)：933-935.

［29］乔凌燕，孙裕平，于洪波，等.神经电生理检查对吉兰-巴雷综合征患儿临床严重度和预后的判断价值［J］.中国临床研究，2016，29(10)：1333-1335.

［30］高修明，项洁.格林-巴利综合征的康复治疗进展［J］.中华物理医学与康复杂志，2016，37(8)：555-558.

［31］SALEHIOMRAN M R，NIKKHAH A，MAHDAVI M. Prognosis of Guillain-Barré syndrome in Children ［J］. Iran J Child Neurol，2016，10(2)：38-41.

［32］李晓捷.实用儿童康复医学［M］.2版.北京：人民卫生出版社，2016.

［33］KE Q，LUO B，QI M，et al. Gender differences in penetrance and phenotype in hypokalemic periodic paralysis ［J］.Muscle Nerve，2013，47(1)：41-45.

［34］RAJA RAYAN D L，HANNA M G. Skeletal muscle channelopathies：nondystrophic myotonias and periodic paralysis ［J］. Curt Opin Neurol，2010，23(5)：466-476.

［35］柯青.原发性周期性麻痹基因诊断与治疗进展［J］.中国现代神经疾病杂志，2014，14(6)：471-478.

［36］刘晓黎，黄啸君，沈隽逸，等.原发性低钾型周期性麻痹致病基因筛查及其临床特征分析［J］.上海交

通大学学报,2016,36(1):70-75.

[37] CHARLES G,ZHENG C,LEHMANN-HORN F,et al. Characterization of hyperkalemic periodic paralysis:a survey of genetically diagnosed individuals [J].J Neurol,2013,260:2606-2613.

[38] 贾建平. 神经病学[M]. 6 版. 北京:人民卫生出版社,2008:368.

[39] CACIOTTI A. Severe prognosis in a large family with hypokalemic periodic paralysis[J]. Muscle Nerve, 2003,27(2):165-169.

[40] 中华医学会风湿病学分会. 多发性肌炎和皮肌炎诊断及治疗指南[J]. 中华风湿病学杂志,2010,14: 828-831.

[41] 张巍. 特发性炎性肌病进展[J]. 中国现代神经疾病杂志,2016,16(10):651-655.

[42] 袁云. 特发性炎性肌病诊断发展历程[J]. 中国现代神经疾病杂志,2016,16(10):647-650.

[43] 熊辉. 儿童炎症性肌病的临床诊断思路[J]. 中国实用儿科杂志,2014,29(2):81-84.

[44] 王华. 儿童炎症性肌病分类及临床表现[J]. 中国实用儿科杂志,2014,29(2):84-88.

[45] 柴毅明,孙利,周水珍. 儿童炎症性肌病规范化治疗及预后[J]. 中国实用儿科杂志,2014,29(2):91- 96.

[46] RIDER L G,GIANNINI E H,HARIS-LOVE M,et al.International Myositis Asesment and Clinical Studies Group:defining clinical improvement in adult and juvenile myositis [J].JRheumatol,2003,30(3):603- 617.

[47] ALEXANDERSON H,BROMAN L,TOLBACK A,et al. Functional index-2:validation and reliability of a disease-specific measure of impairment in patients with polymyositis and dermatomyositis [J].Arthritis Rheum(Arthritis Care Res),2006,55(1):114-122.

[48] 舒晓明,王国春. 炎性肌病的临床评定工具介绍[J]. 中华风湿病学杂志,2011,15(7):503-507.

[49] MATHUR N,PEDERSEN BK. Exercise as a mean to control low-grade systemic inflammation [J]. Mediators Inflamm,2008,2008:109502.

[50] NADER GA,DASTMALCHI M,ALEXANDERSON H,et al. A longitudinal,integrated,clinical, histological and mRNA profiling study of resistance exercise inmyositis [J].Mol Med,2010,16:455-464.

[51] 中华医学会神经病学分会神经免疫学组,中国免疫学会神经免疫学分会. 中国重症肌无力诊断和治 疗指南 2015[J]. 中华神经科杂志,2015,48(11):934-940.

[52] 罗迪,刘凤斌,侯政昆. 国内外重症肌无力临床结局评价常用量表介绍与评价[J]. 中国神经精神疾病 杂志,2013,39(4):249-253.

[53] ANZISKA Y,INAN S. Exercise in neuromuscular disease [J].Semin Neurol,2014, 34(5):542-556.

[54] WONG S H,NITZ J C,WILLIAMS K,et al. Effects of balance strategy training in myasthenia gravis:a case study series [J]. Muscle Nerve,2014,49(5):654-660.

[55] RAGGI A,SCHIAVOLIN S,LEONARDI M,et al. Development of the MG-DIS:an ICF-based disability assessment instrument for myasthenia gravis [J]. Disabil Rehabil,2014,36(7):546-555.

[56] CASS S. Myasthenia gravis and sports participation [J]. Curr Sports Med Rep,2013,12(1):18-21.

[57] RASSLER B,HALLEBACH G,KALISCHEWSKI P,et al. The effect of respiratory muscle endurance training in patients with myasthenia gravis [J]. Neuromuscul Disord,2007,17(5):385-391.

[58] 吕明. 小儿推拿学[M]. 上海:上海科学技术出版社,2013.

[59] COLLINS A,JANKOVIC J. Botulinum toxin injection for congenital muscular torticollis presenting in children and adults[J]. Neurology,2006,6(7):1083-1085.

[60] 刘静利,甘元昕,官凤婷. 推拿治疗小儿肌性斜颈临床研究进展[J]. 亚太传统医药,2016,12(22):55-57.

[61] 程霞. 先天性肌性斜颈的病因与诊断治疗[J]. 中国美容医学,2009,18(3):411-413.

[62] 洪钰,黄龙生,葛品. 先天性肌性斜颈的早期综合干预疗效观察[J]. 中国妇幼保健,2016,31(14):2864-2867.

[63] KAPLAN S L,COULTER C,FETTERS L. Physical Therapy Management of Congenital Muscular Torticollis:An Evidence-Based Clinical Practice Guideline:From the section on pediatrics of the american physical therapy association[J]. Pediatric Physical Therapy,2013,25(4):348-394.

[64] 李强,李盛华. 先天性肌性斜颈的诊治进展[J]. 甘肃中医,2007,20(12):64-65.

[65] 刘远忠,周庆和,夏慧敏. 先天性斜颈诊断与治疗进展[J]. 现代临床医学生物工程学杂志,2005,11(3):246-248.

第九章 内分泌疾病

第一节 先天性甲状腺功能减退症

一、概述

先天性甲状腺功能减退症（congenital hypothyroidism，CH）简称先天性甲减，是最常见的可引起智力落后的内分泌疾病之一，是由于甲状腺素激素合成不足或其受体缺陷所致的一种疾病。甲状腺激素（thyroid hormone，TH）是正常脑组织生长发育必不可少的物质，对哺乳动物的脑发育起重要作用，其代谢非常复杂，对能量代谢、蛋白质代谢、脂类代谢、水和无机盐的代谢及中枢神经系统的结构和功能均有调节作用。新生儿期先天性甲减多无或仅为非特异性症状和体征，容易漏诊、误诊，造成严重后果，故新生儿先天性甲减的筛查是保证患儿在新生儿期能够得到及时诊治并预防严重智力落后的重要筛查项目。我国自1981年开始进行新生儿先天性甲减的筛查，目前全国筛查覆盖率已经超过60%。先天性甲减的分类按病变部位可分为原发性和继发性。原发性甲减即甲状腺本身的疾病所致，其特点为血清促甲状腺激素（thyroid-stimulating hormone，TSH）升高和游离甲状腺激素（free thyroxine，FT_4）降低；继发性甲减又称中枢性甲减，病变位于垂体或下丘脑，特点为FT_4降低，TSH正常或者下降，较为少见。另外还存在一种外周性甲减，因甲状腺激素受体功能缺陷所致，较罕见。

先天性甲减按疾病转归又分为持续性甲减及暂时性甲减，持续性甲减指由于甲状腺激素持续缺乏，患儿需终生替代治疗；暂时性甲减指由于母亲或新生儿等各种原因，致使出生时甲状腺激素分泌暂时性缺乏，甲状腺功能可恢复正常的患儿。

二、诊断及评定

（一）临床表现

1. **新生儿期**　多数先天性甲状腺功能减退症患儿在出生时并无症状，因为母体甲状腺素（T_4）可通过胎盘，维持胎儿出生时正常T_4浓度中的25%~75%。新生儿期症状出现的早晚及轻重与甲状腺功能减退的强度和持续时间有关，患儿常为过期产，出生体重常大于第90百分位，囟门及颅缝明显增宽，可有暂时性低体温、低心率、少哭、少动、喂养困难、易呕吐和呛咳、多睡、淡漠、哭声嘶哑、胎便排出延迟、顽固性便秘、生理性黄疸期延长、体重不增或增长缓慢、腹大，常有脐疝、肌张力减退。由于周围组织灌注不良，四肢凉、苍白、常有花纹。面容臃肿，鼻根低平，眼距宽，舌大、常伸出口外，重者可致呼吸困难。如果中枢性甲减合并其他垂体促激素缺乏，可表现为低血糖、小阴茎、隐睾以及面中线发育异常，如唇裂、腭裂、视神经发育不良等。

2. **婴幼儿及儿童期**

（1）特殊面容：头大，颈短，面部臃肿，眼睑水肿，眼距宽，鼻根低平，舌厚大常伸出口外，

360

表情呆滞,面容水肿,皮肤粗糙、干燥,贫血貌,头发稀疏、干脆,眉毛脱落。

(2)神经系统功能障碍:智能低下,注意力、记忆力均下降。运动发育障碍,行走延迟,常有听力下降,感觉迟钝,嗜睡,严重者可产生黏液性水肿、昏迷。

(3)生长发育迟缓:骨龄落后,身材矮小,表现为躯干长,四肢短。

(4)心血管功能低下:脉搏弱,心音低钝,心脏扩大,可伴心包积液、胸腔积液,心电图呈低电压、P-R延长、传导阻滞等。

(5)消化道功能紊乱:纳呆,腹胀,便秘,大便干燥,胃酸减少,易被误诊为先天性巨结肠。

(二)诊断

新生儿筛查先天性甲减发病率高,在新生儿期多无特异性临床症状,如在临床发病后开始治疗,将影响患儿的智力和体格发育。因此,对新生儿进行群体筛查是早期发现、早期诊断的必要手段。国家规定新生儿先天性甲减筛查方法为足月新生儿出生 72 小时后、7 天之内,并充分哺乳,足跟采血,滴于专用滤纸片上测定干血滤纸片 TSH 值。该方法只能检出原发性甲减和高 TSH 血症,无法检出中枢性甲减、TSH 延迟升高的患儿等。国际上有些国家采用 T_4+TSH 同时筛查的方法,但是筛查成本高。由于技术及个体差异,约 5% 的先天性甲减患儿无法通过新生儿筛查系统检出。因此,对甲减筛查阴性病例,如有可疑症状,临床医生仍然应该采血再次检查甲状腺功能。危重新生儿或接受过输血治疗的新生儿可能出现筛查假阴性结果,必要时应再次采血复查。低或极低出生体重儿由于下丘脑 - 垂体 - 甲状腺轴反馈建立延迟,可能出现 TSH 延迟升高,为防止新生儿筛查假阴性,可在生后 2~4 周或体重超过 2 500g 时重新采血复查测定 TSH、FT_4。

1. 确诊性甲状腺功能检测 因 FT_4 浓度不受甲状腺结合球蛋白(TBG)水平影响,故目前主要根据血清 FT_4 和 TSH 浓度作为诊断 CH 标准。若血清 TSH 增高、FT_4 降低,诊断为先天性甲减;若血 TSH 增高、FT_4 正常,诊断为高 TSH 血症;若 TSH 正常或降低,FT_4 降低,诊断为中枢性或者继发性甲减。部分患儿虽新生儿筛查无异常,但有明显 CH 临床表现,也应检测甲状腺功能。

2. 辅助检查

(1)甲状腺 B 超:可评估甲状腺发育情况。

(2)甲状腺放射性核素摄取和显像:碘 123(^{123}I)或锝 99m(^{99m}Tc)由于放射性低常用于新生儿甲状腺核素显像。甲状腺放射性核素显像可判断甲状腺的位置、大小、发育情况及摄取功能。

(3)X 线检查:患儿骨龄常落后于正常儿童。

(4)甲状腺球蛋白(Tg)测定:Tg 可反映甲状腺组织存在和活性,甲状腺发育不良患儿 Tg 水平明显低于正常对照。

(5)基因学检查:仅在有家族史或其他检查提示为某种缺陷的甲减时进行。

(6)其他检查:继发性甲减应做下丘脑 - 垂体部位磁共振(MRI)及其他垂体激素检查。

(三)评定

1. 体格发育评估 采用2006年WHO的0~5岁儿童生长标准评估身高、体重发育情况。身长测量:应用卧式儿童体格发育测量计,将儿童头顶紧贴测量台一侧的固定板,固定好儿童的膝关节、髋关节,另一测量人员将儿童双足底平贴于活动板,活动板对应的刻度即为身长。体重测量:将儿童置于专门电子秤,测量人员用测量重量减去衣物重量(根据标准化体重测量参照表上的不同衣物及纸尿裤参考重量来评估)即为儿童的重量。头围:测量以软尺紧贴皮肤,自头部右侧齐眉弓上缘从头部绕经枕骨粗隆最高处回至零位,左右对称,以厘米为单位,读数记录至小数点后 1 位。

2. 神经运动发育评估　1 岁内每次复诊需采用"0~1 岁 52 项神经运动检查"评估患儿神经运动发育情况;6 个月龄、24 个月龄采用首都儿科研究所研制的"0~6 岁小儿神经心理发育量表"评估患儿大运动、精细运动、适应能力、语言、社交能力及总体发育商得分,每一项目可分五个等级(≤69 分为低下,70~84 分为偏低,85~114 分为正常,115~129 分为聪明,≥130 分为优秀)。

3. 生活能力评估　采用的是"婴儿~初中生社会生活能力量表"(日本 S-M 社会生活能力检查修订版),该量表是由日本东京大学教授三水安正监修,日本心理能力研究所等单位编制的"S-M 社会生活能力检查"量表,进行中国再标准化工作,使之成为适合中国国情的适应行为量表。适用于 6 个月至 14 岁的婴儿至初中生年龄段的低智力和正常儿童;既可为临床筛选用、也可对儿童适应行为发展作全面评估,通过父母或老师的观察,了解孩子的各种生活能力,这些能力与孩子的学校成绩无关。

三、康复治疗

(一) 药物治疗

本病应早期确诊,尽早治疗,避免对脑发育的损害。一旦确定诊断应终身服用甲状腺制剂,不能中断。对于新生儿筛查初次结果显示干血滤纸片 TSH 值超过 40mU/L,同时 B 超显示甲状腺缺如或发育不良者,或伴有先天性甲减临床症状与体征者,可不必等待静脉血检查结果立即开始左甲状腺素(L-thyroxine,L-T_4)治疗。不满足上述条件的筛查阳性新生儿应等待静脉血检查结果后再决定是否给予治疗。治疗首选 L-T_4,新生儿期先天性甲减初始治疗剂量 10~15μg/(kg·d),每日 1 次口服,尽早使 FT_4、TSH 恢复正常,FT_4 最好在治疗 1~2 周内,TSH 在治疗后 2~4 周内达到正常。对于伴有严重先天性心脏病患儿,初始治疗剂量应减少。治疗后 2 周抽血复查,根据血 FT_4、TSH 浓度调整治疗剂量。

在随访中,甲状腺激素维持剂量需个体化。血 FT_4 应维持在平均值至正常上限范围之内,TSH 应维持在正常范围内。L-T_4 治疗剂量应随静脉血 FT_4、TSH 值调整,婴儿期一般在 5~10μg/(kg·d),1~5 岁 5~6μg/(kg·d),5~12 岁 2~5μg/(kg·d)。药物过量患儿可有囟门早闭和甲状腺功能亢进临床表现,如烦躁、多汗等,需及时减量,4 周后再次复查。

对小婴儿,L-T_4 片剂应压碎后在勺内加入少许水或奶服用,不宜置于奶瓶内喂药,避免与豆奶、铁剂、钙剂、考来烯胺、纤维素和硫糖铝等可能减少甲状腺素吸收的食物或药物同时服用。

(二) 康复治疗

1. 游戏疗法　儿童期甲状腺功能减退主要表现为基础代谢率低、生长发育迟缓和发展性落后。根据儿童发育特点,选择性地应用游戏疗法,可以增进孩子参与活动的兴趣和对本体觉的发展。

2. 感觉运动疗法　感觉运动康复是一种作用于整体运动功能的科学疗法,这些运动功能与思维、心理、大脑功能及外部世界直接相关。尤其在儿童康复领域,通过对感觉运动的整合过程、表达过程和符合化过程的训练,干预并改善儿童运动功能障碍,精神障碍以及对环境的适应性,是一种符合儿童发育特点的、全面的、人性化的运动教育方法,对儿童脑瘫、自闭症、多动症、感知障碍、发育迟缓等多种疾病具有积极有效的治疗效果。

3. **作业疗法** 针对那些有发育障碍、肢体障碍以及其他方面疾病的患儿,通过有目的地、有针对性地从日常生活活动、职业劳动、认知活动中选择一些作业,对患儿进行训练,以促进患儿心身发育,促进运动功能发育。

4. **引导式教育** 根据患儿的情况,引导员通过患儿的兴趣和参与活动的主动性,让患儿重复某些活动,使他们有更多练习的机会。如:手部活动、体位转移、认知、言语训练、社交技巧训练结合在一起。患儿通过节律性意向活动使其对人体形象、空间、时间、目标等有认识,还可以训练患儿的专注力、思考力、方位辨认、表达及理解能力。

5. **语言训练** 针对语言落后患儿,1 岁以内的小儿主要进行进食训练及呼吸功能训练,还要通过刺激和游戏对其进行语言理解能力的训练。1~2 岁的小儿根据其语言发育情况制订相应的语言开发计划,重点是促进其语言的表达,使其形成肯定和否定的概念。2~3 岁的小儿重点是发声 - 构音训练及说话的训练,导入声音语言以外的记号(如文字等)体系。4~6 岁是语言发育的充实期,因而要强化上述的训练治疗。7~10 岁根据情况制定重点治疗方案,强化缺陷训练。

四、预防及预后

(一)预防

开始治疗的时间早晚、L-T$_4$ 初始剂量和 3 岁以内的维持治疗依从性等因素与患儿最终智力水平密切相关。新生儿筛查阳性患儿确诊后应立即开始治疗,及时纠正甲减状态,以避免出现中枢神经系统损害。

(二)预后

先天性甲减患儿如能在出生 2 周内开始足量治疗,大部分患儿的神经系统发育和智力水平可接近正常。新生儿筛查发现的甲减患儿,经过早期治疗,预后多数良好。晚发现、晚治疗者的体格发育有可能逐步赶上同龄儿童,但神经、精神发育迟缓不可逆。严重的先天性甲减患儿,即使早期治疗者,仍有发生神经系统后遗症的风险。

(朱登纳 梁 兵)

第二节 儿童糖尿病

一、概述

糖尿病是一组以血糖升高为特点的全身慢性代谢性疾病,是由于内源性胰岛素绝对或相对缺乏所造成,与遗传因素、微生物感染、免疫功能紊乱、精神因素等多种致病因素相关。糖尿病可引起糖、蛋白质、脂肪、水及电解质代谢紊乱,临床上以高血糖为主要特点,可有多尿、多饮、多食、消瘦等"三多一少"症状,严重时导致酸碱平衡失常危及生命。

随着人们生活水平的提高和生活方式的改变,糖尿病的发病年龄逐渐年轻化,少年儿童糖尿病的发病率在逐年上升。据国际糖尿病联盟(International Diabetes Federation,IDF)2011年统计,每年15岁以下儿童和青少年发生糖尿病者以3%速率呈现平稳的增长趋势。根据发病原因,青少年与儿童糖尿病可分为1型糖尿病、2型糖尿病和其他特殊类型糖尿病等3类。1型糖尿病是指由于免疫损伤导致部分或全部胰岛β细胞破坏引起的糖尿病,是一种T淋巴细胞介导的器官特异性自身免疫疾病。由于体内胰岛细胞免疫性破坏,从而导致胰岛素绝对缺乏从而引起血糖持续升高。在大部分西方国家,1型糖尿病占青少年与儿童糖尿病患儿总数的90%。1型糖尿病儿童起病较急,几天内即可表现明显三多一少症状,有20%~40%患儿以急性酮症酸中毒为首发表现,而且年龄越小酮症酸中毒的症状越重,可出现恶心、呕吐、腹痛、食欲不振及神志模糊、嗜睡,甚至完全昏迷等,"三多一少"症状反而被忽略。

2型糖尿病是一组复杂的代谢性疾病,由于近几年青少年与儿童2型糖尿病的大量出现才逐渐引起人们关注,其病因及发病机制尚未完全明了,除遗传因素外,还与社会、个人行为和环境等多种危险因素有关,其中胰岛素抵抗和胰岛素分泌缺陷是其病因特征。2型糖尿病多有家族史,患者一级或二级亲属患病的概率为74%~100%。肥胖是另一个重要的危险因素,肥胖儿童多同时存在高胰岛素血症和胰岛素抵抗,儿童2型糖尿病患者的平均体重指数(body mass index,BMI)较同年龄和性别的个体高约85%。环境和生活方式对2型糖尿病的发生同样影响很大,大量动物脂肪和蛋白的摄入增加,生活方式不科学会产生大量的肥胖病。2型糖尿病发病缓慢,有些患儿可无任何症状,部分患儿初诊时即已存在糖尿病的并发症,国外研究显示,视网膜病变、蛋白尿均可见于初诊2型糖尿病患儿,同时可伴有其他如黑棘皮病等代谢性疾病。

有少数特殊类型糖尿病,主要包括青少年起病的成人型糖尿病(MODY)和新生儿糖尿病(NDM)等单基因糖尿病。单基因糖尿病较罕见,目前已知种类超过40种,均有典型临床表现和遗传方式,临床表现为发病缓慢,肥胖不明显,除"三多一少"症状外可有视物不清、疲乏无力等,发生酮症酸中毒者亦较少。

二、诊断及评定

(一) 诊断

1. 符合下列两种情况的任何一种即可诊断为糖尿病:

(1) 无典型高血糖症状时,随机血浆葡萄糖≥11.1mmol/L。

(2) 有"三多一少"症状时,空腹血糖≥7.0mmol/L或口服葡萄糖耐量试验2小时后血糖≥11.1mmol/L。

2. 其他血液检查

(1) 血浆C肽测定:C肽测定可反映内源性胰岛β细胞分泌胰岛素的功能,不受外来胰岛素注射影响,有助于糖尿病的分型,儿童1型糖尿病时C肽值明显低下。

(2) 糖化血红蛋白(HbA1c):是代表血糖的真糖部分,可反映近2个月血糖平均浓度,是判断一段时间内血糖控制情况的可靠、稳定、客观的指标,与糖尿病微血管及神经并发症有一定的相关性。

(二) 血糖的控制评定

国际儿童青少年糖尿病学会(ISPAD)提出儿童糖尿病血糖控制达标的参考标准见表9-1,各年龄组均要求HbA1c<7.5%。

表 9-1　ISPAD 儿童糖尿病血糖控制参考标准

	高血糖	低血糖	血糖值(mmol/L)				HbA1c (%)
			餐前	餐后	睡前	深夜	
血糖控制理想	无	无	3.6~5.6	4.5~7.0	4.0~5.6	3.6~5.6	<6.05
血糖控制尚佳	无症状	偶尔轻度低血糖,无严重低血糖	5.0~8.0	5.0~10.0	6.7~10.0	4.5~9.0	<7.5
血糖控制不佳	多尿、多饮、遗尿、体重不增、影响上学	严重低血糖,意识丧失伴或不伴抽搐	>8.0	10.0~14.0	<6.7 或 10.0~11.0	<4.2 或 >9.0	7.5~9.0
高度危险	视力模糊、体重生长不良、青春发育延迟、皮肤或生殖器感染、微血管并发症	无	>9.0	>14.0	<4.4 或 >11.0	>9.0	>9.0

(三) 功能障碍评定

1. 器官功能的评估　主要针对糖尿病相关并发症累及器官的检查评定,包括视力障碍、肾功能障碍、神经病变、循环障碍等。

2. 活动和参与受限的评估　包括步行速度、距离、有无异常步态等评价步行能力以及支具穿戴的适应性,采用 PEDI、WeeFIM 等量表评估日常生活活动障碍程度和社会适应能力。

三、康复治疗

治疗原则:消除症状,稳定血糖,维持儿童正常生长和发育,防止中晚期并发症出现。

(一) 饮食治疗

1. 治疗原则　合理的饮食治疗是所有糖尿病患者的治疗基础,摄入的热量要适合患儿的年龄、体重、日常的活动、平时的饭量,还要考虑到患儿的生长发育。

2. 热卡供给　每天总热卡等于 1 000kcal+ 年龄 ×(70~100)kcal(1kcal=4.18kJ)。

3. 饮食成分组成　蛋白质占总热卡 15%~20%,以动物蛋白为主;脂肪以植物油为主占 30% 左右,以不饱和脂肪酸为主;碳水化合物以大米、谷类为主,占总热量的 55%;多吃纤维素性食物,使糖的吸收缓慢而均匀,从而改善糖的代谢;应避免盐摄入过多,建议每天氯化钠摄入量以 3~6g 为宜。

4. 三餐分配　一般以少量多餐适宜,三餐比例为早餐 1/5,中餐 2/5,晚餐 2/5。每餐可预留 15~20g 的食品作为正餐间加餐,避免低血糖发作。

5. 食品选择　不适宜糖尿病患儿使用的食品有:高脂肪产品,如油炸食品;高糖食品,如糖果、含糖饮料等;纯淀粉食品,如粉条、凉粉等。蔬菜如黄瓜、西红柿等热量很少,可以不限制食用。

（二）胰岛素和口服药物治疗

1. 胰岛素治疗

（1）常用胰岛素剂型：短效型：胰岛素（RI）；中效型：鱼精蛋白胰岛素（NPH）；长效型：精蛋白锌胰岛素（PZI），长效胰岛素类似物。

（2）用法：常用方法为皮下注射，胰岛素剂量调整的原则是根据血糖监测结果进行个体化的调整，必须在专业医师指导下进行胰岛素剂量调整。

（3）胰岛素泵的使用：对于婴幼儿及青春期1型糖尿病患者胰岛素泵可以取得较好的血糖控制和良好的生长发育水平，较高的生活质量。胰岛素泵所使用的胰岛素为短效或速效，而不可使用预混或长效、中效胰岛素。胰岛素泵的治疗相关花费明显增高，且使用过程中需患儿家长严密监护。

2. 口服药物治疗 目前不推荐用口服药物治疗1型糖尿病。对于2型糖尿病患儿，血糖<12mmol/L，且无酮症酸中毒，一般情况尚可的新诊断患儿可直接口服二甲双胍，暂不注射胰岛素，体重可明显下降。对于少数血尿酸增高的2型糖尿病患儿，可通过饮食控制及禁食含嘌呤的食物，家族性高尿酸血症患儿可加服苯溴马隆。

（三）运动治疗

运动是儿童正常生长和发育所必需的生活内容，可有助于控制血糖、促进生长发育、增强适应性、幸福感及社会认同感等，运动对于糖尿病儿童更有重要意义。

研究表明长期坚持规律的有氧运动可显著降低2型糖尿病的危险性，在有氧运动过程中机体吸氧量与需氧量大体相等，具有运动强度低、持续时间长、富韵律性、安全性高等特点。也有证据表明抗阻训练也能对2型糖尿病患者产生积极的影响。运动使肌肉对胰岛素的敏感性增加，而加速葡萄糖的利用，有利于血糖的控制。运动可降低血脂，增强体质，减少并发症。因此，适量的运动量及合理的运动方式对糖尿病的病情控制有很好的促进作用。

制定运动处方时应坚持个体化、循序渐进、定时定量运动、持之以恒。运动强度要适当、量力而行，运动时间最好每天一次，餐后30分钟进行，防止出现低血糖。运动种类以有氧运动为主，必须考虑不要加重心血管和骨关节系统的负荷，适宜的运动方式有步行、慢跑、游泳、阻力自行车、有氧体操等。采用40%~60%最大摄氧量或取运动试验中最高心率的60%~80%作为运动靶强度，有条件者及年龄较大患儿可考虑使用代谢当量（metabolic equivalent，MET）和主观用力程度分级（rating of perceived exertion，RPE）来计算运动强度。对于年龄较小的儿童应注意安全，家长参与其中，照顾的同时又能增加亲子乐趣。

（四）中医药治疗

祖国传统医学早在1 000多年前即将糖尿病形象地称之为"消渴症"，近年来，在西医常规治疗方案基础上加用中医辨证治疗，可以更好地控制患者的血糖水平，有效缓解患儿的症状，减少并发症发生率，不断提高治疗效果。糖尿病发生时患者一般处于阴虚燥热的状态，传统医学把糖尿病分为5个类型：①气阴两虚型；②阴虚火旺型；③阴阳两虚型；④燥热入血型；⑤气虚血瘀型。无论何种类型均可造成脏腑燥热，导致患者大量饮水、喜食冰冷之品。对于小儿则多因脾胃虚弱，继而导致肾脏虚弱。饮食上应当在小儿半岁后即予服小米稀粥，小儿10个月以后渐予稠粥烂饭以助中气，不可予油肉及甜腻食品，中气足肾气方足，肾气足则正气足。中药治疗方面，中药玉液汤中黄芪具有补气养阴的功效，葛根具有散精达肺、升阳生津的作用，山药补气，丹参清热消瘀、活血化瘀，诸药合用可明显控制患者血糖水平，改善患者的临床症状。

（五）健康宣教

教育是成功处理糖尿病的关键,通过一对一教育、小组课、发放宣传册等多种方式对患儿及家长进行健康教育宣教,取得患儿及其家长的配合,协调好医务人员、患儿及其家长的关系。通过糖尿病教育应能达到如下目标:发挥患儿及其家长的主观能动性,使他们能够认真执行治疗计划,仔细监测病情,做好记录,定期复查;遇有如患儿生病、不能正常进餐、运动量明显增加等特殊情况时,家长可及时来医院就诊,保持血糖稳定和防止病情恶化;避免发生糖尿病急性并发症,如酮症酸中毒、严重低血糖等;防止或延缓并发症的发生,定期进行并发症筛查,及时发现问题并处理。糖尿病教育需要根据每个个体的年龄和成熟度进行调整,内容包括疾病知识、饮食运动指导、胰岛素等药物使用方法指导、糖尿病自我监测、糖尿病日记等多方面内容。

四、预防及预后

（一）预防

1. 加强监测、早期发现 由于1型糖尿病与自身免疫有关,所以难以预防,重在观察和及早发现,一旦出现可疑症状,尽早去医院做相关化验检查。尤其对高危患儿,可以定期筛查。儿童2型糖尿病重在预防。肥胖是儿童2型糖尿病的易发因素,注意控制肥胖是预防2型糖尿病的关键。

2. 预防感染 国内外研究表明,多种病毒感染导致的免疫反应均可诱发糖尿病,因此在冬春季节,对肥胖及有家族糖尿病遗传倾向的儿童应注意保暖防护,避免病毒感染。

3. 预防低血糖 对儿童糖尿病患儿,应特别警惕低血糖甚至休克危及生命的发生。

（二）预后

目前,儿童糖尿病尚无法完全治愈,患者多需要终身治疗,其预后多与血糖控制情况及是否发生严重并发症相关。患者经适当治疗后,并在日常生活中注意饮食的调整、预防各种感染以及适当体育运动增强体质后,血糖可控制在正常范围内,并能预防和延缓并发症的发生和发展。糖尿病并发的心脑血管疾病以及糖尿病肾病、肾衰竭是患者死亡的主要原因;重症感染、视网膜病变、神经病变也是致死、致残的重要因素;由于酮症酸中毒而致死者近年来呈下降趋势。

总之,由于儿童糖尿病是一个终身性疾病,治疗相对复杂,目前综合治疗依然是主体,而且需要个体化治疗,如治疗得当可以保证儿童的正常生长发育,应大力宣传儿童正常合理的生活及饮食习惯,积极干预治疗儿童青少年肥胖症,预防儿童青少年2型糖尿病的发生。

（朱登纳　梁 兵）

第三节 儿童肥胖症

一、概述

儿童肥胖症是指儿童体内脂肪积聚过多,体重超过按身高计算的平均标准体重20%,或者超过按年龄计算的平均标准体重加上两个标准差(SD)以上时,即为肥胖症。

体重是衡量肥胖的重要指标,而体重与身高有关,所以表达身高和体重的关系常用体重指数即体重（kg）/身高（m）的平方，根据调查结果，儿童正常体重指数为 15.5~20kg/m²。如儿童期体重指数≥21kg/m²，则为超重；如儿童体重指数≥22kg/m²，则为肥胖。

儿童肥胖症可以分为单纯性肥胖和继发性肥胖。单纯性肥胖占肥胖症的 95%~97%，不伴有明显的内分泌和代谢性疾病；继发性肥胖则有明显病因，占肥胖症的极少数。

儿童肥胖症不仅影响儿童的健康，且儿童肥胖症可延续至成人，容易引起高血压、糖尿病、冠心病、胆石症、痛风等疾病，对本病的防治应引起社会和家庭的重视。

二、诊断及评定

（一）诊断

1. 临床表现　单纯性肥胖可发生于任何年龄，但最常见于婴儿期、5~6 岁，以及青春期，患儿食欲亢进，喜食高脂肪食物和甜食。明显肥胖儿童常有疲劳感，用力时气短或腿疼。严重肥胖者由于脂肪的过度堆积，限制了胸廓和膈肌的运动，使肺通气量不足，呼吸浅快，故肺泡换气量减少，造成低氧血症，气急、发绀、红细胞增多、心脏扩大或出现充血性心力衰竭甚至死亡，称肥胖 - 换氧不良综合征。

体格检查见患儿外表较同龄儿高大肥胖，皮下脂肪丰满，但分布均匀，腹部膨隆下垂。严重肥胖者可因皮下脂肪过多，使胸腹、臀部及大腿皮肤出现皮纹；因体重过重，走路时两下肢负荷过重可导致膝外翻和扁平足；男孩因会阴部脂肪堆积将外生殖器遮埋，显得阴茎短小，常被误认为外生殖器发育不良；女孩胸部脂肪堆积应与乳房发育相鉴别，后者可触到乳房组织硬结。肥胖儿童颈部及腋下常可见天鹅绒样黑棘皮现象，往往提示有胰岛素抵抗存在。腹部可见紫色条纹，严重者可在臀部外侧、大腿内侧以及上臂内侧见到同样紫纹。

肥胖儿童由于怕别人讥笑而不愿与其他小儿交往，故常有心理上的障碍，如自卑、胆怯、孤独等。

2. 实验室检查　单纯性肥胖症儿童甘油三酯、胆固醇大多增高，严重患者血清 β 白蛋白也增高；常有高胰岛素血症，血生长激素水平降低，生长激素刺激试验的峰值也较正常小儿低。肝脏超声波检查常有脂肪肝。

（二）评定

目前国内外常用评定肥胖的指标有以下几方面。

1. 身高标准体重法（weight for height）　WHO 认为身高标准体重是评价青春期前（10 岁以下）儿童肥胖症的最好指标。本法是以身高为基准，采用同一身高人群的第 80 百分位数作为该身高人群的标准体重，超过该标准体重的 20%~29% 为轻度肥胖，30%~49% 为中度肥胖，50% 以上为重度肥胖。这一方法在我国被广泛使用。在 10 岁以下儿童这个指标基本可以代表体内的脂肪含量，即当身高标准体重超过 20% 时相当于全身脂肪量超过正常脂肪含量的 15%。我国目前使用较多的参考标准有 1985 年 WHO 推荐的身高标准体重和 1995 年我国九市城区儿童身高标准体重。但 10 岁以上的儿童青少年，身体形态指标和身体成分发生较大变化，身高和体重的关系波动很大。对于某一确定的身高值，不同年龄人群体重值很不相同。因此对于 10 岁以上儿童青少年不能用该法来评价肥胖与否。

2. 标准体重百分率　将被检者实际体重与同年龄、同性别的标准体重进行比较。其计算公式为标准体重百分率 = 被检人实际体重 / 标准体重 ×100%。≥120% 为轻度肥胖；≥126% 为中度肥胖；≥150% 为重度肥胖。

3. 体重指数(body mass index,BMI) 即体重(kg)除以身高的平方(m^2),与儿科常用的 Kaup 指数(g/cm^2)为同一含义。我国正常儿童在 $20kg/m^2$ 以下,$\geqslant 21kg/m^2$ 则为超重,$>22kg/m^2$ 为肥胖。Poskill 指出判定儿童肥胖应以相对 BMI 来衡量。相对 BMI 是指相同年龄的第 50 百分位点的身高和第 50 百分位点的体重所得到相关的 BMI。

三、康复治疗

儿童肥胖症与生活方式密切相关,以过度营养、运输不足、行为偏差为特征,全身脂肪组织普遍过度增生、堆积的慢性病。根据儿童肥胖症的成因,儿童单纯肥胖症的干预方法主要包括饮食疗法、运动疗法、行为疗法、心理治疗、药物治疗、中医治疗等。

(一) 饮食疗法

饮食疗法也称为饮食调整,包括控制摄入的总能量和调整饮食结构。能量摄入过多是大多数肥胖儿童的共同特点。因此,在饮食治疗中首先是控制摄入的总能量。总能量的控制应采用循序渐进的方式,以减少肥胖儿童主食的摄入量为首选。先在原有基础上减少 1/4,逐渐过渡至减少 1/3~2/3,增加膳食中蔬菜、水果的比例,最终减至生理需要量(按身高的体重所需平均热卡);三餐热能分配为 25%、40%、35%。在控制总能量摄入的同时,要保证蛋白质、维生素、矿物质和微量元素的充足供应。与成人不同,儿童处于生长发育阶段,缺乏适量的总能量和蛋白质摄入将影响儿童的生长发育。所以,在儿童期禁忌饥饿和半饥饿疗法。

研究发现饮食中的脂肪量与肥胖程度存在着明显的相关关系。相同重量的产热营养素中脂肪所含热量最高,且转化为人体脂肪的转化率最高,高脂饮食可能对肥胖的发生起促进作用。调整饮食结构的目的是通过饮食量化调整,使膳食结构趋于合理;同时,饮食中脂肪的减少还可起到减少摄入总能量的作用。

饮食调整的内容包括以下几方面。

1. 选择热卡含量较低,蛋白质等营养成分含量相对较高的食物,多食含纤维素的或非精细加工的食物,蛋白质应占总热能的 20% 左右。

2. 少食或不食高热量、高脂肪的食物,如油炸食品、西式快餐、奶油制品、甜食、甜饮料等。

在治疗肥胖儿时不应过分降低总能量的摄入,关键在于提高早、中餐的质和量,降低晚餐的热能摄入。必须避免因热量摄入过少而影响被治疗儿童的生长发育。

(二) 运动疗法

运动疗法是治疗儿童肥胖症的手段之一,仅次于饮食疗法。肥胖儿童运动项目应生动、有趣,尽量避免单调及静止性活动,并且不宜做过分严格、难度较大的动作。运动要安全,注意孩子身体的承受能力、环境及场地的设施,肥胖儿童通过运动锻炼,应能达到预期减肥目标。

运动可增加机体能量消耗,起到逆转因节食所致的肌肉萎缩和增强心、肺功能的作用;同时有氧运动还可以通过增加能量消耗,促进脂肪分解,减少体内脂肪的积蓄。

此外,对于肥胖儿童,运动的时间及方式也是相当重要的。运动时间方面,中、低强度有氧运动持续时间达到 20 分钟以上才能激活脂肪水解酶,促进脂肪的分解;运动方式方面,应着重有体重移动的运动,在运动中距离比速度更重要。

运动的种类多种多样,对于肥胖儿童,体育锻炼无疑是最佳选择,体育锻炼有益于生长发育,几乎无副作用,在儿童群体中也容易实施管理。所选择的运动项目应有趣味性、易于实施,以便于长期坚持,如快走、慢跑、游泳、踢毽子、跳橡皮筋、爬楼梯、跳绳等运动方式。

运动强度和运动时间的控制也相当重要,运动强度一般为儿童运动时心率达到最大心率(最大心率 =220– 年龄)的 60%~45%;运动时间不少于 30min/ 次,运动前应有 10~15 分钟的准备活动,运动后有 5~10 分钟的整理活动,运动 1~2h/d;运动频率为 3~5d/ 周。初期运动时间可为 10 分钟,以肥胖儿不感到过度疲劳,每天能坚持运动为原则,逐步达到理想的运动时间。适宜的运动强度不应引起肥胖儿童运动后食欲增加,摄食量增多。

(三) 行为疗法

儿童肥胖症与生活方式密切相关。研究发现肥胖儿童多具有共同的饮食和运动行为特点,如进食速度快,非饥饿状态下进食,临睡前进食,喜吃高脂、高糖食品(如甜点、甜饮料、油炸食品),较少户外活动、静养(如看电视、玩电脑)时间长等。

过去的观点只注意到由营养过剩和运动不足造成脂肪堆积,忽略了肥胖与生活方式密切相关的因素。行为干预正是通过矫正肥胖儿童的行为偏差,建立健康的生活方式,达到长期控制体重和预防肥胖的目的。儿童的生活方式是在家庭、学校和社会多方面上形成的。因此,在实施肥胖干预方案时,特别需要家庭的共同参与。

行为疗法的内容涉及饮食行为和运动行为两个方面。饮食行为疗法主要包括减慢进食速度、减少非饥饿状态下进食,避免边看电视或边做作业边吃东西,控制零食、减少吃快餐的次数,晚餐后不加点心等。此外,还包括食物烹调方式的调整(多用蒸、煮、烤、凉拌方式,避免油炸方式)。运动行为治疗包括减少静坐时间,增加室内活动时间,多进行户外运动。

行为疗法过程包括以下四个方面。

(1) 基线行为分析:通过调查问卷、座谈和观察等,了解基线行为,找出主要危险因素。

(2) 制定行为矫正方案:根据肥胖儿童行为模式中的主要危险因素确定行为矫正的靶行为,设立中介行为。制定行为矫正的速度,奖励 / 惩罚,正 / 负诱导等具体内容。

(3) 实施行为治疗方案:可采取订约、自我监督、奖励或惩罚等方法。由肥胖儿童记录每日行为改变情况,如饮食入量、进食速度、看电视时间、参加体力活动的方式和时间等,以及在行动矫正过程中的困难、感想和经验。

(4) 举办讲座和座谈会等;包括肥胖儿童、家长、老师等有关人员,以深入了解肥胖儿童的生活、学习环境、个人特点。召开家长会,对家长进行相关知识教育,并向家长提出配合治疗的具体要求。

(四) 心理治疗

很多研究发现肥胖儿童存在着不同程度的心理问题,表现为缺乏自信、内向抑郁、自我评介差、受同伴歧视、伙伴关系不良等。肥胖儿童因其体型的变化及活动不便,在集体活动中,常常受到同伴的排斥和嘲笑,严重损害了其自尊心,妨碍了他们积极主动地参与集体活动,从而形成被动、退缩等个性行为特征;由于缺乏活动又促进了肥胖的发展,形成恶性循环。

心理治疗往往是与前述三种干预治疗同时进行,其目的在于激发儿童及家长强烈的减肥欲望,克服各种心理障碍,增强自信心,消除自卑心理,树立健康的生活习惯。

(五) 药物治疗

主要包括 4 类:食欲抑制剂、促进代谢和产热药物、影响消化吸收及促进局部脂肪分解的药物。目前对于儿童肥胖症一般不主张使用药物治疗。

（六）中医治疗

西药及降血脂药往往容易有副作用,这时可求助于一些中医疗法,比如耳针可抑制食欲,对减肥有良好的效果;针灸推拿通过抑制肥胖患儿亢进的食欲,同时抑制亢进的胃肠消化吸收功能,从而减少能量摄入;中药治疗根据辨证论治不同分型采用不同方法:脾虚湿阻型,选用平胃散加减;胃热湿阻型,选用泻黄散加味;脾肾两虚型,选取六君子汤合五子衍宗丸加减;阴虚内热型,用杞菊地黄丸加味。

四、预防及预后

（一）预防

儿童肥胖症的治疗长期以来是医学上的难点,因此肥胖的预防显得尤为重要。预防比治疗省钱、省力,能起到事半功倍的效果。孩子从正常体重到肥胖,其间必然经过超重阶段,超重是肥胖的警戒期,如果不加控制,很容易发展为肥胖,因此超重阶段是预防肥胖的重要时期。此外,正常体重的儿童,也应养成良好的饮食和运动习惯,避免向肥胖的方向发展。

1. 超重阶段预防肥胖　已经到了超重阶段的孩子,应该在控制饮食、增加运动和矫正不良行为三个方面加以注意。如果控制得当并养成良好的生活习惯,体重将长期维持在超重阶段或者恢复正常。

孩子每日所吃的食物超过正常生理需要量是导致超重的主要原因,所有超重的孩子应适当减少每天的饮食量,包括主食、副食和零食,可以在现有基础上减少食物总量的1/4~1/5。另外,在食物选择方面,要少吃含糖、淀粉、脂肪多的食物。

运动少也是使孩子超重的原因。家长应给超重儿童每天安排一定的体育运动时间,平时能走路的场合尽量不坐车,尽可能步行上下楼梯,利用一切机会增加运动。

改变不良的生活习惯也是预防超重儿童发展成肥胖儿童的重要步骤,譬如不要边看电视边吃东西;餐桌上尽量少谈论和吃有关的事情,以免增加孩子对吃的兴趣;家里少存放零食、不要把食物堆放在孩子一眼能看见的地方;使孩子养成爱运动的习惯,在家里让孩子多干力所能及的家务活;多带孩子去户外活动。定期给孩子称体重、量身高,了解孩子体重的发展趋势。如果上述几方面都做得好,孩子就不会成为肥胖儿童。

2. 正常体重儿童也要预防肥胖　孩子体重正常的时候也要注意肥胖的预防。首先是母亲怀孕的最后3个月不要超量进食,否则可能会使孩子出生时体重过高,容易发展为肥胖。孩子生后4个月应提倡母乳喂养,不要过早添加固体食物。一岁以内的孩子如果体重已偏胖,应该适当减少奶和主、副食的入量,用蔬菜、水果代替。孩子均衡生长是健康的象征,不要认为孩子养得越胖越好。孩子一岁以后,家长要帮助孩子养成良好的进食习惯,让孩子懂得饿了才吃东西,不要偏食高糖、高脂肪和高淀粉类食物;少给孩子吃西式快餐,尽量不要用食物来奖励或惩罚孩子。另外,家长要促使孩子养成爱劳动、勤运动的习惯,多带孩子参加各种体育锻炼。良好的生活习惯不仅能预防肥胖,而且对孩子一生的健康都有利。

（二）预后

肥胖儿童如能及时纠正不良生活习惯和饮食习惯、增加活动量、使体重下降、早期的并发症得到及时控制,预后良好。反之,并发症逐渐形成,随年龄增长而并发症增多,症状出现并加重,则预后严重。

2015年九市7岁以下儿童体重测量值见表9-2、表9-3。

表 9-2 2015 年九市城区 7 岁以下儿童体重测量值（kg，$\bar{X} \pm s$）

年龄组	体重（男）	体重（女）
初生~3 天	3.33±0.39	3.24±0.39
1 个月~	5.11±0.65	4.73±0.58
2 个月~	6.27±0.73	5.75±0.68
3 个月~	7.17±0.78	5.56±0.73
4 个月~	7.76±0.86	7.16±0.78
5 个月~	8.32±0.95	7.65±0.84
6 个月~	8.75±1.03	8.13±0.93
8 个月~	9.35±1.04	8.74±0.99
10 个月~	9.92±1.09	9.28±1.01
12 个月~	10.49±1.15	9.80±1.05
15 个月~	11.04±1.23	10.43±1.14
18 个月~	11.65±1.31	11.01±1.18
21 个月~	12.39±1.39	11.77±1.30
2.0 岁~	13.19±1.48	12.60±1.48
2.5 岁~	14.28±1.64	13.73±1.63
3.0 岁~	15.31±1.75	14.80±1.69
3.5 岁~	16.33±1.97	15.84±1.86
4.0 岁~	17.37±2.03	16.84±2.02
4.5 岁~	18.55±2.27	18.01±2.22
5.0 岁~	19.90±2.61	18.93±2.45
5.5 岁~	21.16±2.82	20.27±1.73
6.0~7.0 岁	22.51±3.21	21.55±2.94

表 9-3 2015 年九市郊区 7 岁以下儿童体重测量值（kg，$\bar{X} \pm s$）

年龄组	体重（男）	体重（女）
初生~3 天	3.32±0.40	3.19±0.39
1 个月~	5.12±0.73	4.79±0.61
2 个月~	6.29±0.75	5.75±0.72
3 个月~	7.08±0.82	6.51±0.76
4 个月~	7.63±0.89	7.08±0.83
5 个月~	8.15±0.93	7.54±0.91
6 个月~	8.57±1.01	7.98±0.94
8 个月~	9.18±1.07	8.54±1.05
10 个月~	9.65±1.10	9.00±1.04

续表

年龄组	体重（男）	体重（女）
12 个月~	10.11±1.15	9.44±1.12
15 个月~	10.59±1.20	9.97±1.13
18 个月~	11.21±1.25	10.63±1.20
21 个月~	11.82±1.36	11.21±1.27
2.0 岁~	12.65±1.43	12.04±1.38
2.5 岁~	13.81±1.60	13.18±1.52
3.0 岁~	14.65±1.65	14.22±1.66
3.5 岁~	15.51±1.77	15.09±1.82
4.0 岁~	16.49±1.95	15.99±1.89
4.5 岁~	17.46±2.17	16.84±2.07
5.0 岁~	18.46±2.32	17.85±2.35
5.5 岁~	19.58±2.72	18.83±2.49
6.0~7.0 岁	20.79±2.89	20.11±2.87

注：九市儿童体格发育调查协作组,首都儿科研究所.2005 年中国九市七岁以下儿童体格发育调查[J]. 中华儿科杂志,2007,45(8):609-614.

（朱登纳　梁　兵）

第四节　儿童矮小症

一、概述

儿童矮小症是指与同地区同年龄同性别正常儿童相比较,身高低于正常身高的 2 个标准差(SD)以上,或者低于正常儿童生长曲线的第 3 百分位。其中部分属于正常生理变异。小儿生长发育具有连续和不均衡特征,一般 <2 岁时生长速率 <7cm/ 年,4.5 岁至青春期开始生长速率 <5cm/ 年,青春期生长速率 <6cm/ 年均提示存在生长障碍,应及时查找原因。

儿童矮小症已成为 WHO 关注焦点。该病可影响少年儿童发育,进而影响人口质量,应得到重视。研究表明,身材矮小可对患儿心理造成障碍,影响患儿认知行为,从而造成适应社会能力较差。据调查,我国儿童矮小症发病率约为 3%,所有矮小人口中,4~15 岁需要治疗的患儿约有 700 万,而每年真正接受合理治疗的患者却不到 3 万。因此对本病的防治应引起社会和家庭的重视。

二、诊断及评定

（一）病史询问

患儿母亲的妊娠情况;患儿出生史;出生身长和体重;生长发育史;父母亲的青春发育和家庭中矮身材情况等。

（二）临床表现及体格检查

1. 临床表现

（1）体型不匀称性矮小：这类患儿外观不匀称性矮小，即患儿的躯干与四肢长短不成比例，常见于软骨发育不良、成骨不全和甲状腺功能减退症。

（2）软骨发育不全：软骨发育不全是最常见的一种先天性侏儒，属于软骨化骨缺陷而膜性化骨正常的一种发育异常；为常染色显性遗传性疾病，约80%以上病例为散发性；出生时体征已很明显，以侏儒最显著，典型病例为体态不匀称，主要是四肢短，尤为上臂和股部最明显，而躯干尚属正常；头大，面部宽，额部和双侧顶部宽，中指与第四指分开，呈"V"型，称"三叉手"；下肢弯曲，智力正常。

（3）体型正常、生长速度正常的矮小：这类患儿外观为匀称性矮小，且每年的生长速度正常，常见于家族性矮小症。

（4）性发育异常：男性阴茎小，隐睾、无胡须，声调似小孩。女性无月经，乳房不发育，子宫小，外阴幼稚，无腋毛。

2. 体格检查
除常规体格检查外，应正确测量和记录以下各项。

（1）当前身高和体重的测定值和百分位数。

（2）身高年增长速率（至少观察3个月以上）。

（3）根据其父母身高测算的靶身高。

（4）BMI值。

（5）性发育分期。

（三）实验室检查

1. 常规检查
应常规进行血尿粪三大常规检查和肝、肾、心功能检测；疑诊肾小管中毒者宜作血气及电解质分析；女孩均需进行核型分析；为排除亚临床甲状腺功能减退，应常规检测甲状腺激素水平。

2. 骨龄（bone age，BA）
判定骨骼的发育贯穿整个生长发育过程，是评估生物体发育情况的良好指标，骨龄即各年龄时的骨成熟度，通过对左手腕、掌、指骨正位X线片观察其各个骨化中心的生长发育情况进行测定。目前国内外使用最多的方法是G-P法（Greulich & Pyle）和TW3法（Tanner-Whitehouse）。正常情况下，生物年龄（骨龄）–生活年龄的差值在±1岁以内的称为发育正常；生物年龄（骨龄）–生活年龄的差值>1岁的称为发育提前；生物年龄（骨龄）–生活年龄的差值<1岁的称为发育落后。骨龄与身高关系密切，骨龄与生长潜势关系见表9-4。

表9-4 骨龄与生长潜势关系

BA（岁）	完成成年身高的%		女孩平均生长潜势	
	女（160.2cm）	男（172.1cm）	剩余生长空间（cm）	生长速率（cm/年）
11	91.5	84.4	13~14	7
12	95.1	88.3	7~8	4
13	97.6	92.7	4	2~3
14	99.0	96.4	1~2	1~2

按照最新的 TW3 评估法,男孩骨龄达到 16.5 岁、女孩骨龄达到 15.0 岁时,骨骺基本闭合,骨骼达到成年,身高基本不再增长。但不同骨龄评估法,骨骺完全闭合的骨龄不尽相同。上述骨龄与生长潜势表,原始数据是根据 GP 图谱法骨龄评估结果,与 TW3 法还是有一定差异的。2014 年 6 月根据 2005 年全国九城市各年龄组男女儿童、青少年正常身高表作了修改。

3. 特殊检查

(1) 进行特殊检查的指征

1) 身高低于正常参考值减 2SD(或低于第 3 百分位数)者。

2) 骨龄低于实际年龄 2 岁以上者。

3) 身高增长率在第 25 百分位数(按骨龄计)以下者,即:<3 岁儿童为 <7cm/ 年;3 岁至青春期儿童 <5cm/ 年;青春期儿童 <6cm/ 年。

4) 临床有内分泌紊乱症状或畸形综合征表现者。

5) 其他原因需进行垂体功能检查者。

(2) 生长激素 - 胰岛素样生长因子 -1 轴(GH-IGF-1)功能测定:以往曾应用的运动、睡眠等生理性筛查试验目前已很少应用,多数都直接采用药物刺激试验。

(3) 胰岛素样生长因子 -1(IGF-1)和胰岛素样生长因子结合蛋白 -3(IGFBP-3)测定:两者的血清浓度随年龄增长和发育进程而增高,且与营养等因素相关,各实验室应建立自己的参比数据。

(4) IGF-1 生成试验:对疑为 GH 抵抗(Laron 综合征)的患儿,可用本试验检测 GH 受体功能。

(5) 其他内分泌激素的检测:依据患儿的临床表现,可视需要对患儿的其他激素选择进行检测。对多种激素缺乏患儿应检查全部垂体 - 腺激素功能。

(6) 下丘脑、垂体的影像学检查:矮身材儿童均应进行颅部的 MRI 检查,以排除先天发育异常或肿瘤的可能性。

(7) 核型分析:对疑有染色体畸变的患儿都应进行核型分析。

三、康复治疗

(一) 病因治疗

有原发病者,首先考虑治疗原发病,如肾小管酸中毒、糖尿病等患儿在相关因素被消除后,其身高增长率就可以增高。

(二) 饮食疗法

儿童矮小症患儿饮食要均衡,即荤菜、素菜合理搭配,粗粮、细粮均衡摄入。蛋白质是骨骼与肌肉生长的能量来源,同时又能促进生长激素的分泌,是儿童生长发育最基本的要素之一;同时要注意特殊营养素的摄入,即高密度不饱和脂肪酸 - 二十二碳烯酸(DHA);营养过剩肥胖儿童及常服营养品导致性早熟发病率逐年增高,性早熟的孩子不易长高。因此均衡的饮食对于治疗儿童矮小症相当重要。

(三) 运动疗法

运动可以促进身体血液循环,加速新陈代谢,使骨骼组织供血增加,促使骺软骨组织营养增殖,加速骨骼发育生长,同时运动也是促进生长激素分泌的一种方式,不论治疗与否,适当运动都有利于长高,而最有利于长高的运动是有氧运动。

有氧运动的定义是：①中等强度（运动强度过大过小都不好，刚停下时心跳在 120~150 次 /min 较合适）；②有规律、连续性运动；③每次不少于 20 分钟（对于需要减轻体重者，最好能达到每次半小时）；④尽量在户外。

运动的方式可选择慢跑、慢速跳绳等，当然球类运动、游泳运动都是等很好的训练方法，要注意的是，一定要保持运动的连续性。

（四）充足的睡眠

睡眠可以使大脑神经、肌肉等放松，解除机体疲劳；另外，80% 的生长激素在睡眠时分泌，孩子深睡时体内生长激素分泌旺盛，因而充足的睡眠有利于孩子长高。

一般幼儿期应保持 12~14 小时睡眠，学龄前期应保持 11~12 小时睡眠，学龄期应保持 10~11 小时，青春期也应保持 9~10 小时睡眠。

（五）心理和行为疗法

儿童矮小症存在着不同程度的心理问题，表现为缺乏自信、内向抑郁、自我评价差、受同伴歧视、伙伴关系不良等。心理治疗的目的是为患儿营造一个良好的心理、社会、情感氛围，促进患儿身心健康发展。

饮食不均衡和运动不足在一定程度上与儿童矮小症有一定关系，行为疗法的目的是通过矫正矮小儿童的行为偏差，建立健康的生活方式，达到治疗和预防矮小的目的。

（六）替代治疗

根据所缺乏的激素给予相应的替代治疗。

1. 重组人生长激素　适用于生长激素缺乏，宫内生长迟缓，家族性矮小 / 特发性矮小，先天性卵巢发育不良，Parder-Willi 综合征，慢性肾衰竭，短肠综合征，*SHOX* 基因缺失，Noonan 综合征。

基因重组人生长激素（rhGH）替代治疗已被广泛应用，总体应遵循个体化原则，采用早治疗、足剂量、长疗程。

2. 促生长激素释放激素（GHRH）　目前已知很多 GH 缺乏属下丘脑性，故应用 GHRH 可奏效，对生长激素神经分泌功能失调（GHND）有较好疗效，但对垂体性 GH 缺乏者无效。

3. 胰岛素样生长因子 -1（IGF-1）　用于治疗生长激素不敏感或抵抗综合征。

4. 口服性激素蛋白同化类固醇激素　氟羟甲睾酮、氧甲氢龙、司坦唑醇，以上三种性激素均为雄激素的衍生物，其合成代谢作用强，雄激素的作用弱，有加速骨骼成熟和发生男性化的副作用，故应严密观察骨骼的发育。

同时伴有性腺轴功能障碍的矮小症患儿骨龄达 12 岁时可开始用性激素治疗。

（七）中医药治疗

中医认为矮小症与脾、肝、肾三脏关系密切，肾精亏虚、脾运乏力、肝血不足、筋骨失养是矮小症的主要病因机制，脾肾亏虚是疾病之本，肝血不足是疾病之标，六味地黄丸和四君子汤可作为治疗的主方，临床上还要根据不同的阶段，注意发育的侧重遣方用药；中医按摩、抚触及动作训练亦能促进矮小症儿童体格和智能的发育。

四、预防及预后

矮小症多数是可以预防的，包括无明显原因而身材偏矮者。矮小症预防的要点有以下几方面：

（一）预防

1. 对儿童应进行有效的动态监测，及时记录生长发育中的身高，并对其进行分析。

2. 要加强和改善儿童的营养状况，使其生长发育处在一个良好的营养基础上。

3. 积极防治慢性病。多种慢性疾病的有效治疗可避免和减轻矮小症的发生。

4. 使儿童有一个很好的心理、社会、情感氛围。

5. 纠正内分泌激素异常。生长激素和甲状腺激素低下是产生矮小的常见原因。

6. 佝偻病主要是维生素 D 缺乏或作用不全，从而造成体内钙磷代谢失调，进而影响骨骼发育。补充鱼肝油、钙剂、常晒太阳及补充维生素 D 或用活性型 D_3 有效。

（二）预后

通过积极的综合治疗，尤其是基因重组人生长激素的应用，儿童矮小症患儿身高一般会有不同程度的增加，对于生长激素缺乏的矮小患儿第一年一般可以长高 10~12cm，对于未成熟儿和宫内发育迟缓、特发性矮小等引起的儿童矮小症患儿一般第一年也能增加 7~8cm。

通过治疗，部分身材矮小患儿身高逐渐增加，患儿心理逐渐恢复正常，自信心逐渐增加，自卑心理可逐渐消除。

2015 年九市 7 岁以下儿童身高测量值见表 9-5、表 9-6。

表 9-5　2015 年九市城区 7 岁以下儿童身高测量值（cm, $\bar{x}\pm s$）

年龄组	身高（男）	身高（女）
初生~3 天	50.4±1.7	49.7±1.7
1 个月~	56.8±2.4	55.6±2.2
2 个月~	60.5±2.3	59.1±2.3
3 个月~	63.3±2.2	62.0±2.1
4 个月~	65.7±2.3	64.2±2.2
5 个月~	67.8±2.4	66.2±2.3
6 个月~	69.8±2.6	68.1±2.4
8 个月~	72.6±2.6	71.1±2.6
10 个月~	75.5±2.6	73.8±2.8
12 个月~	78.3±2.9	76.8±2.8
15 个月~	81.4±3.2	80.2±3.0
18 个月~	84.0±3.2	82.9±3.1
21 个月~	87.3±3.5	86.0±3.3
2.0 岁~	91.2±3.8	89.9±3.8
2.5 岁~	95.4±3.9	94.3±3.8
3.0 岁~	98.4±3.8	97.6±3.8
3.5 岁~	102.4±4.0	101.3±3.8
4.0 岁~	106.0±4.1	104.9±4.1
4.5 岁~	109.5±4.4	108.7±4.3
5.0 岁~	113.1±4.4	111.7±4.4
5.5 岁~	116.4±4.5	115.4±4.5
6.0~7.0 岁	120.0±4.8	118.9±4.7

表 9-6　2015 年九市郊区 7 岁以下儿童身高测量值（cm，$\bar{X}\pm s$）

年龄组	身高（男）	身高（女）
初生 ~3 天	50.4±1.8	49.8±1.7
1 个月~	56.6±2.5	55.6±2.2
2 个月~	60.5±2.4	59.0±2.4
3 个月~	63.0±2.3	61.7±2.2
4 个月~	65.0±2.3	63.6±2.3
5 个月~	67.0±2.2	65.5±2.4
6 个月~	69.2±2.5	67.6±2.5
8 个月~	72.1±2.6	70.5±2.7
10 个月~	74.7±2.8	73.2±2.7
12 个月~	77.5±2.8	75.8±2.9
15 个月~	80.2±3.1	81.7±3.3
21 个月~	85.8±3.4	84.4±3.3
2.0 岁~	89.5±3.8	88.2±3.7
2.5 岁~	93.7±3.8	92.5±3.7
3.0 岁~	97.2±3.9	96.2±3.9
3.5 岁~	100.5±4.0	99.5±4.2
4.0 岁~	104.0±4.4	103.1±4.1
4.5 岁~	107.4±4.3	106.2±4.5
5.0 岁~	110.7±4.6	109.7±4.6
5.5 岁~	113.6±4.7	112.7±4.7
6.0~7.0 岁	117.4±5.0	116.5±5.0

注：九市儿童体格发育调查协作组，首都儿科研究所 .2005 年中国九市七岁以下儿童体格发育调查[J]. 中华儿科杂志，2007，45（8）：609-614.

（朱登纳　梁　兵）

参 考 文 献

[1] 中华医学会儿科学分会内分泌遗传代谢学组，中华预防医学会儿童保健分会新生儿疾病筛查学组 . 先天性甲状腺功能减退症诊疗共识[J]. 中华儿科杂志，2011，49（6）：421-424.

[2] JACOB H，PETERS C. Screening，diagnosis and management of congenital. hypothyroidism：European Society for Paediatric Endocrinology Consensus Guideline [J]. Arch Dis Child Educ Pract Ed，2015，100（5）：260-263.

[3] RAHMANI K，YARAHMADI S，ETEMAD K，et al. Congenital Hypothyroidism：Optimal Initial Dosage and Time of Initiation of Treatment：A Systematic Review [J]. Int J Endocrinol Metab，2016，14（3）：

e36080.

[4] ROSE S R,BROWN R S,FOLEY T,et al. Update of newborn screening and. therapy for congenital hypothyroidism [J]. Pediatrics,2006,117(6):2290-2303.

[5] VAN VLIET G,DELADOëY J. Diagnosis,treatment and outcome of congenital. hypothyroidism [J]. Endocr Dev,2014,26:50-59.

[6] REWERS M,PIHOKER C,DONAGHUE K,et al. Assessment and monitoring of glycem. control in children and adolescents with diabetes [J]. Pediatri Diabetes,2007,8(6):408-418.

[7] 中华医学会儿科学分会内分泌遗传代谢学组 . 儿童及青少年糖尿病的胰岛素治疗指南(2010 年版)[J]. 中华儿科杂志,2010,48(6):431-435.

[8] American Diabetes Association. Standards of medical care in diabetes-2010[J]. Diabetes Care,2010,33(1):511-561.

[9] SMART C,ASLANDER-VAN VLIET E,WALDRON S. Nutritional management in children and adolescents with diabetes [J]. Pediatr Diabetes,2009,10(S12):100-117.

[10] 沈晓明 . 儿科学[M].7 版 . 北京:人民卫生出版社,2008.

[11] 蒋一方 . 儿童肥胖症[M]. 上海:上海科技教育出版社,2004.

[12] 李桂梅 . 实用儿科内分泌与遗传代谢病[M]. 济南:山东科学技术出版社,2015.

[13] KATZMARZYK P T,BARLOW S,BOUCHARD C,et al. An evolving scientific basis for the. prevention and treatment of pediatric obesity [J]. Int J Obes(Lond),2014,38(7):887-905.

[14] YANOVSKI J A. Pediatric obesity. An introduction [J].Appetite,2015,93:3-12.

[15] HEIKE C L,WALLACE E,SPELTZ M L,et al. Characterizing facial features in. individuals with craniofacial microsomia:A systematic approach for clinical research [J]. Birth Defects Res A Clin Mol Teratol,2016,6(11):915-926.

[16] LU T C,KANG G C,YAO C F,et al. Simultaneous maxillo-mandibular distraction in. early adolescence as a single treatment modality for durable correction of type Ⅱ unilateral hemifacial microsomia:Follow-up till completion of growth [J]. J Craniomaxillofac Surg,2016,44(9):1201-1208.

第十章

遗传性疾病

第一节 染色体病

一、唐氏综合征

（一）概述

唐氏综合征（Down syndrome，DS）又称 21 三体综合征（trisomy 21 syndrome），是最常见的染色体疾病之一，也是智力发育障碍常见的病因之一。本病可导致死产或生后不久死亡，患病率在 1/1 000~1/800，患病率因母孕产的年龄及人种不同而不同，随母亲年龄增大而增高。临床表现以明显智力发育障碍，体格发育迟缓，特殊面容及多发畸形，合并心脏畸形等为特征。本病目前尚无有效治疗药物，教育和运动功能训练对增强患儿的体力、生活能力以及延长生命有重要作用。

（二）诊断与评定

1. 诊断 一般依据特殊面容、多发畸形、智力障碍和皮纹特点可作出临床诊断。以下指标可作为筛选指征：可疑面容、肌张力低、通贯掌、草鞋足、小指中节指骨发育不良、第三囟门、颈蹼和跖沟。但需注意，往往其他染色体异常或一些遗传代谢性疾病亦可具有类似的面貌征象，且患者的症状、体征会随生长发育而变化，故应做染色体核型分析后才能确定诊断。

2. 评定

（1）一般状况评定：DS 患儿的出生体重、身长和头围均低于正常婴儿，出生时平均身长与对照新生儿相比约小 0.5 个标准差，生后主要表现为身材矮小、肥胖，DS 儿童的生长速率较低，特别是在婴儿期和青春期。由于 DS 儿童和成人静息代谢率减少，导致 DS 患者肥胖的患病率比一般人群高。可采用身高、体重和体重指数（BMI）进行营养状态评定，学龄前儿童 BMI 正常范围是 15~22kg/m²，<15kg/m² 为消瘦，<13kg/m² 为营养不良。

（2）智力测试：几乎所有的 DS 个体都有认知损害，但认知损害的程度不同。大多数患者为轻度（智商：50~70）或中度（智商：35~49）智力障碍，有些患者的智商仅为 20~35。临床采用 Gesell 发育量表、Bayley 婴儿发育量表、Stanford-Binet 智能量表、Wechsler 学前智力量表、Wechsler 儿童智力量表修订版等以及视觉 - 空间定向、时间 - 次序的关系、记忆力的测试等发育单项筛查进行智力评定。

（3）语言功能评定：DS 患儿语言发育的顺序是相同的，但是发育速度较慢，会说第 1 个词的平均年龄为 18 个月龄，主要表现在词汇语句的、语言的短期记忆和长期记忆上，语言理解能力与心理年龄匹配，语言表达更迟。可选择汉语版 S-S 语言发育迟缓评定法、构音障碍评定法、汉语沟通发展量表、Peabody 图片词汇测验等评定方法可以对患儿言语能力进行评定。

（4）运动功能评定：DS 患儿运动发育落后在出生后的第 1 年表现明显。一般情况下，能完成坐（11 个月龄）、爬（17 个月龄）和走（26 个月龄）的平均年龄是正常年龄的 2 倍。Alberta

婴儿运动量表、Peabody 运动发育量表（PDMS）粗大运动部分、PDMS 精细运动部分及操作部分等运动功能评定方法可以协助评定患儿运动功能发育情况。

（5）社会生活能力检查：可选择婴儿-初中学生社会生活能力量表作为评判标准，适用于 6 个月至 15 岁儿童社会生活能力的评定，当评分 <9 分者提示社会适应能力的降低，如伴有 ID 的降低即诊断智力发育障碍。

（6）其他：DS 常合并先天性心脏病（国内发生率为 23.38%，室间隔缺损最常见），至少应进行心电图和超声心动图检查以评定心功能；DS 患儿也可见肌张力降低、韧带松弛、关节过度屈曲的表现，可进行被动性、伸展性检查，肌肉硬度检查以评定肌张力；徒手肌力评定以检测肌力；DS 患儿还存在眼睑慢性炎症、近视、晶状体浑浊、内斜视、眼球震颤等眼部问题，可进行视力、眼底检查等眼科专科检查。

（三）康复治疗

1. 一般治疗　本病目前尚无有效治疗药物。维生素 B_1、维生素 B_6、叶酸、氨酪酸、甲状腺素及苯丙酸诺龙等对身体及神经系统营养发育有一定作用，但一般远期效果不明显；教育和运动功能训练对增强患儿的体力、生活能力以及延长生命有重要作用。

2. 康复训练　本病尚无规范的康复治疗方案，多为康复治疗方法的个案报道，总的康复治疗原则是：早期干预，医教结合。

（1）婴幼儿期早期介入：皮亚杰（Piaget）的认知发展理论、布鲁纳（Bruner）的认知表征理论都高度重视动作在儿童早期发展中的重要作用，适当增加户外体育活动，通过各种走、跑、跳、投的锻炼内容和形式，患儿的基本运动能力和身体素质可获得相应提高。基本运动能力训练促进了 DS 儿童神经系统及相关器官系统的发展，间接地促进了 DS 儿童适应日常生活环境以及对日常事物的把握和理解。因此，通过运动干预训练，提高其基本运动能力，改善和提高患儿身体活动能力，个体对自身的身体运动的控制能力可以迁移到日常生活中去，使他们能在各种不同的情境中应付自如，为生活自理奠定基础。

有计划、有目的的早期运动干预，经常指导协助患儿进行体育活动和锻炼，体质有明显的改善和提高，自理能力有较大进步。早期运动干预可发展 DS 儿童的适应行为能力。根据感觉统合训练、粗大运动训练及作业疗法等干预手段的原理和方法，结合 DS 儿童特点，通过各种走、跑、跳、投、搬、爬、挂等基本运动形式组成的体育手段进行干预，着重发展患儿的"粗大-精细"动作能力和生活自理能力，增加患儿与外界的接触，以纠正问题行为，发展其智力和适应行为能力。

对于 DS 患儿，应重视早期干预对其发展的重要性，要在大运动、精细运动、适应能力、语言、社交行为等方面进行早期干预，给予包括运动治疗、水疗等的物理治疗（PT）、作业疗法（OT）及言语治疗（ST）等，促进他们全面成长，提高生活自理能力，以减轻家庭及社会的负担。

（2）学龄前及学龄期医教结合干预：以融合教育为主，全融合或半融合是指让少量 DS 患儿进入幼儿园或在以正常儿童为主的班级中学习；反向融合则是在获得父母允许的前提下，安排少量正常儿童进入康复机构。实施反向融合策略的环境为康复机构，由此决定了教室的物质环境、师生总体的思想观点、情感态度和行为方式都可能具有不同于普通幼儿园的特点。

（3）DS 儿童语言训练：DS 儿童在口腔发音组织方面，常常伴有发音骨骼缺失或者发育不良、舌头粗大等现象，这影响了他们语言发音的协调性。他们在言语表达能力上存在缺陷，多数患者发音不清晰，语法能力差，电报语言使用较多，并且在句子中经常省略动词和其他语法词。语法方面的缺陷比词汇方面的缺陷严重,并且与非言语认知水平也不相称。但这些患者的言语表达内容与他们的言语理解水平相比,其言语表达水平高。DS 儿童开始说话的时间较晚,一般经过教育,患儿最早要到 3 岁才开始说一到两个字,有的甚至要到 5、6 岁才会说一两个字。他们最多只会说简单句,常常重复别人的话,模仿能力比较强。

1) 情境一对一教学法:可有效促进儿童的言语发展,在训练环境进行一对一治疗时,要求训练室安静、充满儿童喜爱的氛围;集体训练时可以在室内或室外进行,场景训练时可在布置好的室内进行,也可在相应的实景中进行。

2) 发音功能训练:有些 DS 患儿的舌运动受限,前伸、后缩、上举、侧方运动都不能很好地完成,在治疗上,戴上手指套或利用压舌板协助患儿做舌的各种运动,可用牙刷刷舌尖及舌的两侧,做舌的抵抗运动,通过协助使患儿逐渐能自主完成构音运动,在患儿已基本具备构音所需的口部运动能力的基础上,让患儿通过不同的音节转换,来提高相应部位的灵活性、稳定性和协调性。

3) 听理解能力训练:让患儿安静地坐下,倾听环境中的声音,如汽车声、炒菜声、卖东西的吆喝声、喇叭声、讲话声、音乐声等,或者播放录音磁带,同时告诉他们是什么声音,鼓励患儿模仿。

4) 非言语性理解训练:包括理解手势的训练,辨别常听到的声音,跟节奏拍手等模仿训练让患儿模仿口型及模仿发音,对 DS 患儿来说,这种口型训练需要进行相当长的时间才能掌握,对于经过多次练习,仍不会模仿口型,发不出声音的患儿,可不必勉强,先训练他理解,不必急于训练他说话。

指图说名称及事情对于可完成模仿口型训练的患儿,可利用彩色图片让患儿指认并试图说出图片上的物体名称,在教患儿指图说名称时,应从单音词开始。

5) 扩大词汇量的训练:从患儿日常接触机会多的、身边的物品、食品、动物和交通工具等患儿感兴趣的事物词汇为主,然后是形容词(事物的属性、大小、颜色)的学习,在各种类的名词和动词扩大后,可以导入形容词、副词、介词及助词等。

6) 问答训练:很多 DS 的患儿在学习语言的过程中,有"鹦鹉学舌"的现象,总是重复别人的问题或回答,所以当儿童学会组句子以后,治疗师就需和儿童做问答练习,需要患儿学会听问题,记住与问题相应的答案,即用词替换掉问题的关键词。

7) 儿歌训练:儿歌的特点是语言精练、句子短小、有韵律、有节奏、读起来上口、容易记忆。DS 儿童的机械记忆尚可,所以比较适合他们学习。

语言训练结合合针灸治疗能明显提高患儿的语言发育商,提高语言理解及表达能力。针灸治疗,对四神聪、本神、语言 1、语言 2、语言 3 区进行普通针刺,每日 1 次,留针 30 分钟。

DS 患儿的语言和短时记忆明显弱于正常儿童,但科学地进行早期干预可促进其语言和短时记忆的提高,经常反复的刺激有利于所获得信息的保存和运用。

(4) 口腔训练方法:95%DS 患儿有发音缺陷、口齿含糊不清、声音低哑、声调受限、口吃、语音节律不正常等。患有 DS 的婴幼儿普遍伴有唇部、舌头和上腭肌肉肌张力和肌肉萎缩的问题。口腔训练方法包括以下几方面。

1) 触觉反馈方法:口腔肌肉按摩操来完成被动练习。通过按、揉、搓、弹、捏等手法,刺激穴位,按摩面部肌肉,提高口周肌肉张力和运动功能。针对口腔及口唇触觉过敏的儿童,治疗师可用裹缠纱布的手指或戴上医用塑胶手套,蘸取温开水,让手指的温度和儿童口腔温度接近,避免排斥,然后在上下牙龈来回按摩,当儿童可以接受后,再在臼齿面做刺激,建议在睡前或饭前进行。在患儿口腔内进行不同部位的按摩,有利于充分调动口唇、舌、软腭的动作。利用下颌控制手法,协助口腔开闭。治疗师把大拇指放在儿童下嘴唇处,中指放在下巴上,示指放在面颊上;拇指轻轻用力向下帮助儿童张开嘴;喂食后,可用大拇指轻轻用力向上推他的下唇,帮助闭合嘴唇。下颌控制手法,需要在良好的姿势体位下完成。针对全身肌张力极度低下的DS婴幼儿,进食时需避免躯干和头部后倾。患儿可端坐于摆位椅或轮椅上,颜面处于正中位,颈部与肩垂直,髋关节屈曲成90°,膝关节屈曲成90°,避免头前倾或后仰。在患儿背部及身体两侧塞入适当的靠垫,起到固定作用。使儿童保持合适的姿势进食可避免呛咳,防止因不当喂食引起的并发症。

2) 视觉反馈方法:首先需要排除或矫正儿童的斜视、近视、远视问题,模仿治疗师的面部动作,或用语言指示,练习张口、闭口、嘬嘴露齿、咧嘴、圆唇、鼓腮、吮颊、微笑等动作,同时用一面镜子进行视觉反馈,在儿童练习时能够看到自己的嘴巴和脸部在运动,反复进行,直到熟练为止。

3) 听觉反馈方法:通过听力检测等医学手段排除儿童听力障碍,利用儿童熟悉的音乐配合拍手游戏,使其把注意力集中到声音和动作上,或是带有音乐的玩具帮助其学习集中听觉注意力。在进行听觉注意力训练时,要先在儿童眼前发出声音,让其知道是什么东西在响,然后在离其较远的一侧的发出声音,以观察儿童是否能找到声源位置。

4) 多重反馈方法:可以综合视觉、听觉、触觉等多种反馈,进行口腔游戏训练。此策略适合认知较好的儿童。将张口、闭口、嘬嘴、露齿、咧嘴、圆唇、鼓腮等基本口腔动作,设计成不同种类的口腔游戏。唇部练习,包括圆唇吹口哨、咧嘴示齿发"伊"音等;舌运动主要是让舌头在指令下充分完成出、入、上、下、左、右的移动;吹气练习可加强口周力量,如吹蜡烛、纸片,或是长时间鼓腮后匀速缓慢地哈气;轮替动作训练是通过儿童发出某些单音来强化构音器官之间协同作用,比如说"啪啪啪""滴滴答"等,根据儿童音素缺失情况,进行针对性的强化。为了让训练练习时能够看到并易于接受,上述训练建议分别包含在趣味性游戏主题中,促使儿童主动参与。

(四) 预防及预后

1. **预防** DS 是新生儿中发病率最高的染色体疾病,研究表明,本病发生率与母亲生育年龄有关,35 岁以上妇女建议行产前诊断。

2. **预后** 婴幼儿期常反复呼吸道感染,肺炎、心脏畸形是患者的主要死因。肌张力随年龄增长逐渐改善,生长发育速度与正常儿童的差距逐渐加大。通过耐心的教育和训练,在监护下生活多可自理,甚至做简单的社会工作而自食其力。80% 患儿能存活至 10 岁,一半超过 50 岁。其次为消化道畸形、感染及并发白血病。

二、脆性 X 综合征

(一) 概述

脆性 X 综合征(fragile X syndrome,FXS),是一种 X 染色体遗传性疾病,被认为是除唐氏综合征外引起遗传性智力发育障碍的第二大常见原因。FXS 男性患者的经典表现特点是长脸、大耳朵和大睾丸。FXS 是一种 X 连锁疾病。位于 Xq27.3 上的脆性 X 精神发育迟滞 1(fragile X mental retardation,FMR1)基因的功能缺失突变,会导致脆性 X 精神发育迟滞蛋白(fragile X mental retardation protein,FMRP)水平下降或缺乏,从而引起该病。发病率在男性人群中约 1/4 000,女性 1/8 000,在 X 连锁智力障碍中占 15%~25%。所有智力障碍或自闭症患者都应该进行脆性 X 染色体 DNA 测试以确诊。发育迟缓(包括运动和语言发育里程碑延迟出现)、智力障碍以及学习障碍是 FXS 最突出的临床特征。本病目前尚无特殊治疗方法。

(二) 诊断与评定

1. 诊断　临床表现:主要见于男性,以智力障碍、耳大、睾丸大为特征。智商大多数在 30~55,少数可接近正常或呈重度智障。语言及行为异常,注意力不集中、多动、孤僻、孤独症样表现等。头围大,前额突出,窄长脸,下颌大,鼻梁宽,耳大,招风耳,青春期睾丸增大。

美国医学遗传学会、美国儿科学会和美国神经病学学会建议:对发育迟缓、智力障碍或孤独症的儿童,尤其是当伴有 FXS 的身体和行为特征或者有未诊断的智力障碍的血缘亲属时,应进行 FXS 的分子学检测。聚合酶链反应(PCR)和蛋白质印迹法作为 FXS 的 DNA 诊断的常规检测方法,其可以明确 CGG 重复扩增数量和 *FMR1* 基因的甲基化状态。以下 2 种程度的 CGG 扩增具有临床意义:扩增超过 200 个重复序列被称为全突变,可导致 *FMR1* 基因甲基化偶联沉默以及 FMRP 缺乏,从而引起典型的 FXS 表型。扩增为 50~55 至 200 个重复序列之间时称为前突变。此时 *FMR1* 基因仍有转录活性,可以生成 FMRP,但不会出现典型的 FXS 表型。

一旦确定患者携带导致 FXS 的 *FM* 或 *PM* 基因,所有家庭成员均应进行分子检测以分析发现携带者。同样若家庭成员中有出现与震颤、共济失调、神经症状或早期卵巢功能不全等表现者也应当进行分子测试。FXS 携带者孕母孕期即可进行胎儿 FXS 诊断,通过绒毛膜绒毛取样进行 RCR 和蛋白质印迹法检测。

2. 评定

(1) 一般状况评定:FXS 患儿可出现肥胖、牙齿密集、身材过高、过低等问题,应对身高、体重和体重指数等体格生长指标测量,评定营养状况等。

(2) 智能测试:FXS 儿童期早期会出现认知水平和适应性行为技能减退。青春期前的 FXS 男性患者,尤其在学龄前时,通常比青春期和成人期患者的 IQ 更高,认知功能中数学能力、视觉空间能力、注意力、执行功能(如:信息组织能力、预先计划能力和解决问题能力)和视觉运动协调能力较弱。可采用 Gesell 发育量表、Bayley 婴儿发育量表、Stanford-Binet 智能量表、Wechsler 学前智力量表、Wechsler 儿童智力量表修订版等以及视觉 - 空间定向、时间 - 次序的关系、记忆力的测试等发育单项筛查进行智能评定。

(3) 语言功能评定:FXS 男性患儿的语言发育延迟,约 10% 的 FXS 男性患儿无法进行语言交流。表达性语言技能较接收性语言技能发育更为缓慢,患者发音不清晰,语言重复;表达性语言常常答非所问,并有持续言语伴不恰当的自我重复和模仿言语。可选择汉语版 S-S 语言发育迟缓评定法、构音障碍评定法、汉语沟通发展量表、Peabody 图片词汇测验等评定方法可以对患儿言语能力进行评定。

(4) 心理行为评定:FXS 男孩的行为表型与 ADHD、焦虑以及孤独症谱系障碍有共同的特征,例如,多动、注意力不集中、避免对视、刻板运动、过度觉醒、社交焦虑、不寻常的言语模式、焦虑症状、情绪不稳定、攻击性行为和自伤行为等。可采用注意力测试、Conners 儿童行为量表、孤独症行为量表(ABC)、儿童孤独症评定量表(CARS)、心理教育量表(PEP-3)、孤独症儿童发展评估表、Achenbach 儿童行为量表(CBCL)、儿童焦虑性情绪障碍筛查表(SCARED)、儿童抑郁障碍自评量表、婴儿 - 初中学生社会生活能力量表等进行心理行为评定。

（5）其他：FXS 儿童存在肌张力降低、掌指关节活动度大的现象，可进行徒手肌力评定，被动性、伸展性检查，肌肉硬度检查以评定肌张力；斜视、屈光不正等眼部异常，需行眼科专科检查；出现反复而非感染引起的失聪，需进行听力检查；扁平足、脊柱侧凸、双重关节拇指等骨科发育异常需 X 线、CT、MRI 等检查；心脏病（二尖瓣脱垂多见）行心电图和超声心动图检查以评定心功能。

（三）康复治疗

1. 教育干预　患儿存在运动、交流、学习和情绪等各方面的问题，除了基本的、常规性的教育之外，还需要从心理引导上入手鼓励患儿与同龄人进行交流，针对患儿身体功能性的障碍，让患儿学习相关的基本知识，建立起协调的功能；引导式教育能有效调动儿童和家长的积极参与，让每个接受治疗的儿童得到了比较好的功能康复，而在认知、语言、表达以及参加集体社会等活动的能力也得到全面康复。

2. 行为干预　行为干预能有效促进应对技能，并减少问题行为（如：攻击性行为、刻板性行为和自伤行为）。目前关于行为干预对 FXS 儿童和青少年疗效的实证性研究很少。治疗策略是根据治疗师的经验和对问题行为相关因素的认识来进行指导制定的。问题行为通常由社会和 / 或环境事件诱发和强化，如焦虑、感觉超负荷、日常习惯的改变，以及患儿目前正在接受的关注程度等。环境改变（如：班级人数少、避免过度的刺激，以及避免突然的改变等）可能减少问题行为的发生频率。可以教育 FXS 个体自行识别应激情况，并且教育其在做出不恰当反应之前采用自我平静方法让自己稳定下来。

3. 心理辅导　对于功能水平较高的 FXS 儿童和青少年，重点集中于焦虑减少、社会化和抑郁的咨询辅导或心理治疗。讨论父母和同胞如何处理行为问题。评估发育情况和学校配制的适当性（如：有可视图像信息显示、小型班级、个体化关注、言语和语言治疗，以及技能训练）。评估患儿的社会心理发育、体格和性发育，以及生育力。讨论是否需要监督及所需要的监督水平，以及讨论是否需要生育控制。

（四）预防及预后

1. 预防　该病目前没有特效的治疗方法，为了提高出生人口的素质，减少患儿的出生，遗传咨询和产前诊断是最有效的方法。对发育迟缓、智力障碍或孤独症的儿童，尤其是当伴有 FXS 的身体和行为特征或者有未诊断的智力障碍的血缘亲属时，应进行 FXS 的分子学检测。

2. 预后　FXS 患者智商水平，可能从轻度到重度不等，成年男性通常处于中度智力障碍范围，携带完全甲基化全突变的成人男性患者的平均智商大约为 40，携带 *FMR1* 基因不完全甲基化的男性患者，智商水平可能处于临界性或在正常水平下限。全突变的成人女性患者的智商通常正常或处于轻度智力障碍范围。寿命多数是正常的。

三、Prader-Willi 综合征

（一）概述

Prader-Willi 综合征（Prader-Willi syndrome，PWS）又称肌张力低下 - 智力障碍 - 性腺发育滞后 - 肥胖综合征，是一种复杂的多系统异常的遗传性疾病，由 Prader 等于 1956 年首次报道。国外报道本病发生率为 1/25 000~1/10 000，不同性别、不同种族的人患病率无明显差

异。国外流行病学显示 PWS 在新生儿中的发病率为 1∶30 000,病死率达 3%。PWS 与传统孟德尔遗传学不同,具有独特的遗传特征,是最早被证实涉及基因组印迹的遗传性疾病。本病是第 15 号染色体长臂近中央关键区(15q11.2-q13)微缺失引起。其主要临床特征包括:新生儿期肌张力低下或喂养困难、性腺发育不良、儿童期肥胖、身材矮小、发育迟缓,特征性面容和行为异常等。本病的治疗需要多学科参与的综合管理模式,根据不同年龄段患儿的表型特征,针对不同的内分泌代谢紊乱及相关问题进行有效干预。

(二)诊断与评定

1. 临床诊断 目前国际上通行的 PWS 临床评分标准是基于 Holm 等于 1993 年提出的、2012 年由 Cassidy 等修正后的标准。包括 6 条主要标准、11 条次要标准和 8 条支持证据。年龄 <3 岁总评分 5 分以上,主要诊断标准为达 4 分即可诊断;年龄 >3 岁总评分 8 分以上,主要诊断标准为达 5 分即可诊断(表 10-1、表 10-2)。

表 10-1 Prader-Willi 综合征不同年龄段的主要临床表现

年龄	体貌体征	肌力和肌张力	神经精神发育	性腺发育	其他
胎儿期~3 岁	出生时可不明显,随年龄增长特征性面容渐典型,包括:长颅、窄面、杏仁眼、小嘴、薄上唇、嘴角向下;与家庭成员相比皮肤白皙	胎儿期胎动少,出生时多为臀位产;新生儿期中枢性肌张力低下(松软儿)活动少,吸吮无力	早期即可出现运动/语言发育落后	外生殖器发育不良,在新生儿期即明显并伴随一生:男婴阴囊发育不全、隐睾、小阴茎,女婴阴唇、阴蒂缺如或严重发育不良等	新生儿期生长缓慢或停滞
~10 岁	小手/小足,手细长伴尺侧缘弧度缺失,手背肿胀、手指呈锥形;40%~100% 患儿因生长激素缺乏导致身材矮小;因过度摄食出现超重或肥胖	肌张力低下随年龄增长不断改善,但通常低于同龄正常儿童	6 岁前认知、运动及语言发育落后明显,IQ 低于 70,构音障碍常见;学龄期可有严重的学习困难及系列行为问题,如固执、抓挠皮肤和脾气暴躁等	15%~20% 的患儿可发生肾上腺皮质功能初现(阴毛、腋毛生长等),偶有发生性早熟者	过分贪食可引起胃穿孔;出现肥胖相关并发症,成为死亡的主要原因
~18 岁	肥胖体形更显著	肌张力低下随年龄增长而改善,但通常低于同龄正常儿童	行为问题随年龄增长日趋明显,可出现偷窃、囤积食物或异常摄食行为	青春期发育延迟、不完全	缺乏青春期生长突增
成人期	身材矮小,未予 GH 干预者的平均身高为男性 155cm,女性 148cm	仍有轻度肌张力低下伴肌肉容积和肌张力减低	10%~20% 的年轻成年患者可有明显的精神病样症状;老年患者行为问题明显减少	性腺功能减退表现如不孕不育、原发性闭经、月经稀发等	

注:由于临床特征具有连续性,为避免重复,表中仅描述相应年龄段的特征性表型

表 10-2 Prader-Willi 综合征的临床评分标准

标准	内容
主要标准(1 分 / 项)	1. 新生儿和婴儿期肌张力低下、吸吮力差 2. 婴儿期喂养、存活困难 3. 1~6 岁体重过快增加、肥胖、贪食 4. 特征性面容:婴儿期头颅长、窄脸、杏仁眼、小嘴、薄上唇、嘴角向下(3 种及以上) 5. 外生殖器小、青春发育延迟,或发育不良、青春期性征发育延迟 6. 发育迟缓、智力障碍
次要标准(0.5 分 / 项)	1. 胎动减少,婴儿期嗜睡、少动 2. 特征性行为问题:易怒、情感暴发和强迫性行为等 3. 睡眠呼吸暂停 4. 15 岁时仍矮小(无家族遗传) 5. 色素沉着减退(与家庭成员相比) 6. 与同身高人相比,小手(< 正常值第 25 百分位)、小足(< 正常值第 10 百分位) 7. 手窄、双尺骨边缘缺乏弧度 8. 内斜视、近视 9. 唾液黏稠,可在嘴角结痂 10. 语言清晰度异常 11. 自我皮肤损伤(抠、抓、挠等)

2. 分子遗传学诊断 PWS 主要遗传类型包括:

(1) 父源染色体 15q11.2-q13 片段缺失(西方 PWS 患者占 65%~75%);中国和亚洲人群该型的比例稍高于 80%,要高于西方人群。

(2) 母源同源二倍体(maternaluni-parentaldisomy,UPD)导致 15q11.2-q13 区域的父源等位基因缺失(占 20%~30%)。

(3) 印迹中心微缺失及突变(占 1%~3%)。

对于具有典型临床特征的患者,怀疑为 PWS 的诊断,确诊是通过基因检测进行。诊断方法包括染色体核型分析技术、荧光原位杂交(FISH)、微卫星连锁分析(short tandem repeat,STR)和甲基化分析等。

3. 评定

(1) 一般状况评定:PWS 新生儿期及婴儿期吸吮无力、喂养困难、体重增长不满意,儿童期多食伴肥胖进行性发展,因生长激素缺乏出现身材矮小,采用身高、体重和体重指数(BMI)进行营养状态评定。

(2) 肌力、肌张力评定:PWS 新生儿期及婴儿期主要表现为中枢性肌张力低下,可采用徒手肌力评定(MMT)、器械肌力评定肌力;被动性检查(包括关节活动阻力检查和摆动度检查)、伸展性检查(通过测量内收肌角、腘窝角、足背屈角的角度以及跟耳试验、围巾征等判断肌张力情况)、肌肉硬度检查以评定肌张力情况。

(3) 智能测试:PWS 患者存在轻度到中度的认知功能障碍,平均智商比总体平均值低40 分,约 5% 的 PWS 患者 IQ 处于正常域低值(>85),5% 的患者存在严重智力障碍(精神发育迟滞)。采用 Gesell 发育量表、Bayley 婴儿发育量表、Stanford-Binet 智能量表、Wechsler 学前智力量表、Wechsler 儿童智力量表修订版等以及视觉 - 空间定向、时间 - 次序的关系、记忆力的测试等发育单项筛查进行智能评定。

（4）心理行为评定：行为问题和学习障碍在 PWS 患者中常见。年幼儿童表现为脾气暴躁、倔强和强迫症行为，19% 的 PWS 患者存在孤独症样行为。可采用注意力测试、Conners 儿童行为量表、学习困难量表、婴儿 - 初中生社会适应能力量表、孤独症行为量表（ABC）、儿童孤独症评定量表（CARS）、心理教育量表（PEP-3）、孤独症儿童发展评估表、Achenbach 儿童行为量表（CBCL）等进行心理行为评定。

(三) 康复治疗

1. 一般治疗

（1）饮食行为与营养的管理：新生儿与婴儿期喂养困难是最需要关注的问题。对于肌张力低下伴进食困难的婴幼儿期患儿，应尽力保证足够的热量摄入。对于吸吮无力者，可给予鼻饲管或特殊奶嘴喂养。长期的营养监测能改善预后。在患儿生命早期常使用口部运动评估、吞咽功能检查和稠厚的高卡路里饮食。

（2）生长激素（GH）治疗：PWS 开始应用基因重组人生长激素（rhGH）治疗的年龄：一般认为初治时间为婴幼儿早期、肥胖发生前（通常为 2 岁前）。研究发现，早期（生后 3~6 个月龄）开始 rhGH 治疗还可以改善患儿精神运动发育，建议在不存在明显 GH 使用禁忌证的情况下，宜早于 2 岁开始 rhGH 治疗，以助肌肉组织发育、改善肌力，改善摄食能力并尽早纠正代谢紊乱情况。

（3）睡眠呼吸暂停治疗：PWS 患者发生睡眠相关障碍（包括中枢性呼吸暂停、阻塞性呼吸暂停和发作性睡病）的风险较高。睡眠呼吸障碍可发生于至少 70% 的 PWS 儿童和年轻成人中，而这种情况可引起白天睡眠过多和行为异常。严重阻塞性睡眠呼吸暂停（obstructive sleep apnea，OSA）的患者可能需要行扁桃体切除术、腺样体切除术或气管造口术。增殖腺扁桃体切除术后 OSA 常会出现改善，但可能不会完全缓解或者可能出现复发，所以在术后使用多导睡眠图对患者进行随访很重要。患者还可能需要使用持续气道正压（continuous positive airway pressure，CPAP）治疗，但是患者对其耐受性不佳。对于严重 OSA 患者，应评估是否存在肺源性心脏病。

2. 康复训练

（1）认知康复：进行医疗、教育系统康复治疗。包括：①引导式教育；②运动再学习训练；③智力运动功能整合干预。

（2）行为异常矫治：PWS 患儿主要存在是偷窃和贪食等异常行为，其次是强迫和孤独症等异常行为表现，治疗上根据治疗师的经验和对问题性行为相关因素的认识制定治疗方案，进行咨询辅导或心理治疗。

（3）物理康复：PWS 患儿婴儿期主要以肌张力低下为主要表现，因此康复治疗上当以提高肌张力、增强肌力为主要原则。包括：①运动疗法：主要采取以 Bobath 技术、Rood 技术及 Vojta 技术为主的神经发育学疗法，选用叩击手法，对患儿躯干、四肢特定部位轻轻的叩击，通过对深部固有感受器及浅表感受器的叩击刺激提高患儿肌张力，使患儿能保持一定的姿势；②肌电生物反馈疗法：调整肌张力，增强肌力、平衡和协调的控制能力，改善患者的运动功能；③肌内效贴：肌内效贴与传统治疗方法相比，通过放松过度使用的肌肉，易化功能减退的肌肉，激发募集更多的肌细胞发挥其正常活动，从而减少不自主运动，维持关节的稳定性；另一方面通过对肌肉的感觉刺激结合本体感觉的反馈信息，指导纠正异常姿势；④经颅磁刺激:可以增强局部肌肉的收缩力,防止局部肌肉萎缩,暂时改善局部肌肉的紧张状态,为康复治疗师提供良好的康复治疗状态。

(四)预防及预后

1. 预防 对于疑似 PWS 的新生儿应尽早进行基因检测以明确诊断,早期饮食营养干预、生长激素治疗,对于降低早期死亡率,改善患儿的营养状况、体脂分布、智能发育是有益的。根据分子遗传学机制,分析再发风险,进行遗传咨询、产前诊断对于减少患儿出生、提高人口素质是最有效的措施。

2. 预后 婴儿和年幼儿童的显著临床特征为肌张力过低和喂养问题。肌张力过低的 PWS 婴儿还存在窒息的风险。年龄较大的儿童、青少年和成人常见的临床特征为暴食,伴有肥胖(在不限制进食的情况下)、认知功能降低和性腺功能减退。重度肥胖及其相关并发症(如呼吸循环衰竭、心血管病、糖尿病和高血压)仍是最主要的死亡原因。

四、Angelman 综合征

(一)概述

Angelman 综合征(Angelman syndrome,AS)又称天使综合征,是 15q11-13 染色体区域基因异常引起的以严重发育迟缓、智力低下、语言障碍、共济失调、癫痫发作、愉快表情和以巨大下颌及张口吐舌的特殊面容为特征的神经遗传性疾病。1965 年英国首次报道,北欧、美洲新生儿患病率约为 1/50 000~1/24 000。我国近年来尚无相关流行病学调查报道,多为散发报道。目前已知引起 AS 的遗传机制共有 4 种,最常见的为母源染色体 15q11-13 上编码泛素蛋白连接酶 E3 的 *UBE3A* 基因缺失或表达异常,见于 70%~75% 患者。本病迄今尚无特效治疗,一定程度的康复训练有助于改善运动、语言等功能。积极进行对症及支持治疗,有助于提高 AS 患儿的生活质量。

(二)诊断与评定

1. 诊断 2006 年 Williams 等发表了 2005 年修订的 AS 诊断标准,文章用 3 个表格对 AS 相关特征进行了总结,分别为发育史及实验室检查、临床特征及遗传学异常的列表(表 10-3)。

表 10-3 AS 临床特征

共同特征(100%)	常见表现(80%)	相关症状(20%~80%)
严重发育迟缓 平衡障碍:常表现为共济失调以及四肢震颤 运动障碍:步态不稳,程度不重 行为特征:频繁大笑、明显的兴奋动作、易激惹、常伴拍手或舞动动作、多动 语言障碍:无或极少量词汇,非语言交往能力、强于语言能力	头围增长落后,随访至 2 岁仍表现为小头畸形多见于缺失型患者癫痫发作,常 3 岁前起病,病情可随年龄增长缓解但持续存在于整个童年时期 特征性脑电图:可先于癫痫发作出现	枕部扁平;喜吐舌;吸吮或吞咽障碍;婴儿期喂养困难;巨大下颌;牙间隙宽;频繁流涎;过度咀嚼动作;斜视;皮肤色素减退,与家人相比头发和眼睛颜色浅(仅见于缺失型);下肢过度活动,腿反射亢进;上举或弯曲上肢,尤其是行走时;热敏感增强;异常睡眠觉醒周期;迷恋水;肥胖;脊柱侧凸;便秘

（1）发育史：产前和分娩史正常、头围正常、无重大出生缺陷，可能在新生儿和婴儿期出现喂养困难；6~12 个月大的时候可见明显的发育迟缓表现，如躯干的张力减退、肢体运动不稳定和 / 或笑容增加；虽有发育迟缓，但仍继续向前发展（没有技能的损失）。

（2）辅助检查：代谢、血液和化学实验室检查正常；MRI 或 CT 检查提示大脑结构正常，可能有轻微的皮质萎缩。

发育史、辅助实验室检查异常结合临床特征表现可作为诊断的入选标准，但应注意个体表现的差异性。

（3）基因检测：采用包括 UPD、PCR、FISH、CGH 等分子遗传学技术以确诊。

2. 评定

（1）一般状况评定：AS 患儿存在吸吮或吞咽障碍、婴儿期喂养困难、肥胖、便秘等问题，故需进行身高、体重、体重指数（BMI）及营养状态评定。

（2）运动功能评定：AS 患者存在共济失调、四肢震颤、步态不稳、下肢过度活动、上举或弯曲上肢等运动障碍，Alberta 婴儿运动量表、Peabody 运动发育量表（PDMS）粗大运动部分、PDMS 精细运动部分及操作部分、上肢技能质量评定量表（QUEST）、墨尔本单侧上肢功能评定量表（MA）等运动功能评定方法可协助评定患儿运动功能发育情况。

（3）语言功能评定：AS 患儿存在语言障碍，无或极少量词汇，非语言交往能力强于语言能力。可选择汉语版 S-S 语言发育迟缓评定法、构音障碍评定法、汉语沟通发展量表、Peabody 图片词汇测验等评定方法可以对患儿言语能力进行评定。

（4）心理行为评定：AS 患者常频繁大笑、明显的兴奋动作、易激惹、常伴拍手或舞动动作、多动；可采用注意力测试、Conners 儿童行为量表、孤独症行为量表（ABC）、儿童孤独症评定量表（CARS）、心理教育量表（PEP-3）、孤独症儿童发展评估表、Achenbach 儿童行为量表（CBCL）等进行心理行为评定。

（5）其他：AS 患儿牙间隙宽、频繁流涎，存在吸吮或吞咽障碍，可进行吞咽功能评定；AS 患儿常有癫痫发作，常 3 岁前起病，持续存在于整个童年时期，行长程脑电图监测可早期发现异常放电及异常睡眠觉醒周期。

（三）康复治疗

1. 一般治疗

（1）抗癫痫治疗：重度发育迟缓者往往伴随频繁癫痫发作，且发作形式多样，单药治疗疗效欠佳（只有 15% 患者发作得到控制），早期联合使用抗癫痫药物非常必要。丙戊酸联合氯硝西泮能有效减少大多数 AS 患者癫痫发作频率及复发率，且患者具有良好耐受性，适合临床推广。研究发现，左乙拉西坦、拉莫三嗪也具有类似疗效，并且不良反应更少，因此也被推荐用于控制 AS 患者癫痫发作。由于多数患者对卡马西平、苯巴比妥耐受性不佳，故不建议使用。生酮饮食在 AS 患者中的疗效尚不确切，对合并难治性癫痫的 AS 儿童给予生酮饮食可能有效，但仍需进一步大样本研究了解生酮饮食在 AS 患儿中的有效性。

（2）抗行为异常治疗：目前常用药物主要针对特定的行为异常进行选择，如选择性类固醇再摄取抑制剂氟西丁可改善 AS 患者的焦虑及慌张行为，米诺环素可显著改善 AS 儿童的语言、社会适应能力，褪黑素联合行为疗法能减少患者夜间破坏性行为。

（3）分子生物学治疗：动物实验证实有效，然而分子生物治疗在人体试验的靶向性、脱靶效应、分布区域等方面仍需大量研究。

2. 康复训练

(1) 行为疗法:AS 患儿大多存在社会适应能力差,部分出现攻击行为,需要早期进行行为疗法干预。Smmers 予 AS 患者每周 2、3 次行为治疗,1 年后评估,认知和适应能力均有提高。Heald 等给予 AS 患者重复辨别训练 25~30 次,发现其异常频繁地大笑、兴奋动作等显著减少。行为治疗的有效性是肯定的,但应当注意的是行为异常有多种形式,不同患儿应采取个性化、长期、序贯治疗方案。

(2) 沟通辅具(alternative communication,AAC):是一类补充或替代语言交流的工具,患者接受各种情景训练,借助手势、词组、图片等表达需求、传递信息、建立社会关系。正确并长期使用 AAC 可使 AS 患者交流能力显著提高,最终达到满足日常生活沟通需要的目的。

(3) 运动康复治疗:利用本体感觉及触觉刺激诱发出所需要的动作,提高感受器的感受功能。姿势保持及增强稳定性训练:站立时,为了维持立位的平衡,身体的屈、伸肌群必须不断地调整,使其产生一定的肌张力。促通平衡反应的发育及姿势的保持,在坐位、四点支持位、膝立位、立位等抗重力活动中促通平衡反应,同时应促通伴有体轴回旋动作的平衡反应。利用器具辅助抗重力位的姿势保持和立位的姿势保持,此训练可延长患儿站立时间,提高姿势肌张力和肌耐力及站立平衡能力,促使髋关节发育,为行走作准备。步行训练增强患儿体验动态的立位感觉,进一步促通立位平衡。

(四) 预防及预后

1. 预防 目前 AS 尚无特效的治疗方法,对于疑似 AS 的患儿应尽早进行基因检测以明确诊断,通过遗传咨询、产前诊断减少患儿出生,是最有效的预防措施。

2. 预后 应用药物控制癫痫发作和改善睡眠,可以改善生活技能,提高生活质量。运动功能和语言功能训练在一定程度上有助于改善 AS 患儿的预后,总的预后与特异的基因异常机制有关。

(郑　宏)

第二节　遗传性白质脑病

遗传性白质脑病,又称脑白质营养不良,是一组主要累及中枢神经系统白质的进行性加重的遗传性疾病,表现为中枢白质的髓鞘发育异常或弥漫性损害。可分为异常髓鞘化(形成异常髓鞘)、髓鞘化低下(髓鞘生成减少)以及海绵状变性(髓鞘囊性变性)。由于伴有运动、智力等方面的发育障碍,短期内往往会被经验不足的临床医生误诊为脑性瘫痪。

一、X 连锁肾上腺脑白质营养不良

(一) 概述

X 连锁肾上腺脑白质营养不良(X-linked adrenoleukodystrophy,X-ALD)属于过氧化酶体病,是一种遗传性神经变性病,各种族之间发病率无明显差异。主要累及脑白质、神经轴突、肾上腺皮质和睾丸。由位于 X 染色体长臂 2 区 8 带的 *ABCD1* 基因缺陷引起,主要生化改变是继发于过氧化物酶体功能异常,引起极长链脂肪酸(VLCFA)在线粒体内脂肪酸氧化障碍,从而在神经组织及肾上腺细胞中沉积。

(二) 诊断与评定

1. 诊断 依据以下几方面进行诊断。

(1) 临床表现:X-ALD 临床表型变异很大,常常很难从 VLCFA 水平或家族史进行预测。该病主要累及中枢神经系统、肾上腺皮质和睾丸间质细胞。女性的病程发展较缓,起病晚于受累男性(35 岁以后)。男性患者从童年到成年期间均可出现 3 种主要表型中的相关临床表现。高达 50% 的女性携带者可出现类似肾上腺脊髓神经病(AMN)的神经征象。临床上 X-ALD 可以分为以下 8 种表型:

1) 儿童脑型:占受累患者的 35%。4~8 岁起病,绝大多数为男性患儿,主要表现为学习障碍和行为认知问题,患者常被诊断为注意缺陷多动障碍(ADHD),中枢兴奋剂治疗可有反应。随着病情发展,出现神经系统衰退,包括认知和行为明显异常、失明及四肢轻瘫、惊厥(部分患儿可以此为首发症状)。病情恶化速度不一,多在 6 个月 ~2 年后出现完全失能,在确诊后 5~10 年内死亡。

2) 肾上腺脊髓神经病(AMN):主要在 20~40 岁(平均 28 岁)的男性中发病,占 ALD/AMN 复合征的 40%~45%。病情进展缓慢,主要临床表现为脊髓功能异常伴下肢呈进行性痉挛性截瘫,括约肌功能障碍及性功能障碍。其中 40%~45% 可同时有一定程度脑部受累的相关临床表现或 MRI 表现,此部分患者病情进展快,其中 10%~20% 伴有严重脑受累甚至导致死亡。约 70% 男性 AMN 患者伴有肾上腺皮质功能不全的表现。

3) 单纯 Addison 病:约 10% 的 ALD 患者唯一表现为肾上腺功能不全。此类型患者仅表现为原发性肾上腺皮质功能不全而无神经系统异常,临床可见不明原因的呕吐、乏力或昏迷。一些患者因 ACTH 分泌增高而导致皮肤黑色素过度沉着。男性多在 2 岁至成年期起病,但平均年龄多在 7 岁半。绝大多数此型患者在中年期有可能发展为 AMN。对于表型为 Addison 病的男孩,早期行 ALD 评估很可能改善造血干细胞移植治疗的预后。

4) 头痛、颅压增高、偏瘫或视野缺损伴失语或其他局灶脑病的体征:此型多见于 4~10 岁儿童,青春期或成年期发病者较少。

5) 成年期出现进行性行为异常、痴呆以及瘫痪。

6) 儿童或成年期出现进行性协调性障碍及共济失调。

7) 有 ALD 家族史的男性出现神经性膀胱及肠道异常。

8) 无症状型:无神经系统及肾上腺功能异常。

出现上述临床症状或体征(包括单纯性肾上腺功能不全)应考虑 ALD 诊断的可能。未出现上述症状的有 ALD 家族史需提高警惕。

(2) 头颅磁共振成像(magnetic resonance imaging,MRI):约 85% 神经系统受累的男性患者有典型的影像学表现,即对称性双侧顶枕区白质长 T_1、T_2 信号,胼胝体压部早期受累,病灶周边强化,提示脑部白质脱髓鞘改变。低于 10% 的携带者的头颅 MRI 异常。虽然 AMN 患者的传统头颅 MRI 显示正常,但头颅磁共振波谱成像及扩散张量成像(DTI)可见轴突变化。磁化传递 MRI 对明确 AMN 中脊髓受累的程度可能有效。功能性 MRI(fMRI)和质子 MR 波谱成像可显示在传统颅脑 MRI 中不明显的颅内病变。

(3) 实验室检查:几乎所有男性患者的血浆 VLCFA 浓度均升高。约 85% 女性携带者的血浆或成纤维细胞中的 VLCFA 浓度增高。检测 VLCFA 水平主要有以下三个指标:二十六酸水平(C26:0)、二十六酸与二十四酸的比例(C26:0/C24:0)及二十六酸与二十二酸的比例(C26:0/C22:0)。VLCFA 的升高水平与病情的严重程度无关。对于大多数男性,典型临床表现结合显著升高的 VLCFA 水平即可确诊 X-ALD。

（4）分子遗传学检查：*ABCD1* 基因突变是导致 X-ALD 发病的唯一基因。通常采用基因测序来分析 *ABCD1* 有无突变,此项技术可发现 99% 的男性的 *ABCD1* 突变和 93% 的女性 *ABCD1* 携带者,是最经典的分子诊断技术。对于临床高度怀疑却未能发现基因突变的病例,可以再应用多重连接探针扩增技术、定量 PCR 及微阵列分析检出 *ABCD1* 基因大片段的缺少或重复。

2. 评定 X-ALD 大部分患者以神经系统症状为主,呈进行性智力、运动倒退,视、听功能障碍,癫痫发作,痉挛性瘫痪等。因此,对 X-ALD 患儿进行评估应包括以下几个方面:

（1）一般状况评定：包括精神状况,呼吸、脉搏、心率、血压等生命体征情况,身高、体重和 BMI 等体格生长指标测量,营养状况等。

（2）运动功能评定：世界范围内还没有关于脑白质病的专业评估,对存在运动功能障碍的 X-ALD 患儿来说,可以用以下量表来进行运动功能评估:Alberta 婴儿运动量表、Peabody 运动发育量表（PDMS）粗大运动部分、PDMS 精细运动部分及操作部分、上肢技能质量评定量表（QUEST）、墨尔本单侧上肢功能评定量表（MA）等运动功能评定方法可以协助评定患儿运动功能发育情况。

（3）肌力及肌张力评定：临床表现肌力下降及肌张力异常的,可以采用徒手肌力评定（MMT）评估肌力,进行被动和主动关节活动度测量,伴有痉挛者,可采用改良 Ashworth 评定法进行肌张力分级。

（4）听视觉检查：有听视觉障碍的,通常需要多种工具才能全面评估,听觉评估常常由听力专业实施,包括听觉诱发电位、声场测听、行为观察测听、声导抗测试、耳声发射测试、听觉能力评估等,视觉功能方面包括眨眼反射、视动性眼震、选择性观看、视野测定、注视转换、视觉诱发电位（visual evoked potential,VEP）、视网膜电位图（electroretinogram,ERG）视觉统合测试等。

（5）注意力缺陷多动评定：相关评估工具有儿童行为量表（CBCL）、Conners 教师评定量表（CTRS）、儿童日常关注能力测试（TEA-CH）、Weiss 功能缺陷量表（WFIRS）、SNAP-Ⅳ评定量表等。

（6）其他伴随功能障碍的评定：包括心肺功能、感知、认知、语言评定、注意力缺陷多动评定等。可参考前面相关章节选择评定工具,如:Gesell 发育量表、韦氏智力量表、S-S 语言发育迟缓检查法等进行相应功能测评。也可参照国际卫生组织发布的《国际功能、残疾和健康分类（儿童和青少年版）》（ICF-CY）进行核心及条目的罗列评估。

（三）康复治疗

本病缺乏特效治疗方法,临床管理主要为对症处理和康复治疗。若存在肾上腺功能不全,则以对症治疗为主。在疾病的早期采取饮食治疗可能有效。药物治疗尚在研究中。部分病例可选择造血干细胞移植。特定的表型需针对性治疗,包括无症状型。

1. 肾上腺皮质激素替代治疗 大多数 X-ALD 男性有肾上腺皮质功能不全,因而常常使用皮质激素治疗,但皮质激素治疗对已有的神经系统损害无效。无肾上腺功能不全的男性患者应每年评估肾上腺功能。

2. 造血干细胞移植 处于 X-ALD 脑部受累早期患者,造血干细胞移植（hematopoietic cell transplantation,HCT）为其首选治疗方法。干细胞可从多种血液系统来源中获取,包括外周血、骨髓和脐带血。

3. **饮食及其他治疗** 通过减少脂肪性食物的摄入来降低膳食 VLCFA 水平。Lorenzo油可将 VLCFA 的血浆浓度正常化,但不能阻止已经有神经系统异常者的病情进展。

4. **药物治疗** 洛伐他汀和苯乙酸钠可降低 X-ALD 患者成纤维细胞中的 VLCFA 浓度,为治疗该病的可能性用药。

5. **基因治疗** 有报道初步提示,以慢病毒载体进行造血干细胞基因治疗可使 X-ALD临床症状有所改善。

6. **康复训练** 康复训练目标是维持较好的活动水平、延缓肌肉挛缩和骨关节变形、减缓身体功能倒退,心理支持和患儿生活质量改善。治疗原则要以神经系统髓鞘病变的进程,围绕智力、语言、运动障碍及其他临床症状,进行有针对性的康复训练,具体康复训练方法可参考脑性瘫痪康复治疗相关章节。

(四) 预防及预后

1. **预防** 产前诊断通常采用绒毛取样(妊娠 10~12 周)或羊膜腔穿刺术(妊娠 16~18 周)方法获得胎儿细胞,首先进行染色体核型鉴定,如果核型鉴定为 46,XY,而且此家族先证者的致病突变已确定的话,可以提取胎儿细胞的 DNA 进行此突变的检测进行诊断;如果没找到致病突变,可以查培养的羊水细胞或绒毛膜细胞的 VLCFA 进行诊断,但是此方法有报道存在假阴性(也可能是技术因素所致)。

2. **预后** 几乎所有的男性 X-ALD 最终进展为 AMN。一般患者的症状出现在第 3 个10 年,有些更早,有些会更晚,疾病的严重程度、进展速度具有个体差异。并不是所有的男性 X-ALD 都会进展成脑型 ALD,35%~40% 的儿童患者会发展成 CCALD。研究表明最少20% 的成年男性 AMN 表型在以后的生活中会发展成脑脱髓鞘病变,而且一旦这种病变发生意味着预后很差,就如同儿童炎症性脑 ALD 一样。女性 X-ALD 患者有部分也会进展成AMN,但尚无研究来评估其比例。

二、异染性脑白质营养不良

(一) 概述

异染性脑白质营养不良(metachromatic leukodystrophy,MLD)又称脑硫脂沉积病(sulfatide lipidosis),为常染色体隐性遗传病,是由于硫酸脑苷脂及其他含硫酸的糖脂不能脱硫酸,而沉积在全身组织的溶酶体中,主要在中枢及周围神经系统中,其次可沉积在肾、胆囊、肝等,最终导致神经系统脱髓鞘而形成的进展性、退化性神经系统疾病。据报道,该病在北欧的患病率为 1/10 万 ~1/4 万,无种族特异性,而也有报道称以色列地区的阿拉伯人有更高的患病率。致病基因位于 22q13(ARSA)和 10q22.1(PSAP)。本病是小儿时期脑白质退行性变比较常见的原因。

(二) 诊断与评定

1. **诊断** 依据以下几方面进行诊断。

(1)临床表现:MLD 按发病年龄和病情的严重程度分为以下几型。

1)晚婴型:最常见,占 50%~60%,病情最重,多在 6 个月至 2 岁发病,早期因周围神经受累表现出步态不稳、肌张力减退、腱反射迟钝以及视神经萎缩。后期表现为肌张力增高、腱反射亢进、进行性瘫痪、癫痫发作、吞咽困难、智能倒退等。

2)青少年型:占 20%~30%,发病年龄 3~16 岁不等,年龄较小者(早期少年)表现为智力障碍、行为困难、步态紊乱，共济失调，上位运动神经元受损症状和周围神经病变，且可能出现癫痫发作。年龄较大者（晚少年）以学习、行为障碍为主，多进展较慢。

3）成人型：占 15%~20%，多于 16 岁后发病，多表现为老年痴呆症和行为困难，少数有神经病变、精神病、精神分裂症或癫痫发作。视神经萎缩也有报道。

（2）辅助检查：本病目前的辅助诊断方法包括以下几种。

1）头颅影像学检查：CT 显示脑室旁白质异常低信号，脑室进行性扩大及轻度脑萎缩。MRI 显示的病灶范围较 CT 更广泛，早期即可发现皮质萎缩及脑室旁大片长 T_1、长 T_2 病变。T_2 像典型者可以呈"豹纹状"白质改变。

2）酶活性测定：检测外周血白细胞或培养的成纤维细胞中 ARSA 的活性。但仅靠 ARSA 活性降低并不能涵盖所有的 MLD 患者，当出现以下三种情况，ARSA 活性的降低就不能做出正确诊断：①ARSA 假性缺乏（ARSA-PD）；②ARSA 活性正常的 MLD 患者，可能是由于 saposin B 缺乏所致；③ASA 缺乏：白细胞中 ASA 活性低于正常对照 10% 的患者。

3）尿脑硫脂测定：尿沉渣发现大量异染颗粒可初步诊断。患者尿脑硫脂升高 10~100 倍，而假性缺乏者正常或仅轻度升高，可作为辅助方法鉴别 ARSA 假性缺乏。

4）基因突变检测：ARSA 与 saposin B 基因突变分析对于明确诊断、携带者的确认以及产前诊断均具有重要意义。

5）病理及其他检查：周围神经、脑组织、肾脏、肝管、胆囊活检发现异染质、电镜下呈特异性的人字型和蜂窝状结构物质，可确诊本病。脑脊液蛋白多数大于 1.0g/L，周围神经传导速度减慢，脑干诱发电位潜伏期延长，脑电图示弥漫性慢波，均有助于 MLD 的诊断。杂合子尽管无临床症状，但可有神经电生理的改变。

2. 评定 本病主要临床表现为共济失调、智力下降、四肢瘫痪、癫痫及精神症状等。康复评定除了围绕患儿一般情况、运动功能、肌力、肌张力、认知、语言评估外（详见 X-ALD 相关评估内容），还要注意患儿日常生活能力、平衡功能和运动协调性评定。

（1）日常生活能力评定：可选择婴儿 - 初中学生社会生活能力量表作为评判标准，适用于 6 个月至 15 岁儿童社会生活能力的评定，当评分 <9 分者提示社会适应能力的降低。或者选用 Barthel 指数（modified Barthel index，MBI）来对患儿实施测查评估。Barthel 指数测定主要包括洗澡、吃饭、穿衣、如厕、大小便控制、厕所使用、床椅转移、步行及上下台阶等方面进行评定，总分为 100 分，得分越高，独立性越强，依赖性越小。

（2）平衡功能和运动协调性评定：前者包括保护性伸展反应、跨步反应、跳跃反应、Bobath 技术、Berg 平衡量表（Berg balance scale）、平衡仪评定等；后者包括指鼻试验、指指试验、跟膝胫试验、轮替动作、闭目难立征、上肢准确性测验、手指灵巧性评价等。

（三）康复治疗

1. 对症支持治疗 支持治疗可最大限度保持生理及智力功能。若有癫痫发作，可用抗癫痫药治疗，痉挛时可用肌肉松弛剂。

2. 积极的物理治疗 目的在于尽量保持智力、神经肌肉功能及活动能力。包括神经发育学疗法、平衡与协调训练、关节松动技术、日常生活活动能力训练、智力功能训练、感知功能训练、语言训练、辅助器具与矫形器具的使用等。

3. 骨髓移植治疗 可纠正 MLD 患者的代谢异常。但有研究表骨髓移植并未使 MLD 的症状得到明显改善，且 MRI 表明脑白质的损伤是持续加重的。目前多认为应用于晚婴型的症状前和青少年早期型。

4. 干细胞移植及基因治疗　Matzner 等将 ARSA 糖基化变异体的 cDNA 通过反转录病毒载体体外转染 ARSA 缺陷小鼠造血干细胞,然后回输体内,证明有该基因的高效、稳定表达,代谢缺陷及步态异常均得到一定改善,但病理改变未见好转。尽管基因治疗在临床应用之前尚有许多理论和技术性问题需要解决,但初步证据显示,造血干细胞移植与基因治疗相结合它仍是未来的发展方向。

(四) 预防及预后

1. 预防　目前国内外均没有找到治愈此症和防止后遗症发生的有效措施,因此对 MLD 的早期诊断和产前诊断对于 MLD 防治显得尤为重要。先证者确诊后,需向家长讲明遗传方式,患儿母亲再次妊娠时需做产前诊断,防止患病胎儿出生,以达到优生目的。当先证者双亲中有 1 位因有 ARSA-PD 等位基因造成 ASA 酶活性异常降低时,产前诊断仅用酶活性测定尚不可靠,需同时做基因型分析。

2. 预后　晚婴型在起病后 2~10 年中出现去大脑强直,多因继发感染而死亡。病情进展迅速,预后差,一般于发病 5~6 年内死亡;青少年型年龄较小者多在发病 6 年内死亡,年龄较大者可能存活到成年早期;成人型病情较轻,进展缓慢。

三、球形细胞脑白质营养不良

(一) 概述

球形细胞脑白质营养不良(globoid cell leukodystrophy,GBL),又称 Krabbe 病,是一种罕见的常染色体隐性遗传脑白质病,可同时累及中枢及外周神经系统,致病基因(GALC)位于 14q31。是由于半乳糖苷神经酰胺 β- 半乳糖苷酶(GALC)的缺乏使半乳糖脑苷脂不能降解成神经酰胺和半乳糖,致使神经鞘氨醇半乳糖苷发生沉积,从而对中枢神经系统和周围神经产生毒性作用。主要病理改变是广泛脱髓鞘、胶质细胞化以及脑白质可见特征性球形巨噬细胞。穹窿、海马、半卵圆中心及小脑白质显著受累。Krabbe 病在欧美国家的发病率约 1/100 000,我国多为个例报道,缺乏相关流行病学资料。

(二) 诊断与评定

1. 诊断　本病的诊断主要依据临床表现与辅助检查。

(1) 临床表现:根据出现症状的年龄分为两型。

1) 婴儿型(infantile form):占 85%~90%,6 个月以前起病。分三个期:①第一期:特征是易激惹、僵硬、运动智力发育停滞,阵发性非感染性发热(可能是丘脑受累)。患儿生后数月内发育正常,以后逐渐出现对听觉、触觉或视觉刺激过敏,而且无明显诱因的哭闹。呕吐及其他喂养困难导致患儿日益消瘦。部分患儿开始几个月仅表现为外周神经病症状,也可以惊厥为首发表现。脑脊液蛋白含量开始增高。②第二期:快速发展的严重运动智力倒退;显著肌张力增高,伴双下肢交叉强直,上肢屈曲及头后仰,腱反射活跃,轻微的强直或阵挛性发作。常见视神经萎缩、瞳孔对光反射迟钝。③第三期:大约数周或数月后突然进入"耗竭期":患儿完全失明、去大脑强直、自主运动消失,与外界环境无交流。此型平均死亡年龄为 13 个月龄。症状、体征均局限于神经系统。无肝脾肿大。头围可大可小。可以有脑积水。

2) 晚发型(late-onset form):起病年龄变化很大,几乎可以是任何年龄。主要表现为无力、视力下降及智力倒退。①晚婴组(6 个月至 3 岁起病):易激惹、智力运动倒退、僵硬、共济失调及视力丧失是最常见的起始症状。大多数患者起病后约 2 年死亡。②少年组(3~8 岁起病):表现为视力丧失伴偏瘫、共济失调及智力运动倒退。大多数患儿在开始快速倒退后常持续数年进展缓慢。③青年及成年组(8岁以后起病):有些表现为动作的灵敏性下降、肢体烧灼样感觉异常以及无力,不伴有智力、运动倒退,而另一部分患者则表现为进行性智力、运动倒退。

(2)辅助检查:本病目前的辅助诊断方法为以下几种。

1)头颅影像学检查:CT及MRI典型表现包括大脑、小脑、丘脑、基底核、胼胝体等的异常信号改变,可见对称性钙化,脑室周围半球后部脑区白质脱髓鞘病变,晚期可见脑萎缩、脑室扩大。

2)肌电图:运动神经传导速度下降。

3)GALC活性检测:患者血白细胞或培养的成纤维细胞酶活性显著降低(正常值的0~5%)。但是携带者的酶活性差异较大,所以此方法不适于做携带者的检测。

4)基因诊断:所有类型的GBL都可以进行 *GALC* 基因突变检测。一般突变检测不直接用作诊断,但是一旦先症者的致病突变能够确认,那么突变检测可以用于检查患者家族中的携带者、产前诊断及植入前遗传学诊断。应用串联质谱及干血片的方法进行新生儿筛查的方法有望在不久的将来得到应用。

2. 评定 本病主要临床表现为神经及精神系统症状等。相关评定主要根据患儿表现进行,前面章节已有详细描述,本节不做赘述。

(三)康复治疗

目前,Krabbe病在临床上尚无特异治疗方法,以支持对症治疗为主。有研究表明在症状出现前可通过造血干细胞移植治疗改善预后,改变疾病自然病程。基因治疗、酶替代治疗在动物实验中已取得较大进展,将有希望用于临床。

康复目标是以提高患者的生活质量,最大限度地回归家庭和社会为目标。包括在原发病基础治疗上,以全面评估、全面康复、改善生活质量为基本原则。康复治疗方面以改善部分肌张力和局部的循环为主。强调在疾病间歇期、稳定期进行康复治疗,主要针对患者的智力落后、运动发育落后以及视力障碍进行康复。

(四)预防及预后

1. 预防 避免近亲婚配,对高危胎儿可进行产前诊断。对于先证者诊断明确的GLD家系,可通过胎盘绒毛膜上皮细胞或羊水细胞β-半乳糖苷酶活性检测和 *GALC* 基因分析进行胎儿的产前诊断。

2. 预后 有研究发现,该病发病时间越晚,存活时间越长,目前该病患者进行对症治疗后,症状减轻,继续对症治疗并结合肢体功能锻炼,患者可能存活时间会较长。

(肖 农)

第三节 遗传性痉挛性截瘫

一、概述

遗传性痉挛性截瘫(hereditary spastic paraplegia,HSP)是一组以皮质脊髓束进行性变性为特征的家族性疾病,又名 Strümpell-Lorrain 病。其临床表现为下肢痉挛和无力。HSP罕见,总体患病率为 1/100 000~10/100 000。该病累及各个族群。发病年龄变异较大，从新生儿到老年人都有。

HSP 是由于参与编码皮质脊髓束神经元维持蛋白的基因发生突变引起的，HSP 的遗传分类是基于遗传方式、染色体位点和致病突变。HSP 的遗传方式包括常染色体显性遗传、常染色体隐性遗传和 X 连锁遗传及母系遗传。HSP 主要根据临床表现、遗传方式及突变基因进行分类。根据临床表现，HSP 分为单纯型和复杂型。单纯型 HSP 特征为进行性痉挛和下肢无力，偶尔有感觉障碍或膀胱功能障碍。复杂型 HSP 除了单纯型 HSP 表现出的特征外，表现为更广泛的神经系统和非神经系统病变。

目前已证实有近 60 种不同的基因位点与 HSP 有关，19 种 HSP 属于常染色体显性遗传的痉挛性截瘫（AD-HSP），34 种为常染色体隐性遗传的痉挛性截瘫（AR-HSP），5 种为 X 连锁遗传的痉挛性截瘫（XL-HSP），1 种母系遗传特征的痉挛性截瘫。在遗传学之前，人们曾试图根据发病年龄、痉挛程度和进展速度对 HSP 做出进一步分类。然而，目前 HSP 的分类越来越趋向遗传学，尤其是鉴于存在相同基因缺陷的同一家系中 HSP 的表型异质性。

二、诊断及评定

（一）诊断

HSP 的诊断依据是存在特征性临床表现（步态异常伴下肢痉挛及无力，常伴有尿急）、相似病症的家族史（但并非普遍存在）、排除其他疾病，以及基因检测。若患者存在痉挛性截瘫家族史以及椎体功能障碍的典型症状和体征且表现为慢性病程，则较容易做出诊断。以下为常见临床表现。

1. 单纯型 HSP　以渐进性行走困难为主，在任何年龄都有可能发生，进展缓慢，多年来无病情加重、缓解和突然恶化。神经系统检查表现为进行性下肢无力、痉挛及下肢轻度振动减弱或关节位置敏感，髂腰肌、腘绳肌和胫骨前肌的痉挛和无力。痉挛和下肢无力在不同患者中的表现也不尽相同，部分为痉挛状态但无明显的下肢无力表现，或两者同时存在。上肢的力量和灵活性正常，语言、咀嚼和吞咽功能一般不受影响。可出现高渗性膀胱。

2. 复杂型 HSP　对运动神经元的影响主要涉及上肢及下肢的远端肌肉。临床特征除了单纯型 HSP 的症状外还包括附加的神经或非神经系统病变。

3. 神经系统表现　有上肢痉挛、害羞性格、情绪不稳、智力障碍、认知障碍、痴呆、癫痫、失语、肌张力障碍、锥体外系障碍（帕金森综合征、舞蹈病、手足徐动症、运动障碍）、小脑异常（小脑萎缩、眼球震颤、构音障碍、吞咽困难、共济失调、震颤、步态异常）、脑积水、畸形特征（小头畸形、颅后窝畸形）、脑白质病变（WML）、脊髓萎缩、肌肉萎缩或多发性神经病变（PNP）。越来越多的复杂型 HSP 患者表现为薄胼胝体（TCC）和脑或脊髓萎缩。

4. 非神经系统表现　包括视网膜病变、黄斑变性、视神经萎缩、白内障、耳聋、身材矮小、面部畸形、持续性呕吐、骨科畸形（上颌骨发育不全、脊柱侧凸、髋关节脱位、足畸形）、胃食管反流或皮损。

（二）评估

HSP 典型表现为双下肢无力和痉挛（可能以一侧下肢为主，或者可能双下肢严重程度相当）、反射亢进、足底伸肌反应（巴宾斯基征阳性），以及双下肢远端振动觉不同程度的受损，因此，HSP 的康复评估可参考脑性瘫痪痉挛型双瘫评估相关内容。

三、康复治疗

与大多数神经变性疾病一样,目前还没有改变病情的 HSP 治疗。然而,可以采取很多方法缓解症状。对症治疗旨在改善活动度,增加活动范围以及减轻痉挛相关的不适。支持治疗可以再细分为痉挛的药物治疗、物理疗法。

(一) 改善痉挛的药物治疗

有数种药物治疗方法可以改善痉挛,包括口服巴氯芬,口服替扎尼定(以最小剂量开始,根据耐受情况缓慢逐步调整剂量)以及向痉挛肌肉注射肉毒毒素。苯二氮䓬类药物也有助于减轻痉挛,但由于副作用,其应用目前受限。为了提高其耐受性,抗痉挛药物以小剂量开始使用,并缓慢逐步调高剂量。这些药物最常见的副作用是镇静。鞘内注射巴氯芬可用于更严重的病例。痉挛性膀胱及其相关的尿急症状,可以采用抗胆碱能药进行治疗,例如奥昔布宁。如果这些药物均无效,可以尝试化学去神经疗法结合肉毒杆菌毒素 A 或 B 治疗。根据临床的经验,使用低剂量的 A 型肉毒毒素与侧重于伸展和使用低剂量的 A 型肉毒毒素与侧重于伸展和加强锻炼物理疗法相结合能有利于患者提高步行能力,缓解疼痛,防止挛缩和畸形。

(二) 物理治疗

物理治疗对 HSP 患者 ROM 和肌力的保持及改善都十分必要,并且能增强心血管系统耐受性,但不能阻止 HSP 病情进展。针对 HSP 患者的具体临床症状可以有选择地开展伸展训练、肌力训练和有氧训练,这些训练治疗可减轻肌腱炎、滑囊炎等并发症;提高肌肉的力量,延缓肌肉萎缩进程;改善心血管系统的适应性,减轻疲劳并提高耐力。步行、骑自行车、游泳、水上健身操等是很好的选择。一些患者会获益于辅助装置,例如踝足矫形器、助行器或轮椅。

(三) 中医及电刺激治疗

有报道中药结合针灸治疗 HSP。取百会、双侧合谷、人中等,再辅以按摩推拿,可改善肌痉挛、肌萎缩等症状。单纯电刺激治疗 HSP,给予患者双侧股四头肌电刺激,痉挛步态也能得到改善。

(四) 手术治疗

近几年国内外针对肢体严重畸形的 HSP 患者开展了矫形手术治疗,目的在于纠正长期痉挛造成的固定畸形,延长生存期,提高生活质量。大部分患者可行跟腱和腘绳肌延长,以及内收肌松解手术。单纯型 HSP 患者可选择性切断 $L_2 \sim S_1$ 脊神经后根,术后患者的下肢痉挛症状明显缓解,步行距离延长,生活质量明显改善。周围神经缩窄术(SPN)是通过缩窄支配痉挛肌肉的运动神经末梢来减少神经纤维数量,降低神经冲动传导和减低牵张反射环路的兴奋性,从而缓解肌肉痉挛程度,并改善肢体的运动功能。

四、预防及预后

(一) 预防

本病患者尽量不结婚,或结婚后不要生育。病程中应加强体育锻炼,防止过早卧床而致残疾。

（二）预后

单纯型 HSP 通常不影响寿命,但生存质量会受到显著影响。不同类型 HSP 的进展速率和严重程度在不同基因型间甚至在同一特定基因型中都有很大的变异。已描述了数种进展类型:①相对非进展性病程;②随时间而稳定的进展性恶化;③不可逆转性下降。

（肖　农）

第四节　遗传代谢病

一、氨基酸代谢病

（一）概述

氨基酸代谢病是由于基因突变引起氨基酸代谢相关的酶、辅酶缺陷,造成相关氨基酸及其代谢物质的异常堆积,导致脏器损伤,其中以神经系统、肝脏及肾脏受累最常见,如苯丙氨酸羟化酶缺乏引起苯丙酮尿症,分支氨基酸 α- 酮酸脱羧酶缺乏或降低引起枫糖尿症(maple syrup urine disease),异戊酰辅酶 A 脱氢酶缺乏引起异戊酸血症,胱硫醚合成酶缺乏引起同型胱氨酸尿症,精氨酸酶缺乏引起精氨酸血症等。刚出生及生后数日常无明显症状,急性发病常由于新生儿早期开奶延迟、哺乳后代谢转变,新生儿晚期及婴儿期常由于高蛋白食物摄入增多、感染、呕吐、腹泻等诱发。自胎儿期到成年各个时期均可发病,人群中的总发病率为 1/10 000~1/5 000,是一组致死率、致残率较高的遗传代谢病。

（二）诊断与评定

1. 诊断　氨基酸代谢病常见临床表现:①神经系统:智力低下、癫痫、代谢性脑病、共济失调、肌张力异常、行为异常等;②肝功能损害:肝大、肝功能异常、肝性脑病及凝血功能障碍等;③气味异常:苯酮尿症患儿的鼠尿味,枫糖尿症的焦糖味等;④皮肤异常:苯丙酮尿症患儿皮肤白常合并湿疹,Hartnup 病常见日光性皮炎,黄疸常见于酪氨酸血症,同型胱氨酸尿症皮肤发花;⑤毛发异常:毛发颜色浅淡见于苯丙酮尿症,精氨基琥珀酸尿症患儿毛发脆而易折,毛发稀少而纤细见于同型胱氨酸尿症;⑥眼部异常:高同型半胱氨酸血症可见晶状体脱位,先天性白内障见于 Lowe 综合征,畏光见于 Hartnup 病等。

氨基酸代谢因酶或辅酶的缺乏导致代谢阻滞而在体内蓄积,首先是血中浓度增高,当血浓度超过肾阈时,出现氨基酸、有机酸尿。此外,由于正常的代谢途径受阻,氨基酸由旁路途径进行代谢,其分解产物浓度也明显增高,并由尿排出。此时测定血中的氨基酸含量,或测定尿中异常增多的代谢物明确诊断。因此,典型的氨基酸血症可通过血浆或尿液氨基酸分析进行诊断。

2. 评定　对于氨基酸代谢病目前康复治疗的研究相对较少,尚无统一的康复评定和治疗方案。康复治疗前需要对患者生长发育、心肺等全身各系统及重要脏器功能进行评估,根据评估结果制定相应的治疗目标及治疗方案,给予相应的康复措施。康复治疗需要在患者生命体征相对稳定的状态下进行。

（1）一般情况评估:包括精神状态、生命体征、营养和体格发育、神经系统体格检查等。

（2）临床康复评定:主要包括运动功能、认知功能、言语(交流)功能及社会适应性等方面进行评估。

1）运动功能评定：运动功能评定包括粗大运动功能评定和精细运动功能评定两个方面。

A. 粗大运动功能评定：常用：①Peabody 运动发育量表（PDMS）粗大运动部分：PDMS 粗大运动部分适用于评定 6~72 个月的所有儿童（包括各种原因导致的运动发育障碍儿童）的运动发育水平。②Alberta 婴儿运动量表（Alberta infant motor scale，AIMS）：AIMS 可以较早且敏感地发现患儿运动发育速度的不同，但存在远期预测价值不高等缺陷。

B. 精细运动功能评定：包括：①Peabody 运动发育量表（PDMS）精细运动部分；②精细运动功能评定量表（fine motor function measure scale，FMFM）：FMFM 属于等距量表，可以合理判断患儿的精细运动水平，为制订康复计划提供依据。通过评定患儿精细运动功能随月龄增长而出现的变化情况，有助于对其精细运动功能发育状况做进一步研究，也为作业疗法的疗效评定提供了评定依据。

2）认知功能评定：可采用 Gesell 发育量表、Bayley 婴儿发育量表、韦氏学龄前儿童智力量表（WPPSI）及韦氏儿童智力量表修订版（WISC-R）进行评定。

3）言语（交流）评定：儿童常见的言语障碍包括失语症、儿童语言发育迟缓、构音障碍、口吃、发声障碍等。对失语症和言语失用的患者主要是通过与患者交谈，或采用通用的量表来评定；对有构音障碍的患者，除了观察患者发音器官功能是否正常，还可以通过仪器对构音器官进行检查。

A. 汉语标准失语症检查：该方法引用日本失语症检查法的理论和框架，在语句的选用方面严格依据汉语习惯和规则。此检查由 30 个分测验组成，分为 9 个大项目，包括听、复述、说、朗读、阅读、抄写、描述、听写和计算，可以对失语症进行分类诊断和严重度的测量。

B. Frenchay 构音障碍评定法：主要评价患者的言语功能，包括反射、呼吸、唇、颌、软腭、喉、舌、言语等 8 大项，30 个小项，总分 120 分。根据患者的最终得分，将构音器官功能障碍分为：无障碍（120 分）、轻度障碍（119~100 分）、中度障碍（99~80 分）、重度障碍（79~60 分）、极重度障碍（59 分以下）。

C. 冷按摩引发吞咽测试：将棉棒蘸上冰水，将口唇、舌尖、舌面、舌后部、口腔内黏膜充分湿润，轻微刺激吞咽反射引发部位，观察吞咽发生的时间，≤3 秒，临床观察；3~5 秒，饮水试验；>5 秒，仔细检查。仅此项测试就出现呛咳者，即有吞咽障碍。

4）心肺运动试验（cardiopulmonary exercise testing，CPET）：作为人体心肺代谢等系统整体功能客观定量评价的唯一手段，CPET 可准确反映受试者的最大运动能力，客观定量评价心脏储备功能和运动耐力，是评定心力衰竭患者心脏功能的金标准，也是制定患者运动处方的依据。方法采用 Cosmed Quark PFT Ergo 心肺运动测试系统进行测试，气体采集方式：逐次呼吸法。测力仪选用功率脚踏车，选择功率范围为 5~25W/min。为保证数据可重复性，采用随机数字表法抽取 10% 受试者重复测试。参照美国 2006 年《AHA 儿童运动试验指南》对试验进行规范，采用标准 CPET 方案，包括 3 分钟静息期、3 分钟热身期、6~15 分钟功率斜坡式递增期和至少 3 分钟的恢复期。

5）日常生活活动功能评定：可采用儿童生存质量测定量表（pediatric quality of life inventory，PedsQL）和能力低下儿童评定量表（PEDI）进行评定。也可仅采用 PEDI 进行评定：PEDI 适用于 6 个月至 15 岁的儿童及其能力低于 15 岁水平的儿童，评定其自理能力、移动能力和社会功能 3 方面活动受限情况和程度，以及功能变化与年龄间的关系，特别是在评定早期或轻度功能受限情况更具优势，而且包含了看护人员的评分。

（三）康复治疗

氨基酸代谢病的治疗方法主要包括：限制蛋白质摄入；补充对代谢无害的氨基酸和微量元素；清除有毒代谢产物；除了部分严重氨基酸代谢异常接受肝移植治疗的患者外，多数患者需要终身维持治疗。早期康复治疗，对于降低致残率有益。

1. 一般治疗

（1）饮食疗法：限制天然蛋白质摄入，补充特殊配方的氨基酸奶粉，例如苯丙酮尿症低苯丙氨酸饮食、枫糖尿症低亮氨酸饮食及尿素循环障碍低蛋白饮食等。氨基酸代谢病需要终生饮食控制，氨基酸的摄入既不能过多，又要满足儿童生长发育速度，避免蛋白质缺乏或热量不足。一般对 0~4 个月患儿天然蛋白质应保证约 1.5g/(kg·d)，5~12 个月的患儿应保证 1.0~1.5/(kg·d)，2 岁以上应保证 0.8~1.0g/(kg·d)。

（2）药物治疗

1）补充维生素和微量元素：一些维生素是氨基酸、有机酸代谢的辅酶，如同型胱氨酸尿症 1 型患者需要大剂量维生素 B_6，甲基丙二酸尿症、同型胱氨酸尿症型需要维生素 B_{12} 治疗，Hartnup 病可应用烟酰胺治疗。

2）补充缺乏的生理活性物质：例如四氢生物蝶呤缺乏症患者脑内左旋多巴、血清素缺乏，低苯丙氨酸饮食无效，需要长期补充四氢生物蝶呤、5- 羟色氨酸、左旋多巴等神经递质。

3）清除有毒代谢产物：针对高氨血症，苯甲酸钠可与内源性甘氨酸结合成马尿酸，苯乙酸钠可与谷氨酰胺结合成苯乙酰谷氨酰胺，苯丁酸钠可在肝脏中氧化成为苯乙酸，促进氨的排泄，降低血氨浓度。

2. 器官移植　同种器官移植不仅可以提高患者体内酶的活性，并且可以导入正常的遗传信息，有时可以修正患者器官功能。一些严重氨基酸代谢病，如酪氨酸血症、枫糖尿症患者可以通过肝移植治疗，移植后患儿临床症候和生化缺陷可很快逆转。

3. 康复训练　治疗原则：早期发现、早期康复治疗，争取达到最理想的效果；多学科综合康复治疗；长期甚至终身康复治疗。

（1）运动功能训练

1）Bobath 技术：①治疗目标，逐渐达到良好的坐位平衡，坐位时上肢的所有功能（日常生活活动的自理），直至立位保持、独立行走。②应控制的模式，包括髋关节屈曲、内收模式，脊柱的过度弯曲，肩胛骨、躯干部、骨盆带的非对称模式，伴有上肢内旋的肘屈曲、前臂旋前模式和伴有髋关节屈曲或过度伸展的踝关节跖屈模式。③应促通的模式，包括髋关节伸展、外展、外旋模式，髋关节与躯干部的抗重力伸展活动，对称性发育。

2）Vojta 技术：治疗方法包括反射性腹爬，摆好出发姿势，选择性给予诱发带一定方向和一定压力的刺激。主诱发带包括：肱骨内上髁，桡骨茎突，跟骨和股骨内侧髁。根据患者情况安排治疗次数及时间。

3）物理因子疗法：应该根据患者的不同功能障碍来制订科学的康复训练计划。予神经肌肉电刺激、肌兴奋、电子生物反馈、等速肌力训练等提高肌肉力量和耐力。

4）作业疗法：以日常生活活动训练为基础，训练目的是提高患者的独立生活能力。主要方法包括：①提高上肢粗大运动能力，增强手眼协调控制能力的作业活动；②提高躯干控制能力，引导患者完成上肢获取、抓握动作，为完成日常进食打下基础；③促进手精细运动能力，练习视觉固定、视觉跟踪和手眼协调；④感觉整合治疗；⑤日常生活活动能力的训练；⑥娱乐活动。

5) 引导式教育:以患者的学习和教育为中心,要求患者主动参与和有自觉性,并确保患者在学习过程中充满兴趣和学习热情,按照患者的年龄制定。在训练中,运用多种"引导"和"诱发"的技巧和方法(如口头诱导、视觉诱发、情感诱发、社交诱发等),诱发患者有系统在运动功能、言语、智能、社交及情绪等各方面的发展,让患者能主动去学习日常所需要的功能,以克服身体运动功能障碍。

(2) 言语训练:在患者肢体康复训练的同时,要早期进行言语康复训练。以言语学习的复杂性为原则,用循序渐进的方法将言语发展的各方面功能串联起来,形成一个复杂有序的学习整体。

(3) 认知行为治疗:是一种基于 ABC 理论的心理治疗技术。包括:①认知重建:即设计一种方法,以适应性行为来取代一些适应不良的认知行为。②认知应对技术训练:即设计一种方法,教授新的认知行为,并用以促进其他的期望行为,包括自我指导训练、应激预防训练、问题化解训练三种类型。

(四) 预防及预后

1. 预防 新生儿早期筛查、早期诊断非常重要,在临床症状出前及早开始治疗,常可防止临床症状的发生,避免不可逆的脑损伤。

通过遗传咨询对致病基因携带者(杂合子)的筛查和优生指导,通过产前诊断在妊娠早期或中期对高危胎儿做诊断,是目前最有效的预防措施。

2. 预后 氨基酸代谢病的致死率、致残率较高,新生儿期发病的患儿常因严重代谢紊乱而夭折。晚期病例患者多数有进行性症状,主要表现为智力落后、运动障碍、瘫痪、癫痫或有严重代谢紊乱。

二、有机酸代谢病

(一) 概述

有机酸血症(organic acidemia)又称有机酸尿症(organic aciduria),是一类较常见的遗传代谢病。该类疾病是氨基酸、脂肪、糖代谢过程中,由于某些酶的缺乏,导致相关羧基酸及其代谢产物的蓄积,引起多系统、多器官损伤。且该类疾病有间歇发作的特点,间歇期临床及生化可以正常,常因感染、腹泻、饥饿等诱发急性发作。据报道总体发病率在 1/2 000 活产儿以上,自胎儿期到成年各个时期均可发病,临床表现个体差异大,常缺乏特异性症状与体征,常常被漏诊或误诊。如不能及时诊断、合理治疗,致死率很高,存活者常遗留严重神经系统损害。

(二) 诊断与评定

1. 诊断 基于临床诊断、生化诊断、酶学诊断的原则进行诊断,尿酮体检测、血糖、血气、血氨、电解质、肝肾功能、心肌酶谱、乳酸、丙酮酸、尿氨基酸过筛试验可作为一般临床筛查方法。运用 GC-MS 尿有机酸分析可诊断多数有机酸代谢病。脂肪酸代谢异常则需采用串联质谱联用酰基肉碱分析。血清氨基酸、有机酸、脂肪酸、肉碱测定亦有助于诊断。采用皮肤成纤维细胞或淋巴细胞可进行酶学诊断及基因分析,可以最终确诊。

常见临床表现如下,①神经系统:代谢性脑病、智力障碍、运动发育停滞与倒退、癫痫、肌张力异常、震颤、共济失调等。②心血管系统:心脏扩大、心肌损害、心肌病等。③消化系统:喂养困难、呕吐、腹泻、肝大、肝功能损害,部分患儿表现类似瑞氏综合征。④代谢紊乱:代谢性酸中毒、高乳酸血症、高氨血症、低血糖。⑤其他：皮肤的损害,常见于全羧化酶合成酶缺乏症、生物素酶缺乏症,表现为顽固的湿疹,伴神经系统损伤、反复呼吸系统感染、免疫力下降。骨关节损害见于黑酸尿症,该病早期仅见尿色异常,之后逐渐出现关节畸形、软骨损害等。尿路结石常见于高草酸尿症、甘油酸尿症。

2. **评定** 参见氨基酸代谢病。

（三）康复治疗

1. **一般治疗**

（1）急性期治疗：根据病情限制蛋白质摄入,以保证充足热量供应,防止机体蛋白分解为原则。高热量静脉补液,纠正酸中毒为主,给予左卡尼汀促进有机酸的排泄,必要时进行血液透析或腹腔透析。

（2）长期治疗

1）饮食治疗：限制天然蛋白质,补充特殊氨基酸粉或奶粉。例如丙酸血症和维生素 B_{12} 无反应性甲基丙二酸血症,给予不含异亮氨酸、蛋氨酸、苏氨酸、缬氨酸的特殊氨基酸粉或配方奶粉。对于脂肪酸代谢病则应增加碳水化合物,限制前驱物脂肪酸,预防饥饿。

2）药物治疗：根据不同的有机酸代谢病,可给予适当的药物治疗,维生素 B_{12} 对于甲基丙二酸血症(维生素 B_{12} 反应型)、甲基丙二酸合并高同型半胱氨酸血症型有较好的疗效。生物素用于全羧化酶合成酶缺乏症、生物素酶缺乏症；维生素 C 治疗黑酸尿症。左旋肉碱有益于改善、控制多数有机酸代谢病,一般剂量为 $50\sim100mg/(kg\cdot d)$,急性期可达到 $100\sim200mg/(kg\cdot d)$。

2. **康复训练** 以提高患者的生活质量,使患者最终能回归家庭和社会为目标。有机酸代谢病的康复治疗,强调以在原发病基础治疗基础上,全面评估、全面康复、改善生活质量为基本原则。强调在疾病间歇期、稳定期进行康复治疗,主要针对患者的智力落后、运动发育落后以及重症患者心肺功能障碍进行康复。

具体方法参见氨基酸代谢病。

（四）预防及预后

1. **预防** 有机酸代谢病患儿死亡率极高,通过新生儿筛查早期诊断、合理治疗是决定预后的关键。运用羊水有机酸测定、胎盘绒毛或羊水细胞的酶学分析与基因诊断技术,做好遗传咨询、产前诊断,是预防该病最有效的办法。

2. **预后** 有机酸代谢病患者急性期病情危重、死亡率极高,早期诊断、合理治疗是决定预后的关键。随着诊断技术的提高和治疗经验的不断积累,许多有机酸代谢病的预后明显改善,但是部分有机酸代谢病如高乳酸血症、4-羟基丁酸尿症等仍缺乏有效治疗,预后较差。

三、铜代谢病

（一）概述

铜是人类和动物机体必需的微量元素之一,是机体含铜酶及某些重要蛋白质的组分；对人体的神经、骨骼及造血等系统发育及葡萄糖和胆固醇都起着重要的作用。铜代谢异常可造成多种疾病,最常见的是肝豆状核变性。

肝豆状核变性又名 Wilson 病,是一种常染色体隐性遗传的铜代谢障碍疾病,致病基因 *ATP7BA* 位于染色体 13q14.3,编码一种铜转运 P 型 ATP 酶。*ATP7B* 基因突变导致 ATP 酶功能减弱或丧失,导致血清铜蓝蛋白(ceruloplasmin,CP)合成减少以及胆道排铜障碍,蓄积于体内的铜离子在肝、脑、肾、角膜等处沉积,引起进行性加重的肝硬化、锥体外系症状、精神症状、肾损害及角膜色素(Kayser-Fleischer,K-F)环等。Wilson病的世界范围发病率为1/100 000~1/10 000,致病基因携带者约为1/90。本病在中国较多见。Wilson病好发于青少年,男比女稍多,如不恰当治疗将会致残甚至死亡。Wilson病也是至今少数几种可治的神经遗传病之一,关键是早诊断、早治疗,晚期治疗基本无效。

(二) 诊断与评定

1. 临床诊断 临床诊断Wilson病主要根据以下标准。

(1) 有家族遗传史:父母是近亲结婚,同胞中有Wilson病患者或因不明肝病死亡者。

(2) 锥体外系症状及体征:如缓慢进行性震颤、动作迟缓、肌张力异常、吞咽障碍等。

(3) 肉眼可见或裂隙灯证实有棕色(也可呈黄绿色、宝石红或深蓝色)K-F角膜色素环。

(4) 血生化检查提示血清铜氧化酶<0.2活力单位或血清铜蓝蛋白<200mg/L。

(5) 24h尿排铜总量>100µg。

(6) 肝铜>250µg/g(干重)。

判断:凡完全具备上述(1)~(3)项或(1)及(4)项者可确诊为临床表现型;具备(3)~(5)项者或(3)~(4)项者属症状前型;仅有(1)~(2)项或(1)、(3)项者应怀疑Wilson病,通过第(6)项确诊。

2. 基因诊断 对于铜生化检测难以确诊的症状前期患者,可以通过直接检测ATP7B基因突变进行基因诊断。我国Wilson病患者的ATP7B基因有3个突变热点,即R778L、P992L和T935M,占所有突变的60%左右。

3. 评定 对于Wilson病康复治疗的评估,目前国内外还没有统一的标准。有研究利用徒手肌力评定和改良Ashworth法、Frenchay构音障碍评定法、洼田饮水试验、功能独立性评定量表(function independent measure,FIM)或日常生活活动能力(activity of daily living,ADL)评定量表分别对患者运动功能、言语功能、吞咽功能及日常生活能力实施评估。具体方法如下:

(1) Frenchay构音障碍评定法:参见本节"一、氨基酸代谢病"部分。

(2) 洼田饮水试验:该试验分级明确、操作简单,利于选择有治疗适应证的患者。该试验要求患者意识清楚并能按指令完成。具体方法:患者端坐位,嘱其喝下30ml温开水,观察饮水情况并记录所需时间。分级标准如下:1级(优),能顺利地1次将水咽下;2级(良),分2次以上,能不呛咳的咽下;3级(中),能1次咽下,但有呛咳;4级(可),分2次以上咽下,但有呛咳;5级(差),频繁呛咳,不能全部咽下。评价标准:正常:1级,5秒之内;可疑:1级,5秒以上或2级;异常:3~5级。

(3) FIM:包含运动功能和认知功能2个维度,其中运动功能包括自理能力、括约肌控制、转移、行走4项内容,认知功能包括交流、社会认知2项内容。自理能力又包括进食、修饰、洗澡、穿上衣、穿下衣、去厕所6个条目;括约肌控制能力包括膀胱管理、直肠管理2个条目;转移能力包括床/椅/轮椅、厕所、澡盆/淋浴3个条目;行走能力涉及步行/轮椅、上下楼梯2个条目;交流能力包括理解力、表达力2个条目;社会认知包括社会交往、解决问题和记忆3个条目,共计18个条目。

(4) ADL评定量表:包括个人卫生动作、进食动作、更衣动作、排便动作、器具使用、认识交流动作、床上运动、转移动作及步行动作等9个方面进行评定,总分为100分,得分越高,独立性越强,依赖性越小。

(三) 康复治疗

1. 一般治疗 Wilson 病的治疗原则为早期治疗、终生治疗;治疗方法有饮食治疗、药物治疗、康复治疗,必要时进行肝移植治疗。

2. 饮食治疗 应避免进食含铜量高的食物,如豆类、坚果类、薯类、菌藻类、贝类、虾蟹类及动物的肝和血等;选择适宜的低铜食物,如苹果、桃子、梨、鱼类等;每日铜的摄入量需控制在 1.55mg 以下。

3. 药物治疗 主要有两大类药物,一是铜螯合剂,能强力促进体内铜离子排出,如青霉胺、曲恩汀、二巯丙磺酸钠、二巯丁二酸钠等;二是阻止肠道对外源性铜的吸收和促进排铜的药物,如锌剂、四硫钼酸盐。

4. 肝移植治疗 常采用原位肝移植或亲属活体肝移植。适应证:①暴发性肝衰竭;②对螯合剂无效的严重肝病者(肝硬化失代偿期)。对严重神经或精神症状的 Wilson 病患者因其损害已不可逆,不宜做肝移植治疗。

5. 细胞移植治疗 随着干细胞技术的发展,细胞移植治疗 Wilson 病越来越受到关注。移植的细胞主要有成熟肝细胞、胎儿肝祖细胞、骨髓干细胞、胚胎干细胞等细胞,目前研究已证明人肝移植可以改善肝功能,促进胆汁排铜。但细胞移植需要一定数量的移植细胞,已植入的细胞因细胞免疫排斥难以长期存活,细胞移植在临床上难以全面开展。因此,Wilson 病进展到肝硬化失代偿期患者,肝脏移植治疗依然是最佳选择。

6. 基因治疗 Wilson 病是一种常染色体隐性遗传病,因 *ATP7B* 基因突变导致 ATP7B 蛋白功能丧失或减弱而致病,如果可以修复异常基因,就可以根治本病。有研究者把编码了人 *ATP7B* 基因的病毒注入动物模型中,结果发现人 *ATP7B* 基因在动物肝细胞内表达,且动物体内铜离子含量明显下降,肝脏功能亦有明显改善。但是,基因治疗 Wilson 病还处在动物实验阶段,目前尚未进行人的临床研究,虽然基因治疗是最理想根治人类遗传性疾病的方法,但是在基因治疗方面还有许多问题尚未解决,基因治疗的长期有效性及安全性都还需深入研究。

7. 康复训练

(1) 构音障碍训练

1) 言语训练:①全身放松训练:选择安静的环境,患者可以在病床或椅子上,采取轻松自然的姿势,使全身肌肉放松,闭上双目,做 1 次深呼吸提醒患者现在应该感到身体放松;②声带内收训练:患者深吸气后闭唇,用力憋气 5 秒;③口唇、舌、下颌的运动训练:口唇闭合、噘嘴 - 龇牙、鼓腮训练唇的抗阻力训练;④冰刺激:将冰冻棉签蘸少许水,轻轻刺激软腭、腭弓、舌根、咽喉壁,然后嘱患者做吞咽动作;⑤语音训练:包括元音训练、元音 - 辅音组合训练、鼻音 - 非鼻音组合训练、句子组合训练,训练时要注意发音的音量、音长、音高、速度,尽量达到高准确性。

2) 针刺治疗:取四神聪、风池、列缺、照海、廉泉、地仓、太冲、合谷、阴陵泉、三阴交等穴位,使用平补平泻法产生针感。

3) 心理干预:相关研究表明良好的心理是言语康复训练成功的基础和保障,同时程序性的言语康复配合心理治疗对患者构音障碍症状的改善有良好的帮助作用。心理干预能稳定患者的情绪,缩短住院时间,改善躯体症状,对于 Wilson 病的心理治疗必须贯穿始终。

(2) 吞咽训练:有效吞咽的前提包括:坐位,控制与吞咽有关的呼吸,正常的反射活动。

吞咽训练包括:①闭颌训练:治疗师帮助患者闭颌并使其在中立位;②唇闭合训练:治疗师让患者闭颌,并用手指指出其缺乏活动功能的唇的区域,让其轻轻闭唇;③舌运动训练:治疗师用示指压舌前 1/3 并作水平震颤;④抬高舌后 1/3 以关闭口腔后部。

(3) 运动控制功能训练:学习控制和协调能力,主要方法是在不同体位下分别进行肢体、躯干、手、足协调性的活动训练,反复加强练习。主要方法:

1) 物理疗法:应该根据患者的不同功能障碍来制订科学的康复训练计划。对于 Wilson 病患者主要表现为不随意性运动、肢体震颤,根据患者具体情况,提高各关节、躯干的控制力,予神经肌肉电刺激、肌兴奋、电子生物反馈、等速肌力训练等提高肌肉力量和耐力。

2) 作业疗法:以日常生活活动训练为基础,训练目的是提高患者的独立生活能力。采用被动运动训练法、神经生理学疗法、改善协调性运动的作业疗法、改善平衡功能的平衡训练法,分别在仰卧位、坐位、站立位和步行时进行训练。从最初的、广泛的快速动作开始,随着熟练程度的提高,过渡到范围小的慢速动作的训练。

3) 运动疗法:运用 Bobath 技术抑制非对称性姿势、肌张力的不稳定性、不自主运动,促进对称运动、随意运动的稳定性和准确性,肌张力的稳定性。Rood 技术可激活和放松肌肉,神经发育学疗法可减少对关节的异常压力,预防继发的损伤和畸形。

4) 引导式教育:以患者的学习和教育为中心,要求患者的主动参与和自觉性,并确保患者在学习过程中充满兴趣和学习热情,按照患者的年龄制定。在训练中,运用多种"引导"和"诱发"的技巧和方法(如口头诱导、视觉诱发、情感诱发、社交诱发等),诱发患者平衡身体姿势、或做出某一功能性动作、或完成一项日常生活活动,或启发其信心、鼓励其意志。这些程序是按照患者的需要而设计的,并循序渐进地由简单到复杂进行。

5) 中医康复疗法:穴位按摩、推拿、针灸治疗可促进脑细胞的功能代谢、改善局部微循环以及促进肌肉和神经末梢的功能活动,改善患者的综合功能。

(四) 预后及预防

1. **预防** 对已生育 Wilson 病患者的家庭如需再生育,需避免再次生育 Wilson 病患者,胎儿的出生须有遗传学检查结果的保证。产前诊断是在对先证者和父母进行分析、确定其突变后,通过胎儿绒毛或羊水的 DNA 分析,有针对性地检测胎儿是否存在与先证者相同的基因突变或缺失。

2. **预后** Wilson 病是一种可以治疗的遗传病,其预后较好。越早治疗,预后越好。基因治疗可能是将来对该病的有效治疗方法。

四、线粒体脑肌病

(一) 概述

线粒体是人体内重要的细胞器,当它出现遗传性氧化磷酸化功能缺陷时可引起各个细胞、组织和系统不同程度的损害,最终导致 ATP 产生过少,机体供能不足,多器官功能障碍等。其中最常见的线粒体脑肌病(mitochondrial encephalo-myopathy,ME),是一类由线粒体基因和 / 或核基因组编码线粒体蛋白的基因突变引起的线粒体结构和 / 或功能损害、腺苷三磷酸(ATP)合成不足导致中枢神经系统和肌肉组织等多系统功能障碍的疾病。其主要临床表现包括卒中样发作、肌阵挛、肌病、眼肌麻痹、胃肠功能紊乱、心肌病及心律失常等。ME 临床表现复杂多样,根据临床表现不同可分为多种临床综合征,包括线粒体脑肌病伴高乳酸血症和卒中样发作（mitochondrial encephalomyopathy with lactic acidosis and stroke-like episode，MELAS）、肌阵挛癫痫伴破碎红纤维（myoclonic epilepsy with ragged-red fibers，MERRF）、卡恩斯 - 塞尔综合征（Kearn-Sayre syndrome，KSS）及 Leigh 综合征（Leigh syndrome，LS）等。

MELAS 是最为常见的线粒体脑肌病之一，主要累及神经系统及肌肉组织，临床以卒中样发作的脑病、肌无力、高乳酸血症为特点。MERRF 以肌阵挛为首发症状，随着疾病的进展，逐渐出现癫痫、小脑性共济失调、肌无力和智力障碍等骨骼肌和神经系统受累表现。KSS 以累及中枢神经系统和肌肉为主，20 岁以前起病，进行性眼外肌麻痹和视网膜色素变性，同时伴其他多系统症状。Leigh 综合征主要的临床特点为发育延迟或智能倒退、共济失调、肌张力障碍、眼外肌麻痹、视神经萎缩、癫痫发作、周围神经病、脑干功能障碍、乳酸酸中毒、呕吐和无力等。线粒体脑肌病的临床表现多样，给诊断带来一定困难。

（二）诊断与评定

1. 诊断　Walker 等在 1996 年发表了线粒体脑肌病的诊断标准，该标准包含主要诊断指标和次要诊断指标，并根据不同的满足情况，做出明确诊断和可能诊断。

（1）主要诊断指标

1）符合线粒体脑肌病各综合征的临床表现（如 KSS、MELAS、MERRF 等）。

2）肌活检破碎红纤维（ragged-red fibers，RRF）>2%。

3）有以下一种或多种呼吸链酶活性受抑制的表现：①生化或极谱描记的呼吸链复合物活性 <20%；②50 岁以下肌活检细胞色素 C 氧化酶（cytochrome C oxidase，COX）（–），肌纤维 >2%；③50 岁以上肌活检 COX（–），肌纤维 >5%。

4）发现相关的 nDNA 或 mtDNA 异常。

（2）次要诊断指标

1）完全的线粒体脑肌病的临床表现。

2）至少以下一种提示肌肉中线粒体异常的表现：①30~50 岁肌活检 RRF 在 1%~2%；②30 岁以下肌活检出现 RRF；③电镜下见广泛线粒体异常。

3）至少一种呼吸链功能受抑制的表现：①生化或极谱描记的呼吸链复合物活性在 20%~30%；②用免疫方法证实呼吸链复合物表达减少。

4）发现可能相关的 mtDNA 异常。

5）一种或多种氧化磷酸化受损的表现：①脑脊液或血中乳酸、丙酮酸和 / 或丙氨酸增高；②若疑为 KSS，脑脊液蛋白质增高；③PET 或 ^{31}P-MRS 证实肌肉或脑代谢降低；④最大氧分压、平均氧分压或乳酸阈值降低。

符合 2 个主要诊断指标或 1 个主要诊断指标及 2 个次要诊断指标的即为明确线粒体脑肌病；符合 1 个主要诊断指标及 1 个次要诊断指标或 3 个次要诊断指标的为可能线粒体脑肌病。

2. 评定　对于 ME 患者目前尚无统一的康复评定方案。康复治疗前需要对患者生长发育、心肺等全身各系统功能进行评估，确定线粒体脑肌病病变涉及的范围及病变程度，根据评估结果制定治疗方案，给予相应的康复措施。

（1）体格发育及一般状况评定：ME 患儿多存在体格发育落后及营养不良，其中 MELAS 患儿可出现身材矮小。可通过体重、身高、BMI 进行评估。

（2）肌肉、关节及运动功能评定：ME 患儿多见肌肉、关节及运动功能障碍，如 MELAS 患儿多见肌无力、共济失调，MERRF 患儿可见肌肉萎缩、运动不耐受等，Leigh 综合征患儿可见肌张力障碍,评定结果有助于制定治疗方案,给予相应的康复措施。

1) 肌肉功能评定:肌力评定可采用国际医学研究委员会制定的徒手肌力评定(manual muscle test,MMC)评价患者的肌力,MMC 采用 0~5 级的评分方法测定患者各肌群的肌力。此外,器械肌力评定可用于等长肌力评定、等张肌力评定、等速肌力测定。肌张力评定可根据患儿情况,选择应用被动性检查、伸展性检查和肌肉硬度检查进行评定。肌耐力功能评定可根据患儿情况,选择应用运动性肌肉疲劳度测定、身体疲劳度测定、负重抗阻强度测定及动作重复次数测定进行评定。

2) 关节活动度评价评定:患者随着肌力的逐步下降,关节活动度也随之下降,关节挛缩、骨骼畸形将严重影响患者的生活质量,患者的关节活动度是康复干预的主要目标。被动关节活动度测定通常采用量角器进行逐个单关节测量,不同关节的生理关节活动度各不相同,该方法较难反映患者全身关节活动状况,可以采用类似 MRC 的方法综合各关节的活动度状况进行整体评价。

3) 运动功能评定:对伴发育延迟婴幼儿可选择运动评估了解运动发育状况,具体可选择:①Peabody 运动发育量表 2(PDMS-2):对 6~72 个月的儿童粗大运动和精细运动发育水平进行评估。②Alberta 婴儿运动量表(AIMS):评测 0~18 个月龄患儿的粗大运动功能发育,可用于筛查、评估及指导治疗。③步行能力测定:步行能力测定是评价可步行阶段患儿的重要指标,6 分钟步行试验(six minute walk test,6MWT)是目前国际公认的测定步行耐力的方法。运动性能计时测定可用来评价患者的运动灵活度,包括从卧位起立、登上四级台阶以及 10m 走跑的消耗时间测定,目前通常使用 10m(或 30 英尺)走跑时间测定患者的步行速度。

4) 活动能力评定:活动能力主要反映患者在日常生活中完成任务的能力,比较常用的有神经肌肉疾病运动功能评估量表(motor function measure,MFM)和北极星移动评价量表(north star ambulatory assessment,NSAA)。①MFM 主要用于测试神经肌肉疾病患者的运动能力,MFM 共有 32 个项目,评估结果包括三个分区分值和总分,以百分比的形式分别表达相应分区和整体运动能力。②NASS 只能用于能步行阶段患者,包括 17 项测试项目,每项包括 2、1、0 三项评分。2:正常,没有明显活动的改变;1:改变活动完成的方式,然而并未借助其他帮助独自完成目标;0:不能独自完成目标。

5) 运动协调功能评定:包括以下几方面,①平衡性协调试验:是评估身体在直立位时的姿势、平衡以及静和动的成分,共 16 个项目,每项计分。评分标准:4 分:能完成活动;3 分:能完成活动,需要较少帮助;2 分:能完成活动,需要较大帮助;1 分:不能完成活动。②非平衡性协调试验:是评估身体不在直立位时静止和运动成分。有 12 个项目,评分标准:5 分:正常;4 分:轻度障碍,能完成指定的活动,但速度和熟练程度比正常稍差;3 分:中度障碍,能完成指定的活动,但缺陷明显,动作慢,笨拙和不稳定;2 分:重度障碍,只能发动运动而不能完成;1 分:不能活动。根据患儿情况,选择应用观察法及协调性试验方法进行评定。

(3) 神经行为发育评定:ME 患儿多存在智能发育迟缓,评定分类及方法如下。

1) 智力评定:常见的量表有丹佛发育筛查量表(DDST)、0~6 岁发育筛查测验(DST)、0~6 岁儿童神经心理发展量表、Gesell 发育量表、Bayley 婴儿发育量表。其中 DDST、DST 多用于筛查,后者多用于诊断。

2) 适应性行为评定:用于评估患儿具体的行为,也可以评估性格及社会功能等。常见评估量表包括新生儿 20 项行为神经评定:0~1 个月;儿童适应行为评定量表:3~12 岁(我国编制,全国常模);婴儿 - 初中学生社会生活能力量表:6 个月至 15 岁;儿童社会适应行为评定量表:3~7 岁(我国编制,区域常模)。

(4) 听力评定:针对出现听力受损或丧失的 ME 患儿需及时评估听力,早期发现、诊断干预对患儿听说能力发育十分重要。评估方法有以下几种。

1) 儿童测听:行为观察;视觉强化测听;条件化游戏测听:包括频率特异性刺激,言语测听。

2) 生理评估:声导抗测试,包括鼓室声导抗测试和声反射测试;耳声发射测试。

3) 电生理测听:听性脑干反应和听性稳态反应。根据患儿发育和／或实足年龄及其他相关因素而制定的个体化听力检查方法。

(5) 视功能评定:可采用儿童神经系统检查方法、视觉诱发电位和眼科检查方法评定患儿视觉感觉功能,如感受存在的光线和感受视野刺激的形式、大小、形状和颜色等方面的障碍及程度。

(6) 心肺及消化功能评定:ME 可涉及多系统受累,及早评估干预可减轻临床症状,改善预后。

1) 心脏功能评定:ME 患儿可见心肌病变,影响心脏功能,故应进行心电图和超声心动图检查,定期复查。

2) 肺功能评定:ME 患儿呼吸肌力量减弱可导致限制性呼吸困难。出现呼吸受累症状时应开始监测呼吸功能。包括肺活量及其占预计值百分比、用力肺活量及其占预计值百分比、第 1 秒用力呼气容积及其占预计值百分比。

3) 消化功能评定:患儿多出现吞咽障碍,才藤荣—吞咽障碍 7 级评价法(见表 8-2)可用于评价干预前后患者吞咽功能改善的程度:吞咽功能达到 7 级为痊愈;吞咽功能提高 3~5 级但未到 7 级为显效;吞咽功能提高 1 级或 2 级但未到 7 级为有效;吞咽功能未提高为无效。

(三) 康复治疗

尽管学者们对线粒体脑肌病诊断相关的基因型和病理改变特点的认识不断提高,但迄今为止,仍未有根治线粒体脑肌病的药物和技术。线粒体脑肌病治疗仍以对症治疗为主,包括基本的支持治疗、抗氧化剂、呼吸链辅助因子、生酮饮食和抗癫痫药物。基因治疗、种系间植入治疗尚未获得确切证据。

1. **一般治疗**　早期发现、诊断干预及早期听觉言语训练对伴有听力障碍的患儿是极其重要的,目前婴幼儿听力损失早期干预的主要手段有追踪随访、助听器验配、人工耳蜗植入、骨锚式助听器和振动声桥的应用、药物治疗及听觉和言语训练。

2. **外科手术治疗**　眼外肌麻痹及视网膜病变目前暂无有效康复治疗方法,合并上睑下垂患儿必要时可行外科手术治疗。

3. **康复治疗**　合理适当的运动康复训练可促进骨骼肌氧利用率和氧提取,改善肌无力症状,有氧运动对线粒体脑肌病的患儿有一定帮助。根据不同年龄和病情严重程度,有不同的康复治疗特点和处理措施,需根据具体情况个体化处理,以取得最佳康复效果。康复训练包括:①适当的肌肉阻力训练,可以使患者的肌力增强,但不宜进行离心性耐力训练,如下楼梯、反复下蹲起立等。穿矫形鞋,可使踝关节挛缩减轻。②保持日常活动,做小运动量的游戏等。当患者行走困难时,可用站立床控制关节挛缩和脊柱前凸,用呼吸训练器锻炼肺功能。③注重手指功能的训练,鼓励患者操纵电动轮椅电钮、计算机键盘。④职能训练,患者可学习手工制作、雕刻、绘画等运动量小的技艺。

常用康复治疗方法如下:

（1）运动治疗：主要有手法治疗和器械功能训练。

1）主动运动法：指通过肌肉主动收缩产生的运动，如活动四肢关节、行走等。

2）主动助力运动法：指运动时，部分动作由患者主动收缩肌肉，部分需借助外力（自身、他人或器械）帮助完成。例如，悬吊无力肢体以减轻肢体重力而进行的主动运动。

3）被动运动法：指运动时肌肉不收缩，肢体完全不用力，整个动作过程均通过外力完成，如治疗师帮助髋关节运动；用牵引器完成踝关节持续性被动活动，以减轻踝关节挛缩。

4）牵伸软组织法：牵伸系指拉长挛缩的软组织的方法，其目的是改善关节周围软组织的伸展性，减轻软组织挛缩。根据牵伸力量的来源，分为手法牵伸，即治疗者对发生紧张或挛缩的组织或活动受限的关节，通过手力牵拉来增加挛缩组织的长度和关节的活动范围。器械装置牵伸，是利用小强度的外部力量，较长时间作用于挛缩组织的一种牵伸方法，其牵伸力量通过重力及滑轮系统产生，牵伸时间需超过 20 分钟才能产生治疗效果。自我牵伸，即患者利用自身体质量作为牵伸力量，如使用站立床对自身踝关节软组织的牵伸，是巩固疗效的主要措施。

5）肌肉等张收缩法：指肌肉收缩时，肌张力基本不变，但肌肉长度发生变化，产生关节运动的方法，如屈肘提起放在地上的重物，屈肘肌即行等张收缩。根据等张收缩时肌纤维长度改变不同，分为向心性收缩和离心性收缩。当肌肉收缩时，肌肉起止点相互接近，长度缩短，称为向心性收缩，如屈肘时的肱二头肌收缩、伸膝时的股四头肌收缩。当肌肉收缩时，肌肉起止点逐渐被分开，原先缩短的肌肉逐渐被拉长，直至恢复到静止时的正常长度，称为离心性收缩，如负重屈肘后缓慢放松的肱二头肌收缩，下蹲时的股四头肌收缩。

6）肌肉等长收缩法：系指肌肉收缩时，肌肉的起止点之间的距离无变化，其肌纤维长度基本不变，亦不发生关节运动，但肌张力明显增高，故又称等长静态收缩。如半蹲位的股四头肌收缩，此时肌张力恒定。人体在自然条件下活动时，不会产生单纯的等长收缩或等张收缩，而是既有长度改变，又有张力改变的混合性收缩。

（2）渐增阻力训练：渐增阻力可以完成或维持全范围的关节活动范围练习，有效促进和恢复患者的耐力和肌力，增强其关节的稳定性。渐增阻力训练必须根据患者的耐受性和自身素质，循序渐进地进行训练，在活动范围的起始和终末应施加最小的阻力。

（3）平衡功能训练：伴有共济失调患儿可行平衡功能训练，对改善患者平衡功能和步行能力有积极意义。应用平衡训练仪也可以提高平衡能力。

（4）核心稳定性训练：能够改善患儿粗大运动功能及姿势运动控制，与其他康复治疗技术相结合效果更佳。

（5）物理因子疗法：包括功能性电刺激、生物反馈疗法、经颅磁刺激技术等，可根据病情选用，但疗效尚未获得确切证据。

（6）摄食训练：对于合并吞咽障碍的患者，采用摄食训练。首先选择既有代偿作用且又安全的体位。一般让患儿取斜坡位，床头抬高 20°~30°，头部前屈，肩部用软枕垫起，此时进行训练，食物不易从口中溢出，有利于食团向舌根运送，还可减少鼻腔反流及误咽的危险。进食时，食物的形态应根据吞咽障碍的程度及阶段，本着先易后难的原则选择。一般先进浓流质饮食，不宜单纯使用易引起呛咳的温开水。随着吞咽功能的逐步改善及体能的恢复，逐渐将食物改成糊状及胶冻状，食物应密度均匀、有适当的黏性、不易松散，通过咽及食管时易变形，不在黏膜上残留，此外，还要兼顾食物的色鲜、香浓、味美及温度等，以利于刺激食欲和消化吸收。喂糊状饮食时，尽量将食物送至咽部，以防溢出。进食后 2 小时内尽量少搬动患者,减少外界刺激,保持良好舒适的休息环境,在此期间继续保持半坐卧位,不宜进行剧烈运动。严密观察患者有无误咽、食物反流等并发症。

(四)预防及预后

1. 预防 随着基因诊断水平的不断提高,产前诊断对 mtDNA 基因突变患者有着更加重要的意义。

2. 预后 线粒体脑肌病目前缺乏有效的治疗手段,预后与发病年龄、临床表现复杂性、症状轻重、基因突变类型及突变比例等多种因素有关。发病越早,症状越重,预后越差。本病死亡率相当高,可高达 46%,而其中 80% 可发生于 3 岁以下的患儿。

五、黏多糖贮积症

(一)概述

黏多糖贮积症(mucopolysaccharidosis,MPS)是一组由于溶酶体内分解黏多糖(glycosa-minoglycans,GAG)的水解酶缺乏,导致 GAG 大分子在体内贮积,引起全身多系统损伤的遗传代谢病。黏多糖贮积症Ⅰ型(mucopolysaccharidosis type Ⅰ,MPS Ⅰ)是由于 α-L- 艾杜糖苷酸酶缺陷导致不能分解或分解不完全的硫酸乙酰肝素和硫酸皮肤素广泛堆积于角膜、瓣膜、肝、脾、软骨等组织细胞内,从而出现全身多系统受累的症状,如角膜混浊、心瓣膜病、肝脾大、骨骼畸形等,部分患者可能出现智力低下,病情随黏多糖在体内的贮积呈进行性发展。目前,我国还没有较确切的该病发生率的报道。患儿多数在 18 个月龄之前诊断,出生时一般无明显颜面特征,可能有脐疝和腹股沟疝;婴儿期有反复发作的呼吸道感染、中耳积液,半岁以后可见脊柱后凸,1 岁左右逐渐出现粗糙面容,角膜混浊,关节僵硬,肝脾增大,阻塞性睡眠呼吸暂停等。1 岁半左右智力发育落后明显,2~3 岁线性生长停止,伴智力障碍逐步严重。严重患者一般在 10 岁以内死于心脏及呼吸衰竭。轻型患者一般 3~10 岁发病,2 岁时仍可保存正常智力,并且躯干的贮积症状较轻。

(二)诊断与评定

1. 诊断 黏多糖贮积症是溶酶体贮积病中的一组疾病,其本身由于不同的酶缺陷分为若干亚型,有些 MPS Ⅰ 患儿临床表现不典型,仅从临床表现不能将与其他溶酶体疾病及各亚型之间准确鉴别开来。MPS Ⅰ 实验室检查尿黏多糖定量可发现黏多糖排出量增加,尿电泳显示硫酸皮肤素和硫酸类肝条带。X 线检测:胸部正位片可见肋骨似"飘带样";侧位脊柱片显示胸腰椎体发育不良,有"鸟嘴样"突起;左手正位片显示掌骨近端变尖,各指骨似"子弹头"样改变。MPS Ⅰ 确诊有赖于酶学检测和基因检测,基因检测是诊断金标准,但由于基因检测技术的局限性,部分患者会出现假阴性的结果,因此,酶学检测结合基因检测技术能进一步提高诊断的准确性。

2. 评定 对于 MPS 患者目前尚无统一的康复评定和康复治疗方案。康复治疗前需要对患者心肺等全身各系统功能进行评估,根据评估结果制定治疗方案,给予相应的康复措施。

(1)心肺功能评定:MPS 患儿可见反复呼吸道感染,严重者可导致呼吸衰竭、心力衰竭,出现临床症状者应及时行心肺功能评定。相关检测包括肺部高分辨 CT、后气道重建等影像学检查及动脉血气分析等,必要时行肺功能检查,包括通气功能、换气功能、呼吸调节功能及肺循环功能等,综合评估肺脏功能状况。合并有呼吸睡眠暂停综合征者可采用 Calgary 睡眠呼吸暂停生活质量指数评价患者生活质量。心脏功能评价可采用心电图和超声心动图检查。

(2) 关节功能评定:MPS 患儿可见关节畸形、脊柱侧凸,针对患儿可能存在的关节活动功能障碍,需要进行关节活动范围评定。对患者脊柱功能的检查包括脊柱生理弯曲的评定、脊柱关节活动度的评定、脊柱生物力学等的评定等。此外,脊柱侧凸和骨关节变形者可进行X 线检查。

(3) 身高评定:MPS 患儿多在 2~3 岁线性生长停止,影响最终身高,应尽早评估患儿的体格发育情况。在相似生活环境下,同种族、同性别和同年龄的个体身高低于正常人群平均身高 2 个标准差者(−2SD),或低于第 3 百分位数(−1.88SD)可诊断矮身材。

(4) 智能评定:针对 MPS 患儿智能发育落后,可选择 Gesell 发育量表、Bayley 婴儿发育量表、韦氏儿童智力量表第四版(WISC-Ⅳ)评估患儿智能发育情况。

(5) 日常生活功能评定:可采用 Barthel 指数、儿童功能独立性评定量表(WeeFIM)、中国康复研究中心儿童 ADL 评定量表、PEDI 等进行。

(6) 运动功能评定:可采用 Peabody 运动发育量表(PDMS)、Alberta 婴儿量表(AIMS)评定可疑运动发育落后患儿。

(7) 视功能评定:角膜混浊患儿采用眼科检查方法可以评定视觉感觉功能,如感受存在的光线和感受视野刺激的形式、大小、形状和颜色等方面的障碍及程度。

(三) 康复治疗

1. 一般治疗 主要是各种支持治疗,如心脏瓣膜置换、疝气修补术、人工耳蜗、角膜移植、扁桃体和腺样体切除、脊柱后凸侧凸矫正等,改善患者的生活质量。

2. 造血干细胞移植 造血干细胞移植是经过证实的能够延长患者生存时间的唯一治疗方法,能够逆转或稳定病情。此外,造血干细胞移植联合酶替代疗法逐步被广泛接受且被证明安全有效。

3. 酶替代疗法 酶替代疗法可改善非中枢神经系统的症状,能够使肿大的肝脾缩小,促进体格增长,增加关节活动度及减少睡眠呼吸暂停。重型患者进行造血干细胞移植的围术期间也应进行酶替代治疗。

4. 康复治疗

(1) 运动康复:目的是防止肌肉萎缩、关节僵直、畸形等发生。具体包括:①保持功能位;②被动运动和按摩;③理疗;④作业疗法等。

(2) 辅助支具:关节以及脊柱畸形者可以适当使用绑带、踝足矫形器、膝 - 踝 - 足矫形器、脊柱支具等。

(3) 智能发育落后:从运动能力、感知觉、言语、日常生活能力等方面对患儿进行康复。

(4) 认知能力训练:认知障碍患儿可行作业疗法,包括注意力、记忆力、计算能力、综合能力、推理能力、抄写技能、社会技能、交流技巧的作业活动训练,促进认知功能发育,对肢体功能康复也具有促进作用。

(5) 语言交往的训练:首先是口头语言表达训练,从如何正确的模仿各种常见声响到练习回答简单的问题,进而训练用简单的语言表达自己的需求,最后逐步加强书面语言的训练。

(四) 预防及预后

1. 预防 本病大多为常染色体隐性遗传,在患者及其杂合子亲属的成纤维细胞培养中,可发现黏多糖增多。对有阳性家族史者,孕妇可在妊娠 16~20 周做羊水检查,测定羊水中的黏多糖含量,也可做羊水细胞培养,测定酶活性。若产前明确诊断,及时终止妊娠,防止黏多糖病宝宝出生。

2. 预后 MPS 常累及全身多个系统,随着年龄增长,病情进行性加重,早期诊断、早期干预治疗是改善预后的关键。建议多学科专家合作,包括遗传代谢科、耳鼻喉科、骨关节科、心血管科、呼吸科、造血干细胞移植科、麻醉科等学科专家合作,规范各种干预治疗指征,为进一步开展造血干细胞移植及酶替代疗法做准备。

（郑　宏）

参 考 文 献

［1］LEE S Y,RAMIREZ J,FRANCO M,et al. Ube3a,the E3 ubiquitin ligase causing. Angelman syndrome and linked to autism,regulates protein homeostasis through the proteasomal shuttle Rpn10［J］. Cellular and Molecular Life Sciences,2014,71(14):2747-2758.

［2］SADIKOVIC B,FERNANDES P,ZHANG V W,et al. Mutation Update for UBE3A variants in Angelman syndrome［J］. Human Mutation,2014,35(12):1407-1417.

［3］刘依竞,肖农 . Angelman 综合征发病机制、分型及治疗进展[J]. 临床儿科杂志,2015,33(7):668-672.

［4］GODAVARTHI S K,SHARMA A,JANA N R. Reversal of reduced parvalbumin neurons in hippocampus and amygdala of Angelman syndrome model mice by chronic treatment of fluoxetine［J］. Journal of Neurochemistry,2014,130(3):444-454.

［5］GRIECO J C,CIARLONE S L,GIERON-KORTHALS M,et al. An open-label pilot trial of minocycline in children as a treatment for Angelman syndrome［J］. BMC Neurology,2014,14(1):232.

［6］POWIS L,OLIVER C. The prevalence of aggression in genetic syndromes:a review［J］. Research in Developmental Disabilities,2014,35(5):1051-1071.

［7］AVRAHAMY H,POLLAK Y,SHRIKI-TAL L,et al. A disease specific questionnaire for assessing behavior in individuals with Prader-Willi syndrome［J］. Comprehensive Psychiatry,2015,58:189-197.

［8］ROCHA C F,PAIVA C L. Prader-Willi-like phenotypes:a systematic review of their chromosomal abnormalities［J］. Genet Mol Res,2014,13(1):2290-2298.

［9］中华医学会儿科学分会内分泌遗传代谢学组 . 中国 Prader-Willi 综合征诊治专家共识(2015)[J]. 中华儿科杂志,2015,53(6):419-424.

［10］BAKKER N E,WOLFFENBUTTEL K P,LOOIJEBGA L H,et al. Testes in infants with Prader-Willi syndrome:human chorionic gonadotropin treatment,surgery and histology［J］. J Urol,2015,193(1):291-298.

［11］姜玉武,吴希如 . 遗传性白质脑病的诊断思路[J]. 中国实用儿科杂志,2009,24(7):497-500.

［12］VANDERVER A. Genetic Leukoencephalopathies in Adults［J］. Continuum,2016,22(3):916-942.

［13］ENGELEN M,KEMP S,POLL-THE B T. X-linked adrenoleukodystrophy:pathogenesis and treatment.［J］. Current Neurology & Neuroscience Reports,2014,14(10):486.

［14］张继要,和宁辛,罗强 . 儿童脑型 X 连锁肾上腺脑白质营养不良二例[J]. 郑州大学学报(医学版),2018,53(1):129-131.

［15］KEMP S,BERGER J,AUBOURG P. X-linked adrenoleukodystrophy:clinical,metabolic,genetic and pathophysiological aspects ［J］. Biochim Biophys Acta,2012,1822(9):1465-1474.

［16］雷梅芳,张玉琴 . 异染性脑白质营养不良 1 例病例报告［J］. 中国循证儿科杂志,2015,10(4):311-313.

［17］VAN RAPPARD D F,BOELENS J J,WOLF N I. Metachromatic leukodystrophy:Disease spectrum and approaches for treatment. ［J］. Best Practice & Research Clinical Endocrinology & Metabolism,2015,29 (2):261-273.

［18］PENATI R,FUMAGALLI F,CALBI V,et al. Gene therapy for lysosomal storage disorders:recent advances for metachromatic leukodystrophy and mucopolysaccaridosis I ［J］. Journal of Inherited Metabolic Disease,2017,40(6148):1-12.

［19］ESCOLAR M L,WEST T,DALLAVECCHIA A,et al. Clinical management of Krabbe disease ［J］. Journal of Neuroscience Research,2016,94(11):1118-1125.

［20］郑纪鹏,盛慧英,黄永兰,等 . 球形细胞脑白质营养不良的临床特点及基因突变分析［J］. 中国实用儿科杂志,2014,29(5):367-372.

［21］RICCA A,GRITTI A. Perspective on innovative therapies for globoid cell leukodystrophy ［J］. Journal of Neuroscience Research,2016,94(11):1304-1317.

［22］FABER I,PEREIRA E R,MARTINEZ A,et al. Hereditary spastic paraplegia from 1880 to 2017:an historical review. ［J］. Arquivos de neuro-psiquiatria,2017,75(11):813.

［23］禹文茜,段文元,鞠吉峰,等 . 遗传性痉挛性截瘫临床诊治与基因分型［J］. 国际生殖健康/计划生育杂志,2014,33(3):191-196.

［24］FINK J K. Hereditary spastic paraplegia:clinical principles and genetic advances. ［J］. Seminars in Neurology,2014,34(3):293-305.

［25］FABER I,SERVELHERE K R,MARTINEZ A R,et al. Clinical features and management of hereditary spastic paraplegia. ［J］. Arquivos de neuro-psiquiatria,2014,72(3):219.

［26］TAZIR M,HAMADOUCHE T,NOUIOUA S,et al. Hereditary motor and sensory neuropathies or Charcot-Marie-Tooth diseases:An update ［J］. Journal of the Neurological Sciences,2014,347(1-2):14-22.

［27］LANDRIEU P,BAETS J,DE J P. Hereditary motor-sensory,motor,and sensory neuropathies in childhood ［J］. Handbook of Clinical Neurology,2013,113:1413.

［28］TAKASHIMA H. Clinical practice of hereditary motor neuropathy(HMN)and hereditary sensory and autonomic neuropathy(HSAN)［J］. Rinsho Shinkeigaku,2014,54(12):957-959.

［29］STOJKOVIC T. Hereditary sensory and motor neuropathy and hereditary sensory and autonomic neuropathies:recent advances ［J］. Rev Neurol,2011,167(12):948-950.

［30］KOHYAMA M,YABUKI A,OCHIAI K,et al. In situ detection of GM1 and GM2 gangliosides using immunohistochemical and immunofluorescent techniques for auxiliary diagnosis of canine and feline gangliosidoses ［J］. BMC Veterinary Research,2016,12(1):67.

［31］REGIER D S,PROIA R L,D'AZZO A,et al. The GM1 and GM2 Gangliosidoses:Natural History and Progress toward Therapy ［J］. Pediatric Endocrinology Reviews:PER,2016,13:663.

［32］ISHIGAKI H,HIRAIDE T,MIYAGI Y,et al. Childhood-Onset Multifocal Motor Neuropathy With Immunoglobulin M Antibodies to Gangliosides GM1 and GM2:A Case Report and Review of the Literature ［J］. Pediatric Neurology,2016,62:51-57.

［33］TANSEK M Z,GROSELJ U,KELVISAR M,et al. Long-term BH4（sapropterin）treatment of children with hyperphenylalaninemia-effect on median Phe/Tyr ratios [J]. Journal of Pediatric Endocrinology and Metabolism,2016,29(5):561-566.

[34] GIŻEWSKA M,MACDONALD A,BÉLANGER-QUINTANA A,et al. Diagnostic and management practices for phenylketonuria in 19 countries of the South and Eastern European Region:survey results[J]. European Journal of Pediatrics,2016,175(2):261-272.

[35] NG Y S,TURNBUL D M.Mitochondrial disease:genetics and management [J]. J Neurol,2016,263(1): 179-191.

[36] 顾学范. 临床遗传代谢病[M]. 北京:人民卫生出版社,2015:204-213.

[37] 胡亚美. 诸福堂实用儿科学[M].8 版. 北京,人民卫生出版社,2015:2325.

[38] CHO S Y,SOHN Y B,JIN D K. An overview of Korean patients with mucopolysaccharidosis and collaboration through the Asia Pacific MPS Network [J]. Intractable Rare Dis Res,2014,3(3):79-86.

[39] JAMESON E,JONES S,REMMINGTON T. Enzyme replacement therapy with laronidase(Aldurazyme (®))for treating mucopolysaccharidosis type I [J]. Cochrane Database Syst Rev,2016,1:4.

[40] 梁秀龄,杨任民,吴志英,等. 肝豆状核变性诊断与治疗指南[C]// 第十一届全国神经病学学术会议论文汇编,2008.

[41] CHENG N,WANG K,HU W,et al. Wilson disease in the south Chinese Han population [J]. Canadian Journal of Neurological Sciences,2014,41(3):363-367.

[42] 王诗忠,张泓. 康复评定学[M]. 北京:人民卫生出版社,2012.

[43] OE S,MIYAGAWA K,HONMA Y,et al. Copper induces hepatocyte injury due to the endoplasmic reticulum stress in cultured cells and patients with Wilson disease [J]. Experimental Cell Research,2016, 347(1):192-200.

[44] FERENCI P. Whom and how to screen for Wilson disease [J]. Expert Review of Gastroenterology & Hepatology,2014,8(5):513-520.

[45] KANWAR P,KOWDLEY K V. Metal storage disorders:Wilson disease and hemochromatosis [J]. Medical Clinics of North America,2014,98(1):87-102.

[46] ROSENCRANTZ R,SCHILSKY M. Wilson disease:pathogenesis and clinical considerations in diagnosis and treatment [C]//Seminars in liver disease. © Thieme Medical Publishers,2011,31(3):245-259.

[47] MEDICI V,KIEFFER D A,SHIBATA N M,et al. Wilson Disease:epigenetic effects of choline supplementation on phenotype and clinical course in a mouse model [J]. Epigenetics,2016,11(11):804-818.

[48] LV T,LI X,ZHANG W,et al. Recent advance in the molecular genetics of Wilson disease and hereditary hemochromatosis [J]. European Journal of Medical Genetics,2016,59(10):532-539.

[49] HAMILTON J P,KOGANTI L,MUCHENDITSI A,et al. Activation of liver X receptor/retinoid X receptor pathway ameliorates liver disease in Atp7B−/−(Wilson disease)mice [J]. Hepatology,2016,63(6):1828-1841.

[50] MAGNER M,KOLÁŘOVÁ H,HONZIK T,et al.Clinical manifestation of mitochondril diseases [J].Dev Period Med,2015,19(4):441-449.

[51] NG Y S,TURNBUL D M. Mitochondrial disease:genetics and management [J]. JNeurol,2016,263(1): 179-191.

[52] SHAPIRA Y,HAREL S,RUSSELL A.Mitochondrial encephalomyopathies:a group of neuromuscular

disorders with defects in oxidative metabolism［J］.Isr J Med Sci,1977,13(2):161-164.

［53］SCHAEFER A M,MCFARLAND R,BLAKELY E L,et al.Prevalence of mitochondnal DNA disease in adults［J］.Ann Neurol,2008,63(1):35-39.

［54］陈健,邹丽萍.儿童线粒体脑病的临床和分子遗传学特点及其预后[J].临床儿科杂志,2014,11:1020-1023.

［55］SCARPELLI M,ZAPPINI F,FILOSTO M,et al. Mitochondrial Sensorineural Hearing Loss:A Retrospective Study and a Description of Cochlear Implantation in a MELAS Patient［J］. Genet Res Int,2012,2012:287432.

［56］陈秀洁,姜志梅,史惟,等.中国脑性瘫痪康复指南(2015):第四部分第三章 ICF-CY 框架下的儿童脑性瘫痪评定[J].中国康复医学杂志,2015,30(10):1082-1090.

［57］王翠,黄真.Alberta 婴儿运动量表[J].中国康复医学杂志,2009,24(9):858-861.

［58］陈秀洁,姜志梅,史惟,等.中国脑性瘫痪康复指南(2015):第三部分第三章 ICF-CY 框架下的儿童脑性瘫痪评定第一节身体功能与结构评定[J].中国康复医学杂志,2015,30(9):972-978.

［59］LIN H Y,LIN S P,CHUANG C K,et al. Incidence of the mucopolysaccharidoses in Taiwan,1984-2004［J］.Am J Med Genet A,2009,149A(5):960-964.

［60］BAEHNER F,SCHMIEDESKAMP C,KRUMMENAUER F,et al.Cumulative incidence rates of the mucopolysaccharidoses in Germany［J］.J Inherit Metab Dis,2005,28(6):1011-1017.

［61］WRAITH JE,JONES S.Mucopolysaccharidosis type I［J］.Pediatr Endocrinol Rev,2014,12:102-106.

［62］YIN FOO R,GUPPY M,JOHNSTON L M.Intelligence assessments for children with cerebral palsy:a systematic review［J］. Dev Med Child Neurol,2013,55(10):911-918.

［63］益梅,张惠佳,何金华,等.PDMS-2 在儿童运动发育障碍评估中的研究进展[J].中国优生与遗传杂志,2011,19(6):121-122.

［64］SCARPA M,ALMÁSSY Z,BECK M,et al.Mucopolysaccharidosis type Ⅱ:European recommen dations for the diagnosis and multidisciplinary management of a rare disease［J］.Orphanet J Rare Dis,2011,6:72.

第十一章　儿童脑卒中

儿童脑卒中指突发于 1 个月至 18 岁人群中的临床发展迅速的血管源性脑功能障碍,持续超过 24 小时或导致死亡的临床症候,包括缺血性卒中和出血性卒中(hemorrhagic stroke,HS),缺血性卒中又分为动脉缺血性卒中(arterial ischemic stroke,AIS)和脑静脉血栓形成(cerebral venous thrombosis,CVT)。

第一节　儿童动脉缺血性卒中

一、概述

儿童动脉缺血性卒中(arterial ischemic stroke,AIS),一般称之为小儿急性偏瘫(acute hemiplegia in infant and childhood),是由各种病因引起的脑动脉壁自身病变而致管腔狭窄、闭塞,或在狭窄的基础上形成血栓,造成局部急性血流中断,脑组织缺血、软化、坏死,并出现一系列相应的神经系统体征,如惊厥、肢体瘫痪或失语等,是儿童脑血管病中较为常见的疾病,其发病率为(2.5~2.7)/100 000。对于中国儿童 AIS 发病率的研究甚少,Chung 等的一项研究表明:我国香港地区儿童 AIS 发病率为 2.1/100 000。80% 的儿童脑卒中主要在大脑中动脉区域发生,发病原理主要是由于脑血流灌注不足而累及一侧锥体束的功能。

儿童 AIS 病因复杂,主要有心源性、血管源性、感染性和特发性四种。

心源性是儿童 AIS 的最常见的原因之一。尽管近年来对先天性心脏疾病的早期、有效治疗使心脏疾病引起的 AIS 已趋减少,但先天性及获得性心脏疾病仍然是儿童 AIS 最常见的原因。在美国,1979—2000 年住院的 AIS 患儿中心脏疾病占 27%,儿童 AIS 有关的心脏疾病包括:先天性心脏病、继发性心脏疾病和心脏手术。美国加利福尼亚的一项病例对照研究证实,122 例先天性心脏病手术患儿中 10% 发生 AIS。

血液系统紊乱也是儿童 AIS 的主要原因,已报道的血液系统紊乱有红细胞紊乱、遗传及获得性血液凝固异常。一项来自英国的儿童 AIS 研究发现,40% 的 AIS 患儿患有镰状细胞血液病或者缺铁性贫血,镰状细胞血液病是黑色人种儿童 AIS 最常见的病因。高凝状态有关的基础疾病可增加 AIS 发生的危险性,凝血素 G20210A 突变可能与成年人静脉血栓有关,而蛋白 C 缺乏症、抗磷脂综合征则与儿童静脉血栓有关。美国和克罗地亚的研究认为纯合子 MTHFR C677T 多态性与儿童 AIS 无关,但波兰的研究认为 MTHFR C677T 等位基因的存在使儿童 AIS 风险增加 3 倍,已证实同型半胱氨酸和纤维蛋白原浓度增高也和 AIS 有关。

二、诊断及评定

(一) 诊断

儿童 AIS 的发病形式包括以下几种。①突发:表现为突发单次发作,发作后 30 分钟内神经功能障碍达最高峰;②非突发:病情呈现进行性、波动性、复发性及不定性,但不具备突发形式;③进展性:在单次发作中神经症状平缓进展,发作 30 分钟后病情持续加重;④波动性:神经症状有波动,或交替出现,但此期间并不能恢复正常;⑤复发:神经症状反复出现,其间完全恢复正常;⑥症状不明确但不是非突发性:由于患儿睡眠时症状较轻难以准确估计且醒后症状较重,难以区分是进展性还是波动性。

儿童 AIS 以男性患儿居多(59%),神经障碍症状可表现为肢体运动障碍,如偏瘫、单瘫或共济失调,感觉障碍(感觉异常、感觉迟钝),视觉障碍(视觉缺失、眼斜视),语言障碍(构音障碍、失语)和局灶性抽搐等。

AIS 必须根据临床症状结合影像学检查做出诊断。

磁共振血管造影(MRA)和 CT 血管成像(CTA)是儿童 AIS 常用的检查,其中脑颈部 MRA 可作为儿童 AIS 一线血管影像检查手段,适用于动脉夹层、烟雾病(Moyamoya)及血管炎检查,但对颅外动脉夹层,特别是后循环及小血管炎等很难依据 MRA 做出确诊。CTA 可用于不适于 MRA 检查的大血管的检查。美国心脏病协会儿童 AIS 指南建议,少数情况下必须进行侵入性检查。一般在发病 3~12 个月进行影像学复查十分必要。

(二) 评定

在急性期及恢复期,康复评定多采用 Brunnstorm 评价表及修订的 Ashworth 肌张力测定法进行评定。需要指出的是:在婴幼儿脑发育未成熟期发生的 AIS,有偏瘫症状及体征的后遗症出现时,应该归属于脑性瘫痪(痉挛型偏瘫)范畴。涉及言语、视觉等障碍应参考言语障碍、视觉障碍的评定章节。

三、康复治疗

儿童动脉缺血性卒中治疗的目的是恢复脑血流,扩张脑血管,减低血管阻力,改善脑缺氧状态,缩小坏死及软化范围,使病灶周围脑组织恢复功能,预防血栓再发。治疗主要包括两个方面:急性期的初始处理(保护神经功能)以及预防卒中复发的长期治疗。

具体措施包括溶栓、抗凝、抗血小板、输血和外科治疗等。感染、发热、血压异常、高血糖或低血糖、颅内压升高及惊厥等因素均可影响患儿预后。

(一) 一般治疗

首先是支持治疗及急性期并发症的治疗。在 AIS 时通过支持治疗减少代谢需求很关键。要避免体温上升及保持血糖在正常范围,此外,充足的氧气、通气量及水化作用也很重要。

AIS 发作后最初几天,梗死面积的大小及预后与体温相关,应予退热药治疗。在第 1 个 24 小时内应密切监测血压,对脑外伤的患儿建议脑灌注压应 >40mmHg(5.33kPa)。如发生抽搐应迅速予以控制,早期给予抗惊厥药对于预防惊厥复发及减少缺血损害很必要。由于觉醒水平的改变可能是脑水肿的首要表现,因此应仔细监测患儿精神状态。

虽然溶栓治疗对 AIS 患儿可能有效,但大部分患儿在症状出现 24 小时后到达医院,所以 AIS 患儿很少给予溶栓治疗。除了在出血时取出血肿外,对有脑疝征象的病例,有时需行部分颅骨切除减压术以挽救生命。烟雾病相关性 AIS 可行神经外科治疗。

对 AIS 患儿长期预防复发的方案仍无定论。大部分有 AIS 病史的儿童建议使用抗血小板药[阿司匹林 3~5mg/(kg·d)]。抗凝药尽管在儿童中使用依据不足,但对颅外动脉剥离、血栓前状态、心脏疾病、严重颅内狭窄相关的 AIS 及应用抗血小板药过程中 AIS 复发的患儿适用。使用抗凝药的时间是发病后 3~6 个月,应定期随访。

(二)康复训练

康复治疗前,必须排除肺动脉血栓形成。

1. 早期(发病 2 周内) 主要康复措施包括良肢位摆放、推拿和被动关节训练等。

(1)良肢位摆放:患儿卧床休息,减少搬动,床上肢体被动运动,注意保持肢体良好的功能位,防止肌肉萎缩。

(2)推拿:生命体征平稳后即对患侧肢体进行按摩,由于此期肌张力低,因此推拿时用的压力可稍重,时间宜短,每天 1 次,每次 30 分钟。多用叩、拍等手法以引起兴奋作用,从近端开始,沿经络或穴位依次至远端,避免过度疲劳,以能耐受为主。

(3)被动运动训练:治疗师对瘫痪肢体各关节进行轴位的被动活动,同时也牵涉肌肉的运动。从近端大关节,再到远端小关节,通过关节被动的屈伸共同运动来维持关节的活动范围。动作要柔和,切忌暴力,以免引起损伤。这种运动要求每天 1~2 次,每次 20 分钟。

2. 中期(发病 2~4 周) 包括关节主被动训练、按摩和作业、语言治疗等。

粗大运动及作业训练可预防由运动功能发生障碍所致的继发性肢体的挛缩变形,主要有床上移动训练,如翻身、左右移动、床上坐起等;穿脱衣训练:用患手拿衣服,让健手穿入健侧衣袖中;增强患侧上肢肩、肘屈伸功能可选择投接球、套圈等训练;增强腕、指关节活动能力,选择折纸、敲鼓、插木钉训练。

语言训练主要进行构音训练。包括:呼吸训练;唇舌操:伸舌、缩舌、舌的左右上下摆动及咂唇;发音练习。如存在语言发育障碍、认知障碍等,应进行针对性的训练。

3. 后期(4 周后) 此期重点是主动运动训练,可参考偏瘫康复训练方法。

此期患儿偏瘫肢体运动功能开始恢复,康复的重点是以主动运动为主,纠正异常运动模式,防止肌腱挛缩,尽快恢复肢体的独立运动。在训练中注意培养患儿的兴趣来配合训练,要求家长掌握基本的训练方法,扶助和鼓励患儿,增加患儿的安全感和信心,主动成分逐渐加大,以过渡到完全主动康复。

四、预防及预后

(一)预防

目前对于儿童脑卒中的了解还很局限,应加强对幼儿及学龄前儿童的看护和安全教育,积极预防感染,可能有效降低动脉缺血性卒中的发生,对有偏瘫的患儿,及早行头颅影像学检查将有利于动脉缺血性卒中的诊断,以显著改善预后。

(二)预后

感染、发热、血压异常、高血糖或低血糖、颅内压升高及惊厥等因素均可影响患儿预后。对 AIS 随访研究发现,急性期死亡率为 3%~6%,25% 再发脑卒中,70% 存在终生残疾。AIS 最常表现为局灶神经功能受损,其中肢体瘫痪最常见,中枢性面瘫、语言障碍较少。

(吴 德)

第二节　儿童脑静脉血栓形成

一、概述

脑静脉血栓形成（cerebral venous thrombosis，CVT）包括皮质静脉、深部静脉、硬脑膜静脉，与动脉卒中不同，是一组由多种病因导致的脑静脉系统血管病，以往多称静脉窦血栓，由于发病部位并不局限于静脉窦，脑皮层静脉、深部静脉均可发病，因此称为脑静脉血栓形成更为合理。临床主要有脑静脉血栓和脑静脉窦血栓两种，其中脑静脉血栓形成是由于静脉梗阻所产生的局灶性症状，而静脉窦血栓可导致颅内高压。CVT 在临床上相对少见，但却可导致严重的并发症，致残率较高。儿童 CVT 年发病率为 0.67/100 000，除外新生儿，报道的年发病率为 0.34/10 万。

脑静脉窦血栓形成（cerebral venous sinus thrombosis，CVST）是一种特殊类型的脑血管疾病，发生率低于所有卒中的 1%。通常以儿童和青壮年多见，而儿童患者中又以感染引起的侧窦和海绵窦多见。化脓性中耳炎和乳突炎患者易并发横窦和乙状窦的血栓形成，统称为侧窦血栓形成。根据病变性质，CVST 可分为炎症型和非炎症型两类。炎症型中海绵窦和横窦是最常受累的部位。而非炎症型中上矢状窦最容易受累。横窦乙状窦血栓形成多继发于化脓性乳突炎或中耳炎。

在大多数患者中，这两种病理生理过程常同时存在。脑静脉的闭塞产生局部脑水肿和静脉型梗死。病理检查可发现扩大、肿胀的静脉，水肿（包括细胞毒性水肿和血管源性水肿），缺血性神经元损害和点状出血。而后者可融合成大的血肿被 CT 检测到。横窦乙状窦血栓形成可导致静脉压升高，从而影响了脑脊液的吸收而产生颅内高压。由于影响的是脑脊液循环的最后通路，蛛网膜下腔和脑室之间没有压力梯度，因此脑室并不扩张，也不会导致所有的患者都出现脑积水。

大年龄组儿童和青少年 CVT 的病因主要包括系统性红斑狼疮、肾病综合征、淋巴瘤和外伤等，缺铁性贫血也是一种确定的 CVT 危险因素。易栓状态在新生儿和儿科 CVT 中的发生率为 33%~66%。

二、诊断及评定

（一）诊断

CVT 的临床表现多变，起病过程可以为急性、亚急性或慢性，其主要具有四种临床表现：高颅内压症状、抽搐、局灶性神经系统体征和精神异常。

几种症状或孤立出现或联合出现，与血栓形成的部位密切相关。近 90% 的 CVT 患者以头痛为主诉就诊，且 64% 表现为亚急性头痛。头痛可为局灶性和弥漫性，也可似蛛网膜下腔出血的突发难忍的霹雳样疼痛。颅内高压除引发头痛外，还常出现视神经乳头水肿、视物模糊及呕吐。

临床发现约 25% 的 CVT 患者可仅表现为孤立性的头痛，而不伴有局灶性神经系统体征或视神经乳头水肿。CVT 的患者约 44% 会出现因脑损害导致的局灶性神经系统体征，其中运动缺失症状最为常见,约占40%,感觉缺失较少见。

诊断主要依靠头颅影像学检查,MRI优于CT。对于MRI怀疑为脑血管畸形的,可同时行MRA检查,争取做DSA,明确诊断。

(二)评定

主要以多发性小出血为主患儿,出现卒中样表现,可以参考偏瘫的康复方法,进行评估。部分运动或感觉缺失,可早期进行运动及感觉功能检查。

三、康复治疗

CVT治疗的主要目的是促进血管再通和预防血栓增长。急性期治疗的主要手段为抗凝,并对症处理抽搐、高颅压等。

肝素抗凝治疗是目前公认的安全、有效治疗CVT的方法,但仍有其局限性。且服药期间应将国际标准化比值控制在2.0~3.0。

康复治疗主要参考脑缺血性卒中的方法,特别是运动和感觉缺失的患儿,要有针对性的进行运动及感觉功能康复。

四、预防及预后

(一)预防

目前尚无关于CVT长期预防的随机临床试验。CVT后任何血栓事件总的复发危险约为6.5%。2011年颅内静脉和静脉窦血栓形成诊治指南提出:急性期过后继续口服一段时间抗凝药物,尤其对于儿童患者,常用华法林,控制国际标准化比率(INR)在2~3,对于原发性或轻度遗传性血栓形成倾向的CVST,治疗应持续6~12个月,对于发作2次以上或有严重遗传性血栓形成倾向的CVST,可考虑长期抗凝治疗。推荐意见:

(1)对于无抗凝禁忌的患者应及早接受抗凝治疗。

(2)伴发于CVST的少量颅内出血和颅内压增高并不是抗凝治疗的绝对禁忌证。

(3)急性期使用低分子肝素或肝素,急性期过后继续口服抗凝药物,疗程因血栓形成倾向和复发风险大小而定。

(二)预后

国外报道,既往的病死率高达30%~50%,但目前已下降到10%左右,Bousser等研究显示,远期死亡/残疾率约为15%。然而,国内回顾性研究的结果显示,我国CVT患者的病死率多在20%左右。随着影像技术的飞速发展、CVT新治疗手段的逐渐完善和成熟,CVT早期的误诊率及死亡率将会降低,进而将会给CVT患者带来更好的预后。

(吴　德)

第三节　儿童出血性卒中

一、概述

出血性卒中(hemorrhagic stroke,HS)又称为颅内出血,是脑卒中的常见形式。许多血液病、脑血管发育异常及颅内外其他病变均与儿童 HS 的发生有关,其病因可以是单一的,亦可由多种病因联合所致。常见于颅脑外伤、新生儿产伤、缺氧导致。血小板减少性紫癜、再生障碍性贫血、血友病、白血病、脑肿瘤、晚发性维生素 K 缺乏症等,也常导致颅内出血。其中脑血管动、静脉畸形是发达国家 HS 患儿的首要病因,约占 30%~60%。出血倾向是我国小儿颅内出血最常见的病因,Ling-ling Xie 报道 59.6% 的颅内出血儿童,都是由于出血倾向性因素导致的颅内出血。血液病是另一常见原因,约占 6%~14%;血友病患儿中 2.2%~7.4% 发生 HS。小儿特发性血小板减少性紫癜病例中发生 HS 者占 10%。出血部位包括大脑内出血(脑实质出血)、蛛网膜下腔出血、硬膜下出血和合并多部位出血等,我国颅内出血主要以头颅多部位出血为主。

二、诊断及评定

(一) 诊断

颅内出血的诊断需要依据临床症状结合影像学检查。

1. 临床表现 不同部位的颅内出血,其临床表现不同。

(1) 脑实质出血:起病较急,常见表现有突发头痛,呕吐,偏瘫,失语,惊厥发作,视物模糊或偏盲,感觉障碍,血压、心率和呼吸改变,意识障碍等。重症患儿一般均有明显的生命体征的改变,易伴发消化道出血,心肺功能异常,水、电解质紊乱,特别严重者可伴发脑疝死亡。血肿破入蛛网膜下腔者常有明显的脑膜刺激征。脑室出血常表现为深昏迷,四肢软瘫,早期高热,双侧瞳孔缩小,去大脑强直样发作等。

(2) 蛛网膜下腔出血:临床急骤起病,主要表现为脑膜刺激征和颅内高压征,如颈项强直、剧烈头痛、喷射性呕吐等。很多病例出现意识障碍、面色苍白和惊厥发作。病初 2~3 天内常有发热。若病变部位靠近额叶、颞叶时,可有明显的精神症状,如:胡言乱语、自言自语、模仿语言和摸空动作等。如伴发血肿或脑梗死,可出现局灶性神经体征,如:肢体瘫痪、脑神经异常等。眼底检查可见玻璃体下出血。

(3) 硬膜下出血:婴幼儿多见,临床分为小脑幕上和小脑幕下两种类型,其中前者最常见。位于大脑半球凸面的硬膜下出血,若出血量很小,可无明显症状;若出血量较大,则可出现颅内压增高、意识障碍、惊厥发作或偏瘫、斜视等局灶体征,甚至继发脑疝而导致死亡。幕下硬膜下血肿通常出血较多,往往迅速出现昏迷、眼球活动障碍、瞳孔不等大且对光反射消失、呼吸不整等脑干受压症状,病情进展极为迅速,多在数小时内呼吸停止而死亡。

(4) 新生儿颅内出血:新生儿出血性卒中按出血部位分为:脑室周围 - 脑室内出血、硬膜下出血、原发性蛛网膜下腔出血和脑实质出血四种常见类型,偶尔可见小脑及丘脑、基底核等部位发生出血。

脑室周围 - 脑室内出血主要发生于胎龄较小的未成熟儿,源于室管膜下的生发层毛细血管破裂所致,多于生后 24~48 小时内发病,多数起病急骤,进行性恶化,生后不久即出现深昏迷、去脑强直与惊厥,多于数小时内死亡;但少数开始时症状不典型,可有意识障碍、局限性"微小型"惊厥、眼球运动障碍、肢体功能障碍等,症状起伏,时轻时重,多能存活,但易并发脑积水。

新生儿硬膜下出血与婴幼儿出血类似。原发性蛛网膜下腔出血临床表现与出血量有关,轻微出血时可无任何症状与体征,仅有血性脑脊液;出血较多时,常于生后 2~3 天出现嗜睡、惊厥,可致出血后脑积水;大量出血较罕见,病情严重,生后不久即死亡。

脑实质出血程度差异很大,大致可分为点片状出血、早产儿多灶性脑实质出血及脑血管畸形所致脑实质出血。其中,单纯点片状脑实质出血临床无明显的神经系统症状,一般不会留下神经系统的严重问题。早产儿多灶性脑实质出血多发生在孕周和出生体重很小的早产儿,临床神经系统异常表现明显,预后不良,结局是多灶性脑组织液化;脑血管畸形所致脑实质出血多为突发,预后与出血灶部位、大小、周围组织受压水肿程度、治疗状况等有关。小脑出血可因压迫脑干而出现四肢瘫痪、呼吸浅表、反复窒息发作等,短时间内死亡。

2. 影像学检查 头颅 CT 是目前诊断脑出血的重要手段,临床怀疑脑出血均可以经 CT 确诊,但 CT 对脑出血的原因较难判断。有时 AVM 出血形成脑疝时,往往来不及行 DSA,此时可依据 CT 表现,结合患者年龄、病史作出初步诊断,以便及时手术挽救生命。此外,CT 还可提供 DSA 不能显示的资料如血肿位置、大小、中线结构移位情况及脑积水等。但是 CT 决不能取代 DSA,后者是确诊 AVM 的最可靠方法。

MRI 优于 CT,其蜂窝状或葡萄状血管流空低信号是诊断 AVM 的重要依据,对诊断自发性脑出血的病因有一定价值。对于 MRI 怀疑为脑血管畸形的,可同时行 MRA 检查,MRA 有时可显示 AVM 的供血动脉和引流静脉。如 CT 显示颅内出血,应随之做 DSA,以明确诊断。对于 MRI 不能准确反映 AVM 的供血动脉和引流静脉者,仍需做脑血管造影,它可显示脑 AVM 的位置、大小、范围、供血动脉、引流静脉及合并其他血管异常情况等,从而为手术方案及手术操作提供重要依据。因此,对于自发性脑出血的患儿,除非危重患者或病因已明确者,原则上都应做 DSA 检查,为进一步治疗提供帮助。关于隐匿型 AVM,也要引起相应的重视。

(二) 评定

目前关于儿童出血性脑梗死的评定,国内儿童康复界尚无明确的标准。结合成人出血性脑梗死的评定内容和临床常用的评定方案,一般主要有以下几个方面的评定。

急性期主要评估出血量,有无脑疝等。持续观察患者有无意识障碍的表现,双侧瞳孔是否等大等圆,对光反射是否灵敏,如出现头痛、呕吐、视神经乳头水肿,血压升高,脉搏变慢,呼吸不规则、深大应警惕是否发生脑疝。

稳定期和恢复期主要进行以下评估:

(1) 运动功能障碍、言语功能障碍和吞咽功能障碍等的评定,可参考脑性瘫痪的相关量表进行。

(2) 认知功能障碍,可参考智力障碍的评定量表。

三、康复治疗

(一) 急性期的手术治疗

儿童期自发性颅内出血中,由于 AVM 容易再出血,致病残率加大,死亡率高,因此应尽可能及时手术治疗。对脑 AVM 应力争一次全切,以减少复发和再出血。对于病情相对稳定的患儿,原则上术前均应先行 MRA、DSA 检查,了解血管畸形的部位、范围、供血动脉和引流静脉,以减少风险。对脑深部功能区的 AVM 可采用介入栓塞治疗。对于危重患儿,在采取相应处理的同时,应尽可能地行 MRI(MRA)、DSA 检查,以便为进一步治疗提供方便。对于无法行上述检查的患儿,早期仅清除血肿,切勿贸然切除 AVM。可待病情稳定后,行

DSA 检查,再采取相应措施。对于出血原因不明者,清除血肿后,定期行 MRA、DSA 检查,及时发现并处理原发病。

无明确病因的颅内血肿患者,通过侧脑室置管冲洗引流血肿或者小骨窗开颅,骨瓣开颅来清除血肿,以减轻高颅压症状。

手术困难或不能立即手术者,急性期治疗的重要原则为防止脑出血,控制脑水肿,维持生命体征和防止并发症。首先应保持呼吸道通畅,给氧,防止呕吐物误吸引起的呼吸道阻塞。其次给予止血剂和脱水药物等治疗。及时应用脱水剂(20% 甘露醇和 / 或呋塞米静推注),并适时监测肾功能。对于出血量较大者,主要采用输新鲜血控制出血,血友病引起颅内出血者,及时使用Ⅷ因子,浓度提高至 50% 以上。维生素 K_1 缺乏患儿,应第一时间应用维生素 K_1。同时可应用止血药和凝血药,如氨基己酸、酚磺乙胺等。

(二)康复治疗

急性期主要采用良肢位摆放、关节被动训练和按摩等,可参考脑缺血性卒中的方法。对恢复期及后遗症期患儿康复,可针对不同的损伤部位和表现进行不同的康复训练,具体可参考脑性瘫痪相关康复内容。

四、预防及预后

(一)预防

我国儿童颅内出血的主要因素之一是维生素 K_1 缺乏,因此对母乳喂养的患儿适时添加维生素 K_1 是预防颅内出血一种简单易行的好方法。此外,对开始进行步行训练的婴儿,早期佩戴头盔也是一种较为简便的防止颅内出血的措施。血友病患者,适时检测凝血因子水平,预防外伤等都可以减少颅内出血的发生。

(二)预后

儿童出血性卒中预后相对良好,部分与儿童颅骨发育特点有关。国内郑楠等报道痊愈 76.7%,遗留不同程度神经损害症状占 16.7%,死亡 6.6%,部分出现二次出血。

(吴　德)

参 考 文 献

[1] BRAUN K P,RAFAY M F,UITERWAAL C S,et al. Mode of onset predicts etiological diagnosis of arterial ischemic stroke in children [J]. Stroke,2007,38:298-302

[2] MANOLIDIS S,KUTZ JW Jr. Diagnosis and management of lateral sinus thrombosis [J]. Otol Neurotol,2005,26:1045-1051.

[3] BOGOUSSLAVSKY J,REGLI F,USKÉ A,et al. Early spontaneous hematoma in cerebral infarct:is primary cerebral hemorrhage overdiagnosed?[J]. Neurology,1991,41:837-840.

[4] CHOI PM,LY JV,SRIKANTH V,et al. Differentiating between hemorrhagic infarct and parenchymal intracerebral hemorrhage [J]. Radiol Res Pract,2012,2012:475-497.

[5] Ling-ling Xie,Li Jiang. Arterial ischemic stroke and hemorrhagic stroke in Chinese children:A retrospective analysis [J]. Brain & Development,2014,36:153-158.

[6] Chien-Chung Lee, Jainn-Jim Lin, Kuang-Lin Lin, et al. Clinical Manifestations, Outcomes, and Etiologies of Perinatal Stroke in Taiwan: Comparisons between Ischemic, and Hemorrhagic Stroke Based on 10-year Experience in A Single Institute [J]. Pediatrics and Neonatology, 2016, xx: 1-88

[7] 郑楠, 冀勇, 朱庆林, 等. 儿童自发性脑出血的临床分析[J]. 中国急救医学, 2004, 24(3): 209-210.

第十二章

小脑及锥体外系疾病

第一节　急性小脑性共济失调

一、概述

急性小脑性共济失调是一组以小脑性共济失调为主要表现的小儿时期特有的综合征。正常随意运动需要主动肌、协同肌、拮抗肌、固定肌的相互配合。主动肌收缩时,拮抗肌需要放松;各有关肌肉在动作的速度、幅度、力量、动作方向等方面都需要密切配合。肌肉间这种巧妙的配合动作称为协同运动或共济运动。共济运动需要功能完整的深感觉、前庭、小脑和锥体外系的参与。上述任何部位的损害所致的运动协调障碍称为共济失调。不同部位的损害引起的共济失调特点各异,如感觉性、前庭性、小脑性和大脑性共济失调等。临床通常称呼的"共济失调",多指小脑性共济失调。根据病因的不同又可将共济失调分为急性小脑性共济失调、先天性代谢异常性共济失调及遗传性共济失调症等。

急性小脑性共济失调的病因尚不完全清楚,可能与病毒或其他感染有关。约50%的病例在发生共济失调前有病毒感染,最常见的前驱病是水痘,其次是肠道病毒和脊髓灰质炎病毒感染。有的病例与带状疱疹病毒、风疹病毒、腮腺炎病毒等感染有关。支原体及细菌性感染也可引起本症。其他病因还有小脑肿瘤、药物或重金属中毒(如苯妥英钠、铅)、先天性代谢异常等。

感染后发生的急性小脑性共济失调可归类于感染后脑炎疾病,是自身免疫反应,而此种免疫过程只限于小脑系统。也有人认为本病是病毒直接侵入小脑组织所引起的急性病毒性小脑炎。

二、诊断及评定

(一) 诊断

1. 前驱感染史。
2. 急性发病。
3. 主要表现为急性小脑性共济失调。
4. 除外其他神经系统疾患、全身症状及其他方面的神经系统症候。

(二) 小儿急性小脑性共济失调的功能障碍特点

1. **运动障碍**　步态不稳,醉酒步态;眼震和意向性震颤;协调运动障碍;肌张力减低;指鼻试验、对指试验、跟膝胫试验等阳性,本体感觉和平衡感觉丧失或减退。

2. **构音障碍**　因小脑功能障碍引起构音相关肌群肌张力低下、构音动作不准和协调不良,运动速度减慢,震颤等。构音障碍以韵律失常为主,语调单一、语速缓慢,呈吟诗样语言,可有语颤和发音断续。

3. 辨距不良　又名动作过度现象,出现下述现象之一者,即为辨距不良征。

(1)患者两上肢向前平举、手旋后,然后嘱其手由旋后位旋前,可见一侧手有旋前过度现象。

(2)患者两上肢向前平举、掌心向下,检查者用手分别叩击其上肢,可见一侧上肢有上下摆动现象。

(3)画线试验:患者在预先画在纸上的2条直线之间画线,可见其所画之线远远超越界限。

(4)患者取某物时,可见其手部张开过大,与该物的大小极不相称,而且距离也不准,往往将该物推翻之后才能握住。

(三)康复评定

1. 平衡功能评定

(1)Semans平衡障碍严重程度分级:属于观察评定法,主要应用于小儿脑瘫及脑卒中后偏瘫患者的平衡评定(表12-1)。将平衡功能区分为8级,级别越高平衡功能越好。

表 12-1　Semans平衡障碍严重程度分级

级别	特征
V	能单腿站立
IV	能单膝跪立
III	一腿前一腿后地站立时能将身体重心从后足移向前足
II-3	能双足站立
II-2	能双膝跪立
II-1	能手膝位
I	能在伸直下肢的情况下坐着
0	伸直下肢时不能坐

(2)平衡协调试验:评估身体在直立位时的姿势、平衡以及静和动的情况(表12-2)。

表 12-2　平衡协调试验

级别	特征
I	在正常舒适的位置上站立
II	两足并拢站立(窄支持基地)
III	一足直接在另一足前方(足趾碰及另一足足跟)站立
IV	单足站立
V	站立,上肢的位置交替地放在身旁、头上方、腰部等
VI	出其不意地使患者离开平衡点(细心保护患者)
VII	站立,交替地前屈躯干和返回原位
VIII	站立,向两侧侧屈躯干
IX	沿直线走,一足跟直接在另一足足趾之前
X	沿直线走或沿地上的标记走

续表

级别	特征
XI	向侧方走和向后走
XII	操正步走
XIII	行走时变换速度(增加速度会增加协调缺陷)
XIV	行走中突然停下和开始
XV	环形行走和变换方向
XVI	用踵或趾行走
XVII	正常站立,观察患者开眼和闭眼时的反应,若患者开眼能站闭目则不能,意味着本体感丧失,闭目不能保持直立位为 Romberg 征阳性

评分标准:4 分:能完成活动;3 分:能完成活动,但为保持平衡需要较少的身体接触加以保护;2 分:能完成活动,但为保持平衡需要大量的身体接触加以保护;1 分:不能活动

2. 共济失调评定 对于配合性好的年长儿,可进行共济失调评定。可供使用的共济失调评定量表包括世界神经病联合会国际合作共济失调量表(International Cooperative Ataxia Rating Scale,ICARS)(见附表 12-1)。

三、康复治疗

(一) 药物治疗

短期应用肾上腺皮质激素或静脉注射大剂量免疫球蛋白可以取得满意疗效,但激素应慎用,而且不宜较长时间应用;有研究证明急性期可以采用皮质激素结合营养神经、抗炎抗病毒等疗法,预后较好;丁螺环酮是改善共济失调症状的安全有效药物,可明显改善平衡功能和协调功能。

(二) 运动疗法

1. 治疗原则 改善运动姿势和平衡功能;改善协调运动;改善眼手协调运动。

2. 治疗方法

(1) 改善姿势:包括坐位姿势、站位姿势和行走时姿势的稳定训练。

(2) 改善协调:Frenkel 体操训练法,即:采用利用视觉、听觉、触觉的代偿强化反馈机制,反复训练使中枢神经系统再学习。主要采取卧位、坐位、立位和步行 4 种姿势。其要点是在训练时使患者集中注意力,学会用视觉代替消失的本体感觉。方法如下:

1)仰卧位:①屈伸一侧下肢:令其由屈膝位开始,足跟在治疗台上滑动,直至下肢伸直;②外展内收髋关节:屈膝,足跟放在治疗台上不动;③外展内收髋关节:髋、膝关节伸展,令其下肢在治疗台上滑动;④屈伸髋、膝关节:足跟从治疗台上抬起;⑤足跟放在对侧膝部,沿胫骨向足部滑动;⑥双下肢同时屈伸:令足跟在治疗台上滑动;⑦双下肢交替屈伸:令其足跟在治疗台上滑动;⑧一侧下肢屈伸,另一侧下肢外展、内收。

2)坐位:①让患者用足接触 PT 师的手:每次变动手的位置;②下肢抬起,再踏在预先画好的脚印上;③一动不动地静坐数分钟;④双膝并拢,交替站立、坐下。

3)立位、步行:①让患者在一直线上前后移动其足;②沿弯曲的线步行;③在两条平行线间沿平行线步行;④尽量准确地踏着预先划好的脚印步行。

（3）肢体负荷训练：可以提高共济失调患者的康复疗效，缩短病程。负荷训练可以增加肢体运动量，提高患者在治疗中的注意力，从而增加压力感受系统对小脑的抑制，增强躯干及肢体的稳定性。

（4）平衡训练：可以明显改善患者的整体步态、步速及整体运动能力。

（5）辅助器具：根据人体肌肉结构及力学结构，用绷带和保护支具等，对肌肉、关节及软组织作程序化的贴扎支撑、保护和助力，以提高康复治疗效果。

（三）中医疗法

1. 针灸疗法　结合康复疗法，可以提高疗效。

2. 中药疗法　中药在小脑性共济失调患者的治疗中起着一定的作用。

（四）手术

对于小脑占位性病变引起的共济失调，手术切除占位病灶是临床上较多采用的治疗方法。

四、预防及预后

（一）预防

预防各种感染性疾病，做好预防接种工作；防止药物过量（如苯妥英钠）引致本症；防止重金属中毒（如铅）。

（二）预后

感染后的急性小脑性共济失调预后较好，多数在 1 周内好转。少数在 3~4 个月内完全恢复。个别严重病例共济失调、震颤、语言不清等症状持续更长时间，或成为后遗症。

附表 12-1　世界神经病联合会国际合作共济失调量表

Ⅰ 姿势和步态障碍

1. 行走能力　（观察靠墙约 1.5m，步行 10m 的能力，包括转身动作）

　　0 = 正常

　　1 = 接近正常，但不能两脚一前一后在一条直线上行走

　　2 = 行走不需要扶助，但明显异常

　　3 = 行走不需要扶助，但摇晃明显，转身困难

　　4 = 不能独立行走，在行走 10m 的测试中间断，需要扶墙

　　5 = 需借助一个拐杖行走

　　6 = 需借助两个拐杖或助行器行走

　　7 = 需陪人扶助行走

　　8 = 即使在陪人帮助下也不能行走（日常活动限于轮椅）

　　评分＿＿＿＿＿＿＿＿

2. 步速　（如第 1 项检查得 1~3 分，观察步速；如得 4 分和 4 分以上；在此项检查中得 4 分）

　　0 = 正常

　　1 = 轻微减慢

　　2 = 显著减慢

　　3 = 极慢

　　4 = 不能独立行走

　　评分＿＿＿＿＿＿＿＿

3. 睁眼站立能力 （先让患者试着用一脚支撑；如不能，双脚一前一后站立；如还不能，双脚并立站立，然后让患者选择一个自然舒适的姿势）

0 = 正常，可用一只脚站立超过 10 秒

1 = 可以并脚站立，但不能用一只脚站立超过 10 秒

2 = 可以并脚站立，但不能双脚一前一后站立

3 = 不能并脚站立，但可在不支撑的自然姿势下站立，没有或伴中等程度的摇晃

4 = 可在不支撑自然姿势下站立，但摇晃很明显

5 = 如无单臂强有力的支撑，自然姿势下不能站立

6 = 即使在双臂强有力的支撑下也不能站立

评分_____

4. 在睁眼、没有支撑的自然姿势下站立时，测量足距（让患者处于一个舒适站立位置，测量两内踝之间的距离）

0 = 正常（足距 < 10cm）

1 = 轻度增大（足距 > 10cm）

2 = 明显增大（25cm < 足距 < 35cm）

3 = 严重增大（足距 > 35cm）

4 = 自然姿势下不能站立

评分_____

5. 睁眼，双脚并立身体摇晃程度

0 = 正常

1 = 轻度晃动

2 = 明显晃动（在头部水平 < 10cm）

3 = 严重的晃动（在头部水平 > 10cm），有摔倒危险

4 = 立即摔倒

评分_____

6. 闭眼，双脚并立身体摇晃程度

0 = 正常

1 = 轻度晃动

2 = 明显晃动（在头部水平 < 10cm）

3 = 严重的晃动（在头部水平 > 10cm），有摔倒危险

4 = 立即摔倒

评分_____

7. 坐姿 （双臂交叉，双大腿并拢，坐在硬座上）

0 = 正常

1 = 躯干轻度摇晃

2 = 躯干和腿中度摇晃

3 = 严重的不平衡

4 = 不能坐

评分_____

姿势和步态评分（静态分数）：_____/ 34

Ⅱ **动态功能**

8. 跟膝胫试验：动作分裂和意向性震颤 （患者仰卧，头倾斜，要求患者目光控制动作。一侧下肢举起，将足跟放对侧下肢的膝盖上，后将足跟沿胫骨向下滑动至踝关节。然后再次举起下肢至约 40cm 高度，

　　重复以上动作:每侧肢体检查至少 3 次)

　　0 = 正常

　　1 = 可在连续轴性运动中放下足跟,但整个动作分裂成数个阶段。不伴有真正的舞蹈样冲撞运动和异常
　　　　缓慢

　　2 = 在轴性冲撞样运动中放下足跟

　　3 = 在冲撞样运动中放下足跟,伴侧方运动

　　4 = 在冲撞样运动中放下足跟,伴非常严重的侧方运动:或测试无法完成

　　评分_____右_____左

9. 跟膝胫试验动作性震颤　(与第 8 项检查方法相同。在足跟沿胫骨向下滑动至踝关节前,仔细观察患者
　　足跟放于膝盖上的动作性震颤数秒,要求患者目光控制动作)

　　0 = 正常

　　1 = 足跟放在膝盖上后,震颤立即停止

　　2 = 足跟放在膝盖上后,震颤在 10 秒内停止

　　3 = 足跟放在膝盖上后,震颤持续 10 秒以上

　　4 = 震颤不停止或测试不能完成

　　评分_____右_____左

10. 指鼻试验:动作分裂和辨距不良　(患者坐在椅子上,每次测试前手放在膝盖上。要求患者目光控制动
　　作。每侧肢体检查 3 次)

　　0 = 正常

　　1 = 摇摆,但不伴有动作分裂

　　2 = 动作分裂成两个阶段和 / 或在触及鼻子时中度的辨距不良

　　3 = 动作分裂成两个以上阶段和 / 或在触及鼻子重度的辨距不良

　　4 = 辨距不良,手指不能触及鼻子

　　评分_____右_____左

11. 指鼻试验:手指意向性震颤　(在投掷样运动阶段出现。患者坐在适合的椅子上,每次测试前手放在大
　　腿上。要求患者目光控制动作。每侧肢体检查 3 次)

　　0 = 正常

　　1 = 动作轻度偏差

　　2 = 中等程度震颤,幅度 < 10cm

　　3 = 震颤,幅度在 10cm 和 40cm 之间

　　4 = 严重的震颤,幅度 > 40cm

　　评分_____右_____左

12. 指指试验:动作震颤和 / 或不稳定性　[患者坐位,在胸前高度,相距 1cm,作匀速对指(示指)动作 10 秒。
　　要求患者睁眼控制动作]

　　0 = 正常

　　1 = 轻度不稳

　　2 = 中等程度的摇摆,幅度 < 10cm

　　3 = 手指相当大的摇摆,幅度在 10cm 和 40cm 之间

　　4 = 冲撞样运动,幅度 > 40cm

　　评分_____右_____左

13. 轮替动作　(患者坐在舒适的椅子上,抬起前臂呈垂直位,做手的轮替动作,每只手分别测试)

　　0 = 正常

　　1 = 轻度的缓慢、不规则

2 = 明显的缓慢和不规则,但是没有肘部的摇摆

3 = 显著的缓慢和不规则,有肘部的摇摆

4 = 动作十分紊乱或不能完成

评分＿＿＿＿右＿＿＿＿左

14. 在预先设计的图案上绘阿基米德螺旋图形 (患者坐在固定的座位上,面前摆一张桌子。固定放置一张纸,防止移动等人为误差。患者完成该项测试无时间限制。每次检查必须使用相同的桌子和钢笔。只检查优势手)

0 = 正常

1 = 受损,动作分裂。描线轻微偏离预先设计的图案,但无过多的偏差

2 = 描线完全离开预定图案,重复交叉和 / 或过多的偏差

3 = 描绘动作过大,分裂

4 = 完全杂乱的描绘或者无法完成

评分＿＿＿＿

动态评分(肢体协调):＿＿＿＿＿＿/ 52

Ⅲ 语言障碍

15. 构音困难:语言流利度 (患者重复一句相同标准句数次)

0 = 正常

1 = 轻度障碍

2 = 中度障碍

3 = 明显缓慢伴构音障碍性语言

4 = 不能言语

评分＿＿＿＿

16. 构音困难:语言清晰度

0 = 正常

1 = 似乎不清,大多数词语可理解

3 = 严重不清,不能理解

4 = 不能言语

评分＿＿＿＿

构音障碍评分:＿＿＿＿＿＿/ 8

Ⅳ 眼球运动障碍

17. 凝视诱发的眼震 (患者眼睛注视检查者手指,主要测试水平方向,也可包括斜位、旋转或垂直)

0 = 正常

1 = 短暂

3 = 持续但中度

4 = 持续但严重

评分＿＿＿＿

18. 眼球追踪异常 (患者目光追踪检查者手指缓慢的侧方运动)

0 = 正常

1 = 轻度跳跃

3 = 显著跳跃

评分＿＿＿＿

19. 眼睛扫视辨距不良　（检查者两示指分别置于患者两侧颞侧视野。开始患者眼睛平视前方。然后交替扫视右侧和左侧示指。综合评估眼球的超目标运动和未达目标运动）

0 = 无

1 = 眼扫视时，双侧有明显的超目标运动和未达目标运动

评分_____

眼球运动评分：_____ / 6

总评分：_____ / 100

测评日期：____年____月____日

（陈　翔）

第二节　多巴胺反应性肌张力不全

一、概述

多巴胺反应性肌张力不全（dopa-responsive dystonia，DRD）是一种具有独特临床表现的遗传性锥体外系疾病，又称伴有昼夜间波动的遗传性进行性肌张力不全（hereditary progressive dystonia，HPD）、多巴胺反应性波动性肌张力不全、少年遗传性肌张力不全、Segawa 病。1976 年由 Segawa 等首次描述。多数病例致病基因位于第 14 号常染色体短臂，与四氢生物蝶呤的产生有关。患者脑脊液中生物蝶呤的含量降低。四氢生物蝶呤是酪氨酸转化为多巴胺的重要辅助因子，其产生障碍使多巴胺合成受到影响。

DRD 按遗传方式的不同分为：①常染色体显性遗传（AD）-DRD，较常见，位于 14q22.1-22.2 的三磷酸鸟苷（GTP）环化水解酶 I（GCH I）基因突变所致；②常染色体隐性遗传（AR）-DRD，少见，位于 11p15.5 酪氨酸羟化酶（TH）基因突变所致。

多巴胺反应性肌张力不全常见于儿童期，女性多于男性。发病年龄一般在 4~8 岁，但可以早至婴儿期，晚至成人期。婴儿期起病者较少见，常被误诊为脑性瘫痪或痉挛性截瘫，成人期起病者症状类似帕金森病（Parkinson disease，PD）。初始症状往往是马蹄内翻足和由于下肢肌张力不全造成的步态异常。儿童起病患者多以一侧下肢肌张力障碍为首发症状，表现出异常步态及马蹄内翻足。以后病情进行性加重，可以出现四肢僵硬，运动徐缓，面无表情。半数患者出现 8~10Hz 位置性、意向性震颤（不同于帕金森病的 4~5Hz 静止性震颤），一般在成人期病情相对稳定。某些轻症患者仅在午后有行走困难和疲劳感，写字握笔略久有书写痉挛。体检时某些患儿可发现踝阵挛和巴宾斯基征阳性。75% 患儿的肌张力不全有特征性的昼间变化，即清晨刚起床时肌张力不全较轻，以后渐渐加重，黄昏时最为明显。日间休息后可稍有改善，但活动、运动后加剧。患者语言及智能一般不受累。电生理和影像学检查包括脑电图、肌电图、诱发电位、颅脑 CT 及 MRI、脑部 SPECT 均未见异常。服用小剂量左旋多巴疗效显著，且长期应用无副作用。

二、诊断及评定

(一) 诊断

1. 病史和临床表现

(1) 1~10 岁发病,伴有足的肌张力不全,极少数在成年有姿势性震颤。

(2) 症状明显的日间波动,随着年龄增长而减弱。

(3) 20 岁以前病情进展,而随着年龄增长减缓,40 岁后不再进展。

(4) 主要症状:下肢为主的姿势性肌张力不全、可发生头后仰的痉挛性斜颈、无轴性扭转肌张力失常或动眼危象。

(5) 后期发生 8~10Hz 的姿势性震颤;无 PD 的 4~5Hz 的静止性震颤。

(6) 运动迟缓表现在后期,动作性活动保持至晚期。

(7) 全部腱反射亢进,某些有踝阵挛或纹状趾,无病理征。

(8) 左旋多巴疗效明显,持续有效,无任何副作用;后期有可能减量;初期 10 年感到左旋多巴不能阻止进展。

(9) 有左侧优先受累的倾向。

(10) 女性多见。

(11) 矮身高。

(12) 常染色体显性遗传,外显率低,故也可为散发病例。

2. 实验室检查

(1) 生化检查:GCH I 的缺陷将影响苯丙氨酸代谢和单胺类神经递质的合成,患者血浆和脑脊液中生化蝶呤(主要分为四氢生物蝶呤)下降,脑脊液中反映 GCH I 活性的新蝶呤也下降。酪氨酸羟化酶是合成儿茶酚胺(多巴胺、去甲肾上腺素、肾上腺素)和 5- 羟色胺的限速酶,酪氨酸羟化酶的缺陷导致儿茶酚胺水平下降,脑脊液中高香草酸含量也下降。

(2) 苯丙氨酸负荷试验:口服苯丙氨酸 100mg/kg,服前及服后 1、2、3、4 小时分别测定血苯丙氨酸、酪氨酸浓度,计算苯丙氨酸与酪氨的比值。患者血苯丙氨酸水平正常,但口服苯丙氨酸后血苯丙氨酸浓度、苯丙氨酸 / 酪氨酸的比值多于 3 小时和 4 小时明显下降,提示苯丙氨酸代谢存在亚临床缺陷。应用口服苯丙氨酸负荷试验能筛选出不典型患者和症状前患者。

(二) 评定

1. 肌张力的评定

多采用改良 Ashworth 痉挛评定量表,手法检查是对关节进行被动运动时所感受的阻力来进行分级评定(表 12-3)。

2. 仪器评定

(1) 神经电生理检查:表面肌电图和肌电图(EMG)检查。分析其 H 反射、F 波、H/M 比值等。痉挛患者 H 反射波幅增大、F 波时限和波幅增加、H/M 比值增大。

(2) 钟摆试验:主要用于下肢股四头肌与腘绳肌痉挛程度的评定。

(3) 步态分析:用于多通道动态表面肌电图技术在步行和步态周期中的应用。对治疗效果有判断价值。

表 12-3　改良 Ashworth 痉挛评定量表

级别	评定标准
0 级	无张力的增加
Ⅰ级	肌张力轻微增加,受累部分被动屈曲时,在 ROM 之末时出现突然卡住然后呈现最小的阻力或释放
Ⅰ+级	肌张力轻度增加,表现为被动屈曲时,在 ROM 后 50% 范围出现突然卡住,然后均呈现最小的阻力
Ⅱ级	肌张力较明显的增加,通过 ROM 后大部分时肌张力均较明显的增加,但受累部分仍能较容易的被移动
Ⅲ级	肌张力严重增高,进行 ROM 检查有困难
Ⅳ级	僵直:受累部分被动屈伸时呈现僵直状态,不能活动

三、康复治疗

在未明确诊断之前,按照痉挛的处理方法和原则进行康复治疗。

(一)正确的体位与坐姿

保持肢体抗痉挛的良好体位可起到预防痉挛产生和缓解痉挛的作用,同时应尽量避免可以加重痉挛的体位。

(二)神经肌肉促进技术

主要通过多种感觉刺激,诱导正常运动模式的产生,抑制异常运动模式的出现,让患儿在控制肢体痉挛状态下,适应日常生活的动作。如:Bobath 技术采用控制关键点和反射性抑制;Rood 技术的皮肤感觉刺激、关节负重、体位摆放、痉挛肌肉的牵拉等均有较好的抗痉挛作用。

(三)牵伸训练

对痉挛肢体的关节采用手法牵伸,缓解肌肉痉挛,改善关节的活动范围。

(四)作业疗法

根据患儿的痉挛情况,开展一些日常生活活动和游戏活动。

(五)引导式教育

也可针对不同年龄的患儿开展小组式的引导式康复教育课程。

(六)物理因子治疗

包括各种热疗(如蜡疗等)、功能性电刺激、生物反馈等疗法。

(七)辅助器具

包括各种踝足矫形器、手指夹板等,通过矫形器的使用可在一定程度保护关节、缓解痉挛、改善运动等作用。

(八)药物治疗

小量左旋多巴类药物反应良好,金刚烷胺及卡马西平治疗有效,在儿童患者中,左旋多巴(与多巴脱羧酶抑制剂合用)起始剂量为 $1mg/(kg\cdot d)$,根据患者耐受性和治疗反应而逐渐增加,大部分患者需要用到 $4\sim5mg/(kg\cdot d)$。DRD 由于纹状体内多巴胺(DA)能神经元功能不足,故胆碱能药物治疗有效。金刚烷胺能促进突触前 DA 释放或抑制突触间的 DA 重吸收,可改善 DRD 的症状。卡马西平对 DA 重吸收有一定阻滞作用,故对 DRD 有一定效果。

四、预防及预后

(一)预防

有遗传背景者,预防显得更为重要。预防措施包括避免近亲结婚,推行遗传咨询,对疑有携带遗传基因者进行基因检测及产前诊断,可做选择性人工流产等以防止患儿出生。早期诊断、早期治疗、加强临床护理对改善患者的生活质量有重要意义。

(二)预后

病程 20 年以上的患者生活仍可自理或能做部分家务,病情不继续恶化,表明其预后比 PD 好,且小量复方左旋多巴治疗不出现长期左旋多巴治疗综合征。DRD 患者由于四氢生物蝶呤缺乏,甲状腺激素(TH)早期减少,也影响结节漏斗 DA 神经元的 DA-D4 受体,并引起儿童身高增长的停滞。若青春期前应用左旋多巴,可增加身高。对于因长期肌张力不全所致的脊柱、足部畸形,可采取器械康复、功能锻炼等综合性方法帮助恢复。

(陈 翔)

第三节 以舞蹈、手足徐动为主要表现的疾病

一、概述

舞蹈症、手足徐动症属于不自主运动,是在患者意识清楚的情况下发生,患儿可以只有其中的一种表现,也可同时包含舞蹈和手足徐动两种表现(舞蹈手足徐动症)。舞蹈、手足徐动往往在患儿情绪激动时加重,安静时减轻,入睡后消失。引起小儿舞蹈、手足徐动的原因主要有:①遗传性或家族性;②脑结构异常;③感染、免疫;④围生期损伤;⑤代谢紊乱;⑥脑血管疾病;⑦药物性中毒。

舞蹈症是颜面和四肢较短暂的、无意义的、不规则、无节律的不自主运动。如耸肩转颈、伸臂、抬臂、摆手和手指伸屈等动作,上肢比下肢重,远端比近端重,头面部可出现挤眉弄眼、噘嘴伸舌等动作。手足徐动症又称指划动作或易变性痉挛,主要是肢体远端,如手指、足趾、头、脸或舌等相对缓慢的、无目的、低幅的不自主运动。表现为由于上肢远端的游走性肌张力增高或降低,而产生手腕及手指做缓慢交替性的伸屈动作。如腕过屈时,手指常过伸,前臂旋前,缓慢过渡为手指屈曲,拇指常屈至其他手指之下,而后其他手指相继屈曲。有时出现缓慢的变鬼脸和变调,亦可出现足部不自主动作。在儿童中以舞蹈、手足徐动为主要表现的四种疾病:手足徐动型脑瘫、肝豆状核变性、小舞蹈病及发作性运动源性手足舞蹈徐动症(paroxysmal kinesigenic choreoathetosis,PKC)。其中手足徐动型脑瘫、肝豆状核变性将在相关章节中介绍。

小舞蹈症又称 Sydenham 舞蹈病、风湿性舞蹈病,该病多发生于儿童,好发年龄在 6 岁以后,女孩多见,由 A 型 β 溶血性链球菌感染所致,常为急性或亚急性风湿热的神经系统症状,可单独存在,也可伴随其他风湿热表现,如风湿性心脏病、关节炎、皮下小结或环形红斑。病变为基底节、大脑皮质、小脑等处血管充血,血管周围淋巴细胞和浆细胞浸润,神经细胞弥

散性变性,是一种非特异性可逆性炎性病变。早期症状不明显,不易被发觉,早期常有不安宁、易激动、注意力不集中、肢体动作笨拙且不协调,书写字迹歪斜,持物和步态不稳等。随着不自主运动的日趋明显,逐渐出现舞蹈样动作,常起自一侧肢体,逐渐扩及对侧,上肢症状多较下肢重,下肢的不自主运动表现为步态颠簸,常常跌倒。约 80% 患者的舞蹈样动作为全身性,20% 为单侧。面肌的不自主动作多样且多变,可见皱额、噘嘴、眨眼、吐舌、挤眉等犹如做鬼脸。躯干部肌肉可出现突然挺胸、躯干亦可绕脊柱卷曲或扭转。舌肌、口唇、软腭及其他咽肌的不自主运动则引起构音困难、咀嚼和吞咽障碍;呼吸可因躯干肌与腹肌的不自主运动而使呼吸不规则。全身性舞蹈样动作可在数周内呈进行性恶化,影响日常生活,如立、卧、行及睡眠。

发作性运动诱发舞蹈手足徐动症,也称之为发作性运动诱发性运动障碍(paroxysmal kinesigenic dyskinesia,PKD),是发作性运动障碍的三种临床类型之一,因运动而诱发非持续性的不自主姿势性手足舞蹈样动作为特征的综合征,发作间期正常。PKC 儿童及青少年期发病,发病年龄 1~40 岁,平均起病年龄 8.8 岁,男女比例约 4:1,儿童期发病者大多是散发性和/或家族性,呈常染色体显性遗传,外显率不完全。发作多由运动开始诱发:寒冷、饥饿、注视、惊吓、过度换气等也可诱发。发作前部分患者有"先兆":有各种感觉异常(发麻、紧张感和难以语言表达的感觉);发作时意识清楚,多表现为发作性不自主运动等锥体外系症状(手足徐动、舞蹈、肌张力障碍姿势、投掷症等任意组合)。发作大多累及一侧或两侧的手指、足趾徐动,可伴上、下肢的舞动,每次发作持续数十秒至数分钟。发作频率从每月数次到每天数十次甚至上百次不等,差异较大,发作严重时可致患者跌倒。随年龄增长发作频率和程度逐渐减轻。发作后一般无意识模糊及不适症状,发作间歇期表现正常,不影响智力发育。发作时或发作间期脑电图正常,神经系统检查无异常体征,若无合并其他疾病的话,一般实验室检查无明显异常,影像学检查如 CT 或 MRI 大部分无明显异常,极少数有病灶。PKC 对抗癫痫药物敏感,小剂量即可奏效;PKC 的遗传基因位于 16p11.2- q11.2 区带,对于 PKC 的发病机制目前尚未研究透彻,目前主要有离子通道学说、基底节病变学说、家族遗传学说和癫痫学说。

二、诊断及评定

(一) 诊断

1. 小舞蹈病的诊断 根据本病的特点,包括年龄、病程、舞蹈样不自主动作、肌张力和肌力的改变,以及可能存在的风湿热病史和现象,诊断并无困难。具体指标如下:

(1)典型可见:外周血白细胞增高,血沉加快,C 反应蛋白增高,血清抗链球菌溶血素抗"O"滴度增高,咽拭子培养检出 A 组 β 溶血性链球菌。心电图、胸片、超声心电图可见风湿性心脏病的相应改变。

(2)免疫功能检查:IgG、IgM、IgA 可增高。

(3)脑脊液检查:极少有异常。

(4)影像学检查:头颅 CT 显示尾状核区低密度灶及水肿;头颅 MRI 显示尾状核,壳核和苍白球选择性扩大,余未见异常;PET 显示纹状体高代谢改变,当症状减轻时高代谢率恢复正常。

(5)脑电图(EEG):非特异性改变(轻度弥散性慢波)。

2. 发作性运动诱发舞蹈手足徐动症的诊断　目前 PKC 患者在临床上并不多见。关于临床特征的认识程度对于诊断 PKC 有着至关重要的作用,包括病史的采集(出生时有无缺氧、有无高热惊厥史、有无脑炎病史、有无外伤史等)、实验室检查、头颅 CT 和 / 或 MRI、长程视频脑电图(VEEG)、SPECT 等。其中 VEEG 监测既可以记录脑电图,又可以同步记录患者发作情况,还可以采取多种诱发试验,对于与癫痫发作的鉴别有重要价值,同时结合临床表现,不难作出诊断。SPECT 显示发作对侧基底节示踪剂增强,继发性类型可见原发性病损。

Bruno 等提出原发性 PKC 临床诊断标准为:①明确的运动诱发发作;②发作表现为不自主运动发作(肌张力异常、舞蹈、手足徐动、颤搐等),发作大多累及一侧肢体;③发作时无意识丧失,不伴大小便失禁;④发作持续时间短(1 分钟之内);⑤试用苯妥英钠或卡马西平可控制发作;⑥排除其他器质性疾病,神经系统查体正常;⑦如无家族史,起病年龄在 1~20 岁。

(二)评定

小舞蹈病评定最重要的一点是有无心脏并发症,少数患者可能遗留轻微的神经体征也需要进行评定;PKC 需要针对个体对发作诱因进行评定,从而能更好预防发作。二者的评定包括肌力、肌张力、关节活动度等,具体内容可参考不随意运动型脑瘫的康复评定。

三、康复治疗

(一)小舞蹈病的康复治疗

在未明确病因诊断之前,可参照不随意型脑瘫的方法和原则进行康复治疗。

1. 病因治疗　确诊后均加用青霉素或其他有效抗生素,10~14 天为 1 个疗程。同时给予水杨酸钠或泼尼松,当症状控制后可逐渐减量乃至停药。以最大限度防止或减少疾病复发并控制心肌炎、心瓣膜病的发生。

2. 对症治疗　舞蹈症状可选用地西泮或硝西泮,氟哌啶醇或三氟拉嗪均有明显效果。

3. 其他治疗　嘱患儿卧床休息,避免声、光等环境因素的刺激;保护因不自主动作可能带来的意外损伤;进食富含营养及易消化的食物。利用传统的康复治疗改善肢体功能;舞蹈病可引起面、舌、软腭以及呼吸肌的不随意运动而影响发音的清晰度和流畅,故语言康复不能忽略。

(二)发作性运动诱发舞蹈手足徐动症的康复治疗

1. 药物治疗　小剂量抗癫痫药物有效,研究表明,其治疗剂量和水平明显低于抗癫痫剂量。药物有奥卡西平、卡马西平、苯妥英钠、丙戊酸、拉莫三嗪等,现在临床上多选用奥卡西平,其不良反应比卡马西平小,对肝肾功能影响也小。从小剂量开始,维持一段时间即可减少发作,甚至可以完全控制发作,但有停药复发的可能。对于伴有奥卡西平、卡马西平或苯妥英药物过敏反应者可考虑丙戊酸钠。据文献报道,特别是对儿童,拉莫三嗪也有效。另外,继发性 PKC 的治疗主要是病因治疗。

2. 康复训练　避免精神和情绪刺激;改善运动姿势和肢体协调性;加强精细功能训练;以及言语功能和吞咽功能训练;防止意外伤害。

3. 教育及心理康复　患儿、家长及老师应充分了解该病的本质;根据患儿具体情况,总结诱因及发作的规律,与患儿及家长共同研究,提出并采取可实施的预防措施,尽可能避免各种触发因素。若病情突然发作,让患儿有很大的思想压力和包袱,应鼓励老师、家长和医生之间的交流,多理解和关怀患儿,尽量减少患儿的心理障碍。

四、预防及预后

（一）小舞蹈病的预防及预后

1. 预防 建议预防性使用青霉素以预防风湿热的其他并发症。

2. 预后 一般经 3~6 周,个别患者长达数月后可自行恢复,为自限性疾病,适当治疗可缩短病程。1/5~1/4 的患者可在间隔不定的时间后再次复发。间歇期可为数周、数月至数年不等。如果不发生心脏并发症,一般极少引起死亡,预后良好。

（二）发作性运动诱发舞蹈手足徐动症的预防及预后

1. 预防 诱因包括静息时突然刺激下肢活动(从坐位站立、跑步)、疲劳、寒冷、月经、窘迫、应激等。治疗中嘱咐患者避免寒冷和饥饿,如不能参加跑步等体育运动,不能迅速改变自己的姿势或行动方向,不能从事高空作业。

2. 预后 PKC 随年龄增长发作次数减少程度减轻,或自行缓解,总体预后良好。

（肖　农）

第四节　以肌阵挛为主要表现的疾病

一、概述

肌阵挛是一种复杂的运动增多型运动障碍症状,表现为一块或一组肌肉突然的、短暂的、不由自主的抽动,由 10~50ms 短促的肌电暴发引起,一般较少超过 100ms。它有两种形式,一种为正性肌阵挛,也是最常见的一种,是由肌肉的收缩所致;另外一种为负性肌阵挛,偶尔出现,是由于肌张力短暂的消失或抑制而引起,表现为肌肉快速松弛、上肢突然下垂、手中物品落地,此时如正进行肌电图监测,可发现肌电活动消失。

由于只是一种临床表现,可以从多角度进行分类,目前还没有一个被广泛接受的肌阵挛分类。

肌阵挛源于中枢神经系统,根据解剖特性可分为皮质型、皮质下(基底节)型、脑干型、脊髓型、周围神经型。脊髓和周围型肌阵挛非常少见,往往有结构的病变。每一分类间有明显的差异性,它的病因、临床特点、治疗方式均有很大的不同。

根据肌阵挛的发病原因,首先考虑是否为生理性肌阵挛:在正常情况下出现的肌阵挛称为生理性肌阵挛,如睡眠中出现的肌肉收缩;焦虑、紧张和运动所导致的肌肉跳动;膈肌肌阵挛引起的呃逆等。生理性肌阵挛一般不伴有其他神经系统症状和体征,因此不需要特殊治疗。其次是否为症状性肌阵挛:症状性肌阵挛是病变分类中最大的一组,在脑部或神经类的疾病中,通常伴有肌阵挛作为其症状之一。主要包括贮积病、脊髓小脑变性、痴呆、感染性脑病、代谢性脑病、中毒性脑病、物理性脑病(如缺氧或创伤后脑病)及局部脑损伤。再次重视是否是癫痫性肌阵挛,许多肌阵挛症状不属于癫痫性肌阵挛,下面将非症状性肌阵挛相关疾病大致列举如下。

非癫痫性肌阵挛:生理性 - 睡眠肌阵挛、良性新生儿睡眠肌阵挛、良性早婴肌阵挛、战栗发作、过度惊吓反应症、不安腿综合征、周期性睡眠不自主运动、软腭肌阵挛、眼球阵挛 - 肌阵挛综合征、原发性肌阵挛。

癫痫性肌阵挛（myoclonic epilepsy，ME）：①良性原发性癫痫综合征包括青少年肌阵挛性癫痫（juvenile myoclonic epilepsy，JME）、婴儿良性肌阵挛性癫痫（benign myoclonic epilepsy in infancy，BMEI）、婴儿反射性肌阵挛性癫痫、伴有轻度肌阵挛的儿童失神发作；②进行性肌阵挛性癫痫可以分为 Unerricht-Lundborg 病（ULG）、Lafora 病、神经元蜡样脂褐质沉积症、樱桃红斑肌阵挛综合征、伴蓬毛样红纤维症肌阵挛性癫痫、少年型 Gaucher 病、齿状核 - 红核 - 苍白球及下丘脑萎缩；③严重肌阵挛癫痫综合征包括婴儿严重肌阵挛性癫痫（又称为 Dravet 综合征）、婴儿早期肌阵挛性脑病、Lennox-Gastaut 综合征（LGS）、癫痫伴肌阵挛 - 站立不能发作。

综上所述，肌阵挛可根据临床表现、病理生理学解剖起源以及病因有三种不同的分类方法，如表 12-4 所示。

表 12-4　肌阵挛分类

临床	解剖	病因
1. 局灶性	1. 皮质	1. 生理性
节段性	局灶性	2. 原发的
多灶性	多灶性	3. 症状性
全身性	全身性	贮积病
2. 节律性	持续部分癫痫	小脑变性
非节律性	2. 皮质下（基底节）	基底节变性
3. 安静时	3. 脑干	痴呆
动作性	网状结构	感染性脑病
发射性	惊跳	代谢性脑病
	腭	中毒性脑病
	4. 脊髓	缺氧
	节段性	局部损伤
	脊髓固有	4. 癫痫性
	5. 周围神经	

二、诊断及评定

（一）诊断

肌阵挛的诊断主要依靠临床表现和神经系统检查。在体格检查中，根据肌阵挛的部位，结合神经电生理检查，可初步判定肌阵挛的起源。要充分了解肌阵挛的病因，还需结合病史及其他特异性的实验室及影像学检查。

1. 临床症状检查　对患者的临床症状进行仔细检查，判断其运动特点，初步判断是否为肌阵挛，尤其是要注意与其他运动障碍进行鉴别，如震颤、抽动、舞蹈和肌张力障碍等，具体鉴别见表 12-5。

表 12-5 运动障碍类型及特点

运动障碍类型	运动特点
肌阵挛	速度快,可有或无节律,惊吓样
震颤	速度较慢或适中,幅度较小或适中,有节律
抽动症	速度快或慢,常无节律,有固定模式
舞蹈	速度快,幅度大,无规律,变化多样而无方向性
肌张力障碍	速度适中,幅度适中,不太有节律,有固定模式和特定方向

2. 电生理检查 对肌阵挛症状进行基本判定后,首先应确定其为癫痫性或非癫痫性肌阵挛。除完整的病史,全面的体格检查及对临床症状(起病形式、伴随症状)的仔细观察外,电生理检查对确定肌阵挛的性质非常重要。最好进行脑电图(EEG)和肌电图(EMG)的同步记录。脑电图记录区别癫痫样与非癫痫样肌阵挛如表 12-6 所示。它们最主要的区别在于脑皮层脑电是否能够记录到癫痫样放电现象。如果是局限性皮层神经元的突触后过度放电,可以解释为局灶性肌阵挛。

表 12-6 癫痫性与非癫痫性肌阵挛脑电图及肌电图区别

	发作时		发作间期	
	EEG	EMG	EEG	EMG
癫痫性	有	小于 50ms,偶可在 50~100ms	棘波、多棘波、棘慢波或多棘慢波	同步性肌群抽动
非癫痫性	无	50~300ms	正常	通常不同步

3. 其他辅助检查 还需有针对性地进行药物、感染、免疫、代谢方面相关实验室检查及神经、肌肉、皮肤病理检查,头颅 CT、MRI、PET、SPECT 等检查及遗传学检测等。其中,基因检测为相对准确地判断肌阵挛的发病原因提供了一种手段,对于遗传性肌阵挛确诊有较大的帮助。

(二) 评定

对于症状性肌阵挛,一般针对其造成的障碍类型进行评估,如视力评估、听力评估、言语评估、运动评估、智力发育评估、生活质量评估等,具体评估内容可参考相关章节。

三、康复治疗

(一) 病因治疗

针对病因治疗是关键,特别是对症状性肌阵挛。如若是药物引起的,急性反应或迟发型反应,首先应停药观察,感染性的应积极抗感染治疗,代谢性的需积极纠正代谢紊乱等。

(二) 药物治疗

目前,肌阵挛尚无特异性治疗,药物治疗主要针对癫痫发作和肌阵挛。与抗癫痫治疗不同的是,抗肌阵挛药物通常需要联合使用,很少能依靠一种药物就获得肌阵挛的完全控制。一般需要根据肌阵挛可能的起源、病因诊断以及相关药物副作用表现来选择治疗药物。常用的药物有氯硝西泮、丙戊酸、吡拉西坦、左乙拉西坦等,治疗上应首选丙戊酸类药物,其次氯硝西泮,无效或伴有其他发作时改为联合用药或加用其他抗癫痫药。同时避免应用加重肌阵挛的药物如苯妥英钠、卡马西平及可能会加重肌阵挛的拉莫三嗪。

(三) 作业疗法

可开展针对性的游戏活动、感觉统合训练、休闲娱乐活动等。

(四) 心理康复治疗

药物控制发作是大家研究的重点,但有些肌阵挛疾病的心理行为问题不容忽视。首先对患儿情况定期进行全面评估,采用特定量表或问卷,对患儿及其亲属进行评估,以及有针对性、有步骤的心理咨询。家属也应正确认识疾病,消除焦虑情绪及对患儿的过分保护,更好地配合治疗,只有这样才能减少对患儿的负性情绪,利于疾病的恢复。另外,老师和同学的理解、关心、不歧视可以对患儿产生良好的影响,从而提高生活质量。

(五) 外科治疗

症状性部分肌阵挛性癫痫,局部有明确的病灶,如瘢痕、肿瘤、畸形、囊肿等,且不累及重要功能区,可手术切除局部病灶或行半球切除术。

(六) 其他

培养良好的生活习惯对治疗也有很大帮助,如保证睡眠,禁咖啡、茶、酒,避免长时间强光刺激(如玩电脑游戏、看电视等)。

四、预防及预后

(一) 预防

肌阵挛的预防要从多方面入手。原发肌阵挛的原因尚不明了,有待进一步研究以找到预防方法。症状性肌阵挛及癫痫性肌阵挛的预防要注意以下方面:

1. **注意孕妇产前围生期保健** 避免缺氧、产伤、感染等损害,尤应注意预防新生儿窒息和缺氧缺血性脑病。

2. **尽量避免头部外伤** 积极防治高热惊厥、颅内感染,预防生化代谢紊乱。

3. **积极预防小儿神经系统各种疾病** 及时治疗,减少后遗症。

4. **做好遗传咨询** 对于引起癫痫的一些严重遗传性疾病,可进行遗传咨询,有的可进行产前诊断或新生儿筛查,以决定是否终止妊娠或早期进行治疗。

5. **加强癫痫知识的宣教工作** 提高专科医生对本疾病群的重视及对肌阵挛性癫痫的认识水平,对肌阵挛性癫痫的尽早诊断有益。

(二) 预后

生理性肌阵挛一般预后较好,随着生长发育而症状逐渐消失。原发肌阵挛通常不伴有其他神经系统的异常,病情一般不进展。症状性肌阵挛的预后与原发病密切相关,若为代谢缺陷、脑变性病及脑发育不良引起的肌阵挛预后不好,发作难控制,易出现神经发育异常。肌阵挛性癫痫的预后与类型多相关,不同类型的肌阵挛性癫痫预后情况见表12-7。

表 12-7　肌阵挛性癫痫预后

类型	预后		
	好	差	不确定
婴儿良性肌阵挛性癫痫	+		
少年肌阵挛性癫痫	+		
婴儿严重肌阵挛性癫痫		+	
婴儿早期肌阵挛性脑病		+	
癫痫伴肌阵挛 - 站立不能发作		+	+
Lennox-Gastaut 综合征		+	
伴蓬毛样红纤维症肌阵挛性癫痫		+	

（肖　农）

参 考 文 献

［1］SCHMAHMANN J D,GARDNER R,MACMORE J,et al. Development of a brief ataxia rating scale（BARS）based on a modified form of the ICARS［J］. Mov Disord,2009,24(12):1820-1828.

［2］MARQUER A,BARBIERI G,PÉRENNOU D.(2014).The assessment and treatment of postural disorders in cerebellar ataxia:A systematic review［J］. Ann Phys Rehabil Med,2014,57(2):67-78.

［3］于四景,姚婷新,刘芙蓉,等.病毒性传染病致小儿急性小脑共济失调综合征的临床治疗分析[J].继续医学教育,2016,30(10):83-84.

［4］韩伯军,洪珊珊,王庆广,等.丁螺环酮治疗小脑性共济失调的疗效[J].江苏医药,2017,43(2):121-123.

［5］陈凤民.儿童急性小脑共济失调 23 例临床分析[J].中国实用神经疾病杂志,2014,17(15):23-24.

［6］李翠莲,吴春风,刘红林.儿童急性小脑共济失调 108 例临床分析[J].临床医药文献电子杂志,2015,2(35):7196-7197.

［7］牛慧霞,谈颂,许予明.小脑性共济失调评定量表[J].中国实用内科杂志,2012,32(7):551-553.

［8］SEGAWA M. Dopa-responsive dystonia［J］. Handb Clin Neurol,100,539-557.

［9］石林,杨岸超,张建国.多巴胺反应性肌张力障碍研究进展[J].医学综述,2014,20(21):3841-3842.

［10］李彩凤.风湿热[M].北京:人民军医出版社,2012:472-473.

［11］MICHEL V,RIANT F,TOURNIER-LASSERVE E,et al.Long-term improvement of paroxysmal dystonic choreathetosis with acetazolamide［J］.J Neurol,2006,253(10):1362-1364.

［12］DRESSLER D,BENECKE R.Diagnosis and management of acute movement disorders［J］.J Neurol,2005,252:1299-1306.

［13］POURFAR M H,GUERRINI R,PARAIN D,et al. Classification conundrums in paroxysmal dyskinesias:a new subtype or variations on classic themes?［J］. Mov Disord,2005,20:1047-1051.

［14］张丽萍,陈眉,黄晓明,等.发作性运动诱发性舞蹈指痉症国内文献报道 216 例分析[J].中国神经精神疾病杂志,2007,33(10):617-619.

［15］BRUNO M K,HALLETT M,GWINN-HARDY K,et al.Clinical evaluation of idiopathic paroxysmal kinesigenic dyskinesia:new diagnostic criteria [J]. Neurology,2004,63:2280-2287.

[16] JOO E Y,HONG S B,TAE W S.Perfusion abnormality of the caudate nucleus in patients with paroxysmal kinesigenic choreoathetosis [J].Eur J Nucl Med Mol Imaging,2005,32:1205-1209.

[17] CAMFIELD C S,STRIANO P,CAMFIELD P R. Epidemiology of juvenile myoclonic epilepsy [J]. Epilepsy Behav,2013,28(Suppl 1):S15-S17.

[18] GENTON P,GELISSE P. The history of juvenile myoclonic epilepsy[J]. Epilepsy Behav,2013,28(Suppl 1):S2-S7.

[19] WIGHT J E,NGUYEN V H,MEDINA M T,et al. Chromosome locivary by juvenile myoclonic epilepsy subsyndromes:linkage and haplotype analysis applied to epilepsy and EEG 3.5-6.0 Hz polyspike waves [J]. Mol Genet Genomic Med,2016,4(2):197-210.

[20] WOLF P,YACUBIAN E M,AVANZINI G,et al. Juvenile myoclonic epilepsy:a system disorder of the brain[J]. Epilepsy Res,2015,114:2-12.

[21] GIORGI FS,GUIDA M,CACIAGLI L,et al. Social cognition in juvenile myoclonic epilepsy [J]. Epilepsy Res,2016,128:61-67.

[22] DE CARVALHO K C,UCHIDA C G P,GUARANHA M S B,et al. Cognitive performance in juvenile myoclonic epilepsy patients with specific endophenotypes[J]. Seizure,2016,40:33-41.

[23] SARKIS R A,PIETRAS A C,CHEUNG A,et al. Neuropsychological and psychiatric outcomes in poorly controlled idiopathic generalized epilepsy[J]. Epilepsy Behav,2013,28(3):370-373.

[24] SERAFINI A,RUBBOLI G,GIGLI GL,et al. Neurophysiology of juvenile myoclonic epilepsy [J]. Epilepsy Behav,2013,28(Suppl 1):S30-S39.

[25] MUNGER CLARY H M. Anxiety and epilepsy:what neurologistsand epileptologists should know[J]. Curr Neurol Neurosci Rep,2014,14(5):445.

[26] RUIS C,VAN DEN BERG E,VAN STRALEN H E,et al. Symptom Checklist 90- Revised in neurological outpatients[J]. J ClinExp Neuropsychol,2014,36(2):170-177.

[27] JAVED A,COHEN B,DETYNIECKI K,et al. Rates and predictors of patient-reported cognitive side effects of antiepileptic drugs:An extended follow-up[J]. Seizure,2015,29:34-40.

第十三章

周围神经系统疾病

第一节　分娩性臂丛神经损伤

一、概述

分娩性臂丛神经损伤（obstetric brachial plexus palsy，OBPP）又称产瘫，是指在分娩过程中出现的臂丛神经损伤，主要表现为伤侧上肢功能障碍。多由于胎儿过大、臀位产或产道相对狭小等原因，在外力作用下造成新生儿头与肩部分离，或肩关节过度外展，导致臂丛神经受到牵拉性损伤。我国发病率为 0.1‰~6.3‰，无明显性别差异。对于损伤较轻的患儿，多数可在出生后数月内完全恢复。本病可根据损伤部位和损伤程度进行分类。

（一）根据损伤部位分类

臂丛神经损伤分型传统上分为Ⅰ型（上干型）、Ⅱ型（下干型）及Ⅲ型（全臂型）。1984 年 Tassin 根据分娩性臂丛神经损伤病理解剖特点将本病分为以下四种类型，现已被广泛应用于临床。第一型 C_5~C_6 损伤：表现为典型的 Erb 麻痹：肩外展、屈肘不能。病理上多为 Sunderland 神经损伤Ⅰ~Ⅱ型（传导中断或轴索断裂）；第二型 C_5~C_7 损伤：表现为肩外展、屈肘、伸腕不能。病理上 C_5~C_6 多为 Sunderland 神经损伤Ⅱ~Ⅲ型（Ⅲ型：神经纤维断裂），C_7 多为 Sunderland 神经损伤Ⅰ~Ⅱ型；第三型 C_5~T_1 损伤：表现为全上肢瘫痪，但 Horner 征阴性。病理上 C_5~C_6 多为 Sunderland 神经损伤Ⅳ~Ⅴ型（神经束或神经干断裂），C_7 多为Ⅲ型，但 C_8~T_1 受累较轻（多为Ⅰ~Ⅱ型）；第四型 C_5~T_1 损伤伴 Horner 征阳性：此型 C_5~C_6 以神经束断裂为主，C_7~C_8 多见神经纤维撕脱，而 T_1 可为不全损伤，也可存在撕脱与断裂的各种组合。

（二）根据损伤程度分类

1. 神经功能性麻痹伴暂时性传导阻滞。
2. 轴突断伤伴重度轴突损伤，但周围神经元成分完整。
3. 神经断伤伴完全性节后神经破坏。
4. 撕脱伴伤及与脊髓节前的连接。

其中神经功能性麻痹与轴突断伤患儿预后较好。

二、诊断及评定

（一）临床诊断

应结合病史，如分娩过程中出现肩难产、巨大儿、第二产程延长等高危因素，并根据患儿出现的相关神经功能障碍进行诊断。

1. **运动、感觉障碍**　当臂丛神经发生完全离断性损伤可见患肢整体迟缓性瘫痪，患肢运动、感觉全部缺失，关节全部主动活动丧失。臂丛神经部分损伤时可见以下症状：

（1）肩关节、上臂活动障碍：腋神经损伤可见其支配的三角肌、小圆肌失用而致肩外展障碍,外旋力量减弱。临床表现为患侧肩关节内收内旋,患肢不可做外展外旋动作,并出现肩部和臂上 1/3 外侧皮肤的感觉障碍。

(2) 肘关节、前臂活动障碍:肌皮神经损伤可见其支配的肱二头肌瘫痪而导致肘关节屈曲功能障碍。临床表现为肘关节伸展,前臂旋前,患肢不可做屈肘活动,同时合并肱二头肌区域前臂外侧皮肤感觉障碍。

(3) 腕关节、手部活动障碍:臂丛神经下干神经纤维下行汇入尺神经、正中神经和桡神经,故臂丛神经下干损伤时常见尺、桡、正中神经合并症状:患侧屈腕功能完全或部分丧失,手指屈伸功能丧失,并可伴有手部肌肉迟缓性瘫痪的表现。

2. 反射障碍 较为常见的反射障碍可见肌皮神经损伤,出现肱二头肌腱反射减弱或消失;桡神经损伤出现肱三头肌腱反射消失。

3. 自主神经功能障碍 全臂丛神经损伤,病变部位接近椎间孔时可出现 Horner 综合征,其临床表现可见患侧面部无汗,上睑下垂,眼裂变小,瞳孔缩小等症状。

4. 辅助检查

(1) 肌电图、运动神经传导速度:可见损伤神经支配的肌肉肌电图有纤颤电位、正相电位等神经元损害表现,受损的臂丛神经运动神经传导速度有不同程度的减慢或缺失。对于月龄较小的患儿而言,神经查体较为困难,此种检查可为临床治疗提供较为客观可靠的诊疗依据。

(2) 磁共振成像(MRI):可较清晰地显示椎管内外臂丛神经纤维的损伤程度,并且准确度较高。臂丛神经损伤时的 MRI 主要征象是神经根缺失或瘢痕化、创伤性脊膜囊肿、脊髓变形、脊髓移位及"黑线征"。

除此之外,临床上还可应用脊髓造影计算机断层扫描(CTM)检查椎管内臂丛神经前(后)支病变,参照中国数字化可视人体数据集,对病变区域进行局部三维重建,以明确显示臂丛神经的走行及病变程度。

(二) 康复评定

1. 运动系统评定

(1) 肩关节功能评定

1) Mallet 评分:采用 Mallet 评分对肩部的五个基本动作行量化评定:

① 肩外展:>90° 为 3 分,30°~90° 为 2 分,<30° 为 1 分。

② 肩外旋:>20° 为 3 分,0°~20° 为 2 分,<0° 为 1 分。

③ 手到颈项:"容易" 为 3 分,"困难" 为 2 分,"不能" 为 1 分。

④ 手到脊柱:T_{12} 水平为 3 分,S_1 水平为 2 分,"不能" 为 1 分。

⑤ 手到嘴:肩内收 <40° 为 3 分,部分喇叭征 2 分,完全喇叭征 1 分。

上述 5 个动作满分为 15 分,分数越低说明肩关节活动度越差。

2) Gilbert 分级:将肩外展及外旋作为评定指标。

0 级:无主动外展及外旋。

1 级:外展 0°~45°、无外旋。

2 级:外展 45°~90°、外旋到中立位。

3 级:外展 90°~120°、外旋 0°~30°。

4 级:外展 120°~160°、外旋 30°~60°。

5 级:正常外展及外旋。

（2）肘关节功能评定：可采用 Gilbert 评分（表 13-1）。

表 13-1　Gilbert 评分

动作	表现	评分
屈曲	无主动屈曲或伴挛缩	1
	不完全屈曲	2
	完全屈曲	3
伸肘缺陷	0°~30°	0
	30°~50°	−1
	>50°	−2
伸展	无主动伸肘	0
	微弱伸肘	1
	完全伸肘	2

（3）手功能评定：可采用 Raimondi 分级法。

0 级：手瘫痪或有手指轻微屈曲，可有一些知觉。

1 级：有限的主动屈指，可有拇指对捏。

2 级：主动伸腕伴被动屈指（腱固定作用）。

3 级：主动完全屈腕屈指并完成对掌，手内肌平衡。

4 级：主动完全屈腕屈指及伸腕，但无伸指，对掌功能佳（尺侧手内肌有力），有部分前臂旋转功能。

5 级：上述 4+ 级主动伸指及完全的前臂旋转功能。

2. 感觉功能评定　婴儿的感觉评定敏感度较差，可应用感觉分级。

S0：对疼痛或其他刺激无反应。

S1：对疼痛刺激有反应，但对触觉无反应。

S2：对触觉无反应，对轻触觉无反应。

S3：对刺激有适当的反应。

在损伤恢复期，神经支配区域可见一过性感觉异常。温度觉、粗触觉等相关检查可应用于年龄较大的患儿。

三、康复治疗

根据起病后不同时间节段的症状及恢复情况进行相应治疗。

（一）外科介入的时间与方法

1. 介入时间　出生后 1~3 个月：刚出生的婴儿，通常先进行保守治疗。判断臂丛神经损伤的性质，如符合早期手术探查指征，则需进行手术治疗。

出生后 4~6 个月：经 3 个月以上保守治疗后，肢体功能有所恢复，此期间需密切关注病情变化。可以电生理检查检测患肢恢复的程度与速度。

出生后 7~12 个月：在此时期经系统治疗后肩、肘关节功能可基本恢复，腕关节也可进行基本活动,若患儿一周岁后,仍不能达到上述标准,则需积极进行相关手术探查。

出生后 12~24 个月:此时期若肢体主要功能尚未恢复,则需考虑手术治疗。肌萎缩尚可逆者,仍可通过神经修复术改善症状。肌萎缩呈不可逆或纤维化者,以功能重建为主。

出生 24 个月后,若肢体主要功能仍存在障碍,则一般神经手术已无效。临床应考虑如何选择其他康复疗法,改善患肢功能。

2. 手术方法 神经手术一般包括神经松解、神经吻合或移植及神经移位 3 种术式,根据神经受损程度及病情长短等相关指征进行选择性治疗。

近年来,神经显微修补技术的临床应用使臂丛神经损伤的治疗效果有了较明显的提高。

(二) 药物治疗

可应用神经营养药物如 B 族维生素、地巴唑、加兰他敏、鼠神经生长因子、神经节苷脂等,改善神经代谢,促进功能恢复。

(三) 运动疗法

在生理活动角度允许的范围内活动关节,防止关节挛缩,治疗时应操作缓慢避免引起患儿受牵拉疼痛。

1. 被动运动 对患肢进行关节被动活动,有助于预防关节、肌肉挛缩的发生,治疗过程中以预防肩关节内旋挛缩为主。

2. 抗阻运动 在恢复期,出现神经再生现象,有较弱主动运动时,应逐渐增强肌力训练、加大运动幅度,使肌肉保持最大的做功量。

(四) 作业疗法

1. ADL 训练 指导患儿进行洗脸、梳头、吃饭等日常生活活动。

2. 强制诱导运动疗法 在一定时间内适度限制健手,促进患侧上肢主动运动。

3. 患侧上肢运动协调能力训练(对称性活动模式)。

4. 患侧手精细活动训练 尺神经损伤的患儿着重训练指外展,内收;正中神经损伤的患儿着重训练手指的屈、伸、对指、对掌功能;桡神经损伤的患儿着重训练腕背伸,伸指的功能。

5. 利用不同温度、材质、形状的日常用品,对患儿进行感觉的强化训练。

(五) 物理因子疗法

电刺激、超短波、红外线、肌电生物反馈等,可促进周围损伤神经再生,改善肌营养,防止肌肉失神经萎缩。其中肌电生物反馈在恢复阶段作用较好,特别是主动肌和拮抗肌"共同收缩"时。电刺激有促进神经再生的作用,应常规使用。

(六) 辅助器具及矫形器

佩戴矫形支具,可根据关节变形的部位、程度和角度,选择在相应时期佩戴肩关节外展外旋支具或伸肘支具。

(七) 中医疗法

1. 针刺疗法 针刺可根据"治痿独取阳明"原则,结合手阳明大肠经及臂丛神经的走行,循经取穴以理气行血通络:风池、颈夹脊、肩髃、臂臑、曲池、手三里、外关、阳溪、合谷等穴位,除此之外还可重点选取功能障碍的肌群区域进行针刺治疗。应用营养神经药物进行穴位注射疗法,取患侧 C_5~T_1 夹脊穴、极泉、臂臑、曲池、外关、合谷等臂丛神经走行区域穴位。每次交替选用上述穴位中 2~3 个。

2. 推拿疗法 推拿治疗多采用循经按摩点穴疗法,以改善血液循环及神经缺氧状态,加速神经组织修复及纤维再生,解除粘连,达到疏通气血,活血祛瘀,改善上肢功能的作用。用较为轻柔的拿、捏、揉、一指禅推法等手法,自颈、肩、上臂、肘、前臂、手依次进行操作。

(八) 损伤并发症的预防及治疗

1. 对感觉缺失肢体的保护　臂丛神经损伤伴随患肢感觉减退或丧失,可导致肢体泌汗功能及体温调节功能失调,出现皮肤干燥、肢体基础体温降低等症状。

措施:加强护理,注意患肢保暖、避免受到外伤,并定期以温水浸泡患肢,擦干后涂擦凡士林等霜剂。

2. 防治患肢肿胀　臂丛神经损伤的肢体肌力下降,失去对肢体的挤压回流作用,在患肢长期下垂或关节屈曲时可出现患肢肿胀。

措施:避免加重水肿的姿势或动作;对患肢进行轻柔的向心性按摩,促进淋巴液回流;湿毛巾热敷或微波等方法改善血液循环及局部代谢。

3. 防治挛缩畸形　患肢肌肉长期处于失神经状态,使受累肌及拮抗肌之间失去平衡,出现肌腱挛缩、关节畸形。

措施:每日以运动疗法结合推拿手法被动运动患肢关节,预防肌肉痉挛、肌腱粘连。另外还可使用相应支具将患肢关节固定于矫正位,并根据病情的变化对固定的角度进行同步调整。

4. 防治肌肉萎缩　患肢肌肉迟缓性瘫痪可出现肌肉萎缩,应予以运动疗法。对患儿予以生理活动范围内的被动运动,并根据患肢恢复情况配合适度的抗阻运动。

四、预防及预后

(一) 预防

产前要对产妇进行检查,对胎儿的大小进行正确的评估,综合评估孕妇骨盆大小、羊水多少、体重、腰围等多项指标,帮助其选择合适的分娩方式,减少或避免肩位难产的发生。在发现产妇出现肩位难产的情况时,医护人员要保持冷静,避免对产妇情绪造成不良影响。尽量取得产妇的信任,让其积极主动配合,如果试产过程中产程延长且进展缓慢,则应该选择剖宫产手术。

(二) 预后

发病初期采用保守治疗,其中90%臂丛神经损伤会自动恢复。如生后3个月内出现肱二头肌抗重力运动及肩外展运动,则预后良好。出生后3~6个月未见明显恢复迹象者需考虑手术探查修复损伤神经。经保守治疗患儿肢体功能恢复预后判断时间:屈肘为3~6个月,肩关节为4~9个月,腕关节屈伸为6~12个月,手指活动为9~18个月,24个月未恢复的功能将不能再恢复。

Tassin 臂丛神经损伤四型的相应预后为如下。第一型:通常第1个月内开始恢复,4~6个月可完全恢复;第二型:大多数病例从6周以后开始恢复,但至6~8个月时可遗留肩关节的内旋内收畸形,6岁时常有肱骨短缩2~3cm;第三型:常留有肩关节内旋内收挛缩畸形及肘关节30°的屈曲畸形。其中以 C_7~T_1 损伤为主者,大多数手功能在1岁以后仍可恢复正常,但仍有约25%患儿遗留垂腕畸形;第四型:此型臂丛神经受损程度上重下轻,可见神经断裂、撕脱、不完全损伤等多种形式,故其预后需根据患儿临床表现具体判断。

（高　晶）

第二节　面神经麻痹

一、概述

面神经麻痹又称面瘫或面神经炎,是儿科常见的周围神经系统疾病,主要表现为患侧口角歪斜,眼睑不能闭合。儿童型面神经麻痹发病无明显季节差异,各年龄段均可发病,以0~6岁居多,患病人群中男女比例均衡。一般单侧面神经发病,也可双侧交替、多次发病。本病有一定自限性,预后较好,经及时适当治疗,约90%患儿可完全恢复,仅10%左右的患者遗留不同程度的面肌痉挛、联带运动等后遗症。

儿童面神经麻痹有先天、后天之分:先天性面神经麻痹可因神经发育不全所致,可见于单侧或双侧,很少单独发病,多伴有其他神经发育异常的相关症状、器官畸形,并可有家族史。分娩过程中产钳损伤亦可导致面神经麻痹。后天性面神经麻痹的外在病因尚不完全清楚,可能与血运障碍、病毒感染、环境损害、类固醇激素等因素有关。部分患儿因局部受风或者着凉后发病,因而认为可能是局部营养神经的血管因受风寒而发生痉挛,导致该神经组织缺血、水肿、受压而致病。也有患儿由于耳部、颈部手术损伤面神经,导致面神经麻痹。

病变可累及患侧面部肌群,患儿啼哭时双侧颜面不对称,患侧面肌运动障碍,前额平坦,眼睛不能完全闭合。闭眼时眼球向外上方转动,露出白色巩膜,称为贝尔麻痹(Bell palsy)。急性起病,多数患儿可不伴发热,症见额纹消失、眼睑闭合不能、鼻唇沟变浅、口角下垂、露齿时口角歪向健侧等。分娩损伤患儿可于出生后1~2日出现,病后数日内症状迅速达到高峰。部分患儿发病前1~2日可出现病侧耳后持续性疼痛和乳突部压痛。

二、诊断及评定

(一)临床诊断

面神经是混合性神经,其组成既有运动纤维,又有感觉及分泌纤维,故在面神经管中,不同部位损伤,则相应出现不同的神经受累症状。面神经炎的定位诊断要点如下。

1. 起病突然。
2. 患侧睑裂大,眼睑不能闭合,流泪,额纹消失,不能皱眉。
3. 患侧鼻唇沟变浅或平坦,口角下垂并向健侧牵引。
4. 在符合上述症状的同时,根据损害部位不同又分为:①茎乳孔及其远端受累:味觉完整;②面神经管中鼓索支和镫骨肌支间受累:同侧舌前2/3味觉丧失;③镫骨肌支以上受损:同侧舌前2/3味觉丧失和听觉过敏;④面神经管中膝状神经节处受累:舌前2/3味觉障碍和听觉过敏,另外可有患侧乳突部疼痛、耳郭和外耳道感觉减退、外耳道或鼓膜疱疹等,称Hunt综合征。

(二)康复评定

临床常应用以下两种方法进行康复评定:1996年由美国耳鼻喉头颈外科学确立的House-Brakmann面神经功能分级标准(H-B分级)和周围性面神经麻痹的临床评定及疗效判定标准方案(草案)。两种方法均可对本病进行系统评定,前者提出较早并已被广大专家学者认可,应用较广,后者于近十年逐渐在国内推广。临床中可根据具体情况酌情选用以上两种评定方法。

1. House-Brakmann **面神经功能分级标准**（表 13-2）。

表 13-2　House-Brakmann 面神经功能分级标准（H-B 分级）

级别	病情程度	病情特点
Ⅰ级	正常	面神经支配区域内所有功能正常
Ⅱ级	轻度功能障碍	总体：可见轻度功能障碍或连带运动；面部静止时双侧对称；面部运动时：①前额运动功能良好；②用很小的力量即可闭合眼；③口角左右轻度不对称
Ⅲ级	中度功能障碍	总体：双侧面部可见明显区别，但无严重外形损伤；可察觉到并不严重的连带运动、挛缩和/或面肌痉挛。面部静止时双侧对称；面部运动时：①前额轻到中度运动；②用力可完全闭合眼；③口角有轻度下垂
Ⅳ级	中重度功能障碍	有明显可见的面肌瘫痪，外形有损伤；面部静止时双侧对称；面部运动时：①前额无运动；②眼不能完全闭合；③口角双侧完全不对称
Ⅴ级	重度功能障碍	总体：面神经支配区仅有轻微可见的运动；面部静止时双侧不对称；面部运动时：①前额无运动；②眼完全不能闭合；③口角轻度运动
Ⅵ级	完全麻痹	面神经支配区域无明显运动

2. **面神经功能评分系统**　包括静态观评分表（表 13-3）、并发症评分表（表 13-4）和动态观评分表（表 13-5）。

面神经静态观评分与并发症评分的分值越低，说明面神经功能越好；面神经动态观评分的分值越高，说明面神经功能越好。

面神经功能评分总分 = 面神经动态观评分 – 面神经静态观评分 – 并发症评分。面神经功能评分满分为 50 分。

表 13-3　静态观评分表（静态观下与健侧比较）

部位	表现	评分	部位	表现	评分
额纹	正常	0	鼻唇沟	正常	0
	变浅、变短	1		变浅、变短	1
	完全消失	2		消失	2
眼眉	正常	0	人中沟	正常	0
	眉梢下垂	2		人中沟歪向健侧	2
	整体下垂	3	口型	正常	0
眼睑	正常	0		口型歪向健侧	1
	上眼睑下垂	2		患侧口角下垂	3
	下眼睑外翻	3	颏唇沟	正常	0
鼻孔	正常	0		变浅	1
	变形	1		消失	3
	鼻翼塌陷	3			

注：静态观评分等于各部位评分之和。面神经静态观评分眼睑和口型部位可选 2 个级别，其他各部位只可以选择 1 个级别

表 13-4 并发症评分表

并发症	表现	评分
连带运动	闭患侧眼时患侧口角连带	2
	示齿时患侧眼不自主闭合	3
	闭患侧眼时患侧额肌不自主收缩	4
面肌挛缩	患侧鼻唇沟过深或过长	2
	口角反歪向患侧	3
	患侧睑裂变小	4
面肌抽搐	仅眼轮匝肌抽搐	2
	面部表情肌抽搐	3
	面部表情肌及颈阔肌抽搐	4
鳄鱼泪征	进食浓味食物时流泪	2
	进食清淡味食物时流泪	3

注:并发症评分等于各并发症评分之和。无并发症评分为 0 分;并发症评分除面肌抽搐外,其他各项可选 1~3 个级别

表 13-5 动态观评分表(动态观下与健侧比较)

状态	4 分	6 分	7 分	8 分	10 分
抬额	额纹及眉均无运动	额纹无运动,仅限眉可见轻微运动	额纹可见轻微运动	额纹明显运动,但深度长度幅度均低于健侧	额纹运动正常,其深度长度幅度均与健侧相同
闭眼	不能够完全闭合,睑裂 > 睁目时的 1/2	不能完全闭合,眼睑 ≤ 睁目时的 1/2	不能完全闭合,睑裂 ≤ 睁目时的 1/3	可以闭合,但睫毛征阳性,且不能在闭患侧眼的同时睁开健侧眼	可以完全闭合,且睫毛征阴性,并可以在闭患侧眼的同时睁开健侧眼
鼓腮	鼓双侧腮时,患腮不能鼓起并口角漏气	鼓双侧腮时,患侧腮不能够鼓起,但无口角漏气	鼓双侧腮时患腮可以鼓起,但力度幅度很小	可独立鼓起患侧腮,但力度、幅度均较健侧稍差	可独立鼓起患侧腮,并力度、幅度均与健侧腮相等
扇鼻	鼻翼鼻孔均无运动	鼻翼无运动,仅见鼻孔形状轻微变化	鼻翼仅有很轻微的运动	鼻翼有明显运动,但力度幅度均较健侧差	鼻翼有明显运动,且力度幅度均与健侧相等
动嘴	患侧口角无运动,示齿时患侧上下齿无外露,张口口型呈 30° 斜卵圆形,努嘴时人中沟下部歪至健侧鼻翼部	患侧口角无运动,示齿时患侧上下齿仅外露一颗,张口口型呈 20° 斜卵圆形,努嘴时人中沟下部歪至健侧鼻孔部	患侧口角有轻微运动,但力度、幅度较差,示齿患侧上下齿可外露 2 颗,张口口型呈 10° 斜卵圆形,努嘴时人中沟稍歪斜,且患侧上下唇不对称	患侧口角有运动,但幅度稍差,示齿见患侧上下齿外露数基本对称,但张口口型呈小于 10° 斜卵圆形,抿嘴时健患侧额唇沟不对称	患侧口角运动幅度、力度正常。示齿时健患侧上下齿外露数目、程度均对称,张口时口型呈正卵圆形,努嘴时健患侧上下唇完全对称,抿嘴时健患侧额唇沟完全对称

注:动态观评分等于各部位状态评分之和。动态观评分满分为 50 分;面神经动态观评分每状态项只可选 1 个级别,不同的状态项可选不同的级别

面神经功能分级标准：

Ⅰ级：面神经功能正常，面神经功能评分总分 47~50 分。

Ⅱ级：轻度面瘫，面神经功能评分总分 35~46 分。

Ⅲ级：中度面瘫，面神经功能评分总分 25~34 分。

Ⅳ级：中重度面瘫，面神经功能评分总分 15~24 分。

Ⅴ级：重度面瘫，面神经功能评分总分 14 分以下。

3. 临床治疗前及治疗期间各个阶段功能的评定　可应用面瘫自身健侧对照评分法（表13-6）进行疗效评定。

表 13-6　面瘫自身健侧对照评分法

症状、体征	症状、体征积分	得分
额肌运动	0 分：正常（或双侧对称）；1 分：轻度异常（有运动，仅轻微不对称）；2 分：中度异常（有运动，但明显不对称）；3 分：重度异常（没有运动，完全丧失功能）	
眼睑开合	0 分：正常（眼睑闭合有力，并双侧对称）；1 分：轻度异常（眼睑闭合完全，但用力轻微不对称）；2 分：中度异常（眼睑闭合不完全，明显不对称）；3 分：重度异常（眼睑没有闭合运动，完全丧失功能）	
鼻唇沟深浅	0 分：正常（或双侧对称）；1 分：轻度异常（或轻微不对称）；2 分：中度异常（或明显不对称）；3 分：重度异常（或完全丧失功能）	
耸鼻运动	0 分：正常（或双侧对称）；1 分：轻度异常（或轻微不对称）；2 分：中度异常（或明显不对称）；3 分：重度异常（或完全丧失功能）	
口角歪斜（综合评估静止时、鼓腮时、微笑时的状况）	0 分：正常（或双侧对称）；1 分：轻度异常（或轻微不对称）；2 分：中度异常（或明显不对称）；3 分：重度异常（或完全丧失功能）	
鼓腮漏气	0 分：正常（或双侧对称）；1 分：轻度异常（或轻微不对称）；2 分：中度异常（或明显不对称）；3 分：重度异常（或完全丧失功能）	
食物滞留	0 分：正常（或双侧对称）；1 分：轻度异常（或轻微不对称）；2 分：中度异常（或明显不对称）；3 分：重度异常（或完全丧失功能）	
颈阔肌收缩功能	0 分：正常（或双侧对称）；1 分：轻度异常（或轻微不对称）；2 分：中度异常（或明显不对称）；3 分：重度异常（或完全丧失功能）	
味觉障碍	0 分：正常（或双侧对称）；1 分：轻度异常（或轻微不对称）；2 分：中度异常（或明显不对称）；3 分：重度异常（或完全丧失功能）	
听觉过敏	0 分：正常（或双侧对称）1 分：轻度异常（或轻微不对称）2 分：中度异常（或明显不对称）3 分：重度异常（或完全丧失功能）	
流泪不适	0 分：正常（或双侧对称）；1 分：轻度异常（或轻微不对称）；2 分：中度异常（或明显不对称）；3 分：重度异常（或完全丧失功能）	
下额角、耳部或乳突部疼痛	0 分：正常（或双侧对称）；1 分：轻度异常（或轻微不对称）；2 分：中度异常（或明显不对称）；3 分：重度异常（或完全丧失功能）	

注：轻度：积分≤12 分；中度：积分 13~23 分；重度：积分≥24 分

三、康复治疗

临床上常将本病治疗分为三期:急性期(发病 1 周内)为面神经炎症水肿进展期,治疗不宜强刺激以免产生面瘫后遗症;恢复期(发病 2~4 周)病情较为稳定,是治疗的关键时期;后遗症期(发病 1~6 个月以上)可根据患儿具体情况或划为恢复期,或划为后遗症期。

1. 药物治疗 急性期需控制炎症、水肿,改善局部血液循环,减轻神经根受压,可应用激素冲击治疗,然后逐渐减量至停药。阿昔洛韦可缓解带状疱疹病毒感染引发的 Hunt 综合征;B 族维生素、甲钴胺、神经节苷脂等药物促进受损神经修复;面肌挛缩者可应用肉毒杆菌毒素、苯酚溶液等阻滞痉挛肌肉运动点;严重面瘫(如神经纤维撕裂)患儿或 6 个月以上未恢复者,可于 10 岁后行面部整容手术。

2. 运动疗法 在康复治疗师的指导及家长的帮助下进行面部肌肉功能训练,可面对镜子练习皱眉、闭眼、鼓腮等动作。面肌锻炼法(可应用于年龄稍大的患儿):

(1) 额部:尽力皱眉,用力抬眉,做十分惊恐状。

(2) 眼部:用力闭眼,对于不能完成者,可以用手指力量帮助,然后紧闭眼和轻闭眼交替进行。

(3) 鼻部:尽量扩大鼻孔,似不能呼吸样,然后缩小鼻孔,似遇到难闻气息样。

(4) 唇部:用手指压住嘴两边,像是在发 u 音,运动上唇,做显露上牙龈状,运动下唇,作显露下牙龈状。两唇之间携一物,然后试着移动。每天用较短的时间训练多次,尽量双侧运动协调。

3. 物理因子疗法 急性期可在茎乳孔附近行超短波透热疗法、局部热敷和红外线照射等,有助于水肿减轻和炎症消退。有研究证明,应用高压氧针对 3 岁以上、病程在 1~6 天的患儿进行辅助治疗,可明显缩短治愈时间。恢复期可应用离子导入法、电疗、生物反馈疗法,将电极片置于太阳、阳白、下关、颧髎(或迎香)、颊车、承浆等穴,给予一定强度的物理刺激;也可采用低频脉冲肌兴奋治疗仪,选取患侧的额肌、颊肌、咬肌、口轮匝肌进行针对性的治疗。

4. 中医治疗 急性期可应用针刺治疗控制病情发展,急性期过后可以针刺、艾灸、推拿联合治疗促进神经修复、恢复肌力、缩短病程。

(1) 针刺疗法:急性期针刺治疗时应尽量避免局部取穴,以免引发面部炎性反应而导致病情加重;恢复期治疗强调远近取穴相结合,局部取穴可疏通经络、理气活血;远部取穴可疏导阳明经气血,使阳明经气通畅,气血得以循经上行头面,肌肉得气血之充则活动自如;恢复期治疗应加用透刺、深刺。针刺治疗面神经麻痹最常用穴位包括:阳白、攒竹、太阳、四白、迎香、水沟、地仓、承浆、颊车、下关、翳风、合谷等。大部分患儿对针刺存在恐惧心理,因此取穴力求少而精,手法力求轻快、稳准,最大限度减轻患儿痛苦。本方法治疗小儿面瘫是否留针争议较大,其中主张留针者,建议留针时间为 20~30 分钟。

(2) 艾灸疗法:灸法是中医学的一种外治方法,灸法治疗面瘫,历史悠久,临床效果好。可对急性期过后的面瘫患儿针刺后的穴位行艾条灸法。取穴常用太阳、颧髎、牵正、下关、人迎、地仓、翳风等位于面神经分布区域的穴位,以温和灸为主,配合雀啄灸等操作手法。每穴灸 3 分钟,使患儿局部有温热感而无灼痛为宜,以皮肤出现红晕为度。操作时注意保护好患儿眼睛(睛明穴禁灸)。

（3）推拿疗法：推拿疗法能解除面部痉挛，调节肌力、舒筋活血、改善局部血液循环、恢复面部肌肉的活动功能，从而达到温通气血、理筋通络祛风的目的。操作时选取百会、神庭、阳白、太阳、印堂、下关、颧髎、迎香、水沟、颊车、地仓、承浆、风池等穴位中的 5~7 个穴位进行操作。用手掌根部或指腹沿病侧面神经走行区域逆行向上操作轻推或呈螺旋式按摩面部，促进面部肌肉收缩，使肌肉行上提之势。小儿面部皮肤娇嫩手法宜轻柔，防止摩擦损伤。

5. 心理治疗　分散患儿的注意力，使患儿自主配合各种治疗，解除紧张情绪。年龄稍大的患儿常因面容突然改变，而感到恐惧、担心，需帮助其排除心理障碍，树立康复的信心。

6. 饮食护理　因本病使味觉与咀嚼功能减退，影响患儿食欲。护理中尽量选用适合患儿口味，并且富有营养、清淡可口、易于消化半流质或软质饮食。

四、预防及预后

（一）预防

儿童面神经麻痹发病多与感受风寒有关，尤其在季节交替时需避免受凉，外出时应注意小儿面部保暖，出门前戴好口罩，避免冷水洗面，平时多饮热水并加强锻炼，增强机体抵抗力，以防病情反复。患侧眼睑闭合不全者，应注意保护眼部（如配戴眼罩），避免异物进入眼睛及眼部感染，必要时可咨询眼科医生，应用眼药水或抗生素眼膏。

患儿病后致咀嚼不便，进食量减少，可造成潜在的营养失调，故应加强饮食调护。患儿平素需多吃蔬菜、水果和粗粮类食物，补充维生素，纠正不良饮食习惯，以保证机体足够的能量供给，增强抗病能力，促进早日康复。

（二）预后

多数面神经麻痹患儿预后良好，25%~90% 可在病后 2~3 个月完全恢复；一般而言，由无菌性炎症导致的面神经麻痹预后较好，而由病毒导致的面神经麻痹（如 Hunt 综合征）预后较差；若病程超过 6 个月未恢复者，多留有后遗症。因此，家长要做到对患儿的疾病早发现、早治疗，以免延误病情。

（高　晶）

第三节　周围神经系统其他疾病

一、腓骨肌萎缩症

（一）概述

遗传性运动感觉神经病（hereditary motor-sensory neuropathies，HMSN）又称 Charcot-Marie-Tooth（CMT）病或进行性神经性腓骨肌萎缩症，临床主要特征是四肢远端进行性肌无力、萎缩，后期伴有感觉和自主神经症状。本病于 1886 年首次由法国学者 Charcot、Marie 及英国学者 Tooth 分别系统描述报道，是最为常见的遗传性周围神经病。本病发病率为（17~40）/10 万，男女患者比例 2∶1~5∶1。

根据临床表现、病理学特点、遗传方式及发病率，CMT 主要包括以下类型：腓骨肌萎缩症 1 型（CMT1）为显性遗传性肥大性脱髓鞘为主型；腓骨肌萎缩症 2 型（CMT2）为显性遗传性轴索病变为主型;Dejerine-Sottas 为婴儿期起病的严重型;CMTX 为 X 连锁遗传型。其中以 CMT1 及 CMT2 最常见。

(二)诊断及评定

1. 临床表现

(1)腓骨肌萎缩症 1 型(CMT1):占所有 CMT 的 2/3,临床上以进行性发展的肢体远端肌肉无力,萎缩伴足畸形为主要症状。多数患儿 10 岁前起病,其中少部分 1 岁内甚至出生后起病。早期症状从双下肢远端开始,双下肢无力,行走及跑步渐感困难,肌肉萎缩常由腓骨伸趾总肌及足部小肌肉开始,然后胫前肌萎缩,渐向上发展。肌萎缩一般不超过大腿下1/3,呈现"鹤踝征"。足部肌萎缩导致高足弓、足下垂并内翻、锤状或爪形趾,患者行走时被迫双腿抬高呈跨阈步态。数年后可累及手部及前臂肌肉,鱼际肌、小鱼际肌萎缩,手指不能伸直,精细动作难以完成包括书写困难,而上臂发育正常。

部分患儿可逐渐出现感觉障碍,深感觉受累常表现为夜晚行走步态不稳或闭目难立征阳性,也有部分位置觉和振动觉的减弱。由于神经营养障碍而引起肢体远端发凉、少汗或发绀,早期膝反射消失,随后其他腱反射相继减弱或消失。

(2)腓骨肌萎缩症 2 型(CMT2):占所有 CMT 的 22%,发病较晚,以显性遗传为主,约2/3 病例在 10 岁后发病。进展较慢,肌肉萎缩和无力较 CMT1 轻,且感觉障碍不如 CMT1明显。国外报道早发的 CMT2 患儿,常染色体隐性遗传,在 5 岁前发病,病情进展较迅速,部分患儿可在 10 岁以后膝和肘以下几乎完全瘫痪,周围神经病理提示轴索变性和萎缩。

(3)Dejerine-Sottas 综合征:遗传方式可以是显性、隐性遗传和散发性,与 *PMP22*、*MPZ*、*EGR2* 基因的突变或缺失有关。表现为婴儿期起病的上下肢无力和感觉丧失,较其他 CMT类型更为严重。

(4)CMTX:占所有 CMT 的 16%,其中绝大多数为 CMTX1(Cx32 突变)型。与 CMT1类似,该型患者远端无力引起的症状开始于儿童期,手肌肉无力和萎缩以及感觉现象更明显,女性携带者可以是无症状的,女性患者比男性起病晚、症状轻。

2. 诊断

本病可首先通过病史采集、神经系统查体以及实验室检查进行初步拟诊,后进行基因检测以明确诊断、确定分型。本病具有鲜明的遗传特征,遗传方式多样,若患儿家族亲属得患此病,则可为本病的诊断提供辅证。下文以本病各型中较为常见的 1 型及 2 型临床诊断为例。

(1)运动障碍:CMT1 及 CMT2 均为隐性起病,起病缓慢,病程较长。自下肢远端开始,可见对称性下肢远端肌无力,跑步行走困难,自腓骨肌、伸趾总肌开始出现肌萎缩并逐渐向上发展,一般不超过大腿下 1/3,界限较为分明,典型者呈"鹤腿"样改变。10%~20% 的患儿由于椎旁肌肉无力出现脊柱侧凸或前突畸形。上肢肌肉萎缩程度较轻,后期可见腕部、指间肌肉萎缩出现爪形手。

(2)感觉障碍:手套、袜套样分布的痛觉减弱、深浅感觉障碍,上述症状以下肢为重,常有疼痛、麻木、肢端不温、少汗或发绀,寒冷刺激可使病情加重。感觉障碍常在肌萎缩之后发生,可为早期诊断要素之一。

(3)反射异常:早期可见踝反射减弱或消失,膝反射及四肢其他反射改变发生较晚或不受影响。脑神经及括约肌功能不受影响,智力多数处于正常范围。

(4)实验室检查:1 型脑脊液蛋白增高,2 型脑脊液蛋白正常或稍高,两型细胞数均正常;血清酶正常,也可轻度升高,其他生化检查均无异常。

（5）电生理检查：肌电图可用于鉴别 1 型、2 型。两型均可见运动单位纤颤或束颤电位、肢体远端呈神经源性损害；1 型运动神经传导速度明显减慢，2 型的运动神经传导速度正常或稍减慢，有失轴索现象。

3. 康复评定　自 2005 年起，国际通用腓骨肌萎缩症神经病变评分（Charcot-Marie-Tooth neuropathy score，CMTNS）作为 CMT 患者功能障碍评定量表（表 13-7）。此量表可应用于成人及 10 岁以上的青少年。由于年龄较小患儿在应用本量表进行测评时，常因神经电生理异常导致得分与实际病情不符，故敏感度有限。CMTNS 根据患儿得分情况分为轻度（≤10 分）、中度（11~20 分）、重度（≥21 分），综合评估病情，并据此制定相应的治疗方案。

表 13-7　CMTNS 量表

		\multicolumn{5}{c}{评分}
		0	1	2	3	4
神经系统症状		无	仅限于足趾	扩展到脚踝（含脚踝）	扩展到膝关节（含膝关节）	扩展到膝关节以上
运动症状	腿	无	走路绊脚、双足不灵便，易绊倒	至少一条腿用踝-足矫形器或踝关节支撑	使用拐杖，助行器，做过踝关节手术	大部分时间使用轮椅
	手臂	无	扣纽扣、用拉链有困难	不能扣纽扣或用拉链，但是能写字	不能写字或使用键盘	手臂近段受累
针刺敏感性		正常	手指、足趾减退	扩展到手腕或脚踝（含手腕或脚踝）	扩展到肘关节或膝关节（含肘关节或膝关节）	超过肘关节和膝关节
振动觉		正常	手指、足趾减退	扩展到手腕或脚踝（含手腕或脚踝）	扩展到肘关节或膝关节（含肘关节或膝关节）	超过肘关节和膝关节
力量	腿	正常	足背屈 4+,4 或 4–	足背屈≤3	足背屈及足跖屈≤3	近端力量减弱
	手臂	正常	手固有肌或手指伸肌 4+,4 或 4–	手固有肌或手指伸肌≤4	伸腕<5	肘部以上力量减弱
神经电生理检测	尺神经 CMAP（mV）	>6	4.0~5.9	2.0~3.9	0.1~1.9	消失
	正中神经 CMAP（mV）	>4	2.8~3.9	1.2~2.7	0.1~1.1	消失
	尺神经 SNAP（μV）	>9	6.0~8.9	3.0~5.9	0.1~2.9	消失
	正中神经 SNAP（μV）	>22	14.0~21.9	7.0~13.9	0.1~6.9	消失

（三）康复治疗

本病目前尚无特效疗法，但多不影响寿命，在同一家族中 CMT 临床表现轻重不一，可从无症状到截肢不等。临床采用支持、对症治疗可取得一定效果，但不能阻止长远功能损害。

1. 运动疗法 常规物理治疗注重强化关节活动度以及平衡功能练习，以维持患儿的行走能力，增加活动性，防止挛缩和变形。游泳和其他水上运动训练可能有助于维持核心肌群稳定和肌力、预防脊柱侧凸。

2. 作业疗法 通过提供各种工具加强手功能受累患儿的日常生活能力训练。

3. 矫形器与辅具使用 对于足踝受累、踝无力和不稳定的患儿应及时穿戴靴子或踝足矫形器以限制踝关节的多余运动，尤其是支撑相末期的过度背屈和 / 或摆动相的趾屈，以便于行走，保持主动性活动、预防潜在性致残性损伤，如：扭伤或踝骨折等。

4. 药物治疗 神经肌肉营养类药物如 B 族维生素、鼠神经生长因子、神经节苷脂、辅酶 A、辅酶 Q$_{10}$ 等，也可应用地巴唑、加兰他敏等联合应用。合并神经疼痛者可以采用三环类抗抑郁剂或抗惊厥药物。

5. 针刺治疗 针刺可选用督脉、手阳明大肠经及足阳明胃经为主的穴位，如百会、风府、至阳、命门、合谷、手三里、曲池、天枢、髀关、阳陵泉、足三里、三阴交等穴位。由于儿童耐受较差并且本病患儿本身会伴有一定程度的感觉异常，故对于年龄较小的患儿必要时可进行穴位点刺不留针或选取其他方法进行治疗。

6. 外科治疗 对于重症患儿的弓形足及足下垂等症状可进行针刀松解、肌腱移植或踝关节融合等措施矫正，以维持基本的手足活动能力。术后需矫形器辅助负重。由于该病为进行性疾病，所以外科治疗需在严格评估后，慎重实施。

7. 日常护理 适度活动，避免过劳加重肢体的负荷加重病情；如出现关节扭伤情况，应及时休息并进行相关治疗，否则会引起韧带松弛导致关节的稳定性降低；注意保暖，寒冷刺激会加重症状。远离烟酒等不良理化刺激。

（四）预后及预防

1. 预防 本病是一组遗传性疾病，唯一有效的预防方法是产前进行基因诊断。通过基因诊断确定先证者基因型，用胎儿绒毛、羊水或脐带血分析胎儿基因型，确定产前诊断并终止妊娠。遗传性检查隐性结果不能除外诊断，特别是轴索型。新生突变不少见，即使没有家族史也应进行遗传学咨询。

2. 预后 本病预后尚可，病情进展较为缓慢，多数患儿发病后仍可存活数十年至自然死亡，呼吸受累或严重残疾者除外。1 型患者晚期少数需要拄拐或轮椅辅助运动，而大多数可以借助下肢支具或矫形外科来维持运动能力。2 型患者感觉症状相对较轻，上肢很少受累，无周围神经粗大，弓形足少见，病情进展相对缓慢，且可有平台期。

二、慢性炎症性脱髓鞘性多神经根神经病

（一）概述

慢性炎症性脱髓鞘性多神经根神经病（chronic inflammatory demyelinating polyradiculoneuropathy，CIDP），也称为慢性吉兰 - 巴雷综合征，是一种和自身免疫相关的获得性周围神经慢性炎症性疾病，主要临床表现为进行性四肢无力，伴或不伴肌肉萎缩。临床发病率为 1/30 万左右，男性多于女性，其中儿童发病者占所有 CIDP 的 10%。隐匿起病，儿童型 CIDP

多出现于儿童期和少年期,婴儿期发病较为罕见。疾病进展期为数月至数年,一般为 2 个月以上。儿童型 CIDP 和成年型相同,按疾病发展过程分为急性、亚急性、单相性、缓慢加重和缓慢复发性 CIDP。根据临床症状和体征可分为单纯运动型、运动感觉型、单纯感觉共济失调型、多发单神经炎型、上肢型、伴随中枢神经系统损害型等。

(二)诊断及评定

1. 临床诊断 CIPD 病因目前尚不明确,是一种具有临床异质性的疾病,其诊断主要根据临床症状、体征及相关辅助检查。

(1)运动障碍:为本病常见临床表现,主要症状为肌无力,常对称出现,变异型 CIDP 可见不对称性肢体无力,有些患儿仅出现肢体的近端和远端无力,无力大于肌萎缩。近端无力可见上肢抬举无力、上下楼和蹲站困难。四肢远端受累可见双手持物和书写困难。呼吸肌受累较少见,脑神经多不被累及。

(2)感觉障碍:症状相对较轻,常呈对称性分布,下肢较为多发,远端症状明显。临床见个别感觉过敏病例,可见于变异型 CIDP。感觉变异型 CIDP 可出现共济失调,空间感降低,深感觉障碍较浅感觉重。

(3)其他表现:多数患儿腱反射减退或消失。部分累及脑神经者以面神经受累较为常见,且多数为双侧受累,也可出现自主神经相关症状(如 Horner 综合征)但并不多见。临床有出现视神经乳头水肿症状的报道,但多与脑脊液内蛋白含量升高有关。

(4)辅助检查

1)脑脊液检查:90% 患儿出现脑脊液内蛋白含量升高,多在 0.8~2.5g/L,部分患者可出现 CSF 寡克隆带阳性。

2)神经电生理检查:肌电图结果可见骨骼肌去神经支配改变,周围神经呈多灶性远端潜伏期延长、传导速度减慢伴传导阻滞现象,F 波及 H 反射潜伏期延长。

3)神经活体组织检查:取腓肠神经和腓浅神经远端感觉神经,活检可见薄髓纤维,神经膜细胞增生呈同心圆型洋葱球样肥大性改变或轴索损害。多数患儿为神经脱髓鞘病变也有部分兼有轴索病变或以轴索病变为主,轴索损害显著者常表现为进行性症状恶化。

2. 康复评定 参考第八章第四节吉兰 - 巴雷综合征相关评定量表及方法。

(三)康复治疗

由于不同患儿对治疗药物的敏感度不同,故需要根据患儿病情、年龄、并发症、药物相互作用以及治疗费用等综合因素,制定个体化治疗方案。对于 CIDP 治疗的根本目的是控制症状、改善功能及长时间保持症状缓解状态。临床已证实皮质类固醇激素、血浆置换以及静脉注射免疫球蛋白的疗效。尽管这 3 种方法的疗效相当,但不良反应和治疗费用却大不相同。其他的治疗措施还包括免疫抑制剂、免疫调节剂、免疫吸附等。此外,已证实联合其中一种或多种治疗方案的疗效较好。

康复治疗的基本方案参考第八章第四节吉兰 - 巴雷综合征应用方法。

(四)预防及预后

1. 预防 由于 CIDP 的直接病因以及始动的诱发因素并不明确,所以缺乏明确的一级预防建议,目前尚无预防措施及预防性药物。CIDP 虽然未能证实与前驱感染事件或接种疫苗有明确关系,但一部分 CIDP 患者的复发或加重与感染相关,因此对于已经罹患 CIDP 的患者还是建议避免感染,尤其是呼吸系统和消化系统的感染。另外,一些年轻女性患者的复发与妊娠相伴随,提示孕期风险增高,在孕期应注意神经系统症状的变化。

2. 预后 儿童慢性炎症性脱髓鞘性多神经根神经病的长期预后较成年发病者更好,采用常规疗法的慢性炎症性脱髓鞘性多神经根神经病患儿多数症状可持续缓解,也可见个别残留神经系统症状的病例。但进行性发展、出现中枢神经系统损害,以及存在轴索损害的患儿多预后较差。

(高晶 侯梅 肖农)

参 考 文 献

[1] 廖华芳,王俪颖,刘文瑜,等.小儿物理治疗学[M].台北:禾枫书局有限公司,2013:334-340.

[2] 张锐,王联庆.分娩性臂丛神经损伤诊治进展[J].按摩与康复医学,2010,1(6):87-92.

[3] ROSS B G,FRADET G,NEDZELSKI J M.Development of a sensitive clinical facial grading system [J]. Otolaryngol Head Neck Surg,1996,114:380-386.

[4] 王声强,白亚平,王子臣.周围性面神经麻痹的临床评估及疗效判定标准方案(草案)[J].中国针灸,2006,26(11):71-73.

[5] 陈华勇.周围性面瘫的康复治疗及评价[J].医学信息,2009,22(2):224-226.

[6] 王新德,郭玉璞.神经病学:第十五卷 周围神经系统疾病[M].北京:人民军医出版社,2009:221-231.

[7] 吴希如,林庆.小儿神经系统疾病基础与临床[M].北京:人民卫生出版社,2009:892-903,908-919.

[8] 王茂斌,Bryan J.O'Young,Christopher D.Ward.神经康复学[M].北京:人民卫生出版社,2009:799-802.

第十四章　骨关节疾病

第一节　足踝疾病与畸形

　　根据足部发育的特点,新生儿的足部处于轻度背屈及外翻位,被动跖屈可达 50°,背伸约 45°,内翻时因距下关节扣紧可使背屈范围缩小,摄 X 线片仅能见到距骨、跟骨和骰骨化骨核,且距骨保持一定的跖屈。跖面因脂肪较多,足纵弓不明显。当学习走路时,双足保持较大距离,增大支撑面以稳定支持体重,同时足有轻度的外翻、外旋;2 岁时双足逐渐靠拢,足外翻、外旋也逐渐减轻,足跖面脂肪逐渐消失,足纵弓与横弓日趋明显;2 岁时可见楔骨骨化,站立时足尖稍内收、外展均属正常。足部最后骨化的跗骨是舟骨,一般在 3 岁半左右,之后足背屈活动范围逐渐减少,成年人背屈 25°~30°,跖屈位 50°,足骨发育停止年龄:男性 16 岁,女性 14 岁。

　　儿童足踝疾病和畸形与踝发育未成熟、关节稳定性欠佳、肌肉力量不平衡有关。最常见的足踝关节畸形,包括:①马蹄足及马蹄内翻足:行走时前足着地负重,踝关节跖屈位,足跟悬起;②仰趾足:行走时足跟着地负重,踝关节保持在背屈位,前足仰起;③高弓足:足的纵弓异常升高,行走时足跟、前足掌着地;④足内翻:足底向内翻转,行走时足外侧缘着地;⑤足外翻:足底向外翻转,行走时足内侧缘着地。足内翻、足外翻是脑瘫患儿中较多见的足部畸形。(图 14-1)

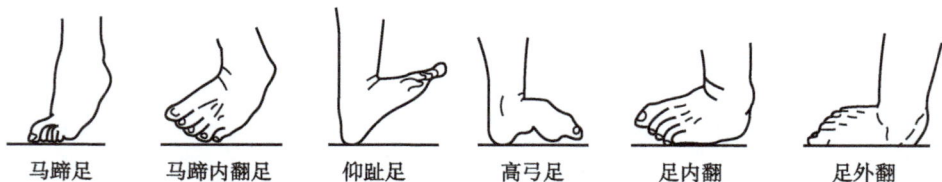

| 马蹄足 | 马蹄内翻足 | 仰趾足 | 高弓足 | 足内翻 | 足外翻 |

图 14-1　常见的足踝关节畸形

一、马蹄足及马蹄内翻足

(一)概述

　　马蹄内翻足是一种常见的先天性畸形,其发病率约占 1‰,男孩为女孩的 2 倍,单侧稍多于双侧。马蹄内翻可单独存在,也可伴有其他畸形如多趾、并趾等。目前病因学尚无定论,学说繁多,如遗传学说、足部软组织挛缩学说、血管异常学说、区域性生长紊乱及宫内发育阻滞学说等。

　　马蹄内翻足畸形包括前足内收、踝关节马蹄、跟骨内翻,一般认为随着年龄,病理变化趋于加重,主要病理变化包括骨骼变化、关节改变、肌肉与肌腱改变。

　　1. 骨骼变化　起初骨骼变化仅限于距骨,相继跟骨、舟骨及骰骨发生改变。

（1）距骨变化：主要改变为距骨头向内弯曲比正常多20°~35°，关节面指向下、内方，距骨本身呈马蹄位，距骨在踝关节中轴旋转使足内翻，跗骨窦扩大，距下关节发育不全而向内斜，跟骨与距骨头靠近。日后距骨头与颈部肥大不能背伸，畸形因此固定于内收位。

（2）跟骨变化：跟骨向内弯曲，跟骨结节靠拢内踝，内侧减小、外侧增大，负重点内移。

（3）舟骨和骰骨变化：由于挤压舟骨呈楔形，骰骨肥大内移，距骨与趾骨屈曲。

2. 关节改变 马蹄内翻足畸形与正常足相比，由于关节囊、韧带、肌腱挛缩，常处于僵硬状态，因此难以用手矫正；严重者距骨头与舟骨相应脱位。

3. 肌肉与肌腱改变 马蹄内翻足患儿小腿各组肌群发育较差，处于萎缩状态，尤其足内、后、跖侧挛缩，后方挛缩以跟腱挛缩最为严重，且附着点内移；其次为后距腓韧带和跟腓韧带以及关节囊挛缩，其内侧胫后肌腱挛缩，三角韧带、弹簧韧带、距舟关节囊挛缩，姆长屈肌和趾长屈肌也相应挛缩，跖侧距下关节挛缩包括前部的骨间韧带和Y形韧带。由于马蹄使距骨脱出踝穴，内翻使舟骨、跟骨载距突和内踝聚集在一起。此外，腓骨长、短肌无力，背屈肌相应拉长。

此外，马蹄内翻足患儿临床表现为生后出现单足或双足的马蹄内翻畸形，即尖足、足跟小、跟骨内翻、前足内收，即各足趾向内偏斜，此外，胫骨均合并内旋。从治疗效果分析分为松软型和僵硬型两类。松软型表现为畸形较轻、足小、皮肤即肌腱不紧，容易用手法矫正；僵硬型表现严重，跖面可见一条深的横行皮肤皱褶，足跟小、跟腱细而紧，呈现严重马蹄内翻、内收畸形，手法矫正困难。随着年龄增长，马蹄内翻足畸形日趋严重，尤其在负重后，足背外侧缘常出现滑囊和胼胝，患侧小腿肌肉较健侧明显萎缩。

（二）诊断及评定

1. 诊断 先天性马蹄内翻足的诊断并无困难，出生后即可出现畸形，主要依据前足内收、足跟内翻、踝关节马蹄，同时均合并胫骨内旋。

2. 评定 X线检查并不是诊断先天性马蹄内翻足的必要条件，但要确定内翻程度及客观评价治疗效果，X线检查是必不可少的。正常足的正位片上，距骨长轴的延长线经舟骨、楔骨达第1跖骨，而跟骨长轴延长线达第4跖骨，两线相交成30°~35°（跟距角）；侧位片的距骨长轴与跟骨长轴相交成30°（跟距角）；而马蹄内翻足的正位片两线交角为10°~15°；跟距角缩小为5°~10°，甚至消失。新生儿X线摄片跟、距骨轮廓较远，画线有一定困难。通常马蹄内翻足的患儿足部诸骨的骨化中心出现较晚，3岁后舟骨骨化。

X线检查应包括足的前后位片和侧位片，单侧畸形者对侧也应同样摄片作为对照。一般马蹄内翻足的跟距骨重叠，均朝向第5跖骨，舟骨向内移位与距骨关系失常。正常足X线跟骨与距骨分开，距骨头与第1跖骨呈一条直线，跟骨则朝向第4、5跖骨。

（三）康复治疗

马蹄足内翻的治疗遵守早发现、早治疗的原则。在连续手法牵拉及石膏或支具外固定作用下，由于结缔组织的黏弹性特点，短缩的组织受到张力的作用发生应力松弛，长期的牵拉可降低短缩组织的张力，从而随着支具或石膏的进一步调整进而获得矫形的效果。但相对于其他的结缔组织而言，对内翻足组织的特殊黏弹性尚缺乏研究，因此有关牵拉的时间长短、力量大小、间断还是持续进行等问题，有待于进一步研究。临床常用的治疗方法有以下几种：

1. Kite方法 先对患足牵拉按摩，拇指置于足外侧跗骨窦处的距骨头表面，用示指轻柔地将足舟骨推向距骨头，后给予石膏外固定治疗，每3周需要更换石膏。该方法外固定的时间太长,故多在治疗 3 个月后被建议行手术治疗(图 14-2)。

2. Ponseti 方法　对患足进行按摩,用手将前足联同足舟骨一起向外牵拉,同时在复位过程中,保持前足底外翻时不要使之扭曲,而是向足外侧直推(即前足要与内翻的后足保持对线),避免造成弓形足(图 14-3)。按一定的顺序使用连续长腿石膏矫形,先矫正高弓,将距骨以下部分外旋矫正内收,最后矫正足下垂。第一次石膏固定是在内翻状态下纠正前足内收及高弓畸形,并使距骨头部分复位,之后每周更换石膏,通过 4~8 次连续矫形,使距舟关节复位,跟骨内翻畸形将随之纠正,跟骨在距骨下方外展时会自然背屈。随着足内收、内翻畸形的纠正,跖屈逐渐得到改善。必要时予以经皮跟腱切断,背屈 15°~20°、外展 60° 位长腿屈膝矫形石膏固定 3 周,最后使用足外展支具治疗,前 3 个月全天穿戴,以后只在睡眠时使用,持续 2~3 年。

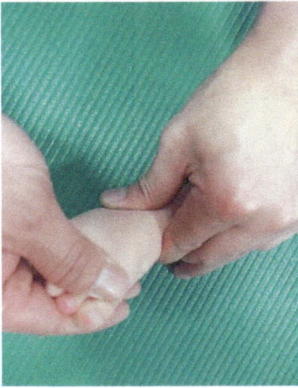

图 14-2　Kite 手法进行患足牵拉　　图 14-3　Ponseti 方法进行手法牵拉

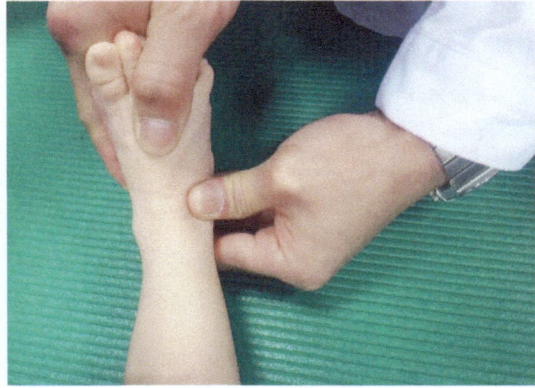

3. 踝关节训练器　是一种新的非手术方法,强调长期的、有力的手法按摩和足踝矫形支具矫形。首先进行 30 分钟的手法按摩,后将患足置于踝关节 CPM 机上(图 14-4)行软组织牵拉,最后用支具将患足固定于最大矫正位,并维持到第二天的治疗前。每天检查患足的

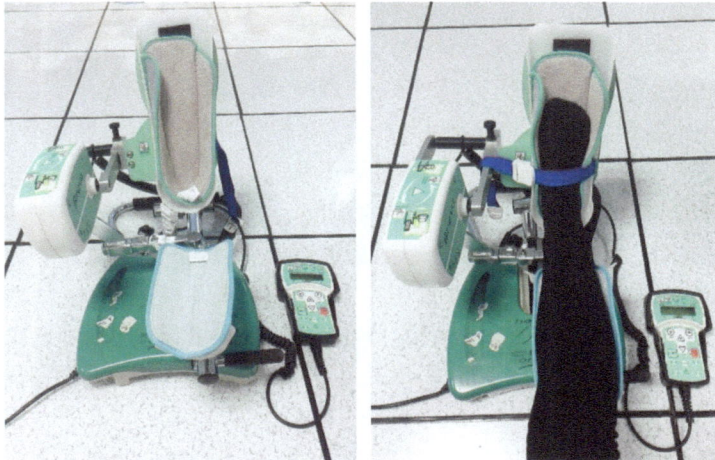

图 14-4　踝关节 CPM

矫形效果,据此调整踝关节 CPM 的牵拉角度。

4. 手法矫正加胶布固定　手法操作应轻柔,先矫正前足内收,再依次矫治内翻畸形,后足的马蹄形暂不矫正。胶布固定前要在组织基底和前足补加衬垫,足跟、足踝和膝关节以上大腿前方也应加以保护。然后用 2.5cm 宽的胶布从足背中部经内侧绕跖底斜向上到小腿外侧面,绕过膝上折回达小腿内侧。另一条胶布从小腿内侧经足跟上返折到小腿外侧以维持跟骨背屈和外翻。

一周后取下胶布,如前足内收已获得纠正,则集中力量矫正内翻畸形。每周重复一次,需 6~10 周。可借助 X 线照片测量跟、距角来评价矫正效果,一般跟骨内翻可在外观上得到纠正,但 X 线检查仍不满意。手法治疗常需 3 个月以上的巩固阶段,必要时可以用石膏托固定效果会更好。

此外,可用 Dennis-Browne 支架维持(图 14-5)。每月随诊并调整一次,足跟位置不理想者需进一步治疗。固定时间的长短因人而异,在患儿可主动做背屈和外翻动作后即可取消固定。矫正前足时,背屈肌和腓骨肌因牵伸而拉长,矫正后可随生长发育而恢复肌力,一般治疗时间需 9~12 个月或更长。对 6 个月未接受过治疗的婴儿来说,也可配合应用矫形石膏,但应注意防止压疮和血运障碍。患儿走路后,鞋跟外侧应垫高 3mm,以巩固疗效。

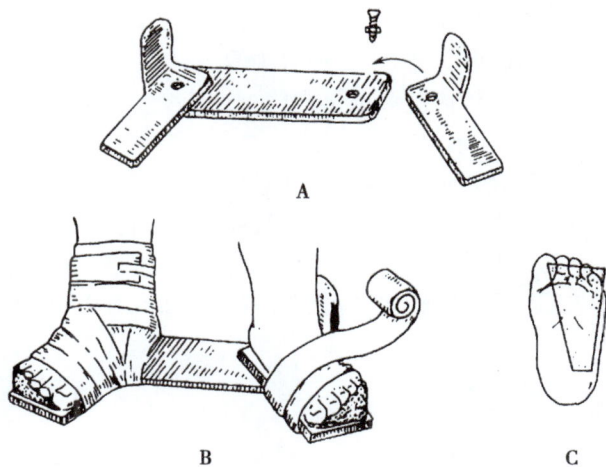

图 14-5　Dennis-Browne 支架

5. BTX-A 注射疗法　BTX-A 注射疗法可以有效降低患儿小腿三头肌的紧张度和痉挛程度,小腿三头肌痉挛是导致足内翻的主要肌群,小腿三头肌痉挛是脑瘫常见的一种临床表现,其痉挛会导致足内翻加重。BTX-A 是一种能阻止外周神经末梢神经递质释放的毒素。它能在神经肌肉接头处直接阻止促使肌肉收缩的乙酰胆碱释放,使肌肉松弛。这类患者应该先接受一系列手法矫形、石膏固定,目的是为了矫正前足和中足的畸形。如果规律康复治疗后痉挛缓解欠佳,可给予BTX-A 注射治疗以矫正残留的足内翻畸形。这种方法有效减少了佩戴支具的时间,减少了跟腱延长的必要性,也降低了复发率。肉毒毒素注射前需评估患儿的整体情况,是否符合肉毒毒素注射的适应证并排除禁忌证。

6. 手术治疗　严重马蹄足内翻经过规范的保守治疗后效果不理想的应考虑软组织松解手术。目前普遍的观点认为早期手术治疗的时间在 1 岁以内(6~12 个月最佳)。因为这个时期是生长发育和骨骼塑形的关键时期。脑瘫患儿的足内翻患儿绝大多数经过规范的康复治疗都可以校正。少数大龄患儿小腿三头肌痉挛严重、跟腱短缩明显可进行跟腱延长术,再继续康复治疗。

(四)预防及预后

1. 预防　对马蹄内翻足患儿来说,关键是做到早发现、早治疗。目前,通过规范的产前超声检查,80% 以上的先天性马蹄内翻足能够在胎儿期获得诊断,再转诊到胎儿医学中心进行进一步的诊断和鉴别诊断。这部分孩子中可能有 10% 只是属于胎位性的,出生后有可能会自行缓解,若不能自行缓解的,则出生后最好能在新生儿期就接受治疗。必须明确马蹄内翻足的康复治疗是一个持续长久的过程,需要全面的评价、长期的随访来预防减少可能出现的各种并发症。常见的手术治疗并发症有以下几种:

(1)术后足于石膏内回缩或脱落:往往是疗效不佳的原因之一。患儿年龄特别小、肥胖儿记忆足回缩或脱落,如不及时处理,可发生"摇椅底"畸形。为了预防可以打膝关节屈曲位长腿石膏,但有时仍难以避免,最可靠的方法是从跟骨横行穿一克氏针,将针固定于石膏外,这样则万无一失。

(2)创口愈合不良和石膏压疮:创口愈合不良多发生于后、内外 U 形切口;另一种是石膏过紧,特别是在足背、踝下趋于易发生石膏压疮,应在打石膏时多加棉垫。

(3)畸形矫正不理想或畸形复发:预防在于手术中要松解彻底,胫前肌外移位置和张力适宜,固定可靠,防止石膏滑脱等。

(4)胫骨内旋和前足内收:该畸形经远期观察,经 3~5 年后多能自行矫正,个别尚未矫正需进一步手术治疗。

(5)远期距、舟骨畸变:是影响踝关节功能和造成远期骨关节炎的病理基础,凡距骨滑车变平、下蹲时足跟不能着地者,应引起足够重视。

2. 预后 马蹄内翻足患儿出生后应及早进行综合功能评估,若能早期发现,及早进行治疗,预后一般较好。对于保守治疗效果不好的患儿,可采用手术治疗,预后一般较好。

二、仰趾足

仰趾足是足部常见畸形之一,其发生原因有人认为由于胫前肌紧张所致,被动矫正踝关节时可恢复到中立位 90°;另有人认为由于胎儿在宫内受压致使足外翻所致。

该类患儿出生即可见到足外翻,足向背侧过伸、使足背面可触及胫骨前外缘,单足跟着地时外踝穴部凹陷,跗内侧突起,而踝关节可自由活动。被动矫正时可使足恢复至中立位,有一部分患儿由于胫前肌较紧张,矫正时足背有弓弦状隆起。

仰趾足的治疗可采用手法矫正使足下垂、内翻,需每日坚持。随着年龄的增长可在矫正下逐渐恢复正常,也可用棉垫置于踝关节的外前方用绷带固定使足下垂、内收、内翻状,但由于足形较小固定有一定困难,另外摩擦皮肤可产生溃疡,因此固定是需密切观察。此畸形无论何种方法治疗一般在 3 个月左右可恢复正常形态,踝关节外踝部凹陷随年龄的增长可逐渐恢复正常,预后良好,不留后遗症。

三、高弓足

(一)概述

高弓足(talipes cavus)是儿童颇为常见的足畸形,约 80% 由神经肌肉性疾病引起前足固定性跖屈,继而引起足纵弓增高,部分患儿合并后足内翻畸形。这些神经肌肉性疾病可发生在大脑锥体系、脊髓皮质束、脊髓前角细胞、周围神经和肌肉等不同水平,常见疾病包括脊髓皮质炎、脑瘫、脑脊髓脊膜膨出、神经管闭合不全;少见疾病如脊髓纵裂、脊髓栓系综合征、Charcot-Marie-Tooth 病等。此外,高弓足受遗传因素影响,患儿常有家族史。对于原因未明的高弓足,则称为特发性高弓足。

高弓足的主要病理变化是足纵弓升高、足长度变短,伴随部分肌肉发生挛缩纤维化,继发足底跖骨头胼胝形成。临床上根据足弓增高的程度,及是否伴发足的其他畸形,通常将高弓足分成四个类型。

1. 单纯性高弓足 此型主要是前足有固定性跖屈畸形,第 1 和第 5 跖骨均匀负重;足内外侧纵弓呈一致性增高,足跟仍保持中立位,或者有轻度的外翻。

2. 内翻型高弓足 此型只有前足内侧列即第 1、2 跖骨的跖屈畸形,使足内纵弓增高,而外纵弓仍正常。在不负重时,第 5 跖骨很容易被抬高至中立位,而第 1 跖骨因固定性跖屈,则不能被动背屈至中立位,并有 20°~30° 的内旋畸形,初期后足多正常。站立和行走时,第 1 跖骨头所承受的压力明显增加,为减轻第 1 跖骨头的压力,患儿往往采取足内翻姿势负重,晚期出现后足固定性内翻畸形。此型患儿多有爪形趾,第 1 跖骨头向足底突出,足底负重区软组织增厚,胼胝体形成和疼痛。

3. 跟行足 常见于脊髓灰质炎、脊膜脊髓膨出。主要是小腿三头肌麻痹所致,其特点是跟骨处于背伸状态,前足固定在跖屈位。

4. 跖屈型高弓足 多继发于先天性马蹄内翻足手术治疗之后。此型除前足呈固定性跖屈畸形外,其后足、踝关节也有明显的跖屈畸形。

各型高弓足的临床表现不尽一致,但前足均有固定性跖屈畸形。足趾早期多正常,随着病程的发展,则逐渐出现足趾向后退缩,趾间关节跖屈,跖趾关节过度背伸,呈爪状趾畸形,严重者足趾不能触及地面。由于跖趾关节背伸畸形引起跖趾关节半脱位,使近节趾骨基底压在跖骨头的背侧,将加重跖骨的跖屈畸形,导致负重处皮肤增厚,胼胝体形成,甚至形成溃疡。

(二)诊断与评定

1. 诊断 在诊断过程中,需拍摄负重的足部正侧位和跟骨轴位 X 线片,分别用于测量受力情况下足弓的畸形程度及后足内翻畸形的程度。根据患儿步态异常、足纵弓增高、爪形趾畸形、X 线侧位片 Meary 角增大、Hibbs 角减小等可明确诊断高弓足,但需要明确引起高弓足的内在病因。高弓足多系神经肌肉性疾病所引起的畸形,需进一步检查,如肌电图、头颅或脊髓 CT 或 MRI 检查等,寻找原发性疾病或潜在的发病因素。

2. 评定 X 线检查应在负重条件下拍摄足正侧位 X 线片。正常足第 1 楔骨远、近端关节面相互平行,而高弓足者因前足有跖屈畸形,多发生在第 1 楔跖关节,使远近端关节面的平等线在跖侧会聚。Meary 角为距骨中轴线与第 1 跖骨中轴线的夹角,足弓正常时两条线相连续。若可测量出角度,表明足弓增高。Hibbs 角是跟骨中轴线与第 1 跖骨中轴线所形成的夹角,正常值为 150°~175°。高弓足畸形时,此角度减小。此外,正位片测量跟距角,若<20° 表明有后足内翻畸形。

(三)康复治疗

早期轻型高弓足可采取被动牵拉足底挛缩的跖筋膜、短缩的足底内在肌。在鞋内相当跖骨头处加一厚 1cm 毡垫,并在鞋底后外侧加厚 0.3~0.5cm,以缓解跖骨头受压,使体重呈均匀性分布,减轻走路时后足出现的内翻倾向。但是,这些措施只能减轻症状,既不能矫正高弓足畸形,也不能防止畸形加重。

当高弓足已妨碍负重行走、穿鞋,或进行性加重时,则应手术治疗。手术方法可分为软组织松解术和骨性矫形手术。一般根据患者年龄、畸形类型及严重程度、原发性疾病所处的状态等因素,选择手术方法。原则上选择软组织松解术,如足跖侧软组织松解、胫前胫后肌腱移位及趾长伸肌后移等。若软组织松解术仍未能矫正畸形,抑或年长儿童有固定性高弓足畸形,可选择骨性矫形手术。足跖侧软组织松解术后用系列矫形石膏固定 8 周。骨性矫形手术后用小腿石膏固定 6 周。解除石膏固定后,拔除克氏针,并拍摄 X 线片观察截骨愈合情况。若已愈合,可逐渐开始负重行走。

(四) 预防及预后

1. 预防　高弓足的预防主要针对原发病,早期轻度高弓足的患者可以尝试使用定制的矫形鞋,对内翻和高弓的足部进行力学调节,保守治疗,密切观察。

2. 预后　只要能够正确判断原始疾病的类型,准确评估畸形的类型和程度,做出合理的治疗选择,患者都能够得到畸形的改善,从而改善患者的生活质量。

四、脑瘫足内翻

(一) 概述

足部的运动主要与小腿三头肌、胫前肌、腓骨长肌、腓骨短肌、趾长伸肌的运动有关,不同的肌肉受到不同神经的支配产生相应的运动。因此,肌肉、骨骼以及神经支配的异常,均可影响足部的运动。脑瘫足内翻主要是由于脑组织损伤致踝关节周围肌肉的神经支配紊乱,继而导致足的肌腱和韧带(后侧和深部的)发育不协调,无法与足部其他的肌腱韧带的发育保持同步,表现出内翻肌(胫前肌及胫后肌)张力较外翻肌(腓骨肌)张力高、跖屈肌(小腿三头肌)张力高于足背屈肌(胫前肌),出现踝关节跖屈、内翻畸形。若不及时治疗,会引起肌腱挛缩,继而产生骨关节畸形,严重影响患儿的步行功能。

肌张力异常也是造成脑瘫足内翻的病因之一,部分脑瘫足内翻患儿伴有巴宾斯基征阳性和踝阵挛阳性、肌张力的增高,使原本的正常活动受到限制,踝关节不能以原来的运动方式运动,从而影响患儿的步行功能。早期就诊率高,治疗效果较好,但畸形也易复发,应定期随访至患儿 14~18 岁骨骼成熟。脑瘫患儿并发足内翻的患病率目前尚无准确统计,据初步统计为 8%~10%。

(二) 诊断及评定

1. 诊断　患儿多有孕期、围生期或生后缺氧史;踝与距下关节跖屈畸形明显,距骨跖屈,可从足背侧皮下摸到突出的距骨头,小腿三头肌痉挛、跟腱挛缩;从后方看,跟骨内翻,前足也有内收内翻,舟骨位于足内侧深处,靠近距骨头,骰骨突向足外侧,足内侧凹下;患儿站立困难、走路推迟、跛行,扶持站立时可见足外侧或足背着地,内翻畸形随成长逐渐明显,在睡眠中可消失或减轻,但一经刺激畸形更明显;行走时患侧足底的压力集中在足底外侧缘,极易造成足底各小关节、踝关节的损害,严重者还可引起膝关节损害,同时足底局部软组织承受了巨大的压力造成血液循环不畅,炎性物质堆积过度,以及磨损疼痛的产生都加重了步行的困难。

2. 评定　需拍摄足正侧位 X 线片。正位片上测定跟距角,若小于 30°,表明足部无内翻;测量跖骨纵轴和距骨纵轴所交叉的角,正常为 0°~20°;X 线侧位片测量距骨纵轴和跟骨跖面所形成的角,正常为 35°~55°,如果小于 30°,则表明有足下垂;如果距跟角小于 15°,距骨与距骨纵轴交叉所成的角大于 15°,表明距舟关节半脱位(Simon15°定律)。

(三) 康复治疗

1. 运动疗法　不同年龄患儿的治疗方法不同:①1~2 岁的患儿在畸形患足被动矫正时,

功能锻炼主要包括蹲位强力外翻、背伸来改善内翻和背伸;②2 岁以上患儿在患足被动矫正时,可通过站 V 形板或 U 形板改善内翻,通过站斜坡板牵拉跟腱改善和缓解高肌张力,通过主动背伸训练来改善患肢膝关节和踝关节的活动度。

此外,通过站立及蹲起训练有利于保持足正常姿势,提高踝关节的控制能力;上下台阶训练可矫正足内翻并协调步态。需强调姿势的矫正,如足内翻、躯干前屈仍未矫正,肌痉挛未缓解,则不宜进行步行训练。

2. 下肢矫形器 用柔软弹力绷带,由足内跖面向足背外方向缠绕,包绕足跖 4~5 圈,在不影响弹性回缩的条件下拉紧绷带,然后将绷带拉向腓骨中上部拇指按压,剩余端重叠包绕小腿 4~5 圈后固定,使足固定于矫正位,严密观察,切莫过紧,以免影响足部血运。若畸形矫正显著改善,足的外展背伸弹性抗阻力消失,即可改换足托持续维持矫正位。

可在短下肢矫形器的外侧方上楔形垫或者矫形鞋里放一个外侧厚内侧薄的鞋垫。初次使用时半小时后立即解除,并做适当放松促进局部血液循环,随后逐渐延长使用时间,注意局部有无发绀或不适感,如有不适应立即解除。即使畸形未完全矫正,也可使痉挛的软组织变得松弛,为进一步治疗奠定基础。

(四)预防及预后

1. 预防 脑瘫足内翻为脑瘫的继发性损伤,因此预防脑瘫发生,以及在脑瘫康复治疗过程中早期采取预防措施很重要,具体可见脑瘫康复治疗章节,对于已经发生脑瘫足内翻,早期发现,早期干预很重要,通过矫形鞋垫、手法治疗等预防进一步加重。

2. 预后 脑瘫足内翻的预后与病情的轻重、治疗早晚、治疗方法的选择有很大关系,一般经过正规的康复治疗内翻症状都能得到改善。

五、足外翻

(一)概述

足外翻(strephexopodia)是儿童足部的常见畸形之一,是由于足踝肌腱张力失衡而导致的一种畸形,同时伴有足弓和足舟骨的塌陷,小腿中点、跟腱中心、跟骨中心三点不在一条线上。足外翻可以分为动力性足外翻及固定性足外翻(图 14-6)。

(二)诊断及评定

1. 足踝外观畸形 足外翻的发生可以是单侧或双侧。常见于足踝关节周围肌腱韧带松弛,肌张力低下,前足外展,严重时舟骨向足内踝前下方凸出,接近地面。

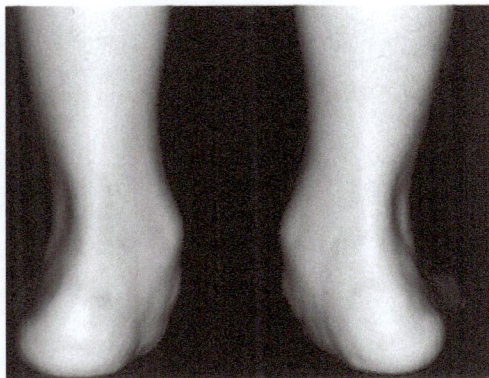

图 14-6 足外翻患儿背面观可见跟腱向外偏移

2. 脑瘫足外翻 患儿开始站立、行走时,其重心落在足内侧缘,逐渐导致内侧纵弓塌陷、足舟骨突出,跟骨向外侧偏移,若左右下肢功能有差异或结构性长短腿,会导致单侧足外翻走路跛行。

3. X 线摄片 在负重时,足的前后位 X 线片显示第 1 跖骨与近节趾骨成角超过 15°,第 1、2 跖骨之间角度超过 8°。内侧纵弓—内弓角(正常值:113°~130°)测量方法:由跟骨最低点至距骨头的最低点作一直线,再由距骨头的最低点至第 1 跖骨远端最低点,测量两线所形成的角。

(三) 康复治疗

足外翻的康复治疗以保守治疗为主,临床上多采用以下治疗方法。

1. 经皮神经电刺激 胫骨后肌是最强的足内翻肌,抵抗腓骨长、短肌,并通过控制中足的跗骨使前、中、后足相协调,协助维持内侧纵弓的支撑,构成足弓的重要动力稳定装置。将电极置于胫骨后肌起止点上,通过低频刺激神经支配肌肉,使其产生节律性收缩,提高肌肉张力。每次 20 分钟,每日 1 次,20 次为 1 个疗程(图 14-7)。

2. 足部矫正手法 通过推拿、牵伸及诱发的方式,根据足外翻的特点选择合适的矫正手法。采用轻柔推拿的方式作用于痉挛的足外翻肌群,并对挛缩的肌腱进行手法按压和松解;多拍打、重压和刺激足内侧肌群肌张力低下的肌肉,进而增强该肌群肌张力,每次持续 2~3 分钟,每日重复 4~6 次(图 14-8)。

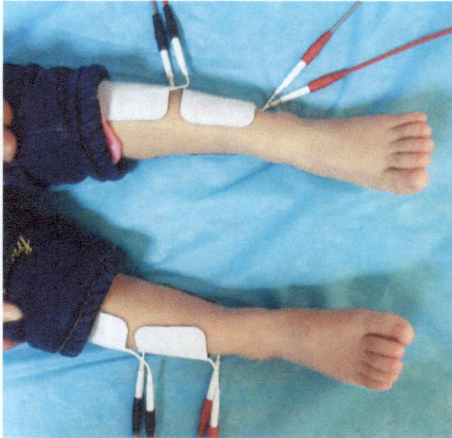

图 14-7　经皮神经电刺激胫骨后肌　　图 14-8　叩击足内侧缘诱导足内翻动作

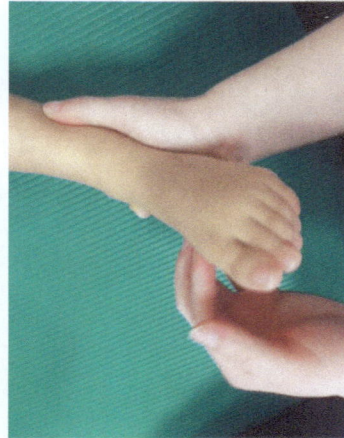

对足外侧缘挛缩的软组织进行适度牵拉,力度由弱到强,逐级加力,缓慢进行;握住患儿踝关节的后部使其相对固定,并刺激其足底内侧缘,从而诱发患足行主动内翻及背屈的动作,每次约 30 秒,每日可重复 4~6 次(图 14-9)。

在使用足部矫正手法时,需要根据患儿足外翻的情况选择不同的矫正方式及程度,注意防止过度机械牵伸导致周围软组织损伤、甚至骨折的发生。

3. 下肢运动功能训练 包括股四头肌、内收肌肌群、腓肠肌等肌力训练,行走姿势训练等。

(1) 股四头肌训练方法:仰卧位,拍打、叩击刺激一侧股四头肌诱导出现伸膝动作,或者进行蹲站转移训练(图 14-10)。

(2) 股内收肌训练方法:患儿仰卧位,两腿分开,诱导患儿完成双腿内收动作(图 14-11)。

(3) 腓肠肌肌力训练方法:患儿站立位时诱导前足掌负重,类似于踮脚动作(图 14-12)。

4. 电针 腓骨长短肌是主要的足外翻肌,针对腓骨长短肌痉挛,输出电极分别夹住下肢阳陵泉、悬钟、太冲穴上的针灸针柄。针对腓骨长短肌痉挛的患儿,采用连续波能降低神

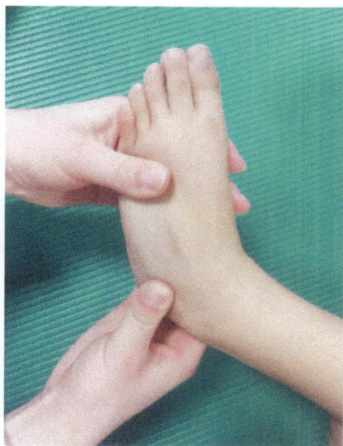

图 14-9 牵拉挛缩的足外侧缘

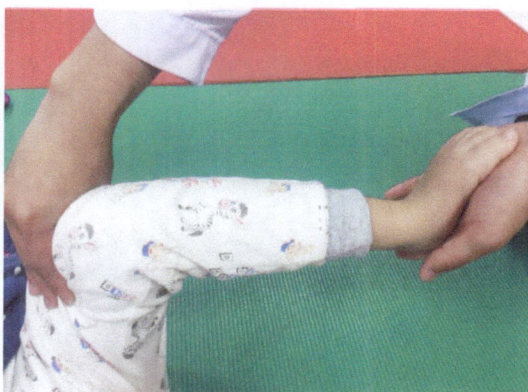

图 14-10 股四头肌训练

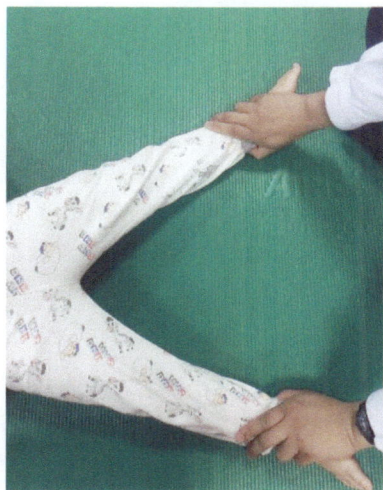

图 14-11 股内收肌训练

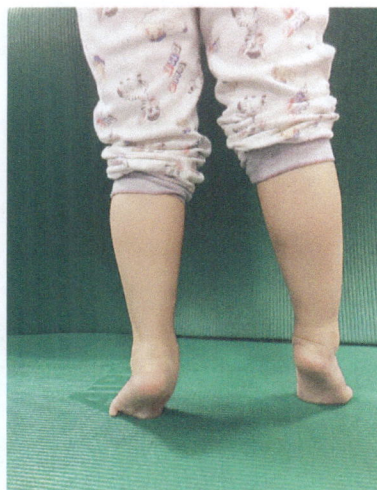

图 14-12 腓肠肌肌力训练

经应激功能,对感觉神经、运动神经产生抑制作用,所以能缓解腓骨长短肌的痉挛,达到矫治足外翻的作用(图 14-13)。

5. 踝关节持续被动运动疗法 采用踝关节锻炼运动器,每日 1 次,每次 20 分钟(图 14-14)。具体治疗步骤如下:每个疗程治疗前确定患者的疼痛耐受度,运行设备,选择足内翻运动模式,并选择调制模式及疼痛级别,待内翻到一定角度患儿出现疼痛时立即按压上下限键确定内翻活动范围,即确定患儿治疗前的疼痛耐受度,并记录。治疗中设定治疗时限为 20 分钟,维持时间为 20 秒,内翻角度为疼痛耐受度范围内角度,开始进行足外翻治疗。治疗过程中,观察患儿是否可耐受疼痛,若不能耐受治疗中疼痛,需及时调整内翻角度。

6. 平衡功能训练方案 平衡分为三级,一级平衡为静态平衡,二级平衡为自我动态平衡,三级平衡为他动态平衡。平衡功能处于一、二级的患儿需要进行训练,训练一般在站立

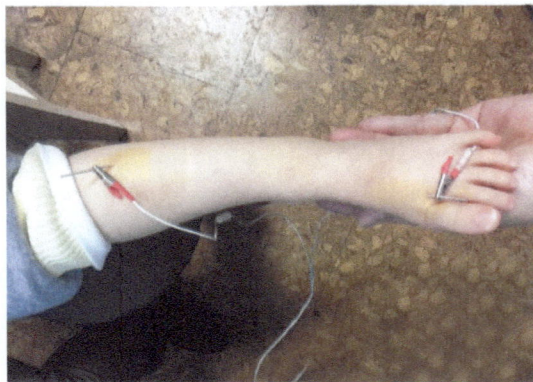

图 14-13 电针

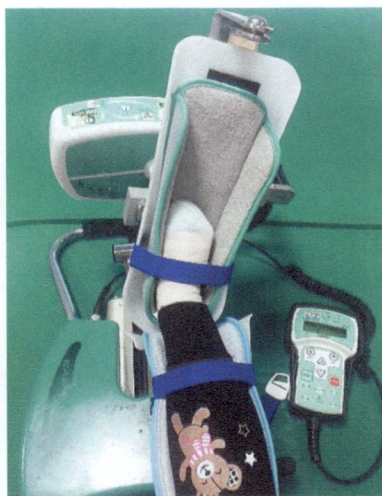

图 14-14 踝关节 CPM 进行足向外
侧缘牵伸治疗

位进行,方法包括:

(1)动态平衡功能训练:患儿在指导下通过移动重心带动监视器上的标记按设定路线移动,借此实现对重心转移的控制;患儿双下肢分别在前后和左右站立状态下完成上述训练。

(2)平衡反应训练:具体方法由平衡治疗仪训练软件提供,它要求患儿改变现有的平衡状态之后再迅速恢复到新的平衡状态,难度可以逐渐加大和/或频率逐渐加快(图 14-15)。若没有平衡治疗仪,可借助平衡板进行训练。

7. 矫形鞋治疗 经过康复医师和治疗师对患儿的足部畸形进行评估,制定矫形器制作方案,工程师制作后对患儿进行配穿并对家长进行培训;配穿之前需经 X 线片排除患足骨

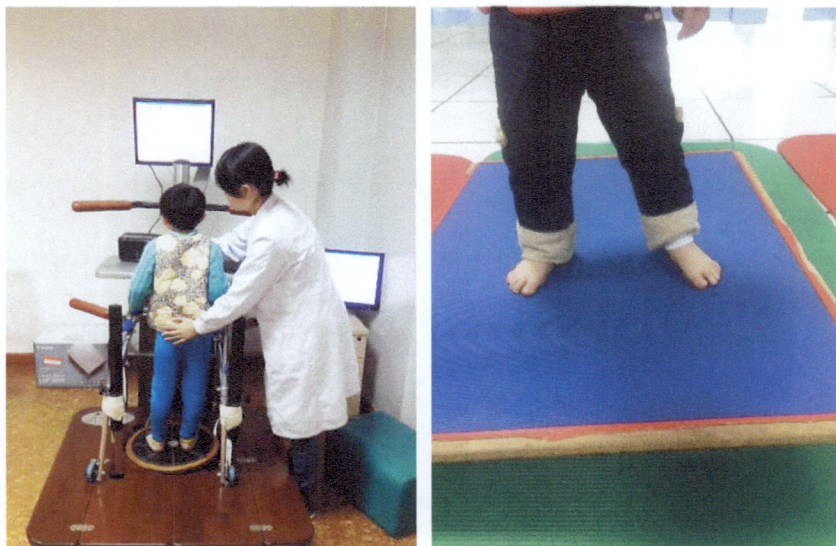

图 14-15 平衡仪平衡功能训练和平衡板训练

骼、关节等病变;在专业矫形师指导下进行第一周的试穿,开始时每穿戴 1 小时脱掉矫形器半小时。如患儿下肢肌痉挛明显,在穿戴前先对痉挛肌群进行牵伸,但需手法轻柔,避免暴力,待肌痉挛降低后再进行矫形器的穿戴将更加容易(图 14-16)。穿戴的持续时间依据患儿的具体情况而定。

8. **矫形鞋垫治疗** 使用矫形鞋垫测量器具测得患者的立姿跟骨中立位角度和前足内外翻角度,"最终前足内外翻角度 = NCSP + 前足内外翻角度(内翻为 +;外翻为 −)"来确定前足附件;"最终后足旋前角度 =

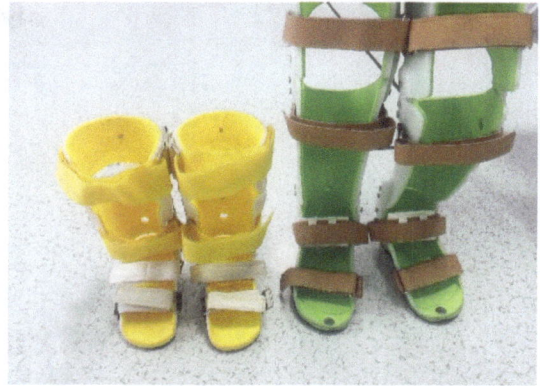

图 14-16 下肢矫形器

NCSP+RCSP"来确定后足附件的度数,最后根据需要添加足跟垫和跖骨圆拱(图 14-17)。鞋垫在站立、步行时使用。第 1 天佩戴 1 小时,第 2 天增加至 2 小时,1 周后可全天佩戴。

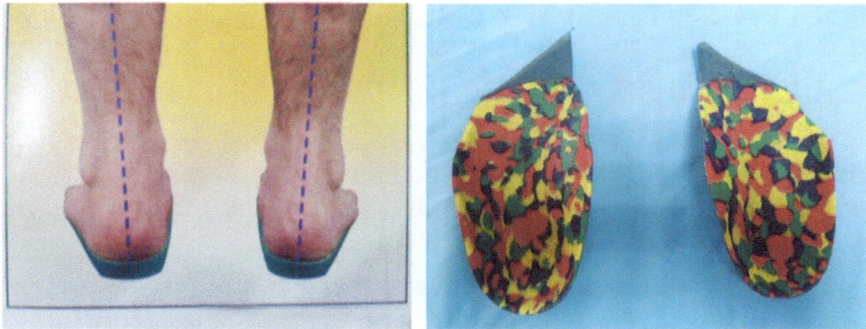

图 14-17 矫形鞋垫矫正足外翻,足内翻患儿也可以使用

9. **康复护理** 对佩戴矫形器的患儿要注意定期检查足部皮肤是否有发红的迹象,若有发现应及时通知医生进行处理,停止穿戴并及时请工程师进行修改;同时在穿戴时注意进行监督和指导,如果制作合适,应该规律穿戴。

10. **手术治疗** 可分为软组织和骨性手术。需要严格掌握手术适应证。外科手术治疗的基本原则是:10 岁前是功能训练及防止固定挛缩;10 岁后至骨骼发育成熟前,在考虑功能前提下,原则是矫正挛缩畸形、恢复足踝骨关节解剖结构、避免发生继发性疼痛性骨性关节炎。

(四)预防及预后

足外翻多由脑瘫患儿运动发育的异常和姿势异常继发而来,多伴有下肢肌张力的异常和肌力的不协调,早期不正确的站立和行走姿势也会导致症状的加剧。积极预防足外翻十分重要,康复治疗可恢复或改善踝足的功能。若大龄患儿康复治疗不能改善,待患儿骨骼发育成熟后可行手术治疗。

(吴建贤 刘奕 阚秀丽)

第二节　发育性髋关节脱位

一、概述

发育性髋关节脱位（developmental dysplasia of the hip，DDH），既往被称为先天性髋关节脱位（congenital dysplasia of the hip，CDH），是一种动态的发育异常，可伴随婴儿生长发育而好转或加重。发育性髋关节脱位包括髋关节可复位或不可复位的脱位、易脱位及半脱位，以及新生儿及婴儿的髋发育不良（髋臼及股骨近端的骨发育不全）。患儿出生时常无明显症状，需经专科医生采用特殊检查方法才能做出诊断。早期治疗可最大限度避免后期因髋关节的继发改变造成复位困难，继而在成年期发展为退行性髋关节炎甚至致残。新生儿期的最佳治疗时间是生后第 1 天，若生后一周内明确诊断并进行治疗，其效果最理想。

发育性髋关节脱位的发病率与先天性马蹄足相似，一般认为，新生儿髋关节脱位的发病率为 1% 左右，且女孩的发病率较男孩高 4 倍，左侧多发；如家族中上一代有髋关节脱位者，其下一代的发生率高达 36%，孪生姐妹均发病的占 5%~6%。

发育性髋关节脱位最主要的病因包括机械因素、内分泌因素、遗传因素。

1. 机械因素　出生时因髂骨、坐骨及耻骨仅部分融合，髋臼窝极浅，所以分娩时胎儿髋关节有很大的活动度。臀位产时，异常屈髋的机械应力可导致股骨头后脱位。

2. 内分泌因素　胎儿期韧带松弛曾被认为是发育性髋脱位的重要发病因素，妊娠后期母亲雌激素分泌增多致使骨盆松弛，有利于分娩，也使子宫内胎儿韧带产生相应松弛，在新生儿期较易发生股骨头脱位。

3. 遗传因素　一般认为遗传和原发性胚质缺陷对发病可能起重要作用。在髋臼的发育过程中，胎儿的髋臼最初由间质性软骨形成裂隙，先呈深凹圆形，后逐渐变浅呈半圆形。若胎儿下肢置于伸直内收位，则股骨头不易置于髋臼的深处，极易脱位。

4. 其他因素　如孕期胎位与子代发育性髋脱位的发病关系密切；婴儿期双髋固定于伸直位的包裹习俗，也被认为是造成发育性髋脱位高发的直接原因。

发育性髋关节脱位患儿出生时以关节囊松弛位主要病理改变，随着年龄增大和脱位程度加重，特别是开始行走后，可逐渐出现髋关节的继发改变，如：①关节囊伸长与髂骨粘连，中部狭窄呈哑铃状；②髋臼盂唇增厚，开始为外翻，随行走增多而成内翻，圆韧带增长变粗，横韧带肥厚，髋臼因缺乏股骨头的正常压力刺激而发育不良，变浅并呈斜坡状；③股骨头骨骺发育延迟，甚至发生缺血性坏死，股骨颈前倾角和颈干角增大；④股内收肌挛缩，臀肌松弛；⑤髂骨翼处形成假臼，骨盆倾斜和代偿性脊柱侧凸。一些不能自行复位且未得到及时治疗的患儿，最终将发展成永久性脱位，并可产生继发性改变。

二、诊断及评定

（一）诊断

新生儿可依据临床查体、超声检查和 Ortolani 征阳性诊断发育性髋关节脱位。查体可见两侧大腿小腿皮纹、腹股沟皱纹、臀横纹不对称；患侧髋关节活动少且受限，常处于屈曲位、不能伸直,且蹬踩力量较对侧弱。较大年龄的患儿可拍髋关节正位片确诊发育性髋关节脱位,患儿表现出髋关节外展受限、下肢不等长、跛行及鸭步。

(二)评定

临床评定包括体格检查、影像学检查。

1. **体格检查**　针对新生儿期可疑的患儿,常用检查包括髋关节屈曲外展试验、Allis 征、Ortolani 试验、Barlow 试验;婴儿期及学会行走后,髋可由不稳定变成脱位,并可由复位变为不可复位,除进行 Allis 征及髋关节屈曲外展试验外,需增加步态评估、Trendelenburg 征、套叠试验。

(1)髋关节屈曲外展试验:当双髋、膝关节屈曲 90° 时正常新生儿及婴儿髋关节可外展 80° 左右。若髋关节外展受限在 70° 以内,则应怀疑有髋关节脱位;检查时若听到弹响后即可外展 90°,则脱位已经复位。

(2)Allis 征:新生儿平卧,双髋关节屈曲 90°,双足平放于床上,双侧内踝靠拢,两侧膝部高低不等则为 Allis 征阳性。

(3)Ortolani 试验:又称“弹进”试验。患儿平卧,双髋、膝关节屈曲 90°,当充分外展大腿时可听到或感觉到“弹跳”,表明脱位的股骨头通过杠杆作用滑入髋臼;可将拇指置于小粗隆部,其余指置于大粗隆外侧,则“弹跳”感觉更清楚。婴儿期出现继发性肌肉紧张时此征明显;在患儿哭闹时,可因过度紧张仅表现为髋关节外展受限,此时无法排除脱位的可能。

(4)Barlow 试验:又称“弹出”试验,用于检查新生儿髋关节的稳定性。患儿平卧,检查者面对其臀部,使髋关节逐步内收,检查者拇指放在患儿大腿内侧小粗隆处向外、后推压,若听到弹响声或感到“弹跳”,说明股骨头脱位;当去除压力,股骨头可自然滑回髋臼内,再次出现“弹跳”,即为阳性。

(5)步态评估:发育性髋关节脱位患儿一般开始行走的时间较正常儿童晚。单侧脱位者为跛行,双侧脱位时表现为“鸭步”,臀部明显后突。

(6)单足站立试验(Trendelenburg 征):正常情况下,单足站立时,臀中肌、臀小肌收缩,对侧骨盆抬起,以保持身体平衡。髋关节脱位后,因股骨头不能托住髋臼,臀中肌和臀小肌松弛无力,表现为对侧骨盆下降。

(7)套叠试验:小儿平卧,髋、膝屈曲 90°,检查者一手握住膝关节,另一手抵住骨盆两侧髂前上棘,将膝关节向下推动,可感到股骨头向后脱出,向上提升时,股骨头复入髋臼,称套叠试验阳性。

2. **影像学检查**　包括超声检查和 X 线检查。

(1)超声检查:由于 5~7 个月以前,患儿的股骨头尚未出现二次骨化中心,故 X 线检查难以显示其结构。相反,超声检查能够客观、准确地判断髋关节的形态,规范的超声检查方法有益于增加诊断的准确性,可用于随访治疗的效果。因此,在此年龄段早期诊断婴儿发育性髋关节脱位时,超声检查具有显著优势。

超声检查通过测量 α 角、β 角判断骨性髋臼及软骨性髋臼的发育情况,并将婴幼儿髋关节分为 Ⅰ、Ⅱ、Ⅲ、Ⅳ型及 9 个亚型(Ⅰa、Ⅰb、Ⅱa、Ⅱb、Ⅱc、Ⅱd、Ⅲa、Ⅲb、Ⅳ)。其中,Ⅰ型是成熟性髋关节,Ⅱ型是发育不良,Ⅲ型和Ⅳ型是脱位型髋关节;Ⅱb、Ⅱc、Ⅱd、Ⅲa、Ⅲb、Ⅳ则需要骨科治疗。

(2)X 线检查:对 7 个月以上可疑儿童行 X 线检查不仅可以明确是否有脱位,还可以确定脱位高低以及髋臼和股骨头发育情况。发育性髋关节脱位的 X 线片可见股骨头向外上方脱位,髋臼发育差。X 线检查方法较多,本节集中介绍实用且简便的 X 线检查方法。

通过在 X 线片上划定直线的方法帮助读片和诊断(图 14-18):①H 线(Hilgenreiner 线)即通过髋臼最深处的 Y 形软骨中点即髂骨最低处的水平线,又名 Y 线;②P 线(Perkins 线):即通过髋臼骨化边缘外上界的垂直线;③C 线,是指从髋臼外上缘向 Y 形软骨中点连线。

1) h-f 测量法:h 为股骨颈部上端外侧与 Y 线的垂直距离,股骨颈上端内侧处(A 点)向 H 线引一平行线,此线向内侧坐骨支的交点为 B 点,A 点与 B 点之间距离为 f。正常均值上方间隙 h 为 9.5mm,内侧间隙为 4.3mm。若 h<8.5mm,f>5.1mm,应怀疑髋关节脱位;若 h<7.5mm,f>6.1mm,可诊断为髋关节脱位。此法简便易行,较为可靠。

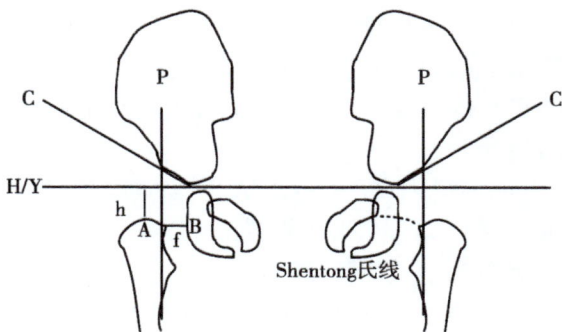

图 14-18　儿童髋关节有关 X 线测量示意图

2) 关节四分区法:P 线与 H 线(Y 线)交叉形成四个象限。正常股骨头骨化中心位 H 线之下并在内下象限内。

3) 髋臼指数(acetabular index,AI):为 C 线与 H 线的交角。正常新生儿平均为 27.5°,1 岁时约为 22.5°,2 岁时一般为 20°,3 岁以后为 18°。一般超过 30°考虑有髋臼发育不良或脱位。

4) Shenton 线测量法:Shenton 线即股骨颈内缘与闭孔上缘(即耻骨下缘)的连续线。正常时此线为平滑的弧形抛物线,脱位时此线中断。

对于髋臼发育不良合并髋关节半脱位、脱位的患儿,通常采用拍摄骨盆 X 线片(图 14-19),测量髋臼指数和股骨头偏移百分比(migration percentage,MP),对髋关节发育异常情况进行综合评估。

MP 的测量方法:通过两髋臼内下缘顶点作一连线(H),并以髋臼外上缘作一垂线(P),P 线外侧股骨头部分(a)与股骨头横径(b)的比值乘以 100%,即 MP= a/b×100%,就是股骨头偏移百分比(图 14-19)。一般将 MP 值分为 5 个等级:1 级(轻度移位):MP=5%~24.9%;2 级(风险):MP=25%~32.9%;3 级(半脱位):MP=33%~49.9%;4 级(严重半脱位):MP=50%~99.9%;5 级(脱位):MP>100%

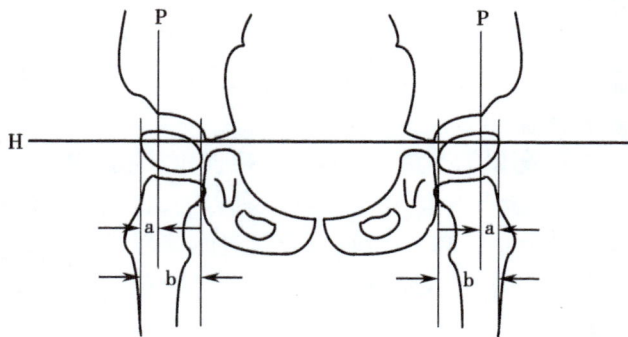

图 14-19　股骨头偏移百分比(MP)的测量方法

三、康复治疗

发育性髋关节脱位的治疗目的在于及早整复脱位,防止股骨头骨骺发生缺血性坏死,矫正残留的发育不良。原则上需及早诊断和整复并保持复位状态,为股骨头及髋臼的发育提供最佳的环境和时机,有益于髋臼的进一步发育及股骨头的重塑。发育性髋关节脱位的治疗具有挑战性,不同年龄的患儿采用的治疗方法不同。

(一) 关节的复位

1. **出生到6个月** 此年龄段是理想的治疗时间,早期发现者首选外展支具治疗。最常用的外展支具为 Pavilk 吊带,可防止伸髋及内收,并使双髋呈屈曲外展位,适用于 Ortolani 征阳性的新生儿,及有髋关节发育不良、半脱位或脱位的1~6个月的婴儿。此办法可使已脱位的髋关节自行复位,满足 Harris 定律中"头臼同心是髋关节发育的基本条件",促进髋臼的发育。禁忌证包括存在肌力不平衡、僵硬及关节松弛征者。

2. **6~18个月** 此年龄段患儿大多可行手法复位,后以髋人字石膏固定。一般不主张牵引,但年龄接近2岁或髋关节较僵硬难以手法复位者,牵引可能有益。石膏1~2个月更换一次,第二、三次石膏可由人字形改为伸直外展内旋位石膏。石膏固定总时间为6~9个月;若复位仍不成功,则需手术切开复位。由于蛙式石膏易影响股骨头发育且易产生股骨头缺血性坏死,故临床上已弃用。

3. **18个月~3岁** 随年龄增长及负重增加,患儿软组织挛缩逐渐加重,前倾角加大,髋臼外形畸形明显。2岁以后保守治疗对骨性改变的塑形能力有限,故需切开复位及 Salter 骨盆截骨术,甚至需行股骨粗隆间旋转截骨以矫正前倾角。

4. **4~7岁** 此年龄段需手术复位,治疗效果较差。一般需在松解髋关节内收肌、髂腰肌后,牵引股骨头至髋臼水平再行切开复位,可能需同时行 Salter 手术改善髋臼覆盖面积;根据手术中前倾角的程度以及髂骨截骨复位后的稳定性决定是否需要作旋转截骨以纠正前倾角。对髋臼指数大于30°而股骨头小的患者,为了使髋臼能更好地容纳股骨头,可行关节囊周围截骨术、Tonnis 臼成形术或髋臼基底球面截骨术,以加深髋臼或调整髋臼的方向。另外,在旋转截骨术的同时,往往需作股骨短缩截骨术或内翻截骨,避免因患肢过长或股骨颈外翻引起髋关节不稳。

5. **8岁以上** 此年龄段的患儿软组织与骨结构畸形较固定,复位的可能性较小,即使积极手术也难以获得髋关节的正常功能。10岁以后的青少年常只能作原地臼盖稳定髋关节或 Shanz 截骨术改善步态;髋臼浅平者股骨头常位于浅的髋臼边上,可采用 Steele 骨盆三点截骨术或 Chiari 髋臼顶内移截骨术等姑息疗法。

6. **残余发育不良的治疗**

(1) 股骨近端发育不良:复位后超过2~3年仍有持续的髋臼发育不良,因前倾角大而造成关节不稳,以及有残余畸形及骺板早闭的,需行股骨内翻及去旋转截骨手术。

(2) 髋臼发育不良:并非髋臼发育缺陷,而是髋臼软骨的骨化发生障碍,亦需行手术治疗,可分为改善髋臼软骨覆盖的术式(包括 Salter、Sutherland、Ganz、Steel 等骨盆截骨术)、增加髋臼包容但会减少髋臼容积的术式(包括 Dega、Pemberton 及 Westin 等骨盆截骨术)和关节囊间置并转化成纤维软骨的术式(包括 Chiari 骨盆截骨术及各种造盖术)。

(二) 整复固定后的康复治疗

1. **姿势控制** 是指使用姿势矫正器具使患儿的双下肢维持于外展状态,包括长时间优化患儿卧位、坐位和站立位姿势,保持髋关节外展状态(图14-20、图14-21)。

2. **运动疗法** 包括髋关节外展训练、髋关节稳定性训练等。

(1) 髋关节外展训练:常用分腿训练及"骑马"训练等。

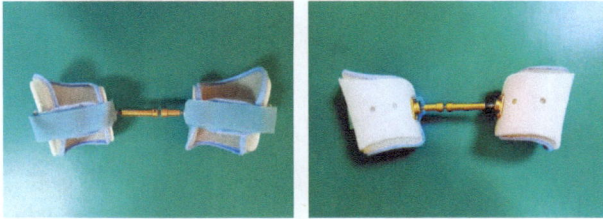

图 14-20 髋外展姿势控制器具

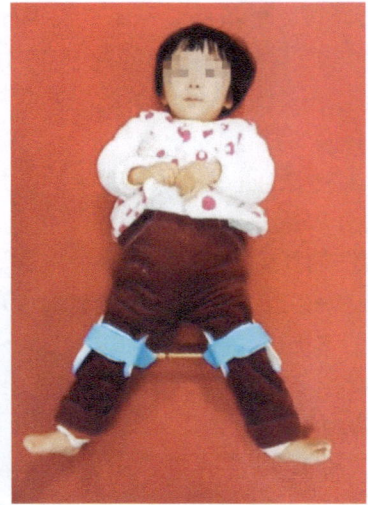

图 14-21 患儿佩戴髋外展矫形器

1）分腿训练

患者体位：患儿坐位或仰卧位，伸直膝关节。

方法：治疗师将患儿膝关节稍上方固定，双手同时向外用力使患儿下肢呈外展位，维持30 秒以上，可根据情况训练数组（图 14-22）。

注意事项：不可直接压在膝关节上方，发力要循序渐进，以免造成损伤。

2）"骑马"训练：用滚桶、木马、木椅等均可（图 14-23）。

患者体位：患儿跨骑在"马"上。

方法：患儿分开双下肢跨骑在"马"上，治疗师位于侧后方维持患儿体位。

注意事项：注意"马"的高低，不可太低引起患儿髋关节过度屈曲，同时注意下肢不可内旋。

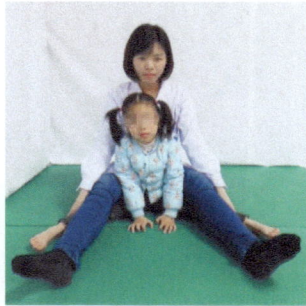

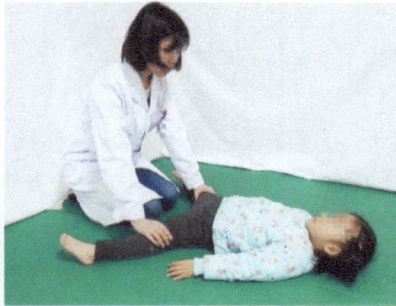

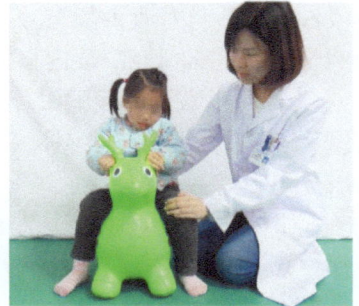

图 14-22 分腿训练

图 14-23 "骑马"训练

3）仰卧屈膝分合腿

患者体位：患儿取仰卧位。

方法：不离床面，屈膝小腿垂直于床面，双手置于胸前。用双足跟交替为轴，作外展、外旋运动，15 个 / 次，3~5 组（图 14-24）。

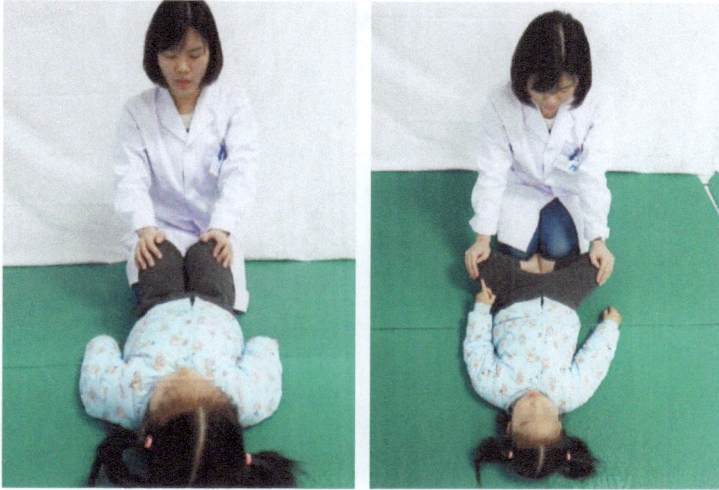

图 14-24 仰卧屈膝分合腿

注意事项:治疗师手固定其双膝,适度给予阻力,幅度逐渐增加。

4)仰卧伸膝外旋腿

患者体位:患儿取仰卧位。

方法:双下肢伸直外展,双手置于体侧,以双足跟为轴心、取足尖及下肢作外旋运动,15个/次,3~5组(图 14-25)。

注意事项:治疗师手置于患者小腿或足尖处,适度给予阻力,幅度逐渐增加。

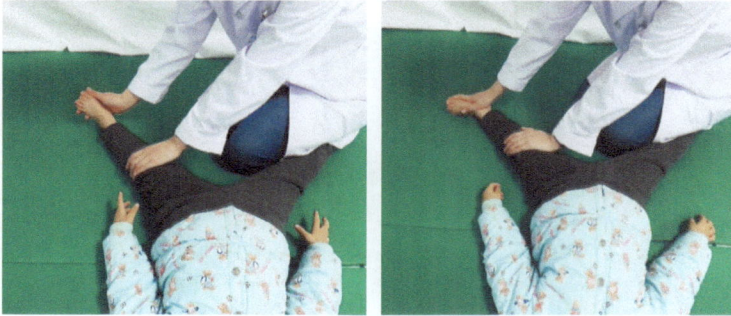

图 14-25 仰卧伸膝外旋腿

5)仰卧伸膝分腿

患者体位:患儿取仰卧位。

方法:双下肢伸直,以双足间为轴心,嘱患者双膝外展,15个/次,3~5组(图 14-26)。

注意事项:治疗师手置于患者膝关节处,适度给予阻力,幅度逐渐增加。

6)侧卧伸膝分腿

患者体位:患儿取侧卧位。

方法:双腿伸直并拢,做上侧下肢的外展运动,15个/次,3~5组(图 14-27)。

注意事项:治疗师位于患者体侧,手置于患者小腿,适度给予阻力,幅度逐渐增加。

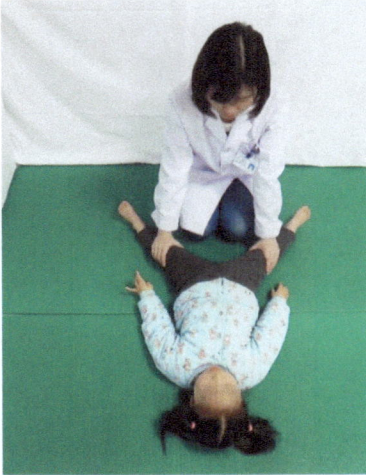

图 14-26　仰卧伸膝分腿

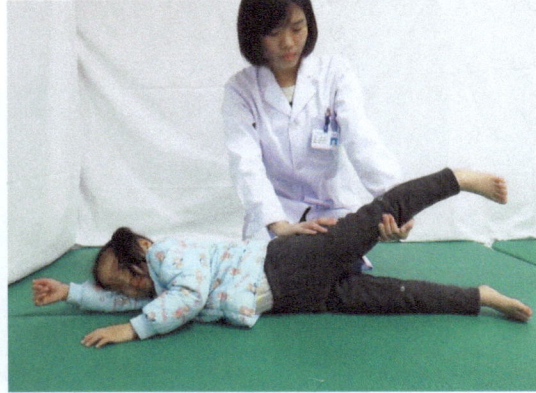

图 14-27　侧卧伸膝分腿

7）俯卧位外旋髋

患者体位：患儿取俯卧位。

方法：患膝屈曲 90°，双手置于体侧，以膝前部作轴心，作小腿内收活动，15 个／次，3~5 组（图 14-28）。

注意事项：治疗师手置于患者踝关节处，适度给予阻力，幅度逐渐增加。

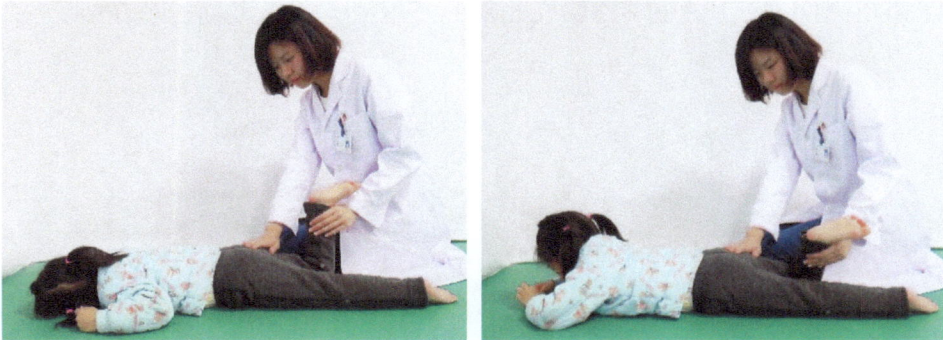

图 14-28　俯卧位外旋髋

8）俯卧位后伸髋

患者体位：患儿取俯卧位。

方法：双下肢伸直，双手置于体侧，做后伸腿运动，15 个／次，3~5 组（图 14-29）。

注意事项：治疗师手置于患者小腿处，适度给予阻力，幅度逐渐增加。

（2）髋关节稳定性训练：常用立位髋外展训练及坐位分腿训练。

1）立位髋外展训练

患者体位：患儿取站立位。

方法：患者单或双手前伸或侧身扶住固定物。治疗师与体侧维持其单脚负重站立，患肢后伸、外展、外旋摆动 3~5 分钟（图 14-30）。

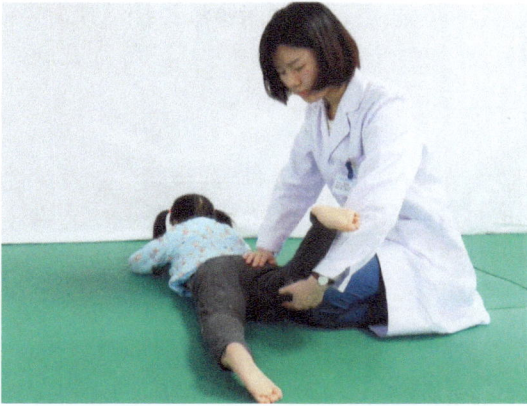

图 14-29 俯卧位后伸髋

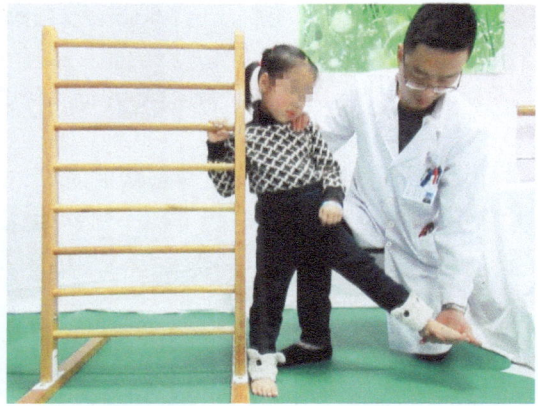

图 14-30 立位髋外展训练

注意事项:外旋时,患肢略向前外,足跟着地,做外旋运动。

2) 坐位分腿训练

患者体位:患儿取坐位。

方法:患者正坐于椅、凳上,髋膝踝关节各成 90°,以双足间为轴心,双膝做外展运动,15 个 / 次,3~5 组(图 14-31)。

注意事项:治疗师手置于患者膝关节,根据患者情况适度加阻力。

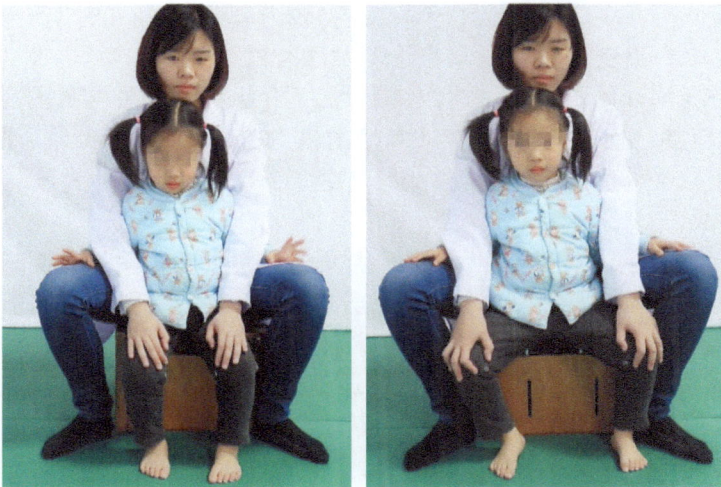

图 14-31 坐位分腿训练

四、预防及预后

(一) 预防

严格意义上说,发育性髋关节脱位没有绝对的预防手段,只有通过早期发现并及时处理,才可防止其进一步发展,部分患儿治疗后可逐步恢复髋关节的生长发育,形成正常的髋关节。新生儿及婴儿期患儿通常临床表现较轻,症状不明显,易被忽视而错过最佳治疗时期。早期进行新生儿蛙式试验,并在出生 1~2 个月利用超声进行髋关节脱位的早期筛查有利于疾病的早期诊断。此外,正确抱姿可有效降低后天髋关节脱位的发生率。

(二)预后

由于婴儿期是髋关节发育最快的时期,也是髋关节脱位干预治疗的"黄金期",故发育性髋关节脱位越早干预预后越好。一般认为,在婴儿期及时发现问题并进行干预治疗,大多数患儿都能得到完全康复;如果错过这个时期则髋关节脱位不能被纠正,就有可能造成永久性跛行或髋关节炎,甚至致残。

(吴建贤 周 云 黄晶晶)

第三节 肱骨外髁骨折

一、概述

肱骨外髁骨折是最常见的肱骨远端骨骺骨折,骨折块常包括肱骨小头和肱骨滑车的桡侧部,多发于 5~10 岁的儿童,在肘关节损伤中占第二位,仅次于肱骨髁上骨折。

四肢长骨的发生为软骨内成骨。软骨雏形分为中段的软骨干和两端的骺软骨,在胚胎期软骨干中心骨化,为初级骨化中心,出生前后,骺软骨中心骨化,为次级骨化中心,由次级骨化中心形成的骨结构称骨骺。初生婴儿的肱骨远端由软骨组成,随着年龄的增长逐渐出现骨化中心,骨干与干骺端之间为骺软骨板,结构较为薄弱,故幼儿时期轻度外伤即可导致骨骺分离。骨化中心出现和骨化以及与干骺端融合的先后时间不同,肱骨外髁骨骺女孩 8~11 岁、男孩 9~13 岁开始骨化,而肱骨远端骨骺互相融为一体并与肱骨干骺端融合则在 15~18 岁。在此年龄之前,如受到直接或间接的暴力,都有可能导致远端骨骺分离。由于 15 岁以前的孩子肱骨外髁处于骺软骨阶段,存在多个骨骺且坚固性欠佳,肱骨外髁的骨折块大多由软骨组成。

肱骨外髁包含非关节面和关节面两部分;肱骨外髁的外后侧附着有桡侧腕长伸肌、桡侧腕短伸肌、指伸肌、小指伸肌、尺侧腕伸肌及部分旋后肌。肱骨外髁骨折属于关节内骨折,常由间接复合外力造成,多为跌倒时手掌着地,肘部处于屈曲外展位,暴力沿桡骨向上传至桡骨头,肱骨外髁受桡骨头撞击而引发骨折;也可因肘关节伸直位且过度内收位时突然受到内翻暴力,附着于肱骨外上髁的前臂伸肌群强烈收缩将肱骨外髁撕脱致骨折。骨折线从肱骨远端干骺端外侧斜向内下,经肱骨远端骺板延伸至肱骨滑车,不累及肱骨小头骨骺,或骨折线从后外侧干骺端开始穿过骺板及肱骨小头骨骺。骨折远端包括肱骨小头骨骺、部分滑车、外上髁骨骺、部分干骺端、桡侧副韧带及附着此处的前臂伸肌腱。

肱骨外髁骨折主要临床表现包括患侧肘关节疼痛,肿胀,活动受限。肿胀可以逐渐扩散至整个关节。患侧肘关节呈半屈曲位,关节活动功能障碍。肘关节外侧有明显压痛,纵轴叩痛阳性。移位骨折可有轻度肘外翻,在肘外侧可摸到活动的骨块及骨擦音,因骨折移位肘后三点关系发生改变,骨折后肘关节活动丧失,被动活动时疼痛加重,旋转功能一般不受限。早期肿胀明显时可掩盖骨折征兆,导致漏诊、误诊的发生。晚期可出现骨折不愈合、进行性肘外翻畸形和牵拉性尺神经麻痹等并发症。

在肱骨外髁骨折的骨科常规治疗中,复位是否完全直接影响到关节面的完整程度,继而对预后造成影响。因此,在实施康复治疗之前,必须确保骨折块的解剖复位,或近似解剖复位,以免发生严重的后遗症。无明显移位型骨折无需进行复位,仅采用石膏固定,固定2~3周后去除固定,进行功能训练;侧方移位型骨折通常可以闭合复位或手术治疗(传统观点认为骨折移位≤2mm 可闭合复位,>2mm 需手术治疗)。因严重肱骨外髁骨折较不稳定,闭合复位失败或者复位后移位不能再复位时,需采用切开复位并用2枚直径小于2mm 克氏针进行固定(图14-32),使骨片完全复位,以免引起肘关节功能障碍。如果术后4周X线摄片显示骨折愈合理想,可以拆除石膏托。

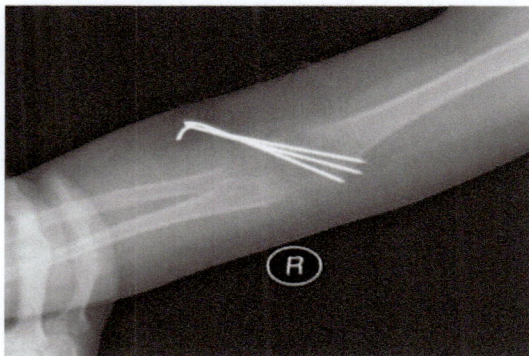

图 14-32 肱骨外髁骨折切开复位克氏针固定

二、诊断及评定

(一) 诊断

根据患儿有明确外伤史,如跌伤、重伤、重物打击、刀伤等暴力损伤史,肘部疼痛、肿胀,肘关节活动受限,肘外侧压痛,活动时可有骨擦音,以及X线表现可进行诊断。正、侧位X线摄片可显示移位明显的肱骨外髁骨折,但对于肱骨外髁尚未骨化的患儿,骨折在X线摄片上不显影,或仅显示肱骨小头骨化中心和部分干骺端的骨质,易被误认为只是一块小骨片的轻微骨折,甚至完全漏诊。因此,必要时可进行关节造影明确诊断,但关节造影是有创性检查,临床应用受到限制。MRI、CT、超声检查也可以帮助诊断。

(二) 评定

骨科处理前可进行临床体检、影像学评定,对怀疑存在神经损伤的患儿,需采用针极肌电图进行神经生理学检查。少数轻度移位的骨折,采取闭合复位石膏固定治疗,大多数患儿需进行手术切开复位克氏针固定,再用石膏固定。石膏拆除后,评定骨折部位稳定后,可进行感觉、关节活动度、肌力、肘关节功能等评定,有感觉、运动功能障碍的患儿,必要时选用针极肌电图评定神经功能。

1. **临床评定** 皮肤的情况、脉搏、感觉和肢体的长度、周径等应予以测评和记录,同时评定肘关节压痛、肿胀和畸形、纵向叩击痛等情况。

2. **影像学评定** 肱骨外髁骨折发生后,前臂旋转及内收牵拉可使骨折块发生分离移位或翻转移位,肱骨外髁骨折后翻转移位严重者可达180°。根据X线摄片骨折块移位的程度,将肱骨外髁骨折分为以下3型(图14-33):①Ⅰ型(无移位):骨折线经过肱骨外髁,伴有微小的外侧裂隙,是稳定性骨折;②Ⅱ型(轻度移位):骨折线经过肱骨外髁到达骺软骨,伴有外侧裂隙,是危险性不可界定的骨折;③Ⅲ型(完全移位伴旋转):骨折线经过肱骨外髁,内、外侧骨折裂隙一样宽,是具有高度外移危险的骨折。

儿童肱骨外髁骨折前后位及侧位X线摄片并不足以正确评估骨折移位程度。对于骨折线位于后外侧的患儿,20°倾斜X线摄片较前后位X线摄片更能清楚显示骨折移位情况

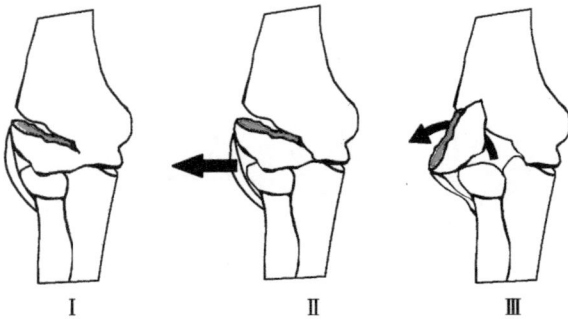

图 14-33　肱骨外髁骨折的不同程度移位及分型

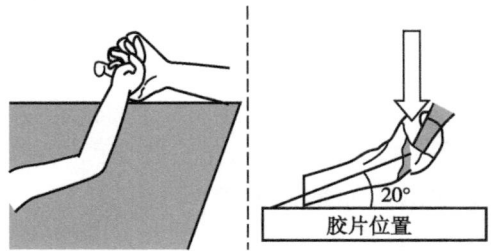

图 14-34　肱骨外髁骨折 20° 倾斜 X 线摄片法

（图 14-34），但 20° 倾斜位 X 线摄片需去除石膏拍摄，因此摄片时应注意肘关节应缓慢轻轻地伸直，不能暴力过伸，否则将引起骨折移位加重。

此外，通过高清晰度超声检查能够明确关节软骨损伤情况，从而判定骨折稳定性；MRI及 CT 作为传统检查对软骨损伤情况及骨折移位精确评估拥有绝对的优势。关节造影检查在闭合复位术中对于关节面损伤情况的评估具有独特的无可替代的优势，因其为有创检查，故临床上很少将其用于术前评估。

3. 神经电生理检查　长期肘外翻畸形的牵拉，或尺骨鹰嘴对尺神经的撞击，均可导致尺神经麻痹，造成爪形手畸形。神经电生理检查可对神经损伤进行判别。

4. 关节活动度评定　常采用量角器进行关节活动度测量。正常肘关节具有屈伸、旋转的功能，其中屈曲和伸直为主要功能，占肘关节功能的 70%，旋前和旋后为次要功能，占30%。肘关节的正常关节活动度为：屈 0°~150°，伸 0°，过伸 0°~10°，旋前 0°~90°，旋后 0°~90°。肘关节屈伸活动度的测量：以肘关节伸直位为 0°，患儿上肢中立位，上臂固定，以肱骨外髁为轴心，肱骨纵轴为固定臂，桡骨纵轴为移动臂，前臂屈伸时，用量角器准确测量并记录肘关节屈、伸的最大角度。肘关节旋转角度的测量，肘关节屈曲 90° 上臂紧贴胸腹壁，前臂中立位为0°，以尺骨茎突为轴心，量角器固定臂与地面垂直，测旋前时移动臂为腕关节背面，测旋后时移动臂为腕关节掌面，用量角器准确测量并记录旋前、旋后最大角度。

5. 肌力评定　常采用徒手肌力检查进行肌力评定。肱骨外髁骨折后患儿需要评定肘关节屈伸肌、前臂旋转肌群及伸腕、伸指肌群的肌力，主要涉及肱二头肌、肱三头肌、旋前圆肌、旋前方肌、旋后肌、尺侧屈腕肌、桡侧屈腕肌、尺侧伸腕肌、桡侧伸腕肌、指伸肌、伸小指肌（表 14-1）。

6. 疼痛评定　疼痛感受具有高度主观性，不同年龄段的患儿认知、语言表达等能力不同，首选的疼痛评定方法也有区别。

（1）学龄前：此年龄段患儿抽象、综合、定向能力较差，认知、言语及理解能力正处于逐步完善但并不成熟的阶段，小儿对直观、移动、带有图谱的评估方法更易理解，常采用 Wong-Baker 面部表情量表、Hester 扑克牌评分法、指距评分法；或评估者结合患儿的反应进行疼痛评分，如东大略儿童医院疼痛评分。

1）Wong-Baker 面部表情量表：该方法采用 6 种面部表情，用从微笑到哭泣的不同表情来描述疼痛。0：非常愉快，没有疼痛；2：有一点疼痛；4：轻微疼痛；6：疼痛较明显；8：疼痛较严重；10：剧烈疼痛。首先向患儿解释每种表情代表的意义，然后让患儿指出哪种表情最能代表疼痛的程度（图 14-35）。

表 14-1　肘关节屈伸肌、前臂旋转肌群及伸腕、伸指肌群的徒手肌力评定方法

关节	运动	主动肌	评定方法
肘	屈曲	肱二头肌 肱肌 肱桡肌	5、4 级:坐位,测肱二头肌时前臂旋后,测肱桡肌时前臂旋前,做屈肘动作,阻力加于前臂远端 3 级:坐位,上臂下垂,前臂可抗重力屈肘 2、1 级:坐位,肩外展,前臂减重下可屈肘或触及肌肉收缩
	伸展	肱三头肌 肘肌	5、4 级:俯卧,肩外展,前臂下垂于床沿外,做伸肘动作,阻力加于前臂远端 3 级:俯卧,可抗重力甚至肘关节 2、1 级:侧卧,坐位,肩外展,前臂减重下可伸肘或触及肌肉收缩
前臂	旋后	肱二头肌 旋后肌	5、4 级:坐位,屈肘 90°,做前臂旋前、旋后动作,握住腕部施加反方向阻力 3 级:坐位,外阻力时前臂可做全范围旋前旋后动作 2、1 级:坐位,可做部分范围的旋转动作或触及肌肉收缩
	旋前	旋前圆肌 旋前方肌	同上
腕	掌屈	尺侧屈腕肌 桡侧屈腕肌	5、4 级:坐位,前臂旋后,手放松,固定前臂做屈腕动作,阻力加于手掌侧 3 级:坐位,无阻力时能做全范围的屈腕动作 2、1 级:坐位,前臂中立位,固定前臂,能做部分范围的屈腕动作或触及肌肉收缩
	背伸	尺侧伸腕肌 桡侧伸腕肌	5、4 级:坐位,前臂旋前,手放松,固定前臂做伸腕动作,阻力加于手背侧 3 级:坐位,无阻力时能做全范围的伸腕动作 2、1 级:坐位,前臂中立位,固定前臂,能做部分范围的伸腕动作或触及肌肉收缩
掌指	屈曲	蚓状肌 掌侧、背侧骨间肌	5、4 级:坐位,前臂旋后,手放松,固定腕关节做屈掌指关节动作,同时伸指间关节,阻力加于近节指腹 3 级:无外加阻力时能做全范围掌指关节屈曲动作 2、1 级:坐位,仅能做部分范围的掌指关节屈曲动作或触及掌心肌肉收缩
	伸直	伸指总肌 伸示指肌 伸小指肌	5、4 级:坐位,前臂旋前,手放松,固定腕关节做伸掌指关节动作,同时维持指间关节屈,阻力加于近节指背 3 级:无外加阻力时能做全范围掌指关节伸直动作 2、1 级:仅能做部分范围的掌指关节伸直动作触及掌背肌腱活动

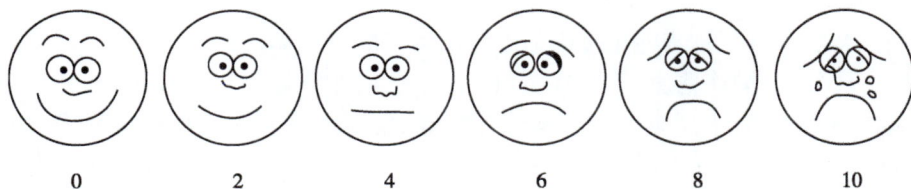

图 14-35　Wong-Baker 面部表情量表

2）Hester 扑克牌评分法：四张纸牌摆在患儿面前，第一到第四张牌（1~4分）分别代表"痛一点点""痛多一点""更痛"和"最痛"，让患儿挑选出一张最能描述自己所承受疼痛程度的纸牌，记录相应的分数。

3）指距评分法：将拇指和示指合在一起表示无疼痛，然后将两指离开一点表示轻微疼痛，再大一点表示中度疼痛，最后将两指分离最大，表示最剧烈的疼痛。让患儿自己用拇指和示指来表示自己目前的疼痛。

4）东大略儿童医院疼痛评分：主要适用于 4~7 岁儿童。评估者可以通过患儿的行为反应，从有无哭闹、面部表情、语言、体位、触摸伤口的表现、腿部的运动来判断患儿有无疼痛，所有项目得分总和越高则疼痛程度越严重（表 14-2）。

表 14-2 东大略儿童医院疼痛评分

	0分	1分	2分	3分
哭闹		无	呻吟、哽咽	尖叫
面部	微笑	镇静	痛苦扭曲	
语言	无痛苦	无抱怨、非疼痛	有疼痛或其他语言表达	
躯体		松弛无反应	紧张颤抖	
伤口触摸		无特殊	抚摸、按压或局部紧张	
腿部		正常	踢腿或腿部僵直不动	

（2）学龄期：此年龄段患儿具有良好的认知能力和语言表达能力，能够更好地理解文字、语言、颜色所代表的疼痛程度，故常采用自我报告的方法进行疼痛评估，如视觉模拟评分法（visual analogue scale，VAS）、数字评分法（numeric rating scale，NRS）、言语描述量表（verbal rating scale，VRS）。

1）视觉模拟评分法：是目前临床上最常用、最敏感可靠的疼痛评定方法，易于理解和使用。采用一条 10cm 的直线，称为 VAS 尺，面向医生的一面表明 0~10 的数字刻度，面向患儿的一面只在两端标明 0 和 10 的字样，0 端代表代表无痛，10 端代表最剧烈的疼痛，直尺上有可移动的游标。患儿移动游标尺至自己认定的疼痛位置时，医生立即在尺的背面看到表示疼痛强度的具体数字（长度的厘米数，可精确到毫米）（图 14-36）。

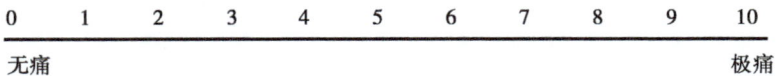

```
0    1    2    3    4    5    6    7    8    9    10
无痛                                              极痛
```

图 14-36 视觉模拟评分法

视觉模拟评分法亦可用于评估疼痛的缓解情况，若在线上的两端分别标上"疼痛无缓解""疼痛完全缓解"，则称为评定疼痛强度缓解程度的目测类比评分法。

2）数字评分法：要求患儿用 0~10 这 11 个点来描述疼痛强度。在 1 根直尺上有 0~10 共 11 个点，0 表示无痛，有疼痛时和疼痛较强时增加点数，10 表示最剧烈疼痛（图 14-37）。

3）言语描述量表：包括无痛、有点痛、重度疼痛、很痛、剧痛 5 个等级，患儿从中选择最能表达自己疼痛的词语。

7. 肘关节功能评分系统 肘关节是一个重要的功能单位，肱骨外髁骨折对肘关节功能

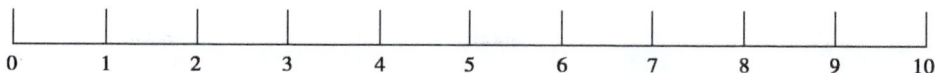

图 14-37 数字评分法

有不可忽视的影响。肘关节功能评定主要由肘关节运动的丧失或关节强直程度决定。目前文献中对肘关节功能的评估方法有十几种,其中使用较多且具有代表性的疗效评分标准是 Mayo 肘关节功能评分系统、改良 An 和 Mayo 肘关节功能评分,以及改良 HSS 肘关节评分系统。

(1) Mayo 肘关节功能评分系统:临床上主要应用于肘关节术后功能评估,该标准既注重患儿的主观感受,又有临床客观检查,操作简易。但此评分系统对肘关节功能恢复的客观情况反映不足,对肘关节屈伸及旋转功能评价过于笼统(表 14-3)。

表 14-3 Mayo 肘关节功能评分系统

功能	评分	功能	评分
疼痛(45 分)		稳定性(10 分)	
无	45	稳定:无明显内外翻松弛	10
轻度疼痛:偶尔疼痛	30	中度稳定:<10°内外翻松弛	5
中度疼痛:偶尔疼痛,需要止疼药,活动受限	15	不稳定:≥10°内外翻松弛	0
严重疼痛:丧失活动能力	0	日常生活功能(25 分)	
运动(20 分)		梳头	5
>100°	20	自己吃饭	5
50°~100°	15	清洗会阴	5
<50°	5	自己穿衣	5
		自己穿鞋	5
		总分 /100 分	

注:优:≥90 分;良:75~89 分;可:60~74 分;差:<60 分

(2) 改良 An 和 Mayo 肘关节功能评分:该评分较 Mayo 肘关节功能评分系统增加了对术后肘关节力量的评价。但是也同时去除了对患儿日常生活功能(如梳头、吃饭、穿衣等)的评价,从而使得该评分的全面性和针对性大打折扣,应用和推广也受到限制(表 14-4)。

表 14-4 改良 An 和 Mayo 肘关节功能评分

功能	评分	功能	评分
活动度(64 分)(0.2× 活动弧度)		力量(12 分)	
屈曲(150°)	30	正常	12
伸直(10°)	2	轻度损失(对侧的 80%)	8
旋前(80°)	16	中度损失(对侧的 59%)	4
旋后(80°)	16	重度损失(日常活动受限,残疾)	0

续表

功能	评分	功能	评分
稳定性(12分)		**疼痛(12分)**	
正常	12	无	12
轻度不稳定	6	轻微(活动正常,不服药)	8
明显不稳定	0	中度(活动时或活动后疼痛)	4
		重度(休息时也出现,长期服药)	0
		总分 /100 分	

注:优:≥90 分;良:80~89 分;可:70~79 分;差:<70 分

（3）改良 HSS 肘关节评分系统:改良 HSS 肘关节评分系统主要侧重于患儿的疼痛感、肘关节功能、矢状面活动范围、肌肉力量以及屈伸旋转等方面的恢复情况的评定,可以较为客观地反映患儿术后肘关节的恢复情况(表 14-5)。

表 14-5　改良 HSS 肘关节评分系统

症状及体征	分值	症状及体征	分值
Ⅰ. 症状(40 分)		B.（适用于非运动员患者）	
A. 疼痛(30 分)		肘关节活动不受限	12
无疼痛史	30	仅可娱乐活动	10
弯曲时不痛	15	仅限家务活动和工作	8
弯曲时稍痛	10	可独立生活能力	6
弯曲时中度痛	5	肘关节失用	0
弯曲时严重痛	0	C.（适于运动员患者）	
休息时不痛	15	可从事高水平竞技比赛	12
休息时稍痛	10	可正常训练	10
休息时中度痛	5	影响训练 50% 以下	8
休息时严重痛	0	影响训练 50% 以上	4
B. 交锁(10 分)		不能正常训练	0
无交锁	10		
偶尔交锁,对生活、工作稍有影响	5	**Ⅲ. 伸、屈范围(20 分)**	
频繁交锁,严重影响工作、生活	0	每降低 7° 1 分	
Ⅱ. 功能(20 分)		**Ⅳ. 肌力(10 分)**	
A.		可提 5 磅重物(2.3kg),屈曲 90°	10
弯曲活动 30min	8	可提 2 磅重物(0.9kg),屈曲 90°	8
弯曲活动 15min	6	可抗重力屈曲	5
弯曲活动 5min	4	不能屈曲	0
肘关节失用	0		

续表

症状及体征	分值	症状及体征	分值
V. 屈曲挛缩(6分)		**Ⅶ. 旋前(4分)**	
可完全伸直	6	大于60°	4
伸直受限小于15°	5	30°~60°(含60°)	3
15°~45°	4	15°~30°(含30°)	2
45°~90°	2	小于0°	0
挛缩超过90°	0		
		Ⅷ. 旋后(4分)	
Ⅵ. 伸直挛缩(6分)		大于60°	4
屈曲受限小于15°(全135°)	6	45°~60°(含60°)	3
屈曲角度小于125°	4	15°~45°(含45°)	2
屈曲角度小于100°	2	小于0°	0
小于80°	0		

注:优:90~100分;良:80~89分;可:70~79分;差:60~69分

三、康复治疗

(一) 复位固定后的康复治疗

石膏固定限制肘关节活动,也影响肩、腕关节的正常活动,如不加以锻炼,这些关节因长期活动减少而出现关节僵硬、挛缩,周围肌肉也会出现失用性萎缩。因此,石膏固定后进行康复治疗对患肢功能的康复至关重要。闭合复位或手术复位石膏固定之后,要求患儿抬高患肢。患儿应尽早进行患肢未固定关节的功能训练,每天3~5次,每次10~15分钟。此外,需进行上臂肌群和前臂肌群的等长收缩训练。

(二) 骨折愈合后的康复治疗

1. **物理因子治疗** 拆除石膏托后,可采用红外线(图14-38)、蜡疗、低频脉冲电疗等物理因子治疗,以改善局部的血液循环、促进组织的生长修复。

2. **关节活动度训练** 摄片提示骨痂跨过骨折线,骨折线模糊,并已拆除石膏或支具固定后,关节活动度的训练以肘关节主动屈伸训练为主,也可借助肘关节CPM进行训练(图14-39),从而改善肘关节的活动受限。进行关节活动训练前可选用红外线、蜡疗等物理因子治疗,以放松关节周围软组织,利于关节活动度的训练。值得注意的是,由于伸肌肌腱的牵拉作用,肱骨外髁骨折的复位后易发生骨折的移位,故训练前需复查X线以明确骨折愈合情况。训练前后需测肘关节活动度,以评价康复治疗效果。当效果不明显时,需查清原因并及时调整治疗计划。

3. **肌力训练** 石膏固定期,可进行肌肉等长收缩训练,骨折愈合后可进行主动肌肉力量训练,包括上臂、前臂肌肉的主动力量训练;也可使用弹力带、哑铃等进行渐进抗阻式训练。

4. **肘关节功能活动的训练** 肱骨外髁骨折患儿还需要进行肘关节稳定性和灵活性等

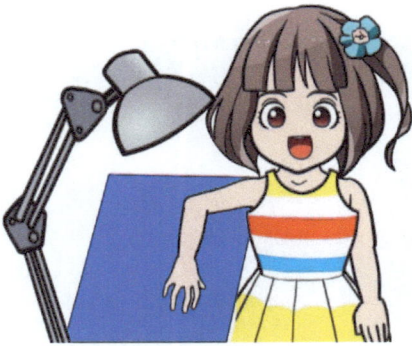

图 14-38　无可见光红外线治疗

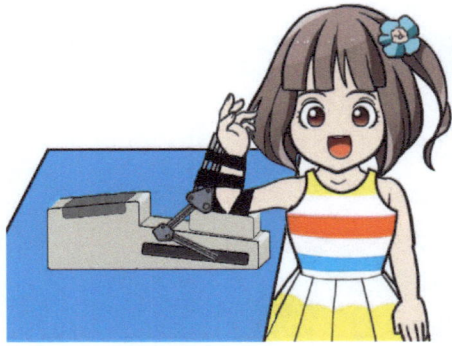

图 14-39　上肢肘关节 CPM

肘关节功能活动的训练。这些训练既可促进肘关节功能恢复,又有利于骨痂的塑形。对于较大年龄的患儿,同时需要训练其独立进食、更衣、沐浴、洗漱等能力,最大限度减少患儿在日常生活中的依赖行为。

四、预防及预后

(一) 预防

肱骨外髁骨折是常见的儿童肘部骨折之一,但由于本病多因外伤性因素引起,避免肘部外伤是关键,要加强儿童及其家长的教育,防止儿童跌倒、外伤、车祸等发生。

(二) 预后

肱骨外髁骨折有延迟愈合或不愈合、肘外翻畸形和迟发性尺神经麻痹、骨骺早闭等并发症,严重影响患儿的预后。

1. **延迟愈合或不愈合**　造成延迟愈合的原因包括:①肱骨外髁的伸肌牵拉;②骨折处浸泡在关节液内,抑制纤维蛋白和骨痂形成;③影响血运和肱骨外髁缺血性坏死;④切开复位内固定不牢固,克氏针退出及骨折错位。未愈合的无移位骨折在 X 线摄片可见骨折线,可观察待其愈合;有轻度移位但位置尚可的,约 2/3 患儿在 3 个月内愈合,只有 1/3 不愈合者移位或加重。骨折 6 个月不愈合即称为不愈合。不愈合多发生于早期误诊或轻度移位治疗不当发生更大的移位者。

2. **肘外翻畸形和迟发性尺神经麻痹**　肘外翻畸形和迟发性尺神经麻痹是肱骨外髁骨折最常见的并发症,常见原因有畸形愈合、不愈合和外髁骨骺早闭。若不愈合的骨折块继续往上移位,则肘伸直活动受限,但多数生理功能不受影响。外髁生长停滞而内髁继续生长,则会造成进行性肘外翻,尺神经在肘关节屈伸活动时由于长期反复在畸形处摩擦牵拉,发生迟发性尺神经麻痹。

3. **骨骺早闭**　骨骺早闭分为两种:肱骨外髁骨骺与干骺端融合、肱骨外髁骨骺与滑车融合,又与干骺端融合在一起;两种骨骺早闭均会引起肘外翻。

(杜　青　周　璇)

第四节 孟氏骨折

一、概述

孟氏骨折是指尺骨上 1/3 骨折合并桡骨小头脱位的骨折。孟氏骨折是一种儿童常见的、严重的前臂和肘关节复合损伤,损伤发生率占肘部骨折的 2%,其诊断和治疗比较困难,容易漏诊,预后较差,易导致肘关节屈伸及前臂旋转功能障碍。

肘关节环状韧带起自尺骨桡骨切迹的前缘,环绕桡骨头环状关节面的 4/5,止于尺骨桡骨切迹的后缘,有少部分纤维紧贴桡骨切迹的下方,继续环绕桡骨头,形成一个上口大、下口小的杯盏状,可防止桡骨头脱位,对尺桡骨一体功能单位的维持起着非常重要的作用。桡骨头关节面与桡骨纵轴有约 3.9° 的倾斜度,倾斜度的变化会影响环状韧带的上下活动。

儿童孟氏骨折有多种分类方法,其中 Bado 分类是目前临床上最常用的分类方法。Bado 根据尺骨成角方向、桡骨头的脱位方向及损伤机制将孟氏骨折分为 4 型(图 14-40)。

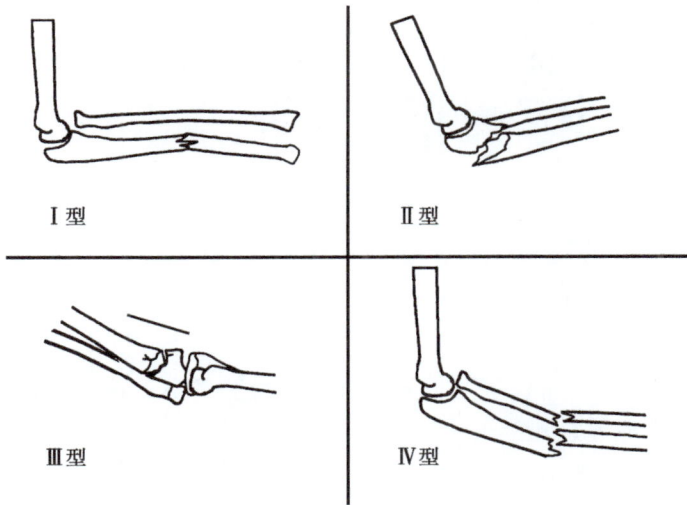

图 14-40 孟氏骨折的分型
Ⅰ型:桡骨头前脱位和尺骨骨折向前成角;Ⅱ型:桡骨头后脱位和尺骨骨折向后成角;
Ⅲ型:桡骨头向外脱位和尺骨骨折向外侧成角;Ⅳ型:尺、桡骨骨干双骨折和桡骨头脱位

1. **Ⅰ型(55%~75%)** 此型最常见,又称伸直型或前侧型,即尺骨干或近侧干骺端骨折合并桡骨头向前脱位,多见于儿童。跌倒时,前臂旋前手掌撑地,肘关节处于伸直位或过伸位,外力由掌心通过尺、桡骨传向上方前部,造成尺骨斜形骨折,骨折断裂端向掌侧、桡侧成角,迫使桡骨头冲破或滑出环状韧带,向前方脱出。

2. **Ⅱ型(10%~15%)** 此型多见于成人,又称屈曲型或后侧型,即尺骨干骺端骨折向背侧成角合并桡骨头向后或后外脱位,可伴桡骨头和颈部骨折。跌倒时,前臂旋前手掌撑地,肘关节处于微屈位,外力由掌心传向后上方,造成尺骨横断或短斜形骨折,骨折断端向背侧、桡侧成角,继而迫使桡骨头向后外方脱出。

3. **Ⅲ型(7%~20%)**　此型较少见,多为幼儿,又称内收型,为尺骨干骺端骨折向外成角导致桡骨头向外侧脱位。跌倒时手掌着地,身体向患侧倾斜,肘关节处于伸直内收位,前臂旋前,外力由掌心传向外上方,先造成尺骨冠状突下方纵行劈裂或横断骨折,骨折断端向桡侧成角,继而迫使桡骨头向外侧脱出。

4. **Ⅳ型(5%)**　此型临床上罕见,且多为成人。常因从高处下跌或平地跌倒时,肘关节呈伸直或过伸位,手掌先着地,较大的外力自掌心向上传递,造成桡、尺骨干中上 1/3 双骨折,并迫使桡骨头向前方脱出;此外,机器绞轧或重物击伤亦可造成此型骨折。

孟氏骨折是复合损伤,为尺骨骨折合并桡骨头脱位,早期多数可采取闭合复位的治疗方法,当根据推荐的方法进行闭合复位后仍不能达到满意的效果,说明可能存在环状韧带或关节囊的嵌入,需切开复位。

治疗桡骨头脱位需要解决三大要素:一是恢复尺骨笔直;二是整复桡骨头;三是降低桡骨头再脱位的应力。闭合复位时可先整复尺骨,尺骨变直后桡骨头大部分可复位,一般尺骨的青枝骨折可选用这种方法;也可先整复桡骨头脱位,恢复前臂长度,尺骨畸形也可大部分得以矫正,一般当尺骨为错位骨折时可选用这种方法。Ⅰ型和Ⅲ型孟氏骨折复位后用长臂石膏托固定于屈肘、前臂旋后位;Ⅱ型孟氏骨折复位后用长臂石膏托固定于肘关节伸直中立位。石膏固定 5~7 周,固定初期需 X 线摄片复查 1~2 次,了解位置变化。Ⅳ型孟氏骨折多较为严重,需采用切开复位内固定。此外,孟氏骨折延误诊断超过 2 周及闭合复位和维持复位失败者,也需进行切开复位,术后石膏固定。

二、诊断及评定

(一) 诊断

根据明确的外伤史,前臂及肘部畸形、肿胀、疼痛、活动受限,结合肘关节正侧位 X 线摄片可明确诊断。

儿童肘部 X 线摄片,正常情况下桡骨纵轴应通过肱骨小头骨化中心,否则即表示桡骨头有脱位或半脱位。应注意观察尺骨干和尺骨近端有无骨折。同样,如尺骨骨折就应注意桡骨头有无脱位,必要时加拍健侧肘部 X 线摄片进行对比。在儿童中,孟氏骨折另一特点是尺骨骨折可以发生在骨干中上 1/3,但有相当多的病例骨折发生在尺骨鹰嘴部。骨折可以纵形和横形劈裂,也可皮质呈皱褶状。这种特殊表现可能与儿童骨结构特点有关。当小儿跌倒致伤时,尺骨干较有弹性不发生骨折,鹰嘴部直接受到肱骨下端的撞击而劈裂。

(二) 评定

孟氏骨折患儿石膏固定前或术前需进行临床检查、影像学评定,特别注意检查是否存在桡神经损伤。对怀疑存在神经损伤的患儿,需采用针极肌电图进行神经电生理检查。石膏拆除后,可进行肘、腕、掌指关节、指间关节活动度、肌力、感觉、肘关节功能评定。有神经损伤的患儿,需复查针极肌电图。

1. **临床评定**　皮肤、脉搏、感觉和肢体的长度、周径等应予以测评和记录,同时应注意肘关节及前臂有无肿胀和畸形,触诊肘关节及前臂有无压痛,肘关节是否可触及脱出的桡骨头,有无纵向叩击痛。

2. **影像学评定**　包括 X 线摄片、MRI 和超声检查。

（1）X 线摄片：孟氏骨折 X 线摄片必须包含肘关节和腕关节，以免漏诊桡骨头脱位；必要时或加拍健侧肘部 X 线摄片作为对比参考。若 X 线片上桡骨头延长线未通过肱骨小头的骨化中心，则表示存在桡骨头脱位或半脱位。

（2）MRI：MRI 可以检查尺骨的桡骨切迹。此外，肘关节 X 线摄片结合 MRI 检查可测定桡骨头及其关节面大小与结构、软组织损伤程度。

（3）超声检查：超声检查有助于桡骨头脱位的诊断，可应用于未成熟骨骺的定位及脱位、骨骺分离和骨折的诊断。超声还可显示骨折间软组织和肱桡关节内的积液。儿童孟氏骨折诊断中应用超声检查，可避免孟氏骨折的漏诊、误诊。

3. 神经电生理检查　部分孟氏骨折患儿可出现前臂或手部皮肤感觉异常、"垂腕"或掌指关节不能背伸，这些表现提示有桡神经损伤。可进行针极肌电图等神经电生理检查，以判断患儿是否存在神经损伤。

4. 关节活动度评定　常采用量角器进行关节活动度测量。肘关节活动度检查详见本章第三节肱骨外髁骨折部分。腕关节功能包括掌屈、背伸、尺偏、桡偏，正常关节活动范围为：掌屈 0°~80°，背伸 0°~70°，尺偏 0°~55°，桡偏 0°~25°。腕关节掌屈、背伸测量：坐位或站立位，前臂中立位，前臂和手的尺侧面置于桌面上，以腕关节桡侧的桡骨茎突为轴心，量角器固定臂与桡骨纵轴平行，移动臂与第二掌骨纵轴平行，腕关节做掌屈、背伸动作，用量角器准确测量并记录腕关节掌屈、背伸的最大角度。腕关节尺侧、桡侧偏活动度测量：坐位，屈肘，前臂旋前，腕关节中立位，以腕背侧中点为轴心，前臂背侧中线为固定臂，第三掌骨纵轴为移动臂，腕关节做尺偏、桡偏动作，量角器准确测量并记录腕关节尺偏、桡偏的最大角度。

5. 肌力评定　常采用徒手肌力检查进行肌力评定。孟氏骨折患儿需要评定肘关节屈伸肌、前臂旋转肌群及伸腕、伸指肌群的肌力，主要涉及肱二头肌、肱三头肌、旋前圆肌、旋前方肌、旋后肌、桡侧腕长伸肌、桡侧腕短伸肌、指伸肌、尺侧腕伸肌、伸小指肌，肌力评定方法详见本章第三节肱骨外髁骨折部分。

6. 肘关节功能评分系统　肘关节是一个重要的功能单位，孟氏骨折对肘关节的屈伸、旋转都有影响，影响患儿的日常生活活动能力。常用的肘关节功能评分系统有 Mayo 肘关节功能评分系统、改良 An 和 Mayo 肘关节功能评分和改良 HSS 肘关节评分系统，详细评分方法见本章第三节肱骨外髁骨折部分。

三、康复治疗

患侧上肢的功能康复应从石膏固定后即开始，贯穿于整个治疗过程。康复治疗应循序渐进、由简到繁、逐步发展、顺势增强，直至功能恢复正常，且以主动活动为主、被动活动为辅。孟氏骨折石膏固定期间，患儿需抬高患肢，尽早开始关节活动度和肌力训练。

1. 第 1 阶段（石膏固定后 1 周内）　主要进行肌力训练。固定关节的周围肌群进行等长收缩训练，未固定关节的周围肌群进行等张收缩训练，如手指的抓握等，每天 3~5 次，每次 10~15 分钟。

2. 第 2 阶段（石膏固定后 1~2 周）　骨痂形成期，除继续进行肌力训练外，可增加肩关节活动度训练，包括肩屈、伸、内收、外展及耸肩运动，每天 3~5 次，每次 10~15 分钟。

3. 第 3 阶段（石膏固定后 3~4 周）　骨痂成熟期，病情允许的前提下，可间歇取下石膏固定,进行腕关节主动伸屈活动。

4. 第4阶段(石膏固定后4~6周) 为临床愈合期。切开复位术后的患儿,石膏固定4~6周后可拆除石膏并拔除克氏针,可开始进行全范围肘关节功能训练和综合康复治疗,以恢复肘关节屈伸及前臂旋转功能。

(1)物理因子治疗:在拆除石膏托后,可采用红外线、蜡疗、低频脉冲电疗等物理因子治疗,改善局部的血液循环、促进组织的生长修复。

(2)肘关节的关节松动:肘关节屈伸运动主要由肱尺关节完成,肘关节旋前、旋后由肱桡关节、桡尺近侧关节共同完成。因此,在关节肿胀不明显的前提下,使用关节松动术IV级手法进行肱尺关节、肱桡关节、桡尺近侧关节松动(图14-41),在无痛范围内被动屈曲、伸直肘关节,也可使用上肢肘关节CPM进行关节活动度训练,改善肘关节因周围组织的粘连、挛缩而引起的活动受限。被动活动可作为患儿不能主动活动或不合作时的辅助训练,辅助肘关节及前臂功能的恢复,起到改善局部血液循环,防止关节挛缩和肌肉萎缩的作用。

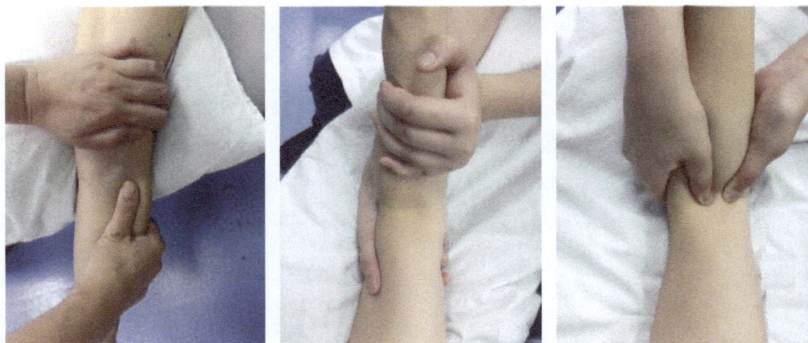

图14-41 使用关节松动术IV级手法进行肘部关节松动
(由左向右依次为:肱尺关节、肱桡关节、桡尺近侧关节)

(3)关节活动度训练:拆除石膏后,关节活动度训练以肘关节主动屈伸训练为主,训练前可使用红外线、蜡疗等物理因子治疗。拆除石膏后1周,可进行主动前臂旋转训练;绝大多数患儿在拆除固定3~4周内,恢复正常的肘关节及前臂活动度。

(4)肌力训练:石膏固定期,石膏固定部位可进行肌肉等长收缩训练,骨折愈合后可进行主动肌力训练、渐进抗阻式训练(图14-42~图14-47);可使用握力球对手指握力进行训练,至肌力恢复正常水平。

(5)肘关节功能活动的训练:还需进行肘关节稳定性和灵活性的练习,同时需要训练患儿的独立进食、更衣、沐浴、洗漱等能力。

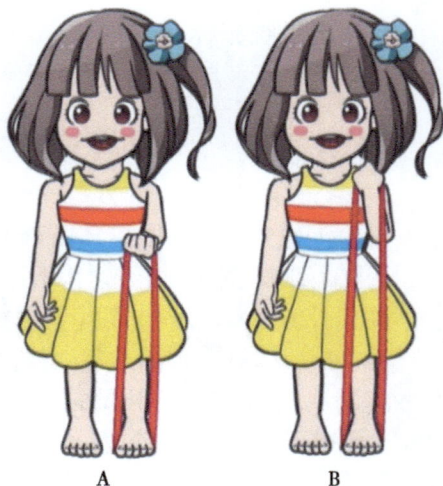

图14-42 利用弹力带进行屈肘肌抗阻训练(A起始位置,B终止位置)

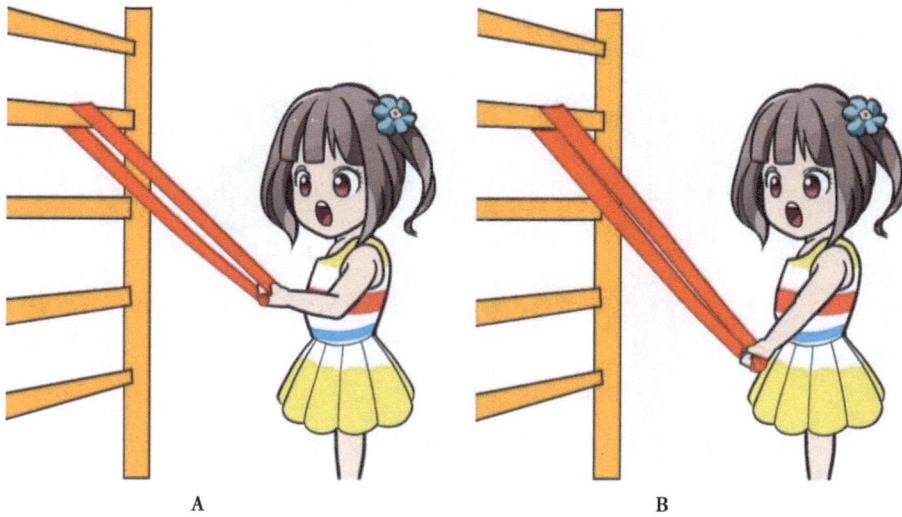

图 14-43 利用弹力带进行伸肘肌抗阻训练（A 起始位置，B 终止位置）

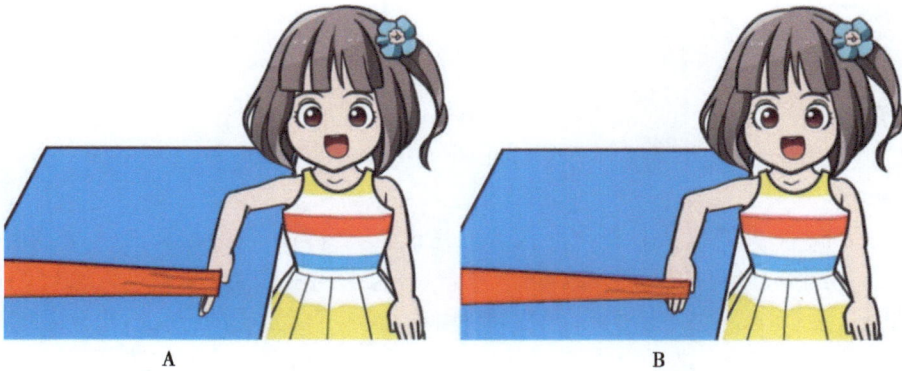

图 14-44 利用弹力带进行前臂旋前肌群抗阻训练（A 起始位置，B 终止位置）

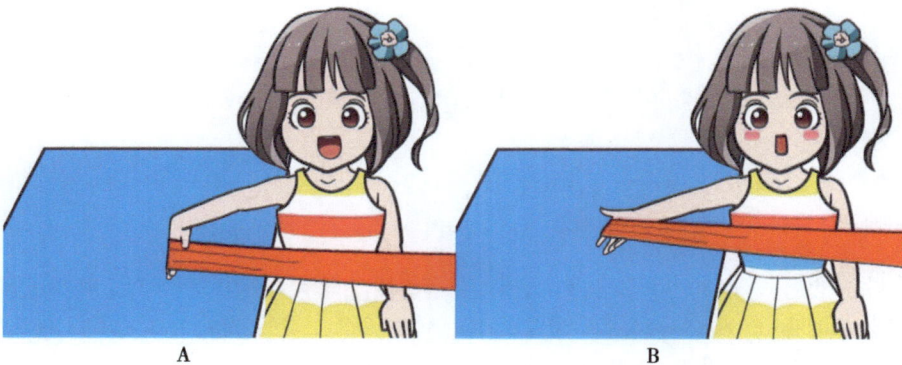

图 14-45 利用弹力带进行前臂旋后肌群抗阻训练（A 起始位置，B 终止位置）

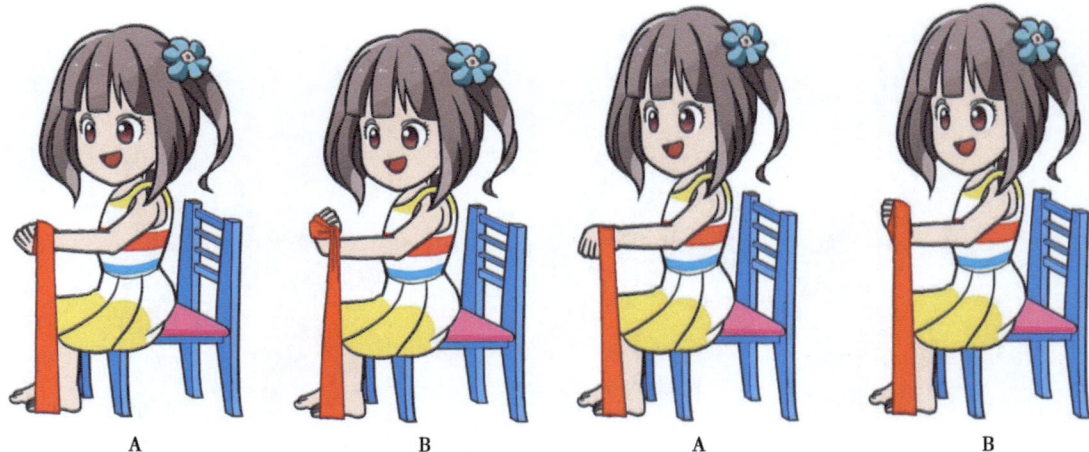

图 14-46　利用弹力带进行屈腕肌抗阻训练（A 起始位置，B 终止位置）

图 14-47　利用弹力带进行伸腕肌抗阻训练（A 起始位置，B 终止位置）

四、预防及预后

（一）预防

孟氏骨折是常见的儿童肘部骨折之一，由于本病多因外伤性因素引起，故避免外伤是关键。此外，避免漏诊与误诊，有利于减少陈旧性孟氏骨折的发生。

（二）预后

在前臂骨折中，儿童孟氏骨折预后较差。儿童孟氏骨折临床易误诊或漏诊，如治疗不当或延误诊断，可带来严重并发症，包括畸形愈合、桡骨头再脱位、近端桡尺骨融合、肘关节不稳、关节僵硬、感染和神经损伤等。即使诊断明确，部分闭合复位的患儿获得满意的对位，其功能也未必完全恢复，开放复位内固定的患儿也因骨化性肌炎、骨性连接等并发症影响功能。因此，在临床处理上既要仔细诊治，切勿漏诊，力争早期良好的复位，也要重视康复治疗和治疗期间的随访。

（杜　青　周　旋）

第五节　儿童股骨干骨折

一、概述

股骨骨折的好发于 20~40 岁的青壮年，在儿童及老年人中也时有发生，包括股骨小转子下 2~5cm 和股骨髁上 2~4cm 之间的股骨骨折，约占所有儿童骨折的 1.6%，男性略多于女性。

两个高峰阶段易发生股骨骨折。第一个高峰为较小的儿童，第二个高峰是青春期的中期，可由轻微的暴力到高能量创伤引起。儿童时期骨的发育，从早期较软弱的编织骨经再塑形变成强的板状骨，骨强度进行性增加。不同年龄段儿童股骨干骨折的病因不同，较小的儿

496

童股骨相对软弱,在正常活动的负荷下可发生骨折,如在年幼尚不能行走的儿童,80%股骨干骨折因照顾不当引起;青春期股骨骨折90%以上由高能量损伤引起,如汽车、摩托车的碾压或撞击等。病理性骨折极为少见,较小儿童是由于骨量减少或成骨不全引起,如在无创伤的或无照顾不周的情况下发生的股骨干骨折,应考虑成骨不全。常规放射学检查不易诊断,需进行软组织和骨活检以明确诊断。部分神经系统疾病或存在骨的新生物的儿童也易因轻微外伤引起病理骨折。

与成人骨折治疗不同,由于儿童骨折愈合速度迅速,儿童股骨干骨折自行塑形能力较强,极少需要手术治疗。一般治疗需防止成角畸形过大和旋转畸形,对位要求不严,可重叠在2cm之内,患肢生长过程中可与健肢等长。

儿童股骨干骨折的水平类同于成人,且骨折的移位受暴力作用、肌肉的拉力和下肢重力的综合影响。一般通过正、侧位X线检查能够显示骨折的类型、特点及骨折移位的方向。最常见的儿童股骨干骨折的类型是横断型骨折,性质多为闭合性、无粉碎性的骨折,根据骨折线的位置,股骨干骨折可分为:上1/3骨折、中1/3骨折和下1/3骨折。上1/3骨折近端因髂腰肌、臀肌、外旋诸肌的牵拉而呈屈曲、外展、外旋移位,骨折远端则向上、向内、向后移位;中1/3骨折的断端如有接触,则仅在折端有前屈外展倾向,远端因受内收肌的牵拉向内上方移位,故骨折端多向外侧成角,断端如有重叠,折端移位则无规律,主要与暴力作用方向有关;下1/3骨折近端多呈内收向前变位,远端因受腓肠肌的牵拉而后倾斜移位,有压迫血管神经的危险。

二、诊断及评定

(一) 诊断

儿童股骨干骨折的患部常存在肿胀、异常活动、骨擦音、骨擦感和触痛,故体检时较易发现。诊断需结合病史、临床表现、影像学检查进行,需特别注意在多发损伤或头部有损伤的儿童中对此病的诊断。

1. **病史** 多有明显外伤史。

2. **临床表现** 伤后肢体剧烈疼痛,不能站立,哭闹且拒绝活动;患肢局部肿胀、压痛严重,功能障碍。大多数患儿可有明显患肢缩短、成角及旋转畸形,可扪及骨异常活动及骨擦感;由于交通伤引起的多发伤,患者常可合并低血压;股骨下1/3段骨折可合并血管神经损伤。

3. **影像学检查** X线片应包括整个股骨和邻近的髋、膝关节。部分存在疑有轻度弯曲或应力骨折的患儿,需结合CT和MRI检查。

(二) 康复评定

1. **临床评定** 包括骨折愈合情况、肢体长度及周径、疼痛的评定。

(1) 骨折愈合情况的评定:包括骨折对位对线、骨痂生长情况,有无愈合延迟或不愈合或畸形愈合。主要通过X线检查完成,必要时CT检查。

(2) 肢体长度及周径的评定:股骨干骨折后,肢体的长度和周径可能发生变化,测量肢体长度和周径是必要的。

1) 肢体长度的测量:下肢长度有真性长度和假性长度之分,假性长度指从脐到内踝间的距离。假性长度的测量方法在临床上并不常用,而常常使用的方法是下肢真性长度的测量。下肢真性长度的测量方法是用皮尺测量髂前上棘通过髌骨中点至内踝(最高点)的距离。测量时可以测量整个下肢长度,也可分段测量大腿长度和小腿长度。大腿长度是指测量从髂前上棘至膝关节内侧间隙的距离。而小腿长度是指测量从膝关节内侧间隙至内踝的距离。

2)肢体周径的测量:进行肢体周径测量时,必须选择两侧肢体相对应的部位进行测量。为了解肌肉萎缩的情况,以测量肌腹部位为佳。测量时用皮尺环绕肢体已确定的部位一周,记录肢体周径的长度。患肢与健肢同时测量进行对比,并记录测量的日期,以作康复治疗前后疗效的对照。

(3)疼痛评定:通常用 VAS 法评定疼痛的程度。

2. 关节活动度评定 检查患者关节活动范围是康复评定主要内容之一,检查方法常用量角器法,测量髋、膝、踝关节各方向的主、被动关节活动度。

(1)髋关节活动度:包括髋关节屈曲、伸展、外展、内收、内旋、外旋活动度的测量。

1)髋关节屈曲(0°~125°):体位:仰卧位或侧卧位(髋关节、膝关节伸展);量角器摆放:轴心位于股骨大转子侧面,固定臂与身体纵轴平行,移动臂与股骨长轴平行。再测量过程中屈曲膝关节。

2)髋关节伸展[0°~(15°~30°)]:体位:俯卧位(髋膝中立位)/ 侧卧位 / 仰卧位;量角器摆放:轴心位于股骨大转子侧面,固定臂与身体纵轴平行,移动臂与股骨长轴平行。再测量过程中屈曲膝关节。

3)髋关节外展(0°~45°);体位:仰卧位;量角器摆放:轴心位于髂前上棘,固定臂位于两髂前上棘的连线的垂直线,移动臂为髂前上棘至髌骨中心的连线。

4)髋关节内收(0°~45°);体位:仰卧位(髋、膝关节伸展于 0° 中立位);量角器摆放:与髋外展的放置方法相同。

5)髋关节内旋(0°~45°):体位:坐位或仰卧位(两小腿于床缘外下垂);量角器摆放:轴心置于髌骨下端,固定臂与地面垂直,移动臂与胫骨纵轴平行。当髋关节内旋时,固定臂仍保留于原来的位置于地面垂直,移动臂则跟随胫骨移动。

6)髋关节外旋(0°~45°):体位:坐位或仰卧位(两小腿于床缘外下垂);量角器摆放:与髋内旋的放置方法相同。

(2)膝关节活动度:膝关节伸展—屈曲(0°~150°);体位:俯卧(髋、膝伸展)或侧卧;量角器摆放:轴心位于股骨外髁,固定臂与股骨长轴平行,移动臂与胫骨纵轴平行。

(3)踝关节活动度:包括踝关节背屈、跖屈、内翻外翻活动度的测量。

1)踝关节背屈(0°~20°):体位:仰卧位或坐位(坐位时膝关节屈曲 90°),踝关节处于中立位;量角器摆放:轴心位于腓骨纵轴线与足外缘交叉处,固定臂与腓骨长轴平行,移动臂与第五跖骨纵轴平行。

2)踝关节跖屈[0°~(45°~50°)]:体位:仰卧位或坐位(坐位时膝关节屈曲 90°),踝关节处于中立位;量角器摆放:与踝背屈的放置方法相同。

3)踝关节内翻(0°~35°);体位:坐位或仰卧位(膝关节屈曲,踝关节于中立位);量角器摆放:轴心位于踝后方两踝中点,固定臂与胫骨长轴平行,移动臂轴心与足跟中点连线。

4)踝关节外翻(0°~25°);体位:坐位或仰卧位(膝关节屈曲,踝关节于中立位);量角器摆放:轴心位于踝后方两踝中点,固定臂与胫骨长轴平行,移动臂轴心与足跟中点连线。

3. 肌力评定 骨折后,由于肢体运动减少,常发生肌肉萎缩,肌力下降。肌力检查是判定肌肉功能状态的重要指标,常用徒手肌力评定(MMT),主要检查髋关节周围肌群、股四头肌、腘绳肌、胫前肌、小腿三头肌肌力。也可采用等速肌力测试。

4. 步态分析 股骨干骨折后,极易影响下肢步行功能,应对患者施行步态分析检查。步态分析的方法有临床分析和实验室分析。临床分析多用观察法、测量法等;实验室分析包括运动学分析和动力学分析。

5. 下肢功能评定 重点是评估步行、负重等功能。可用 Hoffer 步行能力分级、Holden 的功能步行分类。

6. 神经功能评定 包括感觉功能检查、反射检查、肌张力评定。

7. 平衡功能评定 常用的量表主要有 Berg 平衡量表,Tinnetti 量表,以及"站起 - 走"计时测试。

8. 日常生活活动能力评定 常用改良 Barthel 指数和功能独立性评定。

三、康复治疗

(一) 骨折的复位

根据患儿年龄、骨折的程度及特点,复位的方法不尽相同。儿童股骨干骨折的治疗原则包括恢复骨折的轴线与纠正旋转畸形,治疗目的是促进骨折愈合,避免关节僵硬及改善下肢活动。骨折的预后取决于年龄,儿童体格的大小及骨龄。一般而言,年龄越小的儿童骨质重建的潜力越大,恢复正常的机会越大,因此儿童股骨干骨折治疗不强调完全解剖复位,故儿童股骨干骨折多以保守治疗为主。手术适应证严格限制在下列范围:①有明显移位和软组织损伤的开放性骨折;②合并同侧股骨颈骨折或髋关节脱位;③骨折端有软组织嵌入;④伴有周身其他疾病,如痉挛性偏瘫或全身性骨疾病;⑤多发性损伤,为便于护理。自 20 世纪 80 年代弹性髓内钉问世以来,人们对骨折愈合机制的认识不断深入,手术治疗也成为儿童股骨干骨折的重要选择。

1. 3 岁以下儿童股骨干骨折的治疗 新生儿产伤骨折和 3 个月以内小婴儿的股骨干骨折,成角与短缩畸形程度有限,通过小夹板固定或应用 Pavlik 支具固定即可获得良好的疗效。临床上,多数病例的治疗提示,新生儿产伤骨折即便成角很大,也会随生长发育,逐渐获得重建,多在 1 年之内恢复轴线,一般不会留有残疾。

3 个月至 3 岁的患儿可通过悬吊皮牵引、水平牵引治疗,或不需要牵引直接应用髋人字石膏固定。对于骨折重叠 >2cm 的患儿,应首先牵引,再行石膏固定。2~3 岁的患儿,直接应用髋人字石膏固定或水平皮肤牵引疗效均较好,前者优点在于患儿住院时间短、疼痛时间短、费用低等;牵引治疗一般持续 2~3 周骨折部位形成骨痂为止。需注意悬吊皮牵引的患儿可发生肢体末端缺血性痉挛这一严重并发症,故牵引中需密切观察。

2. 3 岁以上儿童股骨干骨折的治疗 3 岁以上儿童股骨干骨折也可选择牵引、石膏固定的方法治疗,治疗效果较好。20 世纪 80 年代后,弹性髓内钉的应用,使术后短时间内甚至术后 1 周即可负重,缩短了治疗时间,为康复治疗提供了便捷的治疗方式,较少发生成角畸形及下肢不等长的并发症。术后根据骨折愈合情况,一般 6~12 个月即可取出弹性髓内钉。

对于开放性骨折、粉碎性骨折以及伴有软组织损伤的严重骨折可以选用外固定架治疗。外固定架的创伤小于钢板内固定,对软组织覆盖干扰小,对骨的血供破坏少,不影响儿童的生长发育;且在骨折早期外固定架可提供牢固的骨折断端稳定,骨折接近愈合的后期可轻微放松锁钮,使得骨折断端能够互相接触,承受压力,消除支架固定所产生的应力遮挡作用,有利于骨痂形成及骨折的进一步骨化、愈合。

钢板治疗股骨干骨折适用于小转子下骨折或干骺端骨折。对于接近骺板的干骺端骨折(3cm左右)，应用"T"形钢板更加适宜。对于干骺端或骨干粉碎性骨折，可应用肌肉下桥接钢板。桥接钢板属于微创技术，是目前粉碎性骨折的首选，是钢板治疗长骨骨折的又一较好选择。

对于3~10岁患儿，稳定性骨折多采用弹性髓内针治疗；干骺端骨折可以考虑钢板或者钢针内固定；长斜形、螺旋形、尤其粉碎性骨折首选桥接钢板固定，而感染、开放性骨折首选外固定架固定。10岁以上儿童，尤其体重超过50kg的患儿则考虑带锁髓内钉固定。

(二) 整复固定后的康复治疗

对于3岁以上患儿的康复治疗，可进行踝泵运动，预防深静脉血栓的形成(图14-48)。进行踝泵运动时，注意放松大腿，尽最大力向上勾脚和向下绷脚面，并要在最大位置保持5秒左右，目的是让肌肉能够持续充分收缩。反复地活动踝关节，使小腿前后的肌肉依次收缩和放松，加速循环。

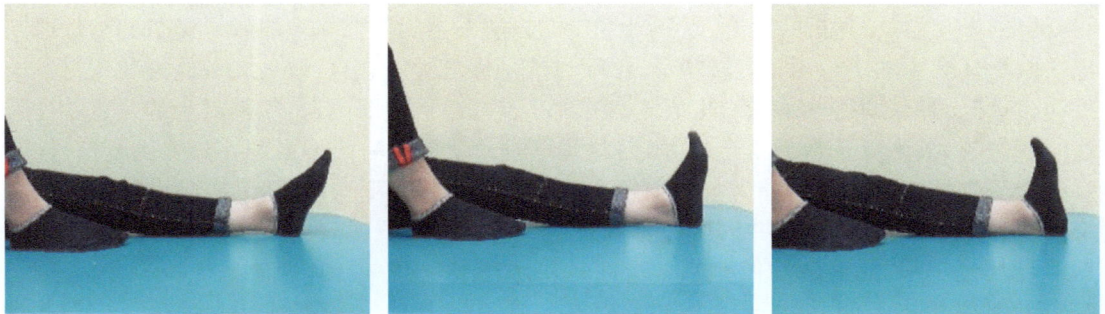

图 14-48　踝泵运动

术后患儿的康复遵循早介入、早预防、早治疗的策略。早期采用物理治疗有益于血肿吸收，防止血肿造成股中间肌粘连，导致严重的膝关节功能障碍。此外，早期开始股四头肌和髌骨的训练至关重要。在恢复期，物理治疗也应长期进行。对于内固定稳定的患儿，尤其是弹性髓内固定术后，一周即可减重下地负重，加以股四头肌、小腿三头肌的等长收缩以及足趾的屈伸功能锻炼。早期以髋、膝、踝的主动运动为主，骨折愈合后可进行下肢三关节的主动-抗阻训练，以及负重功能锻炼，训练患者下肢肌肉力量，减轻因长时间制动造成的膝关节、髋关节活动障碍。

1. 外伤炎症期康复治疗　此期约在外伤后3周之内，康复治疗的主要目的在于改善患肢血液循环，促进患肢血肿、炎性渗出物的吸收，以防止粘连；维持一定的肌肉收缩运动，防止失用性肌萎缩；通过肌肉收缩增加骨折断端的轴向生理压力，促进骨折愈合；利用关节运动牵伸关节囊及韧带等软组织，防止发生关节挛缩；改善患者身心状态，积极训练，防止合并症的发生。包括运动疗法、物理因子治疗两部分。

(1) 运动疗法：术后1~2周内进行早期功能锻炼，该阶段主要进行股四头肌的等长收缩；术后前3天，教授患者踝泵训练及屈伸足趾(图14-49)。屈伸足趾时，足趾尽量背伸达到极限，持续5~6秒。足趾尽量屈曲到最大活动范围，持续5~6秒。股骨干骨折髓内钉中心固定患儿，10天后即可扶双拐减重下地行走。

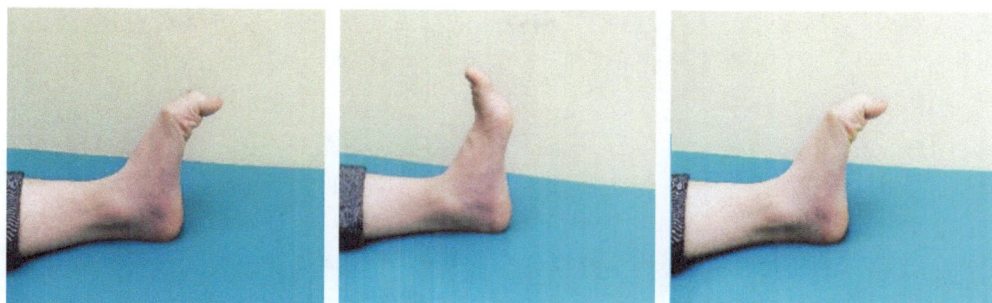

图 14-49 屈伸足趾

1）在麻醉清醒后立即指导患者进行踝泵活动以及髌骨的上下被动活动,以促进肢体的肿胀消退、骨折断端紧密接触,并可预防关节挛缩畸形。该活动训练至少每日 3 次,每次时间从 5~10 分钟开始,逐渐增加活动量。同时还可以在骨折部位近侧进行按摩,使用向心性手法,以促进血液回流,水肿消退,并可防止肌肉失用性萎缩和关节挛缩,每日 1~2 次,每次 15 分钟。

2）术后次日开始行患肢股四头肌"绷紧 - 放松"的等长收缩练习,训练量从每日 3 次,每次 5~10 分钟开始,根据患者的恢复情况逐渐增加运动量,每次训练量以不引起肌肉过劳为宜,即练习完后稍感肌肉酸痛,但休息后次日疼痛消失,不觉劳累。

3）膝关节活动度的练习:施行手术治疗的患者,股四头肌等长收缩练习 3~5 天后可以逐渐过渡到小范围的主动伸屈膝练习,1~2 次 /d。内固定后无外固定者可在膝下垫枕,逐渐加高,以增加膝关节的活动范围,争取术后早期使膝关节活动范围超过 90° 或屈伸范围接近正常。非手术治疗的患者去除外固定后开始膝关节活动度的练习。

4）CPM 治疗:手术治疗的患者术后麻醉未清醒的状态下即可开始使用 CPM 训练,最迟于术后 48 小时开始。将患肢固定在 CPM 机上被动屈伸,首次膝关节活动度在患者无痛的范围内进行,以后可根据患者耐受程度每日增加 5°~10°;1 周内增加至 90°,4 周后 ≥120°。每天的训练时间不少于 2 小时,根据患者的耐受情况,甚至可以全天 24 小时不间断地进行。

5）对健肢和躯干应尽可能维持其正常活动,以防止制动综合征:在患肢的炎症水肿基本消除后,如无其他限制情况,可扶双拐下地,进行患肢不负重行走练习。

（2）物理因子治疗

1）温热疗法:在患肢伤口无明显渗出后即可开始温热治疗,包括传导热疗(如蜡疗)和辐射热疗(如红外线、光浴)等。无石膏外固定时可在局部直接进行治疗,如有石膏外固定时则应在石膏上开窗或在外固定的两端进行治疗,亦可在健肢相应部位治疗,通过反射作用,改善患肢血液循环,促进吸收,加速愈合。治疗每日 1~2 次,每次 30 分钟,10 次为 1 个疗程。

2）超短波疗法和低频磁场疗法:超短波疗法和低频磁场可通过加强骨再生代谢过程,促使成纤维细胞和成骨细胞的分裂增殖,从而加速骨愈合过程。深部骨折适用超短波治疗,电极在骨折断端对置,微温热量,每次 10~15 分钟,每日 1~2 次,10 次为 1 个疗程。此法可在石膏外进行,但有金属内固定物时禁用。目前也有观点认为:临床上常用的钛合金内固定材料吸热及导热性能均差,在钛合金内固定部位应用超短波治疗不会对深部组织产生损害,但此观点尚有待证实。对浅部骨折,适合用低频磁场疗法,可局部应用,剂量 0.02~0.03T,每次 15~20 分钟,每日 1 次。

3）直流电钙、磷离子导入疗法：断端相应部位石膏局部开窗，两电极对置，电量适中，治疗 20 分钟，每日 1 次，10 次 1 个疗程。此法有助于骨痂形成，尤其对骨痂形成不良、愈合慢的患者适用。

4）超声波疗法：患肢伤口拆线后，可在骨折局部应用，接触固定法，剂量小于 $1.0W/cm^2$，接触移动法，剂量 $1.0~1.5W/cm^2$，每次治疗 5~10 分钟，10 次 1 个疗程。此疗法消肿作用明显，并可促进骨痂生长。

5）电脑骨伤治疗仪：电脑骨伤治疗仪是唯一能够带金属接受治疗的设备。采用超低频电子脉冲技术，在生物电场的作用下，沿骨轴方向产生内生电流，激活骨和软骨细胞，增加细胞代谢，促进骨痂生成，加速骨折愈合。新一代的骨伤治疗仪在电疗的基础上增加了脉冲磁场疗法，磁力线作用于治疗部位，增加局部组织通透性，改善局部循环，促进成骨细胞的生成，加速骨痂愈合，从而达到消炎、镇痛、促进损伤愈合的疗效。适用于骨折创伤后的消肿、镇痛；促进骨折愈合等治疗。每天 1 次，每次 20 分钟，10 次 1 个疗程。

2. 骨痂形成期康复治疗 一般骨折的骨痂形成期在伤后 3~10 周，但由于股骨干的骨质很密，骨折后愈合时间相对较长，故此期的时间要相对较晚，其间的病理变化主要是骨痂形成，化骨过程活跃。临床上疼痛和肿胀多已消失，但易发生肌肉萎缩，组织粘连以及膝关节僵硬。此期康复治疗的主要作用是促进骨痂形成、恢复关节活动范围、增加肌肉收缩力量、提高肢体活动能力。包括运动疗法、物理因子治疗、作业疗法三部分。

（1）运动疗法：基本同外伤炎症期。但此期骨折端已形成纤维骨痂，骨折已相对稳定，不易发生错位，故可以适当加大运动量，增加运动时间。因骨折固定肢体时间较长，易发生关节挛缩，此期重点应为恢复 ROM 训练。运动疗法训练每日上下午各 1 次，每次时间 20~30 分钟。另外，此期应开始增加患肢肌力的训练，可以在医务人员的保护下开始直腿抬高练习，也可以在膝下放一个橡皮球，伸膝同时将膝关节用力向下压以锻炼股四头肌的肌力。注意此期进行肌力训练时不可在股骨远端施加压力，以免骨折处应力过高，发生再次断裂。

（2）物理因子疗法：基本同外伤炎症期，此期重点在于防治瘢痕形成及组织粘连，尤其防治踝关节挛缩，除前述方法外尚可配合水疗及应用矫形器。

（3）作业疗法：此期可进行适当的 ADL 训练，提高患者的生活能力和肢体运动功能，以训练站立和肢体负重为主。开始时进行患肢不着地的双拐单足站立和平行杆中健肢站立练习；X 线片上显示有明显骨痂形成时可扶双拐下地行走，患肢从负重 1/4 开始，逐渐过渡到 1/2 负重、3/4 负重、全负重，即从足尖着地开始，逐渐过渡到前足着地，再渐过渡到大部分足着地至全足着地，扶双腋拐步行（图 14-50）。

3. 骨痂成熟期康复治疗 此期约延续 2 年，其病理变化是骨痂经改造已逐渐成熟为板状骨。临床上骨折端已较稳定，一般已去除外固定物，此期康复治疗重点在于骨折后并发症的处理，如防治瘢痕、组织粘连等，并最大限度恢复关节活动范围和肌肉收缩力量，提高患者日常生活活动能力和工作能力。

（1）运动疗法：重点是增加关节活动度训练，同时注意进行肌力训练和患侧膝关节本体感觉的训练。以主动运动为主，并根据需要可辅以被动运动和抗阻运动。

1）主动运动：患侧的髋、膝、踝关节进行各方向的主动活动，尽量牵伸挛缩、粘连的组织，注意髋关节的外展内收和踝关节的背伸跖屈活动。此时可以开始进行下蹲练习，利用自身的体重作为向下的压力，既可帮助增加膝关节的 ROM，又练习了肌力。运动幅度应逐渐增大，以不引起明显疼痛为度，每一动作可重复多遍，每日练习数次。

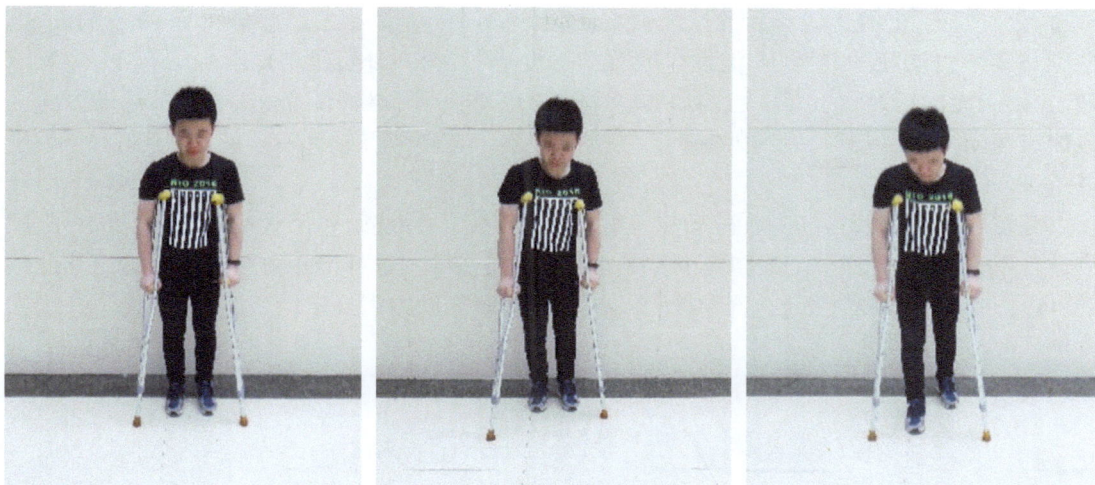

图 14-50　拄双拐行走

2) 关节牵引:若膝关节比较僵硬,关节松动手法不能收到满意的效果时可进行关节功能牵引治疗。操作时固定膝关节近端,通过牵引装置施加适当力量的牵引,一般采用俯卧位,在患侧踝关节处加牵引力。牵引重量以引起患者可耐受的酸痛感觉,又不产生肌肉痉挛为宜,通常 5~15kg,每次 5~15 分钟,每日 1~2 次。在热疗后进行或牵引同时给予热疗效果更好。

3) 恢复肌力训练:此期因骨折端已比较稳定,可以加大肌力训练的强度。恢复肌力的有效方法就是逐步增强肌肉的工作量,引起肌肉的适度疲劳。以主动运动为主。肌力达 4 级时进行抗阻运动,如利用股四头肌训练椅进行肌力练习、下蹲练习等,以促进肌力最大限度的恢复。

(2) 物理因子疗法

1) 局部紫外线照射,促进钙质沉着与镇痛。

2) 蜡疗、红外线、短波、湿热敷等疗法,促进血液循环,改善关节活动功能。

3) 直流电碘离子导入、超声波、音频电流等,软化瘢痕、松解粘连。

4) 如合并周围神经损伤时,可应用直流电碘离子导入、低中频电疗等疗法。

(3) 作业疗法:以提高患者生活自理能力,尽早回归家庭和参与社会生活。

四、预防及预后

(一)预防

儿童时期,骨骼的胶原纤维占比较大,成骨细胞制造骨质十分活跃。因此,儿童的骨骼弹性大,不易折断。儿童骨折一般是由外力导致。3~6 岁的儿童活泼好动,一不小心碰撞跌倒,就容易导致骨折。骨折会让孩子疼痛难受,还容易留下后遗症,因此家长应采取措施,避免儿童跌倒等外伤,预防儿童骨折。

(二)预后

儿童股骨干骨折由于愈合迅速,自行塑形能力较强,恰当的治疗配合康复治疗一般患儿不遗留后遗症。但关于骨折后的过度生长,原因尚不十分清楚。虽然部分大于 10 岁的儿童,特别是用牵引治疗的儿童,可能发生股骨的过度生长,但在骨折维持对线的情况下,短缩不超过 2cm,无旋转畸形,可认为达到功能要求,可以避免手术治疗。此外,与关节活动方向一致的成角畸形较易塑形,而内外翻畸形的塑形较慢。若畸形严重影响功能,应该在 1 年后予以矫正。

儿童股骨干骨折虽多数治疗效果良好,但仍有不少并发症,包括骨延迟愈合、骨不连、感染性骨不连、肢体不等长、成角畸形以及血管神经损伤等。选择治疗方法需要根据患儿的年龄、体重、伴随损伤状况、骨折部位及移位的程度等多方面因素确定。

(吴建贤　丁呈彪)

第六节　儿童胫腓骨骨折

一、概述

胫腓骨骨折在全身骨折中最为常见,10 岁以下儿童尤为多见,其中以胫骨单骨折最多,胫腓骨双骨折次之,腓骨单骨折最少。81% 的胫骨单骨折因间接暴力引起,骨折多为斜形或螺旋形;直接暴力引起的骨折较少,骨折多为横型、粉碎性或短斜形。儿童胫腓骨骨折约占儿童长管骨骨折的 15%,骨折多发生于下 1/3,上 1/3 最为少见。

解剖结构上,胫骨上端与股骨髁构成膝关节,胫骨下端内侧骨突部为内踝,与腓骨下端所形成的外踝,共同构成踝穴。胫骨是连接股骨下方的支撑体重的主要骨骼,由前、内、外三个嵴将胫骨干分成内、外、后三面,胫骨内侧面仅有皮肤覆盖,易发生开放骨折。此外,胫骨上 1/3 呈三角形,骨折发生移位易压迫腘动脉,造成小腿下段严重缺血坏死;中 1/3 最细弱为骨折好发部位,骨折后可因淤血潴留形成骨筋膜室综合征,增加室内压力造成缺血性肌挛缩;下 1/3 呈四方形,中下 1/3 处易于骨折。由于胫骨干的滋养血管孔位于骨干中上段,靠近外侧嵴,且下端无肌肉附着,故下 1/3 骨折易因局部血运不良,发生骨折延迟愈合迟或不愈合。此外,儿童胫骨远端骨骺骨折是常见的小儿骨骺损伤之一,约占儿童骨骺损伤的 25%~38%。由于骨骼的纵向生长受骨骺系统的调控,同时骺板是骨骼纵向生长的初级生发中心,因此胫骨远端骺板受损或损伤早期治疗不当将直接导致患肢骨骺早闭、下肢短缩,踝关节畸形等后遗症。

腓骨是附着小腿肌肉的重要骨骼,比目鱼肌附着于腓骨后头和近端,踇长屈肌附着于腓骨后头远端和骨间膜,腓骨短肌附着于腓骨外侧面的远端 2/3,此外,腓骨上 2/3 的前、外、后侧被趾长伸肌、腓骨长肌和胫骨后肌包绕,下 1/3 则少有肌肉附着。腓骨中上 1/3 交点及中下 1/3 交点均为两组肌肉附着区的临界点,承受的张力较大,在肌肉强力收缩下,易造成损伤。腓骨体可支持胫骨,但无负重作用。儿童腓骨富有弹性,故胫骨发生骨折时,腓骨可以发生弯曲变形。此外,外伤引起的胫腓骨骨折多为重大暴力引起的损伤,常合并其他部位损伤及内脏器官损伤,且腓骨颈骨折容易合并腓总神经损伤;如合并血管损伤,则极易累及小腿肌群发生肌肉缺血,一般认为肌肉在缺血 6~8 小时后即可发生变性、坏死;胫腓骨合并严重的软组织损伤或骨折术后伤口感染所致的脓毒血症,也大大增加了截肢的危险性。

二、诊断及评定

（一）诊断

儿童胫腓骨骨折的诊断标准包括典型的外伤史、体格检查发现小腿疼痛肿胀或畸形、活动受限、胫腓骨骨干与相邻关节的正侧位 X 线片异常。外伤史主要包括外伤的原因、时间及就诊前的处理细节。外伤的原因主要反映其创伤机制，进一步分析掌握其骨折的特点、软组织损伤的范围及程、并发症存在的可能，继而影响对发展趋势和预后的判断，一般外伤原因分为直接暴力或间接暴力：除巨大暴力或交通事故多为粉碎性骨折外，直接暴力骨折面多为横断型或短斜形骨折，有时可能由前侧穿破皮肤造成开放性骨折；间接暴力骨折多呈斜形或螺旋形。受伤时间越长，可能伤情越严重，发生伤口感染、内出血形成骨筋膜室内压力增高等的风险越高。

压痛是反映骨折存在部位的基本体征，固定且局限的压痛则警示骨折存在的可能性很大，部分儿童青枝骨折尚能行走负重，必须摄 X 线予以证实或排除。如果已有局部异常活动，乃至出现成角外旋畸形，则无需再查压痛，而只需要对合并症的征象加以核实，以及摄 X 线片了解骨折的特点。

疲劳性胫腓骨骨折与骨样骨瘤、局部骨感染、早期骨肿瘤等具有相同的局部骨膜反应、骨皮质增厚硬化表现，故诊断时需加以鉴别。

1. **骨样骨瘤** 虽有骨皮质增厚及骨膜反应，但有较典型的瘤巢。
2. **局部骨感染** 以骨膜反应骨皮质增厚为主，无骨小梁断裂及骨皮质切迹征，而临床上皮肤温度较高。
3. **早期骨肿瘤** 以花边样或葱皮样骨膜反应为主，逐渐出现骨质破坏、瘤骨及软组织肿块等。

（二）评定

整复前对于骨折严重程度的评估尤为重要，并且需十分慎重，避免引起疼痛加重及骨折移位。整复后的评定包括关节活动范围、下肢常用肌群肌力以及患儿日常生活活动能力的评定。

1. **临床评定** 胫骨上端、下端骨折均可能造成血管损伤，故除注意有无局部压痛、肿胀和畸形外，胫腓骨骨折的患者都必须检查足背动脉和胫后动脉的搏动是否正常；还应检查毛细血管的充盈、肌肉的收缩力、皮肤感觉及疼痛的类型等有关血运的体征，并做详细记录。软组织损伤的情况需仔细地估计，有无开放伤口，有无潜在的皮肤坏死，对预后的估计均有重要的意义。捻挫伤对皮肤及软组织均会产生造成严重的影响，有时软组织和皮肤损伤的真正范围要经过若干天才能确切诊断。小腿肿胀明显时需触诊，出现张力大、牵拉相关肌肉引起疼痛时，应立即行骨间膜室压力的检测，及时发现骨间膜室综合征并予以治疗。

由于腓骨颈骨折易合并腓总神经损伤，故每个胫腓骨骨折的患者都必须要记录踝关节背屈、跖屈，足趾背伸、跖屈，以及足的皮肤感觉等神经系统的情况，以便了解是否发生石膏压迫腓总神经以及是否存在前骨筋膜室综合征发生的征兆。

2. **影像学评定** X 线除明确骨折部位、类型、移位程度等内容外，还应由此分析其创伤机制、骨膜损伤情况及移位趋势，为治疗提供依据。X 线片应包括相应的膝、踝关节，了解上、下关节面的关系，尤其是在复位后，一定不可遗漏高位的腓骨骨折。一般临床上根据解剖部位将不累及骺板的骨折分为 3 类:近端干骺端骨折、骨干骨折和远端干骺骨折。大多数胫骨骨折无移位或移位轻微,患儿小腿一般无明显畸形。

(1)胫骨近端干骺端骨折:多见于 3~6 岁儿童,一般为膝关节伸直时小腿外侧受直接暴力或小腿内侧受扭转暴力所导致,多表现为青枝骨折,腓骨一般没有骨折表现,患儿主诉多为膝关节下方疼痛及软组织肿胀,无明显畸形表现(图 14-51、图 14-52)。

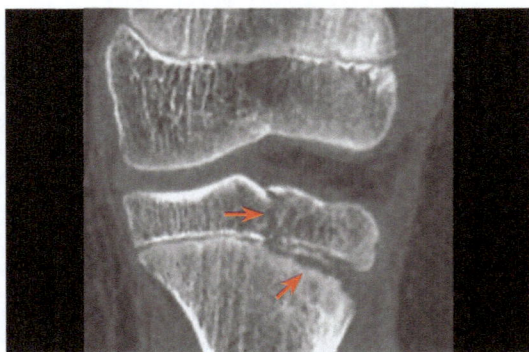

图 14-51　胫骨近端干骺端骨折正位片

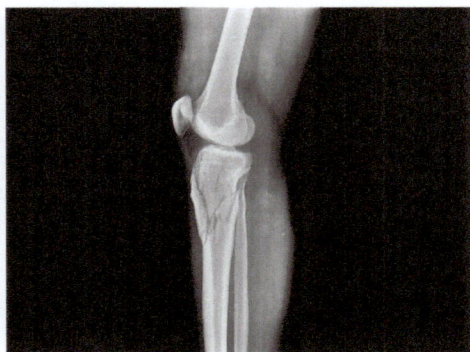

图 14-52　胫骨近端干骺端骨折侧位片

(2)胫腓骨骨干骨折:不同年龄段的骨折类型不尽相同。6 岁以下儿童骨折一般为楔形骨折或螺旋形骨折,可有轻度移位。6~11 岁儿童一般为横行骨折,常伴腓骨骨折,一般为直接暴力伤,胫骨下端 1/3 骨折多见。小儿外伤史常不详,体格检查可无明显肿胀、畸形,但局部压痛明显,不能下地行走或行走时有明显跛行,需触诊胫后动脉排除血管损伤,X 线片应包括膝、踝关节在内的正侧位(图 14-53、图 14-54)。

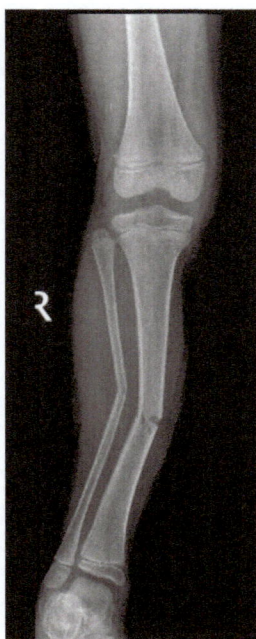

图 14-53　胫腓骨骨干骨折正位片

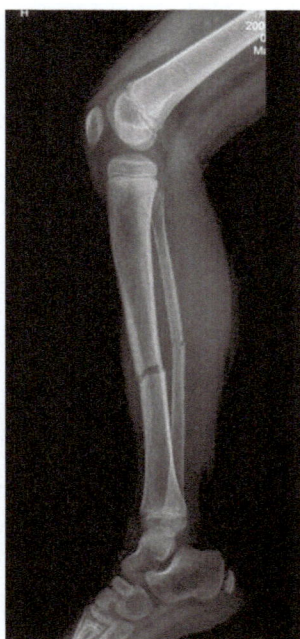

图 14-54　胫腓骨骨干骨折侧位片

（3）胫骨远端干骺端骨折：多见于幼儿，青枝骨折常见，一般表现为行走时明显跛行。体格检查可无明显肿胀、畸形，但局部压痛明显，正侧位 X 线片有助于明确诊断（图 14-55）。

伤肢远端温度以及足背动脉搏动未消失绝非供血无障碍的证据，可疑损害必须使用多普勒超声检查，必要时需动脉造影。

整复后的评定包括关节活动范围、下肢核心肌群肌力以及患儿日常生活活动能力的评定。

3. 关节活动范围评定 检查方法常用量角器法。胫腓骨骨折关节活动范围评定主要包括患侧膝关节和踝关节活动度的评定，具体方法同股骨干骨折。

4. 肌力评定 胫腓骨骨折肌力评定主要包括患侧膝关节、踝关节屈伸肌群肌肉力量的评定，常用徒手肌力评定（MMT）（表 14-6）。

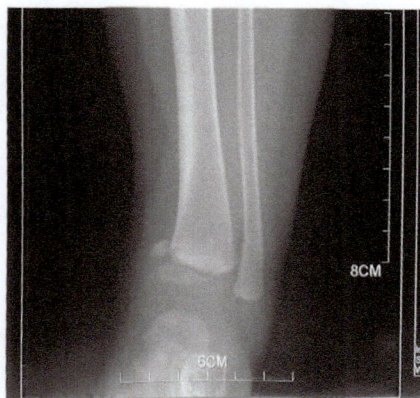

图 14-55 胫骨远端干骺端骨折正位片

表 14-6 常用徒手肌力评定

关节	运动	主动肌	神经支配	评定
膝	屈	股二头肌 半腱肌 半膜肌	坐骨神经,L_5~S_3 坐骨神经,L_4~S_2 坐骨神经,L_5~S_2	5、4级:俯卧做屈膝动作,阻力加于小腿远端 3级:俯卧可抗重力做屈膝动作 2、1级:向同侧侧卧可屈膝或扪到肌肉收缩
	伸	股四头肌	股神经 L_2~L_4	5、4级:仰卧,小腿在桌外下垂,做伸膝动作,阻力加于小腿远端 3级:体位同上,可抗重力做伸膝动作 2、1级:向同侧侧卧可能伸膝或扪到肌肉收缩
踝	跖屈	腓肠肌 比目鱼肌	胫神经,S_1~S_2 胫神经,L_5~S_2	5、4级 俯卧,测腓肠肌时膝关节伸展位,测比目鱼肌时膝关节屈曲位,阻力加于足掌 3级:体位同上,可抗重力做踝跖屈动作 2、1级:侧卧可跖屈或扪到肌肉收缩
	内翻背屈	胫骨前肌	腓深神经,L_4~S_1	5、4级:坐位,小腿下垂,做足内翻踝背屈动作,阻力加于足背内缘向下、外方推 3级:体位同上,可抗重力做足内翻踝背屈动作 2、1级:侧卧可做踝内翻背屈或扪到胫骨前肌收缩

5. 日常生活活动能力的评定 严重的胫腓骨骨折患者常影响其日常生活活动能力，应进行日常生活活动能力评定，以了解患者日常生活活动能力水平。

三、康复治疗

（一）骨折的复位
根据上述的分型，相应采取不同的治疗方法。

1. 胫骨近端干骺端骨折　大多数不需要手术治疗。若伤后骨折有外翻畸形,首选手法矫正。矫正成角畸形的青枝骨折时必须使青枝骨折折断并使之轻微过矫,然后用长腿石膏管型固定。复位后,标准正位 X 线必须显示恢复正常立线,并进行健侧正位片的对比。最初 2 周要随诊 X 线片并确保维持正常力线。长腿石膏管型依据患儿年龄不同维持 5~7 周。

石膏去除后患儿即可逐渐负重行走,每 3~6 个月定期复查。一般伤后 12~18 个月时外翻畸形最明显,平均最大外翻角度约 18°;伤后 3 年左右,经过胫骨远近两端骺板的生长,畸形逐渐自我矫正,平均外翻角度约 6°,此时膝关节稍稍位于机械轴线内侧,临床上畸形不明显。

在胫骨近端干骺端骨折中,只有当软组织(肌肉功能附着点、骨膜、或内侧副韧带)嵌插致使闭合复位无法纠正外翻畸形时才需切开复位。胫骨近端干骺端骨折除可并发成角畸形外,还可见到患肢过长,平均 1cm,最多可达 1.7cm。这类患者术后一般预后良好,日常生活无受限,但在高强度体育活动时可偶感膝关节不适。此外,胫外翻畸形会随时间延长而部分自我改善,因此需避免采用内翻截骨矫形,以免截骨愈合后出现外翻畸形,且胫骨近端截骨容易并发骨筋膜室综合征。

对残余外翻畸形超过 15°~20° 的患儿,应在生长接近停止时行胫骨上端内侧骺阻滞术;但较小儿童只有在伤后 3 年外翻畸形仍超过 20° 时,才考虑内翻截骨矫形术。截骨后交叉克氏针内固定,长腿石膏外固定直至愈合,一般需 6 周左右。

2. 胫腓骨骨干骨折　大多数儿童在复位后可行石膏外固定,尤其对于 Toddler 骨折最合适。Toddler 骨折由 Dunbar 等提出,一般见于 6 岁以下儿童,常发生在行走或奔跑时足部扭伤,导致胫骨斜形或螺旋形骨折,多无移位,腓骨一般无骨折。斜位 X 线片显示 Toddler 骨折最清楚。一经诊断,可用长腿管型膝关节屈曲 30°~40° 固定 3~4 周。临床怀疑骨折但不能确诊者,先石膏固定 2 周后再拍 X 线片。如果骨痂存在即可证实骨折,继续外固定 2~4 周;反之,如无任何骨痂形成,即可去除外固定。

部分年长儿童胫骨移位骨折,但腓骨完整。其中,儿童胫骨干骨折复位后力线在所有平面偏离不超过 5°~10° 是可以接受的,仅冠状面需要尽可能解剖对位。不负重长腿石膏固定 4~6 周后,根据患儿年龄及 X 线片愈合情况可改为短腿行走石膏。在最初 2~3 周内每周拍 1 次 X 线片,若内翻角度超过 5° 则及时再次复位。

胫骨骨折有移位合并腓骨骨折一般见于 10 岁以上儿童,多为直接暴力、高能量损伤导致,多不稳定。常需在全麻下手法复位;若手法整复失败,则需要行切开复位内固定。

3. 胫骨远端干骺端骨折　无移位或者轻度移位的年幼儿童骨折可使用石膏管型外固定,5~6 周后拆除;年长儿童或无任何移位骨折,需长腿石膏管型,膝关节屈曲 40° 固定 3~4 周,然后改短腿石膏管型固定 2~3 周,如向后成角骨折,则需将踝关节固定在跖屈 20°;有移位者需镇静或全麻下复位,然后使用管型石膏外固定。一般此类骨折愈合良好,骨折愈合快且残余成角少见,与近端干骺端骨折不同,很少发生愈合后成角畸形。

(二)整复固定后的康复治疗

儿童胫腓骨骨折整复固定后康复治疗的目的是促进骨折的愈合,维持肌力和关节活动度,恢复胫腓骨负重、行走的功能。治疗原则是早期进行功能训练,防止肌肉萎缩、肌腱挛缩、骨质疏松、关节僵硬。

1. 物理因子治疗　目的在于局部抗炎、止痛、促进伤口愈合。随着康复设备的不断提高,将来会有更多的物理治疗方法服务患儿。

(1) 紫外线：用于开放性损伤术后。炎症浸润期，采用红斑量 2~3MED；化脓期，强红斑量 4~5MED；肉芽生长期，亚红斑量 1~2MED；愈合期，亚红斑量 0.5~1MED。

(2) 超短波：可用于深层组织的炎症治疗。采用患部对置法，骨折 1 周内无热量，1 周以上微热量。

(3) 经皮神经肌肉电刺激疗法：起镇痛作用并能防止失用性肌萎缩。

(4) 干扰电疗法：对疼痛、骨延迟愈合、失用性肌萎缩均有较好的疗效。分固定法和抽吸法。根据病情选择不同的差额，每次治疗选择 1~3 种差频，电流强度以患者能耐受为准。

2. 运动疗法 按照骨折愈合不同阶段的特点，实施运动疗法。

(1) 早期阶段(术后 2 周内)：康复疗法的目的是促进血液循环、减轻肿胀、防止肌肉萎缩。此阶段患肢功能训练包括臀肌、股四头肌和腓肠肌的等长收缩、膝关节和踝关节的被动活动、足部跖趾关节和趾间关节的活动；对于粉碎性、不稳定性的骨折，则膝、踝暂不活动，其他部位应积极进行功能锻炼。患侧下肢进行踝泵训练，即用力、缓慢地全范围跖屈、背屈踝关节，可促进血液循环，消除肿胀，防止静脉血栓(图 14-56)。术后 3~5 天后可进行仰卧位直腿抬高 30° 训练(图 14-57)、膝关节全范围屈伸活动；每种动作均为每日 3 次，每次 1 组，每组 10 个。锻炼中若疼痛逐渐加重，应停止，明确疼痛原因后再进行进一步治疗。

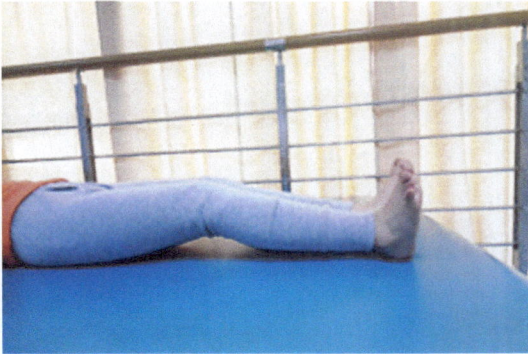

图 14-56　踝泵运动，强调股四头肌等长收缩

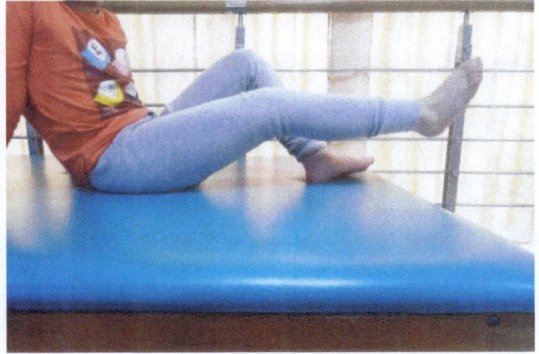

图 14-57　腿抬高动作

(2) 中期阶段(骨折 2 周至骨折临床愈合)：此阶段肿胀疼痛基本消除，且已有骨痂连接，关节活动训练可逐渐由被动运动过渡到主动活动，且训练强度和活动范围逐渐增加。不稳定骨折亦可开始膝关节和踝关节活动，可借助 CPM 机辅助活动，活动内容为踝泵训练、膝关节主动屈伸训练(图 14-58)及直腿抬高练习；每日 4 次，每次 1~2 组，每组 20 个。可辅以低频电刺激，每日 1~2 次，每次 20 小时。

(3) 后期阶段：骨折达到临床愈合标准，外固定已拆除，需进一步促进关节活动范围和肌力的恢复，训练步态的协调性。关节活动度训练仍以踝泵训练、膝关节屈伸锻炼等主动活动为主、CPM 机为辅。肌力训练遵循循序渐进的原则，最先进行站立位直腿抬高训练，每日 4 次，每次 2 组，每组 20 个，也可借助弹力带或沙袋进行抗阻肌力训练(图 14-59)；当患者能轻松完成时，改为双足支撑的微蹲训练(0°~30°)，每日 4 次，每次 3 组，每组 20 个，每个持续 30 秒；进而过渡至功率自行车训练，每日 4 次，每次 15 分钟；逐渐增加阻力进行功率自行车的抗阻训练，每日 4 次，每次 15 分钟。此外，可利用自身重力进行训练，如提踵训练增强小腿三头肌肌肉力量(图 14-60)、跨步训练增强关节角度的适应性(图 14-61)等。

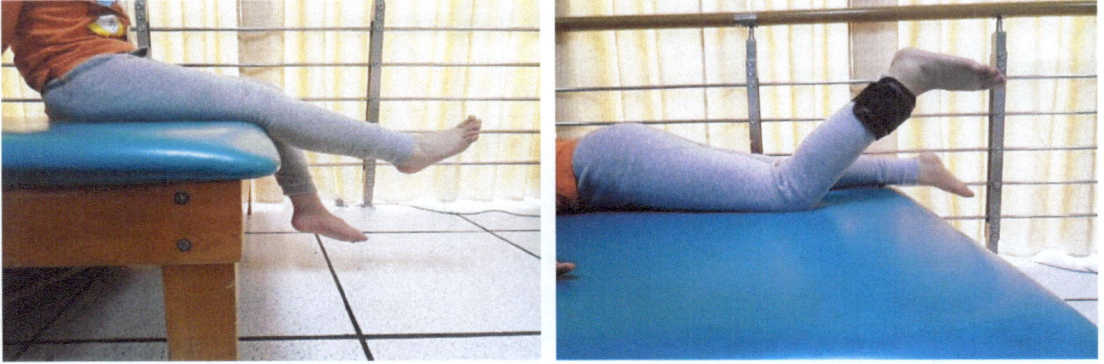

图 14-58　关节活动训练（左图为曲屈训练，右图为伸直训练：坐位伸膝，卧位重物悬吊）

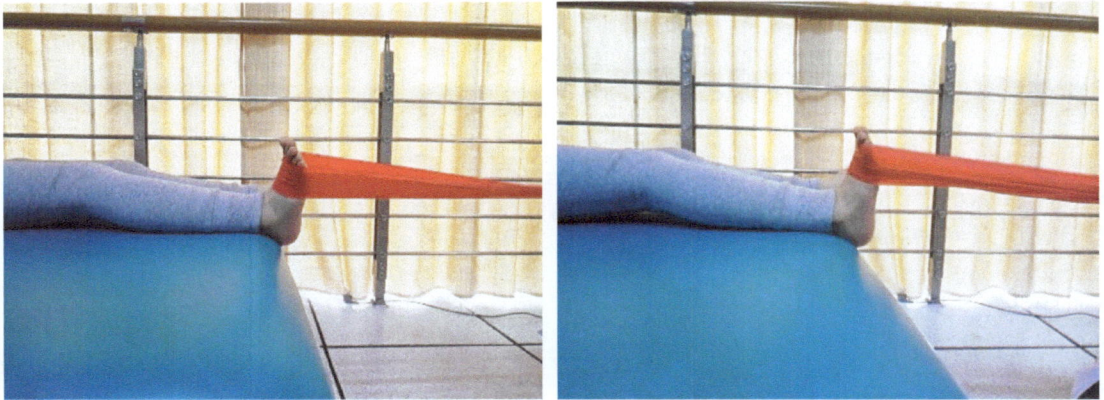

图 14-59　踝背伸肌群的抗阻肌力训练

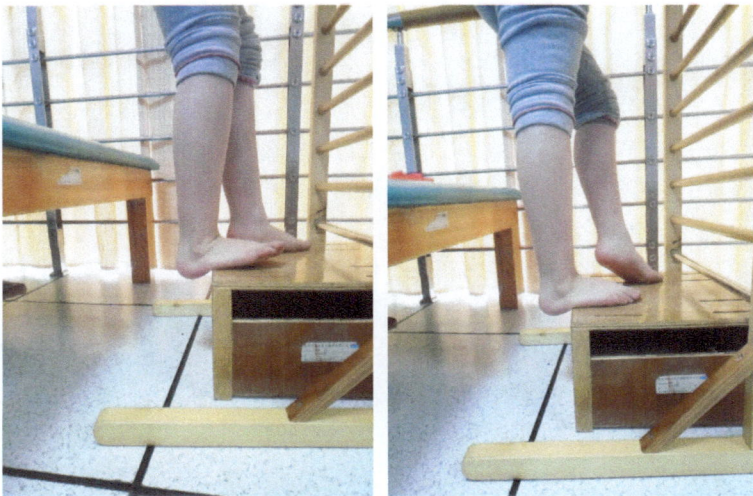

图 14-60　提踵训练，提高小腿肌肉力量

步态与协调的训练要求保持躯干正直，骨盆中立，髋膝踝关节伸展和屈曲运动协调。运动中，当身体重心落在一腿时，该侧髋、膝关节必须完全伸直，当重心转移到另一腿后，膝关节再屈曲；训练时要求足尖指向正前方，重力由足跟转移至足趾上，步速规律，步幅均匀。此外，上、下楼梯训练遵从"健侧先上、患侧先下"的原则，每次应锻炼至肌肉有酸胀疲劳感为宜，充分休息后再进行下一组。

需要说明的是，肌力训练应贯穿康复计划的始终。训练后如肿胀突然增加，则需要调整练习减少活动量，并在锻炼后即刻给予冰敷15~20分钟。在训练中有任何不适，立刻停止训练，检查情况，询问医师后再进行。

图 14-61　跨步训练，增强关节组织不同角度的适应性

（三）康复辅具的使用

在全身状况允许，胫腓骨稳定骨折患者可早期下地进行全身活动，不稳定者可在中期下地免负重活动。所有下肢骨折患者在骨痂形成期后开始离床下地锻炼时均应扶双拐（可选用手杖、臂杖和腋杖），进行不负重或轻负重行走（图14-62、图14-63），一般而言，4周左右改用单拐，5周弃拐，6周去除外固定。

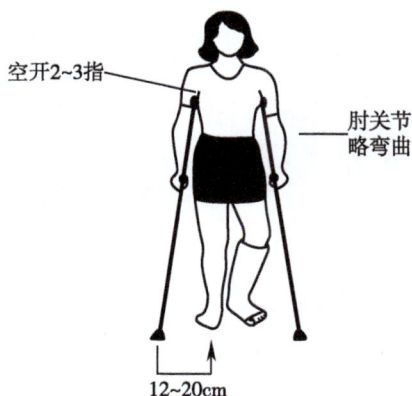

图 14-62　双拐下地负重

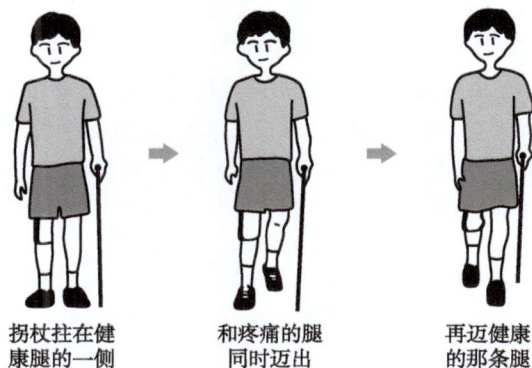

图 14-63　单拐负重行走

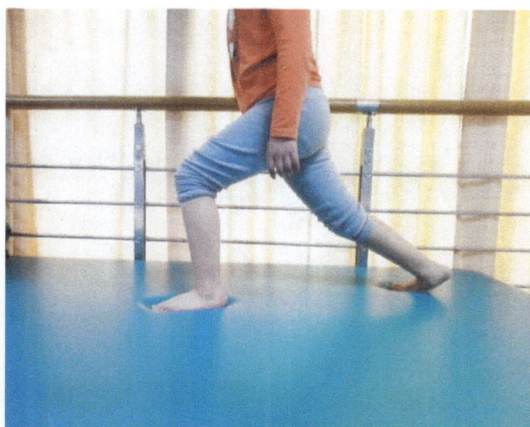

（四）康复护理

康复护理对于减少压疮的发生率和防止便秘意义重大。胫腓骨骨折患者卧床时间较长，骶尾部、肩背部、足跟等骨突部位易发生压疮，处理措施包括：①保持床单的平整、清洁；②骨突部垫以软物或以环形垫垫空；③并做到勤翻身、勤擦洗、勤按摩，以促进血液循环。此外，骨折患儿卧床时间较多，活动量减少，胃肠蠕动减慢而产生便秘，所以应鼓励患者多饮水、适当多吃粗纤维食物；可指导每日按顺时针方向绕脐周从小圈到大圈旋转按揉腹部，以促进肠蠕动，保持大便通畅。此外，鼓励患者保持良好的心理状态，树立正确的康复理念，积极主动地参与康复治疗。

四、预防及预后

(一) 预防

儿童时期,骨骼的胶原纤维占的比重较大,成骨细胞制造骨质十分活跃。因此,儿童的骨骼弹性大,不易折断。儿童骨折一般是由于外力原因导致的。3~6 岁的儿童活泼好动,一不小心碰撞跌倒,就容易导致骨折,因此,家长应采取措施,避免儿童跌倒等外伤,预防儿童骨折。骨折发生后应及时给予正确治疗,预防畸形的发生。

(二) 预后

儿童胫腓骨骨折依据儿童骨折愈合的特点,以非手术治疗为主。手法复位及石膏固定的患儿,只要注意石膏松紧度,避免压迫腓总神经、压迫血管造成组织坏死及骨筋膜室综合征,及时更换石膏,患儿一般愈合较好。而对于开放性骨折,复杂粉碎性骨折,闭合复位难以进行的,采取适当的手术治疗,术后配合康复锻炼,患儿依旧可能达到良好的治疗效果,不留肢体的畸形及功能障碍。常见的胫腓骨骨折后遗症如骨折延迟愈合、不愈合、踝关节功能障碍及爪状趾畸形。

1. **骨折不愈合** 胫骨骨折愈合期长,不愈合率高。影响愈合的主要因素为骨折本身,次要因素为感染、过度牵伸、腓骨完整、固定不可靠等。骨折不愈合的患者在临床上常有小腿成角畸形、持重疼痛或不能持重、局部在应力下疼痛等症状。

2. **骨折延迟愈合** 可逐渐增加练习负重,增加骨折端的应力刺激骨小梁生长,同时使用电刺激疗法促进软组织的修复。

3. **踝关节功能障碍** 关键是预防,首先将踝关节置于功能位,小腿旋转石膏夹板或U形夹板固定,适应性的负重练习。

4. **爪状趾畸形** 是胫骨愈合后造成病残的原因之一。小腿后筋膜区肌肉缺血所造成的爪状趾畸形,畸形会很严重;伸趾长肌在胫骨骨折处粘连则是另一种原因。

(吴建贤 丁呈彪)

第七节 特发性脊柱侧凸

一、概述

脊柱侧凸是指脊柱的一个或数个节段在冠状面上向侧方弯曲,通常伴有横断面上椎体旋转和矢状面上弧度改变,是三维的脊柱畸形。国际脊柱侧凸研究学会(Scoliosis Research Society, SRS)对脊柱侧凸定义为:应用 Cobb 法测量站立位全脊柱冠状面 X 线摄片上脊柱的侧方弯曲,如 Cobb 角大于或等于 10°,且伴有轴向旋转则为脊柱侧凸。特发性脊柱侧凸(idiopathic scoliosis, IS)是指原因不明的脊柱侧凸畸形,也是最常见的脊柱侧凸,好发于青少年,女性多于男性。

(一) 流行病学

婴儿期脊柱侧凸患病率很低,多出现在 6 个月,男性多于女性。儿童期,女童脊柱侧凸的患病率较高,且常出现严重的脊柱侧凸。最新流行病学调查显示,我国中小学生脊柱侧凸患病率为 1.02%~5.14%，女性患病率较高，其中 90% 以上脊柱侧凸患儿为特发性脊柱侧凸。

(二) 病因

目前特发性脊柱侧凸的病因仍不明确，存在多种病因假说，如遗传因素学说、激素学说、结构畸形学说、神经肌肉失调学说、姿势解体学说等。

(三) 分型

特发性脊柱侧凸根据发病年龄分为婴儿型、儿童型、青少年型和成人型。婴儿型 0~3 岁发病，以男婴多见，侧凸多位于胸段和胸腰段，常为左凸，多数在生后 6 个月内进展，自限性占所有婴儿型特发性脊柱侧凸的 85%，双胸弯易进展并发展为严重畸形，右侧胸凸的女婴通常预后不良。婴儿型侧凸需与先天性脊柱侧凸、神经肌肉性脊柱侧凸、继发于椎管内病变的侧凸相鉴别。儿童型 3~10 岁发病，多见于女孩，右侧胸弯和双主弯常见，可进展为严重畸形，损害肺功能。青少年型 10~18 岁发病，最为常见。18 岁以上发病为成人型特发性脊柱侧凸。

特发性脊柱侧凸临床常用的分型有 King 分型、Lenke 分型、PUMC（协和）分型、Rigo 分型和 Ponseti 分型。前三种分型中，根据侧凸的部位、严重程度、柔韧性、顶椎等因素进行分类，并规定相应的融合范围和手术入路，但这些分型只适用于手术治疗，不能用于指导非手术治疗。Rigo 分型是专用于 Cheneau 支具治疗的分型，依据临床标准和影像学标准对脊柱侧凸进行分型，有助于设计和制作更适合的 Cheneau 支具；Rigo 分型中包含 SRS 定义的侧凸类型、过渡点的平衡 / 失衡、$L_{4~5}$ 的相对倾斜。Ponseti 分型是特发性脊柱侧凸最传统的分型，常用于保守治疗和术前分型；该分型是一种基于冠状面上脊柱畸形所在解剖位置进行的二维分型，可根据清晰的躯干形态将特发性脊柱侧凸分为 5 型，包括腰弯、胸腰弯、胸腰双弯、胸弯、颈胸弯（图 14-64）。

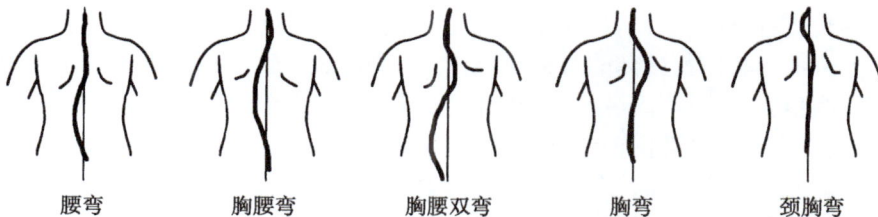

| 腰弯 | 胸腰弯 | 胸腰双弯 | 胸弯 | 颈胸弯 |

图 14-64 特发性脊柱侧凸 Ponseti 分型

(四) 临床特点

特发性脊柱侧凸早期畸形不明显而易被忽视，随着侧凸的发展逐渐出现非对称性脊柱，一侧肋骨和肩胛骨隆起，对侧肩膀抬高或臀部凸起，身高也会不及同年龄儿。严重脊柱侧凸或胸部侧凸躯干畸形尤为明显，胸腰双弯躯干缩短但畸形不明显。姿势变化无法纠正侧凸畸形，当躯干向前弯屈时，凸出侧肋骨后隆明显呈剃刀背，严重者可继发胸廓畸形。胸腰段、腰段和腰骶脊柱侧凸患儿常有不同程度的腰背痛，疼痛部位多见于右侧胸腰段；颈胸段以上的侧凸有时会出现头痛症状。疼痛的严重程度与侧凸的类型有关，与侧凸程度无关。

许多特发性脊柱侧凸患儿常存在平衡功能障碍，表现为足底压力中心位置异常、重心移动范围增大、躯体摆动增大、稳定性降低、跌倒风险增高。轻中度侧凸患儿的基础心肺功能不受限制，但最大运动耐量试验时通气量和最大摄氧量显著减少，严重者可因继发胸廓畸形影响心肺发育，出现易疲劳、运动后气短、呼吸困难、心悸等症状，甚至心肺衰竭。肺功能不全常见于严重侧凸（Cobb 角大于 80°）或者旋转角度较大的患儿，单侧胸弯多见。

此外，对外观的认知改变是特发性脊柱侧凸患儿心理障碍的应激原，患儿表现出敏感、偏执、抑郁和焦虑，女孩较男孩更易出现心理异常，重度侧凸较轻、中度侧凸儿童更为明显，甚至出现自杀倾向。脊柱畸形可出现神经系统牵拉和压迫症状。

二、诊断及评定

（一）诊断

根据询问病史、体格检查、影像学检查（CT、MRI 等），排除引起脊柱侧凸的明确病因，即可诊断为特发性脊柱侧凸。病史询问包括健康状况、年龄及性成熟等，了解脊柱侧凸畸形出现的时间、不同阶段的状况、进展速度及连续治疗效果及畸形对患儿的影响，还需了解既往史、手术史、外伤史和家族史，了解患儿家族中有无脊柱畸形、神经肌肉病史等。

（二）评定

1. 临床评定　特发性脊柱侧凸的临床评定主要包括病史和临床检查两部分。

（1）病史：对于初诊患儿，需要了解其家族史、既往疾病史、治疗史、手术史，询问可引起继发性脊柱侧凸的相关因素，还需要了解患儿母亲孕期风险因素暴露情况、生产史、患儿的生长发育史、月经史、青春期第二性征的出现情况，更需要详细了解患儿脊柱侧凸首次发现情况；需了解患儿既往有无热性惊厥、脊柱疼痛、精神发育迟滞等病史；询问患儿有无食管闭锁等胸部手术史、心脏手术史；对于患儿月经史、青春期第二性征情况的了解有助于判断患儿生长潜能。对于定期随访的复诊患儿，需了解其体育活动、运动治疗、支具治疗等情况，应了解运动和支具治疗方法、频率和持续时间等。

（2）体格检查：体格检查时，患儿躯干需充分暴露。检查者从患儿前方、侧方和背面仔细观察其双肩、背部、肩胛骨、腰部的对称情况，还需观察矢状面生理性前凸、后凸情况，有无皮肤色素改变、咖啡斑、皮下组织肿块、异常毛发及囊性物，了解乳房发育情况，胸廓对称性、畸形和手术瘢痕；此外，嘱患儿向前弯腰，观察其后背对称性。早期脊柱侧凸的背部征象：两肩和肩胛不等高，侧凸患者凸侧的肩总是较凹侧略高些，一侧腰部皱褶皮纹，凸侧腰窝较凹侧浅，前屈时背部不对称，凸侧背部较凹侧丰隆，脊柱偏离中线。检查各关节的可屈性，如腕及拇指可接近，手指过伸，膝或肘关节反曲等。身体测量包括测量患儿身高、坐高、体重、双臂间距、双下肢长度。神经系统检查包括感觉、运动、肌力、肌张力、腱反射、腹壁反射和巴宾斯基征检查。如存在明显的肌无力，必须明确可能存在的神经系统畸形；所有患儿都应考虑到其存在中枢神经系统疾患的可能性。婴儿型特发性脊柱侧凸要详细体检，了解四肢是否畸形。临床常采用铅垂线评定脊柱侧凸患儿，可测量 C_7、L_3 及臀中沟到铅垂线的距离，以了解患儿矢状面生理弧度情况，还可以测量脊柱偏离正中线情况。

Adam 试验，即向前弯腰试验，是脊柱畸形重要检查方法，可评定患儿剃刀背情况。检查者嘱患儿站立，双足并拢，膝伸直，躯干前屈至与水平面平行，双手并齐，两臂下垂，医生从患儿的前、后及侧面观察背部两侧是否齐平和后凸或前凸畸形，若一侧背部隆起，则说明存在肋骨及椎体旋转畸形。使用脊柱旋转测量尺（scoliometer）评定躯干旋转角度，在患儿弯腰 90° 时，将脊柱旋转测量尺放在背部的剃刀背畸形最明显的表面，直接读出椎体旋转的角度。Adam 试验、脊柱旋转测量尺都只是脊柱侧凸初步的临床筛查手段，只能初步确认患儿存在脊柱侧凸的风险。有研究证实 Adam 试验的检查者间的可靠性好，比脊柱旋转测量尺更灵敏,但其假阴性率较高。脊柱旋转测量尺被认为是一个适当的临床检查工具和结果评定方法,但其影响因素较多,患儿测量时的姿势、所选择的测量部位都会对测量结果造成影响。

2. 影像学评定 特发性脊柱侧凸的影像学评定主要包含X线摄片和MRI。

(1) X线摄片:X线摄片检查Cobb角是诊断脊柱侧凸的金标准(图14-65)。对于Adam试验阳性、躯干旋转角度≥5°的患儿,通常建议进行X线检查。对于特发性脊柱侧凸患者,临床上常用X线检查测定Cobb角来评定侧凸的程度、监测侧凸的进展和治疗效果,对侧凸进行分类。

在特发性脊柱侧凸患者的整个病程中,站立位全脊柱正侧位片的评定非常重要。摄片时,需注意站立位全脊柱正位像拍摄采用后前位方式,X线片图像需包括双侧股骨头,还需要注意保护患者的性腺、甲状腺和乳腺,婴儿可采用卧位全脊柱片。全脊柱正侧位片可以确定侧凸类型、部位、严重程度、柔韧性、骨骼成熟度、椎体旋转情况、矢状面生理性弯曲的变化等,并可排除先天性椎体畸形。

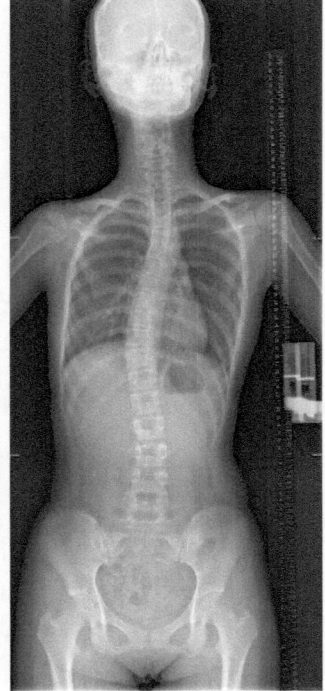

图14-65 站立位全脊柱正位X线摄片

1) 脊柱侧凸角度测量:首先确定上、下端椎和顶椎。端椎是指脊柱侧凸弯曲发生中最上端和下端的椎体,顶椎是侧凸畸形最严重、偏离垂线最远的,顶椎可能为椎体,也可能为椎间盘。主侧凸(原发侧凸)是最早出现的弯曲,也是最大的结构性弯曲,柔韧性差;次侧凸(代偿性侧凸或继发性侧凸)是最小的弯曲,弹性较主侧凸好,可以是结构性也可以是非结构性。当有三个弯曲时,中间的弯曲常是主侧凸;有四个弯曲时,中间两个为双主侧凸。在上端椎的椎体上缘画一与椎体平行的线,再在下端椎的椎体下缘画一与椎体平行的线,再分别做两条线的垂线,两条垂线的交角即为Cobb角(图14-66)。若端椎上、下缘不清,可取椎弓根上、下缘的连线,然后取其垂线的交角即为Cobb角。

2) 旋转度测量:常采用Nash-moe旋转、Cobb旋转法测定脊柱侧凸椎体旋转畸形。Nash-moe旋转根据正位片椎弓根的位置,将其分为5级。在正位片上,将椎体纵分为6等份,自凸侧至凹侧为1至6段。0级(无旋转):椎弓根卵圆形,两侧对称,并位于外侧段;1级:凸侧椎弓根两侧缘稍变平,轻度内移,但仍在外侧段。凹侧椎弓根向外移位,外缘影像渐消失;2级:凸侧椎弓根影像移至第2段,凹侧椎弓根基本消失;3级:凸侧椎弓根影像移至椎体中线或在第3段;4级:凸侧椎弓根越过中线至第4段,位于椎体凹侧。

Cobb旋转法根据正位片棘突的位置,将其分为5级。在正位片上,将椎体纵分为6等份。0级:棘突位于正中线;1级:棘突位于第1段;2级:棘突位于第2段;3级:棘突位于第3段;4级:棘突超出椎体。

3) 脊柱侧凸分型:①根据脊柱侧凸顶椎所在解剖位置分类:颈弯,顶椎在C_1~C_6之间;颈胸弯,顶椎在C_7~T_1之间;胸弯,顶椎在T_2~T_{11}之间;胸腰弯,顶椎在T_{12}~L_1之间;腰弯,顶椎在L_2~L_4之间;腰骶弯,顶椎在L_5或S_1。②根据脊柱侧凸角度分类:轻度,Cobb角10°~24°;中度,Cobb角25°~44°;重度,Cobb角45°~59°;极重度,Cobb角≥60°。

4）骨骼成熟度测量：采用 Risser 征评定，将髂棘分为 4 等份，骨化由髂前上棘向髂后上棘移动，没有骨化为 0 度，骨骺移动 25% 为 1 度，50% 为 2 度，75% 为 3 度，移动到髂后上棘为 4 度，骨骺与髂骨融合为 5 度（图 14-67）。

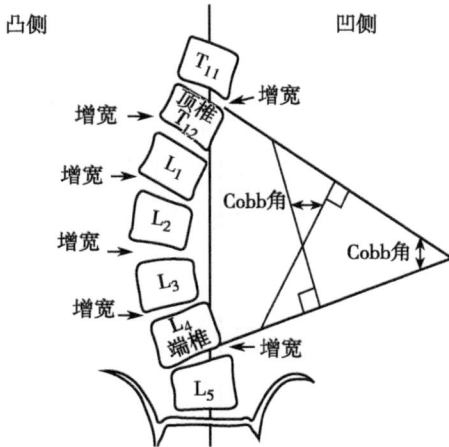

图 14-66　Cobb 角的测量方法

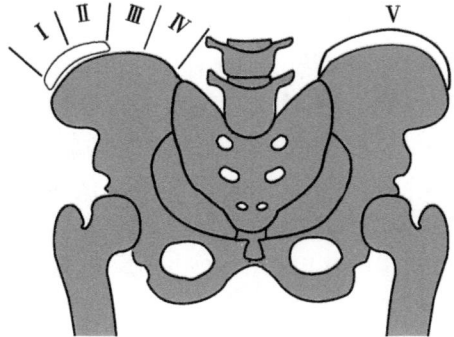

图 14-67　Risser 征评定

5）肋椎角差测量：婴儿型特发性脊柱侧凸常测量肋椎角差。测量方法：胸椎顶椎凹侧肋椎角减去凸侧肋椎角，如果差值 >20°，侧凸易进展；如果差值 <20°，则侧凸有可能消退。

（2）MRI：可排除椎管内病变，如脊髓空洞症、Chiari 畸形、脊髓栓系和脊髓纵裂等。对"非典型性"特发性脊柱侧凸，如胸椎左侧凸，伴有局部感觉或运动的缺失，腹壁反射异常，病理反射阳性，异常的皮肤表现等，应行 MRI 检查。在幼儿期，脊柱侧凸可能是潜在的神经轴畸形的最初体征之一。有专家主张，对于所有幼儿型脊柱侧凸儿童应行 MRI 检查。

3. 进展风险评定　根据国际脊柱侧凸矫形外科康复和治疗协会（International Society On Scoliosis Orthopedic Rehabilitation And Treatment，SOSORT）指南，特发性脊柱侧凸进展风险由患儿实足年龄、Cobb 角和 Risser 征决定。计算进展风险大小的方法：进展风险（百分比）=（Cobb 角 −3 × Risser 征）/ 实足年龄。

4. 平衡功能评定　常采用 Romberg 试验、Fukuda 试验检查患儿的平衡功能。

（1）Romberg 试验：可检查立位时视觉补偿的作用，对于判断感觉性共济失调非常重要。试验进行时，检查者应该一直站在患儿身旁保护他，以免跌倒。首先嘱患儿双足并拢站立。若站立不稳或足不能并拢，提示为小脑功能障碍或严重的前庭神经病变；其次若患儿能站稳，则要求其向前平伸手臂，若左右摇晃以维持身体平衡，提示有小脑和前庭神经损害；第三，嘱患儿保持上述姿势，并闭眼，若站立不稳，为 Romberg 试验阳性，提示关节位置觉障碍。患儿可以通过视觉进行补偿，但闭眼后补偿作用消失，出现站立不稳。

（2）Fukuda 试验：即原地踏步试验。在地上画三个同心圆，圆的半径分别为 0.5m、1m 和 1.5m，画 6 条直线以 30° 将圆等分，患儿闭目直立于圆心上，在消除声光源刺激情况下，嘱患儿以常速进行原地踏步，要求大腿抬平，踏步 100 次，60~70 秒后停止，观察患儿的自转角，原地偏转角及移行距离等。大多数正常人步行结束后躯体无偏移，为试验阴性；前庭功能低下者步行结束后有明显偏移，或者不能完成规定的动作与踏步次数，为试验阳性。

5. **肺功能评定** 肺功能测试指标包括肺活量和肺总量。肺活量用预测正常值的百分比来表示,80%~100% 为肺活量正常,60%~80% 为轻度限制,40%~60% 为中度限制,低于40% 为严重限制。第 1 秒用力呼气容积(FEV_1)与总的肺活量比较,正常值为 80%。特发性脊柱侧凸患儿常表现出肺总量和肺活量减少。研究发现中、重度的侧凸患儿存在肺功能障碍,其肺功能与年龄呈正相关,与侧凸类型、性别、Cobb 角相关性不大;但也有研究认为只有胸椎的侧凸才影响肺功能,胸弯角度大于 50° 时,即可导致肺活量的减小;如果胸弯大于100°,用力肺活量通常下降到预期值的 70%~80%。

6. **心理评定** 评定方法包括临床访谈、自评量表等。有关特发性脊柱侧凸患儿的心理健康问题目前还有争议。有学者指出胸弯 Cobb 角≥40° 的女性患儿更易出现有心理障碍倾向。

7. **生活质量评定** 常用的评估特发性脊柱侧凸患儿与健康相关的生活质量(health-related quality of life,HRQL)量表包括脊柱侧凸研究学会患儿问卷表(scoliosis research society outcomes instrument,SRS-22)和 SF-36。SRS-22 问卷是脊柱侧凸研究学会在全球重点推荐的、一种简单实用的特发性脊柱侧凸患儿专用 HRQL 量表,被广泛用于评估脊柱侧凸的影响和疗效。中文简体版 SRS-22 问卷于 2007 年由我国赵黎教授等进行跨文化修订,内容涉及 5 个维度,包括功能活动(第 5、9、12、15、18 项)、疼痛(第 1、2、8、11、17)、自我形象(第 4、6、10、14、19 项)、心理健康(第 3、7、13、16、20 项)和对治疗的满意程度(第 21、22项)。各个项目均为 1~5 分,5 分代表极好,1 分代表极差。治疗的满意程度维度的总分为2~10 分,其他四个维度的总分都为 5~25 分。每个维度的结果通常用均值来表达,即每个维度的总分除以项目数。相比之下,SF-36 评估脊柱侧凸患儿则缺乏特异性,且其中部分问题存在重复,测试时间较长。

三、康复治疗

(一)康复目标

2005 年 SOSORT 发表的脊柱侧凸康复治疗共识提出脊柱侧凸保守治疗目的包括美观、生活质量、残疾、背部疼痛、心理健康、成年侧凸进展、呼吸功能、侧凸角度、成年后进一步治疗。脊柱侧凸康复治疗目标主要为形态学和功能学两方面,包括在青春期尽可能阻止或减少侧凸进展、预防或治疗呼吸功能障碍、预防或治疗脊柱疼痛、改善外观和形体。

(二)康复治疗方法

特发性脊柱侧凸的康复治疗方法主要分为物理治疗和支具治疗。物理治疗包括运动疗法、手法治疗等;支具治疗则根据侧凸位置高低,选择颈胸腰骶支具或胸腰骶支具。

1. **运动疗法** 特发性脊柱侧凸运动疗法作为单一的保守治疗、支具治疗的辅助治疗、术前康复治疗和术后康复治疗被广泛应用,主要包括热身、肌力训练、Theraband 牵引、脊柱矫正体操、呼吸模式纠正等。目前,很多专家将一般运动疗法和脊柱侧凸特定运动疗法相混淆。一般运动疗法通常包括低强度的牵伸和身体运动,如瑜伽、普拉提等,而脊柱侧凸特定运动疗法(physiotherapeutic scoliosis-specific exercises,PSSE)则包含专门针对脊柱侧凸的特定运动训练方案,且根据患儿个体的侧凸位置和程度制定的。由于特发性脊柱侧凸病因未明、病理改变复杂、分类多样,其运动疗法上存在很大差异。

大部分的 PSSE 的原则都是基于特定主动矫正模式和运动训练,同时进行稳定性训练,包括神经运动控制、本体感觉训练和平衡训练等,还结合日常生活活动,让患儿开展家庭康复。在国际上 PSSE 有众多的学派,包括脊柱侧凸科学训练方法(scientific exercises approach to scoliosis,SEAS)、脊柱侧凸三维矫正疗法(Schroth 法)、DoboMed 疗法、Side shift 疗法、Lyon 疗法、脊柱侧凸功能性个体化治疗(functional individual therapy of scoliosis,FITS)。患儿参与治疗的形式也有不同分类,如门诊治疗、住院强化训练、家庭康复、门诊 - 家庭结合康复等形式。

(1)SEAS 法:自我矫正是 SEAS 的理论基础和核心理念。在 20 世纪 70 年代,自我矫正的方式就是简单的主动牵伸,而随着对脊柱侧凸三维方向畸形的认识,主动牵伸被三维方向的自我矫正所取代。SEAS 法区别于其他治疗方法的理念是脊柱侧凸的自我矫正不仅是从生物力学的原理去考虑,而是从神经生理学的角度,实现真正的"积极自我矫正",即通过反复的正确的姿势训练,促进大脑皮层皮质记忆的产生,形成正确的姿势,达到矫形目的。主要内容包括:三维方向上的主动自我矫正;在矫正姿势下进行肌肉力量训练;提高矫正姿势下的身体平衡功能;自我矫正姿势和运动日常模式化;提高心肺能力的有氧运动训练;支具佩戴患儿的针对性训练(呼吸训练)。已经有大量研究验证了 SEAS 疗法的有效性。

三维方向上自我矫正是 SEAS 法最主要的部分,包括:①冠状面上侧凸顶椎附近椎体向凹侧侧移矫正训练;②矢状面异常弧度矫正,主要加强胸椎后凸和腰椎前凸训练,侧凸患儿可对着镜子自己进行训练;③矢状面和冠状面联合矫正。其次,在自我矫正姿势下通过等长收缩,训练椎旁、腹部、下肢和肩胛带肌力,尽可能长时间维持自我矫正姿势并用力收缩相应肌群,达到稳定姿势和肌力训练目的。另外,可通过静、动态平衡功能训练,在自我矫正姿势下提高训练难度,改善平衡功能(图 14-68)。通过训练侧凸患儿在矫正和平衡的姿势下进行日常活动,逐渐形成正确的姿势模式,如行走姿势训练,类似"猫步"的姿势可以提高矢状面的矫正。通过有氧运动提高患儿的运动能力,改善心肺功能。

支具治疗患儿应尽可能减少制动或支具带来的副作用,如肌力减弱、矢状面弧度减少、呼吸障碍等问题,治疗方法如下:①支具治疗前训练:脊柱各个方向关节活动度训练,使支具治疗达到最大矫正角度;②支具治疗期间训练:进行矢状面训练,增加胸部后凸和腰部前凸;支具佩戴间隙,进行运动和呼吸训练,防止肌力和呼吸功能下降。

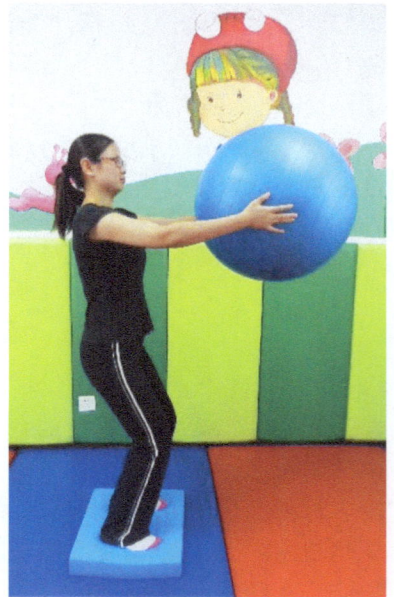

图 14-68　SEAS 法模式化训练

(2)Schroth 法:是一套以镜面监督、呼吸功能矫正、姿势认知结合的特定矫正训练,目前已在很多国家被广泛应用。

Schroth 法将身体分成了三个虚构的模块,由下至上依次为:腰 - 骨盆模块、胸模块、颈肩模块,三个模块的功能和姿势在三维方向上相互影响和代偿。正常人体三个模块在冠状面对称成矩形、矢状面有正常的生理弧度、水平面无相对旋转,而脊柱侧凸患儿的三个模块则出现异常。以胸右弯患儿为例,胸部模块在冠状面偏向右侧,从头部向下看,水平面顺时针旋转,而腰 - 骨盆带在冠状面偏向左侧,水平面相对于胸部模块逆向旋转,颈肩带与腰 - 骨盆带发生类似变化,三个模块在冠状面成梯形变化,因此整个躯干发生相应扭曲。

根据侧凸不同类型,Schroth 法将脊柱侧凸分为"三弧模式"和"四弧模式"两个主要模式,利用身体模块相互运动,重建躯干的平衡状态,矫正平衡的趋势和力量可以通过身体姿势的改变传导至脊柱,同时借助"镜面反馈""治疗师引导"等手段将矫正运动整合到患儿的"姿势记忆"中,反复强化训练,从而改善脊柱畸形。主要的方法和步骤包括:身体轴向拉伸;根据模块分型反向矫正、反向旋转;易化、稳定矫正姿势的训练;特殊的呼吸训练技术。

Schroth 疗法非常复杂,需在专业治疗师指导下进行。在德国,通常采用脊柱侧凸强化康复(scoliosis intensive rehabilitation,SIR)方式,即患儿在首次治疗时需要住院强化学习和治疗,按照治疗方案进行每天 4~6 小时,连续 4~6 周的治疗,使患儿能脱离治疗师指导和镜面反馈,能在日常活动中维持矫正姿势后,出院继续进行家庭康复。

身体轴向拉伸强调尽可能伸展身体,保持骨盆稳定,防止运动中身体过度伸展或屈曲,激活脊柱两侧肌肉,为自我矫正姿势做准备;此外针对不同模块在冠状、矢状、水平面上畸形方向,反向矫正和旋转身体模块,使身体模块相互作用,尽量形成正确的位置和姿势,同时矫正脊柱畸形(图 14-69);在姿势矫正易化和稳定训练方面,通过肌肉的等长等张收缩,加上视觉反馈、平衡训练、本体感觉刺激增加脊柱神经生理学自我矫正能力,使正确姿势得以强化和稳定,达到自我姿势矫正目的。除此之外,通过特殊的呼吸

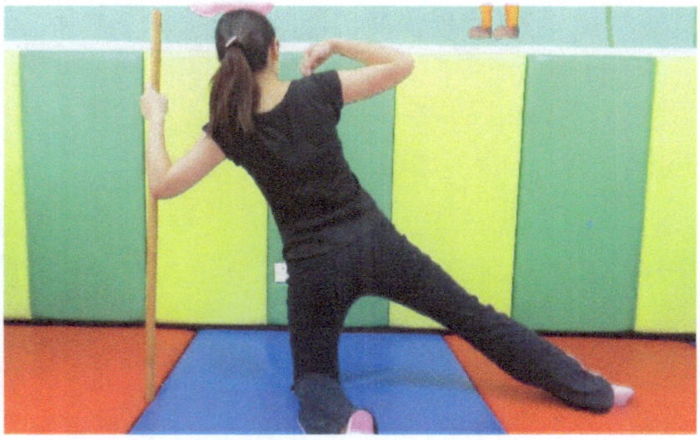

图 14-69　Schroth 法训练

训练技术(旋转角度呼吸训练)对肺部产生力量,在内部对侧凸和身体姿势产生矫正作用,并对胸廓畸形、形体塌陷、姿势易化和稳定都起到重要作用。

(3)DoboMed 疗法:DoboMed 疗法强调三维方向的脊柱和姿势自我矫正,通过将骨盆和肩带摆放在一对称姿势位置后,对侧凸主弧进行自我矫正,同时强调对胸椎矢状面后凸的闭链训练,并对矫正后的正确姿势进行强化训练,从而形成正确姿势习惯,达到矫正目的。

以胸椎右侧凸为例,患儿会出现胸椎矢状面移位,导致胸椎正常生理弧度减小,冠状面侧凸和水平面旋转畸形。DoboMed 疗法矫正方法进行四点撑位、坐位、跪位以及站位等不同体位脊柱矢状面矫正运动和姿势纠正,配合呼吸训练;在恢复矢状面生理弧度、纠正水平面畸形和冠状面侧凸的同时,通过闭链训练提高脊柱和躯干稳定性,进一步达到矫形目的。这一治疗方法已被证实可有效降低侧凸进展和改善呼吸功能,适用于单弯患儿,可进行单一治疗,也可配合支具治疗每天训练 1~2 小时,同时也可用于侧凸患儿术前康复。

(4)Side shift 疗法:该疗法借助向弯曲凹侧移动躯干的动作,达到脊柱积极的自动矫正的目的,适用于发生在任何脊柱节段的单弯和双弯。Side shift 疗法要求患儿向弯曲的凹侧移动躯干并维持 10 秒,之后恢复至中立位,重复此动作至少 30 次 /d。训练过程中要求患儿排除躯干旋转和屈曲,如为坐位练习,则训练时间应尽可能长。对于腰段或胸腰段侧凸的单弯患儿,在 Side shift 疗法中还需进行 Hitch 训练,患儿于站立位抬起弯曲凸侧的足跟(即凸侧踮起),同时保持髋与膝的伸直;对于同时存在脊柱双弯的患儿则需于站立位抬起下段弯曲凸侧的足跟,并用手对低位的弯曲加以固定,躯干向高位弯曲的凹侧移动,保持 10 秒之后

回到中立位。

（5）Lyon 疗法：Lyon 疗法需和 Lyon 支具结合应用。Lyon 疗法首先通过对患儿进行身体评估，并让患儿意识到自己的躯干畸形，后教给患儿穿戴 Lyon 支具的脊柱伸展体操训练以及日常训练，纠正的错误的习惯。Lyon 疗法包括：呼吸训练、脊柱三维矫正、髂骨 - 腰椎角度松动（腰椎脊柱侧凸）、患儿教育（饮食控制、避免石膏综合征、皮肤护理等）、坐姿控制。

（6）FITS 疗法：是基于大量其他疗法的基础上建立起来的，它是一个诊断和治疗特发性脊柱侧凸的方法，可作为单独的脊柱侧凸运动疗法、支具治疗的辅助治疗、手术治疗前或者手术后骨盆和肩带的矫正方法。主要内容包括患儿教育，放松紧张的肌筋膜，改善矢状面生理弧度，改善足部和骨盆负重线，提高腰和骨盆的稳定性，促进三维方向自我矫正，促进三维方向矫正的呼吸训练，平衡功能训练，矫正步态和日常异常姿势。

2. 手法治疗　临床上常采用关节松动、软组织松动技术等手法合并运动疗法治疗脊柱侧凸，手法治疗对侧凸引起的肌肉、韧带、筋膜等软组织异常和疼痛等症状，可以起到一定的疗效，也有利于姿势的矫正，但手法治疗作为单一疗法进行治疗的机制和疗效尚不明确。

3. 支具治疗　支具治疗是脊柱侧凸最常用的保守治疗方法，目的是预防脊柱侧凸进展和促进其稳定在一个可接受范围内。根据矫正侧凸位置高低，可分为颈胸腰骶支具和胸腰骶支具。颈胸腰骶支具是指带有颈托或上部金属结构的支具，胸腰骶支具是指不带颈托、高度只达腋下的支具，也称腋下型支具，如 Boston 支具、Charleston 支具，此类支具适用于侧凸顶椎在 T_7 以下的脊柱侧凸。各种支具疗效评价不一，总体来说支具是脊柱侧凸有效的保守治疗方法，可以阻止或减缓侧凸进展，尤其对小年龄、自身配合治疗程度较差的患儿，支具比运动疗法疗效更佳。支具疗效与佩戴时间相关，但长时间佩戴支具会影响肌肉、呼吸等功能，因此佩戴支具的同时需配合合理的运动治疗。

支具的使用主要是根据脊柱侧凸进展风险大小和严重程度决定。一般认为进展风险大于 40%，Cobb 角 25°~40° 的患儿需要支具治疗。支具类型应根据患儿侧凸部位、类型等进行选择。

（1）Milwauke 支具（图 14-70）：由骨盆围、上部结构和侧方衬垫三部分组成，主要适用于 T_6 以上的颈胸椎侧凸，特别是胸廓尚未发育好的患儿。骨盆围在后续设计改良中改为热塑材料；上部结构由一前二后三根竖条，加上颈环组成。侧方衬垫施压于顶椎。该支具对胸廓和乳房的发育干扰小，能有效维持躯干平衡，以主动力矫正畸形。该支具能有效控制脊柱侧凸的进展，但其颈环难以被患儿所接受，应用受到限制。

（2）Boston 支具：是目前最常用的胸腰骶支具，常用于单或双弯患儿的治疗，对上弯顶椎位于 T_7 或以下者有效。矫形师依照患儿脊柱全长 X 线摄片，以患儿为模子，由热塑材料预制成的胸腰骨盆围，在凸侧加压力衬垫，并在对侧开窗（图 14-71）。侧方衬垫产生被动的侧方力使弯曲的脊柱在支具内轴向牵伸，使躯干离开侧方衬垫靠向开窗区，由此产生主动的矫正力进一步改善支具内矫正。Boston 支具疗效已获较广泛肯定，该支具可被衣服掩盖，在患儿中的接受度高。

（3）Wilmington 支具：20 世纪 70 年代 Wilmington 儿童医院发明了该支具。Wilmington 支具被设计为夹克形式（图 14-72），上至腋下，下达骨盆，开口于前方并用尼龙搭扣缚紧，在整个治疗期间至少需要更换一次支具。

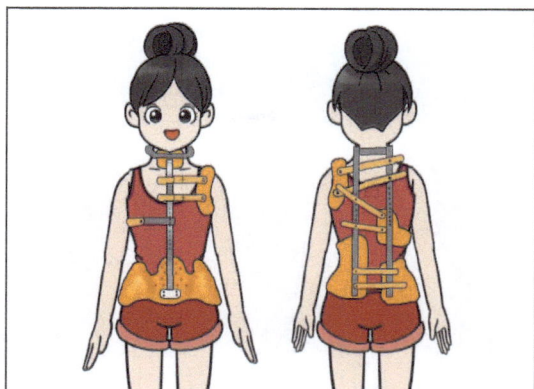

图 14-70　Milwauke 支具

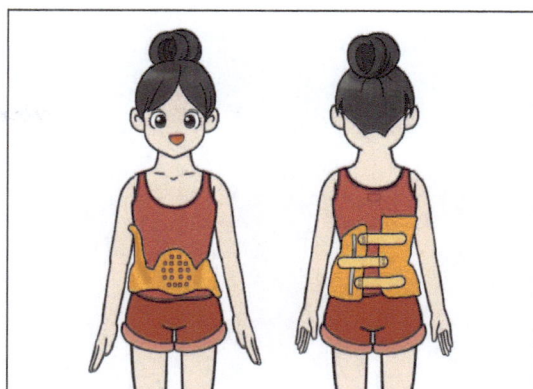

图 14-71　Boston 支具

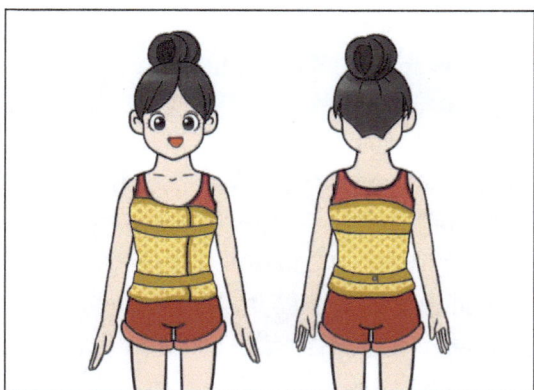

图 14-72　Wilmington 支具

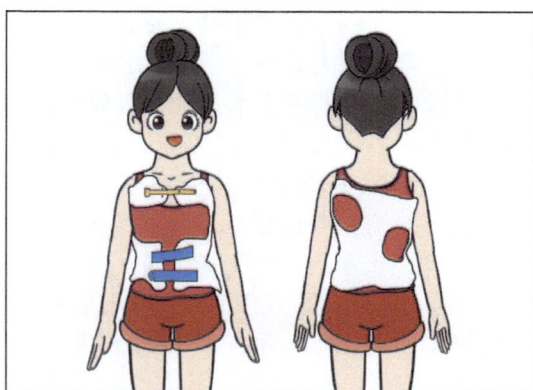

图 14-73　色努支具

（4）色努支具：又称为 CTM 矫形器（图 14-73），适用于 T_6 以下、Cobb 角 <45° 的特发性脊柱侧凸患儿，可通过压力垫和释放空间引导患儿的脊柱运动、呼吸运动和脊柱伸展，因此，被称为主动形抗旋转侧凸矫形支具。该类支具由塑料板在阳模上整体塑造而成，为了获得较强的矫正力，阳模的修整中削减较多，制作技术的关键在于修型。其作用除了利用压力垫减少水平面上的扭转、利用腹托提高腹内压以产生对脊柱的牵引力外，还在穿戴中通过前面的窗口进行呼吸、从而调整胸廓，主动矫正脊柱形状，矫正节段最高可达第六胸椎，而且抗旋转效果较好。

（5）Charleston 支具（图 14-74）：适用于 Cobb 角 <35° 的单个腰弯或胸腰弯患儿。使用时，患儿处于最大侧屈矫正，并只需在夜间穿戴 8~10 小时。由于该支具所产生的侧屈矫正力使躯干处于一种非直立位，患儿卧位时才最适合，所以白天使用 Charleston 支具受到限制。

（6）Sforzesco 支具：2007 年 Negrini 和 Marchini 等人基于"对称性、患儿主动参与、三维矫正"的理念，发明了 Sforzesco 支具（图 14-75），这是一种挑战传统脊柱侧凸三点矫正模式的新支具理念，有望取代传统脊柱侧凸支具。

（三）康复治疗方法的选择

特发性脊柱侧凸病程长、病理变化复杂，阶段不同、临床症状不同、或患儿需求不同，其

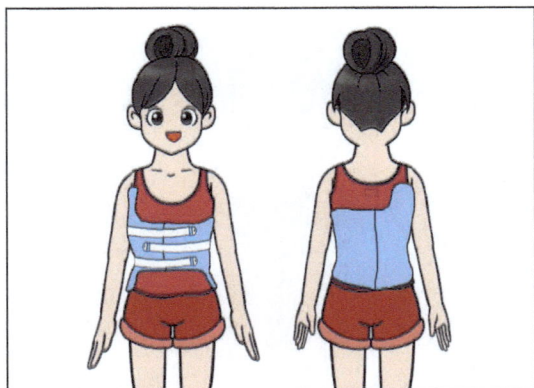

图 14-74　Charleston 支具

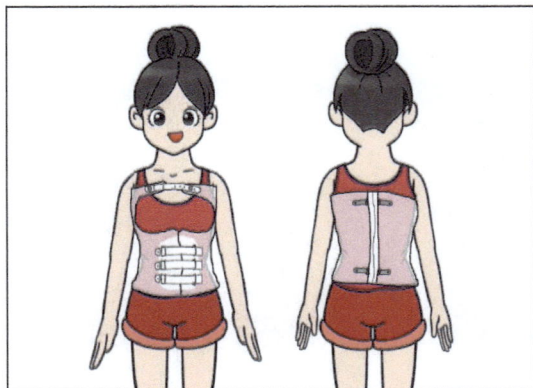

图 14-75　Sforzesco 支具

康复治疗方法的选择也不同。脊柱侧凸的治疗方法主要包括手术和非手术两大类,Cobb 角 >50° 侧凸严重患儿建议进行手术治疗,症状相对较轻或进展风险较小的患儿则进行非手术治疗。青少年时期的手术指征为骨骼成熟后,胸弯≥50°,骨骼成熟期胸腰弯曲 50°~60° 也可能会考虑手术,但其他侧凸类型的手术指征还不明确。

手术治疗方法包括内固定术和关节融合术,主要在于重排和稳定受影响的脊柱,约 40% 的患儿可获得持久的手术疗效。手术治疗的风险与其他大手术一样,6%~29% 的患儿需要二次手术。此外,手术可出现疼痛、急性或延后的深部感染、假关节或植入物突出等问题。

非手术治疗,即保守治疗或康复治疗,主要是根据患儿的病情程度、年龄与未来侧凸进展等因素制定相应的治疗方案,需要根据病情适时调整。康复治疗有助于特发性脊柱侧凸患儿生理、功能以及心理等各方面的恢复。2012 年 SOSORT 发布的指南对临床治疗方法选择进行了推荐(表 14-7)。

四、预防及预后

(一)预防

由于目前特发性脊柱侧凸病因尚不清楚,故尚无有效预防方法,早发现、早诊断、早干预是预防特发性脊柱侧凸进展的有效手段。

(二)预后

特发性脊柱侧凸的预后与侧凸进展风险、是否合理干预密切相关。一般而言,侧凸角度越大、骨骼发育越不成熟则进展风险越大。若不及时干预,会严重影响疾病的预后。

(杜青　周璇)

表 14-7 特发性脊柱侧凸临床实践治疗方法推荐表

Cobb角(°)			0~10+	11~15	16~20	21~25	26~30	31~35	36~40	41~45	46~50	>50
婴幼儿	剃刀背	最小强度治疗	每6个月观察	每6个月观察	每3个月观察	软支具	软支具	软支具	软支具	软支具	部分时间硬支具	全天硬支具
		最大强度治疗	每3个月观察	每3个月观察	部分时间硬支具	全天硬支具	全天硬支具	全天硬支具	全天硬支具	全天硬支具	手术	手术
少年		最小强度治疗	每3个月观察	每3个月观察	每3个月观察	软支具	软支具	软支具	部分时间硬支具	部分时间硬支具	部分时间硬支具	全天硬支具
		最大强度治疗	特定运动疗法	特定运动疗法	部分时间硬支具	全天硬支具	全天硬支具	全天硬支具	全天硬支具	全天硬支具	手术	手术
青少年	Risser 0	最小强度治疗	每6个月观察	每6个月观察	每3个月观察	特定运动疗法	特定运动疗法	软支具	部分时间硬支具	部分时间硬支具	部分时间硬支具	全天硬支具
		最大强度治疗	每3个月观察	特定运动疗法	部分时间硬支具	全天硬支具	全天硬支具	全天硬支具	全天硬支具	全天硬支具	手术	手术
	Risser 1	最小强度治疗	每6个月观察	每6个月观察	观察3个月	特定运动疗法	特定运动疗法	软支具	部分时间硬支具	部分时间硬支具	软支具	全天硬支具
		最大强度治疗	观察3个月	特定运动疗法	部分时间硬支具	全天硬支具	全天硬支具	全天硬支具	全天硬支具	全天硬支具	手术	手术
	Risser 2	最小强度治疗	每8个月观察	每6个月观察	每3个月观察	特定运动疗法	特定运动疗法	软支具	软支具	软支具	软支具	全天硬支具
		最大强度治疗	每6个月观察	特定运动疗法	部分时间硬支具	全天硬支具	全天硬支具	全天硬支具	全天硬支具	全天硬支具	手术	手术
	Risser 3	最小强度治疗	每12个月观察	每6个月观察	每6个月观察	每6个月观察	特定运动疗法	软支具	软支具	软支具	软支具	全天硬支具
		最大强度治疗	每6个月观察	特定运动疗法	部分时间硬支具	全天硬支具	全天硬支具	全天硬支具	全天硬支具	全天硬支具	手术	手术
	Risser 4	最小强度治疗	无需治疗	每6个月观察	每6个月观察	每6个月观察	每6个月观察	每6个月观察	每6个月观察	每6个月观察	软支具	全天硬支具
		最大强度治疗	每12个月观察	特定运动疗法	部分时间硬支具	全天硬支具	全天硬支具	全天硬支具	全天硬支具	全天硬支具	手术	手术

续表

Cobb角(°)		0~10+剃刀背	11~15	16~20	21~25	26~30	31~35	36~40	41~45	46~50	>50
青少年	Risser 4-5 最小强度治疗	无需治疗	每6个月观察	每6个月观察	全天硬支具	全天硬支具	全天硬支具	每6个月观察	每6个月观察	软支具	全天硬支具
	最大强度治疗	每12个月观察	特定运动疗法	部分时间硬支具	全天硬支具	全天硬支具	全天硬支具	全天硬支具	全天硬支具	手术	手术
成人	无疼痛 最小强度治疗	无需治疗	无需治疗	无需治疗	无需治疗	无需治疗	无需治疗	无需治疗	无需治疗	每12个月观察	每12个月观察
	最大强度治疗	每12个月观察	每12个月观察	每12个月观察	每12个月观察	每12个月观察	每12个月观察	每12个月观察	每12个月观察	每6个月观察	每6个月观察
	慢性疼痛 最小强度治疗	无需治疗	特定运动疗法	特定运动疗法	特定运动疗法	特定运动疗法	特定运动疗法	特定运动疗法	特定运动疗法	特定运动疗法	特定运动疗法
	最大强度治疗	部分时间硬支具	部分时间硬支具	部分时间硬支具	部分时间硬支具	部分时间硬支具	手术	手术	手术	手术	手术
老年人	无疼痛 最小强度治疗	无需治疗	无需治疗	无需治疗	无需治疗	无需治疗	无需治疗	无需治疗	无需治疗	每12个月观察	每12个月观察
	最大强度治疗	每12个月观察	每12个月观察	每12个月观察	每12个月观察	每12个月观察	每12个月观察	每12个月观察	每12个月观察	每6个月观察	每6个月观察
	慢性疼痛 最小强度治疗	无需治疗	特定运动疗法	特定运动疗法	特定运动疗法	特定运动疗法	特定运动疗法	特定运动疗法	特定运动疗法	特定运动疗法	特定运动疗法
	最大强度治疗	部分时间硬支具	部分时间硬支具	部分时间硬支具	部分时间硬支具	部分时间硬支具	部分时间硬支具	部分时间硬支具	部分时间硬支具	手术	手术
	失代偿 最小强度治疗	部分时间硬支具	无需治疗	部分时间硬支具	部分时间硬支具	部分时间硬支具	部分时间硬支具	特定运动疗法	特定运动疗法	特定运动疗法	特定运动疗法
	最大强度治疗	部分时间硬支具	部分时间硬支具	部分时间硬支具	部分时间硬支具	部分时间硬支具	部分时间硬支具	部分时间硬支具	部分时间硬支具	手术	手术

（杜　青　周　璇）

参 考 文 献

[1] 张涛.脑瘫足内、外翻发生机制的探讨[J].中国继续医学教育,2016,8(7):203-204.

[2] 朱梅,尚清,张涛.脑瘫合并足内翻的康复治疗[J].中国实用神经疾病杂志,2008,11(10):79-80.

[3] 韩大为.马蹄足与马蹄内翻足的分类及外科治疗策略[J].医学与哲学,2007,28(10):9-12.

[4] 刘刚,吕长生,袁立霞.脑卒中足下垂及足内翻的足底生物力学特征研究[J].中华中医药学刊,2010,28(7):1444-1446.

[5] 吴振华,张立军.小儿骨关节临床影像学[M].北京:人民卫生出版社,2012.

[6] 潘少川.实用小儿骨科学[M].2 版.北京:人民卫生出版社,2005:77-93.

[7] O'CONNELL P A,D'SOUZA L,DUDENEY S,et al. Foot deformities in children with cerebral palsy [J]. J Pediatr Orthop,1998,18(6):743-747.

[8] 李智勇,易建华,黎建文,等.脑瘫尖足内翻畸形的功能重建及 A 型肉毒毒素配合治疗的临床分析[J].中华显微外科杂志,2011,34(2):122-124.

[9] GALEY S A,LERNER Z F,BULEA T C,et al. Effectiveness of surgical and non-surgical management of crouch gait in cerebral palsy:A systematic review [J]. Gait& Post- ure,2017,54:93-105.

[10] 徐梅,吴建贤.脑性瘫痪患儿足外翻的康复评估[J].实用儿科临床杂志,2009,24(24):1891-1892.

[11] 叶玲,吴建贤.脑瘫患儿足外翻畸形的康复评估方法新进展[J].安徽医学,2011,32(1):16-18.

[12] 刘奕,吴建贤.脑瘫患儿足外翻畸形综合康复治疗前后的足底压力特征的比较[J].安徽医药,2015,19(11):2111-2114.

[13] 叶玲.利用足底压力测量技术评价脑瘫足外翻的康复疗效[D].合肥:安徽医科大学,2012.

[14] 王丹,钟建国,李智.肌力训练配合矫形鞋垫治疗肌张力低下型脑瘫患儿足外翻疗效观察[J].生物技术世界,2015(9):110.

[15] NAJJARINE A. The Orthotic Revolution [M]. Australia:Foot Steps Orthotics Proprietary Limited,2008:111-138.

[16] 邱贵兴.骨科诊疗常规[M].北京:人民卫生出版社,2014.

[17] 倪鑫,沈颖.临床医疗护理常规(2012 年版):儿科诊疗常规[M].北京:中国医药科技出版社,2013.

[18] 孙宁,郑珊.小儿外科学[M].北京:人民卫生出版社,2015.

[19] CADY R B. Developmental dysplasia of the hip:definition,recognition,and preve- ntion of late sequelae [J]. Pediatr Ann,2006,2:92-101.

[20] WENGER D R,BOMAR J D. Human hip dysplasia:evolution of current treatment concepts [J].J Orthop Sci,2003,2:264-271.

[21] 常小丽,王毅.发育性髋关节脱位发病相关因素的研究进展[J].中华小儿外科杂志,2016,37(12):953-957.

[22] 肖斌.发育性髋关节发育不良残存畸形的评估与治疗进展[J].中华小儿外科杂志,2015,36(7):557-560.

[23] 王康.发育性髋关节脱位闭合复位的治疗进展[J].中国矫形外科杂志,2011,19(13):1111-1113.

[24] 孙雅静,刘卫东.发育性髋关节脱位治疗后并发症的防治体会[J].中国矫形外科杂志,2003,11(13):889-891.

［25］S.Terry Canale,James H. Beaty. 坎贝尔骨科手术学［M］. 卢世璧,王岩,译 .11 版 . 北京:人民军医出版社,2011.

［26］陆廷仁 . 骨科康复学［M］. 北京:人民卫生出版社,2007.

［27］JOHN P,DORMANS M D. 小儿骨科学骨科核心知识［M］. 潘少川,译 . 北京:人民卫生出版社,2006:76.

［28］吉士俊 . 小儿骨科学［M］. 济南:山东科学技术出版社,2000.

［29］SILVA M,COOPER S D,CHA A. Elbow dislocation with an associated lateral condyle fracture of the humerus:a rare occurrence in the pediatric population ［J］. J Pediatr Orthop,2015,35(4):329-323.

［30］BLOOM T,CHEN L Y,SABHARWAL S. Biomechanical analysis of lateral humeral condyle fracture pinning ［J］. J Pediatr Orthop,2011,31(2):130-137.

［31］沈品泉,赵黎,陈珽 . 20 度倾斜位摄片法在轻度移位肱骨外髁骨折中的应用［J］. 中华小儿外科杂志,2013,34(3):199-201.

［32］王艳华,张殿英 . 肘关节功能评估的现状［J］. 中华创伤骨科杂志,2008,10(10):987-990.

［33］王玉龙 . 康复功能评定学［M］. 北京:人民卫生出版社,2013.

［34］YAN H,CUI G Q,WANG J Q,et al.Arthroscopic debridement of osteoarthritic elbow in professional athletes ［J］. Chin Med J(Engl),2011,124(24):4223-4228.

［35］刘莹,刘天婧,王恩波 . 不同年龄段儿童疼痛评估工具的选择［J］. 中国疼痛医学杂志,2012,18(12):752-755.

［36］GOYAL T,ARORA S S,BANERJEE S,et al. Neglected Monteggia fracture dislocations in children:a systematic review ［J］.J Pediatr Orthop Part B,2015,24(3):191-199.

［37］李明,张德文,刘正全,等 . 儿童孟氏骨折的手术治疗及功能康复［J］. 中国修复重建外科杂志,2003,17(3):192-194.

［38］NEGRINI S,AULISA A G,AULISA L,et al. 2011 SOSORT guidelines:Orthopaedic and Rehabilitation treatment of idiopathic scoliosis during growth. ［J］. Scoliosis,2012,7(1):3.

［39］蔡迎,孙永胜,戴祥麟,等 . 儿童股骨干骨折的治疗［J］. 中华骨科杂志,1998,19(3):185.

［40］王亦璁 . 骨与关节损伤［M］. 北京:人民卫生出版社,1998:1269-1270.

［41］熊志刚,吴欣乐,杜香平,儿童股骨髁上骨折的治疗［J］. 创伤外科杂志,2012,14(3):219-220.

［42］S.Terry Canale. 坎贝尔骨科学［M］. 卢世璧,主译 .9 版 . 北京:人民军医出版社,2001:2767.

［43］张立军 . 儿童股骨干骨折的规范化治疗［J］. 中国骨与关节杂志,2015,4(10):766-770.

［44］EPPS H R,MOLENAAR E,O'CONNOR D P. Immediate single-leg spica cast for pediatric femoral diaphysis fractures ［J］. J Pediatr Orthop,2006,26(4):491-496.

［45］D'OLLONNE T,RUBIO A,LEROUX J,et al. Early reduction versus skin traction in the orthopaedic treatment of femoral shaft fractures in children under 6 years old ［J］. J Child Orthop,2009,3(3):209-215.

［46］CASSINELLI E H,YOUNG B,VOGT M,et al. Spica cast application in the emergency room for select pediatric femur fractures ［J］. J Orthop Trauma,2005,19(10):709- 716.

［47］CZERTAK D J,HENNRIKUS W L.The treatment of pediatric femur fractures with early 90-90 spica casting ［J］. J Pediatr Orthop,1999,19(2):229-232.

［48］INFANTE AF J R,ALBERT M C,JENNINGS W B,et al. Immediate hip spica casting for femur fractures in pediatric patients. A review of 175 patients ［J］. Clin Orthop Relat Res,2000(376):106-112.

［49］JAUQUIER N,DOERLER M,HAECKER F M,et al. Immediate hip spica is as effective as,but more efficient than, flexible intramedullary nailing for femoral shaft fractures in pre-school children［J］. J Child Orthop,2010,4(5):461-465.

［50］EIDELMAN M,GHRAYEB N,KATZMAN A,et al. Submuscular plating of femoral fractures in children: the importance of anatomic plate precontouring［J］. J pediatr Orthop B,2010,19(5):424-427.

［51］ABBOTT M D,LODER R T,ANGLEN J O. Comparison of submuscular and open plating pediatric femur fractures:a retrospective review［J］.J Pediatr Orthop,2013,33(5):519-523.

［52］郑长仙,谢怀金.股骨干骨折术后的功能锻炼[J],南京部队医药,1999,1(1):59-60.

［53］黄德军.儿童胫腓骨骨折的治疗[J].中国实用医药,2011,6(18):62-63.

［54］赵小魁.儿童胫腓骨骨折26例分析[J].中国误诊学杂志,2011,11(36):8998-8999.

［55］明立功,明立山,常超杰.儿童胫腓骨外伤性骨折临床分析[J].中医正骨,2008,20(4):19-20.

［56］李博,张围书,刘军,等.外固定架治疗胫腓骨骨折临床分析[J].河北医药,2011,33(2):226-227.

［57］GREGORY P,SANDERS R. The treatment of closed unstable tibial shaft fractures with undreamed interlocking nail［J］. Clin Orthop,1995,315:56.

第十五章　儿童重症康复

儿童重症康复

第一节　呼　吸　衰　竭

一、概述

呼吸衰竭是指由于呼吸系统原发病或继发病变引起通气或换气功能障碍,导致正常大气压下呼吸不能满足机体代谢需要,发生缺氧和 CO_2 潴留的一种病理生理过程或临床综合征。

呼吸衰竭是儿科 ICU 最常见急重症。由于婴幼儿呼吸驱动力弱、上气道窄、排除呼吸道分泌物能力弱,易发生气道梗阻,因此婴幼儿急性呼吸衰竭发生率远高于成人和年长儿。急性呼吸衰竭可即刻导致心肺衰竭、心脏停搏,慢性呼吸衰竭则易因忽略监护而病情突然恶化。一旦确认急性呼吸功能障碍,首先要保持气道通畅、给氧和呼吸支持,根据基础疾病分析呼吸衰竭发生机制和并发症。对于慢性呼吸功能不全,预防基础疾病恶化,及时监护和适宜气道管理,将起到到事半功倍的效果。

二、诊断及评定

(一) 诊断

根据呼吸系统表现,加上神经系统、心血管、内脏功能变化的表现,结合血气分析,可以作出呼吸衰竭的临床诊断。

一般认为在海平面大气压水平,吸入空气时,$PaCO_2>8kPa$,$PaO_2<6.67kPa$,提示呼吸衰竭。

1. **呼吸性酸中毒**　动脉血 $pH<7.35$,$PaCO_2>7kPa$,$PaO_2>8kPa$,$BE>-5mmol/L$,$HCO_3^->20mmol/L$。多见于急性梗阻性通气障碍、通气 - 灌流失调。

2. **混合性酸中毒**　动脉血 $pH<7.25$,$PaCO_2>7kPa$,$PaO_2<8kPa$,$BE<-5mmol/L$,$HCO_3^-<20mmol/L$。多见于持续低氧血症伴通气、换气障碍,严重通气 - 灌流失调。

3. **呼吸性碱中毒**　动脉血 $pH>7.45$,$PaCO_2<4kPa$,$PaO_2>8kPa$,$BE>5mmol/L$,$HCO_3^-<20mmol/L$。多见于机械通气过度时。

4. **代谢性酸中毒合并呼吸性碱中毒**　动脉血 $pH<7.45$,$PaCO_2<4kPa$,$PaO_2>8kPa$,$BE<-5mmol/L$,$HCO_3^-<20mmol/L$。可见于呼吸衰竭应用利尿剂后,以及机械通气纠正呼吸性酸中毒后。

5. **代谢性碱中毒合并呼吸性酸中毒**　发生代谢性碱中毒的原因与长时间应用碱液、呋塞米、甘露醇、肾上腺皮质激素等药物,吐泻引起的低钾,机械通气掌握不当,以及肾脏调节功能不足等有关。

(二) 评定

1. **病史**　包括呼吸系统的病史,家族性呼吸系统病史,目前的身体状况,其他疾病和手术病史,接受医疗的情况(如住院、急诊、物理治疗),目前用药及一般情况(包括非处方药物,过敏药物,吸烟史,职业性和环境的影响,休闲活动),骨质疏松症,胃酸相关的疾病(如胃食管反流),酒精及其他药物滥用的情况,周围血管疾病,语言障碍,糖尿病,鼻窦炎,鼻炎,睡眠障碍(睡眠呼吸暂停),神经肌肉或整形外科相关的残疾。

2. **症状的评估** 需要评估的一个主要症状是呼吸困难。要了解其是否在劳累时发作,是否呈发作性,在休息时或夜间是否发作。其他情况包括:咳嗽,咳痰(痰量、颜色、气味、黏度),疲劳,喘鸣,胸痛,鼻后引流,反流,烧心感,水肿及吞咽困难。

呼吸衰竭严重程度的评估:首先评估孩子是否是自发呼吸,并能够保持"通畅的上呼吸道";如果孩子是自发呼吸,进一步评估呼吸速率、呼吸工作、呼吸效率和呼吸衰竭对其他器官系统的影响。

3. **体力的评估** 生命体征的检查(身高、体重、血压、心率、呼吸频率、体温),呼吸类型,主要呼吸肌的使用情况,胸部检查,充血性心力衰竭的表现,休息和活动时的动脉血氧饱和度。必要时,在夜间使用血氧定量法以监测血氧饱和度。

4. **呼吸功能评估** 包括支气管扩张剂使用前及使用后进行呼吸量测定法,肺容量,扩散能力,休息时动脉血气分析,动脉氧饱和度,胸片,休息时的心电图,运动时血氧定量法或动脉血气分析(简易或改良运动测试,如6分钟或12分钟步行距离、踏车测力计、动力跑车),全血细胞计数,基本的血化学分析。

对于某些患者而言,应该进一步作相关检查,如最大呼吸量和呼吸压,茶碱浓度,连续心电图监测下的心肺运动测试(代谢情况的检查),运动后呼吸量测定法,心脏运动负荷试验,多功能睡眠记录仪,X线片,上消化道、皮肤检查,以及摔倒相关危险因素是否存在(焦虑和抑郁)。

5. **营养状况的评估** 身高、体重的改变,饮食情况,购物和食物准备,液体摄入量,营养状况的实验室检查(血清清蛋白等),体重指数,药物/营养素的相互作用,需要补充营养时净体重的测定等。

6. **日常生活活动评估** 应对患儿进行独立日常生活活动和休闲活动时需要的基本能力进行评估,同时还应该对能量储存方法、上肢肌力、进行日常活动时正确的呼吸技巧及相关设备进行评估。

7. **对教育的评估** 应包括疾病相关知识、治疗方法、参与学习和交流时所需能力。

8. **运动能力的评估** 包括肌力、关节活动度、体位、功能能力和活动、转移能力、运动耐受性、运动低氧血症、运动时给氧、心脏功能,以了解体力的极限。

9. **心理能力的评估** 为了开展康复训练,应评估训练积极性、情绪障碍、药物滥用、认知障碍、人际间的冲突、精神障碍(如焦虑和抑郁、记忆障碍、注意力障碍)、日常活动中解决问题的能力、应对方式等。

三、康复治疗

(一)治疗原则

呼吸衰竭治疗首先要明确呼吸衰竭类型,对症进行呼吸支持,尽早改善通气及氧合功能,维持内环境稳定,对各脏器功能给予支持,保证营养和能量供给,积极治疗原发病。治疗中除针对不同病因给予相应的处理、预防和控制感染外,重点在于纠正缺氧和二氧化碳潴留。

（二）呼吸功能的治疗

1. 呼吸支持 首先要建立和通畅气道。小婴儿气道解剖生理特点：头大、舌体相对大、腺样体大、颈短、下颌骨小，上气道窄易梗阻；气管短而软，过分伸展易被压塌陷。对于没有颈椎外伤的患者应头后仰位，伸展头颈部，适度抬高上半身体位，做好气道管理。对于急性喉炎、喉气管支气管炎等急性上气道梗阻患者，如呼吸困难进行性加重应及早进行气管插管，避免可能出现的严重心肺功能衰竭。如有张力性气胸时应及早引流胸腔内气体。

2. 呼吸支持方式 包括普通氧疗，如鼻导管、面罩吸氧等。如果病情危重，应积极应用无创或有创机械通气。机械通气治疗，目前主要有肺保护性机械通气和非传统辅助机械通气治疗两种方法。非传统辅助机械通气目前包括：表面活性剂替代疗法（SRT）、全碳氟化合物液体呼吸（LV）、体外氧合生命支持（ECLS）、高频通气（HFV）、一氧化氮吸入法（iNO）、气管内肺通气（ITPV）、序贯机械通气治疗。

3. 体外膜肺（ECMO） 由人工膜肺和血泵组成，可以进行肺和心脏短期替代治疗。

（三）其他

包括呼吸兴奋剂的应用，维持水及电解质平衡，利尿剂及脱水剂、肾上腺皮质激素、强心剂及血管活性药物的应用。

（四）康复训练

1. 呼吸再训练的教育 应进行呼吸再训练的教育，以帮助患者调节呼吸频率，减少呼吸窘迫感。利用脉搏氧饱和度仪监测血氧饱和度的增高情况，以加深患者对正确呼吸技巧的认识。应教育患儿运用咳嗽技巧、拍打及振动、气道廓清技术、排痰技术和体位引流来清除过多的痰量。

2. 运动训练 包括上肢运动训练和下肢运动训练，是提高运动耐力的一种重要训练方法。应该强调患儿运动的益处，制订个人运动计划，鼓励患儿养成良好的运动习惯。

（1）上肢运动训练：①手摇车训练：手摇车训练以无阻力开始，5W 增量，运动时间为 20~30 分钟，速度为 50r/min，以运动时出现轻度气急、气促为宜。②提重物训练：手持重物。开始 0.5kg，以后渐增至 2~3kg，作高于肩部的各个方向活动，每活动 1~2 分钟，休息 2~3 分钟，每天 2 次，监测以出现轻微的呼吸急促及上臂疲劳为度。

（2）下肢运动训练：①包括有氧训练和抗阻训练。②每天 1 次至每周 2 次不等，达到靶强度的时间 10~45 分钟。③训练安排包括准备活动、训练活动、结束活动三部分。

3. 呼吸肌训练

（1）增强吸气肌练习：用一抗阻呼吸器（为一具有不同粗细直径的内管）使在吸气时产生阻力，开始时练习 3~5 分钟，每日 3~5 次，以后练习时间可增加至 20~30 分钟，以增加吸气肌耐力。

（2）增强腹肌练习：患儿取仰卧位，腹部放置沙袋作挺腹练习，开始为 1.5~2.5kg，以后可以逐步增加至 5~10kg，每次腹肌练习 5 分钟，也可仰卧位作两下肢屈髋屈膝，两膝尽量贴近胸壁的练习，以增强腹肌。

4. 物理因子治疗 膈肌体外反搏呼吸法：刺激电极位于颈胸锁乳突肌外侧，锁骨上 2~3cm 处（即膈神经处）；先用短时间低强度刺激，当确定刺激部位正确时，即可用脉冲波进行刺激治疗；一天 1~2 次，每次 30~60 分钟。

5. 日常生活活动 规范化的日常生活活动能力训练和节省能量技术，包括自理能力、括约肌控制、转移、步行、交流和社会认知等，有利于调适患儿的心理状态，帮助患儿克服康复训练中的不良情绪,以积极的心态主动参与规范化训练,减少因制动引起的肺炎、压疮、神经肌肉功能障碍等相关并发症,有利于患儿生活质量的提高。

6. 呼吸设备的使用 针对长期使用呼吸设备的患儿和家属,需要进行呼吸设备的教育和训练,包括设定剂量的吸入器、最大呼吸流量、氧输送系统和存储系统、呼吸机训练设备、非侵袭性和侵袭性通气辅助装置、气管造口术后护理等。

7. 其他 包括减少危险因素、避免环境或职业性刺激、呼吸系统感染的早期自我监测、饮食及营养方面的指导、心理治疗等。

四、预防及预后

(一)预防

可通过减少能量消耗,改善机体的营养状况,坚持每天做呼吸体操,增强呼吸肌的活动功能。

(二)预后

基础情况差、低月龄、体重轻以及就诊时间延误等预后不良。早期康复活动保持患者呼吸肌功能,促进其更好的咳嗽、排痰,可明显改善机体循环功能和肺功能,降低机械使用时间,提高治疗效率,降低患者 ICU 治疗和住院时间。通过早期康复活动,帮助患者提前撤掉呼吸机,利于呼吸功能尽快恢复,在一定程度上降低了呼吸机相关性并发症发生率。早期康复活动在呼吸衰竭患者中的应用,可以改善患者血氧分压和肺功能,缩短治疗时间,降低并发症,改善预后。

(陈 翔)

第二节 心力衰竭

一、概述

小儿心力衰竭是最常见的危重急症之一,也是儿科疾病的重要死亡原因。各种心脏结构或功能性疾病导致心室充盈和/或射血分数受损,心排血量不能满足机体组织代谢需要,以肺循环和/或体循环淤血,器官、组织血液灌注不足为临床表现的临床综合征,主要表现为呼吸困难、体力活动受限和体液潴留。

小儿心力衰竭的原因通常是由先天性心脏病和心肌病引起。新生儿不同时期心力衰竭病因:①胎儿期:严重贫血、溶血、胎母输血、再生障碍性贫血、室上性心动过速、室性心动过速和完全性房室传导阻滞;②早产儿:液体超负荷、动脉导管未闭(PDA)、室间隔缺损(VSD)、慢性肺疾病;③足月儿:窒息性心肌病、动静脉畸形、左心结构异常(主动脉缩窄)、左心发育不良,大的混合性心脏缺失(单心室、永存动脉干)、病毒性心肌炎、细菌性心内膜炎、胎粪吸入、肺动脉高压。婴儿期引起心力衰竭的主要病因为先天性心血管畸形,常见有大型室间隔缺损、完全性大血管转位、主动脉缩窄、动脉导管未闭及心内膜垫缺损。出生后即发生心力衰竭者以左室发育不良综合征、完全性大动脉转位最常见。而心肌炎、重症肺炎、心内膜弹力纤维增生症及阵发性室上性心动过速为婴儿期发生心力衰竭的主要病因。近年川崎病发病数增多,为婴幼儿心力衰竭病因之一。4岁以后儿童引起充血性心力衰竭的原因主要为风湿热、病毒性心肌炎、心内膜炎、心肌病、肺源性心脏病、高血压及心包炎。

心力衰竭发生的常见诱因是贫血、营养不良、电解质紊乱、严重感染、心律失常和心脏负荷过重等病理情况;活动过度、剧烈哭闹、大量快速静脉输液或输血可导致小儿心脏负荷过重而诱发心力衰竭。

心力衰竭的分类:

1. 根据心力衰竭的部位 分为左心衰竭(即肺循环充血,表现为肺水肿)和右心衰竭(即体循环充血,表现为肝大、水肿)。

2. 根据心排血量的多少 分为高排性心力衰竭(即排心血量增多,如左向右分流先天性心脏病、甲亢等)和抵排性心力衰竭(即排心血量减少如心肌炎、心肌病等)。

3. 根据心肌功能 分为收缩性心力衰竭(如心肌炎)和舒张性心力衰竭(如肥厚性心肌病、限制性心肌病等)。

4. 根据病程 可分为急性心力衰竭和慢性心力衰竭。

5. 根据心力衰竭发生机制 可分为前向性心力衰竭(即后负荷加重性心力衰竭,如主动脉瓣狭窄)和后向性心力衰竭(即前负荷加重性心力衰竭,如左向右分流性先天性心脏病并心力衰竭)。

二、诊断及评定

(一)诊断

由于心力衰竭的症状和体征缺乏特异性,目前国内外心力衰竭的诊断标准均采用综合分析的方法。

1. 具备以下4项应考虑心力衰竭

(1)呼吸急促:婴儿>60次/min,幼儿>50次/min,儿童>40次/min。

(2)心动过速:婴儿>160次/min,幼儿>140次/min,儿童>120次/min。

(3)心脏扩大(体检、X线或心脏超声)。

(4)烦躁、哺喂困难、体重增加、尿少、水肿、多汗、青紫、呛咳、阵发性呼吸困难(两项以上)。

2. 具备以上4项加以下1项或以上2项加以下2项即可确诊心力衰竭

(1)肝大,婴幼儿在肋下>3cm,儿童>1cm。进行性肝大或伴触痛者更有意义。

(2)肺水肿。

(3)奔马律或心音明显低钝。

(4)严重心力衰竭可出现周围循环衰竭。

(二)评估

1. 心力衰竭的临床评估 被广泛认可的纽约心脏病协会(New York Heart Disease Assocation,NYHA)心力衰竭分级不适用于大多数的儿童人群。Ross心力衰竭分类用于评估婴幼儿的严重程度,改良Ross心力衰竭分级计分方法适用于所有儿童年龄。2001年,Connolly等提出了纽约大学儿科心力衰竭指数,可供小儿心力衰竭临床状况严重程度的评估。虽然NYHA心功能分级可反映心力衰竭的严重程度,但其主观性强,干扰因素多,尤其是对活动障碍的患者,无法进行心功能评估。(表15-1~表15-3)

表 15-1　小儿心力衰竭纽约心脏病协会（NYHA）心功能分级

分级	说明
Ⅰ级	体力活动不受限制,学龄期儿童能够参加体育课并且能和同龄儿童一样参加活动
Ⅱ级	体力活动轻度受限,休息时无任何不适,但一般活动可引起疲乏、心悸或呼吸困难。学龄期儿童能够参加体育课,但是能参加的活动量比同龄儿童小。可能存在继发性生长障碍
Ⅲ级	体力活动明显受限,少于平时一般活动即可引起症状,例如步行 15min 就可感到疲乏、心悸或者呼吸困难。学龄期儿童不能参加体育,存在继发性生长障碍
Ⅳ级	不能从事任何体力活动,休息时亦有心力衰竭症状,并在活动后加重。存在继发性生长障碍

表 15-2　改良 Ross 心力衰竭分级计分方法

症状和体征	计分		
	0	1	2
病史			
出汗	仅在头部	头部及躯干部（活动时）	头部及躯干部（安静时）
呼吸过快	无	存在（活动时）	存在（安静时）
体格检查			
呼吸	正常	吸气凹陷	呼吸困难
呼吸次数（次/min）			
0~1 岁	<50	50~60	>60
1~6 岁	<35	35~45	>45
7~10 岁	<25	25~35	>35
11~14 岁	<18	18~28	>28
心率（次/min）			
0~1 岁	<160	160~170	>170
1~6 岁	<105	105~115	>115
7~10 岁	<90	90~100	>100
11~14 岁	<80	80~90	>90
肝大（肋缘下）	<2cm	2~3cm	>3cm

注:0~2 分无心力衰竭,3~6 分轻度心力衰竭,7~9 分中度心力衰竭,10~12 分重度心力衰竭

表 15-3　纽约大学儿科心力衰竭指数（2001 年）

评分	症状和体征
+2	超声心动图显示心功能异常或出现奔马律
+2	水肿或胸腔积液、腹腔积液
+2	生长障碍
+1	通过体格检查或胸部 X 线发现心脏明显增大
+1	活动受限或喂养时间延长

续表

评分	症状和体征
+2	体格检查发现外周灌注不良
+1	通过听诊或胸部 X 线发现肺水肿
+2	安静休息时窦性心动过速
+2	呼吸吸入凹陷
	肝大
+1	肋缘下 <4cm
+2	肋缘下 >4cm
	呼吸过速或呼吸困难
+1	轻到中度
+2	中到重度
	应用药物情况
+1	地高辛
	利尿剂
+1	低到中等剂量
+2	大剂量或一种以上的利尿剂
+2	ACEI 或其他血管扩张剂或血管紧张素受体拮抗剂
+1	β 受体阻滞剂
+2	抗凝药(不是因为人工瓣膜应用)
+2	抗心律失常药物或应用 ICD
	病理生理因素
+2	单心室

注:评分 0~6 分为无心力衰竭,7~10 分为轻度心力衰竭,11~13 分为中度心力衰竭,14~30 分为重度心力衰竭

2. 实验室评估

(1)心脏 X 线片:心脏 X 线检查操作简单便捷,故首先推荐。通常心胸比例 >55%,提示心脏增大,新生儿则应 >60%。X 线上的心影增大还可以提示儿童扩张型心肌病的预后不良。新生儿和婴幼儿中胸腺比较大,可被误认为心脏增大。左向右分流的心脏病通常表现为心影增大,肺血管的主干和分支扩大,肺血增多。在某些发绀型先天性心脏病的 X 线上常表现为典型的影像学特征,比如大动脉转位上的"鸡蛋挂线征",梗阻性肺静脉异位引流的"雪人征",非梗阻性肺静脉引流的"8 字征"等。

(2)心电图:所有心力衰竭患儿都必须行心电图检查。大部分的心力衰竭患儿在心电图上常表现为窦性心动过速、心室肥大、ST-T 改变、心肌梗死模式和传导阻滞。虽然心力衰竭并没有特征性的心电图改变,但是心电图对病因可以有所提示。比如高侧壁导联(Ⅰ、aVL)异常 Q 波提示左侧冠状动脉起源于肺动脉,双房肥大提示限制性心肌病。心电图对诊断心动过速性心肌病和其他导致心力衰竭的心律失常性疾病如房室传导阻滞也很有用。动态心电图监测有利于诊断心动过速性心肌病,同时还有利于原发性心肌病心力衰竭猝死的危险

分层。在特发性扩张型心肌病中,心电图上有左束支传导阻滞和左心房扩大表现提示死亡率较高。

(3) 心脏超声检查:心脏超声可以检测心脏和大血管的解剖结构、血流动力学改变、心功能及心包情况,有助于病因诊断及对收缩和舒张功能的评估。对考虑心力衰竭的患儿应尽早完善心脏超声检查。在首次检查时应重点关注有无先天性心脏病(包括冠状动脉异常),注意左室舒张末径、射血分数、短轴缩短率及舒张功能的评价,注意瓣膜反流的评价,注意有无心内血栓形成。儿童中射血分数 <55%,提示左心室收缩不全。心脏超声检查还可以排除心力衰竭患儿中可能的结构性疾病。除此之外,为了早期发现心力衰竭患儿,可以对没有心力衰竭症状、但有心力衰竭风险的患儿进行心脏超声的筛查,如应用蒽环类化疗药物的肿瘤患儿、部分遗传代谢病及神经肌肉病的患儿等。同时也要对患有各种类型心肌病患儿的一级亲属进行周期性的超声心动图评估。对心力衰竭患儿还可以进行周期性心脏超声随访,有利于监测疾病进展和评估治疗的反应。

(4) 利钠肽(BNP)水平检测:心力衰竭时,患者血液内利钠肽类水平升高,可作为辅助诊断心力衰竭客观的生化标志物。其中 BNP 和 NT-pro BNP 作诊断标志物更为敏感和可靠,血浆 BNP 水平与心力衰竭的严重程度(NYHA)分级呈平行关系。BNP 作为一项客观指标在心力衰竭的严重程度评估及危险分层中具有重要作用。

(5) 心功能检查和血流动力学检测:心功能检查是评估心力衰竭的重要依据。在心脏收缩功能参数中射血分数最为常用。左心室射血分数(LVEF)是反映左心室泵血功能敏感的指标。心力衰竭患者临床状况出现明显变化时,再次测量 LVEF 非常有意义。射血分数改善可反映疾病的恢复,也可反映慢性心力衰竭治疗的效果。LVEF 恶化可反映疾病逐渐发展。

在处理心力衰竭中定期有创或无创血流动力学检测的价值尚不清楚。有创性(Swan-Ganz 气囊漂浮导管和温度稀释法)检查测量心排血量、肺动脉楔压并计算出体循环血管阻力和肺血管阻力,有助于难治性心力衰竭患者的处理,确定是否适合心脏移植。

三、康复治疗

(一) 治疗原则

心力衰竭的治疗应在明确病因的前提下,根据患儿不同的临床表现和严重程度制定详细的个体化治疗方案,救治的原则是减轻心脏负荷、改善心肌收缩力、恢复心功能。先抢救生命、维持心功能,再寻找病因,祛除病因和诱因。

(二) 一般治疗

小儿心力衰竭的一般治疗项目主要包括:采取适宜的体位、镇静、吸氧、维持水电解质平衡及营养的支持。年长心力衰竭患儿适宜取半卧位,小婴儿可抱起,使下肢下垂,减少静脉回流;有烦躁不安症状的患儿可给予镇静剂,如地西泮、苯巴比妥等;严重心力衰竭有肺水肿的患儿应吸氧,但是对于一些依赖开放的动脉导管供血的复杂先天性心脏病患儿,如主动脉弓离断、大动脉转位等,血氧升高可导致动脉导管的关闭,危及生命;心力衰竭患儿宜食用高维生素、易消化的低盐饮食,严重心力衰竭应限制液体入量,保证大便通畅;维持电解质平衡,及时纠正低钾血症,低钠血症。

(三) 药物治疗

急性失代偿心力衰竭的病理生理过程以循环淤血和 / 或灌注不足为主,治疗原则以限制入量、利尿、应用正性肌力药物及扩容量血管为主。急性期心力衰竭症状稳定之后,需要对慢性心力衰竭患儿进行管理,目前的治疗原则是倡导以神经内分泌调节为主,包括血管紧张素转换酶抑制剂或血管紧张素Ⅱ受体拮抗剂、β受体阻断剂及醛固酮受体拮抗剂,同时妥善控制容量及应用利尿剂以调整合适的容量负荷。包括利尿剂、正性肌力药物、血管扩张剂、血管紧张素转换酶抑制剂(ACEI)或血管紧张素Ⅱ受体拮抗剂(ARB)类药物、改善心肌能量代谢药等。

(四) 运动训练

正确地进行康复治疗,可有效改善心功能,提高患儿的生活质量。以运动为基础的康复训练可以提高心力衰竭患儿的运动能力、骨骼肌和呼吸肌功能、改善生活质量,并减少抑郁症状与心血管危险因素。

1. 运动治疗适应证 ①症状稳定在纽约心脏协会Ⅰ~Ⅲ级的所有患者;②在过去的6周里NYHA心功能分级无变化,没有心力衰竭住院和主要心血管事件发生的稳定患者;③心功能Ⅳ级或近期失代偿性心力衰竭的患者,在有经验的专业团队监督下,可以逐步参与训练和/或小肌肉群力量/灵活性锻炼。

2. 主要的运动训练方法

(1) 耐力有氧运动训练:耐力有氧运动训练可以是连续的也可以是间歇性的。连续性的耐力有氧训练要求至少有20分钟的轻度或中度疲劳感,通常在轻度至中度或高强度下进行能量产量稳定的有氧运动时,允许患者进行长时间的训练,最理想的是30~60分钟。间歇性的有氧训练要求患者进行0~4分钟的中度至高强度(50%~100%峰值运动能力)训练,然后0~3分钟的低强度运动量或者休息,两阶段交替进行。

(2) 肌肉阻力/力量的运动训练:抗阻/力量训练(RST)是一种针对特定的阻力进行肌肉的收缩训练,只是有氧耐力运动训练的补充,不能替代。

(3) 呼吸运动训练:在晚期心力衰竭患者中,常常会出现呼吸肌功能障碍,呼吸肌纤维萎缩、线粒体氧化功能受损。这些变化减少了吸气肌和呼气肌的肌肉力量,建议常规筛查呼吸肌功能障碍,除了有氧耐力运动训练和肌肉阻力/力量的运动训练外,专门的吸气肌训练是有益处的。

(4) 其他康复治疗:许多活动,如散步、骑自行车、跑步、游泳,可有效改善心力衰竭患者的心功能和提高生活质量,传统康复治疗,如太极,气功和瑜伽等也具有一定疗效。

3. 定期评估和运动训练的坚持 运动训练需要定期评估和坚持,如果不坚持训练,心脏康复的有益效果将会迅速丧失。心力衰竭患者的心脏康复通常强调以监督为中心的训练计划。监督程序可为患者提供保障和增强信心,并强调运动并不危险。对于低风险和病情稳定的患者,忽略能否长期坚持的不确定性,家庭可以是安全有效的康复中心。而对于有多种并发症或病情短暂稳定的患者,仍以集中监督为主。

(五) 其他治疗

应根据条件适时对诱因及基本病因进行治疗;心力衰竭的设备治疗主要包括起搏器治疗,心脏再同步治疗(CRT)和机械循环支持。当心脏病心力衰竭恢复无望时,机械支持也可用作心脏移植前的过渡治疗。机械循环支持包括体外膜肺氧合(ECMO)、心室辅助装置及主动脉内气囊泵;心脏移植仍然是外科和内科治疗难治性儿童终末期心力衰竭的首选治疗方法。

四、预防及预后

(一)预防

对于儿童,特别是新生儿及婴儿期,要加强对心功能的评估。对所有可能导致心脏功能受损的常见疾病,在尚未造成心脏器质性改变前即应早期进行有效治疗。对于少数病因未明的疾病如原发性扩张型心肌病等亦应早期积极干预,延缓疾病进展。并且要对呼吸系统疾病、贫血、感染等心力衰竭常见诱因加以预防和控制。

(二)预后

心力衰竭是各种心脏病的严重阶段,死亡率高。心力衰竭患者的预后在很大程度上取决于其病因。非心血管疾病引起的心力衰竭若能有效控制原发病,心力衰竭随之好转,一般预后较好。许多心脏畸形的疾病,手术可以治愈,而少数先天性心脏病手术只能减轻病情。扩张型心肌病通常采用心脏移植治疗。无症状性心力衰竭给予早期干预,可以延缓心力衰竭的进展,改善预后。

(陈 翔)

第三节 休 克

一、概述

休克是由于有效循环血容量相对或绝对不足引起组织灌注、氧输送和废物排出受损的疾病,是儿科常见的危急重症,一旦延迟诊断和治疗,往往引起无氧代谢和组织酸中毒,继而由可逆性代偿状态进展为细胞和器官破坏的不可逆状态,导致一系列严重后果甚至死亡。而改善休克预后的关键是早期识别并及早治疗。

根据休克的基础病理生理学特点,常分为以下类型:

1. **低血容量性休克**(hypovolemic shock) 由血容量明显下降引起,可以继发于严重外伤性出血、烧伤、严重腹泻/呕吐、中暑或水剥夺引起的大量体液丢失,是发展中国家的最大死亡原因。儿童低血容量性休克也可以伴有脓毒症(广泛性全身炎症反应)。

2. **心源性休克**(cardiogenic shock) 指心力衰竭不能维持足够的心输出量。病因包括:心室过度的容量或压力负荷(如先天性心脏病),心脏瓣膜功能障碍(风湿性或先天性心脏瓣膜狭窄或关闭不全);心肌功能受损(如:心肌炎、心肌病),急性心律失常(室上性心动过速),心脏流出/流入受阻(张力性气胸、心脏压塞或肺栓塞),心肌缺血(如川崎病),严重酸中毒。

3. **血管扩张性休克**(vasodilatory shock) 也称为分布性休克(distributive shock)是因血管扩张引起低血压伴或不伴有毛细血管渗漏导致的休克,见于脓毒症、过敏反应、登革热或脊髓损伤。

4. **脓毒性休克**(septic shock) 常常是血管扩张性、低血容量性和心源性休克的混合。由于细菌、病毒、真菌或寄生虫引起,有时很难明确病原体。

二、诊断及评定

(一) 诊断

休克的诊断主要依据病史和临床表现。婴幼儿在感染的基础上,有发热或体温不升、面色苍白、四肢湿冷、嗜睡或烦躁不安、双眼凝视、呼吸不匀、心率 >160 次 /min,应考虑休克;较大儿童,反复寒战后出现高热,或肛指(趾)温差 >6℃以上,精神不振,在无明显体液丢失情况下眼窝凹陷,脉搏与体温不成比例,大汗淋漓,脉压小,亦应考虑休克存在。晚期病情多已发展成重型,有呼吸节律不整,皮肤黏膜发绀,四肢厥冷,周身出现花纹,脉搏细数或扪不到,血压降低或测不出,尿量减少,神志不清或惊厥,且常伴有器官功能衰竭。

由于休克属于危重症,及时诊断和及早治疗是降低死亡率和致残率的关键,因此,WHO 关于急诊分类、评估和治疗(emergency triage, assessment and treatment, ETAT)指南中提出了休克的最新临床诊断标准:同时具备下列 3 条循环障碍体征即可诊断:①四肢湿冷;②毛细血管再充盈时间 >3 秒;③脉搏细速。

(二) 评定

1. 生命体征监测　心电监护仪监测呼吸、心率、脉搏、血压等生命指征;监测血气分析、生化指标、出入量、意识状态、循环和呼吸状况等。

2. 休克的临床评定

(1) 区分 2 种休克类型:①冷休克:低排高阻或低排低阻型休克,除意识改变、尿量减少外,表现为皮肤苍白或花斑纹,四肢凉,外周脉搏快而细弱,CRT 延长(>2 秒);②暖休克:高排低阻型休克,可有意识改变、尿量减少或代谢性酸中毒等,但四肢温暖无皮肤花纹,外周脉搏有力,CRT 正常(不低于 2 秒),心率快,血压降低。

(2) 区分 3 个休克分期:①休克 1 期(代偿期):在原发症状、体征为主的情况下出现交感亢奋症状和体征:体温不稳定(高热、低热);面色、皮肤苍白,出冷汗,呼吸急促;心动过速(可以出现在低温的患儿);器官灌注不良[尿量减少 <0.5ml/(kg·d)、轻度兴奋、烦躁、精神紧张]或周围灌注延迟(脉搏细速、毛细血管再充盈延迟 >3 秒、四肢发凉);血压正常或稍高,脉压缩小。②休克 2 期(失代偿期):患者烦躁,意识不清,呼吸表浅,四肢温度下降,心音低钝,脉细数而弱,血压低于该年龄组第 5 百分位,或收缩压低于该年龄组正常值 2 个标准差以下,甚至测不到,皮肤湿冷发花,尿少或无尿。③休克 3 期(不可逆期):表现为弥散性血管内凝血(disseminate intravascular coagulation, DIC)和多器官功能衰竭。

(3) 监测多脏器功能衰竭:①DIC:表现为顽固性低血压,皮肤紫癜或全身多脏器出血,甲床微循环淤血,血管活性药物疗效不佳,常与器官衰竭并存。②急性呼吸功能衰竭:表现为吸氧难以纠正的进行性呼吸困难,进行性低氧血症,呼吸促,发绀,肺水肿和肺顺应性降低等。③急性心功能衰竭:表现为呼吸急促,发绀,心率加快,心音低钝,可有奔马律、心律不齐。如出现心律缓慢,面色灰暗,肢端发凉,中心静脉压及肺动脉楔压升高,严重者可有肺水肿。④急性肾衰竭:表现为少尿或无尿、氮质血症、高血钾等水电解质和酸碱平衡紊乱。⑤其他器官衰竭:中枢神经系统受累可表现为惊厥、精神意识障碍,严重者昏迷;肝衰竭可出现黄疸,血胆红素增加,偶有肝性脑病;胃肠道功能紊乱常表现为腹痛、消化不良、呕血和黑便等。

3. 实验室及其他病因学评估　必须在病情初步稳定后进行,以指导治疗策略和明确病因诊断。

（1）实验室检查：主要包括：①血常规和血糖水平监测；②血生化（包括电解质、肝肾功能等）和血气分析；③尿常规及比重测定；④出、凝血指标检查；⑤血清酶学检查和肌钙蛋白、肌红蛋白、D-二聚体等；⑥体液培养（血、尿、脑脊液）和药敏测定等。

（2）血流动力学监测：主要包括中心静脉压（CVP），肺毛细血管楔压（PWAP），心排出量（CO）和心脏指数（CI）等。使用漂浮导管进行有创监测时，还可以抽取混合静脉血标本进行测定，并通过计算了解氧代谢指标。

（3）血清乳酸浓度：正常值 0.4~1.9mmol/L，血清乳酸浓度与休克预后相关。

（4）其他检查：包括血清降钙素原（PCT）、C反应蛋白（CRP）、LPS、TNF、PAF、IL-1等因子测定；B型利钠肽（BNP）水平及其他血清生物学标志物检测；胸片等。

4. 恢复期功能状态的评估 包括体能状况；受累脏器功能恢复情况；认知和语言沟通能力水平；神经肌肉功能状况；运动功能状况；精神和心理状态等。

三、康复治疗

（一）早期目标导向性治疗

早期目标导向性治疗（early goal-directed therapy，EGDT）为不论病因如何，休克的初始治疗原则相同。治疗目标是在休克发生后1小时内维持和恢复充足的气道、氧合、通气和循环。循环充足的指标是维持正常的组织灌注（CRT≤2秒）、正常的血压和心率（正常或临界值范围）。一旦诊断脓毒性休克，在第1个6小时内达到：CRT≤2s，血压正常，脉搏正常且外周和中央搏动无差异，肢端温暖，尿量1ml/（kg·h），意识状态正常。血乳酸、血糖和钙正常。

1. 初始复苏 一旦诊断休克，必须立刻评估和稳定气道、呼吸和循环。可采取头和躯干抬高10°~20°、下肢抬高15°~20°的体位，以增加回心血量。患儿安装非侵袭性心肺监护器；开放气道，保持充分的氧合和通气，高流速面罩100%辅助供氧，如果有呼吸窘迫，高流量鼻导管给氧或非侵袭性持续正压通气（continuous positive airway pressure，CPAP），如果出现呼吸衰竭，考虑插管机械通气；在插管前，如血流动力学不稳定应先行适当液体复苏或血管活性药物，以避免插管中加重休克。一旦气道稳定通气和氧供足够，则立即通过扩容或配合使用血管收缩和心脏收缩药物着重于改善循环和全身性氧气递送；应尽早建立2条静脉通道，难以快速获得静脉通道者尽早建立骨髓腔通路，条件允许应放置中心静脉导管。

2. 液体复苏 首剂首选等张晶体液（0.9%氯化钠）20ml/kg（肥胖儿童按照理想体重计算），5~10分钟静脉输注，然后评估体循环灌注情况（意识、心率、脉搏、CRT、尿量和血压等），若循环灌注改善不明显，则再给予第2、3剂等张液，每次10~20ml/kg，适当放慢输注速度，1小时内总液体量可达40~60ml/kg。如果仍然无效或存在毛细血管渗漏或低蛋白血症，可以给予等量5%白蛋白。液体复苏期间严密监测患儿的反应，如果出现肝大或肺部湿啰音（容量负荷过度）则停止液体复苏并利尿。如有条件可同时监测CVP数值的动态变化，当液体复苏后CVP升高不超过2mmHg时，提示心脏对容量的反应良好，可以继续快速输液治疗；反之，机体不能耐受快速补液。也可以采用被动抬高腿试验评估患儿的容量反应。第1小时复苏不用含糖液，如果有低血糖，可以给予葡萄糖0.5~1g/kg纠正。继续和维持输液可以使用1/2~2/3张液体，根据电解质测定结果进行调整，6~8小时输液速度5~10ml/（kg·h），维持输液采用1/3张液体，24小时内输液速度为2~4ml/（kg·h）。在保证正常通气的前提下，根据血气分析适当补充 5% 碳酸氢钠,维持 pH>7.15。根据白蛋白测定水平和凝血功能检查,适当补充白蛋白、血浆等胶体液。根据监测和循环情况调整输液速度和液体,防止水电解质和酸碱平衡紊乱,防止系统和脏器并发症,维持能量代谢、组织氧合和胶体渗透压。

3. 血管活性药物的应用　经液体复苏后仍然存在低血压和低灌注,需考虑应用血管活性药物提高和维持组织灌注压,改善氧输送。①多巴胺:用于血容量足够和心脏节律稳定的组织低灌注和低血压患儿。中剂量 5~9μg/(kg·min)增加心肌收缩力,用于心输出量降低者;大剂量 10~20μg/(kg·min)使得血管舒缩血压增加,用于休克失代偿期;根据血压监测调整剂量,最大不宜超过 2μg/(kg·min)。②多巴酚丁胺:正性肌力作用,用于心输出量降低者,剂量 5~20μg/(kg·min),无效者可以使用肾上腺素。③肾上腺素:小剂量 0.05~0.3μg/(kg·min)正性肌力作用,较大剂量 0.3~2.0μg/(kg·min)用于多巴胺抵抗型休克。④去甲肾上腺素:暖休克时首先去甲肾上腺素,剂量 0.05~1.00μg/(kg·min)。当需要增加剂量以维持血压时,建议加用肾上腺素或替换为肾上腺素。⑤米力农:属于选择性磷酸二酯酶Ⅲ抑制剂,具有增加心肌收缩力和扩血管作用,用于低排高阻型休克。可以先给予负荷量 25~50μg/kg(静脉注射 >10min),然后维持量 0.25~1.00μg/(kg·min)静脉输注。⑥硝普钠:当血流动力学监测提示心输出量降低、外周血管阻力增加、血压尚正常时可给予正性肌力药物加用扩血管药物,以降低心室后负荷,有利于心室射血和心输出量增加,一般使用短效制剂,如:硝普钠 0.5~8.0μg/(kg·min),应从小剂量开始,避光使用。

(二) 康复治疗
康复治疗必须在休克稳定后进行,根据评估情况进行早期康复介入。

1. 早期康复治疗　包括:①体位管理:采取舒适的体位、定期辅助翻身、防止压疮;②良肢位摆放:各关节应置于功能位,关键负重部位给予软垫支持,防止局部压力性软组织创伤;③唤醒刺激:针对意识障碍者;④感觉运动刺激:包括:视觉和听觉刺激,皮肤感觉和本体感觉刺激(如肢体抚触和刷擦、关节挤压、按摩等);⑤肢体主被动运动以防止关节变形和挛缩。

2. 恢复期治疗　针对早期器官功能障碍情况,开展心肺康复、运动康复、认知训练、日常生活活动训练、心理社会支持等,见相关章节。

3. 后期治疗　出现中枢性肢体瘫痪、智力障碍、语言和言语障碍等,可以参考相关章节进行康复治疗。

4. 精神支持和心理治疗　做好疾病知识宣教,正确认识和勇敢面对疾病,减轻精神紧张,稳定情绪和心境,心理疏导和支持,配合积极参与后遗功能障碍的康复治疗,提高战胜疾病的信心。

四、预防及预后

(一) 预防
休克是一个危重变化的动态过程,病因取决于年龄和共患病,临床医生必须熟悉休克的病因和病理学机制,尽可能防止休克的发生和进展。

1. 一般性措施　危重症患儿及早建立静脉通道、维持血压、注意保温、及时给予通畅呼吸道和氧气支持等。

2. 原发病的积极处理　创伤制动;大出血止血;严重感染者应及时采用静脉滴注抗生

素治疗,积极清除感染病灶(如引流排脓等);对某些可能并发休克的外科疾病应 2 小时内紧急手术治疗(如坏死肠段切除等);手术患者必须充分做好术前准备和休克风险评估,包括纠正水与电解质紊乱和低蛋白血症,补足血容量,术中及时采取相应的预防措施。以下疾病应警惕休克的发生:呕吐伴或不伴有严重腹泻应警惕低血容量性休克;钝器或穿通伤应警惕出血性休克;发热性疾病应警惕感染性休克,特别是免疫缺陷者(如:正在化疗或新生儿);所有 3 个月以下的休克婴儿均应考虑脓毒症性休克直到证实为其他原因。

3. 休克早期的识别 儿童休克早期常常表现为各种非特异性症状,包括嗜睡、疲乏无力、心神不安、易激怒、进食差、尿量减少等。及时发现这些早期线索并及时处理,可以有效避免休克的发生和进展。

4. 重要脏器的监测 任何危重症患儿均需密切观察,包括生命体征和各器官功能情况,如:中枢神经系统、心、肺、肾功能,确保充分的组织血流灌注。

(二) 预后

休克的急诊儿科患者中,脓毒症是首位原因(57%),其次是低血容量性休克(24%)、分布性休克(14%)和心源性休克(5%)。早期使用推荐的儿科高级生命支持(pediatric advanced life support,PALS)指南,可以降低死亡率和功能性致残。

(候　梅)

第四节　昏　迷

一、概述

昏迷(coma)是最严重的一种意识障碍,其觉醒状态与意识内容及躯体随意运动均丧失,强烈的疼痛刺激也不能觉醒。昏迷的特征是:①意识持续的中断或完全丧失;②对内外环境不能够认识;③随意运动消失,并对刺激反应异常或反射活动异常的一种病理状态。创伤性和非创伤性病因所致昏迷的年发病率大致相当,约为 30/100 000。在婴儿期和儿童早期,非创伤性病因更常见。在接诊患者时要第一时间询问家属或现场知情人员关于患者的病史和现在患有的疾病。检查患者是否处于昏迷状态,判断昏迷程度,主要包括临床症状、生命体征及相关辅助检查。

二、诊断及评定

(一) 诊断

临床诊断的思路是判断是否昏迷、昏迷的程度及昏迷的病因。

1. 是否昏迷 临床上判断患者是否昏迷或昏迷的程度主要是根据患者对声、触、压、疼痛等刺激的反应程度,以及对言语、行为、运动的反应和各种反射障碍等表现来判断。

2. 昏迷的程度 临床上常将昏迷分为三期:①浅昏迷期:对强烈刺激有反应,表情痛苦、呻吟或肢体的防御反射和呼吸加快。各种生理反射均存在,呼吸、血压、脉搏无明显变化;②中昏迷期:对外界各种刺激均无反应,但对强刺激或可出现防御反射。各种反射减低,呼吸变慢或增快,血压、脉搏也有改变;③深昏迷期:对外界的任何刺激,包括强刺激均无反应,各种生理反射消失,瞳孔散大,四肢肌肉松弛,血压、脉搏、呼吸等生命体征存在,但有不同程度的障碍。

3. 昏迷的病因

(1) 脑功能障碍:①缺氧、低血糖或代谢等共同因素作用引起的神经损伤;②严重肺部疾病、贫血、休克及一氧化碳、氰化物、硫化氢中毒;③内源性中枢神经毒物:肝性脑病、输尿管乙状结肠吻合术后、CO_2麻醉、高血糖;④外源性中枢神经毒物:乙醇、异丙醇、酸性物质中毒、镇静剂和麻醉剂、抗惊厥药物、精神类药物、异烟肼、重金属;内分泌障碍:⑤黏液水肿性昏迷:甲状腺毒症、Addison 病、Cushing 综合征、嗜铬细胞瘤;⑥中枢神经系统离子环境异常:低钠血症、高钠血症、低钙血症、高钙血症、低镁血症、高镁血症、低磷血症、酸中毒、碱中毒;⑦环境异常与体温调节异常:低温、中暑、神经抑制恶性综合征、恶性高热;⑧颅内高压:高颅压性脑病、脑假瘤;⑨中枢神经系统炎症或浸润:脑膜炎、脑炎、脑病、脑血管炎、蛛网膜下腔出血(SAH)、类癌脑膜炎、创伤性轴索剪切伤;⑩原发性神经或胶质疾病:Creutzfeldt-Jakobs病、Marchiafava-Bignamis 病、肾上腺脑白质营养不良、进行性多灶性脑白质病、癫痫和癫痫发作后状态。

(2) 脑的局灶性损伤:出血(创伤性和非创伤性)及压迫:脑干、硬膜外、硬膜下、垂体卒中、脑桥出血、脑干梗死、基底动脉性偏头痛、脑干脱髓鞘、小脑出血、后颅窝硬膜下或硬膜外出血、小脑梗死、小脑肿瘤、小脑脓肿、基底动脉夹层梗死、动脉血栓形成、动脉栓塞、静脉闭塞、肿瘤、脑脓肿。

(二) 评定

临床主要运用格拉斯哥昏迷量表、躯体感觉评估对患者的昏迷程度及躯体感觉进行评估。

1. 格拉斯哥昏迷量表(Glasgow coma scale, GCS)及其针对年龄小于 5 岁幼儿的修订版即儿童昏迷量表(pediatric coma scale, PCS),都是根据下述 3 个反应对昏迷的严重程度评级:睁眼、运动和言语反应(表 15-4)。

表 15-4 格拉斯哥昏迷量表及儿童昏迷量表

功能测定	<1 岁	≥1 岁	评分
睁眼	自发	自发	4
	声音刺激时	语言刺激时	3
	疼痛刺激时	疼痛刺激时	2
	刺激后无反应	刺激后无反应	1
最佳运动反应	自发	服从命令动作	6
	因局部疼痛而动	因局部疼痛而动	5
	因痛而屈曲回缩	因痛而屈曲回缩	4
	因痛而呈屈曲反应(似去皮质强直)	因痛而呈屈曲反应(似去皮质强直)	3
	因痛而呈伸展反应(似去大脑强直)	因痛而呈伸展反应(似去大脑强直)	2
	无运动反应	无运动反应	1

续表

	0~23个月	2~5岁	>5岁	评分
最佳语言反应	微笑,发声	适当的单词,短语	能定向说话	5
	哭闹,可安慰	词语不当	不能定向	4
	持续哭闹,尖叫	持续哭闹,尖叫	语言不当	3
	呻吟,不安	呻吟	语言难以理解	2
	无反应	无反应	无反应	1

2. 躯体感觉评估(表15-5)

表15-5　感觉检查部位

阶段性感觉支配	检查部位	阶段性感觉支配	检查部位
C_2	枕外隆突	T_8	第8肋间
C_3	锁骨上窝	T_9	第9肋间
C_4	肩锁关节的顶部	T_{10}	第10肋间(脐水平)
C_5	肘前窝的桡侧面	T_{11}	第11肋间
C_6	拇指	T_{12}	腹股沟韧带中部
C_7	中指	L_1	T_{12} 与 L_2 之间上 1/3
C_8	小指	L_2	大腿前中部
T_1	肘前窝的尺侧面	L_3	股骨内上髁
T_2	腋窝	L_4	内踝
T_3	第3肋间	L_5	足背第3跖趾关节
T_4	第4肋间(乳头线)	S_1	足跟外侧
T_5	第5肋间	S_2	腘窝中点
T_6	第6肋间(剑突水平)	S_3	坐骨结节
T_7	第7肋间	$S_{4~5}$	肛门周围

注:三级评分:0分=缺失;1分=障碍;2分=正常;NT=无法检查(因患者昏迷)

三、康复治疗

(一)呼吸功能支持

开放气道,必要时予机械通气,保持呼吸通畅,监测血氧饱和度、经皮血氧及二氧化碳分压。

(二)循环功能支持

快速液体复苏,给予血管活性药物,纠正心律失常,必要时予电复律和除颤。

(三)脑功能支持

积极纠正脑积水,降低颅内高压,必要时予亚低温治疗。

（四）营养支持

保留胃肠功能时尽早给予肠内营养；胃肠功能丧失后，待血流动力学稳定及严重代谢电解质紊乱纠正后，进行肠外营养。

（五）肝肾功能支持

积极血液净化，必要时进行器官移植。

（六）康复训练

对于昏迷患者康复目标是促进脑神经细胞功能的恢复，加速患者清醒和康复，改善生存质量。昏迷的康复治疗强调以改善和恢复神经功能、重返社会和改善生活质量为基本原则。康复方法为综合康复治疗。

1. **语言训练**　对患者进行语言训练，使患者产生神经和语言刺激信号，改善昏迷状态。主动与患者说话，谈论患者喜好，鼓励家属于床旁多与患者交流。提前录制患者家属的语言或故事对患者进行播放，刺激其神经系统的言语反射能力。

2. **音乐疗法**　音乐治疗是一个系统的干预过程，在这个过程中，治疗师运用各种形式的音乐体验，以及在治疗过程中发展起来的，作为治疗动力的治疗关系来帮助对象达到健康的目的。大量研究表明，音乐可以引起人类的各种生理反应，从而改善人体生理状态。音乐作为一种非语言的、接近心灵的抽象交流形式，在心理治疗中具有独特的作用。经常为患者播放其喜欢的音乐，刺激其生理及心理反应。

3. **按摩疗法**　人体中每个脏器都有特定的生物信息，昏迷患者脏器发生相应病变，有关生物信息也随之发生变化，给予各种刺激或某些能量传递的形式作用于体表的特定部位，产生一定的生物信息，传递系统输入到有关脏器，使失常的生物信息得以调整。因此，每天定时给患者肢体进行按摩刺激，可促进血液循环，增强新陈代谢，改善神经肌肉组织的营养状况，并可促进患者对皮肤刺激的感应。

4. **针刺疗法**　采用醒脑开窍针法：头穴选神庭、百会、脑部、脑空及损伤组织的体表投影处等，体穴取人中、风府、内关、神门、劳宫、十宣、三阴交、涌泉等穴。常规消毒后，取1.5~2.0寸毫针，采用提插捻转手法。必要时可加用电针。研究表明，醒脑开窍针法能提高神经细胞的应激能力和对脑损伤产生适应性变化，增强脑组织修复能力，改善脑循环。

5. **运动疗法**　在不影响抢救工作的前提下，可进行康复体位摆放和适量的关节活动，良肢位的维持贯穿在早期康复的全过程，保持各关节的正常活动度，按各关节的正常生理功能做屈、伸、内收、外展、旋转等运动。活动度由小到大，由弱到强，先大关节后小关节，原则是上肢多锻炼伸肌，下肢多锻炼屈肌，对于肌张力较高或已发生痉挛的患者，进行与痉挛相反的方向活动，以充分牵伸肌肉，并随着肌肉松弛而增加活动度。

四、预防及预后

（一）预防

1. **保持呼吸道通畅**　以防吸入性或坠积性肺炎的发生。
2. **定时翻身**　预防压疮的形成。
3. **其他**　预防便秘、泌尿系感染、烫伤及坠床等发生。

（二）预后

1. **病因与预后的关系**　不同的病因预后不同，感染性休克与心肺复苏术后原发病危重,累及到神经系统导致意识障碍,多已出现多系统功能衰竭,即使昏迷程度不重,预后亦不良。颅内出血多因脑缺氧、脑水肿导致意识障碍,这种损害在病因去除之后,往往可以完全恢复。脑炎和中毒性脑病所致的脑损害往往继发脑缺氧缺血,形成血管源性或细胞毒性脑水肿,继而导致颅内高压等,而后者又加重脑缺血脑水肿,形成恶性循环,使病情进一步加重,不良预后率增高。惊厥持续状态多见于癫痫患儿或代谢性疾病患儿,如果能得到及时的抗惊厥处理,惊厥停止后脑水肿恢复快,预后较好,难治性惊厥持续状态预后较差。

2. 昏迷评分与预后的关系　格拉斯哥昏迷评分 <5 分预后较差,5~8 分预后一般较好。

3. 瞳孔与预后的关系　瞳孔的异常变化可作为脑损害判断预后的重要标志,除了瞳孔本身的病变外,交感神经功能亢进或副交感神经功能降低均可引起扩瞳,相反情况时则引起缩瞳。只要瞳孔对光有轻微的反应,就说明反射途径特别是中脑尚存有功能。

(郑　宏)

第五节　颅内高压

一、概述

儿童高颅压综合征是由于脑实质液体的增加导致脑容积和重量相应增加而出现一系列的临床表现,临床通常当颅内压 >1.33kPa 或 180mmH$_2$O 时称为颅内压(intracranial pressure,ICP)增高。目前对儿童颅内压正常上限尚无确切数据,可参考岳少杰等关于儿童颅内压增高的诊断标准:婴幼儿(1 个月 ~3 岁)大于 100mmH$_2$O,年长儿(>3 岁)大于 200mmH$_2$O。

不同年龄期脑水肿常见原因不同,新生儿期以窒息最多见;婴幼儿期以颅内外感染最常见;儿童期以脑外伤、肿瘤最常见。临床常见导致颅内高压的疾病如下。

感染性疾病:①颅内感染:各种病原所致的脑炎、脑膜炎、脑膜脑炎、脑脓肿、脑寄生虫病等;②颅外感染:各种病原感染所致的中毒性脑病,如中毒型菌痢、重症肺炎、脓毒症等。

非感染性疾病:①颅内非感染性疾病:癫痫、出血性卒中、缺血性卒中(包括脑静脉系统血栓形成)、颅内肿瘤、颅内创伤、特发性颅内压增高症、继发性颅内压增高和神经外科手术后等;②颅外非感染性疾病:中毒、水电解质紊乱、各种原因引起的脑缺血缺氧、心源性休克、溺水、窒息、药物引起的颅内压增高,其他(如高原脑水肿、肝脏衰竭等)。

二、诊断及评定

(一)诊断

1. 儿童颅内高压的临床表现　成人颅内高压综合征有三大主征,即头痛、呕吐、视神经乳头水肿,但婴幼儿颅内压增高时可通过前囟及骨缝代偿,因此常缺乏主诉及典型的临床表现,在诊断疾病时应仔细全面的分析病情。

(1)头痛:是颅内高压最常见的症状,由于脑膜、血管或神经受挤压牵拉以及神经受炎性物质刺激引起剧烈头痛,呈弥漫性和持续性,颅内压愈高,头痛愈明显,多为弥漫性钝痛。疼痛好发于晨起时,常呈持续性或阵发性加重。任何引起颅内压增高的因素如用力咳嗽、身体前屈或颠簸、大量输液均可导致头疼加重,呕吐或过度换气可使头痛减轻。急性颅内压增高头痛剧烈,坐立不安,往往伴有喷射性呕吐。婴幼儿出现烦躁不安、尖声哭叫、拍打头部等表现。

(2) 呕吐:第四脑室底部的延髓呕吐中枢受到颅内压的影响,引起与进食无关的喷射性呕吐,频繁发作,无恶心。婴幼儿在排除其他原因引起的频繁呕吐后,多考虑第四脑室或颅后窝占位性病变。

(3) 精神意识改变:出现烦躁不安、不认识家人、哭闹、精神萎靡或嗜睡等,大脑皮质广泛受损及脑干上行网状结构受累时,患儿会出现程度不等的意识障碍,病情变化迅速,可于短期内昏迷。

(4) 体温调节障碍:当下丘脑体温调节中枢受累,肌张力增高致产热增加,或交感神经麻痹,使汗腺分泌减弱,散热减少,可引起高热或超高热。

(5) 呼吸障碍:严重颅内高压时,脑干受压可引起呼吸障碍,临床上出现呼吸暂停、潮式呼吸、下颌呼吸、抽泣样呼吸等表现,多为脑疝前驱症状。新生儿多呼吸减慢。

(6) 肌张力改变及惊厥:当脑干、基底节、大脑皮质和小脑某些部位的锥体外系受压后,肌张力显著增加,出现去大脑强直和去皮质强直。新生儿则常见肌张力降低。

(7) 血压升高:颅内压力升高刺激交感神经兴奋性或脑干缺血、受压、移位,延髓血管运动中枢出现代偿性加压反应,使血压升高,收缩压常升高 20mmHg 以上。

(8) 头颅骨改变:颅内高压时婴幼儿前囟膨隆,张力增高,颅缝裂开,头围增大、头面部浅表静脉怒张、破壶音等表现,明显脱水的婴儿前囟可不会凹陷。

(9) 眼部症状:表现为一过性黑矇,逐渐发展为视力减退甚至失明。眼底检查可见视神经乳头水肿,静脉扩张、出血。压迫时可表现复视,急性颅内高压可无视神经乳头水肿表现。儿童可表现为眼球突出、球结膜充血水肿、眼内斜、眼睑下垂、落日眼、视野缺损、瞳孔改变。

(10) 癫痫或肢体强直性发作。

(11) 生命体征变化:血压升高,脉搏慢而洪大,呼吸慢而深即 Cushing 综合征三主征。

(12) 脑疝的表现:颅内压升高到一定程度,部分脑组织发生移位,挤入硬脑膜的裂隙或枕骨大孔压迫附近的神经、血管和脑干,产生一系列症状和体征。常见脑疝有两种:①小脑幕切迹疝(颞叶沟回疝),同侧动眼神经麻痹,表现为眼睑下垂,瞳孔扩大,对光反射迟钝或消失,不同程度的意识障碍,生命体征变化,对侧肢体瘫痪和出现病理反射;②枕骨大孔疝(小脑扁桃体疝),后颈部及枕部疼痛,颈肌强直,强迫头位嗜睡,意识障碍,大小便失禁甚至深昏迷,双侧瞳孔散大,对光反射迟钝或消失,呼吸深慢或突然停止。

2. 诊断标准 目前国内无统一的标准,许峰等提出了颅内高压的诊断标准,主要包括:

(1) 主要体征,①呼吸不规律:由于小儿中枢神经系统发育尚不成熟。脑干受压可引起呼吸节律不齐,暂停,叹息样呼吸,双吸气样呼吸,潮式呼吸,多为脑疝前驱症状,常提示中枢呼吸衰竭,脑干受压;②高血压:血压升高为延髓血管运动中枢的代偿性加压反应,又叫 Cushing 反应;③视神经乳头水肿;④瞳孔改变:为婴幼儿颅内高压的重要体征,可表现为双侧不等大,忽大忽小,形态不规则等;⑤前囟紧张或隆起:新生儿颅内高压常表现为前囟紧张或隆起,骨缝裂开,头围增大,头面部浅表静脉怒张。

(2) 次要体征,①昏迷:脑水肿的患儿均有不同程度的意识障碍,当仅累及皮层时,多表现为轻度的意识障碍。当大脑皮层和网状结构同时受累,则出现重度昏迷;②惊厥:因脑缺氧或炎性刺激大脑皮层时,可诱发部分神经元异常放电,导致惊厥甚至癫痫样发作;③呕吐:由延髓呕吐中枢受刺激所致;④头痛:给予甘露醇 1g/kg 静脉注射 4 小时后,血压明显下降,症状、体征随之好转。凡主要体征 1 项,次要体征 2 项,即可诊断。

实验室诊断方面,目前国内同样缺乏统一的标准,肖侠明等提出,首先是脑脊液压力增高(做腰穿之前必须用甘露醇先降颅压,且不作奎氏实验,以防促发脑疝形成,甚至呼吸骤停死亡)。其次是脑电图有非特异性慢波增高、增多。半球占位病变则先有患侧局限性高波幅慢波灶,以后才有普遍性高慢波化(slowing)。脑 CT、MRI 可见因脑水肿而继发的脑室系统缩小征。

前囟 B 型超声波扇形扫描亦可发现侧脑室缩小,侧脑室径 / 脑横径 <0.25。侧脑室内置管压力监测有利监控颅内压力动态,以便指导临床治疗。前囟无创压力仪亦可监测颅内压,>130mmH$_2$O 或 >10mmHg 亦提示颅内高压。颅内高压的原发疾病在以上实验室检查中,多有这样或那样异常表现,有利于颅高压原发疾病的诊断和治疗。

(二) 评定

1. 意识状态的评估 意识障碍包括昏迷,植物状态(vegetative state,VS)和最小意识状态(minimally conscious state,MCS),意识障碍的程度有嗜睡、昏睡、浅昏迷、深昏迷等,可应用格拉斯哥昏迷量表(Glasgow coma scale,GCS)、改进的昏迷恢复量表(coma recovery scale-revised,CRSR)、中国植物状态量表(Chinese vegetative state scale,CVSS)评估患者意识障碍程度,格拉斯哥昏迷量表评分降低至 7 分以下,存在视、听障碍及肌张力障碍等均高度支持颅高压的存在。

2. 肌张力的评估 可采用中文版改良 Ashworth 分级量表进行徒手评估,具体可参考第一章第三节儿童康复评估的内容。值得注意的是,新生儿高颅压时肌张力减低。

3. 病理征和脑膜刺激征的评估 病理征主要检查 Babinski 征、Chaddock 征、Oppenheim 征、Gordon 征和双划征等。

脑膜刺激征是检查的重点,主要包括:①颈强直;②Kernig 征;③Brudzinski 征。

4. 偏瘫的评估 在进行肌张力等检查时,注意是否存在双侧不对称,在排除既往有偏瘫病史的时候,即考虑存在偏瘫。偏瘫也是高颅压的一种常见症状。

三、康复治疗

儿童颅内高压症的治疗取决于病因、颅内高压的程度和持续时间,颅内高压的程度与颅内病变的部位和范围密切相关。因此,应尽快弄清病因,从根本上解决颅内高压问题。

颅内高压症的治疗目标是:应将颅内压至少控制在 20~25mmHg 以下;通过维持适宜的平均动脉压使脑灌注压达到 60mmHg 以上,保证脑部的正常功能活动;避免一切能够加重或促发颅内高压的不利因素。

(一) 病因治疗

病因治疗是降低颅内压最根本的措施。引起颅内高压的原因众多,可单独发生也可混合存在,主要来自颅内,包括颅内肿瘤、创伤、出血、脑积水、颅内积气、颅内感染等病变;次要原因主要是颅外因素,包括低氧或高碳酸血症(通气不足)、高血压、高热、惊厥、药物和代谢因素等。一旦发现由上述主要原因所致的颅内高压,应立即干预。

(二) 体位摆放及急诊处理

应绝对卧床休息,抬高床头位置,从而降低脑静脉压和脑血容量,这是降低颅压的简单方法。头抬高 15°~30° 是比较安全的,可使颅内压持续降低。保持颅内静脉回流通畅,应避免头部过高或颈部衣带过紧、头部位置不正和患者躁动不安现象,以防颅内压增高。保持环境安静、舒适,生命体征不稳者,密切观察病情变化。呕吐时将患者的头颈保持侧位,以防误吸;保持气道通畅,防止气道阻塞、低氧血症和高碳酸血症,并保证血氧饱和度实时监测,及时吸氧。

物理治疗时避免导致颅内压升高,如避免按压腹部、挤压膀胱辅助排尿、反复深部吸痰、拍背等胸部物理治疗。

(三) 控制动脉血压,维持合适的脑灌注压

作为颅内容积的主要组成部分,脑血流量的变化将会影响颅内压,而脑灌注压(cerebral perfusion pressure,CPP)与脑血流量呈正相关,为平均动脉压与颅内压之差。持续增高的颅内压或持续低动脉血压均会造成CPP降低,导致缺血性脑损伤,而过高的CPP反而加重脑水肿。因此,降颅压治疗的重点是降低颅内压而不是降低血压,CPP是降颅压治疗必须参考的指标。

(四) 儿科不同年龄CPP标准

儿童CPP正常值迄今尚不明确,为预防其脑组织缺血、缺氧损害,一般认为持续维持以下CPP值,是达到治疗目的所必需的CPP最小值:新生儿和婴儿CPP值为>30~40mmHg,儿童CPP值为>50~60mmHg,青少年CPP值为>60~70mmHg。

(五) 减轻脑水肿

于短时间内由静脉注入高渗药物,使血液渗透压升高,利用血液和脑细胞的压力差,使肿胀的脑细胞内外水分迅速进入血液,通过尿液排出体外,从而缩小脑组织的体积,达到降低颅内压目的。

1. 首选高渗脱水剂　临床常用20%甘露醇,它是国内外临床疗效肯定、应用最为广泛的渗透性脱水剂;主要通过静脉注射后,引起渗透性脱水,缩小脑容积降低颅内压。甘露醇输入体内后可以使血浆容量扩增,降低血细胞比容和血黏度,增加脑血流量和脑氧释放。甘露醇对血液流变学的影响取决于脑的自身压力调节状态,后者的状态完整时,甘露醇输入后能诱导脑血管收缩,维持恒定的脑血流量,使颅内压显著降低;但在脑的自身压力调解功能丧失的情况下,甘露醇输入后反而增加脑血流量,降低颅内压的作用很轻微。甘露醇还可改善脑部微循环的血液流变学,具有清除自由基的功能。

甘露醇应静脉快速滴注,一般用量按0.25~1g/kg计算,紧急情况下可给到1.4g/kg的大剂量。要求在30~60分钟内滴完。一次剂量的甘露醇1~5分钟起效,20~60分钟作用达高峰,可持续1.5~6小时。为了持续降低颅高压,应该4~6小时重复滴注,也可采取在两次点滴之间,辅以其他降颅压药或利尿药。当需长期降低颅内压时,则以0.25~0.5g/kg,每4~6小时给药1次,同时应注意补足血容量。小剂量甘露醇(0.25~0.5g/kg)与较大剂量(0.5~1.0g/kg)效果相似,因此目前不主张大剂量使用。

甘油果糖也是疗效确切的降颅压药,无甘露醇的副作用,但作用相对缓慢,不宜紧急时使用。有心、肾、肺功能不全者宜选用10%甘油果糖注射液,但脱水降颅压作用不及甘露醇。

2. 髓袢利尿剂　此类药物促进肾脏排尿、排钠,能抑制脑脊液生成、减轻胶质细胞肿胀、减少细胞外液的钾离子浓度,增强高渗药物的降压作用。常用药物为呋塞米,呋塞米1~2mg/(kg·次)静脉注射后2~5分钟发生作用,可持续4~8小时,作用较温和。它与甘露醇有协同作用,可减少后者的用量与延长用药间歇时间。还可使脑脊液生成减少40%~70%。呋塞米是颅内高压症伴有心、肺、肾功能障碍者的首选药,待尿量增多后再用甘露醇或白蛋

白等制剂,以防后二者使血容量增加、心脏负荷过重。亦可与甘油果糖注射液联合用于有心、肾、肺功能不全的颅内高压症患者。

3. 胶体脱水剂 如人白蛋白、冻干血浆和植物蛋白制剂 β- 七叶皂苷钠等,可单独或与其他脱水剂联合应用。白蛋白与呋塞米联合应用,每次应用呋塞米 0.5~1mg/kg,每日 2~6 次,使患者保持轻度脱水状态,既可吸收水分进入血管导致脑组织脱水,又可利尿,比单用呋塞米或甘露醇好。

心功能不全者忌用高渗脱水剂;肾衰竭时不宜应用脱水疗法;休克者应先升高血压再用脱水剂;伴低蛋白血症者应先给予白蛋白或浓缩血浆后,再酌情用脱水剂。渗透疗法可致心力衰竭或因利尿而血容量突然下降导致休克;可引起电解质紊乱;少数可致血尿、溶血。此外,反复使用高渗脱水剂可产生全身性高渗透压。

4. 高渗盐水 高渗盐水降颅压机制与甘露醇类似,3%~23.4% 的高张盐水也能产生渗透效应,将脑实质间隙的水分通过血 - 脑脊液屏障带入血管腔内,以达到降低颅内压的效果。对伴有低血容量和低血压的颅内高压症患者更为有益。副作用可引起出血、低钾血症和高氯性酸中毒。2012 年美国《婴儿、儿童及青少年严重创伤性脑损伤急性期治疗指南(第 2 版)》推荐使用高渗盐水作为渗透性脱水剂治疗颅高压,在国内尚未普及。

5. 激素 肾上腺皮质激素和地塞米松亦有降低颅内压的作用,前者对血管源性脑水肿疗效较好,但不应作为颅内高压症治疗的常规用药。地塞米松降低颅内压主要是通过降低血 - 脑脊液屏障的通透性、减少脑脊液生成、稳定溶酶体膜、抗氧自由基及钙通道阻滞等作用来实现。静脉注射后 12~24 小时发生作用,持续 3 天或更久。近年来主张开始应用冲击剂量,0.5~1mg/(kg·次),每 6 小时一次静脉注射,2~4 次病情好转后,可迅速减至 0.1~0.5mg/(kg·次)。应注意,激素降低颅内压的作用较高渗脱水剂慢而弱,当原发感染的病原不明或不易控制时要慎用激素。

6. 碳酸酐酶抑制剂 对慢性颅内压增高者,可考虑给予乙酰唑胺口服治疗,但长期应用时应合用碳酸氢钠片。

(六) 过度换气

迅速将 PCO_2 降至 25~30mmHg,几分钟内即可降低颅内压。机械辅助呼吸或非插管患者用急救面罩增加通气次数(16~20 次 /min)可达到过度换气,造成呼吸性碱中毒,使血管收缩及脑血容量减少而降低颅内压。颅内压平稳后,应在 6~12 小时内缓慢停止过度换气,突然终止可引起血管扩张和颅内压反跳性增高。

(七) 对症治疗

对存在超高热或者持续高热的患儿,积极采取低温疗法可降低脑耗氧量、减少脑血流量、降低颅内压、减轻脑水肿。随着监控技术的发展,低温对心脏的副作用也在减少,全身低温比头局部低温能更有效地降低脑部温度,低温疗法已成为治疗重症颅内高压症的重要手段之一。因此有效的降温和止痉(如人工冬眠)也很重要。同时,适当的应用镇静和止痛药物,是颅内压增高症的重要辅助治疗手段。应选择对血压作用最小的镇静药物,还要注意对低血容量的纠正,以防血压过度降低。丙泊酚是一种理想的静脉注射镇静药,其作用时间短,不影响患者的神经系统检查,还有抗癫痫、清除自由基的作用。

肌松剂有助于降低气道内压和胸内压,促进脑静脉回流;可防止寒战和肌紧张,降低脑代谢。因此,2012 年美国指南推荐将肌松剂作为儿童重度脑损伤一线治疗方案的组成部分。

对于难治性颅内高压症的患者,可尝试使用巴比妥类药物麻醉。可能的作用机制与脑血流量和脑氧代谢降低有关。临床可选用戊巴比妥或硫喷妥钠,戊巴比妥负荷剂量为3~10mg/kg,维持量1~4mg/(kg·h),用药期间宜对颅内压进行监护,情况好转时即应逐渐减药。有心血管疾病的患者不宜使用。副作用包括低血压、低血钾症、呼吸系统并发症、感染、肝功和肾功异常。

(八) 液体疗法

正确液体疗法维持脑灌注压的稳定也是成功降低颅内压的关键。虞佩兰教授提出"辨证论治"与"边补边脱"的液体疗法原则和方法进行临床补液治疗,使患儿保持轻度脱水状态,即眼窝轻度凹陷,口唇黏膜稍干燥,而皮肤弹性与血压则维持在正常范围。在治疗过程中应根据患者的具体情况区别对待:对脑水肿合并休克或严重脱水者或应用脱水利尿剂后尿量大增者应"快补慢脱";脑水肿合并脑疝或呼吸衰竭者应"快脱慢补";脑疝合并休克者应"快补快脱";脑水肿合并心、肾功能障碍者或小婴儿脑水肿应"先利尿,再慢补慢脱";轻症或恢复期脑水肿应"稳补稳脱",其目的是保证脑灌流。

(九) 手术治疗

急性颅内压增高应做 CT 或 MRI 检查确定血液、脑脊液和水肿组织的病理容积。手术治疗方法包括切除颅内占位性病变、脑脊液引流和颅骨开瓣减压手术三种方式。脑室引流对恢复脑脊液的正常循环具有重要意义,最简单的手术是脑室持续引流,可直接放出脑脊液,使脑室缩小,达到降颅压目的。要防止感染,避免引流管堵塞。脑室引流或脑脊液分流术是缓解严重颅内高压症的重要手段。若发生脑疝可酌情行减压术。要充分运用好去颅骨瓣减压手术,在内科保守治疗失败的情况,不要忘记这是最好的降颅压手段之一。

(十) 康复训练

颅内高压的康复训练主要针对意识障碍及肢体瘫痪患儿,具体康复训练措施参考昏迷章节及脑性瘫痪的康复治疗。

总之,对颅内高压症的治疗,首先考虑药物治疗,必要时再辅以其他治疗方法,手术治疗只是最后的手段。急性颅内高压症患儿的治疗,应有个体化的指导,根据不同情况选择合适的方法,疗程不宜过长,并注意药物的毒、副作用。

颅内高压症治疗期间,宜保持机体在轻度脱水状态,若生命体征平稳,意识清楚,应逐渐减少脱水剂的用量或停药。除了脱水剂的使用外,还应注意全身综合治疗,特别是对其他并发症或伴发症的控制。脱水剂治疗期间还应监测血浆渗透压、血浆黏度、血红蛋白含量、血细胞比容等。如果渗透压过高,血液浓缩,黏度增加,会加重缺血性脑损伤,使预后恶化,甚至诱发其他重要脏器功能的损害,产生多器官功能障碍等。

四、预防及预后

(一) 预防

高颅压的预防,重点是基础疾病的早期干预,防止颅压升高,诱发脑疝形成。因此,对于中枢神经系统感染,脑外伤手术后早期,尽早应用减低脑水肿的药物,是最基础的预防措施。对重型颅脑损伤的婴儿和儿童(GCS 3~8 分),尽早使用 ICP 监测,动态调控颅内压是非常重要的。

合理的体位,减少不必要的可诱发颅压升高的物理操作和护理措施,也是预防的必要措施。

（二）预后

高颅压的预后主要与原发疾病有关，同时也与临床合理的降颅压，减少高颅压导致的脑疝、脑组织水肿和坏死密切相关。

（吴 德）

参 考 文 献

［1］李东良.气管插管、机械通气治疗小儿呼吸衰竭［J］.中国医药指南,2012,17:448-450.

［2］何娟,郑小妹,吴楠,等.早期康复活动对重症监护病房呼吸衰竭患者康复的影响［J］.中国医药导报,2016,13（24）:185-188.

［3］FRIEDMAN M L,NITU M E.Acute respiratory failure in children［J］.Pediatr Ann,2018,47（7）:e268-e273.

［4］PISON C M,CANO N J,CHÉRION C,et al. Multimodal nutritional rehabilitation improves clinical outcomes of malnourished patients with chronic respiratory failure:a randomised controlled trial［J］.Thorax,2011,66（11）:953-960.

［5］Canadian Cardiovascular Society Heart Failure Management Primary Panel,MOE GW,EZEKOWITZ J A,et al.The 2013 Canadian Cardiovascular Society Heart Failure Management Guidelines Update:focus on rehabilitation and exercise and surgical coronary revascularization［J］.Can J Cardiol,2014,30（3）:249-263.

［6］LABATE V,GUAZZI M. Past,present,and future rehabilitation practice patterns for patients with heart failure:the European perspective［J］.Heart Fail Clin,2015,11（1）:105-115.

［7］FORMAN D E. Rehabilitation practice patterns for patients with heart failure:the United States perspective［J］.Heart Fail Clin,2015,11（1）:89-94.

［8］廖莹,齐建光.2013年加拿大心血管协会儿童心力衰竭诊疗指南解读［J］.中国医刊,2015,50（12）:13-16.

［9］HSU D T,PEARSON G D.Heart failure in children:part I:history,etiology,and pathophysiology［J］. Circ Heart Fail,2009,2（1）:63-70.

［10］JAYAPRASAD N.Heart Failure in Children［J］.Heart Views,2016,17（3）:92-99. Review.

［11］Mackway-Jones K,Molyneux E,Phillips B,et al.Advanced paediatric life support The practical approach［M］. 4th ed. Oxford:Blackwell Publishing,2005.

［12］FUCHS S,GAUSCHE-HILL M,YAMAMOTO L. Advanced pediatric life support（The pediatric emergency medicine resources）［M］. 5th ed. Boston,Massachusetts:Jones & Bartlett Learning,2007.

［13］DUKE T. New WHO guidelines on emergency triage assessment and treatment［J］. Lancet,2016,387（10020）:721-724.

［14］WHO Guidelines Approved by the Guidelines Review Committee. Guideline:Updates on Paediatric Emergency Triage,Assessment and Treatment:Care of Critically-Ill Children［M］. Geneva:World Health Organization,2016:28-42.

［15］中华医学会儿科学分会急救学组,中华医学会急诊医学分会儿科学组,中国医师协会儿童重症医师分会.儿童脓毒性休克（感染性休克）诊治专家共识（2015）［J］.中华儿科杂志,2015,53（8）:576-578.

［16］SESHIA S S,BINGHAM W T,KIRKHAM F J,et al. Nontraumatic coma in children and adolescents:diagnosis and management［J］. Neurologic clinics,2011,29（4）:1007-1043.

[17] SHARMA S,KOCHAR G S,SANKHYAN N,et al. Approach to the child with coma [J]. The Indian Journal of Pediatrics,2010,77(11):1279-1287.

[18] EMAMI P,CZORLICH P,FRITZSCHE F S,et al. Impact of Glasgow Coma Scale score and pupil parameters on mortality rate and outcome in pediatric and adult severe traumatic brain injury:a retrospective,multicenter cohort study [J]. Journal of neurosurgery,2017,126(3):760-767.

[19] MURPHY S,THOMAS NJ,GERTZ SJ,et al. Tripartite Stratification of the Glasgow Coma Scale in Children with Severe Traumatic Brain Injury and Mortality:An Analysis from a Multi-Center Comparative Effectiveness Study [J].J Neurotrauma,2017. doi:10.1089/neu.2016.4793.[Epub ahead of print].

[20] NITA D A,MOLDOVAN M,SHARMA R,et al. Burst-suppression is reactive to photic stimulation in comatose children with acquired brain injury [J]. Clinical Neurophysiology,2016,127(8):2921-2930.

[21] CHENG Q,JIANG B,XI J,et al. The relation between persistent coma and brain ischemia after severe brain injury [J]. International Journal of Neuroscience,2013,123(12):832-836.

[22] XU KS,SONG JH,HUANG TH,et al. Clinical efficacy observation of acupuncture at suliao(GV 25)on improving regain of consciousness from coma in severe craniocerebral injury [J]. Zhongguo zhen jiu, 2014,34(6):529-533.

[23] AHMED S,EJAZ K,SHAMIM M S,et al. Non-traumatic coma in paediatric patients:etiology and predictors of outcome [J]. Journal of Pakistan Medical Association,2011,61(7):671.

[24] CHITNAVIS B P,POLKEY C E. Intracranial pressure monitoring [J]. Care of the Critically Ⅲ,1998,14 (3):80-84.

[25] 胡亚美,江载芳. 诸福棠实用儿科学[M]. 北京:人民卫生出版社,2002:2551.

[26] 岳少杰. 小儿颅内高压综合征的治疗[J]. 中国实用儿科杂志,2008,7(23):490.

[27] 虞佩兰,杨于嘉. 小儿脑水肿与颅内高压[M]. 北京:人民卫生出版社,1999:130.

[28] GLACINO J,ASHWAL S,CHILDS N,et al.The minimally conscious state:definition and diagnostic criteria [J].Neurology,2002,589(3):349-353.

[29] KOCHANEK P N,CARNEY N,ADELSON PH D,et al. Guidelines for the acute medical management of severe traumatic brain injury in infants,children,and adolescents second edition [J] Pediatri Crit Care Med,2012,13 Suppl 1:S 1-82.

第一节　先天性心脏病

一、概述

先天性心脏病（congenital heart disease，CHD，简称先心病）是胎儿期心脏及大血管发育异常而致的先天畸形，是儿童时期最常见的心脏病，占我国重大出生缺陷发病率的首位，约为 7‰，其发病率在活产婴儿中为 1.3‰~13.8‰，有明显地域差异性。各类先天性心脏病的发病情况以室间隔缺损最多，其次为房间隔缺损、动脉导管未闭和肺动脉瓣狭窄。法洛四联症则是存活的发绀型先天性心脏病中最常见者。

二、诊断及评定

（一）诊断

对先天性心血管畸形的正确诊断，必须将病史、症状、体征及其他辅助检查综合分析，才能得到正确结论。

1. **病史**　患儿发育有延迟、出现过颜面口唇青紫现象，可能有蹲踞现象，可能有昏厥发作，有过心慌、气促现象，易患呼吸道感染。

2. **体检**　营养欠佳，可能合并身体畸形、颜面口唇青紫、有杵状指（趾）；心脏有扩大、听诊有心脏杂音，心音有异常和心律不齐等。

3. **X线检查**　透视下有无肺门"舞蹈征"等，对先天性心脏病的诊断有重要线索提示作用。

4. **心电图检查**　有无心室肥厚、心房肥大和心律失常。

5. **心脏导管检查**　右心导管检查可以了解右心房与右心室腔压力，从而判断有无肺动脉高压。

6. **心血管造影检查**　复杂型心脏血管畸形往往需借助心血管造影确诊。将造影剂注入左心房或左心室，在造影下连续观察动态变化，有较高的诊断价值。

7. **心脏超声检查**　心脏超声检查为探测心内结构及血流动力异常的无创性诊断方法。三维心脏彩超检测先心病的准确率为 93.8%。超声检查必须与临床听诊、X 线及心电图检查等结合起来，综合分析判断。

（二）评定

1. **心脏功能分级**　根据美国纽约心脏病学会（New York Heart Disease Assocation，NYHA）心功能分级，分为四级：

Ⅰ级：患者患有心脏病，但活动量不受限制，平时一般活动不引起疲乏、心悸、呼吸困难或心绞痛。

Ⅱ级:心脏病患者的体力活动受到轻度的限制,休息时无自觉症状,但一般体力活动下可出现疲乏、心悸、呼吸困难或心绞痛。

Ⅲ级:心脏病患者体力活动明显受限,小于平时一般活动即引起上述的症状。

Ⅳ级:心脏病患者不能从事任何体力活动。休息状态下出现心力衰竭的症状,体力活动后加重。

2. 超声心动图评定 左室射血分数(left ventricular ejection fraction,LVEF)是评价左室收缩功能的比较稳定的指标。LVEF:40%~50% 为轻度降低,30%~40% 为中度降低,<30% 为重度降低。

3. 心脏负荷试验 低水平运动试验:心脏手术后康复,在康复活动早期,借以指导康复活动。具体活动如下:

(1)平板试验方法:应用先进的 Bruce 运动试验方案。

(2)踏车试验方法:开始时按 3 个代谢当量(metabolic equivalent,MET)给予功量150kPM,增至 4 个 MET 时,可给 300kPM,转速 60 次 /min,前后两次共 4 分钟,中间可休息 2 分钟。

(3)二级梯运动试验方法:本法简便易行,1/2 单倍量试验相当于 4 个 MET,单倍量和双倍量试验分别相当于 5.6 或 6.7 个 MET。

以上低水平运动试验时,也应有医生在场监护,心率不应超过 115 次 /min,出现症状时应及时停止。

(4)6 分钟步行试验:主要用于评价中、重度心肺疾病患者对治疗干预的疗效,测量患者的心肺功能状态,可作为临床试验的终点观察指标之一,是判断患者心力衰竭程度的简易方法,也是患者生存率的预测指标之一。美国早期进行此项试验的专家,将患者步行的距离划分为 4 个等级:1 级少于 300m,2 级 300~374.9m,3 级 375~449.5m,4 级超过 450m。级别越低,心肺功能越差,达到 3 级与 4 级者,心肺功能接近或达到正常。

4. 肺功能检查 方法较多,应根据患儿不同年龄段选择不同的评估方法(表 16-1)。

表 16-1 不同年龄肺功能检测方法

年龄	常用检测方法
<2 岁	潮气呼吸法,阻断法,婴幼儿体描仪法,部分胸腹腔挤压法
2~3 岁	潮气呼吸法
3~5 岁	脉冲振荡法,潮气呼吸法
>5 岁	常规通气法,脉冲振荡法,体描仪法(年长儿)
>10 岁	弥散法,常规通气法,脉冲振荡法,体描仪法(年长儿)

(1)肺容量:肺容量包括潮气量、补吸气量、深吸气量、肺活量、残气量、功能残气量和肺总量等,其中以肺活量最常用。

肺容量主要包括 4 种基础肺容积及 4 种复合肺容量。基础肺容积:①潮气量(VT),指平静呼吸时,每次吸入或呼出的气量;②补吸气量(IRV),平静吸气后再用力吸入的最大气量;③补呼气量(ERV),平静呼气后再用力呼出的最大气量;④残气量(RV),为补呼气后,肺内不能呼出的残留气量。由 2 个或 2 个以上的基础肺容积所组成复合肺容量,包括:①深吸气量（IC），指平静呼气后能吸入的最大气量（VT+IRV）；②肺活量（VC），最大吸气后所能呼出的最大气量（IC+ERV），若不讲求速度的称为慢肺活量，而用力快速呼气所得的肺活量称之为用力肺活量，正常情况下二者相等，有阻塞性通气功能障碍时前者大于后者；③功能残气量（FRC），指平静呼气后肺内所含气量（ERV+RV）；④肺总量（TLC）深吸气后肺内所含有的总气量（VC+RV）。肺容量随年龄、性别、身高和体质量的不同而变化，一般以占预计值的百分比来表达。实测值占预计值80%以上为正常，60%～79%为轻度下降，40%～59%为中度下降，<40%为重度异常。

(2) 肺通气功能测定：主要参数及结果判断包括：①用力肺活量（FVC，又称时间肺活量），是深吸气至肺总量（TLC）位后以最大用力、最快速度所能呼出的全部气量，是肺容量测定的重要指标之一；②FEV_1，是指最大吸气到 TLC 位后，用力快速呼气，在第一秒内的所呼出的最大气量。FEV_1 既是容量指标，也是流速指标。故对于肺容量的改变或是否存在阻塞性病变均有重要的诊断价值；③一秒率（FEV_1/VC% 或 FEV_1/FVC%），是用来判断气道阻塞的重要指标，但若同时存在限制性病变，其变化可能被掩盖。正常值一般在80%以上，年幼者可 >90%；④呼气峰流速（peak expiratory flow，PEF），用力呼气时的最高流速，可反映大气道功能；⑤最大呼气中段流量（MMEF），是指用力呼出肺活量 25%～75% 的平均流量，是判断气道阻塞（尤为小气道病变）的主要指标之一。将 FVC 曲线按容积分为 4 个等份，取其中间 2/4 段的肺容量 bc 与其所用的呼气时间 ab 两者之比值，即为 MMEF；⑥用力呼气流速（FEF），FEF25、FEF50、FEF75，为呼出 25%、50%、75% 肺活量时的呼气流速，FEF25 反映呼气早期流速，FEF50、FEF75 反映呼气中后期流速，其临床意义与 MMEF 相似；⑦每分最大通气量（MVV），是一项综合评价肺储备能的可靠力指标，是能否耐受胸腹部手术的重要评价指标之一。参照 ATS/ERS 指南，FVC、FEV_1、PEF、MVV ≥ 80% 预计值为正常，MMEF、FEF50、FEF75≥65% 预计值为正常。临床上若进一步细分，则前者 60%～79% 为轻度下降，40%～59% 为中度下降，<40% 为重度异常；后者 55%～64% 为轻度下降，45%～54% 为中度下降，<45% 为重度异常。

儿童处于生长发育阶段，肺功能也随其生长发育不断完善。由于年龄、身高、体质量增加，肺容量增大，气道管径增粗，气道阻力逐渐减低，肺容量的增加和气道平滑肌的发育使肺顺应性逐渐增加，其他评估方法详见儿童肺功能检测专家共识。

5. **日常生活活动能力评定** 日常生活活动能力评定（ADL）是人们在独立生活中反复进行的、最必要的基本活动。常见的 ADL 能力评定方法：Katz 指数分级法（Kats index of ADL）、Barthel 指数（MBI）、PULSES ADL 功能评定量表、功能独立性测量或儿童功能独立性评估量表。

6. **其他评定方法** 应用代谢当量指导活动方法。代谢当量是指运动代谢率对安静时代谢率的倍数，1MET 是指每公斤体重，从事 1 分钟活动消耗 3.5ml 的氧，其活动强度称为 1MET。应用 MET 指导康复活动时应参考运动生理知识，避免机械搬用，一般对所求得的容量，主张适当留有余地。

三、康复治疗

(一) 一般治疗

1. 手术治疗 开胸手术为主要治疗方式，适用于各种简单先天性心脏病（如：室间隔缺损、房间隔缺损、动脉导管未闭等)及复杂先天性心脏病(如合并肺动脉的先心病、法洛四联症以及他有发绀现象的心脏病)。

介入治疗为近几年发展起来的一种新型治疗方法,主要适用于动脉导管未闭、房间隔缺损及部分室间隔缺损不合并其他需手术矫正的畸形患儿可考虑行介入治疗。

2. 肺动脉高压的治疗 药物治疗如血管紧张素转换酶抑制剂(ACEI)及钙通道阻滞剂(CCB);前列环素类药物;内皮素受体拮抗剂;磷酸二酯酶 -5(PED-5)抑制剂;以及肺功能衰竭时的肺移植治疗。

3. 心力衰竭的治疗 药物治疗对于改善先天性心脏病并发心力衰竭患者症状起至关重要的作用。传统的药物治疗为洋地黄类药物强心、呋塞米等利尿。

(二)康复训练

康复训练的原则包括:①运动强度:应在患儿身体适应范围内,不过度屏气,发现身体出现不适,或胸闷、口唇发紫等缺氧症状时应立即停止运动;②鼓励运动:先心病患儿会因心脏畸形导致运动发育相对落后和运动能力低下,因此要多鼓励患儿运动,不需要过度保护,以更好地促进身体功能恢复,对于运动能力相对正常的患儿,鼓励其与常人一样进行运动;③个体化原则:由于部分先心病患儿心脏分流或手术等原因,会使心脏在运动时调节功能出现异常,因此,运动前适当的热身和运动后充分的休息很有必要。术后不同阶段康复训练方法如下。

1. 第一期 术后第 3 天至 2 周。

(1)原理:通过适当活动,减少或消除绝对卧床休息所带来的不良影响。

(2)适应证:患儿生命体征稳定,安静时心率 1 岁以内 <130 次 /min,1~3 岁 <120 次 /min,大于 4 岁 <110 次 /min,无心力衰竭、严重心律失常和心源性休克,血压基本正常,体温正常。

(3)禁忌证:血压异常,严重心律失常、心力衰竭、休克;严重并发症(如体温 >38℃、血栓等);心电图有心肌缺血表现;不理解或不配合的患儿。

(4)康复方法:①排痰管理:术后 6 小时,生命征稳定的患儿半卧位,使膈肌下降,提高肺的顺应性,左右侧卧,以减少分泌物潴留,对于不配合的患儿可用拇指或示指在吸气末用力向内压胸骨柄上窝的气管,并同时横向滑动刺激气管引起咳嗽反射,促进排痰。②呼吸训练:吹气球或吹瓶练习,取一段输液管置生理盐水瓶或盛有水的饮料瓶中,让患儿深吸气后平稳呼气吹出气泡,每次 10~15 分钟,4~5 次 / 天,在吸氧下进行。此方法患儿乐于接受,可增加肺活量及肺部功能残气量,预防肺不张。③运动训练:鼓励拔除气管插管的患儿尽早坐起,尽早下地活动。小婴儿可以适当做被动肢体活动和翻身练习。

2. 第二期 术后第 2~4 周。

(1)原理:患儿在此期主要是要保持适当的体力活动,逐步适应家庭活动,等待病情完全稳定,准备参加Ⅲ期康复锻炼。

(2)适应证:患儿生命体征稳定,运动能力≥3MET,家庭内活动时无显著症状和体征。

(3)禁忌证:(与第一期相似)血压异常、严重心律失常(如发热 >38℃、血栓等);心电图有心肌缺血表现;不理解或不能配合的患儿。

(4)康复方法:包括以下几个方面。①运动疗法:采用运动平板抗阻脚踏车训练。提高心肌内收缩性。②理疗:超短波可使血管扩张,血流加速,组织器官血液循环改善,血管壁通透性增高。③特色项目:体外反搏仪可增加心脏、脑、肾脏等重要脏器的血液灌流,促进血液循环,加快新陈代谢,使免疫力提高。血流加大、流量增加有利于清除血管壁上的有害物质,达到血液畅通。④作业疗法:恢复日常功能训练目标,逐步恢复一般日常生活活动能力,包括轻度家务劳动、娱乐活动等。运动能力达到 4~6MET,提高生活质量。对于体力活动没有更高要求的患者可停留在此期。

3. 第三期 康复疗程一般为 2~3 个月。

(1) 原理:①外周效应:指心脏之外的组织和器官发生的适应性改变,是公认的冠心病和各类心血管疾病康复治疗机制;②中心效应:指康复训练对心脏的直接作用,冠状动脉供血量提高,心肌内在收缩性相对提高;③危险因素控制。

(2) 适应证:临床病情稳定者。

(3) 禁忌证:临床情况不稳定患者,包括未控制的心力衰竭、严重左心功能障碍、严重心律失常、急性心包炎、心肌炎、心内膜炎、严重高血压($>210/100mmHg$)、急性肺栓塞、传染病、发热、瓣膜病、肺水肿、精神病发作等。

(4) 康复方法:①运动方面:根据儿童的发育水平制定适宜的运动训练方案,促进儿童正常运动功能的建立,可采 MOTOmed 肌力训练仪等仪器提高心功能储备。②理疗:超短波可使血管扩张,血流加速,组织器官血液循环改善,血管壁通透性增高。③特色项目:体外反搏仪增加心脏、脑、肾脏等重要脏器的血液灌流,促进血液循环。

四、预防及预后

(一) 预防

虽然引起先天性心脏病的病因迄今尚未完全明确,但加强对孕妇的保健,特别是在妊娠早期积极预防病毒感染性疾病,避免与发病有关的一些高危因素,对预防小儿先天性心脏病具有重要意义。在怀孕的早中期通过胎儿超声心动图及染色体、基因诊断等手段对先天性心脏病进行早期诊断、早期干预。

(二) 预后

随着医学科学技术的发展,众多先心病患儿得到了恰当治疗,存活至成人的复杂先心病患者日益增多。制定规范的康复程序与规划,有助于先心病患者由儿科顺利转入成人科,连续不断地为其提供适宜的医疗服务,使其生理功能潜能得到最大挖掘,对先心病患儿进行适时的康复干预,很多患儿各项发育指标能够在术后得到提升和改善,成为正常儿童。

先心病的预后一般取决于畸形的类型和严重程度、适合手术矫正者的手术时机及术前心功能状况、有无合并症。无分流类或者左到右分流类、轻者无症状、心电图和 X 线无异常者,以及中、重度均可通过手术矫正,预后较佳;若已产生严重肺动脉高压双向分流则预后较差;右至左分流或复合畸形者及病情较重者,应争取早日手术。

(张惠佳 胡继红)

第二节　儿童哮喘

一、概述

支气管哮喘(bronchial asthma)简称哮喘,是儿童期最常见的慢性呼吸道疾病。哮喘是由多种细胞(如嗜酸性粒细胞、肥大细胞、T淋巴细胞、中性粒细胞及气道上皮细胞等)和细胞组分共同参与的气道慢性炎症性疾病,这种慢性炎症导致气道反应性增加,通常出现广泛多变的可逆性气流受限,并引起反复发作性喘息、气促、胸闷或咳嗽等症状,常在夜间和/或清晨发作或加剧,多数患儿可经治疗缓解或自行缓解。目前世界范围内至少有3亿哮喘患者,中国哮喘患者约3 000万。各国患病率在1%~18%不等,发达国家高于发展中国家,城市高于农村。2000年调查结果发现中国城区儿童哮喘发病于5岁以前,约20%的患者有家族史,特应质(atopy)与本病的形成关系密切,多数患者有湿疹、过敏性鼻炎和/或食物(药物)过敏史。儿童哮喘如诊治不及时,随病程的延长可产生气道不可逆性狭窄和气道重塑。

二、诊断及评定

(一)儿童哮喘诊断标准

1. **可变的呼吸系统症状史**　典型症状是喘息、气促、胸闷、咳嗽。哮喘患者一般有超过一个以上的症状,症状发生随时间改变,并且强度多变,往往在夜间或晨起时加重,通常由运动、欢笑、过敏原或冷空气引发,症状常在病毒感染时加重。

2. **可变的呼气气流受限证据**　在诊断过程中至少1次第1秒用力呼气容积(FEV_1)降低,确定FEV_1/FVC减少。儿童FEV_1/FVC比值通常大于0.90。哮喘患者肺功能变化大于正常人群,例如:吸入支气管扩张剂后,FEV_1增加大于12%预计值,被称为"支气管扩张剂可逆性";平均白天呼气峰流速(PEF)变异率儿童大于13%(成人大于10%);4周抗炎治疗后,FEV_1增加大于12%预计值,除外呼吸系统感染。变化越大,或变化次数增多,则诊断的可能性越高。症状期,在清晨或支气管扩张剂中断后,可能需要对患者进行重复检测。严重恶化或病毒感染时也可能不出现支气管扩张剂的可逆性。如果首次检测时没有支气管扩张剂的可逆性表现,下一步则根据临床表现和其他测试结果进行诊断。协助诊断的其他检测包括支气管激发试验等。

(二)哮喘分型

哮喘是一种异质性疾病,伴有不同的基础疾病过程,即存在不同"哮喘表型"。对于严重哮喘的患者,一些表型的指导性治疗是有效的。然而,至今,仍然没有发现特殊的临床模式或者治疗反应的关系。对于哮喘分型的临床价值,仍然需要更多的研究。最常见的分型包括:

(1)过敏性哮喘:这是最容易被识别的哮喘分型,最常见于儿童,有家族遗传史或既往有过敏性疾病的病史,如湿疹、过敏性鼻炎、或者食物、药物过敏。在治疗前,诱导痰检查常提示嗜酸性粒细胞气道炎。这类患者常对激素（ICS）治疗敏感。

（2）非过敏性哮喘：一些成人哮喘发生与过敏无关。这些患者的痰可能有中性粒细胞、嗜酸性粒细胞或者仅仅是一些炎性细胞。

（3）迟发型哮喘：一些成人尤其是女性，在成人时期第一次发生哮喘。这些患者趋向于非过敏性并且经常需要高剂量的 ICS 或者是对皮质醇激素不敏感。

（4）哮喘合并混合性气流受限：一些长时间患哮喘的患者发展成混合性气流受限，这被认为是气道重构引起的。

（5）哮喘合并肥胖：一些肥胖的哮喘患者有显著的呼吸系统症状和少的嗜酸性粒细胞浸润的气道炎症。

（三）哮喘分期

哮喘根据病情发展变化可分为急性发作期（exacerbation）、慢性持续期（persistent）和临床缓解期（remission）。

（1）急性发作期：又称为哮喘急性加重或急性恶化，主要是指以咳嗽为主的单个或多个复合症状的发作，常伴有呼吸困难，进展性加重，常与接触冷空气或变应原有关。

（2）慢性持续期：相当长的时间内有不同程度和 / 或不同频率的喘息、气促、咳嗽。

（3）临床缓解期：是指治疗后或未经治疗哮喘的症状、体征消失，FEV_1 或 $PEF \geq 80\%$ 预计值，并维持 3 个月以上。

哮喘根据病情严重程度分级主要用于初始治疗或未经过哮喘规范化治疗的患儿，用于评估初始治疗前病情的严重程度。分间歇性哮喘、轻度持续哮喘、中度持续哮喘、重度持续哮喘。目前倾向于采用第一或第二级阶梯治疗方案，能达到良好控制的哮喘为轻度持续哮喘；采用第三级阶梯治疗方案，能达到良好控制的哮喘为中度持续哮喘；采用第四级阶梯治疗方案，能达到良好控制的哮喘为重度持续哮喘。

（四）哮喘评定

1. 肺功能评定 肺功能对评价呼吸道疾病的严重程度有较高的价值，可以切实反应哮喘病理变化及病变的程度，在儿童哮喘诊治过程中十分重要。

（1）支气管扩张试验（气道阻塞可逆性测定）：对已有支气管痉挛、狭窄的患者采用一定剂量的舒张支气管的药物使狭窄的支气管得以舒张，以测定其舒张程度的肺功能试验。可选择的药物包括：吸入型短效 β_2 受体激动剂，口服、静脉支气管扩张剂，口服泼尼松（1~2 周）。支气管扩张试验阳性可诊断哮喘。基础 $FEV_1 < 70\%$，选择此项试验。

（2）呼气峰流速监测（PEF）：受试者从肺总量位开始呼气，最初 100 毫秒内所能达到的最高呼气流速。PEF 反映的是用力呼气初期的流速，不需要延长呼气时间。受试者的用力程度对 PEF 影响较大。实测值与个人最佳值比较，大于 80% 为正常，小于 80% 则气道有阻塞，哮喘控制不佳。PEF 昼夜变异率大于 20% 支持哮喘诊断，提示哮喘控制不佳。

（3）支气管激发试验：用某种刺激使支气管平滑肌收缩，再用肺功能做指标，判断支气管狭窄程度，从而用于测定气道高反应性（AHR），阳性提示气道反应性增高，是早期发现、早期诊断哮喘的主要依据。

2. 儿童哮喘控制测试 儿童哮喘控制测试（childhood asthma control test，C-ACT）是一种评估哮喘控制状况的测试问卷，适用于 4~11 岁儿童哮喘患者，可在家庭用于病情的长期监测。测试共 7 个问题，分为两个部分，第一部分包括 4 个问题，由孩子自己回答问题，家长可帮助孩子理解问题。第二部分包括 3 个问题，由家长进行回答。问题答案满分为 4 分，

0 分患者表现最差,4 分患者不存在问题。

测试得分≤19 分,表明患者哮喘并没有得到妥善的控制,建议家长到医院就医,询问医生是否需要调整治疗方案。得分在 20 分及以上,表明患者哮喘可能在控制之中。不论患儿自我感觉如何,都应定期进行儿童哮喘控制测试。持续定期到医院复查,以确保患者得到最妥善的治疗。

3. 哮喘儿童生活质量评估 可采用儿童生存质量测定量表系列(pediatric quality of life inventory TM,PedsQL TM)进行评估。该量表由测量儿童生存质量共性部分的普适性核心量表和测量不同疾病儿童生存质量的特异性疾病模块构成,每一个量表均包括父母报告和儿童自评报告两种。

中文版 PedsQL TM 3.0 哮喘模块中,家长报告问卷按患儿的年龄分为 2~4 岁、5~7 岁、8~12 岁、13~18 岁 4 个量表。儿童自评量表包括 5~7 岁、8~12 岁、13~18 岁 3 个量表。哮喘模块共有 28 个问题(其中 2~4 岁家长报告问卷为 26 个问题,在治疗方面比其他年龄组少 2 个问题),包括 4 个维度的内容,分别是:①哮喘的症状,含 11 个问题;②治疗相关问题,含 11 个问题;③忧虑,含 3 个问题;④沟通,含 3 个问题。该量表的每个问题都是调查最近 1 个月内某一事情发生的频率。每个问题的回答选项分 0、1、2、3、4 五个等级,其含义分别是:0(100 分)表示"从来没有",1(75 分)表示"几乎没有",2(50 分)表示"有时有",3(25 分)表示"经常有",4(0 分)表示"一直有"。各维度的分数等于所含问题分数的总和除以应答问题数,如果某个维度中超过 50% 的问题应答缺失,则不计算该维度的分数。总表的分数为各问题分数的总和除以全量表应答问题数。分数越高,说明生存质量越好。

三、康复治疗

(一) 防治原则

哮喘控制治疗应尽早开始,要坚持长期、持续、规范、个体化治疗原则。治疗包括:

(1) 急性发作期:快速缓解症状,如平喘、抗炎治疗。

(2) 慢性持续期和临床缓解期:防止症状加重和预防复发,如避免触发因素、抗炎、降低气道高反应性、防止气道重塑,并做好自我管理。强调基于症状控制的哮喘管理模式,避免治疗不足和治疗过度,治疗过程中遵循"评估 - 调整治疗 - 监测"的管理循环,直至停药观察。

(二) 肺功能训练

哮喘彻底根治较为困难。尤其是进入稳定期的哮喘患者,病情易反复,肺功能差且生活质量下降。通过肺康复训练可以显著增强哮喘患者治疗依从性,改善肺功能,提高生活质量。

1. 缩唇训练 引导患儿尽量使用鼻子吸气,并进行缩唇呼气,呼气与吸气时间比由患儿自行掌握,以自我感觉舒适为主。

2. 腹式呼吸 患儿选择适合自己的体位,两只手分别放在腹部和胸前,呼气时压腹,用缩唇法,吸气时让腹部尽量鼓起,用鼻吸气。

3. 步行锻炼 分弓步呼吸和行走锻炼两种。弓步呼吸要求边跨步边出拳,出拳节奏与呼吸节奏相应。

4. 放松训练 入睡前 30 分钟,患儿按指导语依次放松全身肌肉。

5. 吹气球呼吸训练 将气球直径吹至 30~40cm,悬挂至患者前方 20cm 处,患儿深吸一口气后面对气球缓慢进行吹气,中间不得吸气,一口气将气球吹摆至某一位置,并且能够维持一定时间,随后尽可能延长气球维持时间。吸气时患者腹部需隆起,吹起过程中护理人员或家属用手掌将腹部缓慢的压下,整体进行一次后,稍做休息,反复练习。

(三) 有氧运动

体力活动不足造成的心肺功能、肌肉力量与耐力下降是影响哮喘儿童疾病控制和生活质量问题的主要原因。提高运动能力对于改善哮喘控制具有积极作用。规律有氧运动可提高最大摄氧量(VO_{2max}),但其需要通过极量运动负荷才能获得。对于轻、中度哮喘,且经规范药物治疗均处于非急性发作期(慢性持续期和临床缓解期),各组肺功能指标接近正常的患者,进行 8 周高强度间歇运动或有氧运动即中等强度持续运动,可使患者疾病控制,运动能力提高,但对肺功能、炎症反应、生长因子含量无显著影响。在适当的管理和监控下有氧运动可作为轻、中度哮喘儿童运动康复的有益补充。

(四) 物理因子治疗

物理因子治疗在综合治疗哮喘中有巨大作用,其作用性质取决于疾病的特点、气管-肺系统炎症病变的存在及程度和上呼吸道方面的变化与肾上腺功能状态。非典型性支气管哮喘患者可进行理疗,以减轻敏感性和缓解支气管痉挛,使中枢神经和自主神经功能恢复正常,并提高肾上腺皮质功能。除此之外,对感染性变态反应性支气管哮喘患者,还必须积极处理炎症过程。

(五) 针灸疗法

针刺治疗哮喘的原则"急则治其标,缓则治其本"。急性发作期症状比较严重,以治标为主,常选肺俞、定喘、天突等穴,而缓解期则以治本为主,临床上常选任督脉等穴位:如大椎、膻中、关元、气海等。

(六) 穴位贴敷

在内服中药的基础上,以穴位贴敷方式进行外治,贴敷肺俞、定喘、天突三个穴位,与具有祛痰功效的芥子和具有活血理气功效的延胡索联合应用,可达到顺其祛痰的效果。对足三里穴进行刺激,能够对患儿机体免疫功能进行调节。

四、预防及预后

(一) 预防

1. **避免危险因素** 应避免接触变应原,积极治疗和清除感染灶,去除各种诱发因素(吸烟、呼吸道感染和气候变化等)。

2. **哮喘的教育和管理** 哮喘患儿的教育与管理是提高疗效、减少复发、提高患儿生活质量的重要措施。通过对患儿及家长进行哮喘基本防治知识的教育,调动其对哮喘防治的主观能动性,提高依从性,避免各种危险因素,巩固治疗效果,提高生活质量。教会患儿及其家属正确使用儿童哮喘控制测试(C-ACT)等哮喘控制问卷,以判断哮喘控制水平。

3. **多形式教育** 通过门诊教育、集中教育、媒体宣传等多种形式,向哮喘患儿及其家属宣传哮喘基本知识。

(二) 预后

儿童哮喘的预后较成人好,病死率为 2/10 万 ~4/10 万,70%~80% 年长后症状不再反复,但仍可能存在不同程度的气道炎症和高反应性,30%~60% 的患儿可完全治愈。

(吕智海)

第三节 遗 尿 症

一、概述

小儿夜遗尿（nocturnal enuresis）为儿科常见病，发病率高。国际小儿尿控协会对其定义是5岁及5岁以上儿童睡眠中间断发生尿失禁。据国外资料统计，16%的5岁儿童、10%的7岁儿童和5%的11~12岁儿童患有不同程度夜遗尿，青春期和成年早期仍有1%~3%受到夜遗尿困扰。

遗尿症可分为原发性遗尿症（primary nocturnal enuresis，PNE）和继发性遗尿症（secondary nocturnal enuresis，SNE）。原发性遗尿症是指尿床从婴儿期延续而来，从未有过6个月以上的不尿床期，并且排除先天性疾病、泌尿系感染、神经肌肉疾病等继发性因素，即为原发性遗尿症；继发性遗尿症是指曾有过6个月以上的不尿床期后出现尿床。临床常见的为原发性遗尿症，约占遗尿患者的70.0%~80.0%。根据是否伴有其他下尿路症状可以将遗尿分为单症状性遗尿（monosymptomatic nocturnal enuresis，MNE）和非单症状性遗尿（nonmonosymptomatic nocturnal enuresis，NMNE）。

多种因素均可导致遗尿，常见因素包括遗传因素、家庭环境因素、精神心理因素、觉醒障碍、排尿控制神经异常、隐性脊柱裂、膀胱功能障碍、尿道异常、泌尿系感染、呼吸睡眠暂停、打鼾及夜间抗利尿激素分泌不足等。目前多认为夜间抗利尿激素分泌不足导致的夜间尿量增多和膀胱功能性容量减小是单症状性夜遗尿的主要病因，同时睡眠觉醒障碍是发病的前提，也就是说遗尿症发生是由于夜间尿量与夜间膀胱容量之间不匹配导致的，并且发生这种不匹配时患儿不能觉醒。

二、诊断及评定

（一）诊断

中国儿童遗尿疾病管理协作组于2014年制定了《中国儿童单症状性夜遗尿疾病管理专家共识》，诊断要点包括：

1. 患儿年龄≥5岁。
2. 患儿睡眠中不自主排尿，每周≥2次，并持续3个月以上。
3. 对于大年龄儿童诊断标准可适当放宽夜遗尿次数。

对于夜遗尿程度的判断，各国仍采用美国精神病学会制定的标准，每周2~3个夜晚尿床属于轻度遗尿，4~6个夜晚尿床属于中度遗尿，7个夜晚均尿床属于重度遗尿。

（二）评定

遗尿影响儿童的健康发育及生活质量，对遗尿患儿应高度重视。如临床疑似遗尿除了进行病史采集、体格检查和相关实验室检查外，还需要如下评估。

1. **排尿日记** 排尿日记是评估儿童膀胱容量和是否存在夜间多尿的主要依据，同时也是单症状性夜遗尿具体治疗策略选择的基础。排尿日记中涉及的日间最大排尿量（maximum voided volume，MVV）指除清晨第1次排尿以外的日间最大单次排尿量，而夜间总尿量（total voided volume，TVV）应包括夜间尿布增重或夜间排尿量与清晨第1次尿量之和。连续记录日间排尿日记,测量 MVV,可判断膀胱功能,若 MVV 低于预期膀胱容量的 65%,提示膀胱容量偏小,使用报警器效果好;连续记录夜间排尿日记,测量夜间尿量,若 MVV 大于预期膀胱容量的 130%,提示存在夜间多尿,夜间多尿患儿使用去氨加压素(desmopressin)效果好。填写前医生应充分向家长解释完善排尿日记对明确病因以及成功治疗的重要性,并详细讲解排尿日记的具体记录方法,以确保数据记录的准确性和真实性。排尿日记应在做到睡前 2 小时限水、睡前排空膀胱之后进行,需详细记录至少 3~4 个白天(上学期间可于周末记录)和连续 7 个夜晚饮水、遗尿以及尿量等情况。应向患儿家庭提供收集和测量尿量的容器(如量杯或量筒),如有需要时提供可称重的尿布或纸尿裤。

2. B 超检查 可检查遗尿患儿泌尿系统情况,排除器质性疾病;还可安全无创地检测患儿的 FBC、膀胱壁厚度、残余尿量,协助了解其膀胱功能,指导制定用药方案。

3. X 线检查 腰骶椎平片能够排除脊柱方面疾患,确诊隐性脊柱裂并明确隐性脊柱裂部位和范围。隐性脊柱裂可显著影响遗尿治疗预后,伴有隐性脊柱裂者治疗效果较差。为筛查遗尿患儿有无隐性脊柱裂及了解预后情况,推荐 X 线检查作为遗尿常规检查项目。

4. 尿动力学检查 存在可疑 NMNE、继发性遗尿或治疗 1 年以上无效时推荐进行尿动力学检查(自由尿流率联合残余尿量检查,必要时进行膀胱测压),以明确是否存在下尿路功能障碍(lower urinary tract dysfunction,LUTD)。其中,自由尿流率联合残余尿量超声测定是筛选患儿是否存在 LUTD 的最常用方法,同时判断是否需要侵入性尿流动力学检查。侵入性尿动力学检查主要包括膀胱压力 - 容积、压力 - 流率、尿道压力和影像尿动力学检查,其中影像尿动力学检查可准确形象地显示遗尿患儿逼尿肌括约肌协同失调、膀胱输尿管反流以及膀胱尿道形态等。

5. 自我意识的评价 遗尿症患儿有个性的改变,较正常儿童有更明显的孤僻、焦虑和抑郁情绪,可采用国际广泛应用的儿童自我意识量表(piers-harris children's self-concept scale,PHCSS)进行调查。该量表是美国心理学家 Piers 和 Harris 编制并修订的儿童自评量表,适用于 8~16 岁儿童,主要用于评价儿童自我意识,其信度和效度较好。该量表共包括 80 个问题,用于了解儿童如何看待自己。如果儿童认为问题符合自己的实际情况,则在相应的题号后的"是"上画圈,如果不符合实际情况,则在相应的题号后的"否"上画圈。要求对每个问题均做回答并且要求每个问题只能有一种回答。量表分别从行为、学业、躯体外貌、情绪、合群、幸福与满足感 6 个方面综合评价患儿自我意识状态,量表为正性积分,即得分高者表面该项评价好。

三、康复治疗

(一) 基础治疗

加强对夜遗尿患儿家长的教育,向其讲解关于儿童夜遗尿的基本信息。夜遗尿并不是儿童的过错,家长不应就此对其进行责罚。同时,积极的生活方式指导是儿童夜遗尿治疗的基础,某些夜遗尿儿童仅经生活方式、生活习惯的调整,夜遗尿症状便可消失。对于小年龄儿、遗尿对生活影响小的儿童可首先进行基础治疗,且基础治疗贯穿夜遗尿治疗的全过程。

1. 调整作息习惯 帮助家庭规律作息时间,鼓励患儿白天正常饮水,保证每日饮水量。避免食用含茶碱、咖啡因的食物或饮料。晚餐宜早,且宜清淡,少盐少油,饭后不宜剧烈活动或过度兴奋。尽早睡眠,睡前 2~3 小时应不再进食,睡前 2 小时禁止饮水及食用包括粥汤、牛奶、水果、果汁等含水分较多的食品。

2. 奖励机制 家长应在医师的帮助下树立家庭战胜遗尿的信心,不断强化正性行为和治疗动机。家长不应责备患儿,应该多一些鼓励,减轻孩子对疾病的心理负担,让孩子自己积极参与到治疗过程中。

3. 养成良好的排尿、排便习惯 养成日间规律排尿(每日 4~7 次)、睡前排尿的好习惯,部分家长尝试闹钟唤醒。同时,建议多食用纤维素丰富的食物,每日定时排便,对伴有便秘的患儿应同时积极治疗便秘。

4. 记录排尿日记 指导家长认真记录"排尿日记",以帮助评估儿童夜遗尿的个体化病情并指导治疗。

(二) 觉醒治疗

包括警报器、闹钟唤醒训练。警报器是利用尿湿感应器装置,在患儿尿时,唤醒患儿起床,排尽余尿,然后通过反复的训练,使患儿建立膀胱胀满 - 觉醒的条件反射,使患儿觉醒排尿。警报器在国外应用较多,在 NICE 和 ICCS 遗尿症诊疗指南中均作为一线治疗推荐,且推荐证据等级较高。但警报器需要专用设备,国内应用较少,目前临床主要应用闹钟唤醒训练。但是闹钟唤醒训练需要长时间的教育指导、鼓励反馈和长期随访的支持,短期症状改善并不明显,闹钟治疗在应用时依从性较差,早期退出率较高。闹钟设置时机、声音选择、反馈方式等需要个体化方案,治疗前应评估条件是否利于闹钟治疗,取得孩子和家长的积极配合尤为重要。多数单一症状夜间遗尿症患儿,仅给予行为训练和唤醒训练治疗即可达到治愈目标。

(三) 生物反馈治疗

生物反馈治疗是一种行为学治疗方法,原理是将人体内部极微弱的、通常不能觉察的生理活动及生物电活动的信息加以放大,成为可见的波形和可听到的声音显示出来,个体借助于视觉、听觉器官,通过反馈信息了解自身变化,并根据变化逐渐学会在一定程度上控制和纠正这些活动的过程。将之用于盆底肌的训练,则可以改善盆底肌的舒缩,强化盆底肌群,从而治疗部分排泄异常的疾病如遗尿症等。

生物反馈治疗适用于存在膀胱尿道功能紊乱的遗尿症儿童。生物反馈治疗对改善原发性遗尿症患儿的最大尿流率和尿量,帮助建立正常的尿流曲线和调整逼尿肌 - 括约肌收缩协调性有一定作用。治疗需要专用设备和软件,同时需要患儿对治疗的依从性和一定的理解力,适用于较大年龄患儿。

(四) 膀胱功能训练

膀胱功能训练有利于加强排尿控制和增大膀胱容量。可督促患儿白天尽量多饮水,并尽量延长 2 次排尿的间隔时间使膀胱扩张。训练患儿适当憋尿以提高膀胱控制力,当患儿排尿时鼓励时断时续排尿,然后再把尿排尽,以提高膀胱括约肌的控制能力。也可通过生物反馈治疗训练膀胱功能,治疗频率一般为每周 1~2 次,疗程至少持续 3 个月。

(五) 心理治疗

由于很多遗尿患儿具有羞愧自卑的心理倾向,家长应设法减轻患儿心理压力,避免批评和羞辱患儿,有研究报道惩罚患儿会对治疗产生负面效果。诊断遗尿后,应首先告知患儿及家属遗尿的可能病因,并进行思想教育和心理安慰,使其树立遗尿是可以治愈的信心。如发现患儿伴有心理行为障碍如多动症,应同时给予积极治疗。心理治疗可提高治疗依从性,最好配合其他治疗同时应用。

(六) 传统康复治疗

传统康复治疗遗尿症包括内治法与外治法两大类。内治法包括中医辨证论治:从肾论治、从肺脾肾论治、从心论治、从湿热论治、从心肾论治、从脾论治、五脏并治,单方单药,中成药,膏方;外治法包括针灸:体针、芒针、电针、穴位注射、灸法、针灸综合治疗,推拿按摩法,穴位贴敷法,刮痧疗法,其他疗法等。

针灸对遗尿症有较好的疗效,可以作为遗尿症短期治疗的选择之一。取穴多选肾俞、膀胱俞、次髎、百会、印堂、气海、关元、足三里、三阴交、遗尿点(手小指末端横纹中点)等,但是针灸治疗对患儿有一定创伤和压力,需要家长和患儿的配合,且容易复发。

四、预防及预后

(一) 预防

1. **减少膀胱容量** 遗尿的孩子应从下午4点以后就不再吃流质饮食,少喝水。临睡前尽可能排空膀胱内的尿液。

2. **定时叫醒排尿** 从治疗开始起,要求家长每天在患儿夜晚经常发生尿床的时间前0.5~1小时用闹钟将患儿及时唤醒,起床排尿,使唤醒患儿的铃声与膀胱充盈的刺激同时呈现,经过一段时间的训练后,条件反射建立,患儿就能够被膀胱充盈的刺激唤醒达到自行控制排尿的目的。

3. **膀胱功能锻炼** 告诉孩子白天要多吃流质的东西,多喝水,尽量延长两次排尿的间隔时间,促使尿量增多,使膀胱容量逐渐增大,鼓励患儿在排尿中间,中断排尿,数1至10,然后再把尿排尽,以提高膀胱括约肌的控制能力。

4. **对饮食的要求** 晚餐后少吃甜食和高蛋白饮料,不要过咸,以免引起口渴,晚饭后尽量少喝水和饮料、牛奶等,可吃少量水果。晚饭同时家长应该给孩子以鼓励,并提醒孩子夜间起床排尿。切勿因遗尿而惩罚或责备孩子。

5. **合理生活习惯** 应养成孩子按时睡眠的习惯,睡前家长不可逗孩子,不可让孩子兴奋,不可让孩子剧烈活动,不可看惊险紧张的影视片,以免使孩子过度兴奋。注重孩子的大小便训练是预防遗尿症的基本措施。训练时间最好是在孩子满1岁半以后。开始训练的时间过早,由于孩子的神经系统发育还不十分成熟,大脑皮层对皮层下中枢反射性排尿的控制机制还不十分完善,往往会造成失败,这就难免打击孩子的自信心。

(二) 预后

本病预后一般良好。但如果长期不愈,可危害患者身心健康,常常表现为缺乏自信心、自卑、焦虑、恐惧集体生活,严重者甚至会导致孩子成年后难以和他人沟通、偏执、具有暴力倾向等,影响孩子的学习和生活,也给家长带来诸多麻烦。

(李 林 张建奎)

第四节 儿童头痛、头晕

一、概述

头痛(headache)一般指头颅上半部即眉毛以上至枕中为止这一范围内的疼痛,常伴有头晕。头晕,是一种常见的脑部功能性障碍,也是临床常见的症状之一,为头昏、头胀、头重脚轻、脑内摇晃、眼花等的感觉。头痛、头晕在小儿时期是较常见的症状。虽然绝大多数的头痛、头晕病例是属于偏头痛类型的血管性头痛和紧张型头痛，以及上感、五官科疾病等引发，多数预后良好，但头痛、头晕也可提示颅内严重疾病。头痛、头晕原因十分复杂，应仔细加以鉴别，正确及时诊治，以免延误病情。儿童期典型偏头痛的发病率为2%~5%，起病年龄多在6岁左右，并无低年龄限度。10岁以前男孩略多于女孩，10岁以后女孩比男孩发病率高。在一项学龄儿童的调查中发现，15%曾有过头晕或眩晕，其中2.6%的儿童曾有过3次以上发作。

儿童头痛、头晕中以儿童偏头痛最为常见，分为典型偏头痛、普通型偏头痛、偏瘫型偏头痛、基底动脉型偏头痛、眼肌瘫痪型偏头痛、偏头痛等位症。儿童急性偏头痛发作与成人偏头痛发作十分相似，但与成人相比，儿童偏头痛发作时间短，双侧性头痛多，视觉症状少，恶心、呕吐多；腹型偏头痛仅见于儿童病例。儿童偏头痛伴遗尿、夜惊、夜游症状者不少见。有家族遗传史者发生率比成人高，基底动脉型偏头痛儿童多见。部分儿童偏头痛可过渡到成年期以后。

头晕概念可分为眩晕、头昏、失平衡、晕厥前状态四类。头晕不包括晕厥，后者为全脑的一过性缺血。头晕是总的概念，眩晕、头昏仅仅是头晕的组成部分。

二、诊断及评定

临床医生应详细询问病史，全面体检并进行必要的辅助检查。

(一) 诊断

1. 儿童偏头痛的诊断 经随访观察治疗效果，除外其他原因所致的头痛，应考虑偏头痛的诊断。《头痛分类和诊断标准》第2版(ICHD-II)儿童偏头痛诊断标准如下：

(1) 儿童无先兆型偏头痛，A：至少5次发作符合标准B~D。B：头痛发作持续1~72小时。C：头痛特点至少符合以下4项中的两项：①单侧性，可能为双侧性，额颞部，枕部；②搏动性；③疼痛程度为中至重度；④日常活动(走路或爬楼梯)可加重头痛。D：头痛中至少有以下2项中的一项：①恶心和/或呕吐；②畏光和/或畏声。E：不归因于其他疾病。

(2) 儿童先兆型偏头痛，A：至少5次发作符合标准B~D。B：先兆至少包括以下1项，但没有运动障碍，①完全可逆的视觉症状，包括阳性症状(如闪烁的光、点、线)和/或阴性症状(如视觉丧失)；②完全可逆的感觉症状，包括阳性症状(如针刺感)和/或阴性症状(如麻木感)；③完全可逆的语言障碍。C：至少符合以下2项，①同向视觉症状和/或单侧感觉症状；②至少1项先兆症状逐渐进展不少于5分钟和/或不同先兆症状接连发生，过程不少于5分钟；③每个症状持续5~60分钟。D：在先兆期或先兆发生后60分钟内出现了符合无先兆性偏头痛B~D标准的头痛。E：不归因于其他疾病。

儿童可能的偏头痛：诊断标准为除未符合偏头痛各亚型诊断标准必要项目的一项外，其余均符合偏头痛的诊断。

2. 儿童眩晕的诊断

(1) 新生儿期、婴儿期眩晕的诊断：在新生儿期应当注意随其成长发育原始反射会逐渐消失，如在可以引出原始反射的年龄未能诱出，都应怀疑是否有运动功能的发育障碍，婴儿期应检查头稳定性等粗大运动及握持等精细运动的发育情况以判断是否有异常。另外可以通过翻正反射来评价平衡感觉和姿势维持的能力。

（2）幼儿期眩晕的诊断：应特别注意脑肿瘤，尤其是小脑、脑干肿瘤以及脑膜炎、小脑炎，合并中耳炎的内耳炎，急性小脑性共济失调的可能。特别是脑肿瘤常以眩晕、易跌倒为首发症状。另外，像内耳畸形常主诉无故跌倒而到整形外科、神经外科就诊，再就诊于耳鼻喉科的病例也不少。反复发作性眩晕伴耳聋者一定要想到前庭导水管综合征的可能，通过 CT 容易确诊。小儿良性阵发性眩晕是这一时期的特殊类型眩晕，好发于 1~4 岁小儿，阵发性发作，持续数秒至数分，呈旋转型眩晕，可见明显的跌倒倾向，此病被认为和偏头痛的发病机制有一定关系，它的发生可以反映脑桥到延髓的前庭神经核处于缺血状态，经数月到数年此病多可自愈。

（3）学龄期眩晕的诊断：最常见的是由体位性循环调节障碍即体位性低血压导致的起立性眩晕。有些症状不典型的疾病如下颌关节病，是由于咬合异常导致头部与脊髓平衡异常，也可表现为眩晕、耳鸣、偏头痛，最近又增加了许多精神性眩晕等疾病，患儿体格检查未见异常，仅表现为因为眩晕而拒绝上学。晕动症是由于前后、左右、上下的运动刺激耳石引起，旋转运动刺激了三个半规管而引起的，这些刺激同时存在时更容易导致晕动症的发生。而如果再加上视觉刺激，眩晕会加重。主要是由于自主神经系统兴奋，引起恶心、头重感、心悸。前庭小脑的作用大小与此有密切关系。

（二）辅助检查

对头痛、头晕者进行细致的全身及神经系统检查，包括必要的五官科检查；必要的辅助检查，如血压、血常规、头颅平片、鼻窦、筛窦 X 线片、视力、眼底、脑脊液、脑电图、经颅超声多普勒、脑 CT、脑 MRI 或数字减影血管造影（DSA）。

1. **脑电图** 偏头痛时当脑神经细胞损害较轻未构成形态学改变时，脑 CT、脑 MRI 均不能显示出病变，但电生理学检查可显示相应的脑功能障碍。无论是在偏头痛发作期或是在发作间期，偏头痛患儿 EEG 的异常率均比正常组增高，但并无特异性和规律性，已报道的研究结果也不一致。多数认为小儿偏头痛患者 EEG 异常率较成人高，可出现阵发性慢波、弥漫性慢波，偶可出现棘波。

2. **经颅超声多普勒（TCD）** 本检查法可直接获得颅内动脉血流动态的信息，对研究偏头痛发作期及发作间期脑血流变化及血管功能状态具有重要的价值。多数学者认为导致偏头痛的直接原因是颅内外血管舒缩异常，公认 TCD 检查能反映出脑血管痉挛或扩张部位、范围和程度，还可以动态观察脑动脉痉挛的发生、发展和缓解的全过程，但研究结果差异很大。有学者发现偏头痛患者的发作期和发作间期 TCD 的主要变化是两侧波幅不对称，以头晕为主的患儿在发作期 TCD 常有椎-基底动脉血流速度增加（血管痉挛）或血流速度减慢（血管扩张），而以头痛为主者则常有大脑前动脉或中动脉血流速度增快或减慢。

3. **脑 CT、MRI 检查** 对于有神经系统症状，持续性头痛、头晕，或有头部外伤的患儿，头部影像学检查是必要的。但对于以眩晕为唯一症状，头部影像学检查并不能增加诊断准确率。MRI 是一种有高度敏感性和准确率的神经影像学检查手段，有时可发现亚临床病灶，MRI 对于炎症、水肿、脱髓鞘、轴突损伤或退变都能较好的显示。而当怀疑有骨折或脑脊液漏时 CT 比较合适。颞骨 CT 可诊断前庭导水管扩大征。脑肿瘤和脑外伤后头痛、头晕影像学检查往往有异常发现。对于偏头痛相关性眩晕患儿应同时行脑干点反应检查、头颅 MRI 或 CT 检查以除外器质性疾病。

（三）评估

1. **偏头痛功能障碍量表**（migraine disability assessment questionnaire，MIDAS） 用

于评估偏头痛相关功能障碍及反映疼痛程度。该量表评分的计算为前 5 个问题的总和,即在过去 3 个月由头痛导致病休,工作 / 学习效率下降一半以上,放弃家务劳动,家务劳动效率减少一半以上及放弃家务或社会活动天数的总和。根据 MIDAS 量表评分可将其功能障碍程度分 4 级:0~5 分为Ⅰ级,6~10 分为Ⅱ级,11~20 分为Ⅲ级,>21 分为Ⅳ级,功能障碍程度分别为轻微、轻度、中度、重度。

2. **偏头痛儿童生存质量测定量表(PedsQL 4.0)** 该量表为普适性量表,可考察偏头痛患者与普通人群生活质量或其他疾病人群的差异。其由 4 个方面,23 个条目组成,分别衡量生理和社会心理,后者又包括情感功能、社会功能和角色功能,适用于 8~12 岁儿童,需患儿独立回答量表中的问题。量表考察过去 1 个月内是否有以下各条目所列出的经历或感受,每个条目有 0~4 五个选项代表该经历或感受发生的频率,分别为,0:从来没有;1:几乎没有;2:有时有;3:经常有;4:- 一直有。记分时,0 记 100 分,1 记 75 分,2 记 50 分,3 记 25 分,4 记 0 分,总分为各条目分数总和除以全量表条目数,分数越高,生活质量越好。

三、康复治疗

(一) 药物治疗

头痛、头晕的发病机制目前尚不完全清楚,缺乏特效的根治手段,但多数患儿经过合理诊治可使头痛、头晕症状得到减轻和缓解。治疗分为缓解头痛、头晕和预防复发两个方面,成人偏头痛的治疗方法原则上适用于儿童。发作时使患儿保持安静卧床,房间光线宜暗,解除心理和精神上的负担、紧张和恐惧。有头跳痛者给予额颞部冷敷,轻症服用镇痛剂及安定剂,如阿司匹林、磷酸可待定、地西泮、氯丙嗪等,伴恶心、呕吐者可用甲氧氯普胺,经治疗多数患儿头痛、头晕可缓解。对头痛不缓解有跳痛者或经 TCD 检查证实为脑血管扩张者可使用下列缩血管药物:酒石酸麦角胺、酒石酸麦角胺咖啡因、舒马曲坦(英明格)。头痛发作经 TCD 证实为脑血管痉挛者需选用扩血管药物:盐酸罂粟碱、地巴唑、烟酸。

(二) 儿童眩晕患者行平衡功能训练

对内耳的慢性平衡功能障碍可进行康复训练以促进平衡功能的代偿和适应,如 Bobath 技术。无论哪个时期进行视觉、深部感觉、关节感觉的综合训练都十分必要。

(三) 儿童眩晕患者心理调适及心理咨询

树立能适应眩晕的信心,改变只有用药才能使眩晕治愈的错误观点,放弃对药物的长期依赖,要求患儿每天进行平衡训练,坚持 1 个月以上。

四、预防及预后

(一) 预防

儿童偏头痛的预防,要保持生活规律化,合理安排饮食、睡眠、学习及文体活动。去除不良诱因,少吃含酪胺的食物(如巧克力等),避免阳光直晒,尽量不要剧烈运动,不要运动过度。可适当用药预防,如甲基麦角酰胺(美西麦角)、苯塞啶、氟桂利嗪(西比灵)、尼莫地平等。

对于头晕预防,首先要找明病因,根据病因制定相应的预防措施。

(二) 预后

儿童偏头痛临床症状较成人虽然有较大差异,但儿童患儿总体症状轻、发作持续时间短、先兆少见,药物和非药物干预治疗效果好,预后较佳。相对于成人,儿童眩晕预后良好,除了药物治疗和平衡训练外,应给儿童提供良好的外界环境、规律的生活和合理的饮食,减轻生活和学习上的压力,既可以一定程度上缓解眩晕的症状,也可以预防因疲劳和精神压力引起的眩晕。

(吕智海)

第五节 睡眠障碍

一、概述

睡眠障碍(sleep disorder)广义而言,是指出现于睡眠各阶段的生理或行为的异常。一些内源性或者外源性因素可能使儿童期睡眠障碍转化成慢性,例如困难型气质类型、慢性疾病、神经心理发育迟缓、抑郁以及心理压力过大等儿童患病率高于其他儿童。新生儿平均每天睡 16~20 小时,通常睡眠没有规律,也没有一定的模式。一般母乳喂养的孩子每次睡眠的时间稍短些(2~3 小时的睡眠),而人工喂养的孩子则稍长(3~4 小时),且没有昼夜节律,大概在 2~4 个月的时候昼夜节律开始形成。新生儿睡眠过程中有时会出现各种动作,如微笑、吸允、扮鬼脸,也可因鼻塞引起呼吸音加重,或不经意身子突然抽动一下,这些均为正常现象。婴儿晚上睡眠时间通常为 9~12 小时,白天睡眠时间 2~5 小时。婴儿 2 个月时,白天睡 2~4 次,到 12 个月时减少至 1~2 次。生病、出牙、环境改变会打破婴儿原有作息规律,而发育中明显进展也会造成作息混乱,例如爬、站均可出现暂时性睡眠不安。大约 6 个月时,婴儿可一觉睡到天亮。幼儿睡眠时间为 12~14 小时,18 个月大时,睡眠时间移至午后,1.5~3 小时,此时睡眠时间基本保持稳定。疾病、生活规律变化、家庭意外事件、与父母分开同样也可对睡眠产生影响。学龄前儿童通常需要 11~13 小时睡眠,大多数 2~3 岁儿童白天开始不睡觉,夜晚也可能醒来,这与不良的睡眠习惯有关。学龄儿童睡眠时间 10~11 小时,此时受到学习、各种培训的影响,睡眠时间相对减少。据调查青少年睡眠时间为 7 小时左右,而实际上他们需要更多的睡眠来满足生长及休息的需要,约 9 小时为宜。睡眠问题早期得不到积极有效的处理,则非常容易转变为慢性睡眠障碍。8 个月大的婴儿若睡眠有问题,则这一问题很可能会持续到学龄前期。而 2 岁儿童的睡眠问题若不被重视,则非常容易导致在青春期仍表现出睡眠障碍。有些睡眠障碍如阻塞性睡眠呼吸暂停综合征以及某种类型的失眠症可持续到成年期,或者到成年期后重新出现。另外,一些睡眠障碍会持续终生,如不安腿综合征和发作性睡病,这些疾病可以在儿童或青少年期发现,但需终生治疗。

高质量睡眠对人类的健康具有重要意义。睡眠有多方面的生理意义,包括消除疲劳、恢复体力和精力、提高机体免疫力等。睡眠对小儿还具有促进生长发育的特殊意义。儿童长期睡眠不足、睡眠质量差,可导致生长激素分泌减少,从而会影响儿童的身高。而脑细胞得不到充分休息,造成记忆力下降,对问题的反应能力降低,甚至精神不振。睡眠不足对儿童的智力发育有很大的影响,身体对疾病的抵抗力也会随之下降,睡眠不足造成的内分泌调节紊乱可导致儿童易发脾气,焦虑烦躁,长期熬夜还会出现肥胖、视力下降等现象。上海儿童医学中心流行病学调查报道,该市 1~6 岁儿童睡眠障碍患病率高达 46.97%。睡眠障碍已经成为严重影响患者社会质量、增加意外事故的发生率甚至导致死亡的原因之一。

睡眠是相对于觉醒的复杂生理状态。其主要特征包括感觉与反射的兴奋阈增高,意识水平低落、不清晰,以及在强烈刺激下可唤醒等。在睡眠中,躯体的大多数生理活动出现一系列变化。例如心率、呼吸减慢,血压下降,基础代谢率降低,肌张力降低,副交感神经兴奋性增加(瞳孔缩小、多汗、胃液分泌增加等)。在整个睡眠过程中脑电图和躯体的生理活动呈周期性变化,根据对睡眠时脑电图及眼动、肌电、呼吸等生理参数的研究,将睡眠划分为非快速眼动睡眠期(non rapid eye movement sleep,NREM)和快速眼动睡眠期(rapid eye movement sleep,REM),其中 NREM 睡眠期分为第一期(思睡期)、第二期(浅睡期)、第三期(中睡期)、第四期(深睡期)。

睡眠障碍的国际分类第 3 版(international classification of sleep disorders,ICSD3)将睡眠障碍分为 4 大类,即失眠(insomnia)、呼吸相关睡眠障碍(sleep related breathing disorders)、抽动导致中枢障碍(central disorders of hypersomnolence)、昼夜节律睡眠觉醒障碍(circadian rhythm sleep-wake disorders)、异态睡眠(parasomnias)、运动相关睡眠障碍(sleep related movement disorders)、其他睡眠障碍(other sleep disorders)。

常见的睡眠障碍有发作性睡病(narcolepsy)、阻塞性睡眠呼吸暂停综合征(obstructive sleep apnea syndrome,OSAS)和失眠等。

二、诊断及评定

(一)诊断

1. 发作性睡病 发作性睡病是以日间过度睡眠、猝倒发作、睡眠麻痹和入睡前幻觉为主要特征的慢性睡眠障碍。发作性睡病的睡眠过多常在发病后几周或几个月内发展,以后保持稳定,约 1/3 患者的猝倒、睡眠瘫痪及幻觉随年龄增大而改善。国际睡眠障碍分类第三版(ICSD3)和《中国发作性睡病诊断与治疗指南》根据该病的临床表现和脑脊液中下丘脑分泌素 -1(Hcrt-1)的含量将该病分为 I 型和 II 型两个亚型。诊断标准:①患儿主诉白天过度嗜睡或突发肌无力。②白天反复打盹或进入睡眠。③强烈情感诱发突然双侧肌张力丧失,猝倒。④相关症状包括睡眠麻痹,入睡前幻觉,自动症样行为及睡眠片段。⑤睡眠多导仪监测显示以下一项或多项:睡眠潜伏期小于 10 分钟,快动眼睡眠潜伏期 REM 小于 20 分钟,MLST 显示平均睡眠潜伏期小于 5 分钟,2 次或以上异常快动眼睡眠。⑥HLA 分型显示 DQB1*0602 或 DR2 阳性。⑦无医学或精神疾病可以解释上述症状。符合①②③⑤或①④⑤⑦即可诊断。

2. 阻塞性睡眠呼吸暂停综合征 儿童和成人阻塞性睡眠呼吸暂停综合征均是与睡眠有关的一种常见呼吸功能紊乱。鼾声通常是呼吸道上部软组织振动所致,一般是阻塞性睡眠呼吸暂停综合征最早出现的症状。夜间睡觉打鼾是阻塞性睡眠呼吸暂停综合征的一个特征性标志,但不是特有的症状。如果鼾声非常大,则提示可能是阻塞性睡眠呼吸暂停综合征的表现。但也有些严重的阻塞性睡眠呼吸暂停综合征患者并没有严重的鼾声,临床医务人员和患者家属应提高警惕,及早识别这种障碍。儿童 OSAS 是指在睡眠过程中上气道阻力增加和 / 或呼吸暂停为特征的呼吸功能紊乱,症状包括习惯性打鼾、睡眠受干扰,神经行为异常,并发症包括神经认知缺损、行为问题发育异常等。呼吸道阻塞分为完全性和不完全性,儿童 OSAS 多为不完全性阻塞,呼吸暂停是指口鼻气流停止,按照小儿的年龄不同,婴儿呼吸暂停 3.5 秒以上、儿童呼吸暂停 5 秒以上,伴有或不伴有低通气,可以诊断儿童 OSAS。

3. 失眠 是一种睡眠障碍性疾病,是多种躯体、精神和行为疾病所具有的常见临床表现,严重影响着人们身心健康、生活质量和工作效率。CCMD-3 失眠症的诊断标准为:①原发性失眠:几乎以失眠为唯一症状;具有失眠和极度关注失眠结果的优势观念;对睡眠数量、质量的不满引起明显的苦恼或社会功能受损;至少每周发生 3 次并至少已达一个月;排除躯体疾病或精神障碍症状导致的情况。②继发性失眠:由疼痛、焦虑抑郁或其他可查证因素引起的失眠。失眠的客观诊断标准是根据多导睡眠图结果来判断:①睡眠潜伏期延长大于 30 分钟;②实际睡眠时间减少,每夜小于 6 小时;③觉醒时间增多,每夜超过 30 分钟。

(二) 评估

实验室检查和睡眠分析的常用指标如下。

1. 常用辅助检查 临床为确定睡眠的诊断,需要选择进行多项辅助检查,多次睡眠潜伏期试验和全夜多导睡眠图描记术是两种常用的诊断睡眠障碍的分析方法,为明确病因常常需选择其他辅助检查。对睡眠呼吸暂停者应作上呼吸道及头面部影像学检查排除上气道狭窄,作心电图或心脏超声排除心律失常等心脏疾病。对遗尿者应进行腰骶椎 X 线摄片排除脊柱裂,尿常规检查排除尿崩症、糖尿病或泌尿系感染。怀疑癫痫者应进行常规、视频或动态脑电图检查。

(1) 多次睡眠潜伏期试验(multiple sleep latency test,MSLT):是检查在缺乏警觉因素情况下自然睡眠倾向性的睡眠试验,对于发作性睡病和白天过度睡意的诊断具有里程碑式的意义。MSLT 由 4~5 个程序化小睡试验组成,每次小睡试验间隔 2 小时,一般在 9:00、11:00、13:00、15:00 和 17:00 等时间点进行。将患者置于安静、舒适的暗室内描记 PSG。每次小睡记录 20 分钟,之后使患者保持清醒直至下一次记录开始。通过分析每次小睡的潜伏期及平均睡眠潜伏期,以及 REM 是否出现及其潜伏期,判断是否存在警觉度下降及嗜睡倾向。成人平均多次睡眠潜伏期应大于 10 分钟。8~10 分钟为可疑,少于 8 分钟则属异常。

(2) 全夜多导睡眠图描记术(polysomnography,PSG):是诊断睡眠障碍的重要方法。记录参数包括脑电图(EEG)、眼动图(EOG)、肌电图(EMG)、心电图(ECG)、血氧饱和度测定、呼吸运动和气流监测等。PSG 可准确而客观地记录睡眠期间相关生理活动,准确判断睡眠周期,对多种睡眠障碍,例如原因不明的嗜睡、频繁唤醒、鼾症或睡眠呼吸暂停等,均具有重要诊断意义。

2. 常用睡眠分析指标 根据 PSG 检查结果,可对睡眠的结构和过程进行客观分析,常用的具有诊断意义的睡眠分析包括以下几种:

(1) REM 睡眠的分析指标:一般包括:①REM 睡眠潜伏期,指从入睡开始到 REM 睡眠出现的时间,年长儿或成人通常为 70~90 分钟。临床上 REM 睡眠潜伏期的缩短,主要见于发作性睡病和内源性抑郁症。发作性睡病可以在一入睡后不经过 NREM 睡眠而直接进入 REM 睡眠,称为 "REM 起始睡眠"(REM-onset sleep)。多数抑郁症患者 NREM 第三、四期睡眠减少,REM 睡眠(特别是第一个 REM 睡眠期)潜伏期缩短,快速眼动的强度增加。REM 睡眠潜伏期的延长,多见于睡眠零乱的患者,常因为失眠或因睡眠中呼吸障碍和不自主运动等,NREM 睡眠受到不断干扰,以致难以进入 REM 睡眠。②REM 睡眠次数,正常成人全夜 REM 睡眠次数一般为 4~5 次。③REM 睡眠时间和百分比,正常年长儿或成人 REM 睡眠占全夜睡眠时间的 20%~25%。④REM 活动度、REM 强度和 REM 密度:将 REM 睡眠的每分钟分为 0~8 共 9 个单位,算出每个 REM 睡眠期中快速眼球运动的活动时间,之后折合成单位数,再将每个阶段的单位数相加,即为 REM 活动度。正常为 40~80 个单位。REM

强度为 REM 活动度与总睡觉时间之比,正常为 10~20。REM 密度为 REM 活动度与 REM 睡眠时间之比,正常为 50~90。三项指标增加可见于抑郁症、神经衰弱、境遇性失眠等疾病。

(2) 睡眠潜伏期:即从 PSG 记录开始至 NREM 第一期出现(至少持续 3 分钟)的时间,也称入睡潜伏期。正常时间为 10~30 分钟,一般入睡潜伏期超过 30 分钟为入睡困难。

(3) 总睡眠时间:指实际睡眠的总时间,正常变异很大,因个人、年龄和生活环境而异。

(4) 睡眠效率:总睡眠时间与睡在床上的总时间之比。一般以大于 80% 作为正常的参考标准,睡眠效率与年龄密切相关,儿童睡眠效率一般较高。

(5) 睡眠维持率:指总睡眠时间与入睡开始到晨间觉醒之间的时间之比。临床通常以 >90% 作为正常参考标准。

(6) 睡眠觉醒次数和时间:用多导睡眠脑电图检查,觉醒的标准是在睡眠分期的任一时段中,觉醒脑电活动超 50%。正常成人全夜睡眠中大于 5 分钟的觉醒次数应少于 2 次,觉醒总时间不超过 40 分钟。

(7) 醒觉比:睡眠中总觉醒时间与总睡眠时间之比。

(8) NREM 各期的比例:不同年龄组差异很大,正常成人 NREM 睡眠总时间通常占睡眠时间的 75%~80%。其中第一期通常占 2%~5%;第二期占 45%~55%;第三期占 3%~8%;第四期占 10%~15%。

三、康复治疗

睡眠障碍的治疗以控制发作症状为目的,并让患者充分参与家庭和社会的日常活动。对于儿童睡眠障碍的治疗,通常我们建议以行为治疗为主,父母的支持、鼓励和安慰通常对解决睡眠问题相当重要的。应了解孩子潜在的忧虑,并随时给他以可能的支持,找到并消除病因,绝不能粗暴的恐吓或惩罚。

(一) 发作性睡病

治疗发作性睡病其主要目的在于改善生活质量,帮助患者融入社会。通过改善生活方式,有计划的白天增加小憩时间,避免选择持续长时间工作的行业,避免长时间驾驶等对于提高患者生活质量都有帮助。但单独调整生活习惯对患者帮助有限,仍需要长期乃至终生治疗,所以在用药时应考虑药物的副作用,治疗应平衡患者所得到的治疗效果和药物副作用对身体的影响。

1. 发作性睡病药物治疗 治疗过度睡意用中枢神经系统兴奋剂,治疗猝倒、睡眠瘫痪或入睡前幻觉应用抗抑郁药物,尤其是三环类抗抑郁药物。发作性睡病治疗的目的是维持患者处于合适的醒觉和警觉状态,由于药物均有一定的副作用,所以治疗药物剂量应个体化,以达到最佳治疗效果而较小的副作用。

2. 心理治疗 由于发作性睡病早期诊断困难,临床常见延误诊断数年甚至十数年者,患者大多对疾病的诊断和治疗缺乏信心。许多患者尤其是年轻患者,出现反应性抑郁症。有报道如果患者参与发作性睡病互助支持组织,可以增强患者治疗的信心。由于常年白天过度睡意发作,加上患者易出意外或事故,可使患者长期不能正常学习和工作,成年患者甚至导致离婚和抑郁自杀。所以应对患者和家属同时进行解释说明,让他们了解病情,理解患者并积极配合治疗。可以告知患者或家人以及工作单位领导、同事等,患者应该避免倒班工作、驾驶车辆或从事长时间连续工作等。

3. 职业指导 发作性睡病常在儿童或青少年时发病,发作性睡病会持续终身,需要长期的治疗和支持,因此应指导患者选择职业。良好的睡眠卫生是全部管理计划中的基础部分,舒适的睡眠环境,规律的睡眠时间表及足够的夜间睡眠,可提高患者的睡眠质量。许多医生推荐白天短暂小睡作为治疗计划的一部分,对儿童主张每隔 3~4 小时重复 15~20 分钟的小睡,有利于保持清醒,减少兴奋药物的应用。发作性睡病的青少年应避免驾车、酗酒或在瞌睡时从事危险的活动。应鼓励患儿参加健康有益的文体活动,这既有助于全面的治疗,也可避免过度肥胖。密切随访可以及时发现或预见发作性睡病所伴随的问题,并及时进行管理。当患者出现持续性的抑郁表现,应尽早进行心理健康评估,必要时可应用抗抑郁药物。家庭教育和情感支持是全部管理计划中最关键的部分,治疗和管理的最终目的是提高患者的生活质量。

4. 中医治疗 中药治疗发作性睡病,中医认为嗜睡是由于劳神过度,正气虚衰,阴盛阳虚,湿浊乘虚外侵,蒙蔽清窍所致,故治疗应正心醒睡,醒脾开窍,补中益气为主。针刺治疗发作性睡病按中医辨证分为痰湿困扰和脾肾阳虚两型。主穴为百会、人中、风池、内关、神门、申脉、照海,配穴为痰湿困扰者加丰隆,脾肾阳虚者加足三里和三阴交。人中、照海用捻转提插泻法,申脉用捻转提插补法,其余穴位用平补平泻。留针 50 分钟,每日 1 次,连续 3 周。

(二)阻塞性睡眠呼吸暂停综合征

1. 一般治疗 对夜间睡觉有鼾声但白天没有嗜睡症状或其他严重症状的患者,首先治疗可能存在的基础疾病,如甲状腺功能减退、鼻腔阻塞、扁桃体或腺样体肿大等;其次教育患者保证睡眠规律,尽可能改善睡眠质量。儿童患者一般病情较轻,或有明确基础疾病。一般经去除基础疾病(如扁桃体、腺样体切除)或其他保守治疗,病情可获缓解。

2. 特殊治疗 目前公认鼻部持续性正压呼吸疗法(CPAP)是治疗阻塞性睡眠呼吸暂停综合征最有效的方法。其他可选择的方法包括鼻中隔手术、悬雍垂软腭成形术等。

(三)失眠

治疗失眠的过程也是学习的过程,所以需要患者自己努力并且要有足够的耐心,方法主要有以下:

1. 建立良好的睡眠习惯 良好的睡眠习惯是治疗失眠的基础,它包括每天保持固定的作息时间;避免喝咖啡、吸烟等;卧室的环境应该是安静、舒适、黑暗并且室温稍低些;入睡前的活动应该是比较平和,有助于睡眠的,不应该在睡觉前玩电脑游戏或看电视,避免做剧烈运动等。

2. 限制在床上的时间 每天在床上的时间就是每天晚上睡觉的时间,也就是非常困了才上床睡觉,醒了就起床。在非常困倦的情况下会很容易入睡,并且不容易醒来。每次提前 15 分钟,直到调整到治疗的目标时间。如果 20 分钟以后还是无法入睡,就起床做一些放松的事情(可以看书,但是不可以看电视),等到困了,再睡下,如果过 20 分钟还无法入睡,再起来。直到在这个过程中睡着。

3. 放松疗法 因为失眠患者通常都会对睡眠有负面的想法,所以必须要以积极的态度对待睡眠。教会儿童放松的方法,例如在入睡前深呼吸,想象平静的画面、海面等,或者想一些有趣轻松的事情。把卧室的表拿走,晚上睡不着经常看表会使得儿童变得焦虑,更加无法入睡。

4. 药物治疗 对于儿童和青少年失眠患者,不建议应用药物治疗。药物治疗通常是在健康教育及心理行为治疗无效的基础上考虑。通常做法都是从小剂量开始,逐步调整,并严密监测副作用。

5. 中医治疗　中医学认为失眠是由于心神失养或不安而导致经常不能获得正常睡眠为特征的一类病症，又称不寐、不得眠等。病机为阴阳失调，阳不入阴，具体临床有虚实之分，虚证多因气血失和阴血不足，血不养心所致。实证则多由食滞痰阻、心肝火旺、痰火扰心而发。失眠的治疗应"谨察阴阳所在而调之，以平为期"，补虚泻实，因势利导，扶助正气，驱邪外出，调和五脏阴阳，使机体恢复阴平阳秘的健康状态。中医药有个性化治疗与辨证用药的独特优势，再加上灵活多样的治疗手法，诸如汤药膏方等内服法和针灸、推拿、埋线、压穴、药浴、药敷等外治法，使中医药对失眠的治疗有良好的疗效。

四、预防及预后

（一）预防

帮助儿童建立规律睡眠时间十分重要，夜间睡觉时间不宜过晚，睡前不宜剧烈活动或运动，不宜玩手机、看动画片或电视节目等。晚餐宜清淡且营养丰富，睡前不宜过饱。部分学龄前儿童和学龄儿童睡眠障碍常常由于长期的思想矛盾或精神负担过重，脑力劳动、劳逸结合长期处理不当、病后体弱等原因引起，家长要积极、科学引导，帮助患儿解除"身患重病"的疑虑，参加适当的体能活动和家务劳动，有助于建立健康的睡眠节律和促进睡眠障碍恢复。

（二）预后

本病经积极治疗，整体预后是良好的。但睡眠障碍可以是某些疾病的并发症状，故其预后各不相同。

（吕智海）

第六节　Rett 综合征

一、概述

Rett 综合征（Rett syndrome，RTT）是一种严重影响儿童精神运动发育的非神经系统退化性疾病，1966 年由 Andreas Rett 最先报道，是女性严重智力低下的重要原因；RTT 男童罕见，女性的发病率为 1/15 000~1/10 000。临床上分为典型和非典型两类。患儿一般在 6~18 个月之前表型基本正常，之后会逐渐表现出进行性智力下降，孤独症行为，手的失用，刻板动作及共济失调等临床症状。1999 年 Amir 等用定位候选基因的方法确定 RTT 的致病基因是位于染色体 Xq28 区域的甲基化 CpG 结合蛋白 -2（MECP2）基因，是一种高丰度的染色质结合蛋白。该蛋白共有 486 个氨基酸，包含 2 个主要功能区：即 MBD 和 TRD。MECP2 不仅可以通过调节 DNA 甲基化途径影响甲基化过程，还可以作为转录抑制因子调节基因转录，从而维持与修饰神经元成熟。因此，如果 *MECP2* 基因产生突变导致其编码的蛋白功能异常，可能对神经系统的生长和发育造成损害。目前世界范围内已经报道了超过 780 多种突变类型，研究发现在 90%~95% 的典型 RTT 及 40%~50% 的非典型 RTT 患者中可检测到 *MECP2* 基因突变，我国总的突变检出率约为 84%。

二、诊断及评定

（一）诊断

2010 年国际 RTT 临床研究协会提出新的修订版诊断标准及疾病命名。新标准将生后头围增长减速放置于所有诊断指标之前,强调有此表现就应该疑诊 Rett 综合征。

1. 典型 Rett 综合征诊断标准

（1）在一段发育倒退期后出现一定能力的恢复或稳定期。

（2）满足所有的主要标准及排除标准。

（3）支持标准在典型的 RTT 中常见,但不是必须要满足。

2. 非典型 Rett 综合征诊断标准

（1）在一段发育倒退期后出现一定能力的恢复或稳定期。

（2）至少满足 4 条主要标准中的 2 条。

（3）11 条支持标准中的 5 条。

3. 主要标准

（1）部分或完全丧失已获得的有目的的手的技能。

（2）部分或完全丧失已获得的语言功能。

（3）步态异常:运动功能障碍(肌张力障碍性)或完全丧失。

（4）手的刻板运动:如绞手、挤手、拍手、拍打、咬手、洗手、搓手等自发性动作。

4. 典型的 Rett 综合征排除标准

（1）围生期或生后获得性脑损伤,神经代谢性疾病或者严重感染导致的获得性神经病变。

（2）出生后前 6 个月有严重的精神运动发育异常。

5. 不典型 Rett 综合征支持标准

（1）清醒期呼吸异常。

（2）清醒期磨牙。

（3）睡眠节律紊乱。

（4）肌张力异常。

（5）周围血管舒缩障碍。

（6）脊柱侧凸或脊柱后凸。

（7）生长发育迟缓。

（8）手足厥冷、细小。

（9）不合时宜的发笑或尖叫发作。

（10）痛觉敏感性降低。

（11）眼神交流强烈(眼暗示)。

6. 注解

（1）由于某些个体在任何发育倒退证据出现之前已经检测到 *MECP2* 突变,因此,<3 岁、没有任何技能丧失,但有其他临床表现提示 Rett 综合征的个体,应该诊断为"Rett 综合征"可能。这些病例需要每 6~12 个月再评估 1 次其发育倒退证据。如果有倒退表现,可确诊 Rett 综合征。然而,如果到 5 岁仍然没有任何发育倒退的证据,Rett 综合征诊断不明确。

（2）丧失已获得语言功能是基于已获得的最佳语言技能,并不严格局限于某些特殊的词汇或高级语言技能,因此,如果患儿已会咿呀学语,但又丧失该能力,就应认为是已获得语言能力的丧失。

（3）有确切证据(神经科或者眼科检查,以及 MRI/CT 结果)显示这些病损直接导致神经功能障碍。

（4）发育严重异常,缺乏正常的发育里程碑(抬头、吞咽、社会性微笑)。Rett 综合征患儿出生后 6 个月内,轻微的全身肌张力降低或其他曾有报道的轻微发育异常是很常见的,这不构成一个排除标准。

（5）如患儿有或曾有 1 项所列的临床表现,就计为 1 项支持标准。这些表现很多都是年龄依赖性的,在某些年龄起病或表现得更典型。因此,大年龄不典型 Rett 综合征患儿的诊断较小年龄患儿更容易。对于 <5 岁的患儿,有发育倒退并有 ≥2 条主要标准,但不符合 ≥5 条支持标准,应诊断不典型 Rett 综合征可能。这类患儿随着年龄增长需要再评估,并相应的修订诊断。

7. 三种变异型 Rett 综合征的比较见表 16-2。

表 16-2 三种主要变异型 Rett 综合征的比较

语言保留型 （Zappella variant）	早发惊厥型 （Hanefeld variant）	先天性型 （Rolando variant）
a. 1~3 岁才出现发育倒退,稳定期较长	a. 早期出现惊厥发作	a. 出生后即有显著发育异常
b. 手技能倒退较轻	b. 5 个月龄之前出现婴儿痉挛、顽固性肌阵挛癫痫	b. 严重精神运动发育迟滞,不能行走
c. 较好地保留了手的使用功能	c. 惊厥在发育倒退出现之前出现	c. 4 个月龄内出现严重小头畸形,出生后 5 个月内出现发育倒退
d. 语言功能倒退后可再恢复,平均恢复年龄在 5 岁,恢复单个词或短语的语言功能		d. 缺乏 Rett 典型的强烈的眼睛对视,典型 Rett 样自主功能紊乱,手足厥冷、细小、周围血管舒缩功能障碍、清醒时呼吸异常、特征性运动异常、刻板的舌部动作、肢体快速抖动
e. 轻度智力障碍（IQ<50）		
f. 孤独症样行为常见		
g. 癫痫少见,自主神经功能紊乱少见,脊柱侧凸 / 后凸轻,头围正常,大多数身高和体质量正常		
多数病例 *MECP2* 突变	*MECP2* 突变极少,需要检测 *CDKL5*	*MECP2* 突变极少,需要检测 *FOXG1*

（二）评估

Rett 综合征患儿从发病起,社会交往能力下降,交流障碍,丧失已获得的语言,认知功能受损,日常生活及大小便不能自理,另外,便秘、磨牙、睡眠问题也常常困扰着患儿和家长。一些年长患儿失去行走能力,由于肌张力异常,脊柱侧凸表现得较为突出,可以有四肢末梢的萎缩和畸形,双足 / 手的变小,髋关节脱位、屈曲位膝关节的半脱位、踝关节的挛缩等。因此对 Rett 综合征患儿需进行全面评定。

1. **孤独症量表评估**　主要用于有孤独症样表现患儿,包括简易婴幼儿孤独症筛查量表(CHAT),简易婴幼儿孤独症筛查量表改良版(M-CHAT),CHAT-23,克氏孤独症行为量表(CABS),CSBS 婴幼儿沟通及象征性行为发展量表(CSBS DP),孤独症特征早期筛查问卷(ESAT),孤独症行为量表(ABC),儿童孤独症评定量表(CARS),2 岁儿童孤独症筛查量表(STAT)等。

2. **发育评定**　主要应用于 3 岁以下的婴幼儿。可用于发育评定的量表有丹佛发育筛查测验(DDST)、格塞尔发育量表(GDS)、贝利婴儿发展量表等。

3. **智力评定量表**　常用的智力测验量表有韦氏智力量表、Peabody 图片词汇测验、瑞文推理测验等。可根据患儿智力水平和配合程度选用不同量表。

4. **语言发育迟缓评定**　主要应用 S-S 语言发育迟缓评价法。S-S 语言发育迟缓评价法检查内容包括符号形式与内容指示关系、基础性过程、交流态度三个方面。

5. **日常生活活动能力评定**　主要有儿童功能独立性评定量表(WeeFIM)及能力低下儿童评定量表(PEDI),用于 Rett 综合征患儿的日常生活能力评定。

6. **神经肌肉功能评定**　肌张力和神经反射评定;主动和被动 ROM 评定;肌容积测量,肌肉萎缩和 / 或挛缩情况评估。

7. **脊柱侧凸的评定**　Adam 前弯试验筛查脊柱侧凸,Adam 前弯试验阳性者行全脊柱X 线片,明确侧凸类型、测量 Cobb 角及椎体旋转度。

三、康复治疗

Rett 综合征至今无特异性治疗手段,目前主要为康复治疗与对症处理。

(一)药物治疗

1. **胰岛素样生长因子 1(IGF-1)**　目前已经进入初期临床试验。胰岛素样生长因子可以通过血 - 脑脊液屏障,刺激神经前体细胞增殖、神经轴突及突触形成等,能部分改善 *MECP2* 突变小鼠突触密度、运动及呼吸循环功能等表现。

2. **左旋肉碱**　左旋肉碱作为体内的一种载体,可将中长链脂肪酸运输到线粒体内进行燃烧而产生人体所需的能量。主要分布于心肌、骨骼肌、肝脏中。

90 年代国外研究人员进行了 Rett 综合征的左旋肉碱治疗观察,在服药[100mg/(kg·d)]8 周后,70% 的患者生活质量改善,在运动能力、眼对眼交流、注意力、语言、精神状态、情绪等均有不同程度的好转,副作用不明显,只有少数患者出现大便次数增加、尿有异味等不良反应。近年来,国外学者在动物实验中发现左旋肉碱对老鼠的脑损伤有保护作用。国内患儿也进行了左旋肉碱的治疗,部分症状有所改善。但该药并非根本性治疗手段,不可能完全治愈本病。

3. **促肾上腺皮质激素**　应用促肾上腺皮质激素(ACTH) 20IU/d 连续静脉滴注 4 周,之后改为泼尼松 2mg/kg 口服治疗 4 周,再逐渐减量,每周 5mg,直至停用。随访 1 年患儿手部刻板动作减少,与人交流增多,对周围事物有注意,能与小朋友一起玩耍,未见明显发育倒退。

(二)康复治疗

1. **心理治疗**　应该向家属仔细解释病情,特别应告知此病的预后,给予就医方面的指导。家属对患儿要有切合实际的期望。精神科医生还应特别关注家长的情感反应及对该病的接受性。医生应为患儿制订长期的治疗计划,家长对患儿的病情进展要有思想准备。

2. 教育疗法 以环境、任务、能力三者的关系为基础,根据孩子的能力选择合适的活动站项目,通过让孩子选择感兴趣的玩具游戏或者其他激励作为强化物,在专职治疗师的引导下,孩子完成某一个活动站的活动项目,就给以奖励,反复操作,这些活动通常都是在一个集体环境中进行的,以此达到让孩子在愉悦的训练环境中最大量地增加体能活动的目的,同时,活动中涉及任务的选择、奖励的选择,以及集体活动,训练还会对改善孩子的认知、社交有帮助。

3. 运动疗法 通过指导协助患儿的运动,可以在一定程度上增强运动能力,减缓患儿生长发育期间的关节及肌肉变形、挛缩和协调平衡等问题。

4. 音乐疗法兼交流练习 通过音乐疗法来增强患儿的注意力,而通过一定量的交流、游戏可以减缓患儿交往能力的衰退。

5. 外科治疗 通过支架、矫形器械及其他张力干预管理方法的使用,将其伴随的症状,如肌肉挛缩(包括脊柱侧凸)和关节畸形的影响最小化。外科手术治疗主要是针对那些有弯曲脊柱的患儿,通过手术调整,使躯体重新获得平衡,来阻止脊柱的继续变形。

6. 其他治疗 合理饮食,提供足够的热卡,如有进食困难可作胃瘘。及时解除便秘,提供富含纤维的饮食,培养大便习惯。睡眠严重异常者,可给褪黑素。如果流涎非常严重时,可以服用盐酸苯海索。还可以咨询耳鼻喉专家,看是否需要手术治疗。按摩下颌可以缓解磨牙;用牙科矫形器械也可以取得某些效果;抗焦虑药物有所帮助,当恒牙萌出以后磨牙会明显减少。患儿经常手脚冰凉,保温对他们很重要,可以穿上袜子或盖一条柔软的毯子。

四、预防及预后

(一) 预防

遗传性疾病的预防主要依靠遗传咨询与产前诊断,由于大部分 Rett 综合征病例为散发,所以产前诊断的开展目前并不普遍。预防关键在于早期发现,早期干预,尽可能的延缓疾病的发展,保持一定的功能,减少、减轻并发症。

(二) 预后

呈进行性病程,典型病程分为四个阶段:发病初期(6~18 个月)持续数月;快速衰退期(1~4 岁)持续数周至数月;平台期(学龄前期至成年期)维持数十年;运动衰退后期(从完全丧失运动功能开始)可持续数十年。美国女性患者 20~25 岁生存率 95%,25~40 岁生存率降低到 69%,平均生存期为 47 岁。25% 因癫痫、吞咽困难和运动障碍所致猝死,肺炎是其次死亡原因,其他死因主要是躯体疾病。

(李 林 张建奎)

第七节 不安腿综合征

一、概述

不安腿综合征(restless legs syndrome,RLS),亦称为下肢不适感觉或 Ekbom 综合征,足趾于静息状态下出现难以名状的肢体不适感,而迫使肢体发生不自主运动。患病率为

0.1%~11.5%,在西方人中多发,亚洲人中发病少见,国内尚无相关流行病学资料。发病机制尚不十分清楚。临床主要表现为难以抑制的移动患肢的内在冲动,以下肢常见,同时伴有难以言表的不适感如麻痹、胀痛、紧张、酸痛、瘙痒、灼热、蚁行感等;于夜间出现,静息时明显,活动下肢后可暂时缓解,常伴有睡眠障碍,严重时白天亦可发作

RLS 可分为原发性和继发性两种。前者原因不明,部分具有家族遗传性。法国和意大利报道与 12q 和 14q 基因突变有关。后者可见于尿毒症、缺铁性贫血、叶酸和维生素 B_{12} 缺乏、妊娠、干燥综合征、帕金森病、小纤维神经病、多灶性神经病、腓骨肌萎缩症、代谢病、药源性(如三环类抗抑郁剂、H_2 受体阻滞剂、镇静剂)等。

二、诊断及评定

(一)诊断

RLS 经历了多次诊断标准的修改,最新的是 2014 年国际 RLS 研究小组(the International Restless Legs Syndrome Study Group, IRLSSG)提出的 RLS 诊断标准共识。

1. RLS 必要的诊断标准(必须具备以下 5 项)

(1) 活动双下肢的强烈愿望,常伴随着双下肢不适感,或不适感导致了活动欲望。

(2) 强烈的活动欲望,以及任何伴随的不适感,出现于休息或不活动(如患者处于卧位或坐位)时,或于休息或不活动时加重。

(3) 活动(如走动或伸展腿)过程中,强烈的活动欲望和伴随的不适感可得到部分或完全缓解。

(4) 强烈的活动欲望和伴随的不适感于傍晚或夜间加重,或仅出现在傍晚或夜间。

(5) 以上这些临床表现不能单纯由另一个疾病或现象解释,如肌痛,静脉淤滞,下肢水肿,关节炎,体位不适,习惯性拍足。

2. RLS 临床病程分类

(1) 慢性持续性 RLS:最近 1 年内,未经治疗的患者出现症状的频率为平均每周 2 次及以上。

(2) 间歇性 RLS:症状出现的频率为平均每周少于 2 次,且一生中至少有 5 次 RLS 活动。

3. 儿童及青少年诊断标准　确定的(definite)的不安腿综合征诊断标准仅适用于 2~12 岁患儿,而 13 岁以上者仍须参照成人标准。针对 18 岁以下儿童和青少年还提出很可能的(probable)和可能的(possible)不安腿综合征诊断标准。

(1) 确定的不安腿综合征:较成人诊断标准严格,需同时具备活动肢体的愿望和腿部不适感,满足成人 4 项诊断标准,并具备以下 3 项支持诊断标准中的 2 项,睡眠障碍、生物学父母或兄弟姊妹患不安腿综合征、儿童多导睡眠图(PSG)监测周期性腿动指数 ≥5 次/h。

(2) 很可能的不安腿综合征:除强烈的活动欲或不适感夜间比白天加重外,满足成人所有诊断标准;生物学父母或兄弟姊妹明确诊断为不安腿综合征。或满足以下 2 项标准,即可观察到坐位或卧位时下肢不适行为,伴受累肢体运动,这种不适感满足成人第 2~4 项诊断标准如休息或静息时症状加重,活动时减轻,晚上或夜间加重;生物学父母或兄弟姊妹明确诊断为不安腿综合征。

(3) 可能的不安腿综合征:儿童期患周期性腿动;生物学父母或兄弟姊妹患不安腿综合征,但不满足儿童及青少年确定的或很可能的诊断标准。

（4）儿童及青少年周期性腿动的诊断标准：多导睡眠图监测，睡眠中周期性腿动指数≥5 次 /h,腿部出现一系列（4 次或更多）连续运动，每次持续 0.50~5 秒、间隔 5~90 秒,高度为趾背屈高度的 1/4 或更高；临床表现为睡眠障碍症状，如入睡困难、睡眠维持障碍或过度睡眠；腿部运动不能用睡眠呼吸障碍（如运动与异常呼吸无关）或药物效应（如抗抑郁药）解释。

（二）评估

1. 病情严重程度评估 常用的有国际不安腿综合征严重程度评定量表，是测量 RLS 严重程度的金标准，包括 5 个有关 RLS 症状频率与严重程度的题目和 5 个有关 RLS 患者生活与睡眠方面问题。每个方面 0~4 分，总分最多 40 分。严重程度分为：1~10 分为轻度，11~20 分为中度，21~31 分为重度，31~40 分为极重度。

2. 睡眠质量评估 RLS 具有显著的昼夜节律，主要临床表现为休息或夜间入睡时出现症状或症状加重的特点，尤其在晚上睡觉时，患者会感觉腿部难受，导致辗转反侧难以入睡，迫切想要活动肢体以缓解不适感，通过活动腿部可以暂时缓解不适感，但是几小时后这种不适感又会重新出现，严重影响患者的睡眠质量，是导致失眠的一种常见原因。睡眠相关量表评定由同一研究者对所有受试者进行量表评定，评定时使用相同的指导语。

（1）MOS 睡眠量表（medical outcome study sleep scale，MOS-SS）：自我测试 MOS-SS，测试患者 4 周以来的睡眠情况，12 个项目组成 5 个领域：①睡眠障碍，包括入睡困难和保持睡眠；②睡眠充足，指恢复性睡眠；③睡眠量；④白天嗜睡、困倦度；⑤呼吸问题，包括打鼾、呼吸不足或头疼。量表还包含了两个睡眠问题指数。评分高低在不同领域的意义不同，如睡眠障碍、嗜睡和睡眠指数评分越高，表明睡眠问题越重；如睡眠量、睡眠充足评分越低，表明睡眠问题越重。

（2）Chalder 疲惫量表（Fatigue Scale-14，FS-14）：量表由 14 项条目组成，每项条目都是一个与疲劳相关的问题。根据其内容与受试者实际情况的符合与否，回答"是"或"否"。14 项条目分别从不同角度反映疲劳的轻重，总分值最高为 14，分值越高，反映疲劳程度越严重。

（3）匹兹堡睡眠质量指数量表（Pittsburgh sleep quality index，PSQI）：由 19 项自评条目和 5 项他评条目组成，用于评定受试者最近 1 个月的睡眠质量。参与计分的 18 项自评条目可以组合成 7 个因子（睡眠质量、入睡时间、睡眠时间、睡眠效率、睡眠障碍、催眠药物、日间功能），每个因子按 0~3 分等级计分，累计各因子成分得分为总分。≥8 分者为睡眠质量差。

（4）爱泼沃斯嗜睡量表（Epworth sleepiness scale，ESS）：自评量表，用于评定受试者嗜睡严重程度。≥10 分为过度嗜睡。

3. Beck 焦虑量表（Beck anxiety inventory，BAI） 自评量表，用于评定受试者焦虑情况。总分乘以 1.19 取整数为标准分，一般将 BAI 总分≥45 分为焦虑阳性的判断标准。

4. Beck 抑郁量表（Beck depression inventory，BDI） 自评量表，用于评定受试者抑郁情况。≥15 分为抑郁阳性的判断标准。

5. RLS 生活质量量表（RLS-quality of life，RLSQOL） 量表有 18 项条目，用于评估 RLS 患者 4 周以来的日常活动、注意力、性活动及工作情况。主要条目为 1~5，7~10 及 13 个问题，1 分 = 最严重，5 分 = 最轻，分值越低，其影响越大。分值通过下列公式转化为 0~100 分：［（实际得分 − 可能的最低）/ 可能的分值范围］× 100，分值越低，患者生活质量越差。

三、康复治疗

RLS 主要采用综合治疗,其中非药物治疗主要包括嘱患者规律睡眠,少饮用或不饮用咖啡、戒烟戒酒、晚餐不吃难消化食物、不剧烈运动、睡前按摩、理疗或洗热水澡等以减轻症状,继发性 RLS 则需要积极寻找并去除病因。

(一)药物治疗

目前,临床上治疗 RLS 的主要药物有多巴胺类药物(如左旋多巴、普拉克索、罗匹尼罗和美多巴等)和非多巴胺类药物(如阿片类、苯二氮䓬类、铁剂和抗癫痫药等)。欧洲神经科学协会联盟指出,推荐治疗 RLS 的药物包括:罗替高汀、罗匹尼罗、普拉克索、加巴喷丁、普瑞巴林等,均被认为短期治疗 RLS 有效。但是,对于 RLS 的长期治疗,罗替高汀有效,加巴喷丁缓释片、罗匹尼罗、普拉克索和加巴喷丁可能有效。

(二)物理治疗

1. 运动放松疗法 渐进性放松疗法鼓励患者在阻力下按一定的顺序主动运动肢体,阻力由大到小逐渐放松肌肉,通过运动的调整使患者平静,降低自律神经兴奋性,从而改善 RLS 患者的睡眠质量。

2. 音乐放松疗法 音乐作为一种声波,通过共振原理产生一种类似细胞按摩的作用,使患者肌电兴奋性下降,通过降压和镇痛从而改善睡眠;另外,音乐刺激还可以导致交感神经活动相对减弱、副交感神经活动相对增强,从而调整自主神经平衡状态,使患者形成良好的睡眠周期。

3. 超短波治疗 可使患者下肢软组织均匀受热,血管通透性增强,血液循环加快,改善机体代谢,从而达到抑菌消炎、止痛解痉、促进血液循环和修复、增强机体免疫力的治疗目的。

4. 针灸治疗 针灸取穴主要以下肢穴位为主,也有根据下病上治原则用上肢穴位治疗,或用耳针治疗取得一定疗效者。研究证明针灸能增强血管的张力,促进局部血液循环和代谢产物的排泄,减轻或消除局部肌肉和软组织的压迫和阻滞。

四、预防及预后

(一)预防

由于不安腿综合征的发病原因及发病机制尚不十分清楚,可能与神经、心理或代谢物质的积蓄或与某些营养物质缺乏等多因素有关,因此平时保持心情愉快、合理饮食、良好的生活习惯、注意身体的锻炼能一定程度预防不安腿综合征。对有家族史的患者需要定期到有经验的医生处随访,孕妇或产妇应适当补充铁剂以减少发病的可能。

(二)预后

部分患者症状可以减轻或消失数年,多数患者症状会持续终身,但是可以通过治疗获得缓解,也有许多患者症状加重甚至病情恶化、反跳、药物耐受等并发症。

(李 林 张建奎)

第八节 听力障碍

一、概述

儿童听力障碍是指自出生后至14岁以内所发生的与听力损害有关的疾病,可以于患者刚出生时发病,也可以于患者年龄较大时发生,可以单侧发病,也可以双侧发病,儿童和婴幼儿在其成长发育过程中各阶段都有发生新的听力损失的可能,特别是永久性听力损失。从出生到3岁是大脑可塑性最强的阶段,该阶段的语言刺激和听觉形成是语言发育的关键,听力障碍势必会影响其语言发育,进而在语言相关的发育领域起着连锁反应,如读写能力、心理发育及智力发育;同时儿童神经系统疾病常常伴发有听力障碍,如脑性瘫痪、癫痫、儿童脑白质病等,而听力障碍对于儿童的言语发育和身心发育有着严重的影响,给家庭带来较大困扰,同时也给社会带来沉重的负担,因此需要早期发现、早期诊断和早期干预。

听力障碍为人耳听觉功能损失的总称。按照病变性质可分为器质性听力障碍和功能性听力障碍两大类。功能性听力障碍多与精神心理有关。器质性听力障碍按病变部位可分为传导性听力障碍、感音神经性听力障碍和混合性听力障碍等,而儿童目前主要为器质性听力障碍。听力障碍分级标准目前尚未完全统一,多采用WHO推荐的分级标准。该标准将儿童听力残疾定义为:相对健耳4个频率(0.5、1.0、2.0、4.0kHz)平均纯音听阈(PTA)≥31dB HL,该分级简单、明了、实用。

听力障碍是儿童期的主要残疾之一,2006年第二次全国残疾人抽样调查显示,我国现有听力障碍人数为2 780万,我国0~6岁听力障碍儿童有80万,且每年新增约3万。

常见听力障碍性疾病如下:

1. 传导性耳聋 传导性耳聋是由于外耳和/或中耳的先天性或后天性疾病致使外界声波传至内耳过程障碍,从而引起听力障碍的一类疾病。根据导致听力障碍的病因分为先天性疾病和后天性疾病,前者常见者有外耳道闭锁、中耳畸形(包括鼓膜、听骨、圆窗、卵圆窗和鼓室腔发育不全等),后者包括外耳道疾病,如外耳道异物、耵聍栓塞、炎性肿胀、肿瘤阻塞及瘢痕闭锁等,及中耳疾病,如鼓膜炎、分泌性中耳炎、化脓性中耳炎及其后遗症、鼓室硬化症(耳硬化症)、中耳癌等,其中中耳炎是最常见的疾病,尤其是在儿童中。外、中耳畸形在传导性聋中也占有一定比例。

2. 感音神经性耳聋 感音神经性聋是指听觉传导通路中与声音感受和分析相关的内耳、听神经、听觉中枢的器质性病变引起的听力减退或丧失,多由于内耳发育畸形所致,病变可位于螺旋器的毛细胞、听神经或各级听觉中枢,导致声音感受与神经冲动传导发生障碍。螺旋器发生病变后,不能将声波变为神经兴奋或神经中枢途径发生障碍不能将神经兴奋传入。由于发病年龄不同,导致耳聋的原因也不同。一般与噪声损伤、药物中毒、高热、脑炎、自身免疫异常、遗传因素等有关。儿童感音神经性聋的病因主要是内耳,尤其是耳蜗、前庭耳蜗神经发育异常所致。

感音神经性耳聋的分类方法众多,如按解剖部位可分为耳蜗性、神经性及中枢皮层性耳聋;按照听力损失出现时间分为先天性耳聋及后天性耳聋;按照病因分为感染性、中毒性、噪声性、自身免疫性及特发性耳聋等。不同病因及不同性质的感音神经性聋其病史及临床表现各异,虽然耳蜗性聋及神经性聋在纯音听力图上的表现相同,但各有其不同的听力学表现特点,临床上通常据此对二者进行鉴别。

3. 混合性耳聋 耳的传音和感音系统同时受损所引起的耳聋称为混合性耳聋,如化脓性中耳炎合并迷路炎、爆震导致鼓膜穿孔合并内耳损伤等。

4. 中耳炎 中耳炎是影响儿童听力障碍最常见的疾病之一,1 岁前有 50% 的婴儿罹患中耳炎,3 岁前罹患中耳炎则高达 80%。儿童中耳炎的病程迁延,可引起听力、注意力及认知能力下降,从而影响患儿的生活质量,严重者可以并发颅内外并发症而危及生命。主要包括儿童急性中耳炎、儿童分泌性中耳炎、儿童慢性化脓性中耳炎。

5. 大前庭导水管综合征 先天性耳畸形常常也可引起听力障碍,但疾病种类繁多,临床中最常见的是大前庭导水管综合征(large vestibular aqueduct syndrome,LVAS)也称为先天性前庭导水管扩大,过去对本病的诊断率较低,近年来由于高分辨 CT 的应用及基因诊断技术使本病实现早期诊断,其诊断率不断提高。该病为常染色体隐性遗传病,家庭中多为单个病例发病,目前已确定与 PDS 基因组突变和 SLC26A4 基因遗传有关。患者一般在 2 岁左右开始发病,主要表现为听力波动性下降,个别患者会表现为突发性耳聋,也有患者表现为发作性眩晕伴波动性听力下降,类似梅尼埃病。患者的听力逐步下降可致全聋。

二、诊断及评定

(一) 诊断

1. 病史及体格检查

(1) 病史询问:非常重要,有些病例通过病史就能够得出准确的诊断。应重点询问的病史包括母孕产史、感染史、耳毒性药物应用史、头部外伤史、黄疸史和听力障碍家族史等。体检时不仅应注意患儿,而且也应注意家长是否有遗传综合征的表现。

(2) 耳鼻咽喉科检查:注意耳部检查,包括耳郭、外耳道、鼓膜和锤骨柄的异常,是否有中耳炎(如鼓膜充血、穿孔和鼓室积液)的征象等。鼻部检查:应排除鼻腔狭窄、鼻孔闭锁及鼻腔感染。咽喉部检查:应注意是否有扁桃体和腺样体的增生和炎症。

(3) 小儿神经发育和眼科检查:应排除脑性瘫痪和眼科疾病。遗传性耳聋特别是综合征型耳聋患者听力损失可以是主要症状,也可以是次要症状,涉及其他系统功能障碍的综合征有:与外胚层发育或色素有关的综合征,与骨骼、颅面畸形相关的综合征,与神经系统疾病有关的综合征,与眼科疾病相关的综合征,与染色体异常及其他畸形相关的综合征。

2. 听力学检查 听力学检查的目的首先是判断有无听力损失,其程度如何,此为听力损失的定量诊断。此外,为了对听力损失进行治疗和干预,还需确定听力损失的性质和部位,此为定性和定位诊断。只有具备这三方面的信息,才是全面准确的听力学诊断。

(1) 定量诊断:按照 WHO 的标准,根据 500Hz、1 000Hz、2 000Hz 和 4 000Hz 四个频率的平均听阈(dBHL),听力损失程度划分为轻度、中度、重度以及极重度聋。行为听力测试是定量诊断的金标准,因为只有行为听力测试的结果是以 dBHL 表示的,但对于不能配合或年龄太小者只能应用短纯音听性脑干反应(tone-burst auditory brainstem response,tbABR)及听性稳态反应(auditory steady-state response,ASSR)等无需患儿配合的客观听力测试方法。ABR 由一系列发生于声刺激后 10ms 以内的波组成,典型的 ABR 波形共有 7 个波,分别以罗马数字 I~Ⅶ命名,随着刺激声强度的下降,各波潜伏期延长、波幅下降,直到消失,其中 V

波是最后消失的一个波,因此通常以能够引出 V 波的声信号的最小强度来确定阈值。听阈应定期复查,以确定是暂时性、永久性或进行性听力损失。

(2) 定性诊断和定位诊断:对中耳疾病敏感的检测方法有声导抗、短声听性脑干反应(click auditory brainstem response,cABR);对内耳疾病敏感的检测方法有 cABR、耳声发射(otoacoustic emission,OAE);对蜗后病变的诊断方法有 cABR 或者借助两种以上方法综合评估,如 cABR 和 OAE。声导抗测试是评估中耳功能状态的首选方法,而且儿童中耳疾病的患病率很高,鼓室导抗图是中耳疾病最敏感的指标,但当鼓室导抗图异常时,只能说明存在中耳病变,至于该病变是否是造成听力损失的主要原因,即听力损失是传导性聋还是混合性聋还需结合其他听力学检查结果来判断。cABR 对脑干以下听觉通路的功能有很强的定位诊断作用。耳蜗微音电位(cochlear microphonic,CM)是一种交变电流,健康耳蜗的 CM 主要来源于外毛细胞。cABR 对脑干以下听觉通路的功能有很强的定位诊断作用。婴幼儿 ABR 正常与否从以下几个方面判断:①各波的潜伏期和波间期;②V 波阈值;③后续波是否存在;④当 ABR 严重异常时,CM 是否能够引出等。cABR 在传导性聋、感音神经性聋或听神经病等疾病都有特征性表现。OAE 是一种产生于耳蜗、经听骨链及鼓膜传导释放入外耳道的音频能量,反映耳蜗外毛细胞的主动反应功能,OAE 正常,说明外毛细胞功能正常;而 OAE 异常,则有可能是外毛细胞异常,也有可能是中耳病变,或者是二者兼而有之。

对于小儿听力疾病的诊断,没有一种听力测试方法能够同时对听力损失进行定量、定性及定位三方面诊断,所以需要根据每个受试儿的实际情况,选择一组方法来达到全面诊断的目的,这就是各种听力测试结果之间的相互补充。各种听力测试方法在定性、定量和定位诊断都至少有一个方面的作用,两种听力学测试方法的结果是否一致,就是听力测试方法之间的交叉印证。

3. 影像学检查 高分辨率 CT 具有高空间分辨力和重建图像及多体位扫描能力,对外耳、中耳和内耳结构显示清晰,同时可显示病灶的大小、范围、密度、边缘形态及内耳骨迷路的情况,但无法显示膜迷路。MRI 的软组织分辨率远远高于高分辨 CT,对于微小病灶及内耳膜迷路高度敏感,可以清晰地显示内耳膜迷路的空间结构及脑神经的形态和走行,能够准确地诊断耳蜗、半规管畸形、脂肪瘤、较大听神经瘤、膜迷路出血、膜迷路纤维化、胆脂瘤等诸多病变。MRI 具有立体结构,可早期发现在脑膜炎后耳蜗内的纤维化和骨化征象,对病因诊断和手术治疗方案有帮助。

4. 基因检测 近年来,随着遗传学的飞速发展和分子遗传学技术的提高,基因检查对于听力疾病的准确诊断、预后判断和干预方案制定具有重要的意义,能够从分子学和遗传学水平作出诊断。

(二) 评定

1. 言语评定 听力障碍往往会影响患者语言功能的发育能力,因此对于听力障碍患儿的言语评估是必不可少的。言语评定能够发现和确定患者是否存在语言发育迟缓以及是什么类型的语言发育迟缓,同时可以判断患者的语言发育所处阶段,能够为患者的康复训练提供准确的依据。常用的评定方法为汉语儿童语言发育迟缓评定法:即 S-S 语言发育迟缓检查法。S-S 法适用于各种原因引起的语言发育迟缓,原则上适合 1~6 岁半的语言发育迟缓儿童。有些儿童的年龄已超出此年龄段,但其语言发展的现状未超出此年龄段水平,亦可应用。其检查内容包括促进学习有关的基础性过程、符号与指示内容关系、交流态度 3 个方面,其中以言语符号与指示内容的关系评定为核心,比较标准分为 5 个阶段。将评价结果与实际年龄语言水平阶段比较,如果测定结果低于相应阶段,即可诊断为语言发育迟缓。

2. **智力评定** 临床过程中听力障碍患者常常伴有智力发育落后,而智力是一种综合的认识方面的特征,主要包括感知记忆能力、抽象概括能力、创造力,其中抽象概括能力是智力的核心成分,因此智力功能的评估是包括思维能力、想象能力和实践活动能力的综合评估。涵盖了整体精神状态和特殊精神状态的部分内容,常用诊断量表:图片词汇测验是为发声有困难的人及聋人设计的测量其"使用"词汇能力的测验工具。适用的年龄范围为 2.5~18 岁。这套工具共有 150 张黑白图片,每张图片上有 4 个图,其中一个图与某一词的词义相符合。测验时拿出一张图片,主试说出一个词,要求被试指出图片上的 4 个图哪一个最能说明该词的意义。该测验现已广泛地用于研究正常的、智力落后的、情绪失调的或生理上有障碍的儿童的智力。丹佛发育筛选测验是目前最普遍的发育筛查量表,用于早期发现 2 个月至 6 岁小儿智力发育问题。韦氏儿童智力量表和中国 - 韦氏幼儿智力量表是美国心理学家韦克斯勒编制的一组采用个别施测的方法,评估 6~16 岁儿童智力水平的智力测验工具。格塞尔发育量表适用于 0~6 岁的患儿智力发育诊断检查,以发育商数表示小儿的智能发育水平,主要包括社会适应、个人社交、大动作、精细动作、语言五个方面的内容,能全面反映婴幼儿智力、运动、语言等的发育水平,是制订康复计划的重要依据之一。斯坦福 - 比奈智力量表是一种年龄量表。它以年龄作为测量智力的标尺,规定某个年龄应该达到的某一智力水平。

三、康复治疗

对能够找出病因的听力障碍患者进行去除病因治疗,包括耳道内耵聍取出、中耳炎的治疗等。

(一) 药物治疗

发病初期及时正确用药是治疗成功的关键,首先应根据听力障碍病因与类型选择适当药物。发病初期及时正确用药是治疗成功的关键。常用药物有血管扩张剂、降低血液黏稠度药物、血栓溶解药物、B 族维生素、能量制剂等,必要时可使用类固醇激素,亦可配合高压氧治疗。对病毒或细菌感染引起的急慢性中耳炎造成的听力障碍早期可局部治疗,可应用抗炎止痛类药物(如苯酚滴耳剂),鼻腔用减充血剂,或局部理疗清洁耳道,引流脓液,应用抗生素滴耳剂(如氧氟沙星滴耳剂),禁用耳毒性药物。对自身免疫性聋可试用类固醇激素和免疫抑制剂,有报道糖皮质激素治疗突发性耳聋具有确切的疗效,越早应用激素疗效越好。在分子水平查明遗传缺陷的遗传性聋,可探索相应的基因治疗为感音性聋的治疗提供新的生物治疗模式。

(二) 配戴助听器

婴幼儿期及学龄前期是孩子听觉言语 - 语言发育的关键时期,此时发生的听力问题如果得不到及时有效的康复,将导致严重的言语 - 语言障碍,明显影响正常的学习与生活。配戴助听器是听力障碍患者最为常见和有效的康复治疗方法,能帮助听力损失患儿充分利用残余听力,促进言语 - 语言发育。国内外研究均表明听力障碍的患者越早配戴助听器,康复效果越好。根据患者具体情况,应考虑助听器的功率大小,频响特征匹配最大声输出等。大多数儿童需要配戴气导助听器,但对于单侧传导性耳聋或者由于外耳畸形、反复发作中耳炎而无法配戴气导助听器的患者,需要考虑配戴骨导助听器。骨锚式助听器是骨导助听器的一种,如果患儿的年龄大于 5 岁并且需要永久配戴骨导助听器,可以考虑骨锚式助听器。

（三）人工耳蜗植入

随着科学技术发展,人工耳蜗从单导到多导、言语编码策略的不断完善,现已取得很大发展,成为双耳重度或极重度感音神经性耳聋患者听力康复的重要手段,特别是对先天性耳聋患儿带来福音。植入年龄通常为 12 个月 ~6 岁。植入年龄越小效果越佳,但要特别预防麻醉意外、失血过多、颞骨内外面神经损伤等并发症。目前不建议为 6 个月以下的患儿植入人工耳蜗,但脑膜炎导致的耳聋因面临耳蜗骨化的风险,建议在手术条件完备的情况下尽早手术。6 岁以上的儿童或青少年需要有一定的听力言语基础,自幼有助听器配戴史和听觉言语康复训练史。双耳重度或极重度感音神经性耳聋,经综合听力学评估,重度聋患儿配戴助听器 3~6 个月无效或者效果不理想,行人工耳蜗植入;极重度聋患儿可考虑直接行人工耳蜗植入。

（四）手术治疗

先天性外中耳畸形的患者可以耳郭再造和听力重建术。有报道对先天外中耳性畸形的患者进行耳郭再造和听力重建术后远期效果不佳,认为是由术后并发症造成。近年,有科技工作者进行振动声桥耳蜗植入治疗先天性外中耳畸形取得了良好效果。

（五）听觉和语言训练

先天性耳聋患儿不经听觉言语训练,必然成为聋哑人;双侧重度听力障碍若发生在幼儿期,数周后言语能力即可丧失,即使已有正常言语能力的较大儿童,耳聋发生以后数月,原有的言语能力可逐渐丧失。因此,对经过治疗无效的中重度、重度或极重度耳聋学龄前儿童,在佩戴助听器或行人工耳蜗植入术后,利用患儿的残余听力,需要进行听功能训练和言语 - 语言康复训练,听功能训练主要从听觉察觉、听觉注意、听觉定位、听觉识别、听觉记忆、听觉选择及听觉反馈方面进行逐一训练,促进患者的听觉功能正常发育;言语 - 语言康复主要从音素、音节、单词以及短句训练进行言语康复,能使听力障碍患者的语言早期康复。通过听觉和语言训练,以唤醒听觉感受器,培养患儿聆听习惯和对声音的辨别能力,配合系统的发音和讲话训练,可恢复患儿语言功能,达到聋而不哑的目的。

四、预防及预后

（一）预防

听力障碍患者应早期发现,早期诊断,及时治疗,尽量恢复听力,听力无法恢复者应尽量保存和利用残余听力。听力障碍的预防比治疗更为重要,也更为有效,应从以下几个方面开展预防工作。

1. 广泛宣传近亲结婚的危害性,禁止近亲结婚,以减少遗传性疾病的发生;及时治疗妊娠期疾病,孕妇用药要谨慎;加强优生优育工作,对婴幼儿进行常规听力筛选,尽早诊断,及时治疗,对于有残余听力者,应尽早进行听觉语言训练。

2. 积极防治急性传染病,做好卫生宣传,预防各种传染病的发生和传播。

3. 宣传各种耳毒性药物对内耳的毒害作用,严格掌握耳毒性药物应用的适应证,尤其是氨基糖苷类抗生素,对有家族药物中毒史者、肾功能不全、婴幼儿和孕妇应慎用。必须应用这类药物时,尽量减少剂量和缩短用药时间,可同时应用血管扩张剂、B 族维生素、钙剂等药物。

（二）预后

随着新生儿听力筛查工作的深入开展,提高听力疾病诊断准确性地要求也越来越高,引起听力障碍的疾病种类繁多,病因不同,引起听力损失的部位及程度不同,预后也不同。儿童中耳炎引起的听力障碍,经过及时规范的治疗,其预后相对较好,少数病情迁延、反复的需进行手术治疗以改善听力;由于感音神经性耳聋的病因及发病机制尚不清楚,治疗亦无肯定疗效,需在努力寻找病因的基础上,针对潜在疾病进行相应治疗,主要是恢复听力,尽量保存和利用残留听力,早期诊断,及时治疗,早期配戴助听器和进行人工耳蜗植入,及时进行听觉及语言康复训练,也在一定程度上能够改善听力障碍。

(朱登纳)

第九节 视力障碍

一、概述

视力障碍是指由于各种原因导致的双眼视力损失或视野缩小,而难以从事一般人所从事的工作、学习或其他活动,包括盲和低视力。正常儿童视觉功能的发育主要在 2 岁前完成。足月新生儿可看见眼前近距离物体,视力不超过 0.01,其注视及追视反应欠佳,眼球对线不稳定,多数存在眼外斜;2~3 个月的婴儿视力约为 0.02,能较好地注视及追视物体,眼球能逐渐调整至中线位;4 个月的婴儿视力约为 0.05,眼球对线及稳定性达到成人水平;1 岁的婴儿视力约为 0.2,2 岁时为 0.5,4 岁时达 1.0,基本接近成人视力,其中小儿立体视觉功能在 6 个月到 7 岁之间逐渐发育完善。

根据 2006 年第二次全国残疾人抽样调查的数据显示,我国各类残疾人中视力残疾者约 1 233 万人,其中视力障碍儿童约 13 万人。病因包括各种眼病炎症、全身代谢和循环障碍所致眼病病变、母孕期围生因素、眼外伤、各种眼病等。

常见视力障碍性疾病有以下几种。

1. **视神经萎缩** 视神经萎缩是由神经胶质纤维增生和血液循环障碍而导致的一种视神经纤维的退行性病变,导致视觉功能障碍的疾病,表现为视力下降,视野减小,可分为先天性视神经萎缩和遗传性视神经萎缩。前者是指由于许多先天性原因造成的视神经伤害或视神经萎缩,可能只有一侧的视神经受侵犯,也可能两侧视神经同时受损;而后者是指与遗传因素有关的一类特发性视神经萎缩。

视神经萎缩一般表现为视力显著减退。视野多呈向心性缩小,对红色视标最为敏感,瞳孔的改变依视力决定。有一些患者可伴有智力、运动功能发育障碍及癫痫等疾病。

2. **低视力** 低视力指经过手术、各种药物等治疗及标准的屈光矫正后视力仍达不到患者需要的标准,主要包括视力下降和视野缩小,其诊断标准为最佳矫正视力为 0.05~0.3,或是中心视野半径不足 10°,其中双眼中好眼的最佳矫正视力介于 0.05 到 0.1 为一级低视力,最佳矫正视力介于 0.1 到 0.3 为二级低视力,小于 0.05 为盲。对于儿童,应强调近视力和功能视力即包括了对比敏感度、暗适应下降而致残的低视力。虽然低视力儿童所得的眼病可能与成人一样,但结果可能完全不同,因为许多低视力或盲童可能仅有短暂的或根本无视觉经验,缺乏进一步建立视觉记忆的基础。低视力儿童往往意识不到自己有视觉缺陷,但能自然利用残余视力进行日常活动。有些先天性畸形的患者如先天性白内障等尽管经过手术治疗,视力也不会即刻恢复,仍是低视力患儿,这样的患儿进行康复训练比成人低视力患者所花费的时间更长。视残儿童还常因合并其他生理缺陷,脱离儿童群体,在心理和智力发育上都存在障碍。

3. **斜视** 斜视是儿童常见的一类眼科疾病,是因眼球位置或运动异常引起的双眼视轴分离,从而造成视觉功能及外观的异常。斜视常为眼球运动肌肉发育不平衡或神经冲动异常导致双眼运动不协调或者是由屈光不正引起的调节集合比例失调。斜视按病因及发病机制不同,可分为共同性内斜视、共同性外斜视和麻痹性斜视三种类型。

1)共同性内斜视发病率最高,通常在双眼单视功能无法保持稳定抑或尚未完善巩固的婴幼儿时期发病,且随年龄增长而逐渐减低。

2)共同性外斜视是指两眼视轴互相不平行,不能同时注视同一目标,临床上表现出眼位不正。

3)麻痹性斜视则是由于支配眼肌运动的神经核、眼外肌本身麻痹以及包括动眼、滑车和外展在内的视神经病变所致的斜视,患者由于眼位异常、眼功能障碍,不能精确地将其所接受的视觉刺激和信号传送至大脑,使其学习能力和智力发育受到一定程度的影响,进一步阻碍患儿运动协调功能的恢复。同时斜视还可导致立体视觉障碍、弱视、复视、代偿性头位及视觉紊乱等异常表现。有学者研究发现在脑性瘫痪患儿中,痉挛型脑瘫患儿发生率最高,可高达53.16%。

4. **皮质盲** 皮质盲是大脑枕叶皮质受到毒素影响或血管痉挛缺血而引起的一种中枢性视觉功能障碍,约50%由局灶性、闭塞性脑血管病引起,少见于脑炎、脑肿瘤、脑外伤、缺氧、变性、脱髓鞘病等,也可为一氧化碳中毒、癫痫发作后、脑血管造影和偏头痛的并发症之一,临床中儿童最常见的为脑炎或脑膜炎、外伤后导致。皮质盲的形成与脑组织缺氧有密切关系,临床特点表现为光亮和黑暗中视力均完全消失,瞳孔对光反射与辐辏反射存在,对强光照射及恐吓,眼睑闭合反射丧失,眼底、眼球运动正常,同时可伴有偏瘫、失语、失认、感觉及定向障碍等症状。

5. **眼球震颤** 眼球震颤是一种不自主、有节律性、往返摆动的眼球运动。根据眼震的形式分为水平型、垂直型、旋转型,以水平型为常见,通常以快相方向表示眼球震颤方向,快相为代偿性恢复注视位的运动,常由视觉系统、眼外肌、内耳迷路及中枢神经系统的疾病引起。向左看时眼震向左,向右看时眼震向右的眼震,称为双向性眼震。向上看时出现垂直性眼震,向侧面看时出现水平眼震,称为多向性眼震。根据病因主要分为以下四种:①眼性眼球震颤:指黄斑部中心视力障碍,是注视反射形成困难而形成的眼球震颤。其中包括生理性注视性眼球震颤和病理性注视性眼球震颤;②前庭性眼球震颤;③中枢性眼球震颤;④先天性特发性眼球震颤。

临床表现主要分为:①跳动型:眼球呈明显速度不同的往返运动,当眼球缓慢地转向另一方向到达一定程度之后,又突然以急跳式运动返回,此型震颤有慢相和快相的表现,慢相为生理相,快相是慢相的矫正运动,而快相方向作为眼球震颤的方向,与病因有关;②摆动型:眼球的摆动犹如钟摆,没有快相和慢相。其速度和幅度两侧相等,多见于双眼黑矇和弱视患者。

6. **白内障** 先天性白内障系指大多数在出生前后已存在及一小部分生后才逐渐形成的具有先天遗传或发育障碍的白内障,是儿童常见眼病,可为家族性发病或散发,可伴发其他眼部异常或遗传性、系统性疾病。其发生与遗传因素有关,其中常染色体显性遗传最多见,也与环境因素有关,比如母亲在妊娠早期感染,尤其是风疹病毒的感染,妊娠期营养不良、放射线照射、服用某些药物、妊娠期系统性疾病以及维生素 D 缺乏等都可以造成胎儿的晶状体混浊,此外如早产、低出生体重儿、缺氧、吸氧史、中枢神经系统损害等也是影响因素,还有一些原因不明的特发性白内障,可使晶状体发生混浊。

婴幼儿白内障主要症状为白瞳症。新生儿出生后瞳孔区有白色称为白瞳症,其中最常见的即是先天性白内障。由于混浊的部位、形态和程度不同,因此视力障碍不同。

二、诊断及评定

(一) 诊断

1. 病史及体格检查

(1) 问诊:应详细询问患儿家族史,包括父母是否近亲结婚、母亲孕期用药、感染情况,是否有不良嗜好如酗酒、吸烟量;患者是否早产或有吸氧史,围生期是否有产伤、窒息史,目前有无高热、抽搐、外伤史,用药详情和饮食结构,生活环境、动物接触史、疫区生活史及传染性疾病史等,家族遗传病史能提供重要的病因信息。

(2) 眼科检查:包括眼位、眼球运动情况,同时应注意检眼镜光源的强弱、瞳孔的大小、轴性近视、偏大偏淡的视盘,对视盘颜色变浅或苍白者,应同时观察视盘周围神经纤维层是否变薄,有无扇形萎缩,楔形、裂缝状缺损,相应区视网膜血管裸露程度,有无视网膜动脉变细,黄斑中心凹反射消失及遗传性视网膜小点。配合的患者,可做矫正视力及视野检查。

(3) 神经系统检查:部分视力障碍患者可伴神经系统或其他系统异常,如脑瘫、共济失调、癫痫、智能低下和周围神经病变等罕见综合征,常需多学科合作全面检查,尤其是内分泌、神经系统检查。

2. 电生理学检查

(1) 视觉诱发电位(visual evoked potential,VEP):是大脑皮质枕叶区对视刺激发生的电反应,代表视网膜接受刺激,经视路传导至枕叶皮层而引起的电位变化。VEP 是了解从视网膜到视觉皮层,即整个视觉通路功能完整性检测。依据 P100 潜伏期和波幅分析通路损害在视网膜、视交叉前或视交叉后的水平,对损害程度、治疗效果及预后做出客观评估。

(2) 眼电图(electro-oculogram,EOG):是一种检测眼静电位,随光适应改变而产生缓慢变化的一种客观定量的视网膜功能检查方法。EOG 异常只表明视网膜第一个神经元突触前的病变,也即视网膜最外层的病变,能较客观地反映出器质性病变。

(3) 视网膜电图(electroretinogram,ERG):是视网膜的视感细胞在光的刺激下产生的一组复合的电位变化,可以用电极引出,通过适当的放大描记装置把它记录下来,即为视网膜电图。通过视网膜电图可了解视网膜的功能,视网膜节细胞前各种结构成分受累可导致ERG 异常。

3. 影像学检查
眼部 CT 主要用于眼球、眼眶及眶周围组织病变,尤其适合检查眶骨及眶内眼球内金属异物的残留等,而眼部 MRI 可用于眼球、眼眶及眶周围的软组织检查,此外,眼底荧光血管造影主要用于各种黄斑疾病,各种视网膜、脉络膜、视神经疾病以及各种全身性疾病所引起的视网膜病变。

4. 基因检测
国内近 10 年随着分子生物学的发展和基因检测的临床应用,通过血液、其他体液或细胞对线粒体 DNA 或核基因进行检测,能够进一步诊断染色体或线粒体基因突变所致的视力障碍。

(二) 评定

1. 视功能评定 视功能描述的是视觉系统的基本功能,主要包括视野、形觉、色觉、立体视及视神经传导功能等。大部分视功能检查是为了医疗和诊断的目的而发展起来的,视功能检查通常是在仅有一个参数改变条件下的测量,相对容易得到客观的结果。

(1) 视力检查:主要检查的是中心视力,即检查视网膜黄斑区中心凹视敏度,从而可简单迅速地了解到视功能的初步情况,同时也是视力障碍诊断、观察病情进展情况及治疗后疗效的主要参考指标。检查视力一般分为远视力和近视力两类,远视力多采用国际标准视力表,此表为 12 行大小不同开口方向各异的"E"字所组成,测量从 0.1~1.5(或从 4.0~5.2),每行有标号。

(2) 视野检查:反映视网膜黄斑中心凹以外的视觉细胞功能,分为动态与静态检查。一般视野检查属动态检查,是利用运动着的视标测定相等灵敏度的各点,所连之线称等视线,记录视野的周边轮廓。静态视野检查法,是视标不动,通过逐渐增加视标刺激强度来测量视野中某一点的光敏度或光阈值的方法。

(3) 对比度检查:视力检查只能反映眼底视网膜黄斑中心凹分辨高对比度且细小目标的功能,而不能估测患者的自理能力及对周围环境不同对比度的分辨适应能力。对比敏感度检查是近年眼科发展起来的,它是一种比视力更敏感的形觉检查方法,不仅包括有高对比度,细小目标,还有低对比度,粗大目标,后者对视力障碍儿童更有意义。它被认为比视力更能全面反映视功能。由于在日常生活中所见景和物很少是 100% 高对比度,因此对比度检查对视力障碍患者的正确评估更为重要。

(4) 色觉检查:是指医学上对于颜色识别认知的检查,反映人眼视觉系统空间敏感度。虽然单纯色觉障碍对健康儿童可能无明显影响。但对视力障碍儿童则意义不同。如果合并其他疾病可能使视觉问题更突出。了解色觉损害的意义在于帮助正确诊断疾病,监测视力障碍儿童的眼部或神经系统疾患的发展情况,预测患者所关注的色觉障碍的前景,并进行有效的遗传咨询。

(5) 暗适应检查:是指当眼从明处进入暗处时,开始对周围物体辨认不清,随后能逐渐看清暗处的物体,视觉敏感度逐渐增加,最后达到最佳状态的过程。

(6) 立体视觉检查:是感受三维视觉空间,感知深度的能力检查,包括同视机、颜氏立体视觉检查图等。

2. 功能性视力 功能性视力是指为了特殊目的而对视功能的使用,描述的是与视觉相关的活动中人的功能情况。对于人的视觉技巧和视觉使用能力不容易做到精确测量,必须更多地依靠主观的、描述性的评估。功能性视力的评估是对视力障碍儿童进行早期干预的关键,可为制定有效的视功能训练计划提供指导和帮助。在功能性视力评估中,视觉使用能力主要从交流、空间定向和移动、日常生活活动、持续的近距离任务四个方面进行评估。

三、康复治疗

(一) 视功能训练

对于视力障碍儿童,必须通过训练才能获得视觉使用能力。常用的基本视觉技能包括固视、追踪、扫视和辨认细节能力等,而交流、阅读和日常生活活动等是对这些基本视觉技能的综合运用。对于婴幼儿的视功能训练,要根据不同发育阶段及评估结果采取不同的训练方案。比如对 1 岁左右的婴儿,可以训练认识和注意物体的能力,2~3 岁时可以进行辨别物体的训练,并且在训练过程中根据实际情况及时调整训练计划。对低视力儿童尽可能地在生活环境中教授一些视觉技巧,增加其视觉经历非常重要,同时把这些技巧展示给在其生活中非常重要的人。

(二) 助视器应用

助视器是能够改善或提高低视力患者视觉能力的任何一种装置或设备,可以使低视力患者能看清楚他本来看不到或看不清的东西,凡是能提高视力障碍患者视力的任何装置或设备均称为助视器。助视器主要分为分为光学助视器(凸透镜、棱镜、平面镜、望远镜),非光学助视器(大字印刷品、闭路电视等),常用的助视器包括眼镜助视器、手持放大镜、立式放大镜、望远镜式助视器、条状放大镜。

(三) 手术治疗

先天性白内障导致的视力障碍患者主要以手术治疗为主,手术的主要目的就是摘除混浊的晶状体,防止后发性白内障形成,尽量维持眼内结构的完整性,保持透明的屈光间质,为术后矫治屈光不正和治疗弱视提供有效的保证。目前超声乳化、后囊膜切开联合前部玻璃体切割及囊袋内人工晶状体植入是治疗先天性白内障的理想手术方法,能有效提升视力,减少后发障的形成。

(四) 传统治疗方法

针刺眼部特定穴位如睛明、球后、攒竹等,可改善眼内动脉循环及改善视觉通路状况,同时可增强组织代谢,改善微循环,改善视神经的缺氧状态以及视神经、视网膜的血流灌注,从而使未发生严重病变的感光组织发生可逆性改变,有利于视神经细胞功能的恢复。

应用鼠神经生长因子等营养神经药物选取睛明、球后等进行穴位注射,既可起到该穴位的治疗作用,又可直接将药物注射到眼,充分发挥其药物作用。而选取视觉中枢在头皮投射区视区进行穴位注射,可增加脑组织的血氧供应量,促进丧失或减弱神经功能的恢复。

(五) 特殊教育

视觉康复能促进视力障碍儿童接受教育,而特殊教育则有利于低视力儿童的康复。视力障碍儿童在学校不仅能学习文化知识,而且在特殊教育工作者的帮助下,还能学到如何使用视觉能力去学习、交流和参加一些活动。同时要注意对视力障碍患者进行心理教育,从而提高其社会适应能力和社交能力。

四、预防及预后

(一) 预防

在发展中国家,7%~31% 的视力障碍是可以避免的,10%~58% 是可治疗的,3%~28% 是可以预防的。相对于治疗而言,有效的预防措施对视力障碍儿童具有更重要的意义。预防视力障碍的有效措施分为以下几个方面:在遗传方面,应加强遗传咨询,提倡优生优育;减少先天性白内障、青光眼等眼病的发生;在生活方面,教育儿童避免危险游戏,防止眼外伤;合理营养,多吃富含维生素 A 的食品,预防营养缺乏性眼病的发生;在疾病诊疗方面,预防接种麻疹、风疹疫苗;出生后的婴儿提供广谱抗生素,预防新生儿眼炎;早期诊断和治疗细菌性角膜溃疡,并加强眼库建设,提供角膜移植服务。积极实施儿童视觉筛查计划,接受眼科专家定期检查,宣传眼的卫生知识,以便有效降低儿童低视力的发病率,防止或减轻视力损害。

(二) 预后

引起视觉障碍的疾病不同,病因不同,引起视力损失程度不同,预后也不同。视神经萎缩预后一般较差,继发性者预后相对较好,但也要取决于病因及损失程度。斜视及白内障早期诊断,早期手术治疗,其预后相对较好。皮质盲目前无有效的措施,其预后相对较差。视觉障碍重在早期诊断,大力开展常规视力筛查、开展眼科卫生宣传,为视力障碍患儿提供康复救助和学习教育,形成并建立完善的视觉障碍服务体系,能最大程度挽救患儿残余视力,实现视觉障碍儿童的视觉康复。

(朱登纳)

第十节 颅脑外伤

一、概述

颅脑外伤(traumatic brain injury,TBI)是指因创伤引起的脑损伤,是引起儿童死亡和致残的常见原因之一。幼儿期和青春期是颅脑外伤的高发阶段,其发病率男性高于女性。引起颅脑外伤的原因主要有摔伤、坠落、撞击等,新生儿主要由产伤引起,婴儿脑外伤还有一个原因是摇晃婴儿综合征。本病可分为原发性和继发性,原发性脑损伤指外力作用于头部后立即产生的伤害,包括头皮损伤、颅骨骨折和脑损伤。继发性脑损伤包括脑移位或脑疝引起的压迫性损伤弥散性脑肿胀和脑梗死等。

二、诊断及评定

(一) 诊断

根据外伤史、临床表现、结合头颅 CT 等辅助检查,很容易明确诊断。

1. **临床表现** 不同类型的颅脑损伤临床表现会有差异,其共性表现如下:

(1) 意识障碍:是最常见的表现,颅脑损伤越重,意识障碍越重。

(2) 颅内高压表现:头痛、恶心、呕吐,注意力不集中或视力减退,前囟张力增高、膨隆等表现。

(3) 局灶性神经损伤症状:主要表现为癫痫、运动障碍、中枢性面瘫或失语等。运动障碍包括锥体系损伤,锥体外系损伤和平衡障碍。锥体系损伤时,可出现单肢瘫、偏瘫或双侧瘫,且下肢重、上肢轻较多见。锥体外系损伤最常见为肌张力障碍、可伴震颤或肌阵挛样运动。当发生脑疝时,常出现生命体征和瞳孔变化。脑震荡和轻度脑挫裂伤可无局灶性神经损伤症状。

2. **辅助检查** 头颅 CT 是首选检查,当怀疑有脑干损伤、弥漫性轴索损伤及早期脑梗死时,MRI 优于 CT 检查。腰椎穿刺对判断是否有蛛网膜下腔出血或颅内高压有帮助,但应慎用,以免诱发脑疝。脑干诱发电位可准确反映脑干损伤的平面和程度。

(二)评定

颅脑外伤的评定包括损伤严重程度评定和康复评定。

1. 颅脑损伤严重程度评定 格拉斯哥昏迷量表(GCS)是国际公认的评估颅脑损伤严重程度的方法(详见第十五章第四节)。根据伤后神经体征表现和 GCS 评分本病可分为轻、中、重及特重 4 型：

轻型：无颅骨骨折、且以上丧失不超过 30 分钟,GCS 评分 13~15 分。

中型：颅骨骨折、轻度脑挫裂伤,或伤后以上丧失达到 30 分钟至 12 小时,GCS 评分 9~12 分。

重型：出现颅内血肿、脑挫裂伤、脑干损伤,意识丧失 12 小时以上,意识障碍逐渐加重或清醒后出现再昏迷,GCS 评分 6~8 分。

特重型：伤后深昏迷伴去大脑强直,出现双瞳散大、生命体征严重紊乱或呼吸已近停止,GCS 评分 3~5 分。

2. 颅脑损伤的康复评定 颅脑损伤常造成患儿运动、言语、认知及行为障碍等,因此,颅脑损伤的康复评定主要包括运动、言语和精神心理功能几个方面。

(1)运动功能评定：包括肌力评定、肌张力评定、关节活动度评定、平衡与协调功能评定、步行能力评定、姿势与反射的评定等。

(2)言语功能评定：包括构音障碍、失语症、言语失用症等。

(3)精神心理功能评定：包括认知功能评定、智力测试、情绪和行为评定等。

(4)神经电生理检测：如脑干听觉诱发电位,能够准确反映脑干损伤的平面和程度,并有助于预后的判断。

(5)预后评测：颅脑损伤的预后与诸多因素有关,患儿昏迷时间、GCS 评分、有无并发症(颅内压升高、颅内出血、脑水肿、颅内感染、癫痫等)等均对预后有影响。患儿的危险因素越多,预后越差。

三、康复治疗

颅脑损伤患儿康复治疗的目的是挽救可逆转的神经细胞,控制并发症的发生,促进功能代偿和重建,减轻后遗症。通过各种训练和学习,使患儿的运动功能、认知功能、生活自理能力、言语交流功能和社会生活技能达到最大限度的恢复。在患儿病情允许的情况下尽早进行康复治疗,可减少并发症的发生、促进受损脑功能的恢复。中后期康复治疗主要包括运动功能、言语功能、认知功能、吞咽功能等的训练以及矫形器具辅助和药物治疗等。

(一)颅脑损伤急性期的治疗

此期治疗重点应放在控制颅内压增高上。对严重挫裂的脑组织和有占位效应的颅内血肿而引发的颅内压增高,应尽早手术清除血肿。对重度颅脑损伤患者,首先要保证呼吸道通畅和循环功能的稳定,及早纠正失血性休克和肺通气不足。

1. 维持生命体征 对于重度昏迷的患儿要尽早气管切开,对呼吸功能不全者,可应用呼吸兴奋剂和机械通气辅助呼吸,同时要维持血压、心率和水、电解质等内环境稳定。

2. 降低颅内压 主要措施是渗透性利尿剂和激素治疗。人工冬眠疗法和亚低温技术可降低脑代谢率和颅内压,可在严重颅脑损伤的患儿使用。

3. 控制补液量 补液量应为每天 30 ~ 60ml/kg(年长儿)或 50 ~ 100ml/kg(婴幼儿)。可用碱性含盐液,以纠正脑水肿时常伴有的代谢性酸中毒。

4. 控制癫痫　颅脑外伤并发癫痫时,可用咪达唑仑静脉滴注,剂量为每小时 0.2～0.3mg/kg,要避免与苯巴比妥同时使用,以免引起呼吸抑制。

5. 手术治疗　是否手术治疗由患儿损伤的类型、严重程度、颅内血肿的部位及大小、颅内压力是否耐受以及患儿的临床表现决定,一旦有手术指征,应尽早手术治疗。

6. 其他治疗　包括控制高热、预防感染、预防应激性溃疡及营养支持等。

(二)早期康复治疗

早期康复的介入时机目前一致的观点是"生命体征平稳,神经系统症状不再发展后 48 小时即开始康复治疗"。早期康复的切入点并非从发病时间考虑,更多的是要考虑病情是否稳定。近年来,欧美国家提出了"超早期康复"的概念,是指对那些没有严重并发症或脑水肿的患者,在发病 24 小时内就开始床上活动。早期康复的内容主要是进行良肢位保持、关节被动活动、早期床边坐位保持和坐位平衡训练。

1. 良肢位保持　避免患侧肢体受压,预防患侧肢体发生痉挛或出现共同运动的异常模式(即抗痉挛模式)是良肢位的基本内容。常用的良肢位保持有三种体位,详见第一章第四节。

2. 定时翻身　定时翻身、改变体位,需要和良肢位结合起来,即定时翻身并保持良肢位。

3. 床上活动　包括主动活动和被动活动,主要通过肌肉的主动收缩、借助于健侧肢体或设备使关节发生被动活动、利用各种物理因子促进肌肉收缩或关节活动,达到早期活动的目的。清醒的患者应鼓励多做主动活动,主动活动患侧肢体(无论是否可以产生可见的动作)或在健侧肢体的辅助下活动患侧肢体。如上肢的 Bobath 握手、下肢在少许帮助下的双桥、单桥活动等。有认知障碍或意识障碍的患者,主要进行被动活动或借助设备被动带动患侧肢体活动,也可使用物理因子治疗促进肌肉收缩。

4. 高压氧治疗　高压氧可改善组织氧合和细胞代谢,具有抗炎症、抗凋亡、促进神经再生和血管生成的作用,但也存在争议,可酌情使用,早期患者治疗压力不易太高。

(三)恢复期康复治疗

TBI 常造成弥漫性、多部位的损伤,导致运动、言语、认知、吞咽功能甚至是行为和人格方面的受损。因此,TBI 患者进行综合康复治疗是必要且有效的。

1. 运动功能训练　运动治疗以诱发主动运动、控制肌张力、增强肌力训练为主,同时应该促进建立正常运动模式,抑制异常姿势或运动模式。

(1)促通运动功能:儿童颅脑损伤与成人不同之处在于,儿童的大脑在结构和功能上都有很强的适应和重组能力,且儿童本来正处于神经发育过程中,因此神经发育学疗法在儿童颅脑损伤康复治疗中的作用更加重要。常见的神经发育学疗法有 Bobath 技术、Brunnstrom 技术、PNF、Vojta 技术、Rood 技术、运动再学习技术等。这些方法的特点是遵循儿童神经发育学规律,强调采用多种感觉刺激(躯体、语言、视觉等)来调节运动神经元的兴奋性,提高感觉统合水平和运动控制能力。应根据患儿的临床表现,选取合适的或综合应用上述神经促通技术,提高患儿的运动功能水平。

(2)控制肌张力:控制肌张力主要是要调整肌张力、抑制痉挛模式、防止软组织挛缩。放松性训练、手法按摩和适当的物理治疗是常用的方法。尽量采用主动训练,有需要时也可进行被动训练,还可通过肌肉牵张训练来改善肌张力和关节活动度。应重点关注易于挛缩的肌群,包括髋屈肌和内收肌、踝趾屈肌、肩内旋肌和内收肌、肘屈肌、前臂旋前肌、腕和拇屈肌。严重的痉挛可采取药物治疗或手术治疗,但需慎重。锥体外系损伤导致的肌张力障碍,除了常规的治疗之外,仍以药物对症治疗为主。

(3) 增强肌力训练:根据患儿肌力情况选取合适的训练方法。肌力 0~2 级时,主要采取被动活动、辅助按摩和肌电刺激等物理治疗,逐渐扩大患儿的主动关节活动度,增加肌肉收缩的力量。肌力 3 级以上时,主要鼓励患儿依靠自身肌肉主动收缩来增强肌力,包括等张收缩、等长收缩和等速收缩训练。肌力训练应以大负荷、少次数为宜。同时还需对患儿的运动控制能力进行训练,使患儿获得对运动方向、范围、速率、维持时间、轨迹和位移的控制能力,以便可以完成某一特定目标,如站起、行走和取物等。

(4) 平衡功能训练:治疗前需分析造成平衡障碍的因素,针对这些因素进行单纯治疗和整合治疗。平衡功能训练包括静态平衡训练和动态平衡训练,坐位平衡、立位平衡、坐位起立平衡以及步行平衡训练是主要训练内容。

(5) 精细运动功能训练:训练时应先近端再远端,先训练肩关节、肘关节的活动能力,再进行手部协调能力、控制能力和精细活动能力的训练。最终是要使患儿能够完成吃饭、穿衣、大小便等日常生活活动,并能进行搭积木、捡豆、写字、画图等手部精细活动。

2. 认知功能训练 TBI 后的认知障碍常包括觉醒障碍、感知觉障碍、记忆障碍、注意力障碍、学习障碍等。认知康复的策略包括恢复、代偿、环境重建。康复训练是脑损伤后认知功能再学习的过程;若通过再学习仍不能重获这些技能,则需要教授新方法以代偿丧失的认知功能。治疗模式包括一对一人工训练、小组训练、计算机辅助训练及远程训练。可针对患儿情况设计一些小游戏,针对记忆力、注意力及思维能力进行综合训练。训练原则是由简单到复杂、信息量由少到多、反复加强。

3. 言语功能训练 言语障碍主要表现为语言表达、理解及构音障碍。失语症的治疗主要是通过图片、故事、儿歌等多种方式,鼓励患儿进行发音、音调、理解及读写训练。构音障碍的训练方法包括感觉刺激、口肌训练、呼吸训练、发音模式和姿势的训练等。对不能直接治好的语音障碍患者应采用代偿策略,如手势和交流手册的使用,最终目标是提高患儿生活质量。

4. 吞咽功能训练 TBI 导致的吞咽障碍为神经性吞咽障碍,治疗主要是应用口腔感觉运动技术,包括舌压抗阻反馈训练、舌肌主被动训练、K 点刺激、振动训练、气脉冲感觉刺激训练等口腔综合运动及感觉训练方法。

5. 行为障碍的治疗 TBI 后行为障碍常表现为混乱和不适当的行为,如情绪易变、喜怒无常、甚至出现攻击行为。治疗以心理和行为治疗为主,包括精神支持疗法、行为疗法、认知疗法及理智 - 情绪疗法等。

6. 矫形器和辅助器具 针对患儿的功能水平、居住环境等,选取适当的矫形器或辅助设备是非常重要的。矫形器和辅助器具的使用可以抑制异常肌张力、防止关节变形和肌肉挛缩,辅助患儿完成姿势维持、移动、进食等日常活动。

7. 高压氧治疗 恢复期患儿压力常选用 1.6 ~ 1.8MPa,可根据患儿的恢复情况决定是否使用高压氧治疗。

8. 中国传统医学的应用 针灸按摩对促进颅脑外伤患儿意识恢复、调整肌张力、增强肌力均有很好的作用。

四、预防及预后

(一) 预防

颅脑外伤的预防分为三级预防。一级预防是加强宣教,减少颅脑外伤的发生率。一是要加强对小儿照顾者的宣教,做好小儿的安全防卫工作;二是要加强对小儿本身的宣教,提高安全意识,尽量躲避危险环境。二级预防是对损伤后的患儿进行及时、正确的临床处理和康复治疗,最大限度地减少功能残损的发生和恢复患儿的功能。三级预防是对已经遗留有功能残损的患儿,通过康复治疗和社会支持,让患儿尽可能地回归社会。

(二) 预后

颅脑外伤的预后与患儿损伤部位、类型、严重程度、是否接受康复治疗及社会和家庭的支持程度直接相关。轻度的损伤后遗症较轻,一般对患儿日常生活影响不大。中度损伤会使儿丧失某些功能,但大部分日常生活活动仍可借助辅助器具或环境改造完成。重度损伤的患儿常遗留严重的认知和行为障碍,运动功能损伤的程度也较重,即使经过康复治疗也无法回归社会,需要终生接受照顾。

(曹建国　杨　雪)

第十一节　小　头　畸　形

一、概述

小头畸形(microcephaly)又称小脑症或脑小畸形,系神经元增生障碍所致,以头围减小为主要临床症状,伴发个体以皮质减少为主的脑组织容量明显减少,且常伴有智力低下的一种疾病。通常以头围低于同龄同性别正常儿头围 2 个标准差为诊断标准。头围可以表示头颅大小和脑的发育程度,是婴幼儿生长发育的重要指标。人类大脑 55% 由大脑皮质构成,而小头畸形的个体大脑皮质明显减少,而且大部分发育迟缓,从而导致智力低下。其发病原因不明,可能由先天性遗传性疾病和在胎儿或围生期的各种致病因素如感染、颅内出血、缺氧、产伤等原因造成,也可能为常染色体隐性遗传或显性遗传。目前常认为原发性小头畸形是因神经元产生时分裂减少致数目减少;继发性小头畸形是指在神经元分化过程中其轴突连接和树突数目减少所致。小头畸形是一发病率较低的脑发育畸形,有资料统计我国小头畸形发生率为 0.63/10 000,女性发生率为 0.73/10 000,男性为 0.51/10 000。城乡发生率差异不显著。小头畸形既可以单独存在,也可以与许多遗传性综合征联合出现,其临床表现差异较大,可无明显大脑功能受损表现,亦可出现包括认知、运动、情感等多种脑功能障碍。

二、诊断及评定

(一) 诊断

1. 临床诊断　头围的数值低于同年龄同性别正常儿头围平均值 2 个标准差以上即可诊断。评价参考值采用中国城区 0~18 岁儿童体格发育衡量数字(《诸福棠实用儿科学》第

7 版)。

2. 辅助检查 对于小头畸形来说孕期超声诊断是一种排除性诊断,超声生物学测量得到的数据仅仅是超声诊断小头畸形的线索,还要考虑到胎儿宫内生长迟缓的情况,当出现胎儿宫内生长迟缓的情况时,胸围与头围的比值在区别二者时尤为重要,另外,还要结合脑沟、脑回的发育顺序和颅脑内结构的发育情况,多数在晚孕期才能诊断。孕期胎儿头围值低于同孕龄正常健康胎儿平均值的 3 个标准差以上是诊断小头畸形较可靠的诊断依据。此外,双顶径值及头围与腹围的比值也有一定意义。随着医学技术的发展,胎儿 MRI 已逐渐应用于临床,可作为超声检查的有利辅助手段。MRI 能够更加清晰显示胎儿中枢神经系统各解剖结构包括大脑半球、大脑脚、主要的脑沟脑回、胼胝体、后颅窝等结构,还能对颅脑的大小、体积等进行准确测量,提供胎儿在宫腔内的代谢和发育信息,从而评估胎儿颅脑的发育情况。

头颅 X 线表现为头颅各径线小于同龄正常儿,表现为部分或全部颅缝早闭,异常头型并有不同程度的指压痕增多增深,尤以尖头型明显;头颅 CT 示颅板增厚,脑室系统增大,脑皮质变薄,有相关疾病时脑实质内出现不同程度的脑软化灶、脑室扩大、脑白质密度减低等器质性损害。头颅 MRI 检查提示脑室扩大、脑萎缩、脑白质发育不良等。通过 MRI 等影像学方法可以直接测得脑组织的容量。MRI 电尺测量可在矢状位、冠状位及横断面 3 个不同层面进行,选取多个水平的图像进行测量,最终计算出脑容量。随着细胞和分子生物学技术的发展,全外显子测序技术及全基因组测序在小头畸形致病基因的定位中亦得到广泛应用,也将会是未来的发展趋势。

(二) 评定

评定对于小头畸形的症状轻重程度、疗效评价及预后有至关重要的作用。

1. 体格发育评定 头围的测量,用软皮尺取右侧眉弓上缘固定,以枕骨粗隆突出处绕头 1 周,软皮尺需紧贴皮肤,最小读数精确到 0.1cm。

2. 发育及诊断量表 小头畸形患儿主要表现在发育落后,常用的发育诊断与筛查量表有贝利婴儿发展量表,适用于两岁半以内婴幼儿的发展状况,在美国是标准化最好、应用最普遍的发育量表,包括精神发育量表、运动发育量表、行为记录等三个分量表,各部分对临床评价有其独特贡献。丹佛发育筛查测验适用于学龄前儿童的智能筛查,Gesell 发育量表适用于 0~6 岁,包括五大行为领域,即适应性、粗大运动、精细动作、语言、个人 - 社会等行为领域,是一种诊断量表。

3. 智力评定及适应性评定 小头畸形多伴有智力低下,所以智力的评定在整个评定中极其重要,常见的智力测验的量表有:比奈量表、绘人试验、韦氏学龄前儿童智力量表(WPPSI)、贝利婴儿发展量表(BSID)。适应性行为量表常用婴儿 - 初中生社会生活能力量表。文兰适应行为量表适用于 0~19 岁,是一种间接评估问卷,对 2 岁以下发育落后婴幼儿得分常较低,结果的解释需慎重。具体应根据不同年龄段所选择量表的结果来评定患儿发育水平。

4. 言语功能发育评定 言语发育测验的方法很多,如早期语言发育进程量表(EIMS),为临床筛查量表;汉语版语言发育迟缓检查法(S-S 法)应用广泛,测试全面,适用方便,适用于 1~6.5 岁的语言发育迟缓儿童;Peabody 图片词汇测验(PPVT)适用于 2.5~18 岁的筛查测验,是一套测试词汇理解能力的检验工具。

三、康复治疗

婴儿时期是智能发育的关键时期,大脑的可塑性很强,故早期发现、早期干预、早期治疗是取得最佳康复效果的关键。

(一)药物治疗

此类药物大多具有促进脑的新陈代谢,改善脑的血液循环,补充脑发育的营养物质,增强机体的抵抗力并对神经细胞的发育及轴突的生长有良好作用,对脑功能改善有良好的作用。选用一些促进大脑修复和发育的神经营养药物,如B族维生素、肽类等;促进轴突再生的神经修复剂,如鼠神经生长因子等;脑细胞活化剂,如胞磷胆碱等,改善脑代谢,促进大脑功能恢复;奥拉西坦是一种改善脑代谢的药物,作为新的氨基丁酸类促智药,能提高学习速度,促进和增强记忆,对认知功能障碍有一定的治疗作用。这些药物安全平和,副作用小,合理、早期、疗程化的用药作为康复治疗的基础。对伴有癫痫的患者应根据不同发作类型来选择抗癫痫药物。

(二)教育康复

教育康复是儿童全面康复的基本途径。教育的目的在于改善核心症状,同时促进智力发育,培养生活自理等能力,改善生活质量。通过教育与训练的手段,提高患儿的素质和能力。这些能力包括智力、日常生活的操作能力以及适应社会的心理能力等多个方面。小头畸形治疗的关键在于智力方面的改善,教育康复中根据患儿的具体智力水平进行相应的教育,康复教育的途径包括:学校教育,主要是特殊学校的教育;康复机构的教育,包括引导式教育、感觉统合训练、多感官刺激训练、娱乐疗法、音乐疗法、游戏等;家庭教育以及社区教育等。由于患儿的个体差异性大,目前没有统一的教育指南及相关教材,所以康复教育仍存在很大困难及挑战。

(三)语言康复

大部分小头畸形患儿因为脑发育不全常引起语言发育迟缓,言语过程主要包括感知、理解和表达三个重要组成部分,所以在系统的语言能力评估基础之上,根据诊断结果和所确定的语言功能异常类别,确定康复目标,选择合适的康复内容和康复手段进行干预。

(四)传统康复疗法

头针为中医针灸治疗脑部疾病的首选方法,直接以头部穴位为主,通过经络腧穴作用于脑,达到补髓健脑益智效果,主穴为智三针、四神针、颞三针、脑三针,配穴合谷、足三里、三阴交、太冲等,得气后留针30分钟,每隔10分钟捻转行针1次,每日1次,4个月为1个疗程。1个疗程结束,休息1个月,行第2疗程治疗。穴位注射法是于传统穴位或根据头针疗法选择与智力发育相关的部位上进行药物注射,通过针刺和药物对穴位的刺激及药理作用,从而调整机体功能,治疗时间和疗程同针刺疗法。常选择大脑皮层主管智能、行为发育相关的功能区在头皮的投射区,每次选一定数量的穴位轮流注射,治疗时间与疗程同针刺疗法。

四、预防及预后

(一)预防

1. 重视孕期保健,主要是针对母亲孕早期宫内感染的预防,尤其是弓形虫、寨卡病毒等感染,需加强孕期 TORCH 的检测,及早发现及时治疗,定期 B 超检查胎儿生长发育状况,如发现有畸形,则需考虑终止妊娠。另外孕期加强营养也是很有必要的。

2. 把好分娩关,根本上减少难产、产伤、窒息等情况的发生,降低小头畸形的发生率。

3. 重视婴幼儿期的保健,尤其是新生儿期,做到早期发现、早期干预。

(二) 预后

小头畸形患儿多数预后不良,不同程度影响其生长发育及生活质量,如果在各项认知发育的最佳年龄段没有接受足够的发育刺激或适时适度引导,将使患儿准确获得外界信息的数量日益减少,逐渐增加了其与社会的隔离程度,导致认知、情感等方面的障碍,给家庭和社会带来沉重的负担。通过早期筛查,及时科学的评估其认知障碍程度,制定合理的康复治疗措施,从而获取最佳治疗时机,使患儿能够回归社会、提高生活质量。

(朱登纳)

第十二节　先天性脑积水

一、概述

脑积水是指由各种原因引起的脑脊液分泌过多、循环受阻或吸收障碍而导致脑脊液在颅内过度积聚。脑积水有多种分类方法,如按病因可分为先天性(原发性)脑积水和后天性(继发性)脑积水。先天性脑积水是指主要由遗传或各种原因引起的先天神经系统畸形、宫内感染、出血、血管内疾病等导致脑脊液循环异常而出现的脑积水。按诊断时间分为 3 种情况:出生前诊断(胎儿脑积水)、出生后诊断(婴儿脑积水)、不明确时期诊断(非特殊型脑积水)。先天性脑积水在发生发展过程中主要表现为脑室系统病理性的扩大、脑室周围白质轴突的破坏、神经元间传导通路的改变、神经递质的变化以及下丘脑和小脑的继发损害等。据报道,美国先天性脑积水的发病率为 0.2‰~0.8‰,而我国 1996—2004 年围生儿先天性脑积水的发病率为 0.7‰,死亡率高达 87.75%。

先天性脑积水的病因复杂多样,常见于以下一些情况:①宫内感染、血管性病变、叶酸缺乏等多种因素导致的各种神经系统发育畸形。包括先天性大脑导水管狭窄、第四脑室囊肿畸形(Dandy-Walker 综合征)、小脑扁桃体下疝畸形(Arnold-Chiari 畸形)及其他脑发育畸形、脑膜膨出、脊柱裂、脊膜膨出或脊髓脊膜膨出。②遗传性因素:1949 年 Bicker 和 Aclams 首先发现在部分先天性脑积水患者中,是由于隐性遗传性 X 染色体基因缺失产生的中脑导水管狭窄或阻塞,唐氏综合征(21 三体综合征)、13 三体综合征、18 三体综合征表现为多器官发育畸形,且可合并脑积水。③其他因素如宫内感染、脑室出血等。

二、诊断及评定

(一) 诊断

目前,对先天性脑积水的诊断,依据及方法有以下几点。

1. 病史采集　脑积水的诊断,病史采集不可缺,十分重要。详尽而完整的病史采集,对脑积水的诊断治疗有着十分重要的作用。病史采集时,一定重点突出,主次分明,切不可主观臆断,粗心大意。

首先必须问清患儿母亲的妊娠史、分娩史,患儿的生长发育史,父母性质,个人嗜好与习惯,与现病相关的既往史。

其次询问以下病史:①患儿父母是否健康,是否近亲结婚,是否孕期服药;②分娩时是否难产,是否下产钳、胎头吸引器等;③产后有无窒息、黄疸、颅内出血与颅内感染史等,有无外伤史;④有无感染发热史;⑤有无家族史,因中脑水管狭窄所致的脑积水可能具有遗传因素。

第三,要询问患儿的常见症状。婴儿的症状包括喂食情况差、易激怒、活动减少和呕吐。儿童的症状包括:①智能发育迟缓;②由于颅骨骨缝已愈合,头痛(清晨开始)较婴儿更明显;③颈痛,提示小脑扁桃体疝;④呕吐,上午更明显;⑤视力模糊:是视神经乳头水肿和继发性视神经萎缩的后果;⑥复视:与单侧或双侧展神经麻痹有关;⑦与第三脑室扩大相关的发育障碍和性成熟迟缓:这能够导致肥胖和早熟或青春期延迟;⑧继发于痉挛状态的行走困难:由于脑积水使脑室周围的锥体束伸展,因此首先累及下肢;⑨嗜睡。

2. 体格检查 应对患儿进行系统的全身检查,要详尽,重点突出。

(1) 生命体征:对于起病急、病情差,病情变化快,体征变化多端者,应首先注意血压、呼吸、体格生育指标的变化。

(2) 头面部:包括以下几个方面:

1) 头部:若出生后一年中的任何一个月内,头围增长的速度超过 2cm 者,应高度怀疑脑积水。脑积水的特点是头颅均匀性增大,呈圆形,面孔小,眼球被压向下移,因此上睑下露出一段眼白,称为落日目;颅缝裂开,囟门隆起,头皮静脉怒张;头部叩诊有破壶音(Macewen征),头颅透光试验有广泛的透光区。

2) 面部:假性延髓性麻痹时常伴有强哭、强笑。颜面部血管症常常是颅内血管畸形的旁证。面部充血、鼾声等,往往预示着是脑出血。眼球外凸或眼部明显的静脉迂曲,或见及一般不能见及的小静脉,提示颅内压增高。眼睑和球结膜的明显水肿,为海绵窦引流不畅的表现。脑积水常出现"落日目"征,它是脑积水的特有体征。

3. 辅助检查 辅助检查的项目较多,是确诊脑积水的重要手段。正常新生儿头围 33~35cm,出生后前 6 个月约增 8cm,后 6 个月约增加 3cm,第二年增加 2cm,第三及第四年共增加约 2cm,其后 6 年只增加 1.5cm。头围包括周径、前后径(自眉间沿上矢状线至枕外粗隆)及耳间径。后囟出生后约 6 周闭合,前囟 9~18 个月之间闭合。如头围明显超出正常范围,前、后囟扩大饱满,而且闭合时间延缓,即应高度怀疑脑积水的可能。为了确定诊断可做下列检查和试验。

(1) 头颅平片:婴儿脑积水,除头颅增大、头面比例不相称外,可见颅腔变大,颅骨变薄,颅缝分离,前、后囟延缓闭合或扩大等。成年人改变一般与颅内压增高相同,如蝶鞍扩大、后床突脱钙等。

(2) 颅脑超声检查:中线波多无移位,侧脑室波 >1.5cm,侧脑室波距中线距离 >2cm 提示脑积水。此外,对鉴别硬脑膜下血肿有意义。

(3) 脑室造影:自 CT 应用于临床后,脑室造影已不适用。因头颅 CT 可以明确判断脑室大小、梗阻部位、大脑皮质厚薄以及占位性病变等,而且无任何痛苦和副作用,故不做脑室造影。

(4) 放射性核素检查:对了解脑室系统及蛛网膜下腔有无阻塞极有帮助。常用做胎儿、新生儿及婴儿脑室筛查。

(5) 酚红试验:于患儿前囟侧角穿刺,接压力管,测脑室脑脊液压力(正常婴儿50~

60mmH$_2$O）及脑皮层厚度。同时做腰椎穿刺,接压力管并测腰池蛛网膜下腔脑脊液压力。然后将床头先抬高 30°,再放低 30°,分别记录两管压力,并注意其水柱平面高低是否保持同一水平。当脑室和蛛网膜下腔相通时,两管可迅速达到同一水平,部分阻塞时变化缓慢,完全阻塞者两管水平面高低不一。再将中性酚红 1ml(6mg)注入脑室内,观察酚红在腰池出现的时间,正常人或交通性脑积水者 2~12 分钟出现,若超过 20 分钟不出现者,表明有梗阻性脑积水。注入酚红后分别收集 2 小时和 12 小时内尿液,测定酚红排出量,亦有助于鉴别脑室系统内或外梗阻(表 16-3)。

表 16-3　脑积水酚红试验

诊断	尿中酚红排出量		腰椎穿刺酚红出现时间
	2h	12h	
正常	25%~40%	50%~70%	12min 内
脑室系统外部分梗阻(部分吸收障碍)	5%~10%	20%~30%	同上
脑室系统外严重梗阻(严重吸收障碍)	1%~5%	8%~15%	同上
脑室系统内严重障碍	1% 以下	10% 以下	12min 内不出现

(6) CT 检查:可了解阻塞的部位、原因、脑室扩大的程度及皮层的厚度,还能确诊是否合并畸形,是目前诊断脑积水的主要辅助检查手段和客观指标。

(7) 磁共振检查:是目前理想的检查方法。除具备 CT 检查的一切优点和功能外,更能清晰地显示颅内结构,可查出病因与脑脊液被梗阻的部位,可以显示出三维清晰图像。

(二) 评估

1. 神经系统查体　包括以下几个方面:

(1) 形态:注意皮肤及肌肉的营养情况。观察肌肉有无萎缩或肥大,如有则确定其分布与范围,应比较两侧。触摸肌肉的软硬度,注意有无触痛及对叩诊的反应。用皮尺测量肢体的周径。

(2) 运动:包括自主运动和可自由运动的观察及肌张力检查。

1) 自主运动和可自由运动的观察:检查肌肉的状态,观察有无舞蹈样动作、手足徐动症、静止性或动作性震颤、抽搐、肌阵挛。若有,则详细记录下自由运动的种类、部位、程度、频率等。

2) 肌张力的变化:是否存在肌张力低下或肌张力增强,肌张力增强是折刀样肌张力增强,还是铅管样或齿轮样肌张力增强。

(3) 步态:检查步态时让患者呼吸及闭眼向前走,并令其突然转弯、停步,再开始行走。

2. 儿童神经心理发育的评价　儿童神经心理发育的水平表现在儿童在感知、运动、语言和心理等过程中的各种能力,包括能力测试和适应性行为测试。

(1) 能力测试

1) 筛查性测验:①丹佛发育筛查法主要用于 6 岁以下儿童的发育筛查。②绘人测验适用于 5~9.5 岁儿童。③图片词汇测试适用于 4~9 岁儿童的一般智能筛查。

2) 诊断测验:①Gesell 发育量表适用于 4 周至 3 岁的婴幼儿,从大运动、精细动作、个人-

社会、语言和适应性行为五个方面测试,结果以发育商(DQ)表示。②Bayley 婴儿发育量表适用于 2~30 个月婴幼儿,包括精神发育量表、运动量表和婴儿行为记录。③Standford-Binet 智能量表适用 2~18 岁儿童。④韦氏学龄前儿童智力量表(WPPSI)适用于 4~6.5 岁儿童。⑤韦氏儿童智力量表修订版(WISC-R)适用于 6~16 岁儿童,内容与评分方法同 WPPSI。

(2) 适应性行为测试:智力低下的诊断与分级必须结合适应性行为的评定结果。国内现多采用日本 S-M 社会生活能力检查,即婴儿 - 初中学生社会生活能力量表。此量表适用于 6 个月 ~15 岁儿童社会生活能力的评定。

三、康复治疗

儿童脑积水的康复治疗大致可分为非手术治疗和手术治疗。其中非手术治疗适用于早期或病情轻、发展缓慢者,目的在于减少脑脊液的分泌或增加机体水分的排出。但对进行性脑积水,头颅明显增大,且临床症状比较明显者,要采取手术治疗。

(一) 手术治疗

1. 病因治疗 解除阻塞病因,是最理想的治疗方法。导水管狭窄者可行导水管扩张术或置管术;第四脑室正中孔粘连可行粘连松解、切开成形术,枕大孔区畸形合并脑积水者行枕下减压及上颈椎减压术等。

2. 减少脑脊液生成 主要用于交通性脑积水,如侧脑室三角区脉络丛切除或电灼术,因这种手术效果不理想目前已少采用。

3. 脑脊液分流术 是利用各种分流装置与通路将脑脊液分流到颅内、颅外其他部位,包括:①颅内分流术:适用于脑室系统内梗阻性脑积水。现最常用侧脑室 - 枕大池分流术,导管一端放入侧脑室,另一端置入小脑延髓池,使脑室内的脑脊液通过导管流入小脑延髓池,进入蛛网膜下腔。②颅外分流术:适用于梗阻性或交通性脑积水,是把脑室内的脑脊液引流到腹腔或胸腔,现最常用的是侧脑室腹腔分流术、脑室颈内静脉分流术、脑室心房分流术等。

(二) 药物治疗

药物治疗仅对症状轻且稳定者使用,也可作为手术治疗的辅助治疗。

1. 减少脑脊液分泌 首选乙酰唑胺,其可抑制脑脊液分泌。用量宜大,25~50mg/(kg·d)。此药可引起代谢性酸中毒,使用中要注意。

2. 增加体内水分的排出 间接减少脑脊液量,降低颅内压。可选用高渗脱水药物与利尿药物,如甘露醇、氢氯噻嗪、氨苯蝶啶、呋塞米等。

3. 对有蛛网膜粘连者,可给予激素口服或依病情静脉点滴。

(三) 康复训练

1. 术后康复 脑积水患者术后的早期康复对脑功能的恢复至关重要。患者昏迷过程中的早期预防性康复治疗,意识状态恢复后的主动性康复治疗,早期语言、认知功能的训练及心理状态的调整均至关重要。否则,患者清醒后,可能出现明显的失用综合征及误用综合征而严重地影响康复治疗的效果。

密切观察肌张力的情况:如果肌张力(特别是抗重力肌)增高就要立即调整肢位,进行抗痉挛的肢位摆放,严格防止痉挛的出现。出现踝阵挛时,要立即持续牵拉腓肠肌使阵挛停止,并摆放相应下肢成屈膝、踝背屈肢位。长期肌张力低下的肌肉组,要通过各种方法促使肌张力提高;应用针灸、按摩、电刺激、本体感神经肌肉促进疗法等。一旦肌张力增高后,也要摆放到抗痉挛的肢位下,预防痉挛的发生。但注意一对拮抗肌的张力要基本平衡。

如果患者清醒,肢体康复训练应尽可能地减少被动成分,以患者主动运动为主。利用神经生理学方法诱发主要肌肉组的主动性运动,如上肢伸肌群、下肢屈肌群及内收肌群;诱发颈肌群的各向主动活动等。

早期主动吞咽功能的诱发:适当喂冰水练习,尽可能诱发主动吞咽动作,对患者也是一种主动的康复训练。主动吞咽的刺激对患者的意识觉醒有帮助,并有利于早日拔除胃管和气管插管。但应高度重视训练的循序渐进性,防止过早给予患者流质或半流质食物引起误吸,造成肺部感染,甚至窒息,所以患者清醒后应及时评估吞咽和咀嚼功能,并予以适当的康复性训练。

2. 先天性脑积水后遗症康复 先天性脑积水可以造成患儿视力、智力、听力、语言和肢体等残疾,对于脑积水的后遗症均要进行康复治疗,具体可参考脑性瘫痪相关章节。

四、预防及预后

(一)预防

预防脑积水发生的关键是消除胎儿形成前的危险因素和胎儿期、围生期的构成因素。这对预防脑积水发生具有重要意义。

1. 消灭和改善遗传因素与环境因素 先天性脑积水是由遗传因素和环境因素共同作用所致的疾病。除遗传因素外,环境因素中的病毒和宫内感染对胚胎的发育影响较大,可导致胎儿严重的先天畸形,如脑积水。另外,孕早期的辐射因素也会导致先天性脑积水。婚前检查、杜绝近亲结婚、遗传咨询可以避免此病的发生。随着强制婚检的取消,孕前检查、孕前指导、孕前预防性治疗成为预防先天性脑积水的最重要保障。

2. 加强产前早期诊断,及早终止妊娠 产前早期诊断是预防先天性脑积水的重要途径。明显的脑积水患儿可在孕 12~18 周通过 B 超查出。一旦查出应及早终止妊娠,预防脑积水患儿的出生。

3. 安全分娩,避免感染 分娩时避免胎儿窒息,防止产伤;在产后保健期,早产儿要有早产监护,足月后要进行足月处理,避免感染。这些均是预防脑积水发生的重要环节。

(二)预后

远期转归与脑积水的病因直接相关,高达 50% 的脑室内大出血患者发展成需要行分流术的永久性脑积水。在儿童后颅窝肿瘤切除后,20% 发展成需要行分流术的永久性脑积水。其总体预后与肿瘤切除术的术式、部位和范围有关。

据报道,对于生命体征平稳、肾功能正常且无颅内压增高症状的 1 岁以内的脑积水患儿,50% 能够通过内科治疗得到满意控制。

(李 林 张建奎)

参 考 文 献

[1] 袁静泊,龚方戚,黄先玫,等.围生儿先天性心脏病发病及其危险因素的病例对照研究[J].浙江预防医

学,2015,3(9):217-220.

[2] 高燕,黄国英.先天性心脏病病因及流行病学研究进展[J].中国循证儿科杂志,2008,3(3):213-222.

[3] 宫春影.三维心脏彩超在先心病诊断中的运用[J].临床医药文献电子杂志,2015,(12):2409-2410.

[4] 张皓,邬宇芬,黄剑峰,等.儿童肺功能检测及评估专家共识[J].临床儿科杂志,2014,(2):104-114.

[5] 张亚芥,代传林,潘家华.儿童哮喘的诊断和治疗[J].中华全科医学,2016,14(11):1792-1793.

[6] 柳娜,李彩霞,徐丽,等.呼吸功能训练对哮喘稳定期患儿肺功能及生活质量的影响[J].全科护理,
2015,13(33):3362-3364.

[7] 董薏.吹气球呼吸训练法对哮喘患者呼吸功能的影响[J].检验医学与临床,2016,13(14):2032-2034.

[8] 张立娜,卢坤玲,王倩,等.放松训练对哮喘患者心理反应、肺功能及发作次数的影响研究[J].中国医
药导刊,2013,15(1):43-44.

[9] 刘传合,洪建国,尚云晓,等.中国 16 城市儿童哮喘患病率 20 年对比研究[J].中国实用儿科杂志,
2015,30(8):596-600.

[10] DE ANDRADE W C,LASMAR L M,RICCI CDE A,et al.Phenotypes of severe asthma among children
and adolescents in Brazil:a prospective study [J].BMC Pulm Med,2015,15:36.

[11] 中国儿童遗尿疾病管理协作组.中国儿童单症状性夜遗尿疾病管理专家共识[J].临床儿科杂志,
2014,32(10):970 - 975.

[12] NEVEUS T,EGGERT P,EVANS J,et al. Evaluation of and treatment for monosymptomatic enuresis:a
standardization document from the International Children's Continence Society[J]. J Urol,2010,183(2):
441-447.

[13] O'FLYNN N. Nocturnal enuresis in children and young people:NICE clinical guideline [J]. Br J Gen
Pract,2011,61(586):360-362.

[14] 戚晓昆,王晓风.掌握头晕的概念、分类与诊断流程[J].转化医学杂志,2016,5(1):1-4.

[15] 李勇,程瑞年.头晕(眩晕)的病因诊断[J].临床误诊误治,2015,28(3):53-56.

[16] 左丽静,刘博,陈秀伍,等.儿童眩晕的临床特点分析[J].听力学及言语疾病杂志,2009,17(06):522-
525.

[17] 曾祥丽,李鹏,李永奇,等.学龄前儿童眩晕的病因分析及诊断方法的合理选择[J].中华耳科学杂志,
2011,9(4):376-381.

[18] 陈芳,韩蕴丽,刘振玲,等.《头痛分类和诊断标准》与儿童偏头痛临床特征关系探讨[J].中国实用神
经疾病杂志,2015,18(13):45-47.

[19] 周颖,侯军华,申小青.眩晕患者康复训练的研究[J].解放军护理杂志,2006,(6):16-17.

[20] American Paychiatric Asociation.Diagnostic and Statistical manual of mental disorders [M]. 4th ed.
Washington DC:American Paychiatric Asociation,1994.

[21] 世界卫生组织.ICD-10 精神与行为障碍分类:临床描述与诊断要点[M].北京:人民卫生出版社,
1993:436-461.

[22] 中华医学会精神科分会.CCMD-3 中国精神障碍分类与诊断标准[M].3 版.济南:山东科学技术出版
社,2001:118-122.

[23] MONK T H,BUYSE D J,ROSE L R.Wrist actigraphic measures of slep in space [J].Slep,1999,22:948-
954.

[24] JEFFREY L. Neul M D,Walter E,et al. Rett syndrome:revised diagnostic criteria and nomenclature [J].
Ann Neurol,2010,68(6):944-950.

［25］HOGL B,KIECHL S,WILLEIT J,et al.Restless legs syndrome：a community-based study of prevalence, severity,and risk factors［J］. Neurology,2005,64：1920-1924.

［26］ALLEN R P,PICCHIETTI D,HENING W A,et al. Restless legs syndrome：diag- nostic criteria,special. considerations,and epidemiology［J］. Sleep Med,2003,4：101-119.

［27］POPERNACK M L,GRAY N,REUTER-RICE K. Moderate-to-Severe Traumatic Brain. Injury in Children：Complications and Rehabilitation Strategies［J］. J Pediatr Health Care,2015,29(3)：e1-e7.

［28］HU Q,MANAENKO A,XU T,et al. Hyperbaric oxygen therapy for traumatic brain. injury：bench-to-bedside［J］. Med Gas Res,2016,6(2)：102-110.

［29］江载芳,申昆玲,沈颖.诸福棠实用儿科学［M］.8版.北京:人民卫生出版社,2015.